生殖医学理论与实践

THEORY AND PRACTICE OF REPRODUCTIVE MEDICINE

张慧琴 主编

第二版

世界图书出版公司

上海·西安·北京·广州

图书在版编目(CIP)数据

生殖医学理论与实践/张慧琴主编.—2 版.—上海:上海世界图书出版公司,2014.5
ISBN 978 - 7 - 5100 - 7478 - 3

Ⅰ.①生… Ⅱ.①张… Ⅲ.①生殖医学 Ⅳ.①R339.2

中国版本图书馆 CIP 数据核字(2014)第 010223 号

责任编辑:胡 青

生殖医学理论与实践

张慧琴 主编

上海世界图书出版公司出版发行

上海市广中路 88 号
邮政编码 200083
南京展望文化发展有限公司排版
上海市印刷七厂有限公司印刷
如发现印刷质量问题,请与印刷厂联系
(质检科电话:021 - 59110729)
各地新华书店经销

开本:787×1092 1/16 印张:34.75 字数:720 000
2014 年 5 月第 2 版 2014 年 5 月第 1 次印刷
ISBN 978 - 7 - 5100 - 7478 - 3/R·309
定价:280.00 元
http://www.wpcsh.com.cn
http://www.wpcsh.com

ISBN 978-7-5100-7478-3

9 787510 074783 >

《生殖医学理论与实践》(第二版)编委会名单

主　编　张慧琴

副 主 编（以编写章节为序）

陈贵安　王海燕　黄元华　黄荷凤　孙莹璞　黄学锋

孙　磊　黄国宁　冯　云　董建春　朱桂金　陈利生

编写人员（以编写章节为序）

陈贵安	教授	北京大学第三医院生殖医学中心
王海燕	副教授	北京大学第三医院生殖医学中心
杨　艳	主治医师	北京大学第三医院生殖医学中心
陈新娜	副主任医师	北京大学第三医院生殖医学中心
黄元华	教授	海南医学院附属医院生殖医学中心
张　毅	副主任医师	海南医学院附属医院生殖医学中心
徐　雯	主任医师	海南医学院附属医院生殖医学中心
卢伟英	主任医师	海南医学院附属医院生殖医学中心
黄荷凤	教授	浙江大学附属妇产科医院生殖医学中心
孙莹璞	教授	郑州大学第一附属医院生殖医学中心
刘美霞	主治医师	郑州大学第一附属医院生殖医学中心
董方莉	主治医师	郑州大学第一附属医院生殖医学中心
郭艺红	教授	郑州大学第一附属医院生殖医学中心
杜美荣	副教授	复旦大学妇产科医院妇产科
范登轩	住院医师	复旦大学妇产科医院妇产科
高敏芝	副主任医师	上海交通大学医学院附属仁济医院生殖医学科
申　琳	主治医师	上海交通大学医学院附属仁济医院生殖医学科
潘光锦	研究员	中国科学院再生组织实验室

张慧琴	教授	上海市计划生育科研所
	主任医师	第二军医大学附属长海医院生殖医学中心
黄学锋	教授	温州医学院第一附属医院生殖医学中心
孙　磊	主管技师	香港养和医院体外受孕中心
松　迪	住院医师	第二军医大学附属长海医院生殖医学中心
黄国宁	教授	重庆市妇产医院生殖医学中心
李　红	教授	广州中山医科大学附属医院生殖医学中心
冯　云	教授	上海交通大学医学院附属瑞金医院
孙贻娟	副主任医师	上海交通大学医学院附属瑞金医院
陆小溦	主治医师	上海交通大学医学院附属瑞金医院
牛志宏	主治医师	上海交通大学医学院附属瑞金医院
董建春	主任医师	山东大学齐鲁医院妇产科
张爱荣	主任医师	山东大学齐鲁医院妇产科
刘桂梅	副主任医师	上海计划生育科研所医院 B 超室
洪凡真	副教授	山东大学第二附属医院妇产科
任春娥	教授	山东潍坊医学院附属医院生殖医学中心
姜爱芳	副教授	山东潍坊医学院附属医院生殖医学中心
朱桂金	教授	华中科技大学附属同济医院生殖医学中心
徐建平	主管技师	南京军区总院检验科
陈利生	主任医师	南京建国医院男科
曾　勇	主任医师	深圳中山泌尿外科医院
王　瑶	主治医师	上海交通大学医学院附属仁济医院生殖医学科
王　莹	主管护师	第二军医大学附属长海医院生殖医学中心
沈海英	主管护师	第二军医大学附属长海医院生殖医学中心

《生殖医学理论与实践》(第一版)编委会名单

主　编　张慧琴

副 主 编（以姓氏笔画为序）

马金涛　冯　云　朱桂金　孙莹璞　李美芝　陈利生

陈贵安　黄元华　黄国宁　黄荷凤　章晓梅

编写人员（以姓氏笔画为序）

于红玲　王绍光　王桂芳　王海燕　王　瑶　卢伟英

申　琳　宁维翾　刘冬云　刘美霞　刘桂梅　刘　媛

任春娥　孙怡娟　李　红　李宏军　李忠妹　张春芽

张浩波　张爱荣　陈永健　陈守信　陈　莉　陈新娜

陈慧燕　孟　茜　洪凡珍　唐庆来　高存阁　高敏芝

徐建平　徐　雯　徐　瑜　高宇烽　董建春　潘光锦

编务人员　张洪红　贾晓峰　穆　琳　夏振开

前　　言

　　近年来生殖内分泌学和人类辅助生殖技术的临床诊断与治疗方案及实验室科研有很多新进展,参与第一版《生殖医学理论与实践》编写的多位专家和医生一致认为,有必要对2005年4月出版的《生殖医学理论与实践》第一版进行改编再版。在专家、临床医生和实验室胚胎学家积极参与下,我们开始编写《生殖医学理论与实践》第二版。在第一版的基础上,编写团队认真总结临床工作中积累的宝贵经验,增加了基础理论研究新进展和临床实践中新的治疗方法,对第一版进行补充、修改以及再编写。

　　《生殖医学理论与实践》第二版内容分为24章,比第一版增加了5章内容。第八章体外受精与胚胎移植(实验室部分);第十章胚胎植入前遗传学诊断;第十三章宫腔内人工授精;第二十二章生殖医学中心临床护理及管理;第二十三章生殖医学中心的质量管理,包括实验室质量管理,病案的管理,实验室和临床数据库质量规范化管理。其余每一章都增加了新内容。例如,第六章"遗传病风险评估在人类辅助生殖技术术前遗传咨询"中,列举不同染色体异常的核型分析及子代风险评估。在第七章"体外受精与胚胎移植促排卵方案"中,增加近年来多种可供临床医生选择的促排卵方案,如GnRH拮抗剂方案;改良超长长方案提高妊娠率;微刺激方案降低严重卵巢过度刺激综合征发生等,还增加了促排卵过程中常遇到的问题与对策。第九章详细介绍实验室关于卵胞浆内单精子注射的子代安全性,辅助孵化与囊胚培养技术。第十一章"人类胚胎冷冻与冷冻胚胎复苏移植术"中加入玻璃化冷冻与复苏技术,冻融胚胎移植准备子宫内膜常用几种方案。

　　全书统一使用全国自然科学名词审定委员会规定的妇产科专用名词;激素分析使用法定计量单位;药物名称按《中国药典》(1998年版)法定药名编写。

　　非常感谢参与本书编写的作者在百忙的工作之余,不顾疲劳,将自己多年工作中积累的宝贵临床与实验室经验认真整理与编写,付出了辛勤劳动。历经两年耕耘,凝聚了所有编者心血的《生殖医学理论与实践》第二版即将出版,在此同时感谢第一版的全体编写人员为本书做出的贡献,感谢第二军医大学附属长海医院生殖医学中心孙方臻主任、惠宁主任,妇产科徐明娟主任等同仁们在第二版编务工作中给予的帮助。衷心希望有机会和妇产科、生殖医学界同道共同学习和分享生殖医学临床工作中的宝贵经验。本书编写中如有不足之处,恳请妇产科与生殖医学界的专家与同道提出宝贵意见。

张慧琴

2014年1月于上海

目　　录

第一章
女性生殖内分泌

第一节 正常女性生殖内分泌调节

女性生殖内分泌最为显著的特征是规律的月经周期。在月经周期中,卵泡周期性地生长发育、成熟、排卵、黄体形成和黄体萎缩,周期性地分泌雌激素和孕激素。雌、孕激素作用于生殖系统,使之发生周期性的变化,女性的生殖生理以生殖为中心,以周期性为特征。在每一个月经周期中,排出一个卵子,并为卵子的受精、胚胎发育和胚胎着床提供一次机会,其中子宫内膜的增生、分泌对于胚胎的着床十分重要。

中枢神经系统控制下的下丘脑-垂体-卵巢性腺轴功能稳定,对维持女性的正常月经周期、生殖内分泌及生育功能至关重要,其任何部位发生异常都将导致生殖内分泌激素失衡,从而引发各种生殖内分泌疾病与不孕不育。因此,根据下丘脑-垂体-卵巢性腺轴激素分泌机理,了解女性生殖生理和病理情况下生殖内分泌激素指标的变化,可以帮助正确指导不孕症的治疗。

下丘脑-垂体-卵巢轴(hypothalamus-pituitary-ovarian-axis,HPOA)是由下丘脑、垂体和卵巢间通过激素相互作用形成女性特有的生殖内分泌的性激素周期,也是女性月经周期的基础。下丘脑室状窦通过分泌促性腺激素释放激素(gonadotropin releasing hormone,GnRH),主要是促黄体生成激素释放激素(luteinizing hormone-releasing hormone,LH-RH),控制垂体前叶嗜碱性腺细胞合成和分泌促性腺激素(gonadotropin hormone,GnH),主要是卵泡刺激素(follicle-stimulating hormone,FSH)和黄体生成激素(luteinizing hormone,LH),月经期体内雌激素和孕激素水平降低,解除对下丘脑的负反馈作用,GnRH分泌,促进垂体分泌FSH,FSH水平升高,卵泡开始生长发育。伴随卵泡的发育,卵泡分泌雌激素,雌激素的生物合成是需要颗粒细胞和邻近的卵泡膜细胞分别在各自主要的促性腺激素(FSH和LH)协同作用下合成与分泌,通常称卵巢雌激素合成的"两细胞、两促性腺激素学说",即卵泡内膜细胞在LH的作用下分泌雄激素,主要是脱氢表雄酮和雄烯二酮及少量睾酮,合成的雄激素进入颗粒细胞,在FSH作用下,颗粒细胞内芳香化酶将雄激素转化雌激素。有研究表明颗粒细胞内芳香化酶活性是膜细胞的700倍。

雌激素一方面作用于外周靶器官,产生相应的变化,如子宫内膜增生,使卵泡自身对GnH的敏感性增加,另一方面作用于下丘脑,使 GnH 的分泌逐步下降。当卵泡发育成熟时,体内出现雌激素分泌高峰。雌激素高峰是排卵的重要信号,它对下丘脑产生正反馈作用,由下丘脑分泌大量的促性腺激素释放激素,进而垂体分泌产生促性腺激素峰。促性腺激素峰以黄体生成素为主。在 LH 分泌高峰的作用下,卵泡破裂,排卵。排卵后卵泡内膜细胞层内的血管向剩下的颗粒细胞层内生长,卵泡内膜细胞和颗粒细胞在 LH 的作用下增生肥大,形成黄体。黄体分泌雌、孕激素。雌、孕激素的联合作用在外周生殖器官发挥相应的生理功能,子宫内膜腺体出现分泌改变,对于胚胎着床十分重要。雌、孕激素对于下丘脑则有较强的负反馈抑制作用,使 GnRH 分泌抑制,垂体分泌 GnH 逐步下降。大约在黄体期(排卵后)的 12 d,GnH 降低到较低的水平,黄体不能维持而开始萎缩。排卵后 14 d 黄体不能有效地分泌雌、孕激素,血中雌、孕激素下降。一方面子宫内膜坏死而脱落,月经来潮;另一方面对下丘脑的抑制解除,新的月经周期开始。

第二节　女性生殖内分泌激素检测的临床意义

从事生殖内分泌和人类辅助生殖技术的医生应该非常熟悉和了解正常女性基础生殖内分泌激素调节机理,在进行体外受精与胚胎移植、卵胞浆内单精子注射治疗不孕不育症过程中,应用促排卵药物模拟和放大正常生理状态下生殖内分泌激素调节,采用超促排卵是为了募集多个卵泡以提高累积妊娠率。选择哪一种促排卵方案主要是根据血液中基础内分泌检测值,以及超声波检查卵巢,评估卵巢功能。在促排卵用药过程中适时观察卵泡发育,监测生殖内分泌激素指标变化,调整患者用药量,适时注射绒促性素后及时取卵,移植胚胎后检测激素预测妊娠与胚胎发育,都具有十分重要的作用。因此,详细了解正常女性生殖内分泌激素检测指标,能够帮助正确指导应用药物治疗不孕症。

一、卵泡刺激素

卵泡刺激素(follicle stimulating hormone, FSH)主要作用于卵泡颗粒细胞,使颗粒细胞增生并激活其中的芳香化酶产生雌二醇(estradiol, E_2),FSH 促使卵泡细胞分化,以及促进优势卵泡的选择和发育。

(一) FSH 的生物合成

在下丘脑促性腺激素释放激素(GnRH)调控下,由垂体前叶嗜碱性细胞合成和分泌FSH。FSH 是糖蛋白激素,具有 α 和 β 两个肽链亚基。垂体前叶细胞分泌的 FSH 先形成浓缩的小泡存留在细胞质中,有人称之为激素的储备池或储备库,然后含有激素的小泡渐渐移向细胞表面,向细胞外的血循环中释放,这部分激素则称之为释放池。这种释放不是持续不断的,而是间断脉冲式的,频率为 $60\sim120$ min 一次。在月经周期的卵泡期,雌激素对 FSH 负反馈的抑制较 LH 为强,故 FSH 轻度下降,这时由于低水平的雌激素对下丘脑 GnRH 的释放和脑垂体促性腺激素释放负反馈抑制,以及卵泡所分泌的抑制素抑制脑垂体释放 FSH,使 LH、FSH 积聚在脑垂体的储备池中。雌二醇(estradiol,简称 E_2)逐渐增加并出现 E_2 高峰,即正常一个优势卵泡循环血中的 E_2 水平能够达到 250 pg/ml 约持续 36 h,提供和保证高水平雌激素促使下丘脑 GnRH 的释放,使脑垂体储备池开闸,所积聚的 LH 和 FSH 全部释放。故 E_2 高峰后 $12\sim24$ h 出现 FSH 和 LH 峰,排卵后 $7\sim8$ d FSH 和 LH 达最低点。

(二) FSH 在血中的浓度

由垂体前叶促性腺细胞合成和分泌 FSH,经由垂体静脉进入全身血液循环,FSH 在血液内存留的时间取决于激素结构中的涎酸含量。促性腺激素经肝脏代谢,涎酸部分被酶除去或破坏,形成无涎酸糖蛋白,后经肾脏排出。人 FSH 的涎酸含量为 5%,其半衰期为 3 h。临床上所用的人绝经期促性腺激素(human menopausal gonadotropin, hMG)即是这种已去涎酸的激素,效能明显减低。FSH 在卵泡早期慢慢上升,到卵泡中期又缓缓下降,排卵前 FSH 出现一个分泌高峰,此后又下降,在整个黄体期,FSH 维持低水平,直到黄体末期。如果没有怀孕,E_2、孕酮和抑制素水平降低,FSH 水平又重新升高,FSH 促进次级窦前卵泡发育到窦前卵泡,使新的月经周期开始,启动卵泡发育。卵泡期 FSH 在血清中含量约 $1\sim9$ U/L,排卵前 $6\sim30$ U/L,黄体期 $1\sim10$ U/L。在绝经或卵巢功能衰退后 FSH 均可明显升高。

(三) 促排卵周期 FSH 水平变化

在应用枸橼酸氯米芬,通用名氯米芬,商品名法地兰,(clomiphene,简称 CC)促排卵周期中 FSH 水平逐渐上升,系氯米芬与 E_2 竞争下丘脑-垂体雌激素受体,从而拮抗 E_2 对 FSH 负反馈作用。FSH 达到一定阈值,启动卵泡成熟。在应用促性腺激素促进卵泡发育过程中,高水平 FSH 募集多个卵泡,并继续生长发育至排卵前成熟阶段。排卵前 FSH 出现一个分泌高峰,一方面诱导颗粒细胞内的芳香化酶产生,使雄激素转化为 E_2;另一方面诱导颗粒细胞中 LH 受体的产生,为 LH 排卵峰作准备,在卵泡成熟的晚期,LH 可以协同 FSH 促进卵泡成熟。

(四) FSH 测定的临床应用

1. **协助诊断闭经的原因** FSH 及 LH 水平低于正常,小于 3 U/L,是低促性腺激素性闭经,常提示闭经原因在腺垂体或下丘脑,如席恩综合征。若 FSH、LH 低于正常,催乳素升高提示患高催乳激素血症。如果 FSH 及 LH 水平高于正常,是高促性腺激素性闭经,病变在卵巢。若 FSH 两次测定高于 40 U/L,可以诊断为卵巢早衰。此外,围绝经期、绝经期、双侧卵巢发育不良均表现为 FSH 水平升高,行垂体兴奋试验及氯米芬试验能明确病变在下丘脑或垂体。

(1) 垂体兴奋试验:检查垂体 LH 及 FSH 的储备功能。即 GnRH 刺激试验结果 FSH

反应大于 LH 提示卵巢功能衰退。静脉注射 GnRH 100 μg(十肽),在注射前及注射后 15、30、60、180 min 时分别采血 2 ml,取血测定 FSH、LH。

1) 正常反应:当注入 GnRH 后,LH 值上升,比基础值升高 2～3 倍,高峰值出现在 15～30 min 或 60～120 min。FSH 在高峰值可比基础值升高 2～3 倍。

2) 过度反应:LH 在高峰值比基础值升高倍数大于 5 倍。

3) 延迟反应:高峰出现时间向后延迟。

4) 无反应或弱反应:高峰值达不到正常限。

根据反应情况判断病变部位:① 下丘脑功能不全型:用药前 FSH、LH 基值正常或偏低,用药后反应正常;② 垂体功能不全型:FSH、LH 基值偏低,用药后无反应,发生此情况宜连续反复测定,如无反应则诊断为垂体性闭经;③ 卵巢功能不全型:试验前 FSH、LH 基值大于 30 U/L,用药后出现垂体过度反应,示卵巢性闭经;④ 多囊卵型:试验前 LH 基值较高,通常为 FSH 值一倍,用药后 LH 过度反应,而 FSH 基值正常或偏低,试验后 FSH 反应值正常。

(2) 氯米芬试验:氯米芬试验是用于雌激素对下丘脑-垂体轴负反馈反应的能力检测,目前主要用于评估卵巢功能。比单纯检测月经第三天血雌激素和 FSH 更有价值。方法:从月经第五天开始,口服氯米芬 50～100 mg/d,共 5 d。在给药前、后测定血清 FSH、LH 值(分别在月经第三天和月经第十天)。任何一次结果在实验室阈值之上都定为阳性反应,在服用氯米芬第五天时,血 FSH、LH 升高达高峰值,可分别增加 50%、80%,若初始和最后的 FSH 值升高,提示卵巢储备能力下降,停药后 FSH、LH 水平下降。本试验阳性常提示轻度下丘脑性闭经。如临床或生化证实有良好反应,则基本上可排除生殖轴的器质性病变。

2. 评估卵巢储备能力

(1) 卵巢储备能力低下:体外受精与胚胎移植选择促排卵方案时,检测月经周期第 2～3 d 血清 FSH 水平非常重要,正常卵泡期 FSH 水平在 3～9 U/L,当 FSH 水平升高在 10～12 U/L时,提示卵巢储备能力下降,多采用拮抗剂方案,当 FSH 水平升高,促排卵用药量要加大。目前也有在卵巢储备能力低下时采用氯米芬微刺激方案促排卵,并且获取卵子、受精、妊娠;如果高于 13～16 U/L,提示卵巢储备能力低下;若 FSH 水平高于 20 U/L 提示卵巢储备能力下降,卵泡对促排卵药物的反应不良。月经周期第三天基础 FSH 水平升高和雌激素水平升高,氯米芬试验评估卵巢功能低下更方便、而且有价值。

(2) 卵巢早衰:卵巢早衰(premature ovarian failure, POF)患者年龄小于 40 岁,出现闭经,若两次测定 FSH 水平高于 40 U/L 时,卵巢内无卵泡发育,对促排卵药物无反应,原发不孕的患者需要供卵胚胎移植,多数患者因为染色体或基因异常,部分患者因为输卵管和卵巢手术史,放疗或化疗引起卵巢早衰。GnRH 刺激试验结果 FSH 反应高于 LH,提示卵巢功能衰退。

3. 诊断性早熟 真性性早熟由促性腺激素分泌增加引起,FSH 与 LH 呈周期性变化。

假性性早熟 FSH 及 LH 水平较低,且无周期性变化。

4. 诊断多囊卵巢综合征　多囊卵巢综合征(polycystic ovary syndrome, PCOS):FSH 水平正常,LH 水平升高,LH/FSH≥3 为诊断 PCOS 的标准之一。在治疗 PCOS 不孕症促排卵周期启动前,应用炔雌醇环丙孕酮(达英-35)或去氧孕烯炔雌醇(妈富隆)预处理,降低 LH 水平和 LH/FSH 比值,降低雄激素水平,再进行氯米芬促排卵,结合阴道 B 超监测卵泡。PCOS 患者行体外受精与胚胎移植超促排卵方案中通常选择合适的炔雌醇环丙孕酮(达英-35)加注射用醋酸曲普瑞林(Diphereline,商品名:达菲林)长方案双降调节促排卵方案,近年来应用氯米芬微刺激方案促排卵,预防卵巢过度刺激,并且获取卵子、受精及妊娠(详见第二章第三节多囊卵巢综合征)。

二、黄体生成激素

黄体生成激素(luteinizing hormone, LH)促使卵泡内膜细胞增生发育合成雄激素,提供颗粒细胞合成雌激素的原料。月经中期的 LH 峰对卵泡发育成熟及排卵至关重要,并促使颗粒细胞和卵泡内膜细胞于排卵后转化为黄体细胞,黄体细胞分泌雌、孕激素。

(一) LH 的合成

LH 与 FSH 一样,亦由垂体前叶嗜碱性细胞分泌。LH 和 FSH 都是糖蛋白激素,由 α 和 β 两个亚基组成,两者的 α 亚基都为 89 个氨基酸,排列顺序亦相同,β 亚基均为 115 个氨基酸,排列顺序却不尽相同,故功能亦不同。同样在 GnRH 作用下垂体前叶分泌 LH 形成浓缩小泡留在储备池中,但 LH 与 FSH 分别位于不同的小泡中。卵泡期 E_2 对 FSH 的负反馈强于 LH,故 FSH 水平轻度下降,而 LH 水平略有上升。GnRH 促使垂体释放大量 LH 及少量 FSH。动物试验亦表明将 GnRH 影响去除后,LH 的消失速度比 FSH 快。注射 GnRH 后 FSH 分泌反应较 LH 差。E_2 高峰出现后由于大量雌激素对 GnRH 的正反馈作用,于 12～24 h 出现较高的 LH 峰。LH 上升后 24～36 h 成熟卵泡破裂排卵。LH 峰后 LH 很快下降,排卵后 7～8 d,黄体功能达高峰,孕激素(progesterone, P)和 E_2 的产生亦达高峰,这时促性腺激素 LH 和 FSH 降到最低点。

(二) LH 的生理作用

在正常月经周期中,卵巢周期的卵泡阶段,颗粒细胞上只有 FSH 受体,FSH 作用于受体使得颗粒细胞产生 E_2,伴随卵泡发育,卵泡膜上 LH 受体增多,LH 刺激卵泡膜细胞合成雄激素,主要是雄烯二酮和睾酮,通过卵泡膜细胞与颗粒细胞间基膜进入颗粒细胞层,在颗粒细胞内芳香化酶作用下由雄激素转化成 E_2,E_2 进入血液循环或存在于卵泡液,当 LH 达到一定"阈值"水平,能够刺激优势卵泡成熟,使较小的卵泡生长延缓,并且抑制芳香化酶的活性,阈值代表一种信号强度(即 cAMP 增加的幅度),可以激活颗粒细胞和膜细胞排卵黄体化过程。即使用 LH 或 hCG 促进卵泡的最后成熟,使多卵泡发育减少到最低程度。LH 是卵泡正常产生雌激素、排卵和形成黄体所必需。LH 峰诱导排卵以及排卵后颗粒细胞和膜细胞的黄体化,以及可能使未达到 Graffian 阶段的卵泡闭锁。卵泡成熟所需要"LH"窗,在诱导排卵方面具有重要药理学和临床意义。在卵泡成熟的过程中,当 LH 受体缺乏,卵泡发育到窦状卵泡就停止发育了,不能发育到排卵前成熟卵泡或黄体,患者出现闭经、不孕,血液中 FSH 和 LH 水平升高。但是,在临床中 LH 并非像 FSH 在卵泡生长发育中那样必需,因为当不孕患者行体外受精超促排卵周期中,为了预防高水平 LH 峰过早出现诱导排卵和卵泡过早黄素化作用,应用 GnRH 激动剂和拮抗剂抑制 LH 分泌,单纯应用纯 FSH 可以启动卵泡生长发育至排卵前阶段。然而,在卵泡发育中期和晚期适当添加 LH 更有利于卵泡发育和成熟。最后给予 hCG 促进卵泡的最后成熟,由于取卵抽吸丢失大量颗粒细胞,所以取卵后需要给予孕酮支持。

(三) LH 的血中浓度

正常月经周期中,卵泡前期:LH1.5～8.0 U/L,排卵前 LH 在血清中的含量较低,约为 5～20 U/L,月经中期 LH 峰值升高是基础值的 3～8 倍,可高达 150 U/L,排卵后迅速降到卵泡期水平,卵泡后期:LH2.0～8.0 U/L。绝经后、双侧卵巢切除术后 LH 可升高。LH 经肝脏代谢,由肾脏排出,其在血内存留时间亦取决于其结构中的涎酸含量,人 LH 中的涎酸占激素的 2%,半衰期为 30 min,短于 FSH,当患有垂体性闭经时 LH 值下降,低于 3 U/L,常常只有 0.5～1.4 U/L。

(四) 促排卵周期 LH 水平变化

氯米芬治疗周期和正常排卵周期激素变化的显著区别在于卵泡早期 LH 水平增高,这种药物诱发增高的 LH 水平被称为"氯米芬峰"。LH 刺激卵泡膜细胞产生过量的雄激素,干扰宫颈粘液的分泌和生理性功能,即氯米芬的抗雌激素效应。在 hMG 治疗周期,FSH 逐渐升高并维持较高水平,而 LH 水平处于较低水平。

(五) 测定 LH 的临床应用

1. 预测排卵

(1) 自然周期监测 LH 峰预测排卵:LH 峰的启动与排卵时间关系较为稳定。因此,测定 LH 是预测排卵的有效手段。如果以卵泡早期的 LH 水平均值作为基值,当血 LH 上升达基础值 1.5 倍时,排卵将在 23.6～38.2 h 发生,平均 32 h。在规律性月经周期的第十天后 B 超监测卵泡,当卵泡发育成熟,检测 LH 峰值,可以指导同房的时间,自然周期血 LH 峰>10 U/L。LH 峰出现预测 24～36 h 排卵,因为尿 LH 测定快速、方便、无创伤,多数生殖医学中心采用 ELISA 尿 LH 测定试剂盒测定 LH 峰。研究证实尿中 LH 与同期血中 LH 水平间有很好的相关性。但是,LH 由血液进入尿液中,时间滞后一般不超过 12 h。对于接近排卵期的患者,合理的选择是每日至少测定两次尿液样品,97%～99% LH 峰被检出,如果每日测一次,5%～10% 排卵女性 LH 峰会被遗漏。应该注意 hCG 的 β-亚单位的氨基酸序列中有 85% 与 LH 相同,尽管 LH 测定应用了单克隆抗体,仍可能与尿液中 hCG 发生非特异性交叉反应,所以发现 LH 峰出现的时间与临床不符时应排除妊娠等可能。在检测尿 LH

试条呈现阳性,如果是在早上化验,当天晚上同房,24 h和48 h再两次同房。如果是在下午化验阳性,第二天早上同房后,24 h和48 h后再两次同房。

(2) 宫腔内人工授精时监测LH峰值:可以指导人工授精的时间。B超监测卵泡,当卵泡发育成熟,检测LH峰值,应用CC/hMG方案血LH峰值为7.4 U/L,当LH峰出现阳性预测24~36 h排卵,因此在检测尿LH试条,如果是在早上化验呈现阳性,下午行宫腔内人工授精,如果是在下午化验尿LH呈现阳性,第二天上午行宫腔内人工授精。

(3) 体外受精与胚胎移植超促排卵周期中发现隐匿LH峰:在超促排卵周期可能有隐匿LH峰(attenuated LH surge)的发生,一方面它不足以诱导排卵的发生,另一方面能够使卵细胞的成熟分裂恢复。因此,在促排卵的过程中,连续监测血清LH水平,LH测定可以发现隐匿LH峰。如果卵泡未达到成熟卵泡,一旦发现LH峰,立即注射GnRH拮抗剂(gonadotropin antigonists, GnRHant, cetrotide, 西曲瑞克, 商品名思则凯)0.125~0.25 mg,可以导致促排卵周期任何时相的LH水平呈现剂量依赖性快速下降,完全阻断GnRH受体,终止LH峰,抑制排卵。在超排卵周期应用GnRH激动剂长方案,使得LH分泌和生物活性下降,达到降调解,从而减少过早出现LH峰。GnRH激动剂方案血LH峰为3.8 U/L。患者应用氯米芬加促性腺激素微刺激方案,出现LH峰,卵泡未达到成熟,立即注射GnRH拮抗剂,监测卵泡成熟后,注射hCG,然后28~36 h取卵。

(4) 冻融胚胎移植:自然周期和小剂量hMG促排卵周期:观察卵泡,监测LH峰高于20 U/L以上第四天移植,B超观察排卵后第三天移植。激素替代周期:大剂量的戊酸雌二醇(补佳乐)通过正反馈作用也可以出现LH峰值,大于15 U/L以上第五天移植冻融胚胎。

2. 诊断PCOS　　PCOS患者血LH处于高值,而FSH相对低值,若以血浆中LH:FSH≥3作为诊断PCOS的指标之一,在治疗不孕症时,先应用炔雌醇环丙孕酮(达英-35)和二甲双胍治疗后,对治疗有效者,血中LH水平下降后,再进行促排卵效果好。

3. 闭经原因的诊断　　LH值低于3 U/L,同时FSH值也低值,属于低促性腺激素性闭经。垂体兴奋试验测得LH值明显升高,表明病变在下丘脑,LH若不增高病变在垂体,如产后大出血导致垂体坏死(希恩综合征),应用hMG促排卵进行体外受精与胚胎移植效果很好,患者成功妊娠。一位Kallman综合征(又称olfactory genital dysplasia)患者,由于缺乏下丘脑侧结节核,嗅脑未形成,所以除性腺发育不良、Ⅱ度闭经外,尚出现嗅觉丧失或失灵,即嗅觉丧失-闭经综合征,该患者应用hMG促排卵进行体外受精与胚胎移植成功妊娠,并顺利分娩一健康女婴。

4. 诊断性早熟　　同FSH作用,真性性早熟由促性腺激素分泌增加引起,FSH与LH呈周期性变化。假性性早熟FSH及LH水平较低,且无周期性变化。

三、催乳素

催乳素(prolactin,PRL)能够促进妇女乳房发育及刺激泌乳。是妊娠期为产后哺乳准备所必需的生殖激素,但是非孕期催乳素升高能够引起妇女卵巢功能紊乱而造成闭经、溢乳和不孕症。

（一）催乳激素的合成

PRL 是由下丘脑分泌的因子所控制分泌,这些因子包括具有刺激 PRL 分泌催乳激素释放因子(prolactin-releasing factor, PRF)和催乳激素抑制因子(prolactin inhibitory factor, PIF),PRL 是由腺垂体后侧位的嫌色细胞分泌的一种蛋白类激素,是 198 个氨基酸组成的多肽链,分子量 22 000,人类 PRL 基因位于 6 号染色体。催乳素的分泌受多种因素影响,因此变化很大,血液中存在几种不同分子量 PRL,其生物活性和免疫活性各不相同。

下丘脑的催乳激素抑制因子(prolactin inhibitory factor, PIF)即多巴胺经门静脉达垂体前叶,抑制 PRL 的分泌。PRL 分泌后对下丘脑起反馈作用,影响多巴胺的分泌量。促甲状腺释放激素、组氨酸、内啡肽类物质,都有促进催乳激素分泌或释放作用。雌激素促进垂体中分泌 PRL 的分泌细胞增生肥大,增加 PRL 合成和释放量。雌激素还有抑制多巴胺的作用。雄激素尤其是睾酮有轻微的促 PRL 分泌作用。黄体酮、LH 的 α 亚基、肾上腺皮质醇、剧烈的体力活动、创伤等应激情况都能够引起 PRL 分泌增加。

（二）妇女体内 PRL 水平

新生儿出生时血清 PRL 最高可达 500 μg/L,3 个月后下降至低水平,儿童期男女 PRL 水平均很低,青春期随着卵巢分泌雌激素的增高,PRL 水平也逐渐上升。正常生育年龄妇女血清 PRL 值为 3～25 μg/L 或 1 000 mIU/L 以下。如超过 30 μg/L 或超过 1 000 mIU/L 为高催乳素血症,绝经后滤泡耗尽,雌激素下降,血清 PRL 也处于低水平。垂体分泌 PRL 是脉冲式的,有昼夜节律变化,入睡后增高,醒前达高峰,醒后逐渐下降,非睡眠处于较低水平。饭后血清 PRL 升高,因此测定时间以上午 10 时至 11 时为宜。

PRL 有无周期性改变尚无一致看法,有些学者则认为月经中期有 PRL 峰,现认为黄体期 PRL 水平及波动频率是下降的。妊娠早期从卵巢黄体至孕中期以后的胎儿-胎盘,分泌大量雌激素可使垂体泌乳素细胞增生,血清 PRL 值也逐渐上升,妊娠足月可达 100～200 μg/L,分娩后血清 PRL 值逐渐降低。不哺乳者在产后 2～3 周下降到基础水平,哺乳者在产后 6 个月 PRL 下降到基础水平。

（三）PRL 的生理作用

PRL 促进乳腺的发育,刺激乳腺产生乳蛋白和其他成分。在足月妊娠前,高水平雌激素抑制高 PRL 产生乳汁作用,但是,分娩后雌激素水平下降使乳汁开始并持续分泌。PRL 可以拮抗 FSH 对芳香化酶活性的刺激作用,或者直接抑制芳香化酶合成雌激素的作用。

（四）高催乳素血症

高催乳素血症可伴有闭经、溢乳、不孕,其机理为高 PRL 经短路反馈,使 PIF 增多,抑制促性腺激素的周期性分泌,不发生 LH 峰,排卵障碍。此外,高 PRL 直接作用于卵巢,阻断卵巢受体对促性腺激素的反应。高 PRL 还可以直接抑制颗粒细胞合成孕酮。患者黄体期缩短,孕酮水平降低,表现为黄体功能不足。

常见的高催乳素血症病因如下。

1. **催乳激素肿瘤**　PRL 水平增高,仍为脉冲式分泌,但无昼夜变化。

2. **药物**　消耗下丘脑多巴胺或阻滞多巴胺的药物如酚噻嗪类均可使 PRL 升高,雌激素类药物也可增加血清 PRL 水平。

3. **下丘脑垂体柄疾病**　下丘脑疾病使 PIF 产生或运送发生紊乱,如垂体肿瘤压迫垂体柄影响 PIF 的运送。

4. **肝肾疾患**　肝硬化、肝性脑病血清 PRL 水平升高,可能由于下丘脑多巴胺产生缺陷所致;肾功能衰竭时 PRL 经肾脏排泄障碍。

5. **肾上腺功能低下**　糖皮质激素可抑制 PRL 基因的转录和释放。

6. **原发性甲状腺功能低下**　甲状腺功能低下可以导致促甲状腺激素释放激素(TRH)和促甲状腺素(TSH)上升,使 PRL 升高。

7. **异位 PRL 分泌**　罕见,可发生在卵巢畸胎瘤,含有异位垂体组织,使 PRL 升高。

8. **空蝶鞍综合征**　由于先天异常或创伤、手术,致使蝶鞍隔的缺陷,蛛网膜形成疝,进入蝶鞍,压迫垂体和垂体柄,运送多巴胺受到影响,使 PRL 升高。

9. **特发性**　未查出原因,有一部分可发展为垂体泌乳素肿瘤。

10. **男性高催乳素血症**　高 PRL 血症男性精子计数和活力下降,形态异常发生率高。

11. **PCOS 患者高催乳素血症**　有报道,约 $3.2\% \sim 66.7\%$ PCOS 患者伴有轻度高催乳素血症。与患者持续雌激素升高有关,雌激素促进垂体中分泌 PRL 的分泌细胞增生肥大,增加 PRL 合成和释放量。因为雌激素有抑制多巴胺的作用,多巴胺是下丘脑分泌的催乳激素抑制因子(prolactin inhibitory factor,PIF),通过门静脉到达垂体前叶,抑制 PRL 的分泌,当多巴胺系统抑制功能降低时,可以引起 PRL 水平升高。但是,目前 PCOS 与高催乳素血症的关系还存在争论。主要焦点在于 PCOS 产生高催乳素血症,或高催乳素血症诱发PCOS,或是两者同时伴发。PCOS 患者高催乳素血症可以应用多巴胺激动剂溴隐亭治疗,降低 PRL,因为 PCOS 患者对溴隐亭敏感,通常口服 2.5 mg/d,逐渐减量。在进行体外受精-胚胎移植患者中,于胚胎移植后改为 1.25 mg/d 或 0.625 mg 维持四周后停药。

四、雌激素

雌激素为 18 碳类固醇激素,是由卵巢分泌的重要激素,可反映卵巢功能和卵泡发育状态。与孕激素序贯作用于子宫内膜,使之发生周期性变化,为孕卵着床做准备。雌激素促进第二性征的发育和维持,当下丘脑-垂体-卵巢轴任何一部位发生异常,都会导致雌激素分泌异常,继而引起一系列的病变。

(一)雌激素的生物合成

雌激素 95% 由卵巢分泌,从肾上腺及周围血转化而来的雌酮仅为 5% 以下。月经周期中卵巢所产生的雌激素,主要为 $17-\beta E_2$,其次为雌酮(estrone,简称 E_1),两者的代谢产物是雌三醇(estriol,简称 E_3),三者的活性比例为 $E_2 : E_1 : E_3 = 100 : 30 : 20$。

雌激素是在 FSH 和 LH 两种促性腺激素作用下由卵巢卵泡膜细胞、颗粒细胞共同合成的,即两性腺激素两细胞学说。卵泡发育过程中,卵泡内膜细胞上有 LH 受体,接受 LH 刺激合成雄激素,即雄烯二酮(androstenedione, A)和睾酮(testosterone, T),颗粒细胞不能合成雄激素,但细胞上有 FSH 受体,接受 FSH 刺激激活芳香化酶,将周围卵泡内膜细胞所提供的雄激素经芳香化酶作用后合成 E_2 和 E_1。颗粒细胞和卵泡内膜细胞虽然都可以单独合成雌激素,但颗粒细胞的芳香化酶为卵泡内膜细胞的 700 倍,两种细胞一起培养,雌激素产量可大大提高。E_2 合成后可进入血流,并集中在卵泡液中。排卵前卵泡液中雌激素水平可千倍于血中水平。

(二)血中雌激素浓度

雌激素在血浆中 45% 与白蛋白结合,51% 与性激素结合球蛋白结合,仅 1% 呈游离状态。雌激素主要在肝脏代谢,降解产物大部分经肾小管分泌到尿中排出,小部分从粪便排出。

1. E_2 在正常月经周期中,E_2 有两个分泌高峰,在卵泡晚期排卵前 E_2 可达 918~1 835 pmol/L(250~500 pg/ml),排卵后 E_2 水平下降,黄体中期又可以形成第二高峰,约为 220~734 pmol/L(60~200 pg/ml),黄体萎缩时 E_2 下降到卵泡早期约 183 pmol/L(50 pg/ml)的水平。正常月经周期的卵泡期(月经 3~5 天)血 E_2 水平 93~262 pmol/L(25~75 pg/ml),黄体期 370~1 110 pmol/L(100~300 pg/ml)。绝经后 18.5~92.5 pmol/L(5~25 pg/ml)

2. E_1 E_1 变化与 E_2 相仿,产量仅为 E_2 的 1/2~1/3,血循环中 E_1 主要来自卵巢(1/2)及腺外转化,绝经后妇女血循环中雌激素主要是 E_1,基本上来自雄烯二酮的外周转化,E_1 110 pmol/L(30 pg/ml),E_2 约 50 pmol/L(14 pg/ml),E_2 主要来自 E_1 的转化。

(三)雌激素的生理作用

雌激素除了对生殖道、下丘脑、垂体的全身作用外,对卵巢颗粒细胞、卵泡膜细胞和黄体细胞都有重要作用。

(四)促排卵周期雌激素的变化

PCOS 患者采用氯米芬治疗周期,第六天后 E_2 逐渐提高,排卵前达到第一个分泌高峰,排卵后 E_2 水平维持在 200~400 pg/ml,直至月经前不久才迅速下降;E_1 反应系在正常水平。HMG 治疗因促性腺激素低下造成的性腺功能不全继发闭经时,尽管 E_2 逐渐上升但没有形成反馈机制控制 FSH,E_2、E_1 相似于正常排卵周期,水平显著提高。在应用 GnRH - a 长方案的患者垂体受抑制的标准为:月经第三至第五天 E_2 < 185 pmol/L(50 pg/ml)。

(五)监测雌激素水平的临床应用

1. 闭经原因的诊断 无论原发性闭经或者继发性闭经,检测雌激素水平,可以了解卵巢的功能状态,协助诊断闭经原因。如果雌激素水平在正常范围而闭经者,则闭经原因可能在子宫本身,如生殖道结核或先天性子宫发育不良;若雌激素水平低,而子宫本身无异常,则测定垂体促性腺激素,低促性腺激素水平可以鉴定闭经原因在下丘脑-垂体部位;高促性腺激素水平可以诊断卵巢功能低下;高催乳素血症闭经。

2. **多囊卵巢综合征(PCOS)患者**　PCOS 患者卵巢仅能合成少量 E_2,雄烯二酮代偿性在腺外转化为 E_1,E_1相当于卵泡中期水平,而 E_2相当于卵泡早期水平,E_2 与 E_1 比例倒置。在 PCOS 排卵障碍患者治疗不孕时,卵巢对促排卵药物反应比较敏感,用药量大时,雌激素产量可大大提高,E_2合成后可进入血流,并集中在卵泡液中,排卵前卵泡液中雌激素水平可千倍于血中水平,血浆 E_2水平上升一倍以上,体外受精-胚胎移植促排卵周期中,当血液雌激素水平高于 5 000 pg/ml 时卵巢过度刺激(ovarian hyperstimulation syndrome, OHSS)发生的危险增加,PCOS 患者促排卵是 OHSS 高危患者,用药过程中应密切连续检测雌激素水平,及时调整用药量,严格预防 OHSS 的发生。

3. **卵巢肿瘤**　卵巢肿瘤若有雌激素水平升高,则可能为卵巢颗粒细胞瘤或卵泡膜细胞瘤。

4. **监测卵泡发育及排卵**

(1) 宫腔内人工授精:测定雌激素水平监测卵泡发育,在正常月经周期,当 E_2 水平升高至基值的 1.5 倍时,预测排卵发生的时间为 82±5 h,95%可信限为 54~100.5 h。在促排卵周期中可以监测卵巢反应程度及结局。根据血中 E_2 水平将卵巢对 hMG 的反应分低、中、高三类(<300 pg/ml、300~600 pg/ml、>600 pg/ml)。hMG 治疗期间正常反应在 300~600 pg/ml时使用 hCG 最恰当,能获得较高妊娠率。利用雌激素监测卵泡发育的同时,必须结合超声,掌握卵泡大小和数目,因为 E_2 为 500 pg/ml 或 800 pg/ml 可由一个或两个卵泡产生,而 E_2 为 400 pg/ml 时,也可存在多个健康卵泡。E_2 测定对预测 OHSS 也有帮助,但是,目前尚无法划定一定明确界限判断 E_2 浓度与 OHSS 的相关性,宫腔内人工授精周期血液中 E_2水平>1 000 pg/ml 有 OHSS 风险,必要时改为 IVF-ET 取卵预防 OHSS。

(2) 体外受精与胚胎移植:在超促排卵周期中可以监测卵巢反应程度及结局。一般认为血浆 E_2 超过 5 000 pg/ml,应考虑减少 Gn 用量或停止用药 1~2 d,人绒毛膜促性腺激素(human chorionic gonadotropin, hCG)注射量减少到 3 000~5 000 IU 或者重组人绒促性素(艾泽)200 μg,E_2超过 6 000 pg/ml,OHSS 发生率 38%;卵泡数目大于 20 枚,OHSS 发生率 23%,E_2超过 8 000 pg/ml,OHSS 发生率高于 80%。因此,尤其是在 PCOS 患者应用促排卵药物时,采用 GnRH-a 长方案小剂量启动,或采用氯米芬微刺激方案,预防 OHSS 发生。由于雌激素经过肾脏从尿里排出,因此,保证患者的尿量,有利于雌激素排出,达到治疗 OHSS。目前,还有应用多普勒监测子宫动脉、卵巢动脉及子宫内膜血流,结合 E_2测定预测及预防 OHSS 的做法。

(3) 冻融胚胎移植周期:无论是自然周期,激素替代周期或者小剂量 hMG 促排卵周期,有研究报道,注射黄体酮日测定血 LH 均值>21.38 U/L;E_2均值>468 pg/ml;P 值>1.78 ng/ml。

五、孕激素

孕激素是由卵巢黄体细胞分泌的 21 碳原子的甾体激素。在雌激素作用于子宫内膜增生的基础上,孕激素进一步使子宫内膜细胞分泌糖原等营养物质,同时使子宫内膜血供丰富,有利于孕卵着床,孕激素对妊娠的维持特别重要。

（一）孕激素的生物合成

妇女体内的孕激素主要为孕酮(progesterone，P)，人类黄体每天产生大约 $25\sim50$ mg的孕酮，其代谢产物为孕二醇。孕激素血液产生的速率在卵泡期是 $2.4\sim7.9\ \mu mol/24\ h$,其中90%是来源于肾上腺皮质或者周围组织中的其他孕激素类物质，卵泡期颗粒细胞也能合成孕酮。但是，颗粒细胞层因不含有血管，孕酮不能进入血液，再者卵泡期颗粒细胞芳香化酶非常丰富，主要是将卵泡内膜细胞产生的雄激素转化为 E_2,因此，排卵前孕酮含量较低。排卵后卵泡膜细胞及颗粒细胞形成黄体细胞，其中酶系统也发生了变化，黄体细胞主要产生孕激素。黄体细胞也表现出对激素的反应，孕激素在生育方面有内分泌和细胞分泌作用。

（二）血中孕激素浓度测定

肝脏是孕酮降解灭活的主要器官，孕二醇是孕酮的主要代谢产物。肾脏是孕酮还原代谢产物的主要排除器官。孕激素在血浆中48%与白蛋白结合，50%与皮质醇结合球蛋白结合，2%呈游离状态。排卵前孕酮很低<3.2 nmol/L(1 ng/ml)，排卵后逐步上升到 48 nmol/L(15～20 ng/ml)。正常月经周期第二十至第二十四天，当血中孕酮>18 nmol/L(5.6 ng/ml)时，可以看做是有排卵的指征。由于孕酮存在于卵泡液、输卵管液以及存在于受精时卵子的细胞外基质，孕酮促进精子活力、Ca^{2+} 内流和顶体反应中起重要作用。早孕7周时血中孕酮为 78.4 ± 3.72 nmol/L(24.5 ± 1.2 ng/ml)，随着妊娠周数而增加，妊娠8周后胎盘滋养层细胞是合成孕酮的主要场所。绝经后孕酮含量减少。

（三）促排卵周期孕激素的变化

应用氯米芬、FSH、hMG 促排卵周期时，孕酮分泌形式相似于正常排卵周期，但水平显著升高。根据促排卵形成卵泡数多少而不同，最高达 55 ng/ml。在注射hCG日，如血清孕酮超过 1.9 ng/ml，妊娠率明显下降，可能由于过早 LH 及 P 升高，影响了卵子质量。GnRH-a方案减少了过早LH升高，也降低了血清孕酮的水平。

（四）监测孕激素水平的临床应用

1. 了解卵巢有无排卵　正常月经周期卵泡期孕酮极低，排卵时孕酮水平大于 3 ng/ml，如在黄体中期测定孕酮值高于 10 ng/ml 时妊娠率高于孕酮值低于 10 ng/ml 时，子宫内膜的组织呈现分泌期改变，提示有排卵，配合 B 超和 LH 峰也可以作为排卵周期证据。如周期长，在周期14 d后，需要每周测两次 P 值。监测孕酮血清水平，以及 B 超除外未破裂卵泡黄素化综合征。原发或继发闭经，无排卵性月经或无排卵性功能失调性子宫出血、PCOS 及口服避孕药或长期使用 GnRH 激动剂，均可使孕酮水平下降。

2. 估计黄体功能　黄体中期孕酮水平低于生理值5～20 ng/ml，提示黄体功能不足，月经来潮4～5 d仍高于生理水平，提示黄体萎缩不全。

3. 估计妊娠预后　习惯性流产动态测定 P 值，估计预后，P 值高于 20 ng/ml，预后良好,如水平不随妊娠日期增长,则预后不良,若 P 值低于 5 ng/ml 预示胚胎发育不良。

4. 其他　血中 P 值异常升高者,可能有肾上腺功能亢进或者肾上腺肿瘤。

六、雄激素

雄激素是 19 碳类固醇激素,是雌激素合成的前体。正常育龄妇女体内存在适量的雄激素,与女性正常生殖生理、阴毛、腋毛分布以及女性性欲有关。但是,雄激素浓度过高时,却对雌激素产生拮抗,影响卵泡的发育,继而引起男性化改变。

（一）雄激素的合成

妇女体内的雄激素有睾酮(T),雄烯二酮(A)、脱氢表雄酮(dehydro-epiandrosterone, DHEA)及其硫酸盐 DHEA - S。T、A、DHEA 的活性比为 100：12：16。T 可能是人体产生的唯一有生理意义的雄激素,体内所有的雄激素经 5α 还原酶作用转化为活性较强的双氢睾酮(DHT)后才能发挥生物效应。妇女体内的雄激素来源于卵巢、肾上腺和周围组织的转化。

1. **卵巢源性雄激素**　来自于卵巢的雄激素主要是 T 及 A,后者约 25% 来自肾上腺,因此,T 是卵巢雄激素的重要标志物。在体内的 T 有 1/3 来自卵巢直接合成,约 2/3 血中的 T 由周围的雄激素前体转化而来。卵巢产生雄激素的细胞是卵泡内膜细胞及卵泡膜黄体细胞,这两种细胞表达 LH 受体,并有甾体脱氢酶、胆固醇侧链分裂酶合成并分泌雄激素。随着卵泡的发育,从卵泡直径 7～10 mm 开始雄激素分泌,并且伴随血中 LH 主峰出现逐渐增加。当卵泡直径达 10～15 mm 为雄激素分泌的顶峰,当出现 LH 峰后,细胞内 P45017α 酶活性下降,卵泡膜间质细胞开始分泌黄体酮。除下丘脑-垂体-卵巢轴对雄激素的产生进行调节外,卵巢局部尚存在一个多因子调节系统。目前,研究最多的是胰岛素及胰岛素样生长因子(IGF - I)系统,IGF - I 作用是启动始基卵泡,促进卵泡发育,加强 LH 受体表达,促进雄激素合成。

2. **肾上腺源性雄激素**　肾上腺产生的雄激素主要为 DHEA 及 DHEA - S。肾上腺雄激素主要来源于肾上腺皮质网状带,血中 DHEA 90% 来自肾上腺,DHEA - S 只有肾上腺分泌,测定 DHEA - S 的含量,可以代表肾上腺分泌雄激素的情况。7～10 岁时,血中开始出现 DHEA 及 DHEA - S 的缓慢升高,肾上腺分泌雄激素高峰在 20～30 岁,之后开始下降。肾上腺雄激素的分泌受下丘脑-垂体轴分泌的促肾上腺皮质激素(adrenocorticotropic hormone, ACTH)的调节。

（二）血中雄激素浓度

雄激素在血浆中 40% 与白蛋白结合,48% 与性结合球蛋白结合,10% 与皮质醇结合球蛋白结合,仅 2% 呈游离状态。雄激素 80% 在肝脏代谢。

1. **T**　成年女性每日产生 T 为 0.25～0.3 mg,血清中浓度为 0.7～2.8 nmol/L(0.1～0.9 ng/ml),为成年男子的 1/20,不随月经周期变化。绝经后妇女雄激素主要由肾上腺分泌,处于低值。

2. A   正常育龄妇女血清中 A 的含量为 1.4~9.5 nmol/L,绝经后卵巢仍可分泌一定的雄烯二酮,它在外周可转化为雌酮。

3. DHEA 及 DHEA - S   正常育龄妇女血清中 DHEA - S 含量为 2.7~8.8 nmol/L。

(三) 促排卵周期雄激素的变化

在 PCOS 伴有继发闭经用氯米芬治疗期间,T 水平不仅于排卵前,而且在排卵中期,甚至排卵后出现显著上升趋势,可达 72 ng/ml。一般认为月经中期雄激素增加,干扰宫颈黏液的分泌和生理性功能,即所谓的氯米芬抗雌激素作用。hMG 治疗因促性腺激素低下造成的性腺功能不全伴继发闭经时,雄激素水平维持在一定水平,但是,在 hCG 处理之后,T 浓度突然上升,并保持在较高水平。因此,推测 hCG 不仅仅触发卵泡破裂,也促进膜黄素化后刺激更多雄激素分泌,其影响尚不明了。

(四) 常见的高雄激素血症

1. PCOS   最常见的高雄激素血症为 PCOS,PCOS 患者卵巢和肾上腺源性雄激素均升高,雄激素产生及代谢异常几乎存在于所有患者。PCOS 患者过量 LH 刺激卵巢间质卵泡膜细胞分泌雄激素,胰岛素抵抗及继发的高胰岛素血症亦刺激雄激素的产生。86% 的患者 T、A 升高,血浆中 T 的升高属中等程度,约为 3.7~5.21 nmol/L(100~150 ng/dl),超过 5.2 nmol/L(150 ng/dl)少见,约有 50% 的患者 DHEA - S 及 A 均有轻度升高。

2. 肾上腺皮质增生和肿瘤   先天性肾上腺皮质增生如 21 -羟化酶缺乏则 DHEA、DHEA - S、A、T 均明显升高。肾上腺雄激素肿瘤以 DHEA - S 为主,T、A 也增高。库欣综合征、阿狄森病、醛固酮增多症中雄激素亦升高。

3. 卵巢功能性肿瘤   如卵巢睾丸母细胞瘤、门细胞瘤、卵巢支持-间质细胞瘤雄激素升高。T 值高于 1.94 nmol/L 或达到正常上限的 3 倍时即应考虑卵巢支持-间质细胞瘤。

4. 卵巢间质性卵泡膜增生   T 值水平比 PCOS 患者高,DHEA - S 正常。

(王海燕   陈贵安)

第二章
女性生殖内分泌障碍性不孕

女性生殖内分泌障碍是不孕症的重要原因。在不孕症夫妇中,15%~25%的不孕症是由于女性生殖内分泌障碍引起的,例如,多囊卵巢综合征(polycystic ovary syndrome, PCOS)在不孕症的门诊中约占患者的25%或更多,不排卵和黄体功能缺陷、闭经、高催乳素血症等。在不孕症的治疗中,特别是在超促排卵中,会不可避免地产生异常的生殖内分泌状态,例如,高LH血症、孕酮过早升高等。异常的生殖内分泌状态将对卵子的发育、排卵、受精、胚胎发育、胚胎植入和妊娠维持产生多方面的影响。因此,掌握生殖内分泌异常引起的生殖障碍和不孕症的关系,以及医源性的生殖内分泌异常,无论是对不孕症的一般治疗,还是对人类辅助生殖技术,都具有极其重要的意义。

第一节　不排卵与黄体功能不足

月经周期是女性生殖系统最为显著的生理特征。在月经周期中,卵泡周期性地生长发育、成熟、排卵、黄体形成和黄体萎缩,卵巢周期性地分泌雌激素或孕激素。雌、孕激素作用于生殖道,使之发生周期性变化,有利于生殖。其中子宫内膜的增生、分泌对于胚胎的着床十分重要。

中枢神经系统下丘脑-垂体-卵巢轴(hypothalamus-pituitary-ovarian axis, HPOA)功能的健全、反馈系统和卵巢局部的反应等各系统间协调一致、稳定,对维持女性的正常月经周期、生殖内分泌以及生育功能至关重要。卵细胞在复杂而协调的生殖内分泌调控下顺利完成发生、发育、募集、选择、优势化而最终达到成熟排卵,其任何部位发生异常都将导致生殖内分泌激素失衡,从而引发各种生殖内分泌疾病并导致不孕不育。最常见的是不排卵或黄体功能异常对生殖内分泌的影响。女性生殖系统的生理过程还受到其他因素如中枢神经系统、其他内分泌功能(如甲状腺、肾上腺等)的影响。

在不孕症患者中,不排卵是十分常见的原因之一。不排卵是由于生殖内分泌异常而产生的最终结局。卵巢周期性的变化表现为女性月经的周期性,排卵是这个变化最为重要的环节之一。任何原因导致排卵功能障碍,其结果都将是月经周期的紊乱和不孕。各种原因导致的不排卵,除了与病因有关和特殊临床表现外,其不排卵的临床表现和对子宫内膜的影响是基本相同的。

一、不排卵

几乎每个妇女在生育年龄内都曾经发生过排卵障碍,例如,偶尔因为环境改变或精神压力大发生不排卵。但是,只有长期的不排卵,才能导致不孕。

在排除妊娠、妊娠相关疾病和哺乳的影响后,只要满足下述两项中的一项即可诊断为排卵障碍。① 每年月经次数少于 8 次(不包括 8 次),不需要基础体温测定;② 每年月经次数大于 8 次(包括 8 次,月经稀发和月经规律),但是基础体温测定提示每年排卵次数少于 8 次。

目前尚缺乏设计良好的排卵周期的研究,月经稀发和闭经妇女的排卵率和妊娠率均明显不同,一些月经稀发的妇女随着年龄的增长可趋向正常。

(一)不排卵发病机制

排卵障碍的发病机制大致包括三个方面:HPOA 功能失调,反馈机制异常及卵巢局部因素异常。影响这三方面中任何一环节,无论是功能性障碍或器质性的损害,均可引起排卵障碍。大量的事实表明,除 HPOA 与排卵直接有关外,甲状腺、肾上腺和催乳素等也与之密切相关。说明女性体内生殖调节不是孤立的,而是存在于相互协调、相互影响的复杂的内分泌调节。

1. HPOA 功能失调　各种原因引起的 GnRH 的抑制或部分抑制,均可影响 HPOA 的正常功能。下丘脑肿瘤导致 HPOA 对反馈信号不应答,是中枢性缺陷引起排卵障碍的典型例证。其他如高催乳素血症、应激、焦虑、神经性厌食等引起 GnRH 功能抑制,也是中枢性无排卵的特殊类型。常见以下病因:

(1) Frohlich 综合征:由颅咽管瘤引起。表现为极度肥胖、性腺发育不良、原发或继发闭经。生长激素、肾上腺素、甲状腺素均不足。70％有颞侧偏盲、头痛等颅内受压症状。

(2) Kallmann 综合征:Kallmann 综合征(又称嗅觉丧失性腺发育不良 olfactory genital dysplasia)由于缺乏下丘脑侧结节核,嗅脑未形成,所以除性腺发育不良、Ⅱ度闭经外,尚出现嗅觉丧失或失灵。

(3) 外伤、颅内严重感染:可导致下丘脑功能障碍。

(4) 青春期初潮后一段时期内无排卵:多因促性腺激素分泌不足,特别是 LH – RH 脉冲式分泌功能失调有关。

(5) 体重过轻或过重:女性过度消瘦或过度肥胖均可引起下丘脑功能紊乱而导致无排卵。体重减轻 10％～15％或身体脂肪消耗 1/3,可以引起无排卵及闭经。若禁食两周,即可抑制下丘脑 GnRH 的分泌,体重低于标准体重的 85％时,下丘脑功能紊乱而致无排卵性不孕可增加 4.7 倍。严重的神经性厌食(anorexia nervosa)患者因为营养不良,体重下降,出现闭经,便秘,低血压等症状。还可使 GnRH 降低至青春期前水平,导致促性腺激素和雌激素水平低下。反之,当体重达到标准体重的 120％时,无排卵性不孕也明显增加。

（6）精神应激（psychogenic）：突然或长期精神压抑、紧张、忧虑、生活与工作环境改变、过度劳累、情感变化、寒冷等，均可能引起排卵障碍。其机制可能与应激状态下下丘脑分泌的促肾上腺皮质激素释放激素和皮质激素分泌增加，进而刺激内源性阿片肽分泌，抑制下丘脑分泌 GnRH 和垂体分泌 GnH 有关。

（7）运动性因素：运动可引起血中儿茶酚胺、内源性阿片肽、睾酮、生长激素的浓度升高，而这些激素既促进蛋白质合成，又与雌激素对抗或反馈作用于 HPOA 继发引起运动性继发性闭经（athletic secondary amenorrhea，ASA）。剧烈运动可增加女性儿茶酚胺和雌激素的含量。而且在月经周期调控中，儿茶酚胺激素可抑制 GnRH 和 LH 释放，提示儿茶酚胺雌激素在诱发运动性月经失调中具有特定作用。

（8）高催乳素血症：在高催乳素血症时，过高的催乳素通过短路反馈影响下丘脑多巴胺神经元的分泌率，激活 β-内啡肽神经元活性，从而抑制 GnRH 的合成与释放，使 GnH 水平降低，脉冲分泌将减弱，雌激素正反馈作用消失，引起无排卵。另外，高水平的催乳素作用于卵巢局部催乳素受体，减弱或阻断卵巢对促性腺激素的反应，抑制卵泡的发育与成熟，不能形成排卵前的雌激素高峰及 LH 峰，并抑制 FSH 诱导的雌激素的生成、LH 诱导的孕酮生成。由于高催乳素血症的中枢作用，引起无排卵或黄体期缩短、黄体功能不全，造成不孕或流产。

功能性的高催乳素血症的常见原因有：① Chiari - Frommel 综合征：是指产后溢乳和闭经、子宫和卵巢萎缩形成的综合征；② Argonz - Del Castillo 综合征：是指因下丘脑功能失调引起的下丘脑性性腺功能低下症（hypothalamichy pogonadism），继而发生卵巢功能低下性闭经。

病理性的高催乳素血症的常见原因有：① 分泌 PRL 的垂体腺瘤：多数为"嫌色细胞"瘤，伴有闭经、溢乳，以前称之为 Forbes - Albright 综合征，有时垂体腺瘤能同时分泌促生长激素和 PRL，故高催乳素血症可伴有肢端肥大症；② 其他中枢神经病变：如颅咽管瘤、垂体柄受压后切断、类肉瘤病等也能引起高催乳素血症；③ 原发性甲状腺功能低下，其他内分泌瘤如库欣病、甲亢等也能伴有血 PRL 升高；④ 异位分泌 PRL：如肾上腺癌、支气管癌等；⑤ 胸部创伤；⑥ 慢性肾功能不良，导致肾清除率下降，也能使血 PRL 升高。

药物性高催乳素血症：长期服用氯丙嗪、避孕药、西咪替丁等药物后，可引起月经失调甚至闭经。其机制是药物抑制下丘脑分泌 GnRH 或通过抑制下丘脑多巴胺，使垂体分泌催乳素增多，引起血清 PRL 值升高。

2. 卵巢局部因素 正如两细胞两促性腺激素学说阐明的，卵泡的发育必须和激素刺激之间配合的非常精确。卵巢内自分泌/旁分泌系统直接影响卵泡的发育，任何一项表达不足或者是功能损害均可引起卵泡发育障碍和排卵障碍。这其中不仅仅涉及生殖内分泌激素，胰岛素样生长因子、激活素、抑制素等都在卵泡发育过程中起了重要作用。常见疾病有以下几种。

（1）多囊卵巢综合征（polycystic ovary syndrome，PCOS）：PCOS 是以高雄激素血症和胰岛素抵抗为特征的代谢紊乱。多见于青年女性，是育龄期高发的临床综合征，女性人群的发病率约 7%。患者常常因不孕和月经失调就诊，不孕症的发病率中 PCOS 占了 25%～30%。雄激素作为芳香化酶的底物，低浓度时可增强芳香化酶的活性和雌激素的合成，高浓度时则诱导黄体细胞内雄激素向更高的双氢睾酮转化,而非生成雌激素,并抑制芳香化酶的活性和 FSH 诱导的 LH 受体的生成。因此,当卵泡内局部雄激素浓度升高超过临界水平时即可抑制优势卵泡的形成,并导致卵泡的闭锁,PCOS 患者的高雄激素血症是引起卵泡闭锁的重要原因。

(2) 卵巢早衰(premature ovarian failure, POF):卵巢早衰是一个医学难题。大约 1% 的妇女于 40 岁以前出现卵巢早衰,原发性闭经妇女中卵巢早衰发生率高达 10%~28%。其病因目前尚未明确,可能是一种引起卵泡闭锁加速的遗传性疾病,如特纳综合征(45,X),脆性 X 综合征,眼裂狭小、上睑下垂、内眦赘皮反向综合征(blepharophimosis/ptosis/epicanthus inversus syndrome)等,也可能为一种自身免疫性疾病,或可能为感染引起卵巢卵泡破坏,或物理学因素如放疗或化疗损伤的后果。

(3) 抵抗卵巢综合征(resistant ovarian syndrome, ROS):此病十分罕见,病因不明。临床表现为闭经,但生长发育正常。尽管卵巢内有非刺激性卵泡,但呈现高促性腺激素血症,无自身免疫性疾病。目前,尚难以确定该病是否为独立的疾病抑或属于卵巢早衰范畴,因其卵巢滤泡的无反应性与绝经期卵泡相似。

(4) 未破裂卵泡黄素化综合征(luteinized unruptured follicle syndrome, LUFS):临床发现有些妇女月经规律、内分泌检测都表现为排卵,但事实上排卵并没有发生。这种状态称为未破裂卵泡黄素化综合征。该病发病机制尚不清楚,有学者认为 LH 分泌不足,可影响卵巢内环磷酸腺苷的增加,使孕酮分泌减少,局部纤维蛋白溶酶原激活剂活性低下,降低纤维蛋白的溶解和卵泡壁自身的消化作用,使卵泡的破裂及卵子的排出受到障碍。在促排卵 IUI 周期中,时常发生 LUF,但没有很好的预防方法。促排卵周期发生 LUF 的机会明显高于自然周期,子宫内膜异位症和不孕症患者发生 LUF 的机会增加,有学者认为可能是盆腔炎症后形成纤维粘连,包裹卵巢,卵泡表面增厚,卵子无法排出而被"包埋",即机械性未破裂卵泡黄素化综合征,也有学者认为可能是由于腹腔液和子宫内膜异位灶附着部位前列腺素过多,卵泡 LH 受体缺乏产生的。

3. 反馈机制异常 反馈信号的异常主要与 E_2 的变化有关,E_2 的升高与降低须与卵泡形态的变化同步。

(1) E_2 持续高水平:因不能降低或降低的幅度不足以诱导 FSH 的分泌增加,则无法促进新的卵泡的生长和发育。出现这种情况多见于雌激素持续分泌,雌激素清除和代谢异常以及性腺外雌激素的产生。

雌激素持续分泌多见于妊娠,甲状腺和肝脏疾病可引起雌激素清除和代谢异常,肾上腺过多分泌雌激素前体物质雄烯二酮以及肥胖均是引起性腺外雌激素产生过多的原因。① 甲状腺疾病:甲状腺功能亢进时,由于性激素结合球蛋白(SHBG)合成增加而导致促性腺激素分泌增多,血清睾酮升高和胆固醇代谢清除率下降。转化成雄烯二酮增加,后者在性腺外转化成 E_2 和雌酮,使其量较正常人增加 2~3 倍;② 肾上腺功能亢进:肾上腺皮质呈帽状,由外向内分为球状带、束状带、网状带三层。球状带占 15%,主要合成醛固酮、脱氢皮质酮等盐皮质激素;束状带占 78%,主要合成氢化可的松等糖皮质激素;网状带最薄,仅占

7%,主要合成雄激素。肾上腺分泌的雄激素主要有雄烯二酮、脱氢表雄酮(DHEA)、硫酸脱氢表雄酮(DHEA-S)和睾酮等。正常情况下,肾上腺皮质每天分泌的雄烯二酮、DHEA 与卵巢相似,分泌的睾酮量很少,分泌的 DHEA-S 量很多,为 6~24 mg。肾上腺皮质分泌的 DHEA-S、DHEA 和雄烯二酮分别占体内总量的 90%、50% 和 50%。因此,临床上把 DHEA-S 水平作为衡量肾上腺皮质雄激素分泌的指标。

引起肾上腺皮质雄激素分泌增多的常见疾病有库欣综合征、21-羟化酶缺乏症、11-羟化酶缺乏症、3-羟固醇脱氢酶缺乏症和肾上腺皮质肿瘤等。

(2) E_2 持续低水平,不能升高或升高幅度不能形成下丘脑-垂体系统的正反馈,则无法形成激发排卵所需的 LH 峰。更年期妇女,由于其卵巢内残存的老化卵泡对 FSH 敏感性降低,导致卵泡发育不良及 E_2 分泌不足,从而引起无排卵性月经及最终导致绝经。卵巢分泌 E_2 的功能缺陷可能是由于内在的卵泡质量差或由于卵泡与 Gn 间相互作用障碍的结果。性腺发育不全和卵巢早衰的妇女因缺乏雌激素的分泌而出现不孕和闭经。

(二)不排卵子宫内膜病理改变

子宫内膜在形态学上表现是多样性的,缺乏孕激素作用是其共同的特征。子宫内膜的状态与不排卵持续的时间、体内雌激素状态和子宫内膜脱落情况有关。有时多种形态的子宫内膜同时并存。主要表现如下。

1. 增生期子宫内膜　增生期子宫内膜也存在于正常月经周期的卵泡期。在不排卵的患者中,如果病程不长,雌激素作用弱,可为增生期子宫内膜。子宫内膜不同程度增生,腺体由单层细胞到假复层不等,但是,腺体内没有分泌颗粒。间质较为致密,无孕激素作用和蜕膜改变。腺体和螺旋小动脉较直或有一定弯曲,但不严重。

2. 简单型子宫内膜增生过长　正常子宫内膜分层已不清楚,整层呈增生状态。腺上皮增生,腺腔扩大,腺体弯曲增加,腺体大小不等,相差可达数十倍。腺细胞均匀,增高,可呈假复层排列;核长形,染色致密,可见核仁;胞质含有丰富的 RNA,染色略蓝;有较多的细胞分裂,如分裂停止在前期或者中期,细胞透亮。这类子宫内膜最后常常发生子宫出血,原因是:① 内膜越长越厚,最后雌激素不能维持其生长,激素相对不足,内膜退化、坏死出血;② 雌激素的负反馈作用使卵巢产生雌激素下降,而子宫内膜脱落出血;③ 由于内膜的血管床发育不好,间质和基质的组合也不正常,内膜血循环缓慢,容易形成血栓而内膜坏死出血。在内膜脱落时,缺乏松弛素,网状纤维崩解不够,雌激素的刺激又使残留的内膜增生,脱落常常缓慢。而缓慢脱落的子宫内膜激活蛋白溶解酶,使纤维蛋白分解活力增强。雌激素能增强这一过程。这些常常导致出血量多,出血时间长。

3. 复杂型子宫内膜增生过长　是雌激素持续影响内膜进一步增生的结果。主要表现为腺体结构异常,腺上皮增生,但细胞形态正常,不具备恶性细胞的特征。① 腺体过度而异常增生、分支,形成子腺体。在组织切片上,腺体呈手套状、锯齿状或乳头状,腺体背靠背,间质被挤而萎缩,腺体间只有少量的结缔组织。腺体上皮细胞向腔内增生状似芽孢。芽孢延伸、融合形成腔内桥梁;② 腺细胞均匀,增高,核长形,染色致密,可见核仁。胞质 RNA 丰富,染色略蓝。细胞分裂增多,如停止在前期或中期,细胞透亮;③ 腺细胞出现各种化生,如纤毛化生、嗜伊红化生、浆液乳头状化生等;④ 间质相对减少。有时间质内出现结节状不成熟鳞状细胞化生,或向腔内突起。有时可见泡沫细胞,认为是雌激素过多,来不及代谢在细胞内潴留所致。复杂型增生过长也可以出现与简单型增生过长一样的子宫出血。

4. **不典型增生过长** 由其他增生过长发展而来,认为是癌前病变。腺细胞为复层,排列失去极性,核大而不规则,有大而不规则的核仁,局部细胞质呈伊红色。病灶多为局部,多发,可与正常、萎缩和各种增生过长的子宫内膜并存。不典型增生过长与其他增生过长相比较,具有以下特征:① 在病灶区可呈筛状结构,腺细胞排列混乱,无极性,细胞多形性,核圆、深染,可有巨核细胞,腺腔内可有炎性渗出物;② 形态测量比较,细胞核的大小和形状变化明显,较类似于高分化的腺癌;③ 对孕酮的反应较差;④ 细胞增殖周期缩短,与高分化的腺癌相似。

5. **萎缩型子宫内膜** 见于雌激素极低的闭经者。子宫功能性出血内膜长期脱落时,也可见到萎缩型子宫内膜。

(三)不排卵的临床表现

由于生殖内分泌调节障碍发生的长期反复不排卵现象,临床表现为子宫出血或闭经。无排卵型功能性子宫出血、慢性无排卵型功血是不孕症常见的原因之一。由于没有排卵而不孕和月经周期紊乱,患者多以不孕和月经紊乱、阴道出血就诊。几乎每个妇女在其生殖年龄内都有发生,特别是在青春期和更年期阶段。但是,只有长期的不排卵状态,才能导致不孕。功血的诊断是采用排除方式进行的。对于已婚妇女,特别是年龄较大,病史较长的妇女,诊断性刮宫和子宫内膜病理检查是必要的。在排除可以诊断导致不排卵和子宫出血的其他疾病后方可诊断功血。除了在前面所描述的各种不排卵的表现外,诊断时还应注意以下问题:① 妇科检查无异常发现,B超检查和子宫内膜病理检查无器质性疾病;② 孕酮低于黄体期水平,早卵泡期 FSH、LH、PRL、P、E_2 和 T 检查在正常范围;③ 排除异位激素分泌和影响月经周期的药物;④ 排除其他内分泌疾病的影响,如甲状腺功能亢进、甲状腺功能低下、肾上腺功能异常等;⑤ 排除激素分泌性肿瘤。

临床症状如下。

1. **月经紊乱与不规则阴道出血** 发育程度不同的卵泡也不同程度地产生雌激素。但卵泡不能成熟排卵时,由于卵泡不规则地发育和萎缩,子宫内膜不规则地增生和脱落,导致子宫不规则地出血。在较轻的情况下,卵泡能发育到接近成熟,并能维持一段时间分泌雌激素,阴道出血可能有一定的规律。随着卵泡生长和萎缩的不规则性加重,血中雌激素的波动更加明显,则阴道不规则出血更加典型。由于只有长期不排卵才能导致不孕症,所以,多数以不孕症就诊的患者出血量不大。

不规则阴道出血表现为:① 出血的周期性无规律:出血周期可以是数天到数十天,或者短暂闭经;② 出血持续时间不规律:可由一天到数十天。有些妇女可能数十天阴道少量出血,淋漓不断;③ 出血量不规律,少时只见血迹,多时可数百毫升,出现严重的贫血和休克;④ 出血的经过不规律:一次阴道出血,出血量时多时少,出血速度变化无常。如果不排卵导致的阴道出血仅仅只是由于下丘脑垂体-卵巢轴的功能障碍产生,称为不排卵型功能性子宫出血(简称功血)。

2. **闭经**　闭经是一种症状,是由各种原因导致的从青春期到更年期间的无月经来潮状态。目前学术界对停经多长时间才能定义为闭经还没有一致的意见。其具体定义于本章第二节有详细描述(见 33 页)。这里所关注的是病理性闭经。

以不孕症就诊的患者中,闭经多为继发性闭经。闭经常见的原因有:① 解剖学异常:指各种阴道、宫颈和子宫的解剖学异常,不能产生月经或经血不能流出;② 慢性不排卵:慢性不排卵是闭经中最为常见的类型,包括三类,即低促性腺激素、正常促性腺激素和高促性腺激素性闭经。

不排卵时,闭经时间可长可短,如果体内因不排卵产生雌激素波动,则常常在短时间闭经后有阴道出血。

3. **不孕**　不排卵,当然不孕。不孕可为原发性或继发性。在不排卵的患者中,个别人也因偶尔排卵而妊娠。在临床工作中,即使诊断有慢性不排卵现象,当有月经过期时,应排除妊娠。

4. **单相基础体温**　由于没有孕酮的作用,基础体温呈单相变化(见图 2-1)。

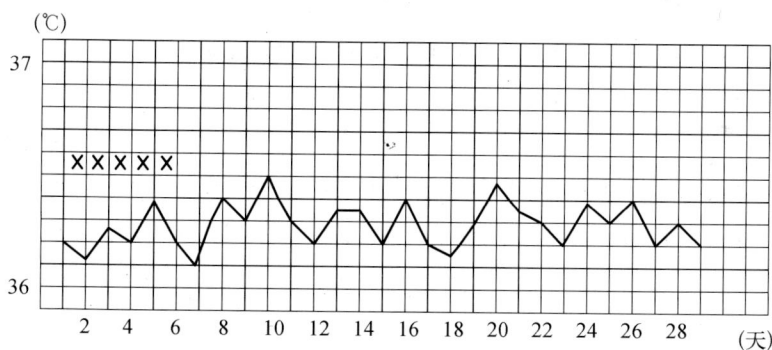

图 2-1　单相基础体温

5. **单相基础体温与月经周期有关的其他周期性丧失**　可以观测到的女性生殖生理中的其他周期性丧失,如宫颈黏液、阴道脱落细胞。

6. **其他**　在继发性闭经中,如果体内雌激素十分低下,可出现潮热、阵发性心慌出汗等更年期症状。伴有雄激素过多者,可有多毛、痤疮等。伴有高催乳素血症者,可有泌乳。

(四)不排卵的诊断

不排卵是不孕症常见的原因之一。由于没有排卵,患者多以不孕和月经紊乱、阴道异常出血就诊,临床称为功血。功血的诊断是采用排除方式进行的。对于已婚妇女,特别是年龄较大,病史较长的妇女,诊断性刮宫和子宫内膜病理检查是必要的。在排除其他疾病导致子宫异常出血后方可诊断功血。除了在前面所描述的各种不排卵的表现外,诊断时还应注意以下问题：① 妇科检查无异常发现,B超检查和子宫内膜病理检查无器质性疾病;② 孕酮低于黄体期水平,FSH、LH、PRL、P、E_2和 T 检查在正常范围;③ 排除异位激素分泌和服用影响月经周期的药物;④ 排除其他内分泌疾病的影响,如甲状腺功能亢进、甲状腺功能低下、肾上腺功能异常等;⑤ 排除激素分泌性肿瘤。

1. **病史** 详细了解异常子宫出血的类型、发病时间、病程经过、出血前有无停经史及以往治疗经过。注意患者的年龄、激素类药物使用史及全身与生殖系统有无相关疾病,如肝脏疾病、血液病、糖尿病、甲状腺疾病、肾上腺疾病等。

2. **体格检查** 包括妇科检查和全身检查,排除生殖器官及全身性器质性病变。

3. **辅助检查**

(1) 子宫内膜活组织检查:如果活检的目的是为了解有无排卵,最好在月经前或月经来潮12 h内,取少许子宫内膜检查,如有分泌改变说明有排卵,如是增生改变,说明没有排卵。如疑有子宫内膜不规则剥脱,应在出血的第五天取材。

(2) 超声检查:了解子宫大小、形状,子宫内膜厚度及宫腔内病变等。

(3) 宫腔镜检查:在宫腔镜直视下,选择病变区进行活检,可诊断各种宫腔内病变,如子宫内膜息肉、子宫黏膜下肌瘤、子宫内膜癌等。

(4) 基础体温测定:在月经来潮第一天开始每天早晨起床活动前,将体温表放在舌下,试表5 min 并记录下来,一直测定到下次月经来潮。正常在月经第十四天左右排卵,排卵后体温上升 0.3~0.5℃,持续 12 d 左右,如体温没有上升,基础体温呈单相型,提示无排卵。如果上升缓慢、持续时间短或上升不到 0.3℃,基础体温呈双相型,提示有排卵,并预示黄体功能不全。

(5) 激素测定:于月经周期黄体期合适时间(第二十一天)测定血孕酮值,若升高,提示近期有排卵。但常因出血频繁,难以选择测定孕激素的时间。测定血睾酮、催乳素水平及甲状腺功能,以排除其他内分泌疾病。

(五) 不排卵的治疗

1. **一般治疗** 出血时间久且伴有贫血者,应纠正贫血。过于消瘦者,要加强营养,增加体重。过于肥胖者,应当减肥。有些妇女由于不孕,有严重的心理压力,也会影响到生殖内分泌的调节过程,应当克服,必要时可以心理咨询。

2. **止血** 多数情况下以不孕症就诊的患者阴道出血不多。月经紊乱的患者需要止血和调经。从止血机理来分,止血方法有两种,即子宫内膜脱落止血和子宫内膜增生止血。

(1) 子宫内膜脱落止血:使增生的不规则脱落的子宫内膜完全脱落,新的内膜再生长,以达到止血的目的。刮宫是最为直接的方法。刮宫不但可以使子宫内膜立即脱落,达到止血的目的,而且对于长期月经紊乱的妇女,刮出的内膜进行病理检查还可以帮助了解子宫内膜的状态,以利于由于不排卵继发的子宫内膜增殖症的诊断和治疗。月经紊乱时间久、年龄较大、出血多、但一般情况尚好的妇女应首选刮宫。目前多主张宫腔镜下诊刮,可以观察子宫内膜病变(如子宫息肉等)部位。

孕激素止血也是临床常用的止血方法。用药后,孕激素发挥两个方面的作用,一是使子宫内膜转化为分泌期,二是抑制下丘脑的功能,使卵巢来源的雌激素下降。在停药后,体内处于低雌、孕激素状态,子宫内膜完全脱落。孕激素的用量有以下原则,即黄体酮每日用量不得少于 10 mg;总量应达 50 mg 以上;用药时间在 3 d 以上,一般 3～5 d。除了黄体酮外,其他合成黄体激素也可以用于止血。应用口服黄体酮胶丸(安琪坦)0.1 g/次,每日 2 次,连用 3～5 d,阴道出血即可停止,停药后 3～7 d 出现撤退性出血。撤退性出血一般与正常月经一样。如果不排卵时间长,子宫内膜增厚,撤退性出血的时间可能略长,量略有增加。如果撤退出血量过多,可合用丙酸睾丸酮 25～50 mg/d,共 3～5 d,以减少出血量。撤退出血期间应用纤维蛋白溶解抑制剂可减少出血。

(2) 使子宫内膜增生止血:常用的方法是雌激素止血。适用于阴道出血多而患者不能承受刮宫的妇女,在不孕症患者中较为少用。通过应用大剂量的雌激素,使脱落的子宫内膜创面增生修复而止血。使用时应遵循以下原则,即起始剂量应足。当患者情况差,需要立即止血,如果剂量不足,则不能达到止血,要达到止血,必须再增加更大的剂量;药物减量要慢。过快的减量可导致突破出血,再止血则需用比减量前更大的剂量才能使出血停止,用药必须规则。严格按用药时间用药(如 8 h 用药 1 次或 6 h 用药 1 次),否则可产生体内雌激素波动,不易止血,必须使用孕激素。任何功能层的子宫内膜最终必须脱落,孕激素撤退有利于其脱落,能减少药物撤退时的出血。

用药方法:戊酸雌二醇(补佳乐)2 mg 口服,每 6～8 h 1 次。一般用药后 24 h 内出血停止。出血停止后 3 d,每 3 d 减少用量的 1/3,直到 1 mg/d,维持用药到 21 d。在最后 5 d 加用黄体酮针剂 10～20 mg/d,肌肉注射,或口服黄体酮胶丸(安琪坦),0.2 g/d,分早、晚各 0.1 g,连用 5 d,停药 2～5 d 出现撤退性出血。

出血停止后应迅速改善患者的营养和贫血状态。撤退性出血时可应用睾丸酮和纤维蛋白溶解抑制剂,以减少出血。

3. 调整月经周期 纠正子宫内膜增殖性病变与调经应在刮宫后 3～5 d 或雌、孕激素撤退性出血后 3～5 d,开始纠正子宫内膜增殖性病变或调整月经周期。

子宫内膜简单型增生过长经过刮宫、孕激素撤退出血后,简单的人工周期即可恢复。复杂型子宫内膜增生过长在应用大剂量的孕激素 3 个月后,可以得到纠正和转归。炔诺酮 5 mg/d,或甲羟孕酮 8 mg/d,或甲地孕酮 6 mg/d。用药可以持续用药,也可以按周期用药。持续用药时,如中期有少许子宫出血,可以补充少量雌激素。

子宫内膜不典型增生过长被认为是癌前病变,必须加以处理。对于不孕症的患者,保留子宫是必要的。高活性孕激素药物,可以使病变转归。在用药 6 个月后可行子宫内膜病理学检查,如病变转归,可以停药进行受孕治疗。有 1 例 IVF 患者,因为子宫内膜增厚,诊刮发现子宫内膜非典型性增生过长,经 1 年半时间内妇科 3 次刮宫和服用高效孕酮治疗后,患者行自然周期冻融胚胎移植,成功妊娠并分娩。用于治疗复杂型子宫内膜增生过长的孕激素药物可以用于不典型增生过长。长效针剂有己酸孕酮,250 mg,每周 2 次,有很好的疗效。局部用药也可以使近 90％的子宫内膜恢复常态。常用的方法是宫腔放置孕激素活性节育器。

无子宫内膜增殖性病变的妇女在止血后即可调经治疗。所谓调经,就是应用雌、孕激素药物,模拟正常月经周期中的周期性改变,抑制 HPOA 不正常的功能状态,恢复子宫内膜的周期性改变。通常使用人工周期的方法:① 雌孕激素序贯法:在子宫撤退性出血的第三至第五天,每日戊酸雌二醇(补佳乐)1 mg,共 21 d。在用药的最后 3 d 增加黄体酮针剂 20 mg/d,或者口服黄体酮胶丸(安琪坦)0.2 g/d,分早、晚各 0.1 g,连用 5 d,停药后 3～7 d 撤退性子宫出血;② 雌孕激素合并法:常用的药物为短效口服避孕药。例如,炔雌醇环丙孕酮(达英-35)1 片/d,连用 21 d。用药方法按避孕方法使用。一般调整 2～3 个周期。

4. 促排卵与受孕治疗 除了年龄较大的不孕妇女外,促排卵治疗是不排卵患者受孕治疗的必经过程。常用的药物有氯米芬、Gn 等。促排卵方案的使用见后。

多数不排卵型功血患者对促排卵有效,并可受孕。即使是发生了子宫内膜不典型增生的患者,经过治疗后诱发排卵率可达 80％以上,约 30％的患者可以自然受孕。

年龄较大的不排卵不孕妇女如果促排卵无效,可以采用供卵技术实施体外受精与胚胎移植,年龄限制在 50 岁以下,避免高龄妊娠及分娩并发症的风险。

二、黄体功能缺陷

黄体功能缺陷(luteal phase defect, LPD)又称黄体功能不足,是指排卵后卵泡形成的黄体功能不全,分泌孕酮不足,或黄体过早退化,以致子宫内膜分泌反应性降低,临床上以分泌期子宫内膜发育延迟,内膜发育与孕卵发育不同步为主要特征。

早在 1949 年,Jones 已经认识到黄体分泌孕酮不足是不孕症和习惯性流产的原因。由于诊断标准的区别和对正常月经周期中子宫内膜周期变化理解的差异,目前还没有黄体功能不足在人群中准确的发生率。黄体功能不足在不孕症患者中的发病率约 2％～20％,其中有 25％～60％的患者有反复发作的流产病史。在氯米芬诱发排卵的周期中,约 20％～50％的周期出现黄体功能不足。

(一) 黄体和黄体功能

黄体是排卵后塌陷的颗粒细胞和卵泡内膜细胞在 LH 的刺激下增生形成的。排卵后,卵泡塌陷,在 LH 的作用下,一方面颗粒细胞和卵泡内膜细胞增生,另一方面卵泡期只存在于卵泡内膜细胞层的血管向颗粒细胞层生长,使颗粒细胞合成的孕激素可以不经过卵泡内膜细胞的转化而直接进入血液。增生的颗粒细胞和卵泡内膜细胞由于含有大量的脂质而呈黄色,称为黄体。黄体的颗粒细胞分泌孕激素,卵泡内膜细胞与颗粒细胞联合分泌雌激素。分泌雌、孕激素是黄体的基本功能,生理意义在于为妊娠提供子宫环境和其他环境。黄体的生存依赖于 GnH,特别是 LH。大约在排卵后 3 d 黄体形成,并于 7～9 d 达到最高峰。LH的分泌由于雌孕激素的负反馈作用下降,到排卵后的 12 d 开始萎缩,14 d 黄体不能再有效地分泌雌、孕激素来维持子宫内膜的生存,致使子宫内膜脱落,月经来潮。黄体在月经周期中的寿命为 14 d。

从维持妊娠的角度上看,妊娠经历了三个阶段。

1. 卵子"附属"细胞(颗粒细胞和卵泡内膜细胞)阶段　此时雌、孕激素完全由颗粒(黄体)细胞和卵泡内膜(黄体)细胞分泌。女性月经周期中,子宫内膜随着卵泡黄体分泌的雌、孕激素变化,经历了增生期和分泌期的改变。这个周期性的改变与卵子生长、排卵、受精、胚胎发育和着床是同步进行的。在卵子和早期胚胎的发育过程中,通过其"附属"细胞——颗粒细胞和卵泡内膜细胞传递内分泌信息,使得子宫内膜发生有利于生育的变化,为生殖提供了机会。在卵泡期,由于卵子与卵子"附属"细胞功能结构上为一体,子宫内膜与卵子的发育多为一致。但是,排卵后受精卵和早期胚胎脱离了卵巢,又未与子宫取得功能关系,为保障胚胎与子宫内膜的发育同步和胚胎成功着床,各自只是按照既定的速度发育和改变。

2. 卵子"附属"细胞与胚胎"附属"细胞(滋养细胞)联合阶段　雌、孕激素有两个来源,一是滋养细胞 hCG 黄体,一是滋养细胞。在既定的时间(排卵后 6~11 d 开始)由胚胎的"附属"细胞再次通过激素信息(hCG)对黄体进行营救(rescue),避免黄体萎缩而进一步发育,使子宫内膜的改变与胚胎在宫内的发育相适应,妊娠得以继续进行。黄体营救是指晚期黄体由于 LH 低下,在自然周期中本将进入萎缩,但是由于受孕,胚胎滋养细胞分泌了hCG,促使黄体进一步发育成妊娠黄体的过程。如果在排卵后胚胎或黄体子宫内膜偏离了既定的速度和时间,就会出现胚胎不能着床或黄体营救不能及时启动。这将产生生殖功能障碍。

3. 胚胎"附属"细胞阶段　雌、孕激素完全由胚胎胎盘的滋养细胞合成。此阶段大约从受精后 11 周开始,直到妊娠结束。

(二) 黄体功能不足的病因和分类

黄体功能不足是指黄体分泌类固醇激素特别是孕酮不足和黄体期过短,其结果是子宫内膜的分泌发育不良或延迟,或者是黄体期过短,不能进行有效的黄体营救。这对妊娠维持的第一、二阶段十分不利,临床可出现不孕或流产。

1. 产生黄体功能不足的原因　可能与下列因素有关。

(1) FSH 相对不足:卵细胞周围有多层的颗粒细胞和卵泡内膜细胞。卵泡内膜细胞在LH 的作用下产生雄激素,FSH 可激活颗粒细胞中芳香化酶,使雄烯二酮和睾酮在颗粒细胞内转化为雌酮和 E_2。E_2 协同 FSH 作用是卵泡生长发育的重要条件,高雄激素水平和低雄激素/E_2 比值,可使颗粒细胞获得最大的增生率,随着 LH 增加,促使排卵和颗粒细胞黄体化,反之,如果 FSH 不足,缺乏和雄激素/E_2 比值增高则卵泡闭锁和非黄体化。例如,多囊卵巢综合征。

(2) 颗粒细胞发育不良:功能正常的黄体必须具备三个条件:① 具备足量的颗粒细胞,因排卵后颗粒细胞停止增殖;② 颗粒细胞在排卵后分泌足量的孕酮;③ 卵泡中的颗粒细胞和卵泡内膜细胞有促性腺激素反应的受体。黄体的寿命和孕酮合成的能力还与 LH 的分泌有关,如果切除垂体的妇女,诱发排卵后形成的黄体期短,而且孕酮值低,只有用 LH 后才能使黄体功能正常。有学者认为,如果黄体组织中存在 LH 受体结合抑制因子,能影响 LH 的作用。由此可知,LPD 往往因为不适当的 FSH 和 LH,使卵泡颗粒细胞的增殖和黄体形成出现缺陷,从而引起排卵后 LPD。如 PCOS、更年期。

(3) 血液里低密度脂蛋白(LDL)胆固醇不足:由于排卵前卵泡的颗粒细胞缺乏 LDL,所以限制了孕酮的合成,排卵后由于血管侵入黄体,LDL 可以到达黄体化颗粒细胞层,并被合成孕酮。如为追求身材苗条,长期控制饮食,摄入的胆固醇过少,合成孕酮的原料不足将影响孕酮的合成,导致 LPD。

(4) 月经周期中过高雌、孕激素产生异常强的负反馈抑制:如控制性超促排卵。

(5) 颗粒细胞丢失:如辅助生殖技术抽吸取卵,颗粒细胞被吸出。

(6) 全身性细胞代谢问题:如甲状腺功能亢进,甲状腺功能低下。

(7) 高催乳素血症:适量的 PRL 是人颗粒细胞合成孕酮所必需的,但体外研究表明,高水平的 PRL 表现为抑制性作用。高水平的 PRL 作用于卵巢局部 PRL 受体,减弱或阻断卵巢对促性腺激素的反应,抑制卵泡的发育与成熟,不能形成排卵前的雌激素高峰及 LH 峰,并抑制 FSH 诱导的雌激素的生成、LH 诱导的孕酮生成。有学者发现,当 PRL>100 ng/ml 时,将导致卵泡液内的 PRL 水平上升、FSH 和 E_2 水平降低、颗粒细胞数量减少。体外对卵巢的灌注实验表明,PRL 对卵巢分泌孕酮和 E_2 有直接的抑制作用。PRL 通过拮抗 FSH 对芳香化酶活性的刺激作用,抑制雌激素的生成,也观察到对芳香化酶合成的直接抑制作用。

(8) 细胞因子异常:诸多学者从细胞因子水平去探讨 LPD 的机理,常见的研究为血管内皮生长因子、肿瘤坏死因子、碱性纤维母生长因子(BFGF)、胰岛素样生长因子、细胞凋亡因子等,它们可能在生殖生理中发挥调节作用,参与调节卵巢周期性卵泡募集优势化、排卵、颗粒细胞黄素化、性激素的合成等,间接影响黄体发育导致 LPD。

(9) 医源性因素:一些药物可以引起 LPD。常见的有:① 氯米芬:是一种诱发排卵药,但发现容易引发 LPD,发生率约 20%～50%。Garcia 等报道 86 例无排卵者,用氯米芬治疗后 43 例出现 LPD;② 合成孕激素:如醋酸甲孕酮有溶黄体的作用,可导致 LPD。排卵后使用羟甲烯龙(康复龙)和乙菧酚,会使黄体期缩短,血孕酮值下降,加用 hCG 可纠正此缺陷。其作用机制可能通过中枢性反馈,抑制 LH,或抑制孕烯醇酮转变为孕酮。

2. **黄体功能不足的分类** 在临床上分为两类。

(1) 黄体期过短:较为少见,约为 5.2%。此类患者从 LH 峰开始,黄体期少于 10 d。由于 FSH 不足导致卵泡发育和成熟不良,黄体期血中的雌、孕激素水平较低。血中的孕激素分泌的峰值水平较低,而且出现的时间与正常月经周期相比提前。但是,在这类患者中,子宫内膜的发育和成熟并没有异常。

(2) 黄体功能不良:这类患者较为常见。患者的黄体期正常,但是子宫内膜的分泌反应发育较实际周期延迟 3 d 或以上,或者子宫内膜的腺体与间质发育不同步。患者的诊断需要子宫内膜病理检查。一般两次子宫内膜病理检查方可明确诊断。产生黄体功能不足的原因主要有:① FSH 相对不足:如高催乳激素血症,PCOS;② 月经周期中过高的雌、孕激素产生异常强的负反馈抑制,如控制超排卵;③ 颗粒细胞发育不良:如 PCOS,更年期,氯米芬诱发排卵;④ 颗粒细胞丢失：如辅助生殖技术抽吸取卵;⑤ 全身性细胞代谢问题：如甲状腺功能亢进,甲状腺功能低下。

（三）黄体功能不足的临床表现

1. **月经周期过短** 少数患者表现为月经周期缩短。其缩短的原因在于黄体期缩短,卵泡期一般无影响。

2. **不孕** 如果黄体期过短,胚胎不能及时黄体营救,或因子宫内膜发育过度延迟,致使胚胎不能着床,患者表现为原发或继发不孕。

3. **习惯性流产** 如果胚胎能够着床,并能及时黄体营救,但由于黄体功能不足,致使黄体在早孕期间不能使子宫适应于妊娠,患者常表现为妊娠早期的习惯性流产。流产多发生于妊娠 40～50 d 左右。

（四）黄体功能不足的诊断

黄体功能不足的诊断主要依靠辅助检查。主要检查方法有以下几种。

1. **黄体期确定** 测定黄体期有两种方法,一是基础体温（basal body temperature, BBT）,二是测定 LH 峰。前者较为简便,后者可靠,如结合 B 超卵泡检测进行,则更为准确。

（1）基础体温：孕酮作用于下丘脑,使体温升高,因此孕激素的作用可以通过 BBT 反映。由于 BBT 易受睡眠情况、服药、饮食、疾病等因素影响,BBT 测定误差较大,不宜单独用以诊断黄体功能不足,但是在指导选择子宫内膜活检和孕激素检测时间方面,不失为一个良好的方法。

所谓 BBT,是指睡眠足 6 h 的清晨醒后未进行任何活动,立即用口表测定的体温。由于卵泡期没有孕酮,基础体温较低,排卵后,黄体分泌孕酮,BBT 升高（0.3℃以上）。体温升高的期限,就是黄体期。在月经周期中,BBT 有低相和高相的,称为双相基础体温（见图2-2）。BBT 用于判断排卵和黄体期的长短。图 2-3 示黄体期短,为黄体功能不足。BBT 的黄体功能不足诊断标准：黄体期体温升高迟缓（多于 2 d）,高温相缩短（少于 10 d）,高温相不稳定,波动 0.11～0.12℃。有人主张,BBT 升高在 0.5℃以下者为黄体功能不全,其准确性有待于进一步证实。

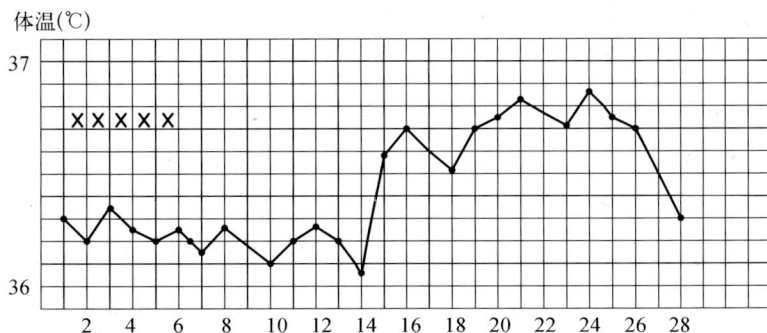

图 2-2 双相基础体温

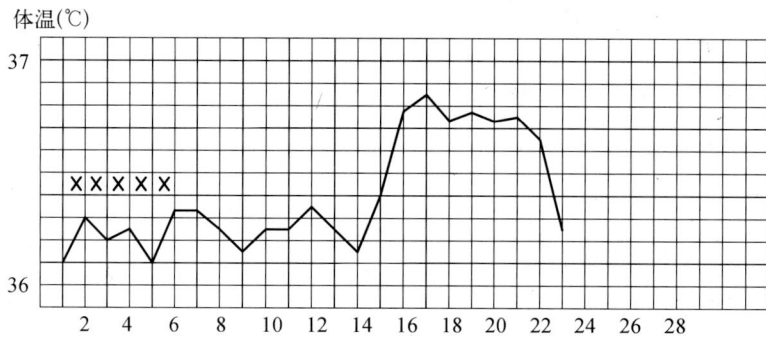

图 2 - 3　双相基础体温(黄体期短)

(2) LH 峰:卵泡成熟后,在高雌激素的反馈下,出现 LH 峰。LH 峰是排卵的重要内分泌机制。一般排卵在 LH 峰后 36 h 左右发生。由于 LH 直接与排卵有关,影响因素少,判断客观,可用于黄体期判断。判断方法是在卵泡直径 16 mm 以上时,每 6 h 测血 LH 或尿 LH,如果血 LH 升高,或尿 LH 出现阳性,说明排卵将在 30～36 h 发生(从 LH 峰开始到排卵约36 h,LH 峰约持续 48 h)。

(3) 黄体期判断:妇女的月经周期中,卵泡期变化大,并随着年龄的增大而缩短,但黄体期相对稳定。黄体功能不足等患者黄体期如果从 LH 峰出现时开始计算,约为 14.1 d,如果以 BBT 为标志,高温相(黄体期)平均为 11.8 d,明显短于正常人(分别为 15.5 d 和 13.4 d)。由于多数黄体功能不足患者的黄体期正常,以黄体期为标准诊断只适用于黄体期缩短的患者。如果黄体期以 LH 峰计算不足 12 d,或以 BBT 增高计算不足 10 d,即可诊断黄体功能不足。

2. 孕酮测定　虽然黄体功能不足是黄体分泌孕酮不足,通过孕酮浓度来判断排卵较有价值,但判断黄体功能则十分困难。有些人孕酮浓度较低,但子宫内膜的发育良好;有些人孕酮浓度较高,但子宫内膜发育不良。合理的解释是每一个个体对孕激素的敏感性不同,足够的孕酮分泌应当以满足自身的子宫内膜发育为标准。在血液中,黄体功能不足时黄体期的孕酮水平低于正常水平。在月经周期中是一个连续的过程,是指整个孕酮浓度曲线的下移。这就是说,如果要用孕酮判断黄体功能,必须在黄体期每天测定血孕酮的浓度,这显然是不实用的。有人试图简化这个过程,采用黄体中期血孕酮为指标进行判断黄体的孕酮分泌功能。黄体分泌孕酮的最高值在黄体中期,但报道值差异很大,在 6.3～12.5 ng/ml。但是,由于孕酮的个体差异和每日的变异很大,单次检查结果很难进行功能评价。另有人采用黄体中期隔日(排卵后的第五、七、九天)的 3 次血浓度,取其平均值,此平均值低于 15 ng/ml黄体晚期的血浓度进行黄体功能判断,都缺乏准确性。由于每日检查血液孕酮不便,有人采用测定唾液孕酮浓度来判断黄体功能。在黄体功能不足的患者中,唾液孕酮曲线明显偏低。但其临床的应用价值还有待于进一步研究。

3. 子宫内膜活检　子宫内膜活检是黄体功能不足诊断的金标准。任何有关黄体功能的诊断都须得到子宫内膜状态的证实。子宫内膜在月经周期中发生着周期性的变化,每一天的子宫内膜都有别于其他时期。早在 1950 年,人们就已经确定了28 d月经周期的每一天子宫内膜发育的形态学变化,并主要利用子宫内膜间质的变化,对黄体晚期的子宫内膜进行了详细的时间确定。图 2-4 示子宫内膜在月经周期中的发育过程。

进行子宫内膜活检以判断黄体功能具有特殊的要求。取材时间应在月经前3 d 以内,越近月经期好,越能反映子宫内膜的终极状态。应用月经来潮后的子宫内膜和月经周期第二十五天以前(按月经

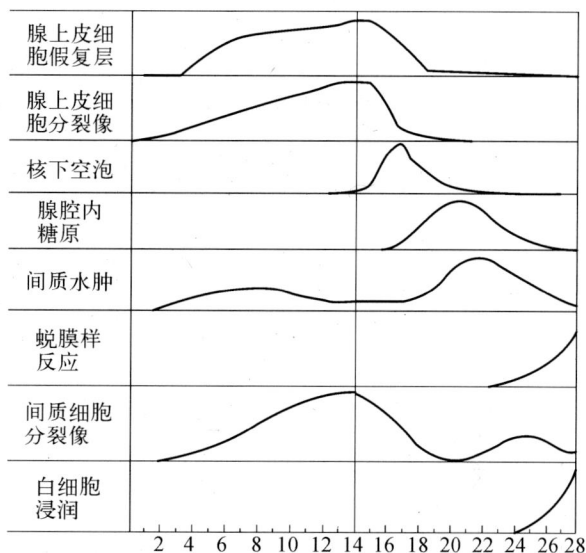

图 2-4 示子宫内膜在月经周期中的发育过程

周期为 28 d 计算)取得的子宫内膜判断黄体功能十分困难且不准确。取材部位应当取自子宫底部。子宫底部的内膜对孕激素的反应最早,也最好。以取材后月经来潮日为标准(其前一日为月经周期时间表的第二十八天),子宫内膜发育(腺体或间质)晚于时间表子宫内膜3 d 以上者,为黄体功能不足。判断黄体功能不足至少需要两次活检病理检查。如果两次结果一次正常,一次异常,则需要进行第三次活检。由于临床工作中确定月经来潮有一定的困难,因此难以确定活检时间,有些医生建议在月经来潮后 12 h 内(或 6 h 内)取子宫内膜活检,这种方式判断子宫内膜是否有分泌期反应是可取的,但判断黄体功能是不准确的。在活检周期前进行 BBT 测定或卵泡监测对于确定活检时间具有很大的帮助。

4. 其他方法 电子显微镜子宫内膜腺上皮的超显微结构分析,对于判断黄体功能具有一定的价值。尽管在同一个活检标本中,腺体与腺体间有很大的差异,但可以预测,随着对子宫内膜超显微结构的深入了解,今后在黄体功能不足的诊断中将有重要的意义。形态测量是定量分析二维和三维结构的一门学科。用形态测量方法分析子宫内膜具有使形态学技术分析量化的优点,有利于形态学判断的客观化和自动化。国内外就子宫内膜功能状态进行了一些研究。以形态测量判断子宫内膜在月经周期中的发育情况,已经进行了探讨,具有一定的作用,但准确性还有待于进一步提高。在未来形态测量将对月经周期中子宫内膜的判断上发挥重要的作用。孕激素相关子宫内膜蛋白(progestogen associated endometrial protein,PEP)是编码于染色体 9q33.1 的蛋白质。黄体功能不全时 PEP 下降,PEP 低下时,有不孕的倾向。PEP 诊断黄体功能不足的准确性还有待进一步研究。

(五)黄体功能不足的受孕治疗

1. 补充孕酮 是最常用的治疗方法之一。Li 等曾分别用标准剂量、5 倍、1/5 剂量的孕激素进行研究,认为子宫内膜腺体成分对孕激素的敏感性高于基质,标准剂量的孕激素已能

达到最大刺激,再增大剂量无进一步的影响,且剂量过大有导致闭经和体重增加的危险,并可抑制排卵,所以甲羟孕酮每日 8 mg 是比较理想、有效和安全的剂量。对于生育年龄黄体功能不良所致的有排卵性功能性子宫出血,推荐于排卵后每日肌注黄体酮 20 mg,或口服天然黄体酮胶丸(安琪坦)100 mg/次,每日 2 次,14 d 查尿 hCG,如妊娠,继续用药至排卵后 70 d。如未受孕则停药。

2. **刺激黄体功能**　　hCG 是一种促黄体寿命延长的常用药物。但在超促排卵(临床证实无论是应用 GnRH 激动剂或拮抗剂的超促排卵,均存在 LPD)黄体支持时,使用 hCG 有导致或加重卵巢过度刺激的危险。注射 hCG 方法是于排卵后隔 2 日注射 hCG 1 000 IU,共 3 次,如果卵泡数目少于 4 枚可以每 2 日注射 2 000 IU,共 3 次。停药 5 d 化验血 β - hCG,查是否妊娠。如果妊娠,继续应用黄体酮 20 mg/d 肌注,至排卵 70 d。须注意,由于应用了hCG,在判断早孕时有时会出现错误,这时可以通过观察 hCG 的动态变化区分药物的 hCG或妊娠产生的 hCG。

3. **诱发排卵**　　卵泡的发育程度和质量直接关系到黄体的功能。由于 FSH 分泌不足,影响 E_2 的合成、颗粒细胞的分裂与诱发 FSH 受体及 LH 受体,导致 LPD。诱发排卵促进卵泡的发育可用于治疗有生育需求的 LPD 患者。目前促卵泡发育的药物有氯米芬、促性腺激素(FSH 和 hMG)。在诱发卵泡发育过程中,若卵泡发育良好,自发破裂排卵,黄体形成良好。① 氯米芬促排卵:可以使卵泡期的 FSH 增高,有利于卵泡的发育,从而改善黄体的功能。但是,有关其效果报道差别很大,其原因在于氯米芬可以使 FSH 升高,但由于其抗雌激素作用,颗粒细胞的发育受到影响,子宫内膜孕激素受体下降,敏感性下降。这对于黄体功能和孕酮发挥作用不利。用药方法是月经的第三至第五天开始口服氯米芬 50～100 mg,共5 d。为了纠正其抗雌激素的不良作用,可于停用氯米芬的第一天开始口服戊酸雌二醇(补佳乐)1 mg/d,用药 5 d 后停药;② 促性腺激素促排卵:应用 hMG 或 FSH 促进卵泡生长发育,提高黄体功能。根据对药物的敏感不同,从月经的第五天开始,每日注射 hMG 或 FSH75～150 IU。用药时要监测卵泡,如果过度敏感,可减量甚至停药。当卵泡直径大于 18 mm时,可应用 hCG(艾泽 250 μg/d)促使排卵。但此法可致多卵泡生长和排卵,产生体内高类固醇激素状态,影响黄体的寿命,同时也容易产生多胎,应慎重使用。排卵后可辅助应用黄体酮或 hCG 维持黄体。

4. **针对黄体血供和黄体功能进行治疗**　　近期学者的研究表明,LPD 患者的黄体血供减少,通过给予维生素 E(100 mg/d),L - arginine(6 g/d)或 hCG(2 000 IU/d)可降低黄体血流阻力,改善黄体血供,黄体中期孕酮水平提高,从而治疗 LPD。该项研究还发现,单独应用黄体酮不能降低黄体血流阻力,改善黄体血供。

5. **GnRH**　　脉冲式 GnRH 可促进卵泡发育,有利于黄体功能。进一步的研究尚在进行中。

6. **预防性的黄体功能维持**　　对于应用氯米芬、Gn 促排卵的周期或 IVF - ET 的治疗周期,可用黄体酮或 hCG 预防性维持黄体。

三、未破裂卵泡黄素化综合征

未破裂卵泡黄素化综合征(luteinized unruptured follicle syndrome，LUFS)是一种临床症候群，是无排卵月经的一种特殊类型。临床发现有些妇女月经规律、内分泌检测表现为排卵，但是，事实上排卵并没有发生，这种状态称为未破裂卵泡黄素化综合征。

LUFS的临床发生率报道不一，与诊断方式(腹腔镜或B超)和月经周期(自然周期或促排卵周期)有关，约在5%～40%之间。其中，约有30%的妇女重复发生，可见LUFS可以影响到正常的生殖功能。在促排卵IUI周期中，时常发生LUFS，但没有很好的预防方法。促排卵周期发生LUFS的机会明显高于自然周期，子宫内膜异位症和不孕症患者发生LUFS的机会增加，PCOS的发生率亦明显高于正常妇女。

(一) 发病机制

LUFS的发病机理目前尚未明确，可能是由于炎症导致纤维粘连包裹使卵子排出障碍，腹腔液和子宫内膜异位灶附着部位前列腺素过多，也有学者认为，LUFS和患者的HPOA的功能失调，排卵前LH峰分泌不足，或卵泡LH受体缺乏产生的。产生LUFS的直接原因是卵巢蛋白溶解、平滑肌收缩和血管生成障碍。

1. 内分泌因素

(1) LH分泌不足：颗粒细胞及LH峰的出现对于正常排卵至关重要。Zaidi等提出，卵巢颗粒细胞的缺陷，可能是LUFS发生的主要机制。Kugu等提出黄体期缺陷可能是这一病理生理综合征的促成因素。LH分泌不足，可影响卵巢内环磷酸腺苷的增加，使孕酮分泌减少，局部纤维蛋白溶酶原激活剂活性低下，降低纤维蛋白的溶解和卵泡壁自身的消化作用，使卵泡的破裂及卵子的排出受到障碍。

(2) 高催乳素血症：过高的PRL影响卵巢LH的合成与维持，使卵泡对LH反应迟缓，无法正常排卵而直接导致卵泡黄素化。另外，高催乳素血症直接抑制卵巢颗粒细胞对促性腺激素的反应，导致血清中雌、孕激素水平低下，卵泡液中催乳素水平升高，从而使卵泡发育不良，导致黄素化。

2. 医源性因素

(1) 促排卵药物的使用：据报道，使用氯米芬/人绝经期促性腺激素(human menopausal gonadotropin，hMG)可能导致LUFS。研究发现，LUFS患者黄体中期孕激素浓度较低，而围排卵期的LH、E_2等激素水平的参数值偏低，提示卵泡本身的病变和卵泡期激素变化导致LUFS。任建枝等对58周期用氯米芬、51周期用hMG、20周期用中药促排卵及218个自然周期，同时测定BBT，宫颈黏液及B超监测卵泡以诊断LUFS。结果氯米芬、hMG组LUFS发生率明显高于自然周期组。

(2) 非甾体抗炎药：非甾体抗炎药(NSAIDs)被广泛用于治疗炎性关节疾病，该病患者很多是处于生育年龄阶段的年轻女性。有学者研究表明使用非甾体抗炎药(NSAIDs)也会导致LUFS，可能原因为：① NSAIDs能轻度破坏卵巢周围血管，使卵巢局部缺血，引起卵巢周围慢性炎症,导致 LUFS 发生;② NSAIDs 可使卵泡期延长,优势卵泡数目减少且生长缓慢,以及 LH 峰时卵巢动脉收缩期的血流速度降低,抑制排卵。

3. **机械性因素** 子宫内膜异位症,慢性盆腔炎、盆腔手术史、人工流产史及引产史等患者 LUFS 发生率较高。可能是盆腔炎症后或异位病灶形成纤维粘连,附着于卵巢及盆腔,引起盆腔组织粘连,包裹卵巢,即使卵泡破裂,卵子排出时仍可被纤维素性粘连带包裹。这种情况被称为机械性未破裂卵泡黄素化综合征。

4. **精神心理因素** HPOA 的正常运转、释放信息反馈,在很大程度上取决于大脑健康状况。不孕妇女常表现为焦虑不安、紧张、敏感等。患者处于焦虑水平,与早卵泡期和在 IVF - ET 助孕过程中的负面结果呈正相关。这一类不孕症女性可能由于焦虑,或抑郁引起血液中儿茶酚胺、内啡肽、PRL 及降黑素水平上升,导致神经内分泌紊乱,最终发生 LUFS。

(二) 临床表现

LUFS 往往无症状,也无体征。反复发生的 LUFS 可能与不孕有关。月经周期的表现与自然有排卵月经周期没有区别,其内分泌激素测定、基础体温等检查与正常排卵一样的周期性改变。唯有不同的是 B 超检测卵泡持续不破或腹腔镜检查卵巢无排卵痕迹。尽管 LUFS 有排卵的一切内分泌变化,但是,其雌、孕激素水平较排卵周期水平低下,这种差别不具备诊断的意义。排卵后内分泌检查,正常排卵周期腹腔液中雌、孕激素浓度明显高于 LUFS 周期,其诊断意义还有争议。

(三) 诊断

在内分泌检查出现排卵征象后(LH 峰值分泌、血孕酮增高),在 3~10 ng/ml 之间,有以下征象被公认为是诊断 LUFS 的依据。

1. **缺乏 B 超的排卵征象** 常与激素检查、基础体温、宫颈黏液联合判断。在 B 超监测卵泡成熟直径达到 18 mm 以上,出现排卵征象后(如尿 LH 峰),36~72 h 卵泡不消失或缩小而持续存在。B 超诊断有时与囊状黄体不易区分,监测间隔时间不宜太长。

2. **腹腔镜检查无排卵孔或血体** 常在激素测定、基础体温、宫颈黏液检查判断"排卵"后 2~4 d 内进行 B 超监测卵泡持续存在。若患者因其他因素,行腹腔镜检查同时结合超声卵泡监测决定手术时间将更为可靠。

3. **卵巢组织学检查** 虽然卵巢组织学检查为十分可靠的诊断标准,但取材常常困难。如做腹腔镜同时取材诊断,意义更大。

(四) 治疗

LUFS 是一种特殊的无排卵性月经,并非一种疾病,故对其治疗无特定模式,而应根据具体情况来分析处理。首先应治疗原发疾病,如 LUFS 伴有高催乳素血症等垂体功能异常或者子宫内膜异位症,均应先明确诊断后以药物或手术治疗原发疾病。应同时进行心理干预,改善患者心理状态,避免过度焦虑。

治疗仅仅对不孕症的妇女有意义。如果偶然发生,不需要治疗,常常于月经期后自行消失。如果连续两个或两个以上周期发生 LUFS 可能是不孕的重要因素,则须相应处理。

1. **小剂量促排卵及 hCG 的应用** 应用雌孕激素合剂(短效避孕药)周期和 GnRH – a 抑制卵巢 2～3 个周期后,再应用 hMG 或 FSH 促排卵,并在卵泡发育成熟(卵泡直径18 mm 以上)后应用 hCG 2 000～6 000 IU 促使排卵,可能有一定帮助。

2. **经阴道穿刺卵泡** 经过内分泌治疗仍然不排卵者,有学者试用经阴道卵巢穿刺刺破卵泡,并结合宫腔内人工授精治疗 LUFS,以达受孕的目的,妊娠率达 26.67%～48.33%不等。这种方法可能有效提高妊娠率,但可能造成创伤感染,并增加患者的治疗费用,临床应用尚有争议。

3. **手术治疗** 腹腔镜下手术可松解盆腔炎症粘连、卵巢异位症灶发生的炎症粘连,清除异位病灶,恢复解剖结构。蒋军松等选取 36 例 LUFS 患者,术后 3 个月有排卵者 31 例,占 86.11%,3 例发生 LUFS,占 8.33%,8 例妊娠,妊娠率 22.22%。但对于结核或重度子宫内膜异位引起的广泛盆腔粘连及卵巢储备下降手术后可能导致卵巢供血不足的患者,腹腔镜手术仍有一定的局限性。

4. **体外受精-胚胎移植** 通过上述治疗仍无法使患者受孕或仍然反复发生 LUFS,可以考虑使用 IVF – ET 术助孕,使用取卵针取卵,从技术上解决排卵困难。

(张 毅 卢伟英 黄元华)

第二节 闭 经

闭经(amenorrhea)是由各种原因导致的从青春期到更年期间的无月经来潮状态。目前学术界对停经多长时间才能定义为闭经还没有一致意见。以下定义比较符合患者的个体情况,即年满 14 岁,第二性征未开始发育,无月经来潮,或年满 16 岁第二性征发育完好无月经来潮,或年龄超过 18 岁无论身体发育状态如何无月经来潮,这称为原发性闭经;已经有过月经的妇女,按自身月经周期计算连续三个周期无月经来潮,或无论自身周期如何,超过 6 个月无月经来潮,称为继发性闭经。

闭经有时是生理状态,如妊娠、哺乳和绝经。本节讨论的是病理性闭经。各种疾病都可以引起闭经,如女性生殖内分泌因素。作为不孕症患者,女性生殖内分泌疾病导致闭经多为继发性闭经,有不排卵的表现,闭经时间可长可短。

月经的产生是子宫内膜在雌、孕激素作用下增生、分泌,并由于雌、孕激素下降,子宫内膜脱落而产生的。如果卵泡不能生长,或不能成熟,发生以下两种情况,就将产生闭经:① 雌激素十分低下,子宫内膜不能生长,没有脱落,形成闭经;② 雌激素持续高涨,子宫内膜不能脱落而闭经。但第二种情况下的闭经是暂时的,迟早雌激素将不能维持子宫内膜的生长致子宫内膜脱落而阴道出血。

一、闭经的原因

常见的原因有两种,一是解剖学异常,指阴道、宫颈和子宫的解剖学异常,不能产生月经或经血不能流出。其次是慢性不排卵,为闭经中最多见的类型,包括三类,即低促性腺激素(GnH)、正常促性腺激素和高促性腺激素的促性腺激素异常性闭经。其他因素,例如,雌激素和促性腺激素受体基因突变与不排卵性闭经、外周内分泌障碍导致不排卵性闭经、异位激素分泌与不排卵性闭经等。

(一)促性腺激素异常性闭经

1. **正常促性腺激素性闭经** 最常见于 HPOA 调节功能障碍、多囊卵巢综合征和高催乳素血症。HPOA 调节功能障碍经调整子宫内膜功能状态后,给予促排卵治疗。多数患者对氯米芬的反应良好,如果反应不良,可以应用 Gn 促排卵。

2. **低促性腺激素性闭经** 低促性腺激素性闭经见于垂体功能低下或下丘脑功能低下。垂体功能低下见于垂体肿瘤的破坏、空蝶鞍综合征、垂体前叶功能减退(Sheehan 综合征)、原发性垂体 GnH 缺乏、高催乳素血症。垂体微腺瘤需要手术或相应的药物治疗(方法见本章第四节"催乳激素分泌异常")。垂体功能不可逆者,如果需要生育,应用 Gn 促排卵有良好的效果。不需要生育者,可采用人工周期。

下丘脑功能障碍见于颅咽管瘤需做手术,术后如下丘脑功能不能恢复,可用 Gn 促排卵或脉冲式 GnRH 促排卵。

Kallmann 综合征(遗传病,闭经和嗅觉丧失,低 GnH 和女性发育不良)性腺发育不良者,应用雌激素替代治疗,促使生殖器官和第二性征发育。生殖器官特别是子宫发育良好者,可以应用 HMG 促排卵加体外受精与胚胎移植成功妊娠,效果好于单纯应用 HMG 促排卵助孕。

神经性厌食、全身性疾病等患者应改善一般营养状态,纠正心理疾患,如仍然不排卵,继发闭经不孕,可以应用氯米芬、Gn 或脉冲式 GnRH 促排卵助孕。如果合并输卵管阻塞可施 IVF-ET。一例因减肥后继发低促性腺激素性闭经患者采用 IVF-ET 助孕成功。

3. **高促性腺激素性闭经** FSH>40 U/L, LH>25 mU/L,称为高促性腺激素(GnH)。闭经伴有高 GnH 者,为卵巢功能丧失。包括性腺发育不全(Turner 综合征)、多 X 染色体病、单纯性腺发育不全、卵巢不敏感综合征和卵巢功能早衰。

(1)性腺发育不全:为染色体病,其核型为 45,X。表现为身材矮小、蹼颈、肘外翻、女性发育障碍、低雌激素、高 GnH,可伴有主动脉狭窄和肾收集系统异常,多以原发性闭经和性发育异常就诊。嵌合型者,小部分患者可因为继发性闭经和不孕症就诊。

(2)多 X 染色体疾病、单纯性腺发育不全、卵巢不敏感综合征和卵巢功能早衰,47,XXX 时:患者有可能智力障碍,表型正常。部分患者出现卵巢功能早衰和不孕就诊。有一例 47,XXX 患者,身高 180 cm,因婚后 7 年不孕,双侧输卵管阻塞,行体外受精与胚胎移植后,双胎妊娠,经羊水穿刺胎儿染色体检查,双胎儿未见异常。单纯性腺发育不全(46,XX 和 46,

XY),常常因原发性闭经、性发育不良就诊。卵巢不敏感综合征和卵巢功能早衰者,青春期女性发育正常,常以继发性闭经和不孕症就诊。

有极个别报道卵巢不敏感综合征应用大量 Gn 促排卵有卵泡生长和受孕,其他闭经伴有高 GnH 者,卵巢功能不能恢复,一般治疗不能受孕。性发育不全者,可应用雌激素替代治疗,促使生殖器官和第二性征发育。生殖器官特别是子宫发育良好者,可应用供卵实施 IVF-ET,以达到受孕的目的。在供卵实施 IVF-ET 前,应当采用人工激素周期治疗 3~6 个月,使子宫保持良好状态,以利于接受胚胎。

(二)雌激素和促性腺激素受体基因突变与不排卵性闭经

1. **雌激素受体基因突变** 有关人类雌激素基因突变,产生雌激素抵抗症状者只有极个别男性报道。患者身材高大,长骨干骺愈合不全,血中的雌酮和 E_2 增高,肌肉发育和双腋色素沉着,骨密度下降。血 E_2 水平增高。在给予雌激素后,血中水平增加了 10 倍,但身体无反应。目前还没有发现女性病例的报道。

2. **FSH 受体基因突变** FSH 受体的基因位于染色体 2p21,与 LH 受体邻近。从位置、基因结构上看,FSH 受体、LH 受体和 TSH 受体的基因有同源性,都来自同一组基因的分化。FSH 基因 54 kb,有 10 个外显子和 9 个内含子,编码了 18 种共 695 个氨基酸序列,其中细胞外部分有 349 个氨基酸。有些 FSH 受体基因的突变使受体失活。不同的家系有不同的突变,有些具有常染色体隐性遗传的规律。其临床表现有青春期的发育,患者高 GnH、原发性闭经或 20 岁以前继发性闭经,卵泡成熟完全停止。可采用人工周期激素替代治疗,需要生育者可供卵实施 IVF-ET 技术。

3. **LH 受体基因突变** 近来不断发现一些 LH 受体突变导致生育障碍的报道。所有产生LH 受体失活的突变都发生于 G 蛋白高度保守的氨基酸。G 蛋白是有 7 个区段的跨膜蛋白质,与受体偶连。细胞内或细胞外的多个区段都可以突变。在女性,LH 受体缺陷表现为正常的青春期和乳腺发育,但是会发生原发性闭经。青春期的启动不依赖于 LH,但卵泡的发育和排卵LH 是必需的。在其卵巢内,可见到原始卵泡、窦前卵泡和窦卵泡。实验室检查显示 LH 和FSH 增高及 E_2、孕烯醇酮、睾酮、雄烯二酮低下。由于 LH 受体的缺乏,目前没有成熟的不孕症治疗方法。卵子体外成熟(in vitro maturation, IVM)可能有一定的期望,但这项技术目前本身尚不成熟。人工周期促使生殖系统发育良好后,供卵实施 IVF-ET 可以解决生育问题。

(三)外周内分泌障碍导致不排卵性闭经

1. **芳香化酶异常** 芳香化酶是雌激素合成的关键酶,由芳香化酶细胞色素 P450 和黄素蛋白组成。人类 P450 芳香化酶基因(CYP19)位于染色体 15q21,含有 10 个外显子。外显子 1 和外显子 2 调节组织特异性的 P450 芳香化酶 mRNA。在 5′端,有 5 个主要的启动子。在 P450 芳香化酶基因的上游,有许多增强或减弱其表达的序列,是一个较为复杂的体系。芳香化酶的功能是促使类固醇 A 环芳香化,C19 脱落成为 18 碳的雌激素。人类芳香化酶在卵巢、睾丸、胎盘和脂肪组织内有表达,其功能异常将导致类固醇激素在外周的异常转化和合成。

(1) 芳香化酶过多综合征：芳香化酶过多综合征十分少见，于 1977 年首次报道。在有关报道的家系中为常染色体显性遗传。它与芳香化酶基因转录后利用混乱有关，可累及到男、女两性。雌激素主要来源于肾上腺产生的雄烯二酮和睾酮在外周组织的转化。芳香化酶活性增加产生过多的雌激素，男性发病表现为巨乳症，女性发病表现为性早熟。临床上有以下特征：① 男性：尽管雌激素增高，睾丸略小，但对生殖、性欲的影响较轻；② 女性：常表现为性早熟和成年后不同程度的乳房增大。在已经报道的病例中，性功能、生育和月经周期的改变不明显；③ 发育年龄：无论是男性还是女性，都表现为骨龄＞身高龄＞生物龄。由于骨化加速，最终身材矮小。由于对该病的认识不足，其发病和生育情况不详，没有成熟的处理方法。青春期抑制肾上腺和卵巢来源的雄激素可能有一定的帮助。如果过高的雌激素引起不排卵和不孕，氯米芬和 Gn 促排卵可能有效。

(2) 芳香化酶不足综合征：为新近发现的疾病，可能是常染色体隐性遗传，男女都可发病。由于胎盘雌激素的合成障碍，激素合成停留于雄激素阶段，在妊娠中期，母体出现男性化表现，并且血中睾酮增高，E_2、雌三醇低下。男性在发育期无异常，成人时身材高大，巨睾症和骨质疏松。女性出生时阴蒂过长和小阴唇融合，进入青春期后外阴进一步男性化，缺乏生长加速和乳房发育，身高增长直到成人才停止，身材高大。原发闭经。成人患者有严重的雌激素低下、男性化和多囊卵巢不排卵。检验显示 FSH 和 LH 增高，雄激素轻度增高。女性患者可补充雌激素和抗雄激素治疗。对于受孕治疗缺乏经验，从理论上讲，Gn 促排卵可以诱发排卵，但妊娠后虽然雌激素主要来自胎盘，母体激素代谢障碍是否影响胎儿特别是女性胎儿的性器官发育还不清楚。

2. **肾上腺皮质功能障碍与不排卵**　肾上腺皮质是分泌类固醇激素的重要器官之一。肾上腺皮质分为：① 球状带：占皮质 15％，位于外层，分泌盐皮质激素；② 束状带：占皮质 75％，分泌糖皮质激素；③ 网状带：占皮质 10％，位于内层，主要分泌雄激素和及少量的皮质醇。肾上腺分泌的雄激素主要通过孕烯醇酮(Δ5)途径进行，主要产物为脱氢表雄酮、硫酸脱氢表雄酮和雄烯二酮。促肾上腺皮质激素(adrenocorticotropic hormone, ACTH)由腺垂体分泌，主要促进肾上腺皮质束状带和网状带的分泌功能。束状带和网状带没有 ACTH 的作用就将发生萎缩。下丘脑的皮质激素释放因子促进其分泌。ACTH 的分泌存在日周期，且与光线无关。糖皮质激素作用于垂体和下丘脑，对 ACTH 有较强的抑制作用，但以垂体为主。球状带主要由肾素血管紧张素醛固酮系统调节。在高 ACTH 下，其泛化作用可以影响到球状带的功能。大量 ACTH 可作用于其他器官，如糖和氨基酸向肌细胞内转移、增加肝蛋白合成。

(1) 肾上腺皮质功能亢进：通常表现为库欣综合征(Cushing syndrome)。库欣综合征是指各种原因造成的慢性糖皮质激素增多所产生的一系列临床表现，分为 ACTH 依赖性(垂体肿瘤或异位 ACTH 分泌肿瘤)和非 ACTH 依赖性(肾上腺肿瘤和异位分泌糖皮质激素的肿瘤)两类。有些学者又将垂体分泌过多的 ACTH 导致的库欣综合征称为库欣病(Cushing disease)。ACTH 依赖性的库欣综合征可能影响到月经周期的调节和生育。库欣综合征的临床表现为：① 代谢紊乱：高血糖、向心性肥胖、肌肉萎缩、骨质疏松等；② 高血压；③ 面色红润，痤疮、多毛、皮肤紫纹等；④ 免疫功能低下；⑤ 精神症状：欣快、失眠、多疑、情绪不稳定、躁郁乃至妄想等；⑥ 生殖系统表现：由于 ACTH 依赖性库欣综合征 ACTH 水平高，肾上腺皮质束状带产生过多的皮质醇，而网状带产生过多的雄激素。过高的雄激素的直接作用和在体外转化为持续的雌激素，出现类似于多囊卵巢综合征的内分泌变化，卵巢多囊化和不排卵。临床出现月经减少、月经不规则乃至闭经，少数患者阴道和乳房萎缩，阴蒂增大。

诊断库欣综合征常用的检查有 24 小时尿游离皮质醇测定。尿游离皮质醇不超过 125 μg/d(345 nmol/L)。如果高于 250 μg/d，应高度怀疑本病。可采用小剂量地塞米松抑制试验以判断皮质醇的反馈调节体系，即试验日早上 8 时查血皮质醇为对照，晚上 11 时用 1 mg 地塞米松(或用 0.75 mg)，次日 8 时再查血皮质醇与基础值对照。如果次日皮质醇低于 5 μg/dl(140 nmol/L)，或与基础值比较抑制超过 50%，为正常，否则为库欣综合征。查血 ACTH 对判断是否是 ACTH 依赖性库欣综合征有价值。大剂量地塞米松试验对于判断疾病是否是垂体来源的 ACTH 所致(库欣病)还是其他情况所致有鉴别意义。方法与小剂量地塞米松抑制试验相似，只是地塞米松的用量为 8 mg。如果皮质醇浓度抑制超过 50%，则说明 ACTH 来源于垂体，为库欣病，否则为肾上腺肿瘤或异位 ACTH 分泌。治疗：① 库欣综合征治疗：异位 ACTH 分泌、肾上腺皮质肿瘤和垂体促肾上腺皮质激素腺瘤以手术治疗为首选。垂体肿瘤可实施经蝶鞍选择性垂体腺瘤切除术，可辅助放疗或化疗。库欣病用药物治疗也有一定的疗效。常用的药物有 cyproheptadine(赛庚啶)，色胺拮抗剂，24～32 mg/d；mitotane(米托坦)可抑制孕烯醇酮的合成、抑制 11 和 18-羟化酶的活性，2～4 g/d；mifepristone(米非司酮)为皮质激素受体拮抗剂，5～20 mg/kg；② 受孕治疗：有效地抑制肾上腺来源的雄激素后，多可恢复月经和排卵。如果排卵不能自然恢复，可应用氯米芬或 GnH 促排卵。有关库欣病或库欣综合征时妊娠的风险和相互间的影响，目前还需要进一步研究。

(2) 慢性肾上腺皮质功能低下：慢性肾上腺皮质功能不全分为特发性(阿狄森病，Addison's disease)和继发性两种类型。阿狄森病原因不明，自身抗类固醇合成酶可能是重要的原因之一。临床表现轻重不一，取决于肾上腺功能低下的程度，主要是糖皮质激素分泌功能低下。主要的症状为：① 乏力、体重下降、胃肠症状；② 色素沉着：常是最先出现的症状。一般以暴露部位、受压迫部位明显。口腔、阴道、结膜和阴道黏膜色素加重；③ 低血压：常见的症状之一，外周阻力血管对低血压的补偿能力低下；④ 低血糖：缺乏对胰岛素降血糖作用的拮抗。在碳水化合物饮食后或清晨、饥饿时易发生；⑤ 脱发：可能与雄激素不足有关；⑥ 月经紊乱：糖皮质激素是有全身广泛影响的激素，与机体的糖、蛋白和脂肪的代谢有多方面的作用。单纯的轻度肾上腺皮质功能低下可以引起阴毛、腋毛脱落变稀，重者可影响卵巢的排卵功能和妊娠的维持，出现月经紊乱、流产等。大约有 25% 的妇女月经紊乱甚至闭经。闭经的妇女有卵巢功能早衰的倾向。卵巢功能早衰与阿狄森病存在抗类固醇合成酶的抗体有关；⑦ 其他：包括水电解质代谢紊乱、应激能力低下等。给予补充糖皮质激素，生殖功能多可以自然恢复。如果卵巢早衰不能恢复排卵,可供卵实施 IVF - ET。

(3) 先天性肾上腺皮质增生症:这是一组肾上腺皮质醇激素合成酶缺陷的疾病。主要有 21 -羟化酶缺乏、11 -羟化酶缺乏和 3β -羟化甾体脱氢酶缺乏。由于皮质醇合成不足,ACTH 反应性增加,使肾上腺皮质雄激素合成增加,女性患者出现不同程度的男性化,男性化胎儿发病者可出现从假两性畸形到阴蒂肥大不等的生殖器畸形,儿童以后发病者生长发育提前,体格矮小,多毛,痤疮,声音增粗,喉结明显,肌肉增加,乳房发育不良和阴蒂肥大。由于雄激素增多,影响到月经调节,产生不排卵、月经紊乱、月经稀少或闭经。患者高ACTH,高雄激素,肾上腺增大。血皮质醇浓度低下或正常。症状的严重程度与酶缺陷的程度、发病年龄和暴露于高雄激素的时间有关。患者多数在胎儿和婴幼儿期发病,少数在青春期发病。

皮质醇和醛固酮不足可发生水盐代谢紊乱,应激能力低下。

生殖器严重畸形者可行矫形手术治疗。

应用糖皮质激素替代治疗有较好的疗效。盐代谢紊乱者除了纠正代谢紊乱外,还需要盐皮质激素替代治疗。是否需要抗雄激素治疗观点不一。有人主张低剂量的糖皮质激素替代加用抗雄激素治疗。由于螺内酯(安体舒通)是醛固酮抑制剂,患者常伴有醛固酮不足,抗雄激素治疗时应注意避免使用螺内酯。有效地抑制肾上腺分泌的雄激素后,患者多能恢复月经周期和排卵。不能恢复者,可促排卵治疗。

(四) 异位激素分泌与不排卵性闭经

异位激素分泌是指激素生理性分泌器官以外的激素分泌,常常是肿瘤产生的。由于肿瘤为新生组织,有时将生理器官发生的肿瘤激素分泌也归为异位激素分泌。产生异位激素分泌的肿瘤很多,这里只从不孕症的观点介绍激素的异位分泌。

许多肿瘤产生异位性激素分泌。有时不具备内分泌功能的卵巢肿瘤刺激周围正常组织也可以产生激素分泌。各种继发性的激素分泌不在讨论范围内。对生殖有影响的激素分泌性肿瘤见表 2 - 1。

表 2 - 1　对生殖有影响的内分泌肿瘤

肿　　瘤	分　泌　激　素
卵巢颗粒细胞瘤	雌激素、雄激素(少数)、孕激素(罕见)
卵巢卵泡膜细胞瘤	雄激素、雌激素(外周转化?)
卵巢支持间质细胞瘤和脂质细胞瘤	雌激素、雄激素、孕激素(罕见)、ACTH(罕见)
卵巢硬化间质瘤	雌激素
卵巢环管状性索间质瘤	雌激素、雄激素、PRL(?)
卵巢畸胎瘤	高分化甲状腺素多见、PRL 其他部位的畸胎瘤甲状腺素多见
混合型生殖细胞肿瘤	hCG
卵巢无性细胞瘤	hCG
卵巢绒癌和妊娠滋养细胞疾病	雌激素、hCG
卵巢类癌	胰岛素、ACTH(罕见)
各类型的腺垂体肿瘤	各相关垂体激素、PRL 肾上腺皮质肿瘤雄激素、皮质醇、雌激素(外周转换?)

异位雄激素、雌激素和孕激素的分泌对下丘脑-垂体-卵巢轴有直接的影响,临床表现为不排卵、月经紊乱乃至闭经。病变持续时间长者,产生男性化、不孕,或子宫内膜增殖状态。治疗上,以切除肿瘤是必需的。肿瘤特别是卵巢肿瘤具有恶性表现者,应遵守相应肿瘤的治疗原则,这时是否保留生殖功能,应当慎重。如有保留生育能力的可能,肿瘤切除后,能够恢复自然排卵和月经。

异位的 PRL 分泌可能来自垂体腺瘤,或身体其他部位肿瘤的分泌。垂体其他肿瘤除了分泌相应的激素外,常伴有 PRL 增高。对生殖的影响同一般高催乳素血症的影响一样,产生不排卵、月经紊乱、泌乳和不孕。治疗上,垂体以外异位分泌的 PRL 应当手术治疗。垂体催乳素瘤和垂体其他类型的肿瘤治疗见本章第四节催乳激素分泌异常。经过相应的治疗后,常能够恢复排卵和受孕。

二、闭经的临床诊断步骤

所有闭经患者在就诊时必须排除妊娠。应当详细了解患者的月经史、发育情况、分娩史、药物特别是性激素药物的应用情况、精神因素和环境。体检时应当关注发育与营养、精神类型、第二性征、乳房、身高、体重、肢体比例与畸形、生殖器的发育状态、附件情况等。如果宫腔手术后闭经并伴有周期性下腹痛,或原发性闭经妇科检查时发现无阴道、子宫等,则闭经为生殖道器质性病变所产生。如月经进行性减少至闭经,应怀疑子宫内膜为结核破坏者,可进行子宫内膜活检或宫腔镜检查。但有时子宫内膜被结核严重破坏,无法进行活检或宫腔镜检查,也可以作出诊断。

一般临床检查后即可进行闭经的专项检查(见图 2-5)。

第一步孕激素试验:用于判断体内雌激素的水平和下生殖道是否通畅。孕激素的作用必须以雌激素的作用为基础。如果子宫内膜存在,并有一定雌激素的作用,应用孕激素停药后,就会发生子宫内膜的脱落与出血。这称为孕激素试验阳性。孕激素试验阳性提示体内尚有一定水平的雌激素,而且闭经不是由于生殖道的器质性疾病产生的。孕激素试验阴性,有两种可能,一是不具有子宫内膜,或子宫内膜破坏,或下生殖道阻塞;二是体内雌激素水平低下,子宫内膜不能对孕激素发生反应。

图 2-5 闭经检查步骤

孕激素试验一般使用无内在雄激素活性的孕激素,避免应用 19-去甲基睾丸酮的衍生物。常用黄体酮 10~20 mg/d,肌肉注射,共 5 d,或黄体酮软胶囊(安琪坦)口服,每日 2 次,每次 0.1 g,共 5 d。在停药后 2~7 d 观察结果。超出血迹以外的任何量的阴道出血,都可以

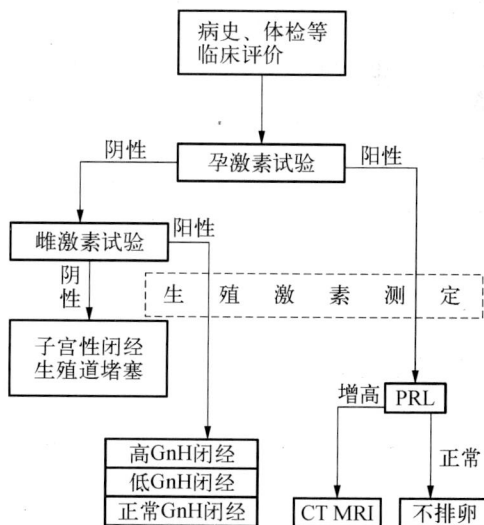

判断为孕激素试验阳性。在孕激素试验为阳性的情况下,PRL 有重要的意义。如果 PRL 正常,可以排除垂体肿瘤;如果 PRL 增高明显,应当行 CT 或 MRI 检查。孕激素试验阴性者,须进行雌激素试验。

第二步雌激素试验:孕激素试验阴性时,为了判断是由于体内雌激素不足还是下生殖道的异常,须进行雌激素试验。雌激素试验时,人为地给予雌激素药物后,再给予孕激素药物。如果停药后 2～7 d 内有阴道出血,为阳性,说明下生殖道状态良好,闭经由内分泌因素产生;如果无出血,为不具有子宫内膜,或子宫内膜破坏,或下生殖道阻塞。

用药方法:补佳乐 1 mg/d,共 21 d。在用药的最后 3 d 加用黄体酮 10～20 mg/d,肌内注射,或口服黄体酮胶丸 200 mg/d,分早、晚各 0.1 g。停药 2～7 d 内观察阴道出血的情况。应注意的是,有时候雌激素水平过于低下,子宫内膜对雌激素的敏感性低下,当一次雌激素试验阴性时,须再做一次雌激素试验。这时内膜敏感性增加可能会出现阳性。

第三步生殖激素测定:为了测定结果的准确,激素测定前必须停止使用激素两周以上。生殖激素测定虽然为第三步检查,但血标本应当在患者进行任何激素治疗前或激素试验前采取。测定的激素包括 FSH、LH、PRL、孕酮、E_2 和睾酮。如果 PRL 升高,可参照本章第四节"催乳激素分泌异常"予以处理。在排除了下生殖道异常导致闭经的患者中,卵巢不排卵产生的闭经,根据 GnH 的状态,可以分为高促性腺激素性闭经、低促性腺激素性闭经和正常促性腺激素性闭经三种状态。每一种状态提示不同的问题,生殖内分泌激素的测定,对于内分泌性闭经的诊断有重要的意义,它们的情况将在下面分别讲述。

激素动态兴奋试验主要用于判断垂体激素异常产生是下丘脑性或垂体性,肿瘤性或非肿瘤性。近年来由于 CT、MRI 的技术发展,Gn 的应用,其临床意义大为下降。TRH 垂体兴奋试验在"催乳激素分泌异常"中已有介绍,这里介绍 GnRH 兴奋试验:合成的 GnRH 100 μg,分 4 次弹丸注射。在注射前与注射后各于 30、60 min 采血两次,测定 FSH 和 LH。正常情况下,垂体在 GnRH 后分泌 FSH 和 LH 增高 2～3 倍。低 GnRH 者,如果 FSH 和 LH 反应低下,说明垂体功能障碍,如果反应正常,则为下丘脑因素。

(黄元华　徐　雯)

第三节　多囊卵巢综合征

多囊卵巢综合征(polycystic ovary syndrome, PCOS)是育龄妇女最常见的生殖内分泌紊乱性疾病,临床表现为月经稀发、闭经、肥胖、多毛、不孕和双侧卵巢呈多囊性增大的综合征,患病率约为育龄妇女的 5%～10%,是引起排卵障碍性不孕的主要原因,其病理生理十分复杂,至今仍然有许多环节没有研究清楚。在不孕症患者中,因为 PCOS 排卵障碍几乎占据了神经内分泌不排卵不孕患者的半数以上。近年来,关于 PCOS 的病因探讨,病理生理研究,及 PCOS 不孕症治疗方案,PCOS 的远期并发症的预防越来越引起广泛关注。尤其是 PCOS 患者在行人类辅助生殖技术促排卵过程中,为预防 PCOS 促排卵后发生严重卵巢过度刺激综合征(ovarian hyperstimulation syndrome, OHSS)并发症,促排卵用药方案有了很多改进,明显降低了 OHSS 发生率。

一、多囊卵巢综合征的认识与发展

在 1925~1935 年间,Stein 和 Leventhal 将闭经、多毛、肥胖、不育和双侧卵巢增大作为一组综合征进行了描述,被称为 Stein - Leventhal 综合征。1964 年 Leventhal 报道,通过双侧卵巢楔形切除,可使这些妇女的月经恢复正常并受孕,因此,认为本病为卵巢功能紊乱产生的疾病,称之为多囊卵巢病(polycystic ovary disease)。随着临床、生理学、分子生物学、内分泌学的深入研究,逐步认识到,本病是由多病因造成、临床表现多样性的疾病,故改称为多囊卵巢综合征(polycystic ovary syndrome, PCOS)。

近 20 多年来,多数学者认为 PCOS 患者的 HPOA 各器官间的相互作用出现了紊乱,高雄激素血症是 PCOS 最重要的生殖内分泌障碍,患者过高的雄激素在卵巢外转化为雌激素,这种没有周期性变化的雌激素在下丘脑产生不正常的反馈,垂体对 GnRH 的反应也呈现出过高的 LH 和较低的 FSH。不足的 FSH 和较高的雄激素使得卵泡不能正常发育成熟,而过高的 LH 使发育不良的卵泡内膜产生过多的雄激素,形成恶性循环,并由于卵泡不能发育成熟,卵巢呈现小卵泡多囊化。由于其高雄激素的特征,又将 PCOS 归类为高雄激素性不排卵。高雄激素血症的最初产生可能与青春期启动前"肾上腺初潮"(adrenarche)异常、产生过多的雄激素有关。

1980 年 Burghen 首次提出 PCOS 患者表现为高胰岛素血症,患者对胰岛素不敏感(胰岛素抵抗,insulin resistance, IR),患 PCOS 时,胰岛素抵抗和高胰岛素血症在高雄激素血症的病理生理发展中起重要作用。高胰岛素血症使雄激素水平增高,生理活性增强。胰岛素在生殖方面具有以下作用:① 加强 LH 促进卵泡内膜细胞产生雄激素;② 抑制肝脏产生胰岛素样生长因子结合蛋白 I(insulin-like growth factor-binding protein I, IGFBP - I)和性激素结合球蛋白(sex hormone-binding globulin, SHBG)。IGFBP - I 和 SHBG 分别对胰岛素样生长因子(insulin-like growth factor,IGF)和性激素有较强的结合能力,使它们的游离状态减少,调节 IGF 和 SHBG 与靶细胞的结合,使游离雄激素水平升高。但最近几年也有研究表明 PCOS 患者,尤其是非肥胖者中与健康人群对照,胰岛素敏感无明显差异。但是对于 PCOS 肥胖伴有胰岛素抵抗患者要进行长期随访和治疗,预防远期并发症。

近年来,关于应用炔雌醇环丙孕酮(达英 - 35)治疗 PCOS 降低 LH 和雄激素,长期应用副作用是体重增加和血压升高,肝功能异常。John R 和 JeriLynn Prior 等应用孕激素治疗 PCOS 患者取得了良好的效果。根据月经周期中雌孕激素调节,于月经第十四至第十六天排卵,排卵后孕激素升高维持 12~14 d,孕激素通过抑制下丘脑和垂体 LH 的分泌,降低卵巢产生雄激素,改善 PCOS 患者排卵功能,能够成功恢复规律月经周期。

PCOS 是导致高雄激素性不排卵最常见原因。尽管对此病的描述已有近 70 年的历史,但是到目前为止,对 PCOS 基本病因仍然不清楚。初步研究结果提示,本病存在着神经内分泌代谢紊乱和卵巢内部自分泌和旁分泌障碍,卵巢内生长因子、神经多肽、细胞因子等,在协调卵巢颗粒细胞和卵泡内膜细胞的功能方面具有重要的作用,并参与 PCOS 的临床表现特征的形成。

二、病因

PCOS 发病的确切原因尚不十分清楚,有遗传与非遗传两种学说。

(一) 遗传学说

主要根据 PCOS 成家族群聚现象,家系分析得出以常染色体显性和 X 连锁显性等不同遗传方式的结论。高雄激素血症和(或)高胰岛素血症可能是 PCOS 家族成员同样患病的遗传特征。遗传学研究表明 PCOS 的发病可能与多种基因相关。过去研究认为 CYP 基因(胆固醇侧链裂解酶)的异常表达及胰岛素基因 5′端调控区内的 III 型可变数目串联重复(variable number tandem repeat, INS - VNTR)是 PCOS 发病的关键基因,但最近研究未能肯定上述结论,目前的研究主要集中在雄激素生成相关基因、促性腺激素相关基因与高胰岛素分泌及效应相关基因的研究上。

(二) 非遗传学说

有研究发现青春期患有贪食等饮食障碍的女性常发生 PCOS。另外,临床上并非所有患 PCOS 的单卵双胎的同胞都患病,这也提示有非遗传因素作用。因此,PCOS 可能存在多基因异常,同时可能存在环境因素,尤其是宫内因素和营养因素的作用,是遗传与环境因素相互作用的结果。

三、病理生理

PCOS 病理生理改变十分复杂,涉及神经内分泌和糖、脂肪、蛋白质代谢及卵巢局部调控因素异常。但不少论点尚存在争议,目前趋于公认的观点有以下几种。

(一) HPOA 异常与卵巢的多囊化、不排卵

早在 20 世纪 70 年代人们就认识到,GnH 失调在 PCOS 的形成中有重要的作用。与正常人群的卵泡期相比,PCOS 中 LH 明显增高,而 FSH 相对较低。无论患者是否肥胖,LH 分泌的增加是 PCOS 一种特征性的内分泌表现之一。PCOS 患者的 GnRH 脉冲频率加快,诱导 LHmRNA 转录增加,但不影响 FSHmRNA 转录,结果 LH 脉冲式分泌的频率和幅度都在增加。而 FSH 则维持在相当于或低于卵泡早期的水平,使 LH/FSH 比值上升大于等于 2。进一步研究表明,这种变化是 GnRH 脉冲发生器对 E_2 和孕酮负反馈敏感性下降的结果。

不协调的过高 LH/FSH 比值状态,使卵巢卵泡的发育异常。在 PCOS 患者中,卵泡期的 FSH 大约降低了 30%。FSH 的不足,导致卵泡发育停止,不能成熟与排卵。另一方面,过高的 LH 使卵泡内膜过度发育,加上颗粒细胞的芳香化酶不足,产生过多的雄激素。卵巢来源的和由雄激素外周转化的没有周期性的雌激素引起了垂体对 LH－RH 反应的异常,形成 GnH 的失调,这就构成了疾病发展的恶性循环。雄激素增高是这个恶性循环中重要环节。

长期的高 LH/FSH 作用和无雌激素周期,卵泡不能发育、成熟和排卵,卵巢最终出现多囊化。大量不能正常发育的卵泡,除了产生雄激素外,可能伴有卵巢其他分泌的异常,如卵泡抑制素的过多,从而使不排卵更加严重。

(二) 高雄激素血症和持续的雌激素作用。

PCOS 高雄激素血症的形成与多种因素有关,它们单独或协同作用,导致雄激素合成、分泌或代谢异常。PCOS 患者体内存在下丘脑-垂体功能紊乱,如 GnRH 脉冲频率增加,LH 分泌的脉冲幅度增高,异常升高的 LH 能促进卵巢雄激素的分泌。此外,大量研究证实,PCOS 患者存在着卵巢和肾上腺雄激素合成酶异常,如 P450 c17α 的功能紊乱,P450 c17α 是雄激素合成过程中的关键酶,由 P450 c17α-羟化酶和 P450 c17,20 裂解酶构成,在 PCOS 患者的卵巢,主要表现为 P450 c17α-羟化酶活性增高,而在肾上腺,主要表现为 P450 c17,20 裂解酶活性增高。P450 c17α 的异常可能与遗传因素有关。P450 c17α 由 CYP17 基因编码合成,该基因的异常将影响酶的形成和活性。近来,Diamanti－Kandarakis 等研究了 PCOS 患者 CYP17 基因启动子区的碱基点突变(T→C),形成的多态性与高雄激素血症的关系,从中发现,PCOS 患者 CYP17 基因启动子区碱基点突变形成纯合子基因型 A2A2 的频率为 8%,而对照组为 0%,而且 PCOS 中 A2A2 基因型的患者血清睾酮水平高于杂合子基因型 A2A1 及未突变的纯合子基因型 A1A1,认为 A2A2 基因型的存在可上调 CYP17 基因的转录,P450 c17α 活性也增加,从而导致雄激素合成增加。

雄激素合成调控异常也是 PCOS 高雄激素血症产生的原因之一。目前认为高胰岛素可能通过两方面作用影响卵巢雄激素的合成,一是调节卵巢雄激素合成酶 P450 c17α 的活性。另一方面可能是通过刺激 LH 的分泌而增加卵巢雄激素的生成。因为 PCOS 患者用美迪康治疗后,发现 LH 降低,提示胰岛素可能与垂体前叶的胰岛素受体结合,调节垂体 LH 分泌幅度,使卵巢雄激素合成增多。

不仅是雄激素增多,而且雄激素在体内的分布状态也存在异常。PCOS 的患者血中 SHBG 降低。SHBG 与雄激素有较高的亲和力,使之成为结合状态。只有游离状态的雄激素发挥生理作用,而结合状态的雄激素不具有生理作用。SHGB 降低,预示着 PCOS 的患者雄激素的活性也增强。雄激素将在外周转化为雌激素,但这种雌激素与正常卵泡生长产生的雌激素有一个明显的区别,即它不是周期性的,也没有雌激素的作用。这个特征与不排卵有密切关系。女性体内的雄激素有睾丸酮、雄烯二酮、DHEA 和 DHEA－S。其中,睾丸酮、雄烯二酮主要来源于卵巢,分泌量随月经周期波动。双氢睾酮、DHEA 和 DHEA－S 由肾上腺的网状带分泌,其分泌量与月经周期无关,但表现为明显的日周期性,即在早上的分泌量约相当于全日总量的80%。

雄激素增多是PCOS最为重要的内分泌改变。在PCOS中,几乎所有的雄激素都明显增高。PCOS患者过高雄激素的来源问题,目前尚有争论,可能来自于卵巢或肾上腺,有研究证明增高的雄激素来源于两者。雄激素水平可因使用GnRH增高,在降调节(应用高活性的GnRH-a抑制垂体功能)作用或甾体避孕药的抑制作用下降低,也可以受到强的松的抑制。在肾上腺皮质增生症患者和卵巢内膜细胞瘤患者中,高雄激素可以产生卵巢多囊化变。很明显,这与PCOS有明显的区别,因此有些学者认为,凡是卵泡内膜细胞过度增生和LH导致的雄激素过多,才属于PCOS的范畴。

(三)胰岛素抵抗与高胰岛素血症

胰岛素抵抗与高胰岛素血症与PCOS的关系是近十多年来研究的热点。目前研究表明胰岛素抵抗可能在PCOS的发病中起早期和中心作用。

胰岛素是由胰腺胰岛β细胞分泌的一种蛋白激素,在调节糖代谢及维持血糖方面,发挥着关键的作用。其经典的靶组织为肝脏、骨骼肌、脂肪。胰岛素的作用主要有:① 抑制肝脏和骨骼肌的糖原分解和葡萄糖的释放;② 促进肝脏、骨骼肌糖原合成;③ 促进脂肪合成和蛋白质的合成,促进体内葡萄糖的转化。胰岛素受体由2个α和2个β亚单位组成,通过二硫链相连。α亚单位位于细胞外,α亚单位与胰岛素分子结合后,通过自身的变构作用,使β亚单位酪氨酸残基自身磷酸化。β亚单位含有细胞外部分、跨膜部分及细胞内部分,细胞内部分包括近膜区、调控区及C末端区。β亚单位酪氨酸残基自身磷酸化后进一步磷酸化细胞内各种酶反应底物,如胰岛素受体底物等。胰岛素与受体结合,实现信号的跨膜传递。从而实现调节血糖的功能。β亚单位具有内在性的蛋白酪氨酸活性,当胰岛素与其受体结合后,细胞将通过胞饮作用将胰岛素-受体复合体转入细胞内,将胰岛素降解。胰岛素分解后,大多数受体再回到细胞膜表面。受体的变化,可能与高胰岛素血症状态下胰岛素受体密度低下有关。

胰岛素抵抗(insulin resistance, IR)表现为机体组织对胰岛素敏感性下降,使胰岛素生物学作用减弱,通常是指对糖代谢的效应下降,在胰岛素生理水平情况下,器官、组织和细胞吸收、利用葡萄糖的效能低于正常。由于葡萄糖不能得到充分利用,血糖升高,引起胰岛素分泌代偿性增加,形成高胰岛素血症。在PCOS患者中,约有75%肥胖患者、30%非肥胖患者存在高胰岛素血症和胰岛素拮抗。增高的胰岛素与高雄激素血症的发生有一定关系。胰岛素能增加卵巢和肾上腺雄激素的合成,增强垂体LH释放,增高的胰岛素还抑制肝脏性激素结合球蛋白(sex hormone binding globulin, SHBG)合成,使游离T水平增高。胰岛素抵抗也是青春期雄激素增多症的突出表现。PCOS体内胰岛素抵抗产生的机理不很清楚,可能是由于胰岛素信号转导途径受损所致,至于PCOS体内导致胰岛素抵抗的因素是遗传的还是非遗传的,一直难以定论。约75%肥胖患者、30%非肥胖患者呈现高胰岛素分泌和胰岛素抵抗,有发展为2型糖尿病的危险。胰岛素的异常在PCOS患者高雄激素血症的发生中起到了一定的作用。在 PCOS 患者中,与同体重的对照比较,胰岛素的分泌明显增加,并且外周组织,特别是骨骼肌和脂肪对胰岛素的敏感性下降,称为胰岛素抵抗(insulin resistance)。卵巢多囊状而月经规则的高雄激素血症的妇女,与同体重妇女对照,禁食或葡萄糖兴奋试验时胰岛素的分泌并无区别。如果卵巢多囊状伴有月经稀发或闭经,高雄激素血症的妇女则有明显的胰岛素分泌过多和抗胰岛素现象。可能的解释是高胰岛素血症和胰岛素抵抗是 PCOS 不排卵的原因之一。在高雄激素血症的 PCOS 患者中,GnRH 类似物(gonadotropin-releasing hormone analogs, GnRH – a)抑制卵巢来源的雄激素后,其高胰岛素血症和抗胰岛素作用并不能改善,而降低胰岛素后,雄激素下降。提示抗胰岛素作用可能是高雄激素血症的原因,而不是其产生的结局。

胰岛素可能在以下几个方面促进高雄激素血症的产生。① 直接加强卵巢雄激素合成酶的活性,如 17 -羟化酶/17,20 -链解酶复合体;② 增强 LH 的分泌,使卵巢产生雄激素增加;③ 增强 11 -羟甾体脱氢酶的活性,皮质醇代谢加快,使肾上腺产生的雄激素增加;④ 降低肝脏分泌 IGFBP – 1 和 SHBG 的分泌。IGFBP – 1 和 SHBG 与性激素有较强的结合能力,结合的性激素无生理效应。SHBG 的下降,不是雄激素增高本身产生的结局,而是高胰岛素血症的结果。

即使没有肥胖,PCOS 患者腹部脂肪细胞 β_2-肾上腺素受体的密度降低,溶脂作用减弱,有发生肥胖的倾向,可能与本病的抗胰岛素作用的产生有关。当 PCOS 患者有胰岛素抵抗、肥胖、月经稀发时要注意随访。预防远期合并症对身体的损害。

(四)肾上腺功能

雄激素增高是 PCOS 病理生理改变的重要环节之一。雄激素过高既是产生 PCOS HPOA 功能异常的原因,同时也是 HPOA 功能异常的结果。但是,最初是如何产生高雄激素血症的呢?女性在青春期启动前,首先出现肾上腺功能的启动增强,称之为"肾上腺初潮",通过 P450 c17 的 17,20 -链解酶活性使 DHEA、DHEA – S 和雄烯二酮的分泌增加。这些雄激素在体外发挥作用或转化为雌激素。肾上腺雄激素分泌功能增加"肾上腺初潮",与本病的发生有一定的联系。大量研究已经证实,青春期前过度的肾上腺初潮的少女在其今后较容易发生 PCOS 样的卵巢雄激素产生过多。同时还发现,高雄激素血症的青春期少女伴有与 PCOS 十分相似的神经内分泌和代谢特征。

由肾上腺初潮到青春期期间,血 IGF – 1、GH、GnH 和胰岛素分泌都有增高。这些变化与过强的肾上腺初潮、抗胰岛素共同作用,形成了 PCOS 患者 HPOA 功能的异常。

(五)PCOS 的分子遗传学

PCOS 与肾上腺皮质功能亢进有密切的关系。初潮后月经不规则、多毛、肥胖和抗胰岛素在先天性肾上腺皮质增生症和 PCOS 中,具有相同的表现。大约 50% 的卵泡合成的睾丸酮由血液中的 DHEA – S 转化合成的。PCOS 患者无论是卵巢组织,还是肾上腺,都过度表达细胞色素 P450 c17。细胞色素 P450 c17 是雄激素合成酶,使孕酮转化为 17α -羟孕酮,17α –

羟孕酮、DHEA 进一步转化为雄烯二酮及睾酮(见图 2-6)。

尽管在肾上腺皮质增生症、卵泡内膜细胞增生症、内分泌性肿瘤和其他来源的高雄激素血症中也可能产生卵巢的多囊状态,但只有卵巢因 HPOA 的功能障碍产生了过高的 LH,并由此卵泡内膜细胞产生了过多的雄激素,才称之为 PCOS。

(六)肥胖

$50\%\sim60\%$ 的 PCOS 患者有肥胖,其中许多患者在临床 PCOS 症状出现前表现有体重快速增长。增多的脂肪多集中分布于上身,尤其腹部和内脏明显,腰臀比率超过 0.85,形成特征性的向心性肥胖。肥胖这种现象常从青春期就已开始,发生机理尚未阐明,可能与遗传、细胞因子、内分泌紊乱(如增高的雄激素水平、月经稀发/闭经)等有关。研究证明 PCOS

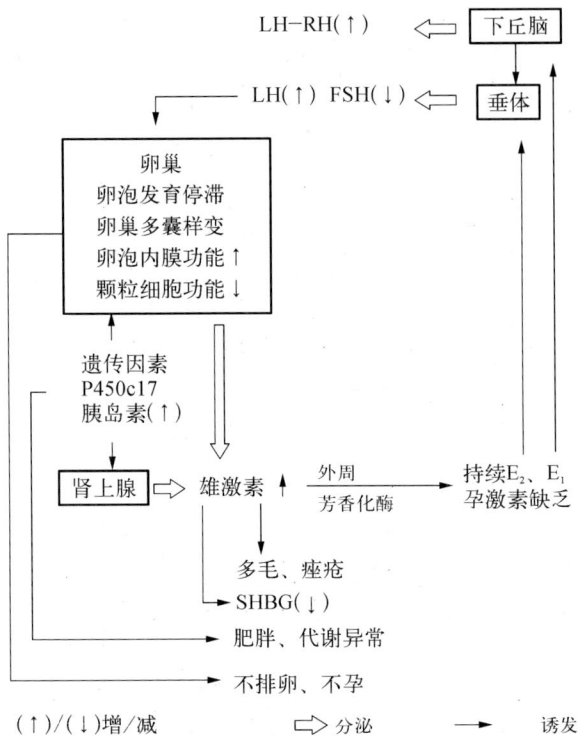

图 2-6 多囊卵巢综合征病理机理

肥胖通过不同途径影响 PCOS 患者体内的内分泌,如降低肝脏合成 SHBG,血清游离 T 水平增高,雄激素作用被放大;雄烯二酮在外周脂肪组织芳香化为雌酮增高,产生无周期变化的高雌酮环境,加重不排卵;导致高脂血症,促进脂质代谢紊乱和动脉粥样硬化形成;与 PCOS 的远期并发症也密切相关,是患子宫内膜癌、糖尿病、心血管疾病的危险因子之一。

(七)卵巢局部调控因子异常

PCOS 的各期卵泡,包括窦前卵泡,都比正常卵巢增多,这一现象提示 PCOS 与正常卵巢之间存在不同。有研究认为 PCOS 患者卵巢内微环境可能存在异常。对 PCOS 患者的卵泡液进行研究,发现与正常排卵妇女的闭锁卵泡的变化相似,IGFBP-2 及 IGFBP-4 升高,IGF-2 降低,缺乏 IGFBP-4 水解酶,因此不能放大 FSH 诱导的 E_2 生成及颗粒细胞的增殖,不能发育为优势卵泡。但 PCOS 的卵泡不闭锁,可能还有其他因素的作用。最近,有学者发现在 PCOS 患者卵巢局部也存在胰岛素抵抗,PCOS 患者卵巢胰岛素受体底物-1 蛋白及 mRNA 表达增加,而胰岛素受体底物-2 表达下降;胰岛素受体的自身磷酸化下降,导致 PCOS 卵巢内胰岛素信号传导异常。

四、临床表现

PCOS 的临床表现呈多样性。在妇产科,主要以月经和生育因素就诊。由于超声波检查对 PCOS 的诊断在卵巢楔型切除标本病理中得到证实,所以,超声波检查在诊断中有重要的价值。Conway 通过超声和内分泌检查对 556 例 PCOS 进行了分析,其临床特征也呈现多样性(见表 2-2),与我们的不孕症 PCOS 患者表现有所不同。我们的患者来自不孕症,经过 B 超和生殖内分泌测定,诊断为 PCOS,从中可见其表现的多样性。

表 2-2　多囊卵巢综合征临床特征发生率比较

临床特征		发生率(%)	
		Conway	海南医学院附属医院
皮肤及附属器	多毛	61	43
	痤疮	24	17
	脱发	8	2
	黑棘皮	2	0
月经失调	正常周期	25	42
	月经过少	45	18
	闭经	26	15
	周期过频	3	9
	痛经	1	4
	无排卵	—	72
生育状态	未经测定	67	0
	原发性不育	20	69
	继发性不育	9	34
	证实能生育	4	7
病例总数		556	437

(一) 不排卵、月经失调与不孕

患者月经失调常表现为月经量少、月经稀发、功能性子宫出血、闭经等。月经失调多由于无排卵所致,但部分 PCOS 患者也可有排卵。不排卵是 PCOS 内分泌障碍产生的最常见的结果之一。卵泡不能正常地生长、发育和排卵,势必形成月经失调。PCOS 患者的月经失调表现是多样化的,包括月经不规则、月经稀发和闭经。月经失调是 PCOS 患者经常遇到的问题,多数 PCOS 患者在较长时期内经历了不同程度的月经失调。外阴阴道黏膜多表现有一定雌激素水平,大多有正常分泌物,即使闭经也多无黏膜潮红。

不排卵在需要生育的妇女中还表现为不孕与不育。不孕是 PCOS 患者就诊的主要症状之一。PCOS 不排卵在不孕症的门诊中约占患者的 25% 或更多。有时患者也可以偶尔排卵并妊娠,但由于内分泌环境因素,如卵泡期过高的 LH、高雄激素血症、颗粒细胞发育不良等因素,流产率偏高不育。

多数病例中,月经失调从初潮后就出现。闭经多为继发性的,原发性闭经者少见。

(二) 多毛、痤疮

多毛主要是指性毛的异常生长。在女性中,体毛生长个体间的变异很大,但耻骨联合与脐间的腹中线上是没有阴毛生长的。任何在这个区域内的阴毛生长,即可视为异常的雄激素作用。有时,异常阴毛的生长可以延至肛周和腹股沟。少数妇女可以见到异常的胸毛或胡须生长。多毛和痤疮一般在青春期前后开始发病,多不太严重。如果表现为过度的男性化,可能为产生雄激素的肿瘤或卵泡内膜增生症。

(三) 卵巢的多囊化

LH/FSH 的异常比值,导致了卵巢的增大和多囊化表现。卵巢的增大明显时,盆腔检查有时可触及一侧或双侧卵巢。但多数卵巢的多囊性变是通过 B 超检查发现的。在 B 超时,可见卵巢内有多个直径在 1 cm 以内的囊性区,贴皮质排列,一个卵巢上常超过 10 个以上,呈车轮状。患者卵巢间质/卵巢体积大于 25%,有时在非高雄激素血症月经正常妇女中卵巢也可能发生类似的改变,称为多囊状卵巢,其中有部分患者发展成为 PCOS。

(四) 肥胖与代谢紊乱

约 50%~60% 的 PCOS 患者有肥胖表现。虽然肥胖不是每个患者的必然表现,但经过体重指数(body mass index,BMI)校正后,多数患者受到了肥胖的危害。目前对 PCOS 产生肥胖的机理还不十分清楚。Kirschner 认为,不同的内分泌环境造成不同的体态,雄激素增高表现为上身肥胖,雌酮增高脂肪多集中在下身。PCOS 患者的腰臀比率大于 0.85,以上身(中心)肥胖为主,雄激素可能参与了肥胖过程。抗胰岛素和高胰岛素血症也可能是重要的原因。腰臀比率大于 0.9 的 PCOS 患者,死亡率明显高于腰臀比率小于 0.75 的妇女,且脂肪分布于中心的 PCOS 患者与以下因素相关:① 过高的 LH、雄烯二酮和雌酮;② 空腹和葡萄糖刺激下胰岛素过高;③ 甘油三酯、极低密度脂蛋白(VLDL)和脂蛋白 B 增高,高密度脂蛋白胆固醇降低(总胆固醇和脂蛋白 A1 无变化);④ 舒张压越高,肥胖越明显,痤疮则越不明显。

生长激素(GH)和 IGF-1 是有效抗肥胖的因素。而高胰岛素血症则不利于它们与脂肪细胞受体的结合。另外,发现这类患者脂肪细胞内 β_2-肾上腺素受体的密度降低,溶脂作用减弱。黑棘皮病是抗胰岛素和胰岛素血症的皮肤特征。当有胰岛素抵抗合并有雄激素过多时,常出现黑棘皮症,可发生在颈背部、腋下及阴唇,呈灰褐色,皮肤增厚。

(五) PCOS 时的高催乳素血症

有报道,约 3.2%~66.7% PCOS 患者伴有高催乳素血症。但是,PCOS 与高催乳素血症的关系还存在争论。主要焦点在于 PCOS 产生高催乳素血症,或高催乳素血症诱发 PCOS,或是两者同时伴发。

(六) 可能的远期危害

1. **子宫内膜癌** 虽然雌激素不能确定为致癌因素,但单一的雌激素刺激可能是其靶器官恶性肿瘤的促癌变因素。流行病学调查显示,长期不排卵的妇女患子宫内膜癌的危险增加。由于 PCOS 患者增高的雄激素在外周转化为雌激素,也是其子宫内膜癌危险增高的重要原因。雌激素诱发的肿瘤瘤细胞多分化良好,预后较好。

2. **非胰岛素依赖型糖尿病(NIDDM)** 在 PCOS 伴有肥胖的患者中,大约 20%~40% 的患者在 40 岁后出现糖耐量试验异常或糖尿病。尽管少数人在青春期即可发现糖耐量试验异常,由于血糖水平常为正常,所以 PCOS 患者伴有 NIDDM 常在较晚时诊断出。同时,由于妊娠也伴有生理性的抗胰岛素状态,PCOS 在妊娠期间容易伴有糖尿病。

血脂代谢紊乱容易引起心肌梗死和动脉粥样硬化导致冠心病、高血压。

五、诊断

PCOS 的诊断需要结合临床、超声、激素测定和其他生物化学检查。2003 年欧洲人类生殖协会和美国生殖医学协会修订的标准:① 持续无排卵或稀发排卵表现月经减少、月经稀发和(或)闭经。② 超声检查卵巢呈多囊样改变(见图 2-7)。③ 临床或生化指标存在高雄激素血症。符合上述三项中的两项可诊断为 PCOS。排除其他内分泌疾病。

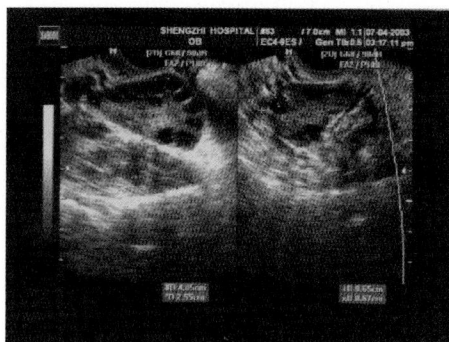

图 2-7 多囊卵巢

实验室检查在 PCOS 诊断中有重要的价值。由于 PCOS 表现的多样性,很难单纯通过激素测定就能完全区分正常妇女与 PCOS。而且,指标的判断受到了 BMI 的影响。当 BMI 大于 28 kg/m^2 时,将使 LH 下降(表 2-3 和图 2-8)。由于 LH 是脉冲式释放的,单次血样本检查可能给解释检验结果带来失误。间隔 30 分钟的两次血标本采集可以使诊断率提高,大约 95% 的非肥胖妇女的 PCOS 可以得到诊断。

表 2-3 血生殖内分泌激素的判断

症状与激素水平	判 断
排卵月经、轻微多毛	不需要常规激素测定
月经稀发、闭经,中重度的多毛	
睾丸酮(nmol/L):	
<1.8	不符合 PCOS
1.8~12	符合 PCOS
≥6	应排除分泌雄激素的肿瘤
PRL(μg/L):	
<30	符合 PCOS
>50	应排除泌乳素瘤
LH 和 FSH(U/L):	
LH 升高,FSH 正常	符合 PCOS
LH 和 FSH 正常	无诊断意义
LH 和 FSH 升高	卵巢衰竭
LH 和 FSH 降低	下丘脑/垂体功能衰竭

六、鉴别诊断

(一)卵泡膜细胞增殖症

临床表现及内分泌检查与 PCOS 相仿,但更严重,特征性病理改变是在卵巢间质中出

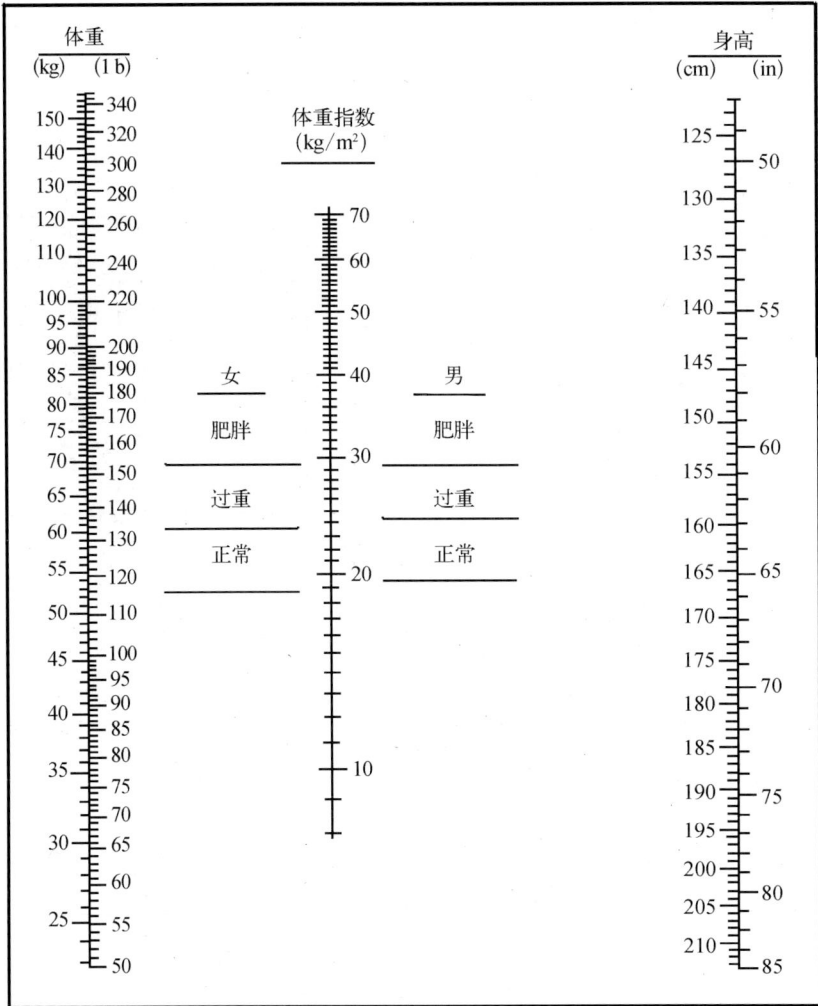

图 2－8　体重指数（BMI）

现黄素化的卵泡膜样细胞群,皮质下并无 PCOS 的许多小卵泡。雄激素水平较 PCOS 患者更高,男性化更明显,内分泌检查硫酸脱氢表雄酮正常,促排卵治疗无效,需要卵巢活检确诊。

（二）卵巢男性化肿瘤

如卵巢门细胞瘤、支持-间质细胞瘤,可产生大量的睾酮,男性化表现明显,如喉结大,阴蒂增大,血睾酮水平远高于 PCOS 患者,且肿瘤多为单侧,实性,逐渐增大,可行 B 超,CT 等协助诊断。

（三）先天性肾上腺皮质增生

先天性肾上腺皮质增生是由于皮质醇生物合成过程中酶的缺乏所致,其中以 21-羟化酶缺乏最常见。可引起 17α-羟孕酮和雄激素水平增高,出现雄激素过多表现。对 ACTH 兴奋试验反应亢进。

（四）甲状腺功能亢进或低落

甲状腺素过多或减少能导致性激素结合球蛋白、性类固醇代谢和分泌明显异常,形成类似 PCOS 的征象。进行甲状腺功能的检测可以鉴别。

七、PCOS 的功血治疗

PCOS 患者除临床表现月经稀发外,也有患者表现子宫不规则出血(metrorrhagia);月经过多(menorrhagia);月经频发(polymenorrhea);子宫不规则过多出血(menometrorrhagia);月经周期紊乱,血量过多等无排卵出血。由于卵巢无排卵,不能分泌雌孕激素,导致子宫内膜失去了雌孕激素的维持而表现阴道出血。

如果是子宫内膜过厚(B 超监测子宫内膜≥16 mm),建议先行子宫内膜诊断性刮宫,并送活检子宫内膜病理,排除子宫内膜异常病理改变。患者一旦出现子宫内膜异常,如复杂型非典型增生等病变,必须进行相应妇科治疗,服用甲羟孕酮 250 mg/d,或者甲地孕酮 500 mg 每周 2 次,在服用 3～4 个月内反复子宫内膜活检监护。

检测患者血液中生殖内分泌指标,了解 FSH、LH、E_2、T、P、PRL 激素水平,根据血内分泌检测结果,补充雌、孕激素,当雌激素水平低,可以补充补佳乐 1 mg/d,连用 21 天,后 3 天加黄体酮胶丸 100 mg/次,每日 2 次口服,连用 3 天,进行人工周期调节。

如果因为孕激素不足出血,可以单独补充孕激素,即孕激素后半周期法:月经第 16 天口服黄体酮胶丸(安琪坦或琪宁),100 mg/次,每日 2 次,连用 15 天。或者应用口服避孕药炔雌醇环丙孕酮(达英-35),1 片/d,连用 21 天,调整月经周期后,可以应用氯米芬诱发排卵。

八、PCOS 的不孕症治疗

（一）治疗前的准备

1. 一般准备　PCOS 对于受孕的不利影响不是导致绝对的不孕,而是受孕概率低下。医务人员和患者双方认识到这个问题利于树立治疗信心和对治疗的认识。例如,对于月经周期 28 天左右的妇女,一年的受孕机会有 13 次,而月经稀发则受孕机会减少。在给予的特定时间内,受孕的概率下降。

PCOS 患者在治疗前,丈夫应按照常规地先进行精液常规分析。如果患者无明显的输卵管阻塞因素(如有流产史、盆腔炎病史或盆腔疼痛),可以先促排卵 3 周期不受孕时再行输卵管检查。但近年来研究提示促排卵可能与卵巢的肿瘤发生有关,有必要尽可能减少促排卵的治疗周期。因此,婚后两年以上不孕患者,在促排卵治疗前,建议先行输卵管检查是有必要的。由于子宫输卵管通液术客观性差,可信度低,不但不能提供完全可靠的依据,反而增加了发生盆腔感染的机会,故不提倡经常采用子宫-输卵管通液方法了解输卵管通畅与否。较为可信的检查方法是子宫输卵管造影,发现输卵管积水和伞端粘连,可进一步行腹腔镜检查手术治疗。

肥胖、BMI 增加,多毛,月经周期紊乱和不孕的机会增加。即使是在轻微的肥胖(BMI>27 kg/m²)时,也将增加不排卵的机会。脂肪的分布对于生殖影响比肥胖更为明显,腰臀比值增加对生殖的不利影响较单纯的体重增加更为明显。对于肥胖的妇女(BMI>30 kg/m²),降低体重有利于改善内分泌状态、受孕和正常妊娠。但是,由于代谢异常,减肥对于有些PCOS 患者是十分困难的。减肥最好在促排卵前进行,包括有计划的运动锻炼和合理的饮食计划。药物减肥可以作为辅助方式。对于极度肥胖的妇女(BMI>35 kg/m²),可应用抑制食欲的药物。二甲双胍(Metformin)500~1 500 mg/d,增加胰岛素的敏感性,降低胰岛素的分泌,可以改善 PCOS 的内分泌状态。于月经第三天服用,餐中服用,每天 1~2 次,每次500 mg,20 d 为 1 疗程,由于其不良作用极大(如肺动脉高压),应在医生的严格监护下使用。因有导致低血压的危险,避免与避孕药同时服用。长期服用有可能肝功能异常,转氨酶升高。

2. 纠正内分泌紊乱　促排卵是 PCOS 纠正生殖内分泌异常的重要手段。在恢复排卵前,抑制垂体分泌 LH 和卵巢分泌雄激素,恢复子宫内膜的周期性改变,无疑对于受孕是十分有利的。常用的方法如下。

(1) 短效口服避孕药:短效口服避孕药是雌孕激素合剂。通过其对下丘脑的负反馈作用,可以降低垂体的 LH 和 FSH 的分泌,使卵泡停止生长,达到避孕的目的。PCOS 的患者中,短效口服避孕药对垂体的抑制,可有效地降低 LH 的分泌,使卵巢产生的雄激素减少,有利于内分泌系统恢复正常的调节。复方醋酸环丙孕酮中,环丙孕酮不但对垂体的抑制作用较强,且具有抗雄激素作用,对多毛、痤疮及高雄激素血症有较好的效果,并在停药后有一定的受孕率,更适用于 PCOS 的治疗。一般用药三个周期后,可促排卵或自然受孕。常用药物有炔雌醇环丙孕酮(达英-35)、去氧孕烯炔雌醇(妈富隆),于月经的第三天服用,每天 1 片,睡前半小时服用,共用 21 天。

(2) 孕激素:近年来更倾向于应用孕激素类药品,补充孕激素更接近生理内分泌状态,通过抑制 LH 的分泌,降低卵巢产生雄激素,有利于内分泌系统恢复正常的调节。孕激素制剂有口服和注射类型,于月经第十六天口服黄体酮胶丸(安琪坦),100 mg/次,每日 2 次,连用 15 天,如有头晕,改为阴道塞,每日 2 次,或地屈孕酮(达芙通)10 mg/d,连用 10 天。月经稀发,内膜薄时可应用雌激素后补充孕激素,应用戊酸雌二醇(补佳乐)1 mg/d,共用 21 天,最后三天加黄体酮注射剂,20 mg/d,或口服黄体酮胶丸 100 mg/次,每日 2 次,连用 3 天。

(3) GnRH-a:GnRH-a 的作用是双方面的。在用药初期短暂的几天内表现为促进垂体分泌 LH 和 FSH,随后,表现强抑制 LH 和 FSH 的分泌作用,成为药物去垂体作用。由于PCOS 高雄激素血症是 LH 依赖性的,GnRH-a 去垂体作用对高雄激素血症和多毛有良好效果。目前具有较强垂体抑制作用的 GnRH-a,常用曲普瑞林(达菲林,英文名Diphereline)3.75 mg/支,一次肌肉注射 1.25 mg;短效剂型 0.1 mg/支,或曲普瑞林(达必佳,英文名 Decapeptyl),分别有长效剂型 3.75 mg/支,一次肌内注射 1.25 mg,短效剂型0.1 mg/支,一次皮下注射 0.05~0.1 mg/d。利用垂体抑制作用,GnRH-a 常用于 PCOS患者控制超排卵中"降调节"。抑制 PCOS 高 LH 和卵泡成熟前的 LH 峰。详见第七章体外受精-胚胎移植(临床部分)。

(4)糖皮质激素:在氯米芬临床应用以前,糖皮质激素常用于抗雄激素的治疗。有报道在促排卵前一周期月经第二十一天,应用泼尼松(强的松)片 5 mg/d,共用 20 天,除了可以降低肾上腺来源的雄激素外,对卵巢来源的雄激素也有一定的降低作用。由于糖皮质激素的不良作用和具有疗效更好的其他治疗方法,除用于降低肾上腺来源的雄激素外,在 PCOS 的治疗中已经很少应用,且对多毛的疗效不理想。鉴于泼尼松的副作用,对胚胎早期发育有影响,不宜长期服用。在胚胎移植后,或同房后尽量不用,以免对怀孕后胚胎发育产生不利影响。

(5)溴隐亭:有些 PCOS 患者伴有轻度的 PRL 增高,需要在促排卵同时给予溴隐亭纠正。溴隐亭 2.5 mg/d,连续应用,监测血液 PRL 值,当 PRL 值正常时,溴隐亭逐渐减量至1.25 mg/d,甚至 0.625 mg/d,怀孕后可维持应用溴隐亭 0.625 mg/d,应用一个月停药。怀孕一个月后正常 PRL 升高直至产后,是生理性 PRL 升高为哺乳准备,不需要应用溴隐亭。产后不哺乳的妇女,PRL 在产后三周内降到基础水平,而需要哺乳的妇女,PRL 在产后三个月到一年降到基础水平。

(二)药物促排卵

1. 氯米芬 氯米芬又称枸橼酸氯米芬(clomiphene citrate, CC),法地兰。是 PCOS 促排卵的常用首选药物。在 PCOS 治疗中,氯米芬作用于下丘脑及垂体,通过与雌激素竞争受体,解除雌激素对于下丘脑的负反馈作用,使 FSH 增高,卵泡生长,从而阻断持续的单一雌激素对下丘脑产生的不正常反馈,阻断 PCOS 高雄激素血症产生的内分泌恶性循环。

氯米芬的用法:是从月经第三天应用氯米芬 50 mg/d,每天晚上睡前半小时服用,连用5 天。有 1/3 患者在氯米芬促排卵中,由于氯米芬有抗雌激素的作用,如内膜薄,宫颈黏液黏稠,对受孕率有一定的影响,所以在应用氯米芬后可以补充雌激素,如果内膜薄,给予戊酸雌二醇(补佳乐)1 mg/d,至同房后 12~14 天。B 超监测优势卵泡直径达到 18 mm,提示卵泡成熟,注射 hCG2 000~6 000 IU 后 24 h、48 h、72 h 三次同房。注射 hCG 后第五天或者排卵后补充孕激素 10~14 天,口服黄体酮胶丸(安琪坦),100 mg/次,每日 2 次,连用 15 天,或用地屈孕酮(达芙通)10 mg/d,连用 10 天。

2. 外源性的促性腺激素

(1)氯米芬加 hMG:即月经第三天,睡前半小时口服氯米芬 50 mg,连用 5 天。于月经第八至第十天,连续注射 hMG 75 IU/d,这种方法较为安全,注射 hMG4~5 天后,B 超监测卵泡直径达到 18 mm,提示卵泡成熟,注射 hCG2 000~6 000 IU 后 24 h、48 h、72 h 三次同房。注射hCG 后第五天补充孕激素 10~14 天。口服黄体酮胶丸(安琪坦或琪宁),100 mg/次,每日 2次,连用 15 天。或地屈孕酮(达芙通)10 mg/d,连用 10 天。如果卵泡发育慢,可以停药观察,防止用药量大,以防出现卵巢过度刺激综合征(ovary hyperstimulation syndrome, OHSS)。

(2)hMG 方案:从月经第五天,每天注射 hMG 75 IU,五天后监测卵泡后再调整用量。B 超监测优势卵泡直径达到 18 mm,提示卵泡成熟,注射 hCG2 000~6 000 IU 后 24 h、48 h、72 h 三次同房。注射 hCG 后第五天补充孕激素 10~14 天。

适时测定血内分泌激素,当 E_2 水平超过 1 000 pg/ml,防止 OHSS。PCOS 的卵巢对 Gn 的反应性较为特殊,或是十分敏感,或是不敏感,安全范围较小,用药应当特别谨慎,须严密监测,避免 OHSS 的发生。体重轻、消瘦、身材小的妇女是 OHSS 的高发人群,要高度重视。超声、内分泌测定提示有 OHSS 发生的可能时,应当及时减少 Gn 的用量或停药。

PCOS 患者用 Gn 促排卵受孕率、多胎率、OHSS 发生率等高于氯米芬促排卵。选择治疗方案时,应当充分考虑受孕机会、年龄、卵泡监测条件和经验,是否同时实施辅助生殖技术、患者经济情况等多方面的因素。

(三) PCOS 与人类辅助生殖技术

严格地说,PCOS 不是实施人类辅助生殖技术的指征,除非多次的诱发排卵治疗未能受孕和同时伴有其他的实施人类辅助生殖技术的指征,如输卵管因素、免疫因素、男方因素等。PCOS 患者在实施人类辅助生殖技术时,与其他情况相比,技术本身并无不同,但在促排卵方案和内分泌状态有特殊之处。主要表现在:① 对促排卵药物的反应性或过度敏感,或不敏感,且药物的安全剂量范围窄,易发生 OHSS;② 容易出现卵泡成熟前的 LH 峰;③ 由于内分泌的异常反应,容易出现子宫内膜发育的不同步和胚胎质量的异常。为避免这些不利的影响,在实施人类辅助生殖技术前,最好先纠正高雄激素血症和不平衡的 LH/FSH,患者子宫输卵管造影通畅实施宫腔内人工授精技术助孕,子宫输卵管造影阻塞或男方严重少弱精实施采用体外受精胚胎移植或卵胞浆内单精子注射技术助孕。

1. PCOS 与宫腔内人工授精促排卵方案 应用促排卵药物能够增加发育卵泡数量,提高受孕机会,但同时也会发生卵巢过度刺激综合征(OHSS)和多胎妊娠等并发症。因此,在人工授精的周期中应当把促排卵药物限制在最低的有效剂量。

(1) 氯米芬方案:首选氯米芬方案,于月经第五天开始,50 mg/d,连用 5 天。于停止用药 3～5 天时观察卵泡,一般在主导卵泡直径≥18 mm 时,肌内注射 hCG2 000～6 000 IU 或皮下注射重组人绒促性素(艾泽)250 μg。24～36 h 后行宫腔内人工授精(intrauterine insemination, IUI)。由于氯米芬的抗雌激素作用使得卵泡产生的高 E_2 水平对垂体正反馈作用削弱,内源性 LH 峰形成高度不够而造成排卵障碍,所以在氯米芬促排卵周期必须加用 hCG,而单纯促性腺激素促排卵周期则酌情加用 hCG,以控制排卵时间。由于氯米芬抗雌激素的作用会引起部分患者子宫内膜发育不良和宫颈黏液稠厚,须酌情补充戊酸雌二醇 1～2 mg/d,至 IUI 术后 14 天验尿确认妊娠日为止。

(2) 氯米芬加尿促性素方案:氯米芬方案,于月经第五天开始,50 mg/d 口服,连续 5 天。于服药第六天应用尿促性素 75 IU/d,肌肉注射,连用 3 天后超声监测卵泡发育情况。一般在主导卵泡直径≥18 mm 时,肌肉注射 hCG2 000～6 000 IU 或皮下注射艾泽 250 μg,24～48 h 后行 IUI。

(3) 尿促性素方案:于月经第五天开始,尿促性素 75 IU/d,肌内注射连用 4 天,观察卵泡发育情况,酌情可再继续使用或加量至 150 IU/d。促排卵过程中须超声监测卵泡直径,适时注射 hCG。一般在主导卵泡直径≥18 mm 时肌内注射 hCG2 000～6 000 IU 或重组人绒促性素(艾泽)250 μg 皮下注射。如果发现卵泡多,为预防 OHSS 可以使用促性腺激素释放激素激动剂(GnRH-a)来激发内源性 LH 峰而促使排卵,曲普瑞林(达必佳)0.1 mg 皮下注射,代替 hCG 诱发卵泡最后成熟和排卵,既可达到排卵目的,又能避免 hCG 诱发 OHSS 的作用。必要时采用抽取卵泡液取卵子行体外受精与胚胎移植预防 OHSS。

2. PCOS 与体外受精与胚胎移植促排卵方案

(1) 长方案:PCOS 患者行体外受精与胚胎移植(invitrofertilization embryo transfer, IVF-ET)控制超促排卵中首选炔雌醇环丙孕酮(达英-35)加 GnRH-a 双降调方案。于月经第三天开始,睡前半小时服用炔雌醇环丙孕酮(达英-35)1 片/d,余下 4 片时应用曲普瑞林(达菲林)1.25 mg,一次肌内注射。用药后第十四天,大约来月经第三至第八天开始应用重组人促卵泡激素(果纳芬)150 IU/d,或尿促卵泡素(丽申宝)150 IU/d,促排卵 5 天,来监测卵泡发育,于用药第六至第八天应用重组人促卵泡激素(果纳芬)75 IU/d 加尿促性素 75 IU/d,共 3 天,监测卵泡发育与激素水平,调整用药量,当 1~2 枚优势卵泡直径≥18 mm,内膜厚度≥8 mm,皮下注射重组人绒促性素(艾泽)200~250 μg,36 h 后取卵,4~6 h 后行体外受精与胚胎培养,72 h 后选择优质胚胎进行 B 超监测下胚胎移植,移植后应用黄体酮 60 mg/d,或口服地屈孕酮 10 mg/次,每日 2 次,加阴道黄体酮凝胶(雪诺同)90 mg/次;每日 1 次,进行黄体支持。剩余可用胚胎进行冷冻保存。两周后随访血 β-hCG,如为血 β-hCG 升高,孕 5 周进行 B 超检查,可见子宫内胎心搏动,确认临床妊娠。如果患者出现 OHSS,新鲜周期预防 OHSS 取消移植,胚胎全部冻存,等待一个月后冻融胚胎移植。

(2) 氯米芬加尿促性素加拮抗剂方案:氯米芬加尿促性素方案促排卵预防 PCOS 患者 OHSS。氯米芬通过竞争雌激素受体抑制雌激素对下丘脑的负反馈作用,使 FSH 升高,促进少数卵泡发育,首先筛选优势卵泡,避免 PCOS 患者早期应用 Gn 募集大量卵泡发育,从促排卵开始就减少了 PCOS 过多卵泡发育的风险,低雌激素水平和低 OHSS 发生率适合年轻 PCOS 患者 IVF/ICSI 促排卵。

于月经第三天,经阴道超声波检查排除卵巢囊肿后,氯米芬 100 mg/d,晚上睡前口服,连用 5 天,于月经第八、第九天注射 hMG150 IU,于月经第十天后监测卵泡和子宫内膜,当有一枚优势卵泡≥14 mm 和(或)有三枚优势卵泡≥13 mm,血清 LH≥10 U/L,E_2≥1 000 pg/ml 时,可以加西曲瑞克(思则凯)0.125 mg/d,24 h 重复注射,同时注射 hMG150 IU,至 hCG 注射日。当 1~2 枚优势卵泡直径≥18 mm,内膜厚度≥8 mm 时,皮下注射重组人绒促性素(艾泽)200~250 μg,36 h 后取卵后同上处理。

(3) 促卵泡素加拮抗剂促排卵方案:于月经第三天,重组人促卵泡激素注射液(果纳芬)或尿促卵泡素(丽申宝)150 IU,皮下注射,于用药第六天后监测卵泡和子宫内膜,当有一枚优势卵泡≥14 mm 和(或)有三枚优势卵泡≥13 mm,血清 LH≥10 U/L,E_2≥1 000 pg/ml 时,可以加西曲瑞克(思则凯)0.125 mg/d,24 h 重复注射,同时注射重组人促卵泡激素(果纳芬)或尿促卵泡素(丽申宝)150 IU,至 hCG 注射日。当 1~2 枚优势卵泡直径≥18 mm,内膜厚度≥8 mm 时,皮下注射重组人绒促性素 200~250 μg,36 h 后取卵后同上处理。

（四）手术治疗

1. 双卵巢楔形切除术　约 100 年前就开始了对 PCOS 患者实施双卵巢楔形切除的手术治疗,直到 20 世纪 60 年代,由于氯米芬的应用,手术治疗的重要性才逐步下降。目前极少患者实施手术治疗。

PCOS 患者实施卵巢楔形切除后,血中雄激素有明显下降,卵泡生长并排卵。产生治疗效果的机理还不十分清楚,可能与切除了产生雄激素的部分组织有关,或与卵泡产生的抑制素减少有关。

手术治疗有恢复排卵的可能,但也有产生盆腔粘连、形成不孕的可能。如切除卵巢组织多,甚至有发生卵巢早衰的可能。伴随着现代生殖医学的研究,辅助生殖技术的进展,如促排卵、取卵、胚胎移植等技术提高,因而不建议患者实施该项手术治疗。

2. 腹腔镜治疗　腹腔镜下对 PCOS 卵巢的卵泡穿刺、电凝或激光灼烧打孔尚有一定的疗效。其效果与卵巢楔形切除相似。但患者应能承受手术麻醉、手术中痛苦及术后粘连的危险,甚至有报道发生卵巢早衰。因而,在患者没有其他腹腔镜手术指征,如输卵管粘连积水时,不建议行腹腔镜手术。IVF 经阴超声卵泡穿刺取卵优于腹腔镜下对 PCOS 卵巢的打孔。有患者在实施 IVF－ET 周期中未受孕,但术后曾有自然受孕的。

九、远期并发症的预防

患者体内异常的内分泌环境,如胰岛素抵抗和高胰岛素、高雄激素血症等可造成多器官系统不良影响,长期使 2 型糖尿病、子宫内膜癌、心血管疾病、高血压等疾病发生危险性增高,这些远期并发症威胁着患者的生命,因此应做好早期预防。

（一）子宫内膜癌的防治

多囊卵巢综合征的患者因长期无排卵,子宫内膜单纯受雌激素刺激,有文献报道,其子宫内膜癌的发生率是正常人群的 10 倍,而且发病的时间也早。因此,早期干预可改善预后。

对月经稀发和闭经的患者,建议用药,如口服避孕药、促排卵药等,至少每 3 个月有一次子宫内膜脱落。如果患者不愿用药,应重视定期 B 超检查,子宫内膜的厚度可以提示患子宫内膜癌的危险性。建议每 6～12 个月 B 超监测子宫内膜的厚度和形态,当子宫内膜厚度超过 10 mm 时,用药使其脱落,如无内膜脱落,行子宫内膜活检。当患者年龄大于 35 岁或月经持续达 10 天以上及淋漓出血患者,也应积极进行诊断性刮宫,以排除子宫内膜增生病变。

对已有子宫内膜增生的 PCOS 患者,在用促排卵治疗或用大剂量孕酮治疗的同时,应积极给予降胰岛素治疗,以改善子宫内膜局部微环境,提高药物疗效及避免复发。

对子宫内膜癌的患者,应根据患者的年龄、有无生育要求、内膜癌的分级等采取治疗措施。年轻、肿瘤分化好的可先给予保守治疗,20 世纪 70 年代曾有一篇文献报道,给予诊刮加卵巢楔形切除,目前多用药物治疗,即大剂量孕酮,如己酸孕酮、妇康片、醋酸甲羟孕酮;GnRH－a 抑制疗法等。有生育要求的先给予药物治疗使子宫内膜转化为正常,再促排卵治疗。如果效果不好或肿瘤恶化,应采取子宫全切。

（二）2 型糖尿病发病的预防

PCOS 妇女 2 型糖尿病发病的危险性增加,为对照组的 7 倍,且发病年龄也提早,一般 30～40 岁,而普通人群为 60～70 岁。因此,早期预防有利于防止并发症的发生。

对 PCOS 患者应做糖耐量试验,间隔 5 年重复一次。Ehrmann 更提倡 PCOS 患者每年应做一次糖耐量实验。PCOS 患者的父母也应做糖耐量试验。如父母有糖尿病,患者同胞应做糖耐量试验。对于妊娠患者,孕早期应做糖耐量试验;26～28 周重复一次。糖耐量试验即口服葡萄糖 75 g,分别在服糖前 0 min、服糖后 1 h 和服糖后 2 h 抽取外周静脉血检测血糖水平。结果判定标准可参考 WHO 的标准,空腹血糖<6.1 mmol/L 和 2 h 血糖<7.8 mmol/L 为空腹血糖正常;空腹血糖≥6.1 mmol/L,但<7.0 mmol/L 和 2 h 血糖<7.8 mmol/L 为空腹血糖异常;空腹血糖≥6.1 mmol/L,但<7.0 mmol/L 和 2 h 血糖≥7.8 mmol/L,但<11.1 mmol/L 为糖耐量减低;空腹血糖≥7.0 mmol/L 或 2 h 血糖≥11.1 mmol/L 为糖尿病。

在糖耐量监测中,应重视糖耐量减低的患者。因为糖耐量减低是发展为 2 型糖尿病的危险因子。

理想的治疗方法目前还没有,针对高危因素可做相应的防治。

改变生活方式:锻炼、停止吸烟,注意饮食结构调整,合理的营养饮食。积极控制体重,在 2 型糖尿病饮食专家或社会上减肥工作者指导下减肥,简单告知"减轻体重"或"少吃"效果不明显。体重减轻可以改善体内内分泌环境,如胰岛素抵抗减轻,使外周组织对胰岛素的敏感性增加,糖耐量趋于正常。

药物治疗:双胍类降糖药美迪康较为常用,用于 PCOS 高胰岛素血症的治疗,改善 PCOS 患者胰岛素敏感性,降低胰岛素浓度,促进排卵,改善高雄激素血症,调节月经周期,降低糖尿病和心血管疾病的发生。

（三）心血管疾病的预防

越来越多的研究发现 PCOS 妇女患心血管疾病的危险性明显增高,心血管疾病是 PCOS 妇女需要防治的一个重要并发症。

心血管疾病是导致 PCOS 妇女死亡的重要影响因素。Pierpoint 等随访了 1029 例在 1930 年到 1978 年间被诊断为 PCOS 的患者,770 例曾做过卵巢楔形切除,患者诊断 PCOS 时的平均年龄为 26.4 岁,随访周期平均为 30 年,其中 59 例患者死亡,死于循环系统疾病的有 15 例 (13 例死于缺血性心脏病),死于糖尿病的 6 例。早期预防有利于降低心血管疾病的发生。

PCOS 妇女患心血管疾病的高危因素多,应积极监测和改善体内的这些不利因素。如血脂的检测,患者空腹血脂 2～3 年检查一次。对于高脂血症的患者,积极采取治疗措施,如改变生活方式,如低脂饮食、运动锻炼、戒烟等可使血清 TC 和 LDL 分别下降 24.3% 和 37.4%。当 PCOS 患者 TC>5.72 mmol/L, LDL>3.64 mmol/L 时须用药物治疗。可选择洛伐他汀、非诺贝特、烟酸等药物。研究发现二甲双胍也用于改善 PCOS 异常的脂代谢。降低体重对减少高危因素、预防远期并发症也很有意义。体重减轻可使 PCOS 患者 LDL 降低,HDL 增高,改善血脂代谢。PCOS 的心血管并发症并不是一个危险因素作用所致的,PCOS 体内多种高危因素的存在,它们相互影响,产生不良的恶性循环,可能共同聚合影响疾病的发生发展,因此在防治上应注意综合性治疗。

总之,PCOS 患者这些远期并发症威胁着患者的生命,因此要重视长期随访的问题。

(杨 艳)

第四节 催乳激素分泌异常

催乳激素(prolactin, PRL)分泌异常是一种十分常见的生殖内分泌障碍性疾病。各种原因造成外周血中催乳激素异常增高,大于 25 μg/L 应认为是高催乳激素血症。PRL 分泌异常的主要原因是垂体和下丘脑功能异常。在不排卵的患者中,有 15%~23% 的患者有高 PRL 血症,其中近半数高 PRL 血症患者为垂体微腺瘤。在继发闭经患者中,大约 10%~15% 的患者有高 PRL 血症。在性欲低下或性无能的成年男性中,约 1% 的人血 PRL 增高。

一、PRL 分泌异常研究进展

临床对泌乳异常的描述最早可追溯到 1855 年,Chiari 描述了一组产后泌乳、闭经和子宫萎缩的患者。1928 年,低等脊椎动物垂体前叶中分离出促泌乳的成分,并发现它具有广泛的生理活性,能调节多方面的生理功能。1953 年 Argonz 报道了同样的综合征,但与妊娠无关。Forbes 等人于 1954 年报道了一组垂体肿瘤患者,具有泌乳、闭经和低 FSH,并推测人类存在促泌乳的生物活性物质。Everett 于 1954 年进一步发现,切断下丘脑与垂体间的联系后,垂体前叶的这种提取物的活性明显增加。1963 年 Meites 发现下丘脑产生抑制垂体前叶提取物活性的物质,这就是 PRL 抑制因子(prolactin-inhibiting factor, PIF)。此后许多学者对 PIF 进行了研究,MacLeod 于 1969 年证实,多巴胺具有抑制垂体释放 PRL 的活性。现在认为,多巴胺就是 PIF 之一。终于在 1970 年将这种物质分离出来,并在 1971 年进行了放射免疫测定。这些研究为后期深入的神经内分泌研究奠定了重要的基础,并导致了长效多巴胺制剂的临床应用。

二、PRL 的化学结构与分泌动态

PRL 是由垂体前叶分泌的 198 个氨基酸残基组成的蛋白类激素。人类 PRL 的结构具有多态性的特点。有些人血中 PRL 水平较高,无泌乳现象;而另一些人 PRL 只是略有增高,却泌乳现象严重。现在发现,PRL 的分子有四种不同的形态,产生的原因是糖基化或多分子聚合,其分子量和生物学功能都存在一定的差异。PRL 的分子形态有:① PRL 是单一肽链结构,其中有三个二硫键,分子量为 23 000,它是生理活性的主要形式;② PRL 糖基化后,分子量为 25 000,但免疫活性和生物活性分别只有未糖基化形式的 32% 和 50%;③ 大分子 PRL 的分子量约为 50 000,生物活性明显下降;④ 巨分子 PRL 分子量 100 000,生物活性低下。

由于 PRL 的多态性和波动,在测量结果时,部分正常人血 PRL 的值偏离正常范围,分布出现偏态。在临床判断病情时,下结论要相当谨慎。如果对这种非正常曲线的分布不加以校正,大约 5%~8% 的妇女出现高催乳激素血症。这显然与事实不符,出现了误诊。目前对于 PRL 正常值的上限没有一致的意见,一般为 25 $\mu g/ml$。对同一份标本不同的实验室、不同的实验方法测定的结果可能不一样。约 2.5% 的正常妇女被误诊为高催乳激素血症。即使患者有一定的症状,如闭经和不孕,轻度的高催乳激素血症也许是巧合,无须处理。高催乳激素血症只是一个生化检查结果,与其他所有的医疗一样,关键在于治疗患者,而不是化验结果。

不同的生理状态下血中的 PRL 是不同的(图 2-9)。最早从胚胎的第十二周开始从血液中可以测到 PRL。25 周时开始明显升高,直到足月。在出生后两个月时降到青春期前的水平。在青春期,PRL 随雌激素的升高而升高,因此,女性的 PRL 较男性高。在月经周期中,PRL 排卵前浓度最高。在妊娠中,血 PRL 从妊娠第一个月开始升高直到足月,其增高的过程同雌激素的增高和垂体催乳激素细胞的增生伴行。产后不哺乳的妇女 PRL 在三周内降到基础水平,而哺乳妇女需要三个月到一年的时间。垂体催乳激素细胞增生在产后几个月内恢复。

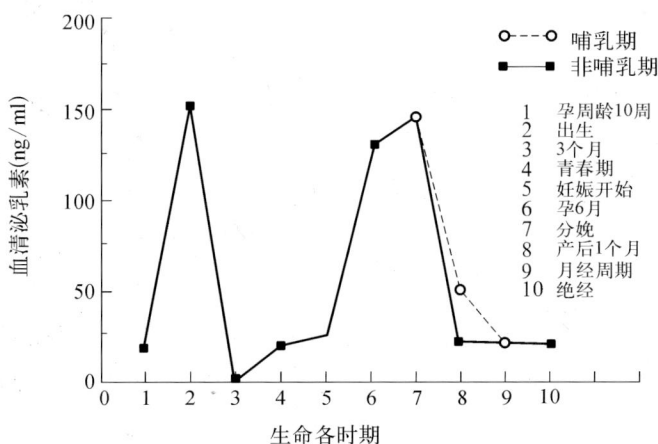

图 2-9 血清各时期 PRL 的状态

三、PRL 的生理作用与分泌调节

(一)生理作用

PRL 在人类其主要作用是促进泌乳。PRL 与雌激素、孕激素、胰岛素、甲状腺素和可的松一起协同作用,共同促进乳房的发育。其中,PRL 主要促进乳腺小泡的发育,胎盘催乳激素加强这一作用。PRL 催乳的作用受到雌激素的拮抗,产后胎盘娩出后,雌激素下降,在 PRL 的作用下开始泌乳。PRL 促进乳腺分泌酪蛋白、乳白蛋白、脂肪、乳糖,增加乳量的分泌。

(二) PRL 分泌调节

PRL 由垂体前叶催乳激素细胞分泌产生。催乳激素细胞约占垂体前叶细胞的 20%。垂体前叶的催乳激素细胞是分泌 PRL 的细胞,主要分布于前叶的两侧,与促性腺细胞和其他细胞混合排列。从功能上,催乳激素细胞有多种类型,有些分泌 PRL 的功能强,对多巴胺抑制作用更为敏感,有些对雌激素的反应较差,有些同时分泌生长激素和 PRL。PRL 基因位于第 6 号染色体,PRL 基因转录合成 mRNA 后,在粗面内质网合成大分子的 PRL 前体,然后断裂为 PRL 并储存于颗粒内。PRL 在细胞内有两种储备,即储存池和合成池。当细胞受到释放信息后,细胞膜 Ca^{2+} 通道开放,Ca^{2+} 内流并与二酰基甘油酯结合,激发细胞的胞吐作用将颗粒内的 PRL 释放。PRL 的分泌为阵发性的释放。睡眠和进食后分泌增加,在午夜 1~3 时最高。睡眠醒后,增加的 PRL 不会立即消失,所以在上午 8 时的浓度高出白天其他时间 20%。每日阵发性的释放使得血中的水平在一定范围内波动。测定 PRL 时,用三次不同时间的结果判断较为可靠。

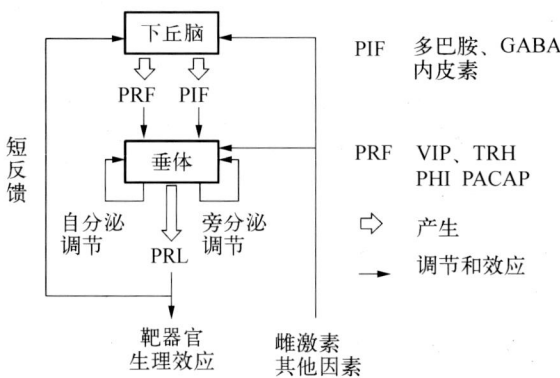

图 2-10 PRL 分泌调节过程

PRL 的分泌调节主要是通过下丘脑对垂体保持着紧张性抑制而起作用的。PRL 的分泌受到下丘脑的调节和多方面的影响,过程复杂。主要有两类调节,即内分泌调节和旁分泌/自分泌调节。参与的调节介质包括单胺神经介质、多肽、载体激素。其调节过程见图 2-10。

1. **抑制催乳激素分泌的因素** 催乳激素抑制因子(prolactin-inhibiting factor, PIF)是调节 PRL 分泌最主要的调节途径。PIF 主要包括多巴胺、γ-氨基丁酸(GABA)和内皮素,其中多巴胺是 PIF 的主要成分。尽管 GABA 有较强的 PRL 抑制作用,由于生理状态下垂体门脉系统不存在 GABA,GABA 抑制 PRL 分泌的浓度高于生理剂量,其生理状态下的 PIF 功能还没有被大家所公认。内皮素有抑制 PRL 分泌的作用,可能是通过旁分泌机制。

过高的 PRL 可使下丘脑中央突的多巴胺增加,进而使自身的分泌下降,形成短负反馈。

2. **促进催乳激素分泌的因素**

(1) 催乳激素释放因子(prolactin-releasing factor, PRF):许多反应如缺氧锻炼、性交、进食、麻醉、疼痛、低血糖、手术、乳头刺激等都有刺激 PRL 分泌的作用,引起一过性的 PRL 增高。这些不能通过多巴胺机制加以解释,说明 PRF 的存在。目前没有发现独立的 PRF 化合物,而其他的许多生理活性物质具有促进 PRL 分泌的作用。目前发现有 PRF 活性的化合物有促甲状腺素释放激素(thyrotropin-releasing hormone, TRH)、血管活性的肠多肽

(vasoactive intestinal peptide，VIP)、血管紧张素 II、组胺酸异亮胺酸肽(peptide histideine-isoleucine，PHI)、垂体腺苷酸环化酶激活多肽(pituitary adenylate cyclase-activating polypeptide，PACAP)、GnRH 和一些其他的小分子生物活性物质(如乙酰胆碱、5-羟色胺、组织胺)。TRH 和 VIP 是研究最多的 TRF，它们都参与垂体的门脉循环。然而，吸吮反射并不通过 TRH 途径。垂体促黑色素细胞分泌的一种短肽可能与吸吮反射有关。

（2）雌激素：雌激素促进 PRL 的分泌。雌激素直接刺激 PRL 的分泌，抑制下丘脑多巴胺的释放，提高催乳激素细胞对各种促进和抑制 PRL 分泌物质的敏感性。

3. 自分泌和旁分泌的调节　旁分泌对 PRL 分泌的影响可能与临近的促性腺激素细胞的作用有关。在 GnRH 的刺激下，促性腺激素细胞产生血管素，促进 PRL 的分泌。Folliculostellate 细胞通过旁分泌，有 PIF 的作用。VIP 既是调节 PRL 的内分泌因素，也是自分泌因素，催乳激素细胞自身也产生这种物质，发挥自分泌调节作用。

四、高催乳激素血症对生殖内分泌的影响

高催乳激素血症是一个生化检验结果，而不是临床诊断。无论是男性还是女性，成人还是儿童，非妊娠、非哺乳状态下血中 PRL 持续增高，就称为高催乳激素血症(hyperprolactinemia)。缺氧锻炼、性交、进食、麻醉、疼痛、低血糖、手术、乳头刺激等可以使 PRL 一过性增高，并非异常。但非妊娠和非哺乳状态下，慢性持续的高催乳激素血症，即认为是病理状态。常见的产生高催乳激素血症的原因见表 2-4。

表 2-4　慢性高催乳激素血症的常见原因

蝶鞍上疾病
　侵犯：类肉瘤病，组织细胞增多病，结核
　肿物：颅咽管瘤，神经胶质瘤，胚组织瘤，错构瘤，转移性疾病，脓肿，动脉瘤
　柄切除
　颅放射治疗后
　颞叶癫痫
垂体疾病
　催乳激素瘤：微腺瘤，大腺瘤
　混合腺瘤
　蝶鞍内肿物(假性催乳激素瘤)
　淋巴细胞垂体炎
　催乳激素细胞增生
　空蝶鞍综合征
　特发性高催乳激素血症
内分泌疾病
　原发性甲状腺功能低下
　多囊卵巢综合征
　库欣病
系统性疾病
　慢性肾功能衰竭
　肝硬化，肝性脑病
　异位分泌：良性和恶性的肿瘤

神经原性(胸部)
　　烧伤,瘢痕,带状疱疹,胸部手术,乳头刺激,食道炎
药物性
　　神经抑制药:吩噻嗪,丁酰苯,三环类抗抑郁药
　　抗高血压药:α-甲基多巴,利血平,钙通道阻滞剂
　　胃肠道多巴胺拮抗剂:甲氧氯普胺(灭吐灵)
　　精神麻醉药品
　　大剂量雌激素
巨催乳激素分子血症

　　高催乳激素血症对卵泡的生长、排卵和黄体功能都产生一定的影响。这种不利影响是通过 PRL 对下丘脑的短反馈形成的。高 PRL 通过下丘脑的两个机制产生卵巢功能紊乱,

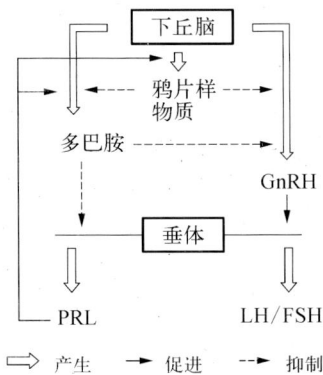

图 2-11　下丘脑鸦片样物质对 PRL 分泌调节

一是使下丘脑中央突的多巴胺增高,抑制 GnRH/LH 的分泌,从而影响到 GnRH-GnH-卵泡/黄体系统。另一个途径是促进中央突部位的鸦片样物质的释放。鸦片样物质抑制 GnRH 的分泌和多巴胺的形成(见图 2-11)。在高催乳激素血症的影响下,下丘脑对雌激素的正反馈作用消失,对氯米芬的反应减弱或消失。如果只在卵泡早期发生高催乳激素血症,整个卵巢周期将受到影响。如果只是在黄体期发生,即使是有正常的卵泡生长和排卵,有可能出现黄体功能障碍。目前,没有发现高催乳激素血症在垂体水平或卵巢水平对生殖内分泌产生不良的影响,应用 GnRH(生理剂量)可以诱发卵泡生长、排卵和正常的黄体功能。

　　高催乳激素血症和生殖功能障碍同时并发是基于以下生理学特征:① 垂体催乳激素细胞:具有自身分泌 PRL 的能力,正常 PRL 的维持是通过下丘脑分泌的 PIF 持续、紧张性的抑制 PRL 的分泌而实现的;② 垂体促性腺激素细胞:自身不具备分泌 GnH 的能力,正常的 GnH 的分泌必须依赖于下丘脑分泌的 GnRH 持续、紧张性的刺激作用实现的;③ 下丘脑的一些神经递质:对 GnH 分泌和 PRL 的分泌效应正好相反(通过 GnRH,PIF 和 PRF)。表 2-5是单胺神经递质对 PRF、PIF 和 GnRH 的影响。

表 2-5　单胺神经递质对 PRF、PIF 和 GnRH 的影响

激素　　　　神经递质	PRF	PIF	GnRH
去甲肾上腺素	↓	↑ ↓	↑
多巴胺	↓	↑	↓(—)
5-羟色胺	↑	↑	↓
	↑	↑	↓

注:① ↑分泌增加,↓分泌减少,(—)分泌不明
　　② 以腺体分泌的相应激素衡量指标。

五、高催乳激素血症的临床表现

（一）泌乳

PRL增高使乳腺的腺细胞分泌亢进,在非妊娠期非哺乳期出现泌乳现象,或中断哺乳数月后仍然有泌乳。分泌的乳汁可以是无色、黄色或白色的。液体可以是稀薄的,或似初乳样稠厚。多数情况下分泌量不多,轻者只是在挤压下有分泌物流出,重者可自行流出。

虽然泌乳与血PRL水平增高有密切的关系,但没有迹象表明泌乳的量与PRL水平增高的程度有关,这是因为泌乳还与低雌激素的水平和其持续的时间有关。月经正常的妇女中,约5%~10%有泌乳现象,但其中90%的妇女PRL并无异常。经深入检查未发现其他原因的,称为特发性泌乳,约占泌乳妇女的2/3。泌乳伴有闭经者约占垂体肿瘤的75%,但是在青春期前、原发性闭经和男性患者一般不泌乳,乳腺泌乳前,必须经过一定程度的发育。

泌乳可以是单侧或双侧,持续或间断,自然或检查挤压时出现,其临床意义是相同的。许多乳房的分泌液不是乳汁,不能称为泌乳,因为乳房为特化的汗腺,它会持续不断地由腺泡分泌乳汁。PRL分泌异常的主要原因腺管分泌出一些液体。确定是否是乳汁,可以将分泌液直接于显微镜下检查脂肪颗粒或用苏丹IV染色后检查脂肪颗粒。

出现泌乳时诊断应当相当谨慎,要询问用药情况,检查胸部,测定血TSH和PRL。如果高催乳激素血症、月经失调和不孕同时出现,泌乳征象具有重要的临床意义。虽然有泌乳,但是月经正常,PRL不高,可能是乳腺对PRL的敏感性增加,不需临床处理。如果泌乳产生生活上的不便,可以应用溴隐亭治疗3周。

（二）月经失调与闭经

由于高催乳激素血症影响到下丘脑GnRH的功能,或导致高催乳激素血症的因素也常常影响到下丘脑GnRH的功能,患者出现月经紊乱,可表现为黄体功能不健而月经周期缩短,或者是不排卵,月经周期紊乱(多为周期延长,月经量减少),或者是闭经。当患者出现泌乳伴有闭经时,称为闭经溢乳综合征。

高催乳激素血症所致的生殖内分泌功能失调在辅助检查中,可能有以下表现。

1. **基础体温**　可表现黄体期过短或卵泡期过长,或基础体温单相。

2. **生殖内分泌测定**　雌激素水平正常或偏低,如存在周期性的阴道出血,月经前一周的血孕酮低下,如有排卵,也可以正常;有时伴有LH和FSH低下或LH/FSH的比值异常。

3. **卵泡监测**　在B超及各种内分泌手段监测卵泡生长或排卵时,可表现为不排卵或排卵后黄体期过短。

4. **子宫内膜病理**　有一定月经周期的妇女,月经前一周以内的子宫内膜病理可为增生期子宫内膜或子宫内膜分泌反应不良。

（三）不孕

不孕是高催乳激素血症的常见表现。多为继发性不孕。主要原因是不排卵或黄体功能不健全。

（四）血 PRL 增高

泌乳，无原因的月经改变，性欲下降，或出现蝶鞍或蝶鞍以上部位的肿物或浸润征象时，应当检查 PRL。PRL 超过 70 ng/ml 时，常伴有闭经。超过 200 ng/ml 者，不管是否伴有闭经，除了少数药物、蝶鞍上病变外，几乎都是由催乳激素瘤产生。

检查 PRL 时，需考虑它脉冲式释放和食物(特别是蛋白质)增加其分泌的特性。每次检查应在早上 9 时左右进行，采血当日晨应禁食，禁性交。每次检查应在 3 小时内取血 3 次，标本等量混合后进行测定。

（五）原发疾病的表现

根据产生高催乳激素血症的病因不同，可有相应的表现，如垂体或颅内肿瘤，到肿瘤长大产生压迫时，可有头痛，头胀，视力模糊或视野缺失。伴有 PCOS 时可有肥胖、多毛、痤疮等。

六、不孕症中产生催乳激素异常的疾病

PRL 分泌异常是临床十分常见的一种状态，除个别情况下，如 Sheehan's 综合征、假性甲状旁腺功能低下、垂体破坏等疾病为 PRL 的分泌低下，临床上主要是高催乳激素血症。

（一）催乳激素瘤

垂体细胞类型多，肿瘤类型也多，以具有分泌功能的催乳激素瘤最为常见。表 2-6 为不同垂体细胞来源的肿瘤。假催乳激素瘤(生长激素腺瘤、促肾上腺皮质激素腺瘤、促甲状腺素瘤、促性腺激素瘤、无功能性瘤等垂体肿瘤)除了具有相关激素异常分泌产生的症状外(肢端肥大症或巨人症、Cushing 病、甲亢、卵泡过度增生和卵巢黄素囊肿等)，由于肿瘤压迫垂体，使 PIF 对催乳激素细胞的抑制减弱，也可以表现为高催乳激素血症，但 PRL 增高不如其他激素异常的表现突出。

表 2-6　各类型的垂体腺瘤

细胞类型	细胞颗粒染色	分泌激素	肿瘤名称	主要临床表现
GH 细胞	嗜酸，嫌色	GH	生长激素腺瘤	巨人症，肢端肥大症
PRL 细胞	嗜酸，嫌色	PRL	催乳激素瘤	月经失调，闭经，不孕
TSH 细胞	嗜酸，嫌色	TSH	促甲状腺素瘤	甲亢
ACTH 细胞	嗜碱	ACTH	促肾上腺皮质激素腺瘤	Cushing 病
FSH 细胞	嫌色	FSH	卵泡雌激素瘤	月经失调，不孕
LH 细胞	嫌色	LH	黄体生成素瘤	月经失调，多毛，不孕
混合细胞	混合	多种	混合瘤	综合症状
无功能细胞	嫌色	无	无功能细胞瘤	严重时垂体前叶功能低下

催乳激素瘤的原因不明，一般认为一种肿瘤其细胞来自单个细胞克隆。推测催乳激素瘤发病可能与以下因素有关：① 雌激素刺激；② 下丘脑功能障碍，PIF 不足，对催乳激素细胞的抑制减弱，催乳激素细胞增生瘤变；③ 循环系统异常，垂体接受门脉以外的血液供应，不受 PIF 的抑制，催乳激素细胞增生瘤变。

催乳激素瘤的临床表现(见表2-7)与高催乳激素血症、垂体的直接压迫有关。

表 2-7 高催乳激素血症的表现

分 类	血清 PRL*	CT 或 MRI 检查	症状/体征
特发性高催乳激素血症	<5	正常	月经失调,泌乳
催乳激素微腺瘤	2~10	肿物 3~10 mm	月经失调,泌乳
催乳激素大腺瘤	>10	肿物>10 mm	月经失调,泌乳,外周视野丧失,头痛
假催乳激素瘤	<5	肿物>10 mm	月经失调,泌乳,外周视野丧失,头痛
侵犯性催乳激素瘤	>10	肿物>20 mm	头痛,视野丧失,复视,垂体功能低下
巨催乳激素血症	2~10	正常	无

注 * 以 PRL 的正常值为 1。

高催乳激素血症应十分注意催乳激素瘤。当 PRL 超过正常指标但小于 50 ng/ml 时,应重复两次检查或垂体兴奋试验。如果大于 50 ng/ml,则须检查甲状腺功能。如甲状腺素功能正常,应行计算机体层摄影(computed tomography,CT)或磁共振成像(magnetic resonance imaging,MRI)检查。高催乳激素血症及垂体肿瘤的检查程序见图 2-12。

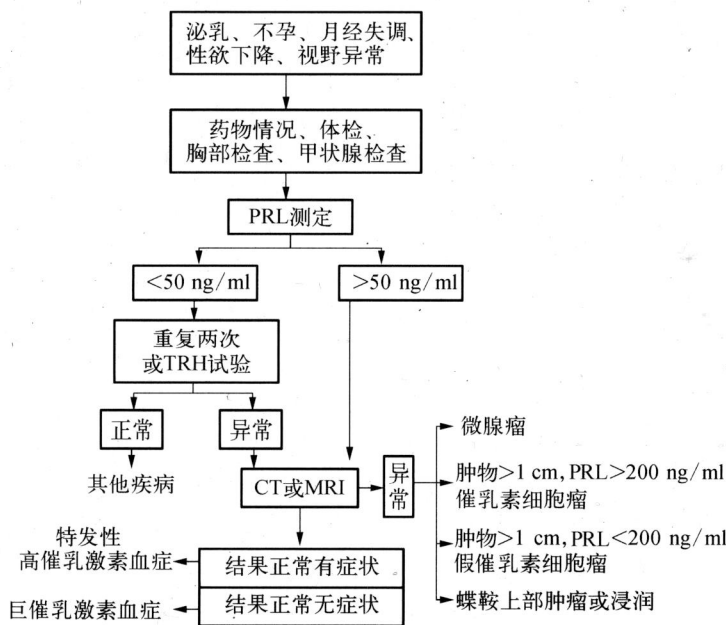

图 2-12 高催乳激素血症及垂体肿瘤的检测程序

附:垂体兴奋试验

促甲状腺素释放激素垂体兴奋试验程序如下。

应用促甲状腺素释放激素(thyrotropin releasing hormone,TRH)前,采血测定 PRL 的基础值。静脉注射促甲状腺素释放激素(TRH)500 μg,用药 30 min 和 60 min 后再测血 TSH 和 PRL。正常状态下,应用 TRH 后,TSH 增高 2~4 倍,PRL 增高 4 倍。如果为催乳激素瘤,TRH 的 PRL 的释放效应低于正常。本实验适用于 PRL 轻度增高(在 50 ng/ml 以内)的患者。当 TRH 试验低于正常时,应当进一步检查。

（二）下丘脑功能障碍和特发性高催乳激素血症

下丘脑受到不良的刺激和功能紊乱,神经递质平衡失调,可导致 PIF 和 GnRH 减少,泌乳、月经失调和不孕。还有一些高催乳激素血症患者伴有泌乳、月经失调和不孕,但经过系统检查仍然不能发现产生高催乳激素血症的病因,称为特发性高催乳激素血症。这些患者在降低 PRL 后,即可恢复月经和生育。

（三）空蝶鞍综合征

空蝶鞍综合征(empty sella syndrome)是指蛛网膜下腔疝入垂体窝,压迫垂体,使之变形、功能障碍、萎缩、蝶鞍扩大引起的一组综合征。以往认为空蝶鞍综合征少见。但在 CT、MRI 和精密的内分泌检查技术广泛应用于临床,诊断精确提高后,空蝶鞍综合征时有发现,应当引起临床的重视。

空蝶鞍综合征的病因不明,尸体解剖标本中,空蝶鞍的发生率约为 $5.5\%\sim23.5\%$。发病原因可能有:① 先天性鞍隔发育缺陷;② 垂体肿大后缩小形成空蝶鞍(如妊娠期垂体肿大);③ 垂体肿瘤术后或手术后形成空蝶鞍;④ 慢性颅内压增高(如肥胖、心衰、高血压、良性颅内高压症等);⑤ 下丘脑-垂体疾病。

本病多见于中年女性,尤其是肥胖、多产妇女易受累。受累患者中只有少数存在内分泌障碍,这是因为垂体的代偿所致。症状主要表现为头痛、高血压、视觉障碍、脑脊液鼻漏和内分泌功能障碍。内分泌功能障碍初期表现高催乳激素血症和垂体功能低下,严重时垂体萎缩,PRL 不升高,或者降低。严密的内分泌测定对诊断有很大的帮助,气脑造影、CT 和 MRI 对诊断有重要的意义。

轻者不须治疗,重者可做手术。如果垂体萎缩导致内分泌功能低下,可行激素替代治疗。需要生育者,可用 Gn 促排卵。

（四）原发性甲状腺功能低下

原发性甲状腺功能低下时,由于甲状腺素分泌减少,下丘脑分泌的 TRH 增加,使 PRL 分泌增加,出现高催乳激素血症。甲状腺功能低下可并发不孕症。其机制可能有:① 甲状腺功能低下直接影响性激素的代谢和卵泡生长,不排卵;② LH 分泌不足;③ 产生高催乳激素血症,影响排卵。甲状腺功能低下者经补充甲状腺素治疗,即可恢复生殖功能。

七、催乳激素分泌异常的不孕症治疗

（一）原发病治疗

1. 垂体肿瘤

(1) 手术治疗:不愿终身服药或肿瘤对药物无反应,或出现压迫症状、垂体卒中者可手术治疗。手术方式首选经蝶窦选择性垂体肿瘤切除术。在催乳激素瘤中,手术后 PRL 即降至正常,月经恢复,可以受孕。手术效果的影响因素有:① 肿瘤的大小:微腺瘤优于巨腺瘤。微腺瘤术后约 $60\%\sim90\%$ 的患者 PRL 和月经恢复正常,而巨腺瘤的成功率为 $0\%\sim$

40%；② PRL 的高低：术前 PRL 高者效果差。在微腺瘤中，PRL 超过 200 $\mu g/ml$，术后恢复正常者为 45%～70%；③ 浸润和粘连：有浸润和粘连者术后恢复正常的机会下降；④ 腺垂体组织是否被破坏：正常的垂体组织和功能结构破坏，可以导致术后垂体功能不能恢复；⑤ 术前的药物治疗：术前多巴胺兴奋剂治疗对手术效果的影响较为复杂。溴隐亭使腺瘤细胞缩小，有利于手术，但是由于细胞萎缩，其周围和血管周围纤维化，使得瘤组织与正常垂体组织的界限不清，又对手术不利。一般认为，微腺瘤术前是否应用多巴胺兴奋剂与手术的预后无关。巨腺瘤术前不超过 6 周的用药，可使肿瘤缩小，有利于手术。超过 10 周的用药，手术趋于困难。

垂体肿瘤手术有一定的并发症。在催乳激素瘤中，术后 7% 的患者出现永久性的尿崩症，8% 的患者垂体功能低下。垂体肿瘤术后有一定的复发率。在催乳激素瘤中，术前的 PRL 越高，术后的复发机会也越高。一般而言，即使是没有发现垂体新的肿物，PRL 增高也预示着复发。综合各类型的腺瘤，术后 5 年内约 50% 的患者复发。复发多考虑残存组织的再生，而非新生肿瘤。复发瘤首选药物控制或放射治疗，约 27% 的复发性高分泌肿瘤需要再次手术才能使激素水平恢复正常。催乳激素瘤术后 6 周测定 PRL 具有重要意义。PRL 正常，月经恢复，泌乳消失，预后良好。但是复发往往随时间延长而增加。

（2）术后放疗：对于 PRL 的改善无帮助，但溴隐亭对 PRL 的恢复则有明显的促进作用。放疗作为首选治疗方法的情况不多，主要用于控制经药物和手术缩小的大肿瘤，使肿瘤的活性进一步控制。肿瘤越小，放疗效果越好。微腺瘤有应用放疗的报道，其实用性和效果还有待于进一步研究证实。未生育的妇女最好在生育后再行放疗。

放疗常用的方法是采用直线加速器，总剂量 45～50 Gy，在 5～6 周内完成。催乳激素瘤放疗后大多数 PRL 会下降，但要降到正常水平一般需要 2～8 年的时间，放疗期间和放疗后一段时间内可以继续应用多巴胺激动剂，待放疗效果出现后再逐步撤药。

放疗约有 70%～80% 的患者产生不同程度的垂体功能减退。放疗结束后，根据垂体功能情况适量补充相应的激素。

（3）药物控制：多巴胺激动剂的应用详见本章高催乳激素血症的控制。这里介绍其他垂体肿瘤的药物控制。① 生长激素抑制剂：用于生长激素腺瘤、促甲状腺素瘤、促性腺激素瘤治疗。常用的有奥曲肽。它是一种环八肽，具有很强的抑制生长激素分泌的作用。100～700 μg 皮下注射，每 8 h 一次；② 甲状腺素：抑制促甲状腺素释放激素对促甲状腺素瘤的促进作用，有利于其萎缩；③ GnRH-a：用于促性腺激素瘤的治疗。瘤细胞含有 GnRH 受体。用药后受体下降，可使瘤体萎缩；④ 米非司酮：糖皮质激素拮抗剂，5～10 mg/kg 可使促肾上腺皮质激素瘤产生的库欣病好转。

2. 其他疾病　积极治疗甲状腺功能低下、垂体及各种下丘脑疾病、PCOS，改善肝肾功能，停止应用产生高催乳激素血症的药物，对纠正相应原因产生的高催乳激素血症有重要的作用。

（二）降低血催乳激素

降低 PRL 的药物主要为多巴胺激动剂，常用的药物有溴隐亭（bromocriptine）、卡麦角林(诺果宁)(quinagolide)、培高利特(pergolide)、麦角乙脲(lisuride)、洛克星多(Roxindol)、CQP201-403。其中以溴隐亭最为常用。

溴隐亭1.25~7.5 mg/d,服药时为了减轻副作用,一般从小剂量开始,每3~4天增加剂量一次,达有效剂量。每天剂量超过7.5 mg无效者,再增加剂量效果也不理想。当PRL下降到正常水平后,每周减量1.25~2.5 mg,直到最低有效量,在妊娠前维持PRL于正常的中等水平。如果不良反应严重,可以阴道用药,2.5 mg/d。现在已有长效针剂问世,7.5 mg/月。

溴隐亭可以有效地抑制催乳激素瘤,使瘤体萎缩,PRL下降。在催乳激素瘤的患者中,停止溴隐亭后,超过半数的患者在3~5年内,催乳激素增高并伴有月经失调,另有相当患者虽然月经来潮,但是PRL中度增高,少数人不用药物也可以保持稳定状态。对于催乳激素瘤的患者,可每2年停药2个月,如果PRL增高,可以再开始用药。

不管是何种原因产生的高催乳激素血症,溴隐亭都可以作为一种基础治疗。其疗效可靠,没有累积不良作用。对于肿瘤性的高催乳激素血症,每2年停药2个月的周期性的停药是有帮助的,少数患者可在停药状态下保持肿瘤生长停止和PRL正常。

溴隐亭的不良作用:约50%的患者有恶心,5%出现呕吐;20%的人在开始用药的几天会出现不良反应:在服药3 h内有些人感到头晕;服药2~6 h可能出现鼻塞;其他症状包括头痛、乏力、腹痛、便秘、多梦、指(趾)血管痉挛,剂量大时可有口干和幻觉。餐后或睡前用药可以减轻不良反应。

(三) 受孕治疗

治疗原发疾病和降低PRL是受孕治疗的基础,其方法如上所述。高催乳激素血症在治疗前,应进行精液分析、输卵管检查、生殖免疫学检查等。由于子宫输卵管通液术客观性差,可信度低,输卵管检查最好采用子宫输卵管造影检查。

如果垂体-下丘脑功能完整,PRL纠正后多可恢复排卵并受孕。如果PRL恢复正常后仍然无排卵,则可以促排卵治疗。在高催乳激素血症的情况下,由于下丘脑对氯米芬的敏感性下降,效果不佳,但GnRH和Gn的敏感性不变。

不孕症中,高催乳激素血症不是辅助生殖技术的指征。但辅助生殖技术有时伴有高催乳激素血症。由于辅助生殖技术,特别是IVF-ET时,卵泡的生长常用Gn促排卵,卵泡对GnH的敏感性和分泌激素的能力不受PRL的影响,一般高催乳激素血症对受孕的影响不大,只是应特别注意黄体功能的维持。但是高催乳激素血症常提示其他生殖内分泌存在异常状态,在实施辅助生殖技术时,仍然需要纠正高催乳激素血症。

(四) 高催乳激素血症与妊娠

催乳激素瘤患者妊娠的危险一直是临床医生十分关注的问题。以往可能过多强调了妊娠对于肿瘤的风险。蝶鞍正常的高催乳激素血症患者妊娠期间没有发现肿瘤生长的症状,而微腺瘤肿瘤生长并出现症状的机会也少于1%。25%的巨腺瘤患者应用Gn促排卵妊娠后出现肿瘤压迫症状。当同时应用溴隐亭时,可使肿瘤压迫症状下降到5%。

孕前手术或放疗有助于预防肿瘤产生的症状。妊娠前手术或放疗使肿瘤缩小,给妊娠期间肿瘤的增大提供了空间,肿瘤症状的可能性则更小。但手术和放疗容易产生垂体功能低下,孕期只有极少数患者出现肿瘤生长的症状,一般不主张预防性的手术或放射治疗。孕期出现肿瘤症状者,对溴隐亭反应良好。微腺瘤患者妊娠期间可以停用溴隐亭,而巨腺瘤,特别是有蝶鞍上扩展的是否在孕期停用溴隐亭,还有争议,可在严密的临床观察下停用溴隐亭,或是整个孕期都应用溴隐亭。

孕期的垂体肿瘤观察有其特殊之处。在孕期,CT 和 MRI 不能实施,PRL 测定难以判断垂体肿瘤的情况。这些给孕期肿瘤状况的判断带来了一定的困难。孕期的垂体肿瘤生长常十分迅速。有必要进行严密的产科随诊。如病情稳定,不需特殊处理。当出现头痛、视物模糊或复视、外周视野丧失等,提示肿瘤生长,需要进行处理。妊娠足月,胎儿成熟者,可以终止妊娠。如胎儿没有成熟,可以应用溴隐亭,有比较好的疗效。中期妊娠者,可行经蝶骨肿瘤切除。大剂量的地塞米松对缓解肿瘤症状有一定的帮助。应用溴隐亭治疗受孕的微腺瘤患者,分娩后大约有 20% 的患者能恢复自然月经,妊娠没有对垂体产生破坏性作用。

目前没有证据表明催乳激素瘤患者产后哺乳有不良影响。如果愿意,产后可以哺乳。孕期应用溴隐亭出生的孩子发生畸形的机会或今后的学习成绩与一般的孩子比较并没有区别。孕期用药基本是安全的。如果必须,妊娠不是用药的禁忌证。

（黄荷凤）

第五节　促排卵与卵泡期高黄体生成激素

第一节介绍了很多不排卵的原因,如闭经、甲状腺疾病、高催乳激素血症、肾上腺疾病、垂体和卵巢肿瘤、明显的体重降低和大量运动训练、多囊卵巢综合征和肥胖等均与不排卵相关。因此,促排卵治疗前应尽可能地明确无排卵原因,只有针对病因的特异性促排卵治疗才能获得成功。

一、促排卵

促排卵治疗是现代生殖内分泌学的重大进展。包括诱发排卵和超排卵两个范畴。诱发排卵(induced ovulation)指在有排卵障碍的患者中采用药物或手术的方法诱发卵巢的排卵功能。超排卵(superovulation)又称控制性超促排卵(controlled ovarian hyperstimulation, COH),指以药物的手段在可控制的范围内诱发多个优势卵泡的发育和成熟。控制性超促排卵是人类辅助生殖技术必不可少的一部分,这项技术旨在多个卵母细胞成熟,使更多的精子和卵子结合,以增加妊娠机会。用于 IVF - ET 周期中。这种方法干扰了选择单个优势卵泡的生理机制,虽然有时也用于不排卵的妇女,多数因为其他原因不孕而排卵正常的妇女,应用超促排卵方法能够促使大量卵泡发育,很容易发生 OHSS。甚至危及患者生命。因此,成功的促排卵方案是使不排卵妇女只诱发少数卵泡生长并排卵,尽量减少多卵泡生长成熟。应用促排卵药物需要有指征,并在用药时对卵泡的发育进行常规 B 超监测及血液中激素检测。无论是在 IUI 还是 IVF－ET,均应严格控制用药量,避免多胎和 OHSS 的发生。

(一) 常用药物

1. **枸橼酸氯米芬** 是非甾体的弱雌激素活性药物。在体内与雌激素受体结合,竞争雌激素与受体的结合,发挥雌激素拮抗剂的作用,抑制雌激素对于下丘脑的负反馈作用,使 FSH 增高,卵泡生长。具备以下条件者可应用促排卵。① 完整的下丘脑-垂体-卵巢轴反馈体系:在下丘脑-垂体-卵巢轴中,当任何一个环节对于调节信息不发生反应时,促排卵将无效;② FSH 水平偏低且体内有一定的雌激素水平。判断体内雌激素水平最起码的标准是有子宫出血或孕激素撤退性子宫出血。临床常用氯米芬促排卵指导同房,应用氯米芬促排卵加宫腔内人工授精助孕,近年来,也采用氯米芬微刺激促排卵方案进行 IVF－ET。

2. **外源性的 Gn** 主要有以下几种。

(1) 人绝经期促性腺激素(human menopausal gonadotropin, hMG),尿促性素,从绝经妇女的尿液中提取,每支含 LH 和 FSH 各 75 IU。

(2) 卵泡刺激素(follicle stimulating hormone, FSH),尿促卵泡素,商品名为丽申宝,从绝经妇女的尿液中提取纯化生产,每支药含 75 IU FSH 和微量的 LH。

(3) 基因重组促卵泡素(recombinant FSH, rFSH,Gonal－F),商品名为果纳芬,每支含 75 IU FSH。将人类 FSH 的 α 和 β 基因转到田鼠卵巢,并建立细胞系而生产。其特点是药物纯度高,只有 FSH 活性,且活性稳定。是目前 IVF－ET 周期中最常使用的一种促排卵药物。

(4) 人绒毛膜促性腺激素(human chorionic gonadotropin, hCG),由孕妇尿中提取,每支药含 2 000 IU 或 5 000 IU hCG。基因重组 hCG(recombinant, rFSH),商品名为艾泽,每支含 250 μg。利用类似于 FSH 基因重组技术获得的 hCG,目前广泛应用于临床,重组 hCG 与尿液 hCG 两者间的活性和计量相关性研究表明,250 μg 的重组 hCG 相当于尿液 hCG 5 000～6 000 IU 活性,且活性稳定。

(5) 基因重组的 LH(recombinant human LH, rhLH),商品名为乐芮,将人类 LH 的 α 和 β 基因转到田鼠卵巢,并建立细胞系而生产。其特点是药物纯度高,只有 LH 活性,且活性稳定。

3. **芳香化酶抑制剂** 来曲唑是目前广泛应用的第三代芳香化酶抑制剂。来曲唑对颗粒细胞的芳香化酶具有较强的抑制作用,在卵泡早期用药,抑制了卵泡早期雌激素的产生,将有利于血液中保持较高的促性腺素水平,从而有利于卵子的募集、选择和优势化过程,达到促排卵作用。

在与氯米芬的对照研究中,来曲唑促排卵获得的成熟卵泡、子宫内膜厚度和临床妊娠率都明显优于氯米芬。这可能与来曲唑不影响雌激素与受体的结合,不影响生殖道对雌激素的反应,有利于促排卵和治疗过程中对生殖道功能的人工调节。在 PCOS 促排卵中的应用尤其受到关注。现有的资料表明,来曲唑应用于 PCOS 促排卵具有不低于氯米芬的排卵率和妊娠率。

来曲唑是目前治疗氯米芬抵抗和不排卵妇女的可选择药物。是否可以取代氯米芬,尚需要进一步的临床资料证明,因为关于是否有胚胎毒性尚未完全肯定,故来曲唑未能成为除氯米芬外促排卵的第一线药物。

4. 黄体支持用药　IVF - ET 取卵周期黄体支持用药,常用的有黄体酮注射剂,取卵日开始 60 mg/d,连用 17 天,于移植后 12~14 天检测血液中 β - hCG 量,如果怀孕继续应用至 B 超见到胎心。目前更趋向应用黄体酮阴道凝胶(progesterone sustained-release vaginal gel,商品名:雪诺同)90 mg/d,连用 14 天。化验血液中 β - hCG 量,如果怀孕,继续用至 B 超见到胎心搏动,注意用药 14 天后,用干纱布轻轻擦净阴道内药物残渣。或者黄体酮胶丸(安琪坦)100 mg/丸,200 mg/次,每日 2 次,阴道内放置,同时加地屈孕酮(达芙通)10 mg/次,每日 2 次,口服,免黄体酮注射疼痛与不方便。

(二)促排卵方法

1. 氯米芬促排卵　于月经第三至第五天开始,口服氯米芬 50 mg/d,共 5 天。应用氯米芬未受孕,可于月经来潮后第三天,B 超监测无大卵泡时再次应用氯米芬,或者休息一个月后,月经第三至第五天后重复治疗。应当注意,用药的时间越早,促排卵效果越强。目前,多主张于月经的第三天用药,月经的第九天后用药则多数无效。如果不能诱发卵泡生长和排卵,可增加剂量 50 mg。当剂量增到 100 mg 仍然疗效不佳时,常提示患者对氯米芬的反应不良,应当考虑更改药物和治疗方案。如果经过有效治疗三个周期未受孕,应对不孕原因进行再次分析。IVF 患者应用微刺激促排卵方案时应用氯米芬 100 mg/d,连用 5 天。

氯米芬促排卵的治疗中,由于药物的抗雌激素作用,受孕的内分泌环境常不理想,主要原因是:① 宫颈黏液稠厚,不利于精子的运行;② 子宫内膜发育不良,胚胎与子宫内膜发育不同步;③ 卵泡的颗粒细胞发育不良,黄体功能不良;④ 常有空卵综合征发生。

正是因为以上缺陷,在氯米芬促排卵中,常同时应用其他的辅助措施,比如,① 在 5 天的氯米芬用药后,紧接着给予补充低剂量的雌激素,戊酸雌二醇(商品名为补佳乐)1~2 mg/d,共 5 天。雌激素的剂量不宜过大;② 在应用氯米芬五天后,紧接着应用 hMG 75 IU,连续注射 3~4 天监测卵泡,当出现优势卵泡时,应用 hCG 2 000~6 000 IU 促进卵泡的进一步成熟与排卵;③ 排卵和(或)诊断妊娠后应给予黄体酮针剂 20 mg/d 或黄体酮胶丸 100 mg,每日 2 次,连用 10~15 天维持黄体功能;④ 宫颈黏液稠厚者,可以采用 IUI 助孕。尽管氯米芬促排卵有一些缺陷,但由于方法简单,费用低廉,患者方便,且效果良好。氯米芬促排卵的排卵率约 70%,受孕率为 20% 左右,双胎率 9%,三胎率 0.3%。胎儿的先天缺陷风险与自然出生的婴儿比较无差异。其 8 个月的累计排卵和受孕情况见图 2 - 13。

2. 外源性的促性腺激素　控制性超促排卵 Gn 促排卵效果确切,受孕率较高。但由于 Gn 促排卵易产生多个卵泡生长,有发生 OHSS 的危险、提前出现 LH 峰、多胎和黄体功能不足等问题,指导同房和 IUI 时很少应用,多用于 IVF - ET 周期促排卵。在用药时应注意以下问题。

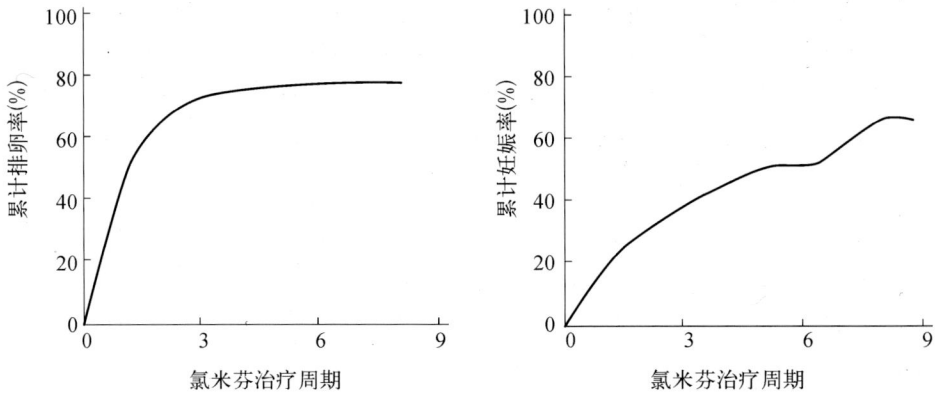

图 2-13　氯米芬治疗周期累计排卵率和受孕率

（1）hMG 内含有与 FSH 等量的 LH，卵巢对 hMG 的反应性要强于单纯的 FSH 和 rFSH。但过多的 LH 对卵泡的发育有不利的影响，IVF-ET 周期促排卵一般使用 HMG 超促排卵以不超过 225 IU/d 为宜。如果需要再增加 Gn 的用量，以增加 FSH/rhLH 对受孕有利。

（2）Gn 促排卵中有时有多个卵泡生长，血中性激素水平较正常生理状态明显增高，对下丘脑过强的负反馈抑制，有可能使黄体功能不全。取卵后，有必要使用黄体酮进行黄体维持。

（3）多卵泡生长的情况下，较容易出现卵泡成熟前的 LH 峰。因此，应当特别注意尿或血的 LH 监测。

（4）预防多胎：如果促排卵中成熟卵泡超过五个，最好采用取卵后体外受精-胚胎移植。如果没有条件，应转到生殖医学中心就诊，取卵以防止 OHSS 的发生。

（5）预防 OHSS：加强卵泡监测，及时调整药物的用量，防止多卵泡生长。超声卵泡监测、血内分泌激素测定检查，提示有可能发生 OHSS，应及时减少 Gn。如果此时有卵泡直径大于 18 mm，停止应用 Gn，再应用 hCG 诱发排卵，hCG 3 000～6 000 IU 或应用重组人绒促性素（艾泽）250 μg，36 h 前后同房。IVF-ET 周期促排卵，卵巢是否有良好的反应，一般在用药五天后才能判断，不可过快地增加剂量。用法：① 促卵泡生长与成熟：于曲普瑞林（达菲林）降调后月经的第三至第五天开始，根据患者的基础卵泡数多少，每日应用 FSH 150～225 IU（hMG、rFSH 按 FSH 活性剂量计算，下同），待卵泡直径大于 18 mm 时，称为卵泡成熟；② 诱发排卵：卵泡成熟后，肌内注射 hCG 5 000～6 000 IU，或应用重组 hCG 200～250 μg（卵泡超过 15 枚给予 200 μg，通常卵泡 15 枚以下给予 250 μg）。36 h 后取卵；③ 控制超促排卵常采用降调节后递增剂量方案或递减剂量方案。递增和递减方案对避免多胎和 OHSS 都有良好的效果。递增方案主要用于 PCOS 患者，以防止卵泡过多。FSH 递增：月经第三至第五天开始，FSH 75～150 IU/d。监测中如果用药第六天超声检查没有反应，每三天增加剂量一次，增幅为 75 IU。一般日用量不超过 225 IU/d。但是对高龄、肥胖者疗效不好，且用药时间较久，费用升高，递减方案更合乎生理，比递增方案为优。FSH 递减方案：月经第三至第五天开始，FSH 225～300 IU/d，三天后减至 225～150 IU/d。当卵泡直径大于

13 mm后,减量到150 IU/d,持续到卵泡直径达到18 mm以上,注射hCG。

3. GnRH促排卵　GnRH促排卵的应用目前还不成熟。GnRH有促使垂体释放GnH的作用,产生促排卵效应。一般采用小剂量脉冲式的用药方法。对于低GnH的患者效果较好。在PCOS患者中,由于LH的异常反应(LH的反应高于FSH),GnRH的促排卵效果较其他促排卵为差。如果患者生殖内分泌的异常调节反应未得到纠正,GnRH作用的结果是产生更高的LH,更不利于病情。目前倾向于在应用小剂量脉冲式GnRH促排卵前,纠正内分泌状态,降低雄激素和LH治疗,临床极少应用GnRH促排卵。

4. 生长激素的应用　研究表明,生长激素(growth hormone, GH)可以直接通过受体或胰岛素样生长因子I加强LH,诱导卵泡膜细胞雄激素产生和FSH诱导的颗粒细胞芳香化酶的合成,有利于雌激素合成,增加卵泡对促性腺激素的敏感性。但还有争议,多数研究者认为PCOS时GH分泌不足。目前应用的GH为转基因生产的产品。在促排卵中,GH可以增加Gn的促排卵作用。在应用促排卵药第六天监测卵泡,发现卵泡小、卵巢反应不良的情况下,隔日应用GH 2~4 IU,皮下注射,最多每周期不超过3次,可以使卵泡生长速度加快,雌激素水平增高,子宫内膜改善,促排卵时间缩短。但是,有发生股骨头坏死的报道,尚需慎用。

5. 来曲唑促排卵　月经第三至第五天开始用药,2.5 mg/d,连续五天,与氯米芬一样,可与促性腺激素合并使用。由于来曲唑抑制了雄激素的外周转化,如果患者雄激素较高,或月经周期紊乱,可以在治疗前实施避孕药人工周期,抑制卵巢。

(三) 卵泡监测

卵泡监测在治疗中有重要的作用。目的在于:① 在诊断上了解自然周期中是否有排卵;② 了解促排卵药物的效果;③ 为辅助生殖技术或受孕指导判断排卵时间;④ 指导临床促排卵药物的应用,预防OHSS。

卵泡监测的方法有超声影像学监测和血液内分泌激素检测。其中,超声影像学监测无损伤,经济,方便,被广泛地应用于不孕症的诊断和治疗。有时多项监测同时使用,以保障促排卵的安全。

1. 超声影像学监测　一般采用经阴道超声波检查。在自然月经周期的早期有少量的小卵泡(窦前卵泡),通常直径小于5 mm,但优势卵泡到月经周期的5~7天内开始选择。随着这个卵泡的优势化发育,其他卵泡逐步萎缩。月经早期进行一次B超检查,了解盆腔情况,以区别前次月经周期卵巢的残留黄素囊肿与生长的卵泡。何时开始监测卵泡,取决于卵泡监测的目的或促排卵方案。

自然周期或用氯米芬促排卵者,一般在月经的第十天前后开始监测。优势卵泡平均每日以1.2~2.0 mm的速度增长,在18~28 mm排卵。如果自然排卵,继续监测到卵泡破裂。卵泡消失,明显缩小,卵巢出现直径约20 mm的强回声光团(血体)为排卵征象,可伴有盆腔程度不等的积液。如果注射hCG或尿LH阳性后72 h无排卵征象,伴有血孕激素增高,应考虑未破裂卵泡黄素化综合征的可能。

Gn促排卵者,从月经第六至第八天开始监测,且在用药3~5天必须监测一次。如果卵泡径线(指最大截面上最长和最宽径线的平均值)小于 10 mm,可三日后复查;10~14 mm 之间,两日后复查。大于 14 mm 后,每日复查,直到卵泡径线大于 18 mm,这时,如果 hCG 诱发排卵,在卵泡径线大于 18 mm 时可以注射 hCG,48 h 观察卵泡破裂,排卵征象同上。

IVF‐ET 周期促排卵周期卵泡监测,促排卵用药第一天 B 超监测双侧卵巢小卵泡(窦前卵泡),通常直径小于 5 mm,长方案用药后卵巢是否有良好的反应,一般在用药五天后才能 B 超监测卵泡判断,如果卵泡径线(指最大截面上最长和最宽径线的平均值)小于 10 mm,可三日后复查;10~14 mm 之间,两日后复查。大于 15 mm 后,每日复查,直到优势卵泡直径大于 18 mm,同时监测血激素,LH、E$_2$、P 值决定注射 hCG 时间,进行取卵和胚胎移植。

2. LH 峰监测　LH 峰是排卵信号,LH 峰监测可以准确掌握排卵时间。应用 LH 监测排卵目的:① 了解自然排卵时间指导同房,血监测复杂,可以定量,尿监测方便;② 判断 hCG 诱发排卵前有无 LH 峰出现。检测的方法有血或尿监测,常与超声波监测联合使用;③ 在自然周期或 CC 微刺激周期,监测血 LH 峰决定取卵时间非常重要;④ 拮抗剂方案中在应用 Gn 4~5 天后,主要根据 LH 值应用拮抗剂防止 LH 峰出现;⑤ 长方案中 LH 值降的很低,通常为 0.5~1.0,可以于促排卵 5~6 天后适当加用 LH(hMG 75 IU),罕见 LH 峰。

监测 LH 峰,在自然周期的第十天或卵泡径线 14~16 mm 以后,开始测定血或尿 LH。如果需要准确了解排卵时间,应当每 6 h 测一次。如果只是了解有无 LH 峰出现,可以每 12~24 h 测定一次。正常情况下,LH 尿试纸阳性,提示 LH 峰出现。但在 HMG 促排卵中,由于 HMG 含有 LH,如果剂量过大,尿可以出现 LH 弱阳性。从 LH 增高超过 10 U/L 为峰开始,一般 36 h 左右排卵。血 LH 峰与排卵时间见表 2‐8。

表 2‐8　早晨(8:00~9:30)血 LH 首次增高(LH>10 U/L)与排卵时间的关系

(8:00~9:30)血 LH 浓度(U/L)	第二天排卵时间
10~20	18:00~22:00
20~30	16:00~20:00
30~50	9:00~16:00
50~70	1:00~8:00

3. E$_2$ 监测　E$_2$ 由卵泡产生,它的量与卵泡的发育一致。卵泡的数量和卵泡的发育程度对 E$_2$ 都有影响。每个卵泡产生相当于 250 pg/ml E$_2$。E$_2$ 水平进行性增高说明卵泡对促排卵药物有反应;E$_2$ 监测对于预测 OHSS 的发生有一定价值。以下情况应当注意 OHSS 的发生,及时调整促排卵药物的用量:① 促排卵的第六至第七天,E$_2$ 超过 1 000 pg/ml;② 促排卵的第八天和八天以后,E$_2$ 超过 2 000 pg/ml;③ 卵泡成熟时,E$_2$ 超过 4 000 pg/ml。

二、卵泡期高 LH

(一) LH 对卵泡生长的作用

LH 是腺垂体分泌的一种糖蛋白,由 92 个氨基酸构成的 α 亚基和 115 个氨基酸构成的

β亚基组成。α亚基与TSH、FSH的α亚基相同,但β亚基有区别于其他激素。激素的特异性是由β亚基形成的。β亚基本身激素活性较弱,但与α亚基结合后,活性明显增强。

LH的基本功能是刺激卵泡内颗粒细胞和卵泡内膜细胞增生,并促进内膜细胞合成雄激素(主要是雄烯二酮)和诱发排卵。在FSH的作用下,雄激素通过颗粒细胞的细胞膜进入颗粒细胞转化为雌激素。雌激素使卵泡对LH的敏感性增加。初级卵泡内不存在LH受体,LH受体在次级卵泡内才出现,这时卵泡正处于募集阶段。卵泡的雌激素分泌和生长无疑需要一定量的LH。

适当的卵泡发育、成熟和类固醇的合成需要最低阈值水平的LH,但需要的量不多,因为只要1%受体被占用就足以维持类固醇的合成。而LH水平超过卵泡发育的上限值(ceiling)则卵泡发育终止,由于中、小卵泡的上限值低,LH升高使中、小卵泡闭锁。而优势卵泡由于上限值较高,可以继续发育,当中卵泡期的LH峰超过了优势卵泡的上限值时,颗粒细胞的分裂被抑制,优势卵泡停止发育,黄体化开始。在最低阈值与上限值之间的LH水平称为LH窗。

LH与自然周期优势卵泡的选择机制有关。初级卵泡内不存在LH受体,LH受体在次级卵泡内才出现,这时卵泡正处于募集阶段。LH对非优势卵泡又有负性选择作用,每个卵泡都有LH的上限值(ceiling),当LH超过上限值时卵泡退化闭锁,由于大卵泡的上限值高,当LH上升时未超过其上限值卵泡继续发育,而小卵泡的LH上限值较低,当LH水平超过其上限值时,通过间接的途径卵泡退化。

优势卵泡由于存在LH受体,在FSH下降的情况下可在FSH和LH共同作用下维持继续发育,而其他卵泡由于没有形成LH受体,在FSH降低的情况下则发生退化,从而保证每个周期只有一个卵泡发育成熟排卵。

在LH受体基因突变中,LH失去功能,卵泡发育完全停止于早期的次级卵泡阶段,伴有低雌激素和雄激素。卵泡成熟后LH峰无疑是诱发排卵的原因。但其机理还不十分明确。卵泡的破裂与局部蛋白溶解酶释放、前列腺素、平滑肌收缩等有密切的关系。LH峰在诱发排卵时,同时使卵母细胞的减数分裂恢复,卵子发育成熟。这与卵泡的结构有关。周围的颗粒细胞与卵母细胞间存在着缝隙连接,其cAMP的传递抑制着卵母细胞的减数分裂。卵泡成熟后,大量的雌激素使垂体产生了LH峰。LH峰使颗粒细胞膜回缩,与卵泡间的连接消失,卵母细胞的减数分裂恢复,这是卵子成熟的重要机理之一。

血液中LH浓度随着月经周期而波动。在月经来潮后,LH处于相对较高的水平,以后由于卵泡生长,伴随雌激素增加LH又逐步下降。卵泡成熟后雌激素高峰诱导产生LH峰,排卵以后再逐步下降,直到月经来潮后再上升。在月经周期中,特别是卵泡期,LH与FSH相对平衡,一般FSH略高或相等。

临床资料亦表明,卵泡期适当的LH水平能增加卵泡对FSH的敏感性,促进卵泡生长,维持子宫内膜的发育,单用FSH虽然卵泡能发育,但发育慢、数量少,用Gn的时间长、剂量大,卵母细胞受精率低。动物实验显示,单用FSH窦卵泡形成少,卵母细胞核成熟减少,用

hCG 后排卵少。对低促性腺激素和低性激素闭经患者的研究表明,血 LH 水平达 1.2 U/L 卵巢才能对重组 FSH(rFSH)发生适当的反应,LH 75 IU/d 就足以促卵泡发育和激素的生成。鉴于 LH 在卵泡发育中的重要作用,卵泡期 LH 过低显然不利于卵泡和子宫内膜的发育。在垂体受到 GnRHa 的强烈抑制后,LH 水平降低,应用较纯的 FSH 在超排卵时用药量增加,这是临床常有的现象。通常于应用 Gn 第五至第六天后加用 LH,以促进卵泡发育。

(二) 卵泡期高 LH 对受孕和妊娠的影响

如果在卵泡期 LH 过高,或与 FSH 失去平衡相对过高,将影响到生殖。卵泡期产生 LH 过高或相对过高见于以下情况:① PCOS:不良的内分泌反馈形成相对或绝对的 LH 过高状态;② 促排卵药物:Gn 药物中 hMG 含有等量的 FSH 和 LH。当使用 hMG 过多时,使 LH 应用过多;③ 促排卵中自身产生卵泡成熟前的 LH 峰。由于正常的雌激素激发 LH 峰时,雌激素由一个卵泡产生,激素浓度与卵泡的发育成熟是一致的。在促排卵特别是超排卵中,由于多个卵泡生长,卵泡虽然没有成熟,但雌激素浓度已经增加到足够的高度而激发 LH 峰。这时激素的浓度与卵泡的发育成熟不一致。

流行病学发现,在 PCOS 患者中有不孕症的 LH 明显高于没有不孕症表现的,并且不孕表现与高 LH 的关系高于与卵巢多囊化的关系。Regan 等观察了 193 个月经规则但有受孕困难的孕妇,发现她们在卵泡中期 LH 增高(>10 U/L),一年的受孕率和流产率分别为 61% 和 65%,与对照组比较有明显的差异(80% 和 12%)。在氯米芬促排卵、GnRH 促排卵和 Gn 促排卵的报道中,都发现卵泡期高 LH 者的受孕率低,流产率高。在体外受精时发现,卵泡期 LH 过高或出现成熟前 LH 峰,卵子的受精率、卵裂率和妊娠率均低下。

高 LH 对受孕的影响可能产生于卵子的成熟障碍和(或)子宫内膜的同步性。但在赠卵对比研究和自然周期冷冻胚胎的对比研究显示,高 LH 对受孕的不良影响不是影响子宫内膜的同步性,而是影响卵子成熟和质量。颗粒细胞借缝隙连接通过 cAMP 抑制卵母细胞的有丝分裂。LH 使缝隙连接消退,减数分裂恢复。FSH 或许有维持这个连接的作用。过高或相对过高的 LH 可能导致排卵前卵母细胞"成熟前成熟",排出发育不成熟的过熟卵子。这种卵子的结局是能或不能受精,或者流产。

(三) 不孕症治疗中高 LH 的预防

一旦 LH 对卵母细胞产生不良影响,将没有补救措施。因此,在促排卵周期中预防卵泡期的高 LH 是提高妊娠率的关键。

1. **孕激素预处理** 在前一月经周期的黄体中期给予黄体酮 10～20 mg/d,共 3～5 天或黄体酮胶丸 0.1 g/次,每日 2 次,共 10～15 天。月经紊乱者,可行 2～3 个人工周期后促排卵。人工周期方式可采用雌-孕激素序贯法或雌-孕激素联合法,即从月经第三天开始服用戊酸雌二醇(补佳乐)1 mg,每天晚上睡前半小时服,连用 21 天,最后 3 天,口服黄体酮胶丸 100 mg/次,每日 2 次,连用 3 天停药。经过处理后,可提高对促排卵药物的敏感性,有些对氯米芬不反应的妇女,可恢复对氯米芬的反应性,妊娠率提高,流产率下降。

2. **降调节** 所谓降调节是指应用 GnRH-a 抑制垂体,使 LH 下降。通常采用长方案和短方案。长方案是于月经第二十一天或排卵后 7~8 天肌内注射 GnRH-a,常用曲普瑞林(达菲林)3.75 mg/支的 1/3 支(1.25 mg),一次肌内注射,或是短效曲普瑞林(达必佳)0.05 mg/d 直至 hCG 注射日。短方案是于月经第二天应用 0.1 mg 曲普瑞林,皮下注射,直至注射 hCG 日上午最后一次注射曲普瑞林。无论长方案还是短方案,均于月经第三天或第五天促排卵,采用递减给药法或递增方案促排卵,Gn 的用量应根据患者的具体情况而定。

3. **限制促排卵药物的 LH 用量** 虽然卵泡生长 LH 是必需的,对于促卵泡药物中 LH 的作用的可耐受剂量有争议,关于 hMG 的应用,可完全采用 hMG 超促排卵,或在应用 rFSH 的第三至第五天各加 hMG 75 U,效果好。但多数医师认为每日 LH 量不超过 225 U 比较适当。对于没有实施降调节或孕激素准备的患者更应当慎重。

4. **拮抗剂的应用** IVF 促排卵周期中,当血清 $LH \geqslant 10$ IU/L,$E_2 \geqslant 1\,000$ pg/ml 时,可以加用西曲瑞克(思则凯)0.125~0.25 mg/d,24 h 重复注射,抑制 LH 峰,至 hCG 注射日。

(黄元华　徐　雯　张　毅)

第六节　甲状腺疾病与不孕

甲状腺疾病是由一组疾病所组成。甲状腺疾病能够影响患者的生育能力、胎儿的发育和生长,甚至影响足月妊娠。本节主要介绍甲状腺生理与性腺的功能,胎儿甲状腺生理,甲状腺功能减退、甲状腺功能亢进与不孕,抗甲状腺抗体阳性的自身免疫性甲状腺疾病与流产的关系,对于受孕和妊娠的影响,甲状腺癌应用[131]I 对于生育能力的影响,甲状腺功能障碍性疾病与男性不育的关系。

一、甲状腺生理功能

(一) 甲状腺素分泌与调节

甲状腺素的分泌是由下丘脑-垂体-甲状腺相互作用而实现的。腺垂体分泌促甲状腺素(thyroid-stimulating hormone, TSH)促进甲状腺的分泌功能。TSH 与 FSH、LH 的化学结构相似,都是糖蛋白,各含一条相同的 α 亚基和各自有区别的 β 亚基。TSH 的分泌受到下丘脑分泌的促甲状腺素释放激素(thyrotropin-releasing hormone, TRH)的调节。TRH 是由焦谷氨酸、组氨酸和脯氨酰胺组成的小肽分子。甲状腺素对分泌的调节有反馈作用。主要反馈部位是腺垂体,与 TRH 的作用相拮抗,以维持正常甲状腺素的水平。

甲状腺是调节机体代谢的重要内分泌器官,它通过分泌甲状腺素(thyroxine)发挥作用。活性甲状腺素有两种,一是四碘甲腺原氨酸(3,5,3′,5′tetraiodothyronine,T4),二是三碘甲腺原氨酸(3,5,3′triiodothyronine,T3)。甲状腺激素通过三碘甲腺原氨酸(T3)与细胞核受体相结合而发挥作用,甲状腺激素(T4)在大脑和垂体细胞内生成的 T3 产物。

甲状腺素对物质代谢和能量代谢有广泛的影响,可以增加机体的产热和耗氧;增加机体对糖的吸收和促进糖原分解代谢,促进细胞对糖的利用;加速胆固醇的合成,同时也加速其分解;促进蛋白质的合成代谢,但是,如果甲状腺素过多时则加速蛋白质的分解。正常水平的甲状腺素对脑和骨骼的发育有重要的作用。甲状腺素有兴奋神经系统的作用。此外,甲状腺素可影响其他激素的作用,增加心肌收缩力,加强胃肠道的消化能力等。

(二)甲状腺素与性腺功能

甲状腺素对卵巢功能有广泛的影响。① 甲状腺素直接影响雌激素的代谢,涉及卵巢甾体激素合成、分解和转化过程,是性激素代谢不可缺少的一个重要因素。加速雌酮转化为雌三醇,加速雌三醇的代谢;② 甲状腺素通过垂体 GnH 调节卵巢功能。少量的甲状腺素促进 LH 的分泌,适量的甲状腺素维持腺垂体与性腺功能的平衡,而大剂量甲状腺素抑制 GnH 的分泌;③ 甲状腺对卵巢的直接抑制,降低了卵巢对 GnH 的反应。但是,甲状腺素低下时,卵巢中膜受体的敏感性、结构和结合后的效应、酶促系统都发生了改变,GnH 也不能充分发挥作用;④ 甲状腺素使 SHBG 增加,调节循环血中的激素活性。由于甲状腺功能的作用广泛,特别是对胆固醇代谢的影响,无论甲状腺功能亢进,还是功能减退,都对生殖构成不利的影响,引发不孕症或流产。

(三)胎儿甲状腺生理

胎儿甲状腺伴随着下丘脑-垂体轴的成熟,于妊娠 12～14 周完全发育成熟,开始具有生理作用。甲状腺激素受体出现在胎儿的大脑中,同时也有甲状腺激素的存在。在妊娠 10～30 周时,胎儿的血甲状腺素水平与甲状腺结合蛋白(TBG)和促甲状腺激素(TSH)水平相平行呈持续升高。以后,T4 水平缓慢升高,不与 TBG 水平的升高相平行。游离 T4 水平与TSH 水平下降有关。胎儿 T4 水平升高与 RT3(RT3 是一种由 T4 而来的非代谢活性的T3)水平升高相平行。低水平 T3 可以使胎儿保存贮备,不作用于器官的发育。妊娠早期胎儿过多的蓄积 T3,可能会导致胎儿发育的异常。早孕期间,母体血循环是胎脑中甲状腺激素的主要来源。母体中的甲状腺水平会影响胎儿大脑的早期发育。在碘缺乏地区,母亲的甲状腺功能减退经常伴有新生儿先天性甲状腺功能减退,而在患甲状腺功能亢进母亲的新生儿经常遇到不可逆性的智力发育迟滞。如果母亲和新生儿给予及时并恰当的治疗,先天性甲亢不会导致不可逆的智力发育迟滞。

二、甲状腺功能减退症

甲状腺功能减退患者具有特异的临床表现,患者畏寒少汗,反应迟钝,皮肤呈凹陷性水

肿,腋毛、阴毛稀疏脱落,智力下降,性欲减退,生育力下降,女性月经不调,大多为月经血过多,久病而贫血,重症可以出现闭经及生殖系统问题等。

(一)甲状腺功能减退分类

1. 原发性甲状腺功能减退　指甲状腺本身功能不足,自身免疫反应、甲状腺组织发育不全等,都可引起甲状腺功能减退。还有一些原因不明,患者血中甲状腺素水平低下,血中TSH 增高。

2. 继发性甲状腺功能减退　甲状腺功能正常,但由于下丘脑和垂体疾病,甲状腺不能正常执行分泌功能。甲状腺手术后、碘同位素放疗后甲状腺功能减退。患者血甲状腺素和TSH 都低下。有时可发现垂体和下丘脑病变,或伴有其他内分泌的异常。甲状腺素抵抗综合征是由于甲状腺素受体基因突变而机体不对甲状腺素发生反应的疾病。虽然甲状腺素和TSH 增高,大量甲状腺素也不能对 TSH 产生抑制,临床上,部分患者因为高甲状腺素水平而维持正常代谢,部分患者高甲状腺素水平与甲状腺功能减退并存。

(二)甲状腺功能减退与性成熟

甲状腺功能减退患者有正常的生殖系统,青春期前患病会导致身材矮小和延缓性成熟。青春期前甲状腺功能减退也可导致男孩、女孩的性早熟。性早熟是由甲状腺功能减退的糖蛋白化,TSH、FSH、LH 叠加所致。肾上腺雄激素产物没有升高,通过对甲状腺功能减退的治疗,性早熟可被逆转。

(三)甲状腺功能减退与不孕

1. 甲状腺功能减退导致女性不孕的原因　严重的甲状腺功能低下常伴有生殖功能的失常,黄体功能不足和不排卵。可能是因为 LH 分泌的不足,子宫内膜持续的增生状态和孕酮分泌不足,子宫肌收缩力弱和血小板功能紊乱所致。子宫内膜常发生突破性出血,且出血量多,不规律。在有排卵的患者,受孕概率下降,流产率高,这与机体的整体功能状态和黄体功能不佳有关。有时因甲状腺功能不足,继发垂体功能低下,患者不排卵,出现闭经、性欲低下等。中重度甲状腺功能减退患者发现有泌乳的临床表现,可能与继发性性腺机能减退或高催乳素血症有关。实验动物模型显示甲状腺功能减退与不孕有关。大鼠月经周期不规则和卵巢萎缩,母鸡的产蛋量下降,母羊的子宫内膜增生和平滑肌肥大。许多关于人的甲状腺功能减退不孕症的临床表现和动物模型的研究结果一致。

2. 甲状腺功能减退导致男性不育原因　甲状腺功能减退可以影响胆固醇代谢,导致雌激素和雄激素的代谢变化。睾丸酮及雄激素的分泌减少。更倾向于 16α-羟化和 2-羟化方向合成雌激素,雌三醇和 2-羟基雌酮的比例相对增加。肝脏合成 SHBG 减少,血中性激素水平下降。患者临床表现为性欲减退,为非特异性。甲状腺功能减退的不育男性应检查是否为继发性甲状腺功能减退或其他原因所致。尤其有甲状腺毒症状,精子计数不正常的男子,性功能障碍与女性化的临床表现时,应当进行甲状腺毒作用的筛选,并通过治疗使其甲状腺功能正常。尚未发现抗甲状腺药物治疗会干扰精子的发生。而标准剂量[131]I 在治疗甲状腺毒作用时,没有发现对精子的发生有不良作用。

3. **女性自身免疫性甲状腺疾病**　由于自身产生甲状腺特异性抗体所引发的自身免疫性疾病,如无痛性甲状腺炎、亚急性甲状腺炎。患者血清中抗甲状腺球蛋白抗体和抗甲状腺微粒体抗体(甲状腺过氧化酶)升高引起甲状腺组织的破坏,导致甲状腺形态和功能的丧失,引发的自身免疫性甲状腺疾病

4. **甲状腺功能减退与妊娠**　轻度甲状腺功能减退有良好的妊娠结局。中度、重度甲状腺功能减退会导致妊娠前 3 个月的流产、死胎、死产、胎儿不成熟。在妊娠 20 周后,妊娠合并甲状腺功能减退的发生率约占 0.6%。预期的研究发现其发生率为 2.5%。在伴有 1 型糖尿病的患者中其发生率更高。许多有甲状腺功能减退的妊娠患者,有桥本氏甲状腺炎或因甲状腺毒作用而行甲状腺部分切除术者。流产与甲状腺自身抗体有关,但与甲状腺功能状态无关。甲状腺自身抗体可能激活免疫的稳定状态,使得流产率增高。用激素治疗能提高其妊娠成功的可能性。因此,一旦确诊,应予以治疗,治疗的目标是正常的 TSH 水平。

5. **甲状腺功能减退诊断**　患者临床表现疲劳、便秘、肠痉挛。轻度甲状腺功能减退患者皮肤干燥、不耐冷。中重度甲状腺功能减退的特点是皮肤干厚、头发厚脆、声音嘶哑、血压高、思维言语迟钝、食欲下降、反射延迟,腕管综合征等。重度甲状腺功能减退出现体温低、心动过缓、低通气量和感觉中枢抑制需要紧急处理。当发现甲状腺肿时,或有甲状腺病史者,以及患者正在服用抗甲状腺药物和家庭有自身免疫甲状腺病史时,应怀疑甲状腺功能减退。TSH 水平是检测甲状腺疾病的最敏感指标。TSH 水平升高后,测定血清中游离 T4 的水平,游离 T4 的水平与 TSH 甲状腺功能低下的程度密切相关。尤其在甲状腺功能迅速减退时显著升高。当下丘脑和垂体发生病变后不能分泌正常的生物活性的 TSH,因此,不能单独测定 TSH,应当同时测定血游离 T4 和 TSH 水平。

自身免疫性甲状腺疾病引起甲状腺功能减退,在进行甲状腺激素替代治疗前,应该测定甲状腺球蛋白抗体滴度和甲状腺抗微粒体抗体滴度。抗过氧化物酶抗体(抗微粒体抗体)比抗甲状腺球蛋白抗体更敏感和更有特异性。患者有自身免疫性疾病家族史或有甲状腺功能紊乱的相关病史,在诊断时具有参考价值。关于甲状腺成像技术,因为其投入高而发现率低,不推荐采用。

6. **甲状腺性疾病导致的不孕症的治疗**　原发性中、重度甲状腺功能减退应用甲状腺素治疗时,用药宜小剂量起始,缓慢递增。甲状腺素片一般从 15～30 mg/d 开始,每 1～2 周增加 15～30 mg/d,直到每日 90～240 mg/d。如果患者发生心动过速、失眠、兴奋多汗等,应减量或暂停,待症状消失后再继续治疗。继发性甲状腺素功能低下者,针对原发病治疗,同时服用甲状腺素替代治疗。甲状腺素抵抗综合征没有良好的治疗方法。补充超生理剂量的甲状腺素可能有一定的帮助。甲状腺功能减退继发不孕症者,纠正甲状腺功能后多数恢复排卵和受孕,不能恢复排卵者,可行促排卵治疗。采用氯米芬和 hCG 促排卵治疗。如能受孕,维持黄体功能预防流产,常用黄体酮和 hCG 保胎,以黄体酮为佳。

三、甲状腺功能亢进

甲状腺素分泌过多,会产生一系列的临床异常。包括代谢和消耗的增加,产生乏力、消瘦、多汗、怕热、多食等症状。甲状腺素可以加强儿茶酚胺的作用,出现肌肉颤动、失眠、易激动、心动过快等症状。多数患者具有排卵和正常的月经周期,部分患者(约30%)由于甲状腺素过高影响到生殖系统。

（一）甲状腺功能亢进与女性不孕

甲状腺功能亢进对女性生育能力具有影响,患者普遍有月经改变,如排卵型功能性子宫出血。FSH、LH、E_2水平升高伴随周期中期LH比率下降,是典型的受影响的周期。性激素结合蛋白(SHBG)水平升高,导致E_2和睾酮的清除率降低和E_2水平升高。雌激素水平和女性患者月经异常有关。目前广泛认为重度甲状腺功能亢进可导致不孕,尚不能肯定轻、中度甲状腺功能亢进是否会导致不孕。甲状腺功能亢进在青春期前发病可以出现性成熟迟缓,骨骼发育加速。青春期后可对生殖功能发生影响,女性明显,患者性欲增加。但是,重度甲状腺功能亢进由于消耗,性欲下降。卵泡发育障碍,月经周期延长或缩短,阴道少量出血,甚至闭经。受孕概率下降,部分患者出现不孕症。如果受孕,流产率增加。

（二）甲状腺功能亢进实验室诊断

甲状腺功能亢进的诊断,最佳的筛查方法是TSH试验,因为当FT4水平升高时,垂体的TSH分泌成指数样下降。所以血清中TSH水平与FT4或者FT4的直接测量是早期检测甲亢敏感的标志。当FT4下降时,FT4指数是替代指标。当FT4指数正常时,FT3指数可作为确诊指标。不能单独TSH试验诊断甲状腺功能亢进,因为在继发性甲状腺功能亢进患者中很少自身分泌TSH,一旦诊断为甲状腺功能亢进,应该首先找出其发生原因。

（三）甲状腺功能亢进的不孕症治疗

采取控制甲状腺功能亢进为基础治疗。症状控制后常可自然恢复排卵和月经。不能恢复者,可以促排卵治疗。如果受孕,应当继续控制疾病。但是抗甲状腺药物对胎儿的甲状腺功能有影响,对胎儿的发育,特别是神经系统的发育不利。妊娠期将基础代谢率控制在20%～30%为宜,也有人在妊娠期将药物剂量减少一半,以防对胎儿发育有不利影响。

四、甲状腺癌

应用大剂量的放射碘治疗男性甲状腺癌时可影响精子计数。因此,对于多次应用[131]I治疗的甲状腺癌的男人,应该进行精子计数监测。

甲状腺癌进展与妊娠无关。即使刚刚发现或产前存在甲状腺癌,除非甲状腺癌有广泛的转移和发展,否则没有必要终止妊娠,一般等到产后进行[131]I治疗,必要时到哺乳期后才应用。但是,患者必须充分了解这样处理的危害和益处。而且必须有内科医生全面监测妊娠中新出现的甲状腺结节,可以通过针吸和穿刺观察低危性肿块(相对小和无任何扩散浸润特征的)诊断是否为恶性甲状腺癌。虽然在应用放射碘治疗甲状腺癌年轻女性中尚未发现有出生缺陷的增多。但据报道,在孕中期治疗可以有出生缺陷。

如果没有妊娠,对患者采用^{131}I治疗甲状腺癌,建议等一年后再怀孕。

(张慧琴)

第七节 先天性卵巢发育不全

先天性卵巢发育不全(congenital ovarian dysgenesis)是指女性因 X 染色体异常导致卵巢不发育,呈索条状,从而引起一系列表形异常的临床综合征,主要指第二性征不发育、原发性闭经、不孕等。因 Turner 于 1938 年首先总结报道了 7 例患该症的妇女,故此症又称为 Turner 综合征。据估计先天性卵巢发育不全发病率,在人类受精卵中,45,X 核型约占 10%左右,但其中 99.5%左右以自然流产方式淘汰。足月新生女婴儿中,发生率为 0.3%~0.4%,在自然流产胚胎中约占 7.5%。

一、先天性卵巢发育不全的发病机理

性腺分化与染色体核型有密切关系,两条正常的 X 染色体是卵巢分化和卵泡发育所必需的。1954 年 Polani 等观察到某些卵巢发育不良的患者没有 Barr 小体(X 染色质)。1959 年,Ford 发现这些患者的染色体核型为 45,X,这是 Turner 综合征染色体异常的首次报道,其形成原因,可能是生殖细胞减数分裂时性染色体不分离,至合子形成时缺失一条 X 染色体,研究证实,缺失的 X 染色体 75%系父源性,25%系母源性。X 单体(45,X)是 Turner 综合征中最常见的染色体核型,占 50%;嵌合体占 20%左右,包括 45,X/46,XX;45,X/47,XXX;45,X/46,XX/47,XXX 等;X 染色体结构异常占 20%~30%,包括 X 等长臂[Xi(Xq)],X 等短臂[Xi(Xp)],X 染色体长臂或短臂的丢失,环状 X 染色体。X 染色体结构异常导致的表形异常与缺失片段上含有的基因有关,但确切的基因型与表形的关系尚未明了。通过对 X 染色体结构异常的研究发现,在长臂上有一关键区域(Xq13~Xq26),若此区域发生断裂,常导致性腺发育不良。而决定身材矮小和蹼颈的基因在短臂,两条 X 染色体短臂的完整才能有正常的身材。

二、卵巢发育不全病理

索条状卵巢 2~3 cm 长和 0.5 cm 宽,镜下由梭形间质细胞呈波浪状排列,组成卵巢皮质,仅个别患者残存寥寥无几的卵泡,绝大多数卵泡已消失,卵巢髓质和门处有卵巢网和门细胞。

三、先天性卵巢发育不全与生殖生理

即使是 45,X 者,发育不良的卵巢,也不全是由结缔组织构成的索条性腺。Lisker 复习 10 例有自然性发育的 45,X 患者的卵巢病理及内分泌,发现 2 例双侧卵巢正常;3 例一侧卵巢呈条索状,另一侧呈囊性或正常卵巢;1 例双侧部分纤维化,部分正常卵巢;4 例为双侧条索状卵巢。Ferguson Smith 等报道,45,X 者约有 8%,45,X/46,XX 者约有 21% 有正常的青春期和自然来月经。部分患者表现为早期继发性闭经(卵巢早衰)、月经稀发、功能性子宫出血,甚至有正常月经等;少数患者有妊娠流产或足月妊娠,这表明少数患者的卵巢尚有一些功能。

四、临床表现

身矮、躯体畸形及性幼稚为本症三大典型表现,由于本症具备多种染色体核型,其临床表现也不尽相同。① 身材矮小:很少有超过 150 cm 者;② 躯体畸形:眼距宽,后发际低,耳轮大而低,鼻塌陷,上唇圆曲,下唇直短,形成鱼样嘴、高腭弓、颌小、缩颌、蹼颈、桶状胸,四肢远端可有扪之坚实又无炎症表现的淋巴水肿,常出现四肢畸形,表现为肘外翻,第 4、5 掌(趾)骨短,小指短而弯曲,指甲发育不良,过度凸起,胫骨内侧出现外生骨疣;③ 性幼稚:原发闭经、不孕及性功能低下,第二性征不发育。乳头间距宽,乳房不发育,阴毛或腋毛少或无,女性外阴、子宫和阴道发育不良,双侧卵巢呈条索状发育不良,外阴呈幼女型;④ 其他情况:约 35% 的患者伴有心血管异常,以主动脉狭窄较多见,可合并有先天性心脏病,偶伴有原发性高血压。约一半患者合并肾脏畸形,包括马蹄肾,一侧肾缺失,双输尿管位于一侧等。智力稍迟钝,皮肤常有色素痣。

上述体征虽常见,但并非每一位患者都出现,染色体嵌合型的 Turner 综合征的临床表现,与细胞系的核型,以及两种或两种以上细胞系各自所占的比例不同而有所不同,46,XX 占优势的患者,异常表形比 45,X 者少。X 染色体结构异常患者虽也出现 Turner 综合征的临床表现,但出现频率较低,也可导致先天性卵巢发育不全、原发性闭经、性幼稚及外貌异常,骨骼、心血管等的畸形。

五、Turner 综合征治疗原则

身材矮小和原发性闭经是 Turner 综合征的主要就诊原因。

(一) 促进身高

在过去二十余年中,应用具有合成代谢作用的类固醇类制剂治疗 Turner 综合征的研究报道较多,但其疗效不一。部分学者的研究认为可增加身长速率且不伴有骨龄增长,因而能有效地增加最终身长。另有部分学者的研究认为不能增加最终身长,有的研究认为在用药的 1～2 年内能促使身长增加,但未能增加最终身长,还有学者提出用小量雌激素促进骨生长,使身长增加。近年来发现,Turner 综合征患儿生长激素(GH)分泌状况表现多样,可正常、部分缺乏或完全缺乏,其生长不良与 GH 抵抗有关。因此,以超生理替代剂量补充 GH,可促进患儿生长。多中心的研究统计结果显示,GH 与雌激素或类固醇类激素联合应用可促使长骨生长、骨质增加、骨皮质增厚、皮下脂肪快速丢失。但 7 岁后年龄越大,联合治疗疗效越差,因此对已确诊者应尽早接受联合治疗。

(二)改变性幼稚及促进月经出现

用人工周期替代治疗为主,即可促使月经来潮及第二性征发育,又可改变生理状况,而且还有心理治疗作用。用雌激素刺激乳房和内外生殖器的发育,会有较好效果,但需长期使用,同时应注意给药时间,并注意药量,以免促使骨骺早期愈合。青春期可开始用人工周期治疗,此类患者有子宫,不宜单独使用雌激素,以免增加发生子宫内膜癌的可能,应周期性加用孕激素,促使子宫内膜脱落。

(三)助孕

虽然有极少数 Turner 综合征患者有月经来潮并有生育能力,但绝大多数患者无生育能力。随着辅助生殖技术的发展,赠卵体外受精-胚胎移植已广泛应用于卵巢早衰患者,包括先天性卵巢发育不良患者,关键是先应用雌孕激素进行人工周期治疗,应用中药辅助,准备好子宫及子宫内膜,在采用受卵-胚胎移植周期中,采用激素替代与供者同步,可达到较高成功率。

(陈新娜　陈贵安)

第三章
盆腔炎症性疾病与
辅助生殖技术

盆腔炎症性疾病(pelvic inflammatory disease, PID)是女性内生殖器官、周围结缔组织和盆腔腹膜炎症的总称,是育龄妇女常见的妇科疾病之一。致病原因很多,炎症发生后,可局限于一个器官或局部组织内,亦可侵犯整个盆腔。急性盆腔炎发病急,症状重,甚至危及生命。若未得到及时治疗,或患者体质较差,病情迁延不愈,可导致慢性盆腔炎(chronic pelvic inflammatory disease, CPID),引起盆腔痛,异位妊娠,甚至不孕不育。

一、病因

(一)性传播疾病

性传播疾病(sexually transmitted disease, STD)是世界上发病人数最多的疾病之一。据世界卫生组织估计,性传播疾病泛滥导致全世界每年新增一亿三千多万性病患者。其范围扩大达二十余种,其中较常见的为非淋菌性尿道炎/宫颈炎(包括真菌、滴虫、衣原体、支原体和脲原体等微生物引起的尿道炎/宫颈炎)、梅毒、淋病、尖锐湿疣、获得性免疫缺陷综合征(acquired immunodeficiency syndrome, AIDS)、生殖器疱疹、细菌性阴道病、生殖器念珠菌病、疥疮、阴虱病、乙型肝炎和股癣等,其中有10%～20%将发展为PID。研究表明,在过去的近30年中,临床上所见的PID中80%与STD有关,且发病率逐渐增高,如PID患者不能及时诊断和治疗,会导致异位妊娠,甚至不孕不育。

(二)宫腔手术史

1. **人工流产术** 人工流产术是计划外妊娠的一种补救措施,其手术的各个环节均可导致子宫和输卵管炎症的发生。人工流产手术后,宫腔杀菌能力被破坏,血液、胎盘滞留物成为细菌的良好滋生环境。在吸宫与诊断性刮宫时,扩开宫颈口,使宫颈管黏液栓排出,造成了细菌上行感染的机会。手术创伤及术后未能很好地休息,则机体抵抗力下降,容易继发感染,既往患有妇科炎症也容易复发。如无菌操作不严,就有可能把细菌带入宫腔。术后过早的性生活也增加了上行感染的机会。盆腔感染后,导致输卵管阻塞或与输卵管和卵巢的粘连,是输卵管梗阻性不孕的主要原因,目前占采用辅助生殖技术助孕者的1/3。

2. **宫内节育器** 宫内节育器(intrauterine contraceptive device, IUD)因其有效、价廉

及使用方便而得到广泛应用。目前我国育龄妇女在避孕措施选择上,放置 IUD 者占 40％左右。在 IUD 的置入过程中可能导致正常位于阴道及子宫下段的细菌进入子宫腔。一般情况下,由于机体的抵抗及免疫作用,细菌在数天至数周内即消失。但亦可能黏附在子宫内膜及 IUD 上,因而在宫腔内存活较长时间。有尾丝的 IUD,其尾丝的存在可能干扰宫颈黏液的屏障作用,使细菌易于上行进入宫腔,增加生殖道感染及 PID 的发生。还有人认为,IUD 在宫腔内作为异物,使内膜失去完整性,并由于机械性压迫,使子宫内膜缺血、缺氧,甚至坏死,表面溃疡会增加子宫内膜感染的机会。有较多的流行病学研究指出,使用 IUD 较不使用者的 PID 的相关危险性提高 2.5～7.3 倍,尤其有 PID 史者,使用 IUD 后复发率更高。

3. **诊断性手术**　包括子宫输卵管通液术、子宫输卵管造影术、子宫镜检查和诊断性刮宫术等。由于术前适应证选择不当,有阴道炎症,手术消毒不严格引起手术操作后感染,继发 PID。

(三) 产后或流产后感染

分娩时的早期破膜,分娩后产妇体质虚弱,宫颈口未能很好关闭,例如分娩造成产道损伤或有胎盘胎膜残留等,都会使原来存在于阴道及子宫颈管内的病原菌或外界的病原菌侵入子宫腔,由胎盘剥离面侵入而引起感染。流产过程中阴道流血时间过长,或有组织残留于子宫腔内,均有可能发生流产后感染。

(四) 邻近器官的炎症直接蔓延

盆腔或输卵管邻近器官发生炎症,如阑尾炎、结肠憩室炎等,均可通过直接蔓延达到输卵管、卵巢,引起盆腔炎症。

(五) 结核

多见于 20～40 岁,继发于身体其他部位的结核病灶,如肺结核、肠结核、腹膜结核、肠系膜淋巴结的结核病灶,亦可继发于骨结核或泌尿系统结核,以血行传播最多见,上行感染者极为罕见。青春期时正值生殖器发育,血供丰富,结核菌易借血行传播,使生殖器受累。

二、病原体

引起盆腔炎的病原菌可分为两大类,一类为非特异性病原体,主要为各种化脓菌,无特异性,以厌氧链球菌、溶血性链球菌、葡萄球菌、大肠杆菌等最为多见。另一类为特异性病原菌,包括结核杆菌(tubercle bacillus, TB)、沙眼衣原体(chlamydia trachomatis, CT)、解脲支原体(ureaplasma urealyticum, UU)等,此类病原菌与盆腔炎的关系越来越受到人们的重视。通过对盆腔炎不孕组与正常对照组腹腔液中 CT、UU 及 TB 阳性率的研究结果比较,CT、UU、TB 是不明原因性不孕的重要原因之一,尤其当 CT、UU 感染子宫内膜时更容易导致不孕。

(一) 沙眼衣原体

沙眼衣原体(chlamydia trachomatis, CT)是一种常见的性传播疾病病原体,在欧美国家,CT 感染是泌尿生殖系统感染的重要病原体,已经超过淋球菌而成为性传播疾病的首位病源。我国人群中 CT 感染率也有上升的趋势,CT 感染后症状隐匿,不易获得及时诊治,更容易传播和蔓延。

1. **致病机制** CT 是一种特殊的病原体,具有与革兰阳性细菌相似的细胞壁、DNA 及 RNA,可吸附于宿主细胞内繁殖。CT 侵入机体后,一般先在杯状或柱状细胞内生长繁殖,然后在单核吞噬细胞系统中增殖。其致病机理可能是 CT 分泌某种溶酶体与吞噬体融合,并导致溶酶体酶的释放及其产生内毒素等代谢产物,引起变态反应和自身免疫。CT 引起病理性免疫应答与 CT 的热休克蛋白(hsp 60)有关。核酸序列分析表明,人类 hsp 60 和衣原体 hsp 60 有 40% 的同源性,两者有共同抗原决定簇。因此,针对 CT hsp 60 的免疫应答可引起自身免疫反应,造成机体损伤。Cortinas 等(2004)对 41 例行体外受精-胚胎移植的女性检测血清中抗 CT 的 IgG 抗体和卵泡液中抗 CT 的 IgA 抗体及抗 hsp 60 抗体,结果发现,不孕症女性血清中抗 CT 特异的 IgG 抗体、卵泡液中抗 CT 的 IgA 抗体、抗 hsp 60 抗体存在显著的相关性。因此,得出结论,沙眼衣原体感染可能引发自身的免疫反应,会对 IVF 的成功产生负面影响。潜伏性感染中 CT 逃避机体的免疫防御机制,长期存在机体内,如上行到子宫和输卵管,可以引起无症状的上生殖道感染。潜伏性感染由于没有明显的临床症状,未接受有效的药物治疗,因此,感染持续存在,传播蔓延。反复 CT 感染会导致输卵管粘连、僵硬及堵塞等慢性损伤。Mcgregor 等认为,CT 感染细胞表面有 CT 抗原的存在,可诱导机体产生自身免疫反应,造成损害。子宫内膜细胞、蜕膜细胞或胎儿滋养层细胞急性或持续性 CT 感染,可以改变母体与胎儿的耐受机制,发生流产。

2. **感染途径** CT 主要通过性交传播,上、下生殖道 CTDNA 检测阳性率排序为子宫颈、子宫腔、输卵管组织,说明 CT 感染首发于子宫颈,进而沿柱状上皮上行,导致子宫内膜炎、输卵管炎及盆腔炎。

(二)支原体

国内外很多研究证实支原体是影响人类生殖功能的重要病原体之一,从不孕不育患者的生殖道内常可检测到人型支原体(mycoplasma hominis, MH)和解脲支原体(ureaplasma urealyticum, UU)。

1. **致病机制** 支原体是微生物中固有的一群病原体,目前已知支原体属中有 8 个株可以寄生于人类。Klein 总结其共同特点是:① 无细胞壁;② 能在无细胞培养基上繁殖;③ 特异性抗体可抑制其生长繁殖;④ 生长时需要胆固醇;⑤ 对抑制蛋白合成的抗生素敏感,而对影响细胞壁合成的药物有耐药性。其大小处于细菌和病毒之间,常具有多形性,直径 $0.125\sim3\,\mu m$,可以通过过滤器,以在琼脂培养基上产生似油煎蛋外形的菌落为其特征。对于女性感染者,它可黏附于生殖道黏膜细胞表面,损害细胞,引起细胞坏死,输卵管纤毛运动停滞。Megory 等(1987)对不孕妇女的子宫颈和子宫内膜部位取材研究认为,解脲支原体亚临床子宫内膜感染可能为致病原因。女性支原体阳性经治疗后 70.6% 受孕。女性患者可通过性交途径将支原体传染给男性患者,其对男性生育的影响近年来越来越受到重视。

Gnarpe 和 Friberg 研究发现,不育的男性精液中解脲支原体检出率为 89%,而对照组仅 23%。我国学者曹兴午等对 10 例男性不育患者在排除了外阴、睾丸、附睾及输精管异常后,取精液分析,经光镜、扫描电镜与透射电镜的协同检查,找到解脲支原体对精子直接破坏的证据,他们的结论是:① 精子运动力明显减弱,精子畸形率明显增高;② 解脲支原体附着在精子的头、体、尾各部位,影响精子运动;③ 解脲支原体破坏精子的动力装置——线粒体,导致精子无尾,没有了鞭打和前向运动的能力;④ 解脲支原体破坏精子的穿透装置——顶体帽(acrosorme cap),引起精子顶体膜蛋白变构,顶体帽破坏,穿透卵子透明带的必需酶丢失,导致不能受精;⑤ 解脲支原体侵入精子的遗传物质——头核,有可能引起精子的基因改变,导致流产或畸形儿;⑥ 破坏精子的运动装置——轴丝(axial filament),导致精子尾结构破坏,失去运动能力。他们还用同样手段证实解脲支原体可附着并侵犯生精细胞,引起精母细胞与精子细胞(spermatoblast)的破坏及结构改变,更可能侵犯曲细精管内的生精上皮,从而导致精母细胞与精子细胞的改变,造成精子生成障碍,出现精子畸形率增高和精子数量减少,引起不孕症。

2. **感染途径** 主要感染途径为性传播。

(三) 结核杆菌

1. **致病机制** 女性结核性盆腔炎是由结核菌在盆腔内乃至腹腔内引起的一系列炎性病变,常不同程度地累及生殖器、肠管、网膜、腹膜等。患生殖器结核者多数无生育能力,其中绝大多数为原发不孕,因输卵管黏膜破坏,阻碍精子和卵子的运送,子宫内膜结核也妨碍孕卵的着床和生长。门诊中以不孕为唯一症状或主要症状者占 50% 左右。部分慢性输卵管炎患者由于细菌的毒力,机体抵抗力弱,无急性化脓性输卵管炎阶段的明显症状,也以不孕就诊。对不孕妇女首先应排除男方不孕因素及女方内分泌异常后,再行输卵管造影或通液检查。

2. **传染途径** 结核杆菌传播途径有:① 血行播散;② 胃肠道淋巴结、结核性腹膜炎直接蔓延;③ 淋巴系统传播。多见输卵管结核,其次是子宫内膜结核,卵巢结核最少。输卵管结核先破坏内膜,以后纤维组织增生,形成肉芽肿或瘘管及管腔附近小脓肿,由伞部向子宫角蔓延。病变愈合时,可发生钙化。子宫内膜结核多由输卵管结核蔓延而来,先致内膜破坏、边缘不规则及小溃疡形成,以后可侵及肌层,使宫腔不规则变形、粘连及钙化。严重的子宫输卵管结核最后可波及子宫颈,使其狭窄及不规则。

三、病理

(一) 慢性输卵管炎与输卵管积水

1. **慢性间质性输卵管炎** 系由于急性或亚急性输卵管炎治疗不彻底或未治疗迁延所致,为临床上较多见的一种慢性输卵管炎。输卵管壁因炎症淋巴细胞浸润,组织产生相应的纤维化而增粗,黏膜皱襞显著减少甚至消失。输卵管僵直或蜷曲,常与卵巢或阔韧带后叶形成不同程度的粘连;管腔全长、间断阻塞或仅伞端阻塞,伞端多内翻闭锁呈杵状指样;个别管腔变细,但尚通畅。显微镜下输卵管各层尤其是黏膜层呈广泛淋巴细胞和浆细胞浸润,上皮细胞增生肥大,未分化细胞增多,但无异形性或分裂相。黏膜皱襞呈纤维化粘连,融合阻塞管腔。慢性炎症多次复发者上述改变加重且面广。

2. 峡部结节性输卵管炎 特点为输卵管峡部肌层肥厚,系输卵管黏膜腺上皮局部浸润管壁肌层所致。Novak 认为这种变化系慢性输卵管炎残留的后果。

(1) 大体观:输卵管峡部呈黄色或棕色的坚实结节,直径约 1～2 cm,浆膜光滑,切面可见几个憩室状结构。

(2) 镜下:在管壁肌层散布有输卵管上皮所形成的腺腔,腔外肌纤维增生肥大,有少量淋巴细胞浸润。输卵管管腔往往被分割成几个管道,严重的管腔完全闭锁,与输卵管子宫内膜异位症的鉴别在于后者必须有内膜间质存在。

3. 输卵管卵巢囊肿及输卵管积水 多数学者认为,其发生系由于慢性输卵管炎伞端粘连,由于毒性较低的细菌上行感染,使管腔渗出物逐渐积留于输卵管腔内而形成。也有人认为系由慢性输卵管积脓,而脓性物被吸收后残留液体形成输卵管积水。输卵管积水多呈长茄状,远端较大。因为输卵管壶腹部管壁肌层薄弱而峡部肌层坚厚,故液体多积留在壶腹部,形成一个直径多为 5～10 cm 或更大些的囊腔。小的可见输卵管变粗,内含积液。输卵管炎症有时波及卵巢,可相互粘连形成炎性肿块,或输卵管伞端与卵巢粘连贯通,液体渗出而形成输卵管卵巢囊肿,也可由输卵管卵巢脓肿的脓液被吸收而成。输卵管积水的管壁外表光滑,壁薄而透明。管内液体清亮,管腔为单房或多房,而以单房多见。管壁一般与周围器官无粘连或仅有少量微薄粘连。镜下积水上皮细胞呈扁平或砥柱状,大的积水上皮呈内皮细胞形态。管壁无炎症细胞浸润。多房型者管腔被许多小梁分割成许多小房,而小梁是由邻近的黏膜皱襞相互粘连融合而成。输卵管积水偶尔可见积液由宫腔阵发性排出,称为阵发外溢性输卵管积水。

4. 慢性输卵管积脓 表现为急性,也可以表现为慢性。慢性输卵管积脓易有反复急性发作。脓质为黏稠脓液。管壁呈纤维组织增厚。黏膜表面呈灰白色,光滑或颗粒状,皱襞萎缩或消失。管壁与周围器官牢固粘连,也可形成输卵管卵巢脓肿而使两个相邻的壁消失。镜下管壁中有淋巴细胞、中性粒细胞及浆细胞浸润。与周围器官粘连的浆膜有乳头状增生或腺样增生,偶尔形成沙粒体。细胞相互融合成为巨细胞。出现异形时应考虑有无恶变。慢性输卵管炎多为双侧性病变,且两侧病情近似,或一侧偏重。也可只有一侧病变,如继发于急性阑尾炎时。

(二) 结核性输卵管炎

输卵管是生殖器官结核的主要累及器官,双侧输卵管均易受累。

1. 结核性输卵管间质炎 比较多见,由血行传播而来。结核菌首先感染肌层或黏膜下层,然后向黏膜及浆膜层发展而使输卵管稍增粗,管壁增厚。表面可有多数粟粒样结节病变,并与周围粘连,使手术分离十分困难。少数可波及卵巢。

2. 结核性输卵管内膜炎 输卵管内膜首先受结核菌感染,被破坏黏膜形成干酪样坏死和粘连。病变侵犯远端为主,伞端黏膜肿胀,外翻呈漏斗状,可以不闭锁。其表面无粘连,整个输卵管比较粗大。如发生继发性感染,输卵管内容物变成脓性。

3. 结核性输卵管周围炎　常为结核性腹膜炎的一部分。输卵管浆膜表面散布着黄白色粟粒状小结节,与周围器官广泛粘连,系结核性输卵管炎的表面特征,为结核性盆腔腹膜炎或弥漫性腹膜炎的一部分。表浅病变继续发展后深入到管壁间质和黏膜组织。临床上慢性结核性输卵管炎比较多见,病变进展缓慢,输卵管粗大僵直,管腔变得狭窄或有梗阻。伞端须状黏膜可黏成一片,留有小孔或完全闭塞。急性、亚急性结核性输卵管炎病程伴有浆液性渗出物,呈草黄色,分布在整个腹腔内或形成局限性包裹性积液,酷似卵巢囊肿,其壁为粘连的肠管、大网膜、子宫、卵巢和输卵管。病程由急性期转为慢性期。输卵管结核感染经过输卵管间质部浸润宫腔形成子宫内膜结核,子宫角部首先受累,

因此,怀疑结核性输卵管炎者取其子宫两角组织,阳性发现多于其他部位。结核性输卵管炎下行感染以子宫内膜为主,严重者可侵蚀到子宫肌层。尽管子宫内膜结核在治疗后已经找不到结核病灶,但体外受精胚胎移植的成功率低于其他原因所致的输卵管梗阻,可能是子宫内膜下病变经抗结核治疗后纤维化,影响了胚胎着床。

(三)附件炎性包块

慢性输卵管卵巢炎症,呈现炎性纤维化增生,形成较坚实的炎性包块。一般较小,如与肠管、大网膜、子宫、盆腔腹膜、膀胱等粘连,则形成一个较大包块。包块亦可在盆腔炎症的手术后形成。此时,以保留的器官为中心,如卵巢、部分输卵管、盆腔结缔组织或子宫残端与肠管、大网膜粘连,并形成慢性炎性包块,欲使炎症彻底消散或包块完全消失,则较为困难。

(四)宫腔内粘连

主要是因为刮宫术时,损伤子宫内膜基底层,使粗糙的子宫肌层暴露,导致互相粘连。此外,严重的子宫内膜结核也能导致子宫腔粘连。广泛的子宫腔粘连致使月经量减少,甚至闭经。

(五)慢性盆腔结缔组织炎

炎症蔓延至宫骶韧带处,使纤维组织增生、变硬。若蔓延范围广,可使子宫固定,宫颈旁组织也增厚。

四、临床表现

(一)病史和症状

可有或无急性盆腔炎史、阑尾炎史。如因流产或产褥感染所致者,需详细询问流产后或分娩后的情况。婚外性生活史较不易获得,可根据情况或从职业上推断。

1. 腹痛　下腹有不同程度疼痛,多为隐性不适感,腰背部及骶部酸痛、下坠感,常因劳累而加剧。由于盆腔粘连,可能有膀胱、直肠充盈痛或排空时痛,或其他膀胱直肠刺激症状,如尿频、里急后重等。

2. **月经不调** 临床多表现为月经过频、月经量过多,可能与盆腔充血、卵巢功能障碍及慢性炎症导致子宫纤维化、子宫复旧不全有关。

3. **不孕症** 输卵管本身受到炎症病损的侵害,形成阻塞,临床以继发不孕较为多见。盆腔炎症粘连后输卵管拾卵及卵巢排卵功能障碍;子宫腔粘连和子宫内膜纤维化致使胚胎着床障碍等。

4. **痛经** 由于盆腔充血引起瘀血性痛经,多半在月经前一周开始即有腹痛,越临近月经期越重,直至月经来潮。

5. **其他** 如白带增多、性交疼痛、胃肠道障碍、乏力、劳动受影响或者不耐久劳、精神神经症状及精神抑郁等。

(二)体征

1. **腹部检查** 除两侧下腹部有轻度触痛外,很少有其他阳性发现。如有触痛,应注意其部位、程度,一般慢性输卵管炎多无腹部压痛。如有腹部包块,应通过B超检查作出判断。

2. **妇科检查** 外阴检查应注意前庭大腺有无增大,外阴有无赘生物,尿道口及其旁腺有无炎症表现及按摩前阴道壁有无脓液流出,如有流出液,立即做革兰染色检查,应特别注意有无细胞内双球菌(可做细菌培养)。宫颈视诊、双合诊时,除注意子宫外,更要注意双侧附件有无肿大、压痛等详细情况,以便初步了解附件有无明显损害。子宫颈多有糜烂、外翻,有黏液脓性白带。子宫常后倾或后屈,活动度较正常为差,一般移动子宫颈或子宫体有疼痛感。轻症仅在双侧附件处触得增厚条索状输卵管;重者在盆腔两侧或者子宫后侧方扪到大小不等、不规则和固定的包块,多有压痛,壁厚实而粘连,严重的囊性肿块多为脓肿;壁薄、张力大而稍能活动者,多为输卵管积水。

五、辅助检查

(一)子宫输卵管碘油造影

子宫输卵管碘油造影(hysterosalpingography,HSG)在X线下通过导管向子宫腔及输卵管注入造影剂,以显示子宫颈管、子宫腔及双侧输卵管。由于输卵管较细,CT、B超难以清晰显示,故此法目前仍为妇科X线检查中最常用的一种。于月经干净3~5 d时进行,在造影前几天内禁止性生活,必须进行阴道分泌物常规检查(有阴道炎症时禁止行HSG检查),应严格无菌操作。经气囊双腔管注入76%泛影葡胺20 ml,在遥控X线屏幕下观察输卵管通畅度,同时拍片。

1. **输卵管通畅** 输卵管在解剖上虽然分为四部分,但在造影时,间质部、伞部显影多半不清,正位片显示子宫两侧输卵管细的狭部及稍宽的壶腹部,两条细管像细虫一样弯曲在子宫两旁,由上向外下走行,造影剂先充盈狭部,后充盈壶腹部,然后进入盆腔扩散。第二片无子宫输卵管影,盆腔内显示有散在的云雾状造影剂影像。

2. **输卵管阻塞** 右子宫角部阻塞时输卵管不显影;左侧输卵管只显影一段,为狭部阻塞;显影至远端,但造影剂清楚成片。造影剂呈点片状,仍清楚,为伞部阻塞(见图 3-1)。第二片盆腔内无造影剂影像(见图 3-2)。

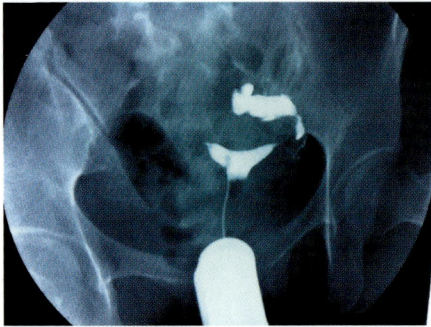

图 3-1　子宫输卵管造影
右子宫角部阻塞,左输卵管伞部阻塞

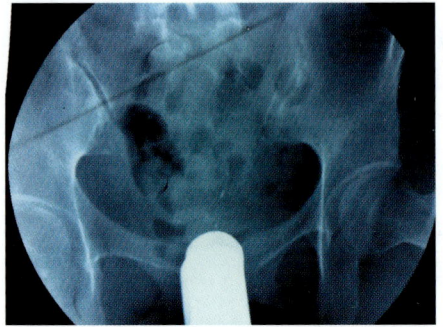

图 3-2　双侧输卵管阻塞
盆腔内无造影剂

3. **输卵管部分通畅**　少量造影剂进入盆腔,第二片见输卵管内及盆腔内均有造影剂影像,表示输卵管部分阻塞或狭窄,或输卵管伞部部分粘连(见图 3-3)。

4. **输卵管积水**　输卵管远端扩张呈腊肠状,造影剂呈珠状积聚于输卵管内,第二片盆腔内仍无造影剂影像。

5. **输卵管与周围组织粘连**　造影剂流入粘连间隙,呈花蕾状,提示输卵管伞与周围组织有粘连(见图 3-4);或造影剂从输卵管流出后,积聚于输卵管周围,呈囊状而不弥散。

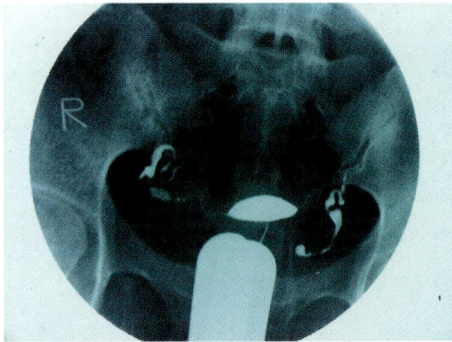

图 3-3　输卵管伞端部分粘连

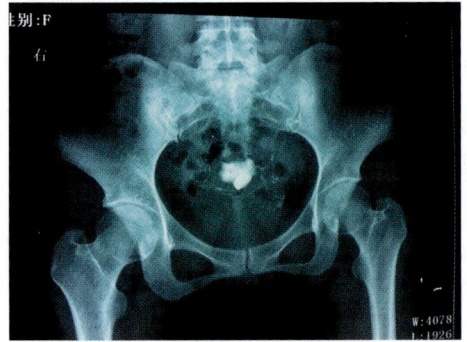

图 3-4　输卵管伞与周围组织有粘连

6. **输卵管结核**　HSG 影像表现多样。① 管腔闭锁:呈棍棒状,末端略粗大,见于狭部闭锁;② 管腔狭窄:末端呈香肠状及囊袋状,见于壶腹部及伞部闭锁、积水;③ 多发性狭窄:呈串珠状;④ 输卵管走行僵直,有时可见钙化点;⑤ 输卵管管壁出现灌注缺陷;⑥ 输卵管与周围组织粘连。

7. **输卵管发育异常**　可见输卵管过长或过短、输卵管异常扩张、输卵管憩室、双输卵管开口等。

8. **子宫腔内粘连**　根据粘连多少及部位不同,造影表现可为单个或多个的充盈缺损,形态不规则或条状、多刺状或边缘尖锐等。宫腔粘连未影响到造影剂进入输卵管内,两侧输卵管可保持正常。此点可与结核所致宫腔粘连变形鉴别。

9. **子宫结核**　有以下几种表现:① 子宫边缘不规则:可见小而尖的龛影;② 子宫变形:如双角子宫状、三叉子宫状;③ 子宫变小:呈幼稚型,子宫颈管长,与子宫体不成比例;④ 子宫颈狭窄。

(二) 子宫镜

单用子宫输卵管造影会遗漏一些子宫腔内病变,对宫内的病变也难以定性。与子宫输卵管造影相比,子宫镜观察子宫内病变具有更高的敏感性和特异性。国外资料报道因不孕而接受子宫镜检查的患者中,有19%～62%的患者宫腔内有异常病变,国内广州中山医科大学报道不孕不育患者的宫腔异常检出率为54%～73%。有些少见的病变,如子宫内膜钙化,只有子宫镜才能诊断。在不孕妇女应用腹腔镜、子宫镜及子宫输卵管造影3种方法检查中,发现有15%～18%的不孕原因系由子宫镜发现,而这些病变是子宫输卵管造影及腹腔镜均不能发现的。因而采用宫、腹腔镜联合检查,全面了解不孕症患者的不孕原因,有利于及早发现异常病变,并为进一步治疗提供依据。

1. **子宫内膜息肉**　宫腔镜下见子宫内膜息肉有大、小、单发或多发及有蒂和无蒂之分。息肉多位于子宫底部或角部,质地柔软、活动,色泽似其周围内膜,鲜红;息肉有蒂时可随液流而摆动。镜下应与内膜皱褶和内膜息肉状突起相鉴别,当漏液过多而膨宫不全时,内膜呈皱褶而误诊为真性息肉;子宫内膜息肉状突起实际上也是增厚的子宫内膜皱褶。此种情况多见于月经中期的分泌期或在服用孕激素治疗时,当膨宫完全后,子宫内膜息肉状突起的内膜皱褶展平而消失,息肉状突起可稍变平,但不消失,真性息肉则无此现象。息肉也不同于黏膜下子宫肌瘤,后者突出于宫腔,表面圆形、光滑、质较硬、不随液体流动。

2. **子宫腔粘连**　根据组织学分类可分为膜性粘连、肌性粘连和结缔组织性粘连。膜性粘连的表面和周围的子宫内膜极为相似,质软脆,易分离;肌性粘连则分离断面色红、粗糙、有血性渗出;结缔组织性粘连的表面呈白色,富有光泽,无子宫内膜覆盖,分离断面苍白,无渗血。

3. **输卵管通畅性检查**

(1) 方法:采用 B 超子宫镜联合诊断。按子宫镜检查常规操作,膨宫介质用 5% 葡萄糖液(含庆大霉素 8 万 U),膨宫压力采用自动膨宫控压装置控制。输卵管插管操作于月经干净后 3～5 天内进行(术前禁房事三天)。术前半小时肌内注射阿托品 0.5 mg。在子宫镜直视下显示宫腔和输卵管开口,以外径 1.4 mm 医用塑料管经操作孔道插入输卵管间质部约 0.5～0.8 mm,先注入少量亚甲蓝(美蓝),确认插管无误后注入含糜蛋白酶 4 000 U、地塞米松 25 mg、林可霉素(洁霉素)0.6 g、1% 利多卡因 5 ml 及生理盐水的混合液 60 ml,分别逐侧向输卵管推注 30 ml,同时作腹部 B 超,多切面观察子宫角部、两侧输卵管开口及输卵管内回声流动变化,并注意水流速及伞端向腹腔溢出情况和子宫直肠陷凹有无液性暗区出现。B 超监视子宫镜下,输卵管插管注药(简称 B 超子宫镜注药)后,手感有阻力,B 超下显示无积液时,可于下次月经干净后 3～5 天内再注药治疗。

（2）疗效评价标准：① 近端梗阻（Ⅰ类）：注药阻力极大,宫角部亚甲蓝外溢,子宫角见无回声区,导管抽出后见局部回声增强,无回声区消失;② 远端梗阻（Ⅱ类）：注药开始阻力大,到阻力小或无阻力时,加压推注,液体流经输卵管直达远端。B 超见输卵管远端出现扩张呈腊肠状液性暗区,子宫直肠陷凹无液性暗区;③ 通而不畅（Ⅲ类）：注药有阻力,B 超下显示通畅或反复加压推注,见液体经输卵管,输卵管扭曲、远端扩张,出现液性暗区,但几天后 B 超复查远端液性暗区消失;④ 输卵管通畅（Ⅳ类）：宫腔镜下注药无阻力,见宫腔内形成无回声区,并向输卵管方向移动,迅速达盆腔,在管内呈粗线条样迅速流向远端,并溢入腹腔。子宫直肠陷凹同时出现或不出现液性暗区。

（三）腹腔镜

在不孕妇女中,输卵管阻塞和盆腔粘连约占 36%～85%,主要是感染所致,尤其近年来性传播疾病的增加,使女性盆腔炎性疾病的发生率明显上升,而不少病原体如衣原体、支原体及一些病毒感染常为亚临床性。子宫内膜异位是引起盆腔粘连与输卵管阻塞的第二位原因。但由于上述疾病的临床表现相似,且有相当多的患者缺乏临床症状和体征,因此难以明确诊断。近年来,随着腹腔镜技术在妇产科领域的普及应用,利用腹腔镜对不孕症患者的盆腔疾病进行诊断,明确不孕症的病因,从而对症治疗,为不孕症的诊治提供了新的途径。

1. 方法 腹腔镜检查于月经干净后 3～7 天进行。采用 1% 普鲁卡因作局部麻醉,术前 30 min 肌内注射哌替啶（度冷丁）100 mg 或芬太尼 10 mg,术中用 1% 普鲁卡因加亚甲蓝液行输卵管通畅性检查。经子宫颈管插入气囊双腔管,注入生理盐水 20 ml 及林可霉素 0.6 g,根据阻力大小及推入液量判断通畅度。

2. 输卵管通畅度的判断

（1）通畅：注射亚甲蓝液 6～10 ml 时,镜下见亚甲蓝液自输卵管伞端溢出。

（2）通而不畅：注射亚甲蓝液时有一定阻力,加大压力推注 15～20 ml 后,伞端有少量蓝色液体流出,输卵管呈蓝色,有明显扩张者为伞端狭窄,输卵管无染色亦无明显扩张者为峡部狭窄。

（3）阻塞：注射亚甲蓝液时阻力大,加大压力亦未见伞端蓝色液体流出。输卵管明显扩张者多为伞端阻塞,无明显扩张者多为子宫角阻塞或输卵管峡部阻塞。

（四）血液流变学检查

盆腔炎是女性内生殖器官及周围结缔组织、盆腔、腹膜发生的炎症,其基本病变为渗出、增生和变性。慢性盆腔炎多因急性盆腔炎治疗不彻底,迁延日久而成。患者血液呈浓、黏、凝、滞状态,表现在血液流变学检测指标则见其值增高。全血黏度、血浆黏度、红细胞压积、血沉、K 值等指标的异常,与正常妇女相比,有显著差异。其测定对病情观察、疗效评估有重要的价值。近年逐渐被临床医生所注意。于清晨由专人抽取待测者空腹静脉血 4 ml,以肝素钠 30 U/ml 抗凝,并在 2 小时内检测完毕。适用仪器为 XBH31 型旋转式黏度仪。检测项目为全血高切黏度(140S-1)、全血低切黏度(30S-1)、血浆黏度、血沉(ESR)、红细胞压积(HCT)、还原黏度、K 值、血浆纤维蛋白原。已有资料表明,对患者进行血液流变学检查,不仅有助于诊断,且可指导临床治疗。

(五) 生化检查

1. C 反应蛋白　C 反应蛋白(C-reactive protein, CRP)是一种急性时相反应蛋白,在炎症或组织损伤时将会升高,疾病得到缓解又能迅速恢复正常。用速率散射比浊法进行定量测定,其测定值对妇科盆腔炎的诊断及盆腔包块性质的鉴别诊断是一个较好的指标。与WBC 计数及分类以及血沉比较也具有明显的优越性。CRP 值下降速度与病情转归有关,下降迅速病情好转快,恢复稳定,下降缓慢病情复杂。动态观测 CRP 变化水平,可以了解病情发展方向,如 CRP 值下降缓慢或徘徊不定,说明可能有其他炎症病灶或治疗无效。因此,CRP 作为临床上的诊疗价值要比 ESR、WBC、中性粒细胞优越得多,对于妇科盆腔炎症的鉴别和疗效观察是一个较好的方法,值得在妇科临床上推广应用。

2. 分泌型免疫球蛋白 A(SIgA)　分泌型免疫球蛋白 A(SIgA)是分泌液中存在的一种主要抗体,并且是抵御入侵细菌和病毒的第一道防线。在外分泌液中分泌型的免疫球蛋白有各种类型,其中 IgA 占优势,而且 SIgA 与血清中的 IgA 比较,在抗原性与结构中都多一个抗原成分 SP。SP 能保护 IgA 的受体不受酶的水解,而作为一种分泌性抗体发挥其功能。女性生殖道内形成的分泌型免疫球蛋白,主要由阴道、宫颈、子宫和输卵管内浆细胞产生,输卵管组织结构上含有丰富的产生 IgA 的浆细胞,这些局部的免疫系统对感染产生反应。当患盆腔炎时,来自输卵管、子宫、宫颈分泌物的 SIgA 特别丰富。SIgA 在生殖道黏膜表面分泌液中明显升高,是正常妇女的 10 倍。其变化与炎症的轻重有关,病情好转时,SIgA 明显下降。慢性盆腔炎患者的血象变化不明显,没有一个客观检测病情的指标,而本病常迁延数年,给患者带来很大痛苦。对治疗过程中血象变化不明显,缺乏病情变化检测的客观指标的患者采用宫颈分泌物 SIgA 测定,对慢性盆腔炎有很重要的临床意义。取材及方法:用无菌注射器抽取宫颈管内黏液 0.3 ml,注入含有 0.5 ml 无菌生理盐水的试管中。使用分泌型SIgA 放射免疫试剂盒,PR 试剂分离 BF 法。标本置-30℃保存,所有标本复融后一次检测,严格按照说明书要求操作。

(六) 计算机体层摄影

1. 临床疑诊慢性盆腔炎　临床疑诊慢性盆腔炎者计算机体层摄影(computerized tomography, CT)检查的意义,慢性盆腔炎的临床表现缺乏特征,既往多依据患者的主诉及不典型的临床症状、体征而确诊,误诊率达 30%。随着 B 超的应用,特别是经阴道 B 超的应用和腹腔镜的开展,情况大为改观。然而由于肠腔气体和脂肪的干扰及超声波远场强度衰减的特性,加之未婚者无法经阴道检查等限制了超声的应用。腹腔镜为侵入性检查,亦不易为患者接受。而 CT 具有较高的密度分辨率和良好的横断解剖结构的显示能力。CT 机的国内分布日益普及,这使得利用 CT 为本病诊断提供更多的形态学依据成为可能和必要。

2. **慢性盆腔炎CT表现的病理基础** 盆腔炎包括生殖器官、盆腔腹膜及盆腔结缔组织炎症。反复慢性炎症导致盆腔广泛充血、水肿、渗出及结缔组织增生等改变,最终可形成盆腔血管增生;卵巢增大、输卵管增粗、积水或形成脓肿;盆腔广泛粘连使得子宫表面粗糙;盆腔积液、积脓及腹膜后结缔组织增生形成炎性包块等。这些改变构成了慢性盆腔炎的CT表现的病理基础。

3. **慢性盆腔炎的CT表现** ① 盆腔血管影增多;② 输卵管增粗、卵巢增大、密度不均或形成脓肿;③ 盆腔积液;④ 子宫旁炎性肿块或软组织增厚;⑤ 子宫表面粗糙;⑥ 子宫增大;⑦ 盆腔钙化。

4. **慢性盆腔炎CT鉴别诊断** 慢性盆腔炎的CT表现形式多样,缺乏特异性,且有些征象改变轻微,需要在增强扫描下仔细辨别,如盆腔血管影增多需与盆腔静脉曲张症鉴别,后者多见于体弱多产妇或性生活不满足致使盆腔静脉淤血,无盆腔炎病史,其下腹疼痛常与体位有关,与月经无关,盆腔无炎性包块,可伴发下肢阴道静脉曲张。增大的卵巢亦需与盆腔炎性包块相鉴别,后者位置较低,常位于子宫体、子宫颈旁,包块表面粗糙,增强更为明显。卵巢增大和盆腔炎性包块需与盆腔肿瘤性病变鉴别,后者依据肿瘤来源及性质不同而呈现不同的CT表现,肿块多较大,边界较清楚,无盆腔血管影增多及早期较少出现渗出积液改变等。盆腔炎性积液与排卵期少量积液的区别是前者可见于非排卵期,积液量较多,可呈包裹性。包裹性积液与单纯性卵巢囊肿的不同在于后者多无临床症状,盆腔无增多血管影,囊肿壁薄、圆形、边缘光滑无粘连,囊壁无强化。

5. **慢性盆腔炎的CT征象与临床表现的关系** CT征象与临床表现密切相关。① 以盆腔积液、子宫表面粗糙、血管增强且边缘较模糊为主要CT征象者,患者发病年龄较低,其临床症状表现为近期腹痛加重,应考虑有慢性炎症急性发作,炎性渗出增加所致;② 以附件增大或盆腔炎性包块为主要征象者多为病史较长、症状反复发作者,多有下腹部或子宫旁压痛,子宫旁触及包块;③ 以附件炎为主者常伴有月经失调;④ 以盆腔血管影增多为主要表现者,年龄偏大,多无明显临床症状。由于前三组改变以中青年妇女为主,症状明显,须予以积极的治疗,以防止慢性盆腔疼痛及不孕的发生,而后者多无需治疗。

6. **注意事项及限度** 由于慢性盆腔炎的CT表现多样,不典型或改变轻微,缺乏特异性,加之大部分患者缺乏典型的临床表现,因此CT检查尤应做好充分的准备。检查前应常规做好肠道的准备并做阴道填塞(未婚者插入导尿管)。检查时常规平扫加增强扫描;观察图像应重视窗口技术的应用,注意调节窗宽、窗位。这样才能对盆腔异常增生的血管、位置多变的异常增大的卵巢,与盆腔炎性包块、包裹性积液与单纯性卵巢囊肿及盆腔少量积液等作出较为明确的辨别。CT检查需依据病变组织、器官的形态、密度变化作出诊断。

由于盆腔炎病变广泛、形态改变多样,因而CT诊断具有一定的局限性,如对较小的卵巢囊肿、排卵期卵泡及卵巢小脓肿的区别、位置较低的增大的卵巢与宫旁炎性包块的区别、部分单纯性卵巢囊肿与盆腔包裹性积液的区别、盆腔炎的少量积液与排卵期盆腔少量积液的区别等,均有一定的局限性。此外,由于盆腔的改变不能预示输卵管的病理变化,因此,

CT 检查不能判断输卵管的病理改变及通畅情况。慢性盆腔炎是常见病,其对健康的危害不容忽视。CT 为本病的诊断提供了更多的客观依据。其所见的盆腔血管影增多,附件增粗、增大、密度不均,盆腔炎性包块和盆腔积液是本病的主要 CT 征象。本病的临床表现与 CT 征象密切相关。在 CT 检查前必须做好充分的准备,常规增强扫描,方能获得良好的 CT 图像并对本病多变的 CT 征象作出准确的鉴别。

(七) B 超检查

1. **慢性盆腔炎的超声诊断**　输卵管积水呈腊肠状,与输卵管积脓相似,只是囊壁薄而光滑,内含清亮无回声区。输卵管卵巢积水 B 超下可见不规则腊肠样囊性暗区(见图 3-5),其周围常见到粘连蠕动的肠管。

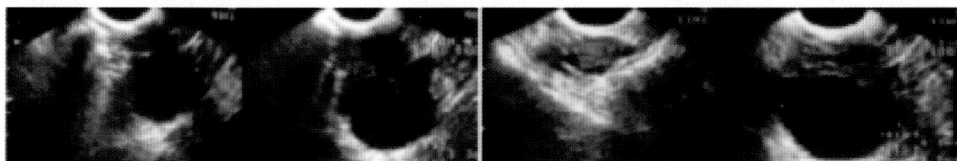

图 3-5　B 超下可见输卵管积水

2. **结核性盆腔炎的超声诊断**　女性结核性盆腔炎是由结核菌在盆腔乃至腹腔内引起的一系列炎性病变,常不同程度地累及生殖器、肠管、网膜、腹膜等,所以该病的 B 超声像图复杂多变。为便于总结分析,提高对该病的认识及诊断率,可依据图像主要特点大致分为三种类型。

(1) 包裹积液型:常无明显包膜,内部回声为囊性多个分隔状低回声。主要由渗出性腹水和纤维带组成。虽边缘有时探及彩色低阻血流,但有时可见增厚的腹膜及肠管比较僵硬、蠕动差的表现,可作为与卵巢恶性肿瘤的鉴别之一。

(2) 包块型:由于渗出液与周围受累脏器发生紧密粘连,根据受累脏器的范围,发病程度及时间长短,其声像表现可有:① 低回声型:多由输卵管、卵巢与周围组织粘连,由排不出去的渗出液包裹所致;② 实性包块型:由附件、肠管、网膜等粘连所致;③ 囊实混合型:由多种组织粘连并有渗出液形成囊腔引起。

(3) 无包块型:由于附件受累,呈串珠样僵硬,可与部分腹膜和网膜粘连。超声波检查对结核性盆腔炎诊断率较低,因为其有些声像图表现与以下肿物容易混淆。① 炎性包块:周界毛糙、壁厚,回声多偏低且不均质,也有不孕史,必要时可结合有关结核病化验、X 线检查来助诊;② 附件其他肿物:不同病因、不同性质的肿物,有时声像表现却很相似,如子宫内膜异位样囊肿、极少数畸胎瘤等,尤其当患者病史及体征无明显特异性时,较难鉴别诊断。超声波检查女性盆腔肿物时,如发现可疑炎性包块或者不能确认肿物性质,但具有明显与周围组织粘连的回声,应进一步了解患者的病史、症状、体征及有关的临床检查,包括化验、X 线检查,警惕结核性盆腔炎的可能,这将对临床的治疗和处理方案具有一定参考意义。

3. **阴道超声**　阴道超声属于腔内超声探头直接放入阴道内,紧贴阴道穹隆及宫颈,声束经阴道穹隆进入,不需充盈膀胱,排除气体干扰,盆腔脏器处于近场范围,是目前辅助诊断盆腔炎性病变的有效方法。盆腔炎性病变因其累及的部位、范围、程度不同,患者抵抗力不同使其病理改变及临床表现多样化,从而使超声声像图不同,腹部超声因受腹壁脂肪层的衰减和肠道气体干扰等影响,盆腔内轮廓模糊难以清晰显示包块内部的特点与周围脏器和组织的关系而不能明确诊断,应用经阴道超声诊断盆腔炎性病变,可以根据不同的声像表现,特别清晰地分别显示包块内部结构、双侧卵巢以及包块与卵巢,包块与周围组织的关系而明确诊断。

六、预防及治疗

(一) 预防

提高基层计划生育工作人员素质,严格无菌操作常规,严格选择适应证和禁忌证,提高广大育龄人群对节育术的正确认识,避免未婚先孕,注意术后休息,避免过早性生活,减少和及时处理术后不良反应和近期并发症,减少继发性不孕的发生。术后感染是最常见的并发症,从 20 世纪 60 年代起,临床开始采用术前用一次抗生素,术后维持 3～5 天,证实能减少术后感染。故建议在节育术前 30 min 用一次抗生素,置宫内节育器后 3 天、人流术后 5 天、引产术后 7 天内常规应用抗生素。

(二) 治疗

1. **药物治疗** 选用对细菌有效的抗生素,常采用细菌培养加药敏治疗。抗生素的治疗原则是经验性、广谱、及时及个体化。由于通常需在实验室结果出来前即给予抗生素治疗,因此,最初用药往往根据经验选择合适的抗生素治疗。盆腔炎性疾病的病原体多为厌氧菌、需氧菌、淋病奈瑟菌及衣原体的混合感染,而需氧菌及厌氧菌又有革兰阳性及革兰阴性之分,因此,抗生素应选用广谱抗生素并联合用药。如果选用两种抗生素,其中一种是抗厌氧菌,一般都可以控制疾病。给药途径有口服和静脉滴注,以静脉滴注起效快,常用以下方案。

(1) 青霉素＋甲硝唑:是常用而有效的方案。最好使用静脉滴注,青霉素剂量 480 万～800 万 U,甲硝唑每日剂量 0.5～1.0 g。对于有发热的患者,静脉治疗体温正常三日后再改口服抗生素,疗程 10～14 天。对于怀疑有革兰阴性杆菌感染的患者,加用氨基糖苷类药物。除非有药敏试验结果,一般情况下不要使用妥布霉素和链霉素,以免发生严重的毒副作用。甲硝唑口服后基本上可以全部吸收,口服与静脉使用的疗效一致。对于青霉素过敏的患者,可以使用红霉素代替。

(2) 克林霉素＋庆大霉素:曾被认为是治疗盆腔炎性疾病的基本疗法。其用法是静脉滴注克林霉素 0.6 g 每日 4 次,体温正常后改口服,0.3 g 每日 4 次。庆大霉素 16 万 U 肌内注射,每日 1 次,疗程至少要 7 天以上。对于门诊治疗的患者也有人主张使用头孢曲松钠 250 mg,肌内注射,每日 1 次,加口服多西环素 100 mg,每日 2 次,一共使用 14 天;或口服氧氟沙星 400 mg,每日 3 次,加用克林霉素 450 mg,每日 4 次或者甲硝唑 400 mg,每日 3 次,一共使用 14 天。一般没有必要使用三种或三种以上药物。

（3）第二代头孢菌素和第三代头孢菌素类药物：头孢西丁钠 2 g，静脉滴注，每 6 h 1 次；或头孢替坦二钠 2 g，静脉滴注，每 12 h 1 次；加用多西环素 100 mg，每 12 h 1 次，静脉滴注或口服，或加多西霉素 100 mg，静脉滴注或口服，每 12 h 1 次。其他常用的头孢菌素类药物有头孢呋辛钠、头孢曲松钠、头孢唑肟钠、头孢噻肟钠等。静脉给药治疗至少持续到患者临床症状明显改善后的 24 h 可改口服给药。

（4）喹诺酮类药物与甲硝唑联合方案：左氧氟沙星 500 mg，静脉滴注，每日 1 次，或氧氟沙星 400 mg，静脉滴注，每 12 h 1 次，加用甲硝唑 500 mg，静脉滴注，每 8 h 1 次。

重症患者原则上需要住院治疗，应用静脉注射药物。常选用下列方案治疗淋球菌、沙眼衣原体和厌氧菌感染。① 静脉注射头孢西丁 2 g，每日 4 次，加多西环素 100 mg，每日 2 次，口服或静脉注射；② 静脉注射头孢替坦 2 g，每日 2 次，加多西环素每日 2 次静脉注射；③ 静脉注射克林霉素 900 mg，每日 3 次，加庆大霉素，首剂使用静脉注射 2.0 mg/kg 的负荷剂量，而后改为 1.5 mg/kg，每日 3 次。

如果临床症状有改善，继续使用至少 48 h，然后再改口服有效抗生素，多西环素 100 mg，每日 3 次，连用 14 天。如果症状没有改善，或者形成了脓肿，应及时手术干预。

（5）聚苯乙烯磺酸盐：最近有文献报道，作为精子功能抑制剂的聚苯乙烯磺酸盐（natrium polystyrene sulfonate, NPSS），可以作为预防性传播疾病的药物。NPSS 有广谱抗病毒药和抗生素的活性，它不仅能抑制由人免疫缺陷病毒和单纯疱疹病毒引起的感染，而且能有效抑制沙眼衣原体和淋球菌引起的感染。目前，该药已进入临床试验。

（6）中药治疗或中西药联合治疗：中医治疗盆腔炎性疾病主要用活血化瘀、清热解毒药物，如银翘解毒汤、安宫牛黄丸、金刚藤胶囊、紫雪丹或康妇消炎栓等；或中药＋抗生素联合治疗，疗效亦颇显著。

（7）妊娠期感染的治疗：既要考虑母亲的子宫内膜炎及垂直传播，又要考虑新生儿的结膜炎和肺炎。由于胎儿的因素，治疗上的选择是有限的，可选用红霉素、青霉素及克林霉素等。不能应用四环素类药物和喹诺酮类药物。因为四环素进入胎儿循环中，能够引起儿童牙齿变色、牙釉质发育不全、畸形或生长抑制，而喹诺酮类药物会抑制胎儿的骨骼发育。

2. 腹腔镜外科输卵管手术治疗

（1）腹腔镜输卵管、卵巢粘连分离术：在诊断性腹腔镜下作少量输卵管粘连及卵巢粘连分离，如有膜状粘连存在，首先应用鳄鱼嘴钳凝固，然后作无血切断。如仍有出血，再给予内凝。必要时，可用内套圈或内缝扎止血。内凝固的优点是经过内凝及锐性切断的组织蒂部，术后不会引起粘连。卵巢和阔韧带后叶之间底部较宽的粘连，多由盆腔内膜异位症引起。粘连的分离常会使卵巢后腹膜形成大块缺损。可用带齿活检钳对齐伤口，取决于当地条件，可应用内套圈或类似剖腹术中使用的内缝合，但内套圈法较为省时。分离输卵管积水及卵巢之间基底部宽厚的粘连，应在低倍放大镜下进行，以防损伤壶腹部及伞部的血管。当粘连涉及壶腹部及伞部时，即使程度较轻，亦应先用鳄鱼嘴钳或点状内凝器作内凝后再用钩剪剪开肌瘤剜出器,特别适用于无血"剥净"壶腹部。总之,预防出血比控制出血更为省时。

(2) 腹腔镜输卵管伞端成形术:应用腹腔镜或剖腹术作输卵管伞端成形术是纠正输卵管因素所引起的不孕症中成功的技术之一。必须使用一种器械以监护及控制压力,使注入的染液积聚在壶腹端。当压力达到 19.93～26.6 kPa(150～200 mmHg)时,输卵管出现膨胀。在低倍放大镜下,找到黏聚的输卵管伞端,用无损伤抓钳及无损伤抓持钳以轻巧的钝性剥离和扩张方法将其撑开。有微量蓝色染液渗漏之处,即为陈旧伞孔。可先试用圆锥状输卵管探针探查及扩张。然后,将无损伤抓持钳的尖端放入壶腹部,深达 2～3 cm。

3. 激光治疗   通过直接气化消除下生殖道病灶,既快速又彻底,疗效满意。经多位学者实验证实,弱激光作用于周围神经系统和血液循环系统,可使病变部位的组织产生血管扩张,血流加速,细胞活性增强,物质代谢旺盛,使局部的营养状况改善,达到止痒、止痛、消肿、消炎并加速伤口和溃疡创面的愈合。弱激光还可增强机体免疫反应,使吞噬细胞数增加,对病菌的吞噬和抗菌能力成倍增加。激光对生物体酶的刺激作用可改变细菌对抗生素的敏感度,如增加溶菌酶的活性,有抑菌杀菌作用。腹腔镜、子宫镜下激光手术是近些年来发展起来的一项新技术,由于激光既能凝固治疗,又能切割治疗,既能在气体中工作,又能在液体中工作,对周围组织的损伤小于双极或单极电凝术,比较安全,故令人瞩目。

Buxobckuu(1976)首先应用 HeNe 激光治疗慢性盆腔炎,获得良效。1978 年后,国内各单位均有用 HeNe 或 CO₂ 或 HeCd 等激光治疗慢性盆腔炎疗效满意的报道,并对疗效的机制进行了研究。治疗盆腔炎均用弱激光,包括激光光疗和光针两种,其原理主要是根据激光具有良好的生物刺激作用,有加强血液循环,促进细胞生长和组织修复等作用。

(1) 治疗方法:① CO₂ 激光治疗:采用输出功率为 30W 左右的激光器,使光斑直径达 6～10 cm,计算功率密度。选用骶部八区及小腹部,分左右两侧照射,每区域照射 5～10 min,每天照射 1 次,以 25～30 次为 1 疗程,每疗程间歇 1～2 周,可连用 2～3 个疗程。治疗时注意勿灼伤皮肤,用半导体测量皮温,宜在 40～45℃ 之间,或使受照射区有温热感即可;② HeNe 激光治疗:采用输出功率为 25 mW 的激光器,光斑直径扩大到 5 cm。患者照射一侧的骶部中区、次区或左右小腹部,两侧各照射 5 min,每天照射 1 次,以 25～30 次为 1 疗程,每疗程间歇时间为 1～2 周,可连用 2～3 个疗程。照射过程中遇月经来潮,可暂停或继续治疗均可;③ 光针穴位治疗法:取相应的腧穴或耳针穴,用激光光针代银针进行治疗,采用 HeNe、HeCd 半导体激光器等作光针,一般常用 HeNe 激光作光针用。输出功率 3～5 mW,光斑直径 0.3 cm,可随照射距离而调节,用原光束或激光导光束均可。每日治疗 1 次,15 次为 1 疗程,月经期暂停治疗,可连续 2～3 个疗程。

(2) 疗效评定标准:根据症状、体征、B超、碘油造影及红细胞沉降率、白细胞分类、血黏稠度、微循环、免疫指标测定等。一般以症状、体征尤其以炎块的缩小、输卵管的通畅度改变等为主要依据。综合 10 位学者的报道,近期疗效改善有效率达 90% 以上。此疗法未见有明显并发症,但从动物实验和临床观察资料证明有以下规律性反应。① 累积效应:即弱激光照射要达到一定的次数后才开始出现治疗效果;② 抛物线特性:一般反应的强度在第三天才逐渐加强,第十至第十七天达最高峰,此后逐渐减弱,甚至变为抑制,故两个疗程间应间隔一段时间;③ 早期反跳现象:有些患者照射到 6～10 次之间,反而会出现症状加剧,即早期反跳现象。但若坚持治疗,症状会自然好转,在结束时获得满意的疗效;④ 过敏现象:个别病例,激光照射后会出现头晕、恶心、乏力等现象,不处理能自然消失。

剖腹手术于月经干净后 3～8 天内进行,常规硬膜外麻醉,术前宫腔内插入气囊双腔管,以供术中通液用。

4. **对性伴侣的治疗**　应常规对 PID 患者的性伴侣进行治疗,因为 PID 患者在出现症状之前的 60 天内如果与其性伴侣有性接触,那么该性伴侣会被感染,如果性伴侣不进行治疗,那么存在于其尿道的衣原体和淋病奈瑟菌等病原体很可能再次感染此女性患者。

(三)辅助生殖技术

据国外报道,PID 行盆腔粘连松解及输卵管再通术后患者获得自然妊娠率为 0%～44%,对于有生育要求的盆腔炎患者,采用上述治疗仍不能妊娠时可采用辅助生殖技术(assisted reproductive technology, ART),如宫腔内人工授精(intrauterine insemination, IUI)、体外受精与胚胎移植(in vitro fertilization - embryo transfer, IVF - ET)或宫腔配子移植(gamete intra uterine transfer,GIUT)等以帮助其受孕。采用 ART 前应重视以下检查。① 腹腔镜检查或子宫输卵管碘油造影是非常必要的;② 在排卵前,即月经周期第十二至第十四天行阴道 B 超检查,了解子宫内膜厚度、类型,初步排除内膜病变;③ 对于 B 超提示内膜厚度小于 7 mm 或大于 15 mm、内膜回声不均匀、C 型内膜、有结核病史者、多次 IUI 失败、曾有宫外孕史及 IVF - ET 一次失败等,主张常规进行宫腔镜检查,必要时同时行宫腔镜下输卵管通液,不主张非宫腔镜直视下的盲目诊断性刮宫。若宫腔镜提示:ⓐ 子宫内膜炎:应在经期常规抗感染治疗两三个疗程后再开始 ART;ⓑ 子宫内膜息肉:可在宫腔镜直视下行诊断性刮宫并送病理检查证实为炎性息肉,则抗感染治疗,如为单纯息肉,连用黄体酮周期治疗三个疗程;ⓒ 宫腔粘连:可行分离手术,并用雌、孕激素序贯疗法,连用三个疗程;ⓓ 内膜白色纤维化者:亦可用雌、孕激素序贯治疗三个疗程。上述几种情况经治疗后最好复查子宫腔内膜是否恢复正常,不正常者禁忌做 ART。

1. **宫腔内人工授精**　宫腔内人工授精的适应证、禁忌证及技术规范按中华人民共和国卫生部卫科教发〔2001〕143 号文件的技术规范、标准及伦理原则进行。需要强调的是行人工授精的前提是输卵管必须完全通畅和子宫具有受孕能力。

2. **体外受精与胚胎移植及其衍生技术**　IVF - ET 是指从妇女体内取出卵子,在体外与精子受精,培育 3～5 天后移入妇女子宫内使其着床发育成胎儿的技术。其适应证、禁忌证及技术规范按中华人民共和国卫生部卫科教发〔2001〕143 号文件的技术规范、标准及伦理原则进行。部分盆腔炎经过治疗无效者,输卵管疾患如输卵管炎症、阻塞、积水及拾卵障碍,宫外孕输卵管切除或保守治疗后都是 IVF - ET 的指征。

(1)对于输卵管积水患者:由于积水对胚胎的毒性作用,IVF - ET 前可在腹腔镜下行输卵管近端结扎、远端造口排出积水术,但术中应尽量减少对卵巢血供的影响。近年来采用输卵管抽芯术效果很好,术后复发机会少,又不影响卵巢功能。

(2) 中医中药治疗输卵管积水:常用中药处方(输卵管积水方):熟地 12 g,生地 12 g,白术 12 g,白芍 15 g,丹参 30 g,枸杞子 15 g,麦冬 12 g,当归 9 g,竹茹 12 g,红藤 30 g,苏败酱 30 g,薏苡仁 15 g,龙葵 15 g,郁金 9 g,川牛膝 9 g,白花蛇舌草 30 g,茯苓 12 g,蒲公英 30 g,棉萆薢 15 g。在促排卵前两周连续应用输卵管积水中药方 14～28 副预处理。

(3) IVF 促排卵方案:充分评估卵巢功能,如由炎症和手术引起卵巢功能低下,选择 GnRH 拮抗剂方案,如果年轻卵巢功能正常选择长方案。取卵手术前一周期,可行穿刺抽液术,术前、术后常规应用抗生素 3 天。当取净卵子后同时行输卵管积水穿刺抽液,虽然是方法之一,但可能诱发感染,应予注意。取卵术时穿刺后常规应用抗生素 2～3 天,预防感染。在胚胎移植日应常规做阴道 B 超,以了解子宫腔有无积液反流或宫腔内膜线分离,若有,应放弃本周期移植,并将胚胎冷冻保存,行输卵管积水去除术后再进行冻融胚胎移植。

PID 可以影响卵巢功能,使卵巢对外源性 Gn 的敏感性下降,引起 IVF - ET 控制性超促排卵时卵巢反应低下,并还可能会影响卵母细胞的质量、胚胎的发育、子宫内膜的容受性等 IVF - ET 治疗的很多环节,降低其临床妊娠率,最终影响辅助生殖的妊娠结局,并且随着炎症病变加重,控制性超排卵中卵巢低反应的发生率明显增加,可适当增加外源性 Gn 用量,因此,要有效改善 PID 患者行 IVF - ET 的结局,可于 IVF - ET 前进行手术治疗,如粘连松解、减轻炎症、减少对卵巢血供及上皮的损伤等措施。

(4) 对于 IVF - ET 后的输卵管妊娠患者:再次 IVF - ET 减少输卵管妊娠尤其是间质部妊娠的可能,而且,结扎术可能影响卵巢血流而 ET 前是否应行输卵管结扎术,目前尚有争议。有学者认为,输卵管结扎手术并不导致卵巢对控制性超排卵的反应降低。

(孙莹璞　董方莉)

第四章
子宫内膜异位症与
辅助生殖技术

当具有生长功能的子宫内膜组织出现在子宫腔被覆黏膜以外的身体其他部位时,称为子宫内膜异位症(endometriosis,EM),是一种始于细胞水平而终止于盆腔组织和器官,以疼痛和不孕为特点的持续性病变。绝大多数病变发生在盆腔内生殖器官和邻近的腹膜面,但少数可生长在远离子宫的部位,如鼻黏膜、肺等。

异位种植的子宫内膜具有类似恶性肿瘤细胞的侵袭性。侵袭转移是一个多因素参与的复杂过程。主要包括三个阶段,即黏附、血管生成和种植。有众多黏附分子,一些酶类和血管生成因子等参与,如免疫球蛋白家族,整合素家族,选择素家族,钙黏附素家族,基质金属蛋白酶,纤溶酶原激活剂,白细胞介素-8(IL-8),肿瘤生长因子-B(TGF-B),血管内皮生长因子(VEGF)等。经过黏附和降解过程,子宫内膜才得以异位种植,但要长期生长,必须建立自己的血管网。

一、病因

虽然子宫内膜异位症是一种常见的疾病,但目前其发病机理与病因学尚不清楚。多年来,探讨其组织来源的病因学因素,其中最重要的是异位组织存活的机制,因为对指导临床治疗策略具有重要作用。目前,多采用多因子的发病理论来解释其发病机制。

(一)经典学说

1. 种植学说 早在1921年,Sampson提出子宫内膜通过输卵管经血逆流(retrograde menstruation)种植的学说,至今经血逆流的理论仍被大多数人所接受。其根据是盆腔中逆流的月经血中可以找到存活的内膜细胞。此学说指出经期时月经血中所含间质内膜和腺内膜细胞可随经血逆流,经过输卵管进入腹腔,种植于卵巢和邻近的盆腔腹膜,并在该处继续生长和蔓延,以至形成盆腔子宫内膜异位症。先天性子宫颈狭窄或阴道闭锁等经血储留患者常并发子宫内膜异位症,说明经血逆流可导致子宫内膜种植。此外,手术后瘢痕的子宫内膜异位症,是内膜种植学说的有力证据。典型的例子是剖宫取胎后的腹壁瘢痕子宫内膜异位症,占腹壁瘢痕子宫内膜异位症的90%。也有动物实验证实经血直接流入腹腔,在盆腔内形成典型的子宫内膜异位症。但此学说不能解释盆腔外的子宫内膜异位症,也无法解释为什么有行经的妇女又不发生子宫内膜异位症。毕竟经血逆流是一种育龄女性经期常见的生理现象,发生率占 90% 左右,而只有 10%～15% 发生 EM。

2. **血源-淋巴播散学说**　此学说的基础是很多学者在盆腔淋巴管和淋巴结中发现镜下内膜组织,还有学者在盆腔静脉中也发现有子宫内膜组织。他们提出子宫内膜组织可以通过血行和淋巴向远离盆腔部位的器官如肺、手或大腿的皮肤和肌肉转移,但按此学说全身各部位的子宫内膜异位症不应如此少见。

3. **体腔上皮化生学说**　20 世纪初,Meyer 提出体腔上皮化生(coelomic epithelium metaplasia)学说。盆腔腹膜、卵巢生发上皮都是由胚胎期具有高度化生潜能的体腔上皮分化而来。这些组织在反复受到月经血、慢性炎症或持续卵巢激素刺激后激活而衍化为子宫内膜样组织,以致形成子宫内膜异位症。有三种理论。① 苗勒细胞停滞理论(müllerian cell rest theory);② 午非细胞停滞理论(wolffian cell rest theory);③ 体腔上皮化生理论(coelomic epithelium metaplasia theory)。

4. **免疫学说**　免疫功能异常在子宫内膜异位症发展的各环节中起重要作用。子宫内膜异位症的免疫机理表现为免疫抑制与免疫增强的不平衡状态,即 Th 漂移现象。免疫活性细胞,主要指巨噬细胞的活性增强,活化的巨噬细胞释放白细胞介素 1(interleukin - 1, IL - 1),IL - 6 及肿瘤坏死因子 (tumor necrosis factor, TNF)等一系列细胞因子,导致腹腔液中上述细胞因子水平升高,刺激 T、B 细胞增殖,活性增强,介导免疫反应,促进前列腺素合成及局部纤维母细胞增生,胶原沉积和纤维蛋白形成,造成纤维化和粘连。其次,自然杀伤细胞- NK 细胞活性下降,免疫监视作用减弱,不能有效地清除异位的子宫内膜,使子宫内膜组织得以异位种植。此外,黏附分子也参与了异位内膜的免疫黏附过程,有利于盆腔内的内膜碎片黏附在周围组织上,促进子宫内膜异位症的发展。有证据表明子宫内膜异位症患者有自身免疫性疾病病史者为无该病患者的两倍,且子宫内膜异位症患者血清中 IgG 及抗子宫内膜抗体较对照组显著增加,其子宫内膜中的 IgG 及补体 C_3 沉积率亦高于正常妇女。

(二) 高危因素

1. **免疫功能紊乱**　EM 可能是一种全身性自身免疫疾病,有报道 EM 患者有红斑狼疮或其他自身免疫疾病史者为无该病的两倍。

2. **月经异常**　多因素分析发现,月经过多与 EM 发病有密切关系。

3. **遗传因素**　遗传流行病学研究提示,EM 是一种多基因(polygene)遗传性疾病,可能伴有基因结构和表达的改变。有研究表明,雌激素受体(ER)基因 PvuⅡ多态性在 EM 组与对照组差异有显著性,而 ER 基因 XbaⅠ多态性与 EM 的发病无相关性。对照研究表明,直系亲属中患有 EM 的妇女,其发病的可能性较对照组明显增加,而且,EM 家族史阳性的患者发病年龄较轻,病情亦较重。

4. **二氧(杂)芑、多氯联苯、2,3,7,8-四氯二苯并对二噁英**　二氧(杂)芑(dioxin)、多氯联苯(polychlorinated biphenyls, PCBs)、2,3,7,8-四氯二苯并对二噁英(2,3,7,8-tetrachlorodibenzo-p-dioxin,TCDD)在人体内的半衰期很长,可长期滞留,储存于脂质及细胞内,并缓慢释放入血,达到一定浓度后即出现致畸、致癌作用,降低机体免疫功能。动物实验表明,二氧(杂)芑可以促进子宫内膜异位种植,且致病强度与投于二氧(杂)芑的量成正比。还可以导致内分泌功能紊乱,机制为:① 识别自然激素的结合位点并模仿其功能;② 通过阻断自然激素和其生理性结合位点的结合抑制激素的作用;③ 直接或间接与激素发生异常反应;④ 改变激素合成的自然模式;⑤ 改变激素受体的水平。

5. **人工流产**　有人认为人工流产(induced abortion)可以导致子宫内膜异位症。手术时内压力升高可把一些内膜组织挤进输卵管,进而流入腹腔,理论上将会增加内膜种植机会。但实际上并非如此,一个很重要的原因是蜕膜细胞的种植能力低于非妊娠期子宫内膜。

(三)发病因素研究新进展

1. **腹腔微环境免疫学机理进展**　EM 患者腹腔微环境(the peritoneal micro-environment)中腹腔液细胞和生化组成不同于正常女性。正常腹腔液内的细胞计数为每毫升 1×10^6 个,以巨噬细胞(macrophage)为主,其余为脱落的间皮细胞和淋巴细胞。Oosterlynck 等发现患者腹腔液细胞发生了明显的改变,包括巨噬细胞、NK 细胞、T 细胞、B 细胞数量和活性改变。免疫细胞的功能及数量的异常,导致其分泌的细胞因子含量变化,如腹腔液中 IL-1,6,8,10 等含量增加,IL-13 含量降低。

(1)免疫功能异常:① 辅助性 T 细胞亚群:Th1/Th2 漂移现象;Th1 活性降低对 EM 发生可能具有始动作用,是子宫内膜细胞在盆腹腔内种植的先决条件。而 Th2 介导的体液免疫处于亢进状态。机体在正常状态时 Th1/Th2 型细胞因子处于动态平衡,维持正常的细胞免疫和体液免疫。机体对抗自身及外来抗原入侵过程中,以 Th1 型介导的细胞免疫为主,一旦由 Th1 向 Th2 型漂移,则机体处于免疫抑制状态,不能识别抗原,子宫内膜细胞如同肿瘤细胞一样可能发生免疫逃逸,种植在盆腹腔内;② T 淋巴细胞及其亚群异常:EM 患者淋巴细胞介导的自身内膜细胞毒作用减退。免疫平衡状态失调。T 细胞介导的免疫作用增强和 B 细胞的增多,分化为浆细胞而产生自身抗体增多,也是促进异位内膜种植的途径之一。在 EM 的发生中发挥重要的免疫监视作用的免疫细胞 NK 有功能性改变,在 EM 患者血清和腹腔液中的 NK 细胞活性降低,故不能清除异位的子宫内膜组织。另外,EM 患者腹腔液中补体 C_3、C_4 水平增高,IgG、IgA 沉积阳性率也高。患者的异位病灶、外周血和腹腔液中出现各种非器官特异性自身抗体,如抗多核苷酸类、抗组蛋白及抗磷脂、心脂类抗体及特异性自身抗体、抗子宫内膜抗体和卵巢抗体。

(2)人类白细胞抗原(HLA-Ⅰ、HLA-Ⅱ、HLA-DR):异位子宫内膜腺上皮细胞中 HLA-Ⅰ(human leucocyte antigen)类分子表达下降,可使细胞不能被 T 细胞识别并攻击,阻断了细胞毒淋巴细胞介导的凋亡,进而导致免疫逃逸。HLA-Ⅱ类分子表达增加,抗原递呈增强。这样,一方面细胞容易受到 HLA-Ⅱ类分子限制的细胞毒 T 细胞攻击而受损害,另一方面,由于本身可起到抗原递呈作用,增强免疫反应,甚至可将自身抗原递呈给辅助性 T 细胞,引起自身免疫反应,造成自身组织的损害。巨噬细胞通过识别 HLA-DR 抗原阳性细胞,向 T 细胞递呈此种抗原,诱导 T 细胞活化。研究表明,无论是增生期还是分泌期,在位子宫内膜组织和异位子宫内膜组织腺细胞 HLA-DR 抗原表达均高于正常的子宫内膜组织。

(3) 单核细胞趋化蛋白：研究证实患者的腹腔液和异位的内膜细胞中单核细胞趋化蛋白(monocyte chemotactic protein，MCP-1)的浓度升高。MCP-1系一种对单核细胞具有特异性趋化活性的细胞因子。斑点杂交分析发现异位的内膜细胞中的 MCP-1 mRNA 的表达高于在位内膜，EM 腹腔液和病灶通过升高的 MCP-1 水平募集并激活外周血中单核细胞进入腹腔，进而转化为巨噬细胞。

(4) 正常 T 细胞表达和分泌的因子：正常 T 细胞表达和分泌的因子(regulated upon activation, normal T cell expressed and secreted. ,RANTES)在 EM 患者腹腔液中浓度增高，而血液中无增高。说明 RANTES 可能作为一种中介物，通过参与单核巨噬细胞和 T 细胞的趋化和活化，在局部介导内异症的病理形成过程。同时，活化的单核巨噬细胞和 T 细胞又可分泌 RANTES，从而聚集更多的腹腔巨噬细胞和 T 细胞，形成类似正反馈的恶性循环。

(5) 细胞因子异常：

① 白细胞介素(IL)：是由活化的 T 淋巴细胞和巨噬细胞产生调节细胞生长、分化和免疫活性的细胞因子，参与免疫应答过程中免疫细胞合成。EM 患者腹腔液中多种 IL 含量增加，比如，IL-1、IL-2、IL-4、IL-6、IL-8、IL-10 和 IL-12 等，而 IL-13 含量降低。IL-1 和 IL-2 可活化 T 细胞，促进 B 细胞产生抗体，形成较强的免疫应答。文献报道，EM 患者体内 IL-1 水平升高，特别在 EM 的 I、II 期；EM 组腹腔液及淋巴细胞培养上清液中 IL-2 的活性明显增高，EM 组淋巴细胞转化率明显增高。因此，IL-1 和 IL-2 可能在 EM 发病机制中有重要作用。白细胞介素 1 受体拮抗剂(IL1ra)是目前唯一被证实存在着的白细胞介素 1(IL-1)的拮抗剂，它可抑制甚至逆转 IL-1 的很多生物学效应。Sahakian 等的研究表明，88% 的在位内膜存在 IL1ra，而异位内膜中则无 IL1ra。异位内膜中 IL1ra 的缺乏，可能有助于异位内膜在宫腔外种植和生长，为炎症反应及粘连形成铺就了一条方便之路。EM 导致不孕患者在接受体外受精治疗时，经常发现胚胎在培养中无诱因自动停止发育，提示胚胎质量不好。EM 致不孕患者的血浆、卵泡液和颗粒细胞中 IL-1、IL-2、IL-6 水平均高于对照组。通过印记杂交分析方法发现 IL-6 mRNA 在异位细胞的表达是正常子宫内膜表达的 6.3 倍，用 RTPCR 测定 IL-1 受体 I 型，发现异位内膜的 IL-1 受体是正常对照组的 2.4 倍。Lawson 等采用免疫组织化学和免疫荧光双分析研究发现：L-1 受体 1(IL-1R1)在子宫内膜异位的组织中高表达 I，且在红色子宫内膜异位病灶中表达水平高于白色病灶，尤其巨噬细胞高表达 IL-1R1，由于红色子宫内膜异位病灶表示高度血管化，代表 EM 的早期病变，因此推测 IL-1R1 可能是 EM 早期病灶的标志。IL-6 是一种多源性细胞因子，在生殖生理及子宫内膜的再生修复中都起重要作用。大多数甾体激素对子宫内膜的作用不是直接的，而是通过诱导细胞因子起作用。E_2 能刺激培养的内膜间质细胞分泌白细胞介素 6。IL-6 的主要作用是作为 B 淋巴细胞的终末分化因子和杀伤性 T 淋巴细胞的终末辅助因子。分泌量在 EM 患者异位内膜中高于在位内膜的 5~6 倍，在位内膜的含量又高于正常内膜细胞的 6 倍。IL-8 主要由单核-巨噬细胞产生，是一种重要的血管生长因子，通过促使新生血管

的形成,参与 EM 的病理过程。Mulayim 等探讨 IL-8 对子宫内膜间质细胞、金属蛋白酶(MMP)活性和侵袭的作用,发现 IL-8 可提高子宫内膜基质细胞与细胞外基质(ECM)间的黏附力,说明 IL-8 可能参与子宫内膜异位症的发生。IL-10 具有免疫抑制作用,能够抑制活化的 T 细胞产生细胞因子。IL-13 具有抑制巨噬细胞促细胞因子分泌的功能。Koga 等探讨 EM 患者腹腔液中 IL-16 在 EM 发病机制中的作用,结果显示,EM 腹腔液 IL-16 较无 EM 的正常患者明显升高,并促进 IL-6、IL-1β 和肿瘤坏死因子(TNF)-α 的表达,得出结论,IL-16 对腹腔炎症反应具有诱导和促进作用,可能在子宫内膜异位症的发病机制中发挥着作用。

② 肿瘤坏死因子(TNF):TNFα 可促进异位内膜细胞分泌 IL-6。IL-8 水平在Ⅰ、Ⅱ期 EM 含量最高,与Ⅲ、Ⅳ期相比,差异有显著性。可能是 IL-8 在 EM 发病早期血管生成中起作用。TNFα 可通过增加细胞外基质(extracellular matrix, ECM)成分如纤维粘连蛋白、层黏蛋白、胶原蛋白等,促进异位子宫内膜间质细胞与周围的粘连,加强间质细胞内整合素的表达,促使异位内膜与腹膜接触,有利于种植。多项研究证实,EM 患者腹腔液中 TNFα 量显著高于正常对照组,且与疾病的严重程度相关,同时 EM 患者血清中 TNFα 浓度亦较非 EM 患者高,可促进异位内膜分泌 IL-6。研究表明腹腔镜术后缓解疼痛的同时,血清中的 IL-6 水平也会显著下降。TNFβ 是一种以抑制免疫为主的负性因子,它可抑制 T 细胞及巨噬细胞的增殖及活化,同时可活化血管生长因子。有研究表明,在人的子宫内膜及小鼠异位症模型中都有 TNFβ 表达。据推测,TNFβ 可刺激多种细胞合成和分泌纤维连接素及胶原蛋白,参与粘连形成,同时对巨噬细胞、中性粒细胞、成纤维细胞有趋化作用。

③ 干扰素(IFN-γ):是由活化的 T 淋巴细胞、巨噬细胞和自然杀伤细胞(NK)分泌,具有抗肿瘤及免疫调节作用,并抑制血管生成。研究报道,EM 患者异位与在位内膜巨噬细胞 IFN-γmRNA 表达同正常患者相比,无显著差异,显示 EM 患者体内分泌的 IFN-γ 受到抑制,失去了抑制 EM 异位内膜增殖的作用,从而导致 EM 的发生。另有文献报道,EM 患者腹腔液中 IFN-γ 降低,使其清除异位内膜细胞的能力减弱,有助于异位内膜病灶的形成。

④ 激活调节的正常 T 细胞表达和分泌(activation normal T expression and secretion, RANTES):研究发现 EM 患者腹腔液中的 RANTES 蛋白浓度升高,且升高程度与 EM 的严重程度存在相关性;EM 患者卵巢异位囊肿中的 RANTES 表达显著高于在位子宫内膜;EM 患者在位子宫内膜 RANTES 表达显著高于正常健康患者的子宫内膜,因此,RANTES 在 EM 发生发展过程中有一定作用,但其具体机制至今不是很清楚,有待进一步探讨。

⑤ 其他细胞因子:已有研究证实单核-巨噬细胞集落刺激因子(M-CSF)、转化生长因子(TGF)、表皮生长因子(EGF)、成纤维生长因子(FGF)、胰岛素样生长因子(IGF)、巨噬细胞移动抑制因子(macrophage migration inhibitory factor, MIF)、瘦素等均与 EM 发生有关。

(6) 红细胞免疫功能：红细胞能以免疫黏附为基础发挥多种免疫功能，其中以增强对免疫复合物(immunocomplex, IC)的清除作用最为重要。已知人类红细胞与白细胞膜上存在具有免疫黏附活性的 C_3b 受体(CR_1)，CR_1 与 IC 结合后，将 IC 运送到肝脾等网状内皮系统，由巨噬细胞清除而红细胞本身不受损害。由于 95% 以上的 CR_1 位于红细胞膜上，因此，绝大部分循环免疫复合物(circulatory immunocomplex, CIC)均通过红细胞黏附、转运加以清除，避免 CIC 沉积致病。红细胞免疫黏附功能受血清促进因子和抑制因子的双重调控。

内异症患者红细胞免疫黏附功能降低，因而使血液中 CIC 增高，由此推测随血液进入盆腔的 CIC 在敏感组织或器官中沉积，并在活化了的巨噬细胞分泌的细胞因子的参与下，引起这些组织与器官的免疫损伤，从而促进异位子宫内膜的种植和生长。

2. **甾体激素受体和芳香化酶产物**　雌激素为子宫内膜致分裂原(mitogen)，PGE_2 可以刺激异位内膜间质细胞产生芳香化酶，异位内膜细胞内的芳香化酶可以自我产生雌激素，促使异位病灶增殖分裂，雌二醇(estrodiol, E_2)又促使 PGE_2 生成，这种正反馈导致异位内膜在雌激素刺激下逐渐生成壮大。由于免疫机制失常，导致腹腔液 PGE_2 和细胞因子(IL-6)作用于异位内膜，通过 cAMP 通路介导起到芳香化酶转录，局部雌激素合成增加，E_2 反过来激活环氧化酶 2(COX-2)，PGE_2 合成增加，而 PGE_2 是已知芳香化酶最强的诱导剂，因此异位病灶局部形成正反馈环，不断合成雌激素，刺激异位内膜不断生长。

3. **新生血管形成**　促红细胞生成素(EPO)在 EM 患者的腹腔液中水平明显高于正常妇女，且 I、II 期患者远较 III、IV 期为高，推测 EPO 主要与异位内膜细胞的种植有关。其次，大多数甾体激素对子宫内膜的作用不是直接的，而是通过诱导细胞因子起作用。E_2 能有效、迅速刺激内膜间质细胞、血管内皮生长因子(vascular endothelial growth factor, VEGF)mRNA 表达和蛋白合成。VEGF、白介素 6(IL-6)为维持 EM 继续生长提供支持。两者均有强烈的促进新生血管有丝分裂作用。已证实 EM 患者腹腔液中 VEGF 浓度较对照组明显升高，血小板反应素(thrombospondin, TSP)——一种重要的血管形成抑制因子在活动的红色病变中表达水平较低，而在静止的卵巢子宫内膜异位灶中表达水平较高。与疾病的严重程度相关，并成周期性变化，增生期较分泌期升高明显，而对照组则无此变化。Donnez 等测定了 EM 患者的在位、异位内膜及正常妇女的在位内膜腺上皮和间质细胞的 VEGF 水平，结果发现 EM 患者在位与异位内膜均比正常在位内膜要高，并且 EM 患者在位内膜腺上皮分泌晚期表达明显增高，可能提示更易种植倾向。进一步研究还发现红色异位灶较黑色异位灶 VEGF 含量明显增高。

肝细胞生长因子(hepatocyte growth factor, HGF)具有促有丝分裂功能，且能刺激血管形成。有研究证明，EM 患者腹腔液中 HGF 水平较对照组明显升高，且表达量随病情发展而增高。TGF-β 含量在 EM 患者腹腔液中较正常人明显升高，EM 患者腹腔液及 TGF-β 还可明显抑制早期鼠胚的发展，TGF-β 可活化血管生长因子。

4. **细胞黏附分子**　细胞黏附分子(cell adhesion molecules, CAMs)经血逆流进入腹腔液中的内膜细胞必须先和腹膜发生黏附，子宫内膜细胞之间也需要黏附、聚集成团，才可能成功地种植生长。近来研究发现,EM 患者的血清细胞间 CAMs(ICAM)水平明显高于对照组,培养的异位间质细胞可表达高浓度分泌型细胞间黏附分子(SICAM-1),且无周期性,是异位细胞逃脱免疫监视的机制之一。腹膜异位子宫内膜上皮钙黏蛋白(cadherins)及 CD44 表达较正常子宫内膜明显降低,并随病情进展而进一步表达减少,认为上皮钙黏蛋白及 CD44 蛋白可能与异位病灶的发展有关。

整合素(integrin)EM 妇女的异位内膜 $\alpha_v\beta_5$,$\alpha_v\beta_6$ 及 $\alpha_5\beta_1$ 的配体纤粘连蛋白表达增加,而在位内膜 $\alpha_v\beta_5$ 表达减少。有研究发现异位子宫内膜的 $\alpha_v\beta_5$,$\alpha_v\beta_6$ 免疫染色较在位内膜更强,$\alpha_5\beta_1$ 在子宫内膜异位腺体表达较多,并只在异位腺体测得 $\alpha_5\beta_1$ 的配体纤粘连蛋白,认为可能与异位病灶的黏附有关。内异症分泌期子宫内膜表达的整合素 β_3 蛋白低于对照组,同样,内异症分泌期子宫内膜 ICAM 的表达量也明显低于对照组同期子宫内膜。这说明,内异症患者的子宫内膜已经发生变化,且由于整合素 β_3 蛋白在维持细胞形态、分化等方面有重要作用,所以这两种黏附分子的蛋白表达下降可能意味着子宫内膜的稳定性、与基底膜的黏着性降低,因而容易“异位”。另一方面,整合素 β_3 在分泌期的异常表达,使子宫内膜对胚胎的容受性发生改变,以致不孕,这与分泌期孕激素受体降调节规律有关,可能是内异症患者不孕的原因之一。

5. **纤溶系统活性增强** 内异症在位内膜中尿激酶的含量明显升高,其 mRNA 的表达显著增强。尿激酶是一种高活性的纤溶酶原激活物。大量尿激酶在月经期随内膜碎片逆流至腹腔后,将增强纤溶酶活性,破坏腹膜间质细胞连接,降解细胞外基质,使内膜细胞易于种植和生长。Chung 等发现,内异症在位内膜纤溶酶原激活物抑制物-1 的表达减弱,也使纤溶活性增强,利于异位内膜侵蚀与生长。

异位子宫内膜细胞侵蚀能力增加,细胞外基质金属蛋白酶(matrix metalloproteinases,MMPs)可以降解细胞外基质,促使异位子宫内膜细胞植入。

6. **增殖凋亡机理** 异位灶的持续存在必然与异位内膜细胞的增殖和细胞凋亡特性相关。体外实验发现异位内膜自发凋亡明显降低。关于凋亡的调控机理,又发现正常内膜增殖期 bcl-2 强表达,呈现一种周期性。而 bcl-2 在异位灶中无周期性。异位灶的凋亡与 bcl-2 无明显的关系。Burle VA 等研究发现在异位子宫内膜中 Bcl-2 的表达不随月经周期变化,其表达明显高于 EM 者的在位内膜和非 EM 者各期内膜中的表达。文献报道,EM 妇女在位子宫内膜较正常的健康妇女子宫内膜中抗凋亡因子的表达增加,促凋亡因子的表达下降,这促进了反流至腹腔的子宫内膜细胞的存活和 EM 的发展。EM 患者腹腔内 Fas 阳性的免疫细胞凋亡增加,使腹腔对异位组织的免疫监督与清除作用下降,异位内膜细胞存活期延长,促进 EMs 的发生。最近有报道 survivin 基因在异位灶中成高表达,其是凋亡的抑制物。Ding 等研究发现,正常妇女子宫内膜细胞凋亡在增殖早期和分泌晚期达高峰,内异症患者的在位内膜腺上皮和间质的细胞凋亡率较正常妇女低 3～4 倍。患者异位内膜细胞凋亡率较相应的在位内膜更低,且异位内膜细胞对外周血单核细胞和腹腔巨噬细胞介导的细胞毒作用反应敏感性降低。由于内异症患者月经期剥脱的子宫内膜中的凋亡细胞所占比例降低,仍具生物活性的内膜细胞随经血逆流至腹腔,将增加种植机会。这些凋亡率降低的子宫内膜异位至腹腔后,更不易凋亡,且对细胞毒作用的反应敏感性降低,从而促发内异症。

7. **在位内膜干细胞起源假说**　近年来随着干细胞研究的深入,对子宫内膜干细胞的研究开始受到关注,并有了新的突破。由于人体内所有组织细胞都是由其干细胞或更原始的多能干细胞分化而来,而干细胞具有多能分化潜能,因此我们推测,子宫内膜细胞以及 EM 病灶细胞也可能由相应的干细胞分化而来。随着大量 EM 相关基础研究的不断深入,EM 的干细胞起源假说不断发展。有很多学者用实验证明了子宫内膜干细胞的存在,在 2003 年就有学者提出 EM 是一种干细胞相关疾病的假说,除了子宫内含有干/祖细胞外,可能还有子宫外干/祖细胞共同参与 EM 的形成与发展。EM 异位病灶细胞成单克隆、多中心起源,这种现象提示病灶是不同的干细胞来源。EM 患者腹腔液中的干细胞因子(stem cell factor, SCF)水平明显高于正常妇女,而 SCF 是一种多功能细胞因子,能够促进多种组织和细胞的生长发育和增殖。国内学者徐丛剑等将干细胞与 EM 的关系归纳为"种子"与"土壤"学说,即经血的逆流和一定的雌激素水平及局部炎症等微环境是"土壤",而种植内膜碎片中的干细胞、循环血液中骨髓来源的干细胞,甚至种植部位组织中的干细胞是"种子"。只有局部的组织中"种子"和适宜的"土壤"同时存在,EM 才能发生、发展。基于以上研究,我们推测,EM 的发病机制与干细胞相关,而在位内膜干细胞起源理论为 EM 的病因学研究开辟了新的方向,为寻求新的诊疗方法提供了重要理论依据。

二、病理

子宫内膜异位症的主要病理变化为异位种植的子宫内膜,随卵巢甾体激素的变化而发生周期性的出血,血液、分泌液及组织碎片聚集在组织间隙内,并引起周围产生炎性样反应,纤维组织增生形成粘连。在病变区形成紫褐色斑点或小泡,最后发展成大小不等的紫蓝色结节或包块。根据发生部位和程度不同,病变也有所差别。此外,异位子宫内膜腺体的功能性变化有别于正常子宫内膜,其形态的变化并不完全受卵巢激素周期性变化的影响。

(一) 按发生部位分类

1. **卵巢**　病变早期在卵巢表面及皮层可见紫褐色斑点或小泡,直径仅数毫米大小,有时可融合成桑葚样结构,反复出血、穿破与周围组织粘连。随病变发展,异位组织侵入卵巢皮质并在其中生长,随月经周期激素变化反复出血,形成单个或多个囊肿,称卵巢子宫内膜异位瘤(endometrioma)。瘤内的陈旧出血呈暗黑色、柏油样,状似巧克力,有时可为鲜红色,故又名巧克力囊肿。当反复出血囊肿增大时,囊内压力增高,整个卵巢表面呈灰蓝色。当压力持续增大,囊壁可出现小的裂隙,囊内容物渗漏,引起局部腹膜炎性反应和组织纤维化,导致卵巢与邻近器官紧密粘连。这是卵巢子宫内膜异位症囊肿的临床特征之一,并可借此与其他出血性卵巢囊肿鉴别。

2. 宫骶韧带、直肠子宫陷凹、子宫后壁下段　位于盆腔后部较低部位的宫骶韧带(uterosacral ligaments)和直肠子宫陷凹,与经血中的内膜碎屑接触机会最多,为内膜异位的好发部位。宫骶韧带占76%,直肠子宫陷凹占70%。反复的出血粘连瘢痕形成后,导致子宫后壁与直肠前壁粘连,直肠子宫陷凹变浅消失,严重者直肠子宫陷凹内的异位内膜可向直肠引导发展,并向阴道后穹隆或直肠突出,但极少穿透阴道和直肠黏膜层。

腹腔镜下见到的腹膜病变可呈红色火焰样病灶、白色透明病变、黄棕色斑及圆形腹膜缺损或典型的黑色或紫蓝色结节。仅在显微镜下可见的微小病灶,称为显微镜下病灶,此病灶比色素沉着性病变更具活性,常与原因不明性不孕症同时存在。

3. 其他　子宫内膜异位症累及宫颈和输卵管者少见。宫颈的子宫内膜异位症病灶可位于表浅的黏膜面或深部间质内。输卵管病灶偶可见于管壁浆膜层,导致输卵管与其周围病变组织粘连,扭曲,蠕动受限,但管腔多通畅。

显微镜下可见到子宫内膜上皮、子宫内膜腺体、子宫内膜间质及出血和纤维素等。由于病灶内反复出血坏死,上述典型的组织学结构可能被破坏而难以发现。但由于子宫内膜异位的出血是来自间质内血管,即使镜检仅发现红细胞、含铁血黄素或含铁血黄素的巨噬细胞等出血证据,亦应视为子宫内膜异位症。

(二)按疾病分类

Nisolle 和 Donnez 认为,内异症可分为 3 种类型,即腹膜型、卵巢型(子宫内膜异位囊肿)和深部结节型(主要是宫骶韧带结节)。腹膜内异症来源于月经期反流的子宫内膜种植,卵巢内异症则来源于卵巢上皮化生,而宫骶韧带结节则可能是苗勒管的残余。

1. 腹膜异位症　广泛分布在盆腹腔腹膜,但主要在接近附件的盆腔腹膜、宫骶韧带和子宫直肠陷凹的腹膜表面上。典型的病变是皱缩的紫色或黑色的瘢结。

根据病变颜色,将腹膜内异症分为红色、黑色及白色 3 类,其大体和镜下表现如表 4-1 所示。

表 4-1　腹膜内异症的分类

色　别	大　体　形　态	显微镜下表现
红色	红色,火焰状病变 腺样赘生物 紫色点状腹膜	多数活动性腺体周围有间质 多数活动性腺体周围有间质 很多红细胞,少有腺体
黑色	皱缩黑色病变	内膜腺体和典型间质,伴有血铁素及管腔内碎片
白色	白色混浊腹膜 黄褐色腹膜斑块 粘连 腹膜缺损	很少的腺体结构和间质 在间质细胞中血铁素沉着 结缔组织,很少内膜腺体 瘢痕化,很少有腺体结构

(郎景和,中华妇产科杂志 2001)

可根据 EM 病理发展过程中的 4 个阶段,分为镜下病变、早期临床病变、进展活动性病变和愈合病变 4 种类型:① 镜下病变:肉眼无明显异常表现,经扫描电镜和组织学研究表明有两种情况:ⓐ 腹膜内病变:上皮细胞及纤毛细胞代替了间皮;ⓑ 腹膜下病变:可以找到内膜腺体和间质;② 早期临床病变:或称活动性病变,有肉眼可见的病变,亦有两种:ⓐ 丘疹型:为隆起病变,有时呈息肉状,非实性,腹膜上有明显的血管,有腺体和周围的间质;ⓑ 红色囊泡型:呈小泡状,内可充满粉色或红色血样液体,周围有明显的血管形成。上述这些病变,均无纤维化表现,腺体可为增殖或分泌期;③ 进展活动性病变:或呈典型病变或晚期病变,最易识别,呈黑色皱缩瘢块状,为色素沉着及陈旧出血所致,可有深部纤维肌肉组织或结节,纤维化与非纤维化的病变可以并存。在生殖年龄病变可以连续进展,雌激素水平低落后,可表现纤维化增加,成为"自限性疾病";④ 愈合病变:或称非活动性病变,白色病变,由于纤维化所致,有时可称钙化斑痕。但若无组织学检查,难以完全除外内膜活性存在的可能性。

2. 卵巢子宫内膜异位症 根据其大体观察、囊肿内容、囊壁去除情况,将卵巢子宫内膜异位囊肿分为两种类型:

(1) Ⅰ型:即原发性卵巢子宫内膜异位囊肿,这类囊肿为小型囊肿(≤2 cm),内容为黏稠的棕褐色物质,难以去除,常需分割切除。镜下可见所有囊肿均有内膜,可有血铁素沉着或纤维化。囊壁的纤维化并不像有其他盆腔内子宫内膜异症引起的纤维形成。

(2) Ⅱ型:即继发性卵巢子宫内膜异位囊肿,① ⅡA 型:有可见的子宫内膜异位囊肿,内含血性、黄色液体,胶状凝块,或黏稠棕褐色物质。包膜容易撕剥,其表面亦可有异位灶,但不突破包膜。多数可见黄素化;② ⅡB 型:通常在 7~8 cm(3~12 cm)左右,囊壁容易从卵巢上撕脱,内含棕褐色液体或退变的血凝块,卵巢组织和包膜有粘连。镜下可见内膜组织有血铁素沉着或纤维化,并与盆壁、韧带有粘连形成;③ ⅡC 型:外观如ⅡB 型,但有明显的表面异位灶,并侵入囊壁,或称囊壁浸润形成,乃与ⅡA 型和ⅡB 型的区别。因为有多个区域的浸润,和卵巢实质的粘连较严重,并与周围组织粘连,故剥除会遇到困难。通常在一个卵巢上可以发现不同类型的囊肿同时存在,特别是ⅡB 型和ⅡC 型囊肿。Ⅰ型通常是小的表面的囊肿;ⅡA 型常合并有黄素化囊肿或滤泡囊肿;ⅡB 型和ⅡC 型则是表面内异症的深部浸润,构成典型的巧克力囊肿。

3. 直肠阴道内异症 或称深部结节型内异症。近年来以 Donnez 和 Nisolle 为代表的学者们提出直肠阴道内异症是一种腺肌结节,其组织发生与月经反流腹膜种植无关,是苗勒管残余化生而成。只有在三合诊时方可摸到直肠阴道间的结节,被认为是一种腺肌瘤,与腹膜内异症是不同的。

从组织学而言,结节中可以看到上皮、腺体和间质,更有内膜组织周围增生的平滑肌。有两种可能的理论解释平滑肌的增生:① 侵犯平滑肌的内异症病灶可以刺激平滑肌增生,形成和子宫腺肌病一样的腺肌瘤样表现;② 异位内膜间质可以显示平滑肌化生,如同卵巢内膜异位囊肿囊壁中发生的一样。

三、症状和体征

（一）症状

1. **痛经**　子宫内膜异位症在不同的患者可表现为各种各样不同的症状。但痛经（dysmenorrhea）是子宫内膜异位症的典型症状。其产生的原因为异位的子宫内膜产生过多的前列腺素（prostaglandins，PGs）刺激子宫过度收缩，局部缺血导致疼痛，疼痛的程度与病灶大小无关。疼痛的部位多位于下腹部和腰骶部，可放射至阴道、会阴、肛门或大腿，常于月经来潮前 1~2 d 开始，经期第一天最剧，以后逐渐减轻，至月经干净时消失。据报道，83% 的患者不只在月经期，而且在整个周期都会有中到重度的疼痛。

2. **不孕**　内膜异位症患者的不孕（infertility）率可高达 40%。传统的观点认为，不孕的原因是子宫内膜异位症，且使异位病灶消失的治疗能提高患者的怀孕率。但近年来这种假设受到了挑战，甚至两者之间的松散联系也受到质疑。子宫内膜异位症可能只是不明原因不孕患者的一个表面现象。那些患者受孕率降低的原因可能与其他因素有关，如年龄和生育持续时间等。

子宫内膜异位症相关不孕症的可能机制有以下几方面。

（1）盆腔粘连和卵巢子宫内膜异位瘤：盆腔粘连是表浅的子宫内膜异位症一种常见并发症。粘连可以干扰卵子释放、捡拾。但与炎症引起的粘连不同，子宫内膜异位症时输卵管远端梗阻和积水极少出现，此外，不像感染后的输卵管疾病，壶腹部黏膜粘连不常见。

（2）卵巢功能障碍：卵巢功能障碍（ovarian dysfunction），卵泡发生障碍卵泡颗粒细胞在激素合成过程中存在缺陷，进而影响卵泡的成熟和发育，导致卵泡结构功能异常。不排卵，未破裂卵泡黄素化综合征（luteinized unruptured follicle syndrome，LUFS），黄体期缺陷（luteal phase defects）、高催乳素血症（hyperprolactinemia）和神经内啡肽（β-EP）分泌异常等。

实验表明，子宫内膜的组织学类型和排卵前 LH 峰的关系，证明 EM 患者的黄体期是正常的，但是 LH 峰的出现（the time of onset of the LH）异常可能与 EM 相关不孕症的发病有关。

（3）输卵管功能障碍：腹腔内的异位种植灶产生前列腺素（prostaglandins），腹腔液中的前列腺素水平升高，可改变输卵管的运输功能，输卵管功能障碍（tubal dysfunction）阻碍拾卵。但在此观点上存在很大的争议。因为没有证据可以证明前列腺素可以避孕，甚至静脉内注射有效剂量的前列腺素激动剂也不能改变输卵管运送人类胚胎的功能。有实验表明，EM 患者输卵管内纤毛的摆动频率较对照组明显降低。

（4）细胞免疫、感染的腹腔环境：腹腔液容量和成分的改变可能是 EM 相关不明原因不孕的重要原因。腹腔内炎性分泌物的存在，腹腔液容量增加，巨噬细胞的数量、活性和分泌的产物如蛋白水解酶（proteolytic enzymes）、单核因子（monokines）和生长因子（growth factor）增多。腹腔液分泌的产物对生殖过程产生的负面影响已在动物模型证实。包括对精子的吞噬，抑制精子的顶体反应，精子活力的降低，精卵结合障碍，拾卵失败，阻碍胚胎的发育(可能通过破坏胚胎细胞的骨架)等。异常抑制精子的活动,抑制受精后胚胎的卵裂。

(5) 体液免疫:当在 EM 患者的异位子宫内膜灶发现补体和免疫球蛋白(complement components and immunoglobulins)的沉积后,有学者开始提出是否体液免疫(humoral immunity)会损伤生殖功能。EM 时补体与淋巴细胞和巨噬细胞相互作用的细胞溶解酶和趋化酶水平升高,这与获得妊娠时的情况相反。足够的证据表明 EM 患者的免疫功能是有改变的,但是 EM 相关不孕症的病理和病理生理学的免疫机制还不十分清楚。

有些整合素在子宫内膜的表达呈周期性变化,其中 α_1、α_4 和 β_3 亚单位同时表达于月经周期的第二十至第二十四天,与子宫内膜"着床窗"的开放时间同步,两种特殊的整合素 $\alpha_v\beta_3$ 和 $\alpha_4\beta_1$ 可作为反映子宫内膜接受性的特异性指标。Lessey 等发现,内异症伴不孕患者黄体中期在位内膜腺上皮整合素 $\alpha_v\beta_3$ 表达有缺失或延迟,整合素异常表达可能通过降低子宫内膜接受性而导致内异症患者不孕。

(6) 胚胎发生:体外受精结果表明,EM 患者受精率下降,胚胎发育障碍,植入内膜的能力低下,导致早期胚胎不易着床,引起早期胚胎夭折。但也有实验证明,EM 患者的种植率与输卵管因素引起的不孕症无明显差异。

(7) 宫腔内环境的异常:EM 患者子宫内膜表面的表皮细胞异质性的发生率高,腺上皮细胞及间质细胞的分裂象、基底空泡细胞及纤毛与非纤毛细胞的比率均显著降低,提示 EM 患者子宫内膜纤维结构存在异常。EM 患者子宫内膜与正常的子宫内膜有明显差异,表现在基因表达、蛋白表达及免疫状况等方面,国外文献报道,EM 患者血清中抗层粘连蛋白-1 (laminin-1)抗体显著增加,可能影响子宫内膜的基底膜,从而影响子宫内膜的形态,由于抗层粘连蛋白-1 抗体在动物实验中会导致动物的不孕和反复自然流产,因此,这也可能是影响 EM 患者胚胎着床与发育的原因。

(8) 腹腔液内皮素含量:内异症合并不育患者腹腔液内皮素-1(endothelin, ET-1)水平升高,可能通过以下机理干扰受孕过程,即子宫平滑肌上 ET-1 受体在排卵时影响子宫收缩,阻止精子上行;增强子宫动脉阻力,使子宫供血不足,导致妊娠率下降。此外,由卵巢组织生成的 ET-1 可显著抑制卵巢颗粒细胞孕激素的基础分泌和黄体生成素(LH)诱导的分泌,而内异症患者卵泡生长率和颗粒细胞中 LH 受体偏低。因此,ET-1 浓度升高不利于卵泡的发育。

3. **月经异常** 表现为月经过多、经期延长,经前点滴状出血或不规则子宫出血等,这些都与卵巢功能异常有关。

4. **非子宫部位的异常出血** EM 侵犯气管可引起每次月经来潮时有少量或大量咯血,肺、胸膜病灶可于月经期出现气胸、胸腔积血等。泌尿系统内膜异位灶可导致月经期血尿、肾盂积血、积液等。结肠病灶可引起周期性便血。鼻腔内异症可致周期性鼻出血。腹壁瘢痕 EM 可有周期性瘢痕增大、疼痛,甚至出血。

(二) 体征

典型 EM 的盆腔检查可发现子宫固定、后倾。在子宫直肠陷凹、宫骶韧带或子宫后壁下段等部位扪及结节伴触痛,有时在阴道穹隆部可扪及或肉眼见到稍隆起的结节或蓝点。子宫一侧或双侧附件区扪及囊性块物、活动或固定的包块,有轻压痛等。

(三)辅助检查

1. **影像学诊断**

(1) X线检查:① 子宫输卵管造影(hysterosalpingography,HSG):显示子宫后位,固定而形成蘑菇状,伞端周围碘油残留,输卵管常通而不畅,24 h后X线复查见盆腔内碘油呈小团块,粗细不等(近年来,用碘海醇造影,不再需要等24 h后复查盆腔造影情况);② 气腹造影:子宫附件粘连成团,形成密度不等、形状不规则增白影,正位片见直肠子宫距离变小,增白。侧位片见直肠子宫陷凹变浅、增白。

(2) B超显像:主要观察卵巢子宫内膜异位囊肿。囊性肿块,边界不清,内有稀疏光点,囊液稠厚,有时因陈旧血块浓缩机化,出现较密集粗光点的混合性肿块;肿块位于子宫后侧,可见囊肿图像与子宫图像有不同程度的重叠;如囊肿自发破裂,可见子宫后陷凹有积液,囊肿缩小。

2. **血清CA$_{125}$测定**　Ⅰ、Ⅱ期EM血清CA$_{125}$虽有升高,但与正常妇女有交叉。Ⅲ、Ⅳ期有卵巢子宫内膜异位囊肿,病灶浸润较深,盆腔粘连广泛者血清CA$_{125}$多呈阳性。还发现子宫内膜异位囊肿囊内液CA$_{125}$水平均值明显高于血清CA$_{125}$10～100倍,患者血清CA$_{125}$水平和痛经程度成正比。CA$_{125}$水平高低可能还反映了异位的子宫内膜的活性及浸润能力。

3. **血清抗体检测**　已知EM是一种自身免疫性疾病,患者体内有许多自身抗体存在,可与血清或组织内的α(2)- Heremans Schmidt糖蛋白[α(2)- HSG]、转铁蛋白、碳酸酐酶等结合。国内外早有测定患者血清抗子宫内膜抗体、CA$_{125}$来诊断子宫内膜异位症的报道,但该抗体至今还没有被提纯。抗子宫内膜抗体是一种还是多种,存在于子宫内膜的什么部位,是子宫内膜细胞特有的还是非特异性的,均有待于深入研究。

血清CA$_{125}$的升高并不是EM特异性指标,在炎症或肿瘤患者中均可升高;抗子宫内膜抗体由于子宫内膜抗原的制备和检测方法的不同差异较大。如将两者结合,诊断的价值会更大,如血清CA$_{125}$升高并有抗子宫内膜抗体阳性,虽诊断的敏感性降低,但特异性可达100%,即诊断基本成立。

4. **芳香化酶活性**　Kitawaki等报道,正常子宫内膜无芳香化酶,而子宫内膜异位症及子宫腺肌病患者的在位子宫内膜有明显的芳香化酶活性,用RT - PCR和免疫组化法测定在位子宫内膜芳香化酶细胞色素P450诊断EM,子宫腺肌病的敏感性为91%,特异性100%。

5. **体液免疫指标及补体明显升高**　IgG、IgA、C_3和C_4均升高,细胞免疫功能明显下降,CD3,CD4细胞及CD4/CD8下降。EM患者体内产生抗子宫内膜抗体及抗磷脂抗体,故两者皆升高,显示出自身免疫现象。

6. **腹腔镜检查**　腹腔镜(laparoscopy)检查是诊断子宫内膜异位症的最佳方法。特别是对于不明原因的不孕和腹痛者应首选腹腔镜检查。当镜下看到典型EM病灶时,即可确定诊断。应注意外观正常的腹膜可以有微小子宫内膜异位病灶,使用近接触腹腔镜(near-contact laparoscopy)将腹膜区域放大或用血液涂抹腹膜及阔韧带,可提高其诊断率。

检查指征：卵巢来源的肿块伴有或不伴有子宫后陷凹粘连及结节，须与卵巢恶性肿瘤鉴别诊断者；盆腔疼痛；一般急性发作的疼痛，妇检发现附件肿块伴腹膜刺激征考虑卵巢囊肿破裂，或其他症状提示盆腔存在异常情况时，慢性疼痛经保守治疗症状无改善者；不孕妇女常规检查未发现异常，但经短期治疗未能受孕者。

（1）子宫内膜异位症：子宫内膜异位腹腔镜下病灶外观形态及活检组织学表现如下。

表面病灶：为盆腹膜表面及脏器浆膜面的病灶，有以下多种色泽和形态改变。① 色素型病灶：为黑色、深褐色或蓝紫色结节、斑块。该类病灶组织学检查镜下可见组织不同程度纤维化；腺体少，腺上皮砥柱状，腺细胞瘦小，间质少，有含铁血黄素颗粒。② 出血病灶：为红色病灶，可呈淤斑、血泡、息肉状、出血型、火焰状，也呈斑点状淤血病灶。周围可有明显的充血或血管增生。该类病灶的组织学检查镜下可见腺体塌陷，间质致密和出血，类似月经期在位子宫内膜的组织学。③ 丘疹样、腺体或泡状赘生物：病灶为半透明或淡粉红色的腺样或泡状结构，质地如子宫内膜组织，或含清澈液体的泡状结构，突出于腹膜表面，反光性强，腹腔镜下观察应避免直射病灶的光照。病灶成单个分布，也可呈簇状生长，其基底和周围血管丰富，活检钳摘取病灶后，其底面可有出血，组织学检查发现该类病灶腺体丰富，部分腺腔扩大，间质水肿，无纤维化，与正常在位的子宫内膜组织学相似。丘疹样病灶更微细，移近内镜才能观察到。

血管增生：近几年报道血管增生是 EM 的腹膜改变之一。呈现以病灶为中心的放射状分布，病灶广泛时血管增生错综不规则；有时仅见血管增生，而病灶不明显，此时须移近腹腔镜仔细查找微细病灶，或用热色试验探查病灶。

显微镜子宫内膜异位：大体外观正常的腹膜存在子宫内膜腺体和间质。这些病灶均属微细病灶，不易辨认，人工气腹介质 CO_2 可能有助于这些病灶的显示。存在微细内膜异常病灶的腹膜在完成人工气腹一开始，往往不能发现异常，但在 CO_2 人工气腹约 30 min 后，显示出血点或出血斑处，内凝热色试验阳性，表明 CO_2 对腹膜的刺激作用可能有助于腹膜子宫内膜异位病灶的显露。

白色斑块或瘢痕：盆腹膜失去透明和可移动特性，成为白色瘢痕。此由于局部病变引起的纤维化，其周围可伴有上述各种类型和病灶。如果盆腹膜病变广泛，可引起盆腹膜广泛散在的或连成片的白色瘢痕。组织学检查为纤维结缔组织增生，常在白色瘢痕周围有子宫内膜小腺体和间质。

腹膜缺损：为环形或筛孔样腹膜缺损，多分布于阔韧带后叶、后陷窝、骶韧带外侧方，可单独存在也可与上述其他类型病损同时存在。这类病损同样是由于腹膜纤维瘢痕化所致，常在腹膜缺损凹陷的边缘和基底部有活跃的内膜异位病灶，须用玻棒协助暴露方见。

多种色泽和外观表现的病灶可同时存在。

（2）卵巢内膜异位症：可形成囊性的内膜样囊肿，直径在 0.5～1.0 cm，大至超过10.0 cm。受累的卵巢表面往往与周围有粘连，囊肿表面光滑有光泽。经常是双侧性的，卵巢门部位经常与阔韧带后叶和盆侧壁粘连，并可粘连在后陷凹、子宫后方或肠曲。有时增大的双侧卵巢在子宫后方互相粘连,称"接吻卵巢"。若既往无盆腔手术史,则"接吻卵巢"是卵巢EM的具诊断意义的特征性病症。

(3) 结节性 EM：深部子宫内膜异位常为结节性病损。组织学特点是以纤维和肌组织为主要成分,含有稀少、伸展的子宫内膜腺体和间质组织。这类病损常发生在盆腔支持组织,如宫骶韧带、子宫颈后筋膜及直肠阴道隔或卵巢固有韧带。常伴有盆腔痛,痛经及性交痛,经期出血,引起组织肿胀和疼痛症状,对药物治疗一般不敏感。

(4) 输卵管内 EM：浆膜面的异位灶可引起输卵管扭曲而影响输卵管的畅通性。有时还可累及输卵管内黏膜面引起输卵管阻塞。

(5) 盆腔粘连：多为致密的粘连。卵巢、输卵管和宫骶韧带及后陷凹腹膜皆是好发部位。少数情况下可发生在大网膜。

腹腔镜检查方法：① 肉眼观察：最初的检查应通过腹腔镜肉眼观察,因为肉眼直接观察无色差,能识别微小的颜色区别。如盆腔内有积液遮挡后陷凹和骶韧带病灶,应吸去,以便观察。外观正常的卵巢也应用玻棒翻起,以检查有无粘连。腹腔镜有放大作用,能识别直径 400 μm 的红色病损,甚至小至 180 μm 的无色素病灶,还能识别既往激光及电凝手术留下的 40 μm 的碳颗粒；② 活检：可以提供组织学证据确定诊断。必须在活检材料中见到子宫内膜腺体和间质,可伴有吞噬含铁血黄素的巨噬细胞。血管化、有丝分裂和三维结构是评估子宫内膜异位病灶活跃程度的关键要素；③ 内凝热-色试验：根据含铁血黄素效应,用加热到 100℃ 左右的内凝器接触病变部位,若存在异位病灶,则病灶部位显示棕黑色,为色试验阳性。若不存在异位病灶,则病灶部位仅显示白色,为阴性。此试验除用于异位病灶的定位诊断外,还用于搜索探查病变范围,特别是用于检测微细的不典型、甚至肉眼不能辨认的病灶,但只适用于盆腹膜浅表病灶的诊断和凝固破坏术；④ 亚甲蓝着色法：利用亚甲蓝对子宫内膜有较高的亲和力,Manhes 首次报道用蒸发浓缩亚甲蓝着色法诊断盆腹膜 EM,也有学者采用稀释的亚甲蓝溶液经宫颈或经宫腔镜输卵管口插管通液法；⑤ 其他情况：对无色素异位症病灶,Malik 等报道了一种新的诊断方法——荧光诊断法,原理是 EM 病灶可选择性吸收光敏感物质 5-氨基多缩左旋糖酸(5-aminolevulinic acid, ALA),它在 D-Light 系统照射下会发出荧光。对 37 例患者给予 ALA(30 mg/kg),10～14 h 后行腹腔镜诊断观察,先用普通腹腔镜,然后用 D-Light 荧光诊断系统,并行多点活检。敏感性和特异性分别为 100% 和 75%。

含色素的异位灶分为两型。Ⅰ型子宫内膜异位囊肿(原发性子宫内膜囊肿)较少见,直径 1～2 cm,含深褐色液体,囊壁均有子宫内膜组织,是真正的子宫内膜异位囊肿。它们是表浅子宫内膜异位病灶发展的结果,显微镜下见整个囊壁内衬有子宫内膜组织。Ⅱ型子宫内膜异位囊肿(继发性子宫内膜囊肿)临床最常见,它是卵巢功能性囊肿如黄体囊肿或滤泡囊肿与子宫内膜异位病灶共同形成的。ⅡA型直径 2～6 cm,出血性囊肿和异位症结节靠近但不相连,外观很像子宫内膜异位囊肿,粘连较轻,囊壁易从卵巢内撕出,镜下见囊内衬无子宫内膜。ⅡB型直径 3～12 cm,粘连较重,异位结节和出血性囊肿相连、粘连,外观为子宫内膜异位囊肿,除异位结节附着处外,囊壁容易从卵巢皮质及间质剥离,镜下见囊内衬有子宫内膜组织。ⅡC型直径3~20 cm,粘连致密,卵巢表面的异位结节已经穿透出血性囊肿囊壁并沿囊腔生长,囊肿壁组织学检查有子宫内膜组织。

EM继发性病变:主要是粘连及挛缩状瘢痕。国外近年经阴道水腹腔镜技术(transvaginal hydrolaparoscopy, THL)开始应用于临床。THL是基于后陷凹镜的原理,所不同的是使用的扩充介质是温盐水而不是气体,类似于子宫镜检查。THL和腹腔镜的符合率高达81.8%。Brosens等(Fertil Steril, 2001)对43例不孕患者先做THL,观察到不少患者卵巢周围有细小的充血性粘连,然而,接着做腹腔镜检查时却难以发现。

(四) 分期

子宫内膜异位症的分期是一个需要解决的问题。Acosta将它们分为三组。美国生育协会(American Fertility Association, AFS)于1985年按新的评分标准分为4期或4度(表4-2)。它的分期依据有种植灶的部位[腹膜、卵巢:(右及左)]、大小(<1 cm,1~3 cm,>3 cm)、深度(浅或深)、子宫直肠陷凹部分或全部消失,以及粘连的部位[卵巢,输卵管(右及左)]、范围(少于1/3,1/3~2/3,2/3以上)、质地(薄或厚)等。

表4-2　子宫内膜异位症评分和分期标准(1985年修订,AFS)

部位		子宫内膜异位病灶(cm)			部位	粘连			
						类型	范围		
		<1 cm	1~3 cm	>3 cm			<1/3	1/3~2/3	>2/3
腹膜	表浅	1	2	4	卵巢	右菲薄	1	2	4
	深层	2	4	6		致密	4	8	16
	右浅	1	2			左菲薄	1	2	4
卵巢	深	4	16	20		致密	4	8	16
	左浅	1	2	4		右菲薄	1	2	4
	深	4	16	20	输卵管	致密	4	8	16
后陷凹消失		部分	全部			左菲薄	1	2	4
		4	40			致密	4	8	16

注:Ⅰ期:微1~5分;Ⅱ期:轻,6~15分;Ⅲ期:中,16~40分;Ⅳ期:重,>40分

用文字描述和视觉上感受到的图画来作腹腔镜诊断的比较,既费时间又易混淆。因此,腹腔镜子宫内膜异位症分类(EEC),将疾病分为4级,其中包括输卵管是否通畅。其分布区域能既快又准确地经腹腔镜估计后,简单而合理地按下列叙述分级。

EEC Ⅰ:分布于子宫直肠陷凹区域的散在性子宫内膜异位症种植灶,直径均小于5 mm,尚未形成结节;输卵管明显通畅,伞端形态正常,无输卵管周围或卵巢周围粘连;宫颈种植病灶。

EEC Ⅱ:子宫直肠陷凹区域的子宫内膜异位症种植灶;直径在5 mm以上,子宫骶骨韧带处在5 mm以下,均呈结节状,和(或)膀胱子宫腹膜反折处病灶,卵巢上或其后侧的病灶,壶腹部缩窄或狭窄,一侧或两侧轻度输卵管周围粘连和(或)卵巢粘连。

EECⅢ:膀胱子宫腹膜反折处广泛及融合性子宫内膜异位症种植灶,子宫骶骨韧带结

节超过 5 mm 直径,巧克力囊肿,输卵管子宫角部腺瘤,间质部腺瘤,峡部结节性输卵管炎,重度壶腹部缩窄或狭窄,单侧或双侧输卵管积水,重度输卵管周围和(或)卵巢粘连。

EECⅥ:生殖系统以外的子宫内膜异位症种植灶,如肠管、阑尾、壁腹膜及腹腔镜不能发现的部位——脐、肺等。所发现的每一单个病灶部位都应考虑列入分类内。

临床分期:如未婚或无生育要求者,可根据临床诊断开始治疗,此时多采用 Beecham 分类。

Ⅰ期:骨盆内散在 1～2 mm 内膜异位症病灶(须开腹或行腹腔镜时诊断)。

Ⅱ期:宫骶韧带、阔韧带、卵巢有粘连,盆腔内有痛性结节,卵巢轻度增大。

Ⅲ期:同Ⅱ期。卵巢增大达正常人两倍以上,宫骶韧带、直肠、附件粘连一起,子宫直肠陷凹消失。

Ⅳ期:内诊时,骨盆广泛粘连或呈冰冻样骨盆状。

盆腔外 EM 的分类:1989 年 Markham 分类如下。

Ⅰ级:指 EM 病灶累及肠道;U 级指累及到泌尿道;L 级指累及到肺和胸膜;O 级指累及到腹腔以外的任何部位。

盆腔外子宫内膜异位症的分期:

Ⅰ期:没有器官缺陷。

(1)器官表面受累(浆膜、胸膜):① 病灶<1 cm;② 病灶 1～4 cm;③ 病灶>4 cm。

(2)累及器官黏膜、肌层和实质:① 病灶<1 cm;② 病灶 1～4 cm;③ 病灶>4 cm。

Ⅱ期:指器官已有缺损,如部分或全部泌尿道、肠道梗阻;血胸、胸腔血性液、气腹等。

(1)器官表面受累(浆膜、胸膜):① 病灶<1 cm;② 病灶 1～4 cm;③ 病灶>4 cm。

(2)累及器官黏膜、肌层和实质:① 病灶<1 cm;② 病灶 1～4 cm;③ 病灶>4 cm。

四、治疗

(一)治疗原则

● 检查发现患者盆腔内有子宫内膜异位症病变,但其本人无明显症状,也无生育要求。无需特殊治疗,只需定期随访。

● 患者盆腔内有明显的内异症病变,伴痛经或性交痛等症状,但无生育要求或未婚妇女,主要治疗目的在于控制症状,减慢病变进程,防止病变加剧。首选药物治疗有前列腺素合成酶抑制剂,各种短效避孕药,高效孕酮,达那唑及促性腺激素释放激素激动剂(gonadotropin releasing hormone agonist,GnRH－a)等。

● 不同期别和类型的 EM,而切盼生育者。对早期或轻度 EM,盆腔病变不明显,药物治疗、腹腔镜手术或剖腹探查治疗后的妊娠率都与期待治疗无明显差异。为尽早受孕,多主张先试用氯米芬,三个月无效时改用人绝经期促性腺激素(human menopausal gonadotropin,hMG)和人绒毛膜促性腺激素(human chorionic gonadotropin,hCG)促排卵或同时加用宫腔内人工授精,最终采用体外受精与胚胎移植(in vitro fertilization-embryo transfer,IVF－

ET)达到受孕目的。对晚期 EM 患者,伴较大卵巢内膜异位囊肿,通过腹腔镜或剖腹探查剥出囊肿作为首选方法。术后行两个月的药物治疗,当月经恢复正常后及时给予促排卵治疗以提高受孕。长期期待不可取,腹腔镜后 6 个月是助孕的"黄金时期",GnRH-a 治疗 3～6个月,采用促排卵＋IUI 或 IVF-ET。

(二)药物治疗

包括对症治疗和激素抑制疗法。前者适用于病变局限在Ⅰ期至Ⅱ期的有慢性盆腔疼痛、有生育要求者,对症治疗可能使病情发展。使子宫内膜萎缩的激素治疗比使蜕膜化的治疗效果好,且在假孕期间,垂体与卵巢功能的抑制优于假绝经疗法。

1. 孕激素假孕疗法

(1)口服避孕药:1958 年 Kistner 首先应用。系长期持续服用高剂量的雌/孕激素,使产生一种高激素性的闭经(hyper-hormonal amenorrhea)。各种口服避孕药均可用于诱发假孕(pseudo pregnancy),其中以含高效孕激素类制剂效果最好。如左旋 18-甲基炔诺酮 0.5 mg 加乙炔雌二醇 0.05 mg、去氧孕烯炔雌醇片(妈富隆,Marvelon)。症状的缓解取决于能否诱发闭经。有研究表明,OC 可减少 EM 患者患卵巢癌的机会,推荐 EM 患者使用 OC,特别是长期使用更有益。有学者统计,其近期疗效为 70%～80%,妊娠率为 20%～40%,近期复发率为 68%。副作用有恶心、呕吐、头晕、乏力、嗜睡、体重增加、水钠潴留、不规则阴道少量出血等。

(2)单一孕激素:通过抑制垂体促性腺激素的分泌,造成无周期性的低雌状态,还可与细胞内的孕酮和雄激素受体结合,直接对异位病灶起抗雌作用。与内源性的雌激素共同作用,造成高孕激素性的闭经和蜕膜化,形成假孕。为防止突破性的出血,可加用少量的雌激素,以形成典型的假孕。此法较雌/孕激素联合用药反应少。

2. 达那唑 达那唑(danazol)为 17α-乙炔睾丸酮,具有轻度的雄激素的作用。可与性激素结合球蛋白 SHBG 结合,降低 SHBG 的浓度,使游离的睾酮升高。可阻断下丘脑促性腺激素释放激素和垂体促性腺激素的合成和释放,直接抑制卵巢甾体激素的合成,以及与靶器官性激素受体相结合,从而使子宫内膜萎缩,导致患者短暂闭经,故称之为假绝经疗法(pseudo menopause therapy)。还可直接作用于腹腔液中巨噬细胞,抑制其合成 IL-1、IL-6、TNF-α 的功能。

用法:从月经第一天开始,每日口服达那唑 400 mg,10 天后视症状缓解,即是否出现闭经及不良反应的情况,如脂肪代谢异常、潮热及阴道干涩等低雌激素症状和雄激素增加的同化反应,如男性化、体重增加和痤疮;肝功能损害。无上述不良反应时可加大量至每日 600 mg,用药期间血清 E_2 水平维持在 20～50 pg/ml。疗程长短取决于个体的反应和疾病的分期。对仅有腹膜种植而无内膜异位瘤者,一般 3～4 个月的闭经就足以使病灶完全退化。小于 3 cm 的卵巢内膜异位瘤,疗程可延长至 6 个月,大于 3 cm 时常需要 6～9 个月的疗程,且病变难以清除干净,可加用外科手术。

现有国产小剂量 50 mg 达那唑阴道用药,每晚放入一粒,疗效与口服相近,但无抑制排卵作用。用药期间仍有月经来潮。优点是通过阴道黏膜吸收并直接作用于病变处发挥疗效,无全身不良反应。

3. 三烯高诺酮(内美通) 三烯高诺酮(gestrinone,R2323)为 19 去甲睾酮的衍生物。具有较强的抗雌激素和抗孕激素的作用。通过与调节基因表达的特异受体结合,对靶组织起作用,可抑制垂体卵泡刺激素(follicle stimulating hormone,FSH)和黄体生成素(luteinizing hormone,LH)的分泌,与孕激素受体结合力强,为达那唑的 100 倍。

用法:从月经第 1 天开始每周口服内美通 2 次,每次 2.5 mg,持续 6～8 个月。治疗后 24 个月的妊娠率为 64%,达那唑为 49%,复发率 12%～17%。

不良反应为阴道不规则出血,体重增加,肝功能损害。

4. GnRH-a 为人工合成的 9 肽化合物,其作用与 GnRH 相同,能促进垂体 FSH 和 LH 的分泌,但 GnRH-a 与 GnRH 受体亲和力强,且对肽酶分解的感受性降低,垂体 GnRH 受体被此激素全部占满和耗尽后,产生降调节作用。因此,用药后有短暂的 FSH 和 LH 升高,继之急剧下降。Harrison 等研究发现 GnRH-a 类药物对子宫组织和肌瘤组织中的表皮生长因子(epidermal growth factor,EGF),表皮生长因子受体(epidermal growth factor receptor,EGF-R)表达起减量调节作用。GnRH-a 治疗能促进 EM 患者在位内膜及异位内膜的凋亡,可能与 GnRH-a 引起凋亡相关蛋白表达的改变有关。Bilotas 等通过评价 GnRH-a 和 GnRH 拮抗剂对 EM 患者来源的子宫内膜上皮细胞中凋亡和凋亡相关蛋白表达的影响,发现 GnRH-a 治疗后 EM 患者子宫内膜上皮细胞中凋亡细胞的比例显著高于非 EM 患者,FasL 和 Bax 表达显著增加,抗凋亡蛋白 bcl-2 的表达显著降低,从而增强了子宫内膜细胞的凋亡,达到了治疗疾病目的。而另有学者在应用 GnRH-a 类药物治疗 EM 的前后取在位内膜及同一患者异位内膜行 EGF-R 免疫组化,发现 AFS 评分(美国生殖学会评分系统)明显改善与 EGF-R 染色程度明显下降有关。GnRH-a 也可通过直接作用于外周循环中的 EGF 来影响 EGF-R 的表达。

目前国内常用的制剂如表 4-3 所示。

表 4-3 治疗子宫内膜异位症常用的 GnRH-a 制剂及其用法

制 剂	剂 量	用 法	
triptorelin 曲普瑞林 (Diphereline,达菲林) (Decapeptyl,达必佳)	3.75 mg	肌注	
leuprorelin acetate 醋酸亮丙瑞林 (Enantone,抑那通)	3.75 mg	肌注	第 28 天 1 次 连用 3～6 次
goserelin 戈舍瑞林 (Zoladex,诺雷德)	3.6 mg	皮下	
buserelin 布舍瑞林	900～1 200 μg/d	喷鼻	
buserelin acetate 醋酸布舍瑞林	200～400 μg/d	皮下	

注:GnRH-a 制剂不良反应:垂体-卵巢轴功能低下,6 个月以后,90% 患者会出现雌激素水平低引起的类绝经综合征和骨质丢失的表现。用药期间应定期检查 E_2 水平,以指导用药剂量。E_2 浓度以 20～60 pg/ml 为宜。

GnRH－a不良反应治疗方案：

（1）反向添加疗法（add-back therapy）：为了预防 GnRH－a 所致的低雌激素影响，给予雌激素的量很重要，既能减少不良反应，又不降低 GnRH－a 的治疗效果，此量称"窗口"剂量。各种组织对雌激素敏感性不同，血管神经症状的抑制量为 30 pg/ml，骨代谢抑制量是 20～40 pg/ml，子宫内膜生长抑制量是 20～40 pg/ml，使雌激素补充达到体内 30～45 pg/ml 左右，则可以最大限度地抑制异位内膜生长，又防止骨丢失。① 同时使用：GnRH－a 应用的同时加用雌、孕激素，以保护患者的骨骼。Franke 前瞻性随机对比双盲试验表明，添加激素替代疗法（hormone replacement therapy，HRT）组疗效不减，腰椎骨密度维持不降，而主观症状减轻；② 序贯应用：单独应用 GnRH－a 3 个月，然后联合应用 GnRH－a 和激素替代疗法（hormonereplace treatment，HRT），原因是先用 GnRH－a 是内膜异位病变发生近乎最大程度的退化，同时低雌激素状态又使病变进入休眠期，此后对 HRT 的可能刺激作用反应减少；③ HRT 药物的选择：常规选用雌、孕激素联合用药，药物及剂量基本同围绝经期应用 HRT。

（2）后减疗法（draw-back therapy）：先用足量 GnRH－a，然后调整 GnRH－a 剂量至卵巢本身产生雌激素，达到理想的血 E_2 浓度（30～40 pg/ml）。Tahara 的对照研究表明，此疗法对缓解 EM 症状效果不减，但骨密度丢失明显减少。

（3）短疗程 GnRH－a 治疗：Heineichs 等通过多中心、安慰剂对照的临床试验，对 EM 患者用短疗程（short-course）GnRH－a 治疗，比较疗程 3 个月和 6 个月的费用-效应分析，结果两组在减轻症状和征象方面相似。GnRH－a 治疗 EM 限用 6 个月以内。

配合腹腔镜治疗 EM，术前治疗一个月可有利于缩小病灶，减少出血，缩短手术时间，减少感染。术后应用 1～3 个月可作为补充治疗，对微小病灶或腹腔镜下无法切除的病灶具有治疗作用，减少或推迟复发。

5. 米非司酮　米非司酮在体内通过多环节作用起效，除了可在受体水平拮抗孕激素而使内膜萎缩外，还可作用于下丘脑-垂体-卵巢轴，抑制 FSH、LH 分泌和阻止卵泡发育，也可增强腹腔及巨噬细胞吞噬活性，体外实验还表明，米非司酮直接降低内膜雌、孕激素含量，并通过减少内膜 IL－6 的分泌而参与免疫调节。手术后加用米非司酮可明显改善患者症状和体征，疗效与达那唑类似，但不良反应明显减少，且停用后排卵可较快恢复，黄体功能好，月经复潮时间也短，有助于避免停药时雌激素波动引起的不规则子宫出血，并利于妊娠。Kettel 报道用米非司酮 50 mg/d 连续 6 个月，在用药的第一个月即闭经，用药期间症状消失，约 50％患者雌激素保持在生理水平，疗效与达那唑和 GnRH－a 相近。国内适用低剂量，每天10 mg，连续 90 天，也获得满意疗效。

不良反应：抗皮质激素反应，Kettel 报道，当剂量在 50 mg/d 时，无抗皮质激素反应。其他不良反应有恶心、呕吐、头晕和疲倦等。

6. 雷公藤多苷　除具有抗炎、消肿和免疫抑制作用外，对卵巢功能可发生一时性影响，造成可逆性闭经，使异位子宫内膜变性退化萎缩，从而达到治疗效果。总有效率90％。本药对重症术后复发、年轻妇女不宜过早切除卵巢、有手术禁忌及合并肝病患者更为理想。

7. 中医治疗 按中医辨证,子宫内膜异位症的主要病机是淤血内阻,可分为气滞血瘀、气虚血瘀、寒凝血瘀、肾虚血瘀、热郁血瘀等,治疗基本方法多以活血祛瘀消癥为主。中医中药在子宫内膜异位症治疗上有一定的疗效,尤其在预防子宫内膜异位症的复发及辅助妊娠方面有较好的疗效。文献报道,补肾调经法、活血化瘀软坚散结汤、化瘀消癥汤、中药保留灌肠、丹莪妇康煎膏等中药对子宫内膜异位症有一定疗效。另外,中药配合激素、针灸等综合治疗 EM 也取得了一定的疗效。

药物治疗新进展及展望:

(1) GnRH 拮抗剂:使用后两周内可因短暂血雌激素水平上升引起一过性疼痛加重,伴生活质量下降。现已研制出 GnRH 拮抗剂,用于临床子宫内膜异位症,子宫肌瘤,乳腺癌等的治疗。GnRH 拮抗剂通过竞争性与 GnRH 受体结合阻断内源性 GnRH 产生迅速持久的垂体降调节效应,与 GnRH－a 相比,其在应用数小时内能立即阻断 GnRH 受体,迅速抑制促性腺激素释放,且没有应用 GnRH－a 后最初的"flare up"效应。有动物实验证明,皮下注射 GnRH 拮抗剂明显减小异位病灶的体积。Felberbaum 等使用 Cetrorelix 治疗 EM,具体用法为 3 mg/次,每周 1 次,共 8 周,可以缓解 EM 的疼痛等症状,且无潮热等其他副作用,平均雌激素水平维持在 37～64 pg/ml,第二次腹腔镜检查显示病情无进展,并与治疗结束时子宫内膜活检显示无子宫内膜增生。因此,GnRH 拮抗剂是一种可行、高效的治疗 EM 药物,其疗效与 GnRH－a 相似,但能维持较低的雌二醇分泌水平,而无低雌激素状态不良反应的发生,无须反添加疗法,此方案可称作 Cetrorelix 阈值疗法(Cetrorelix threshold therapy, CTT),开辟了一条新的治疗途径,可用于 EM 的长期治疗,有望成为 GnRH－a 的替代品。

(2) 释放 18－甲基炔诺酮的宫内节育器(levonorgestrel-releasing IUD):小样本对照研究证明有效。将来还可能使用含药物阴道环。

(3) 芳香化酶抑制剂:2003 年文献报道,在手术诱发的狒狒子宫内膜异位症模型上,检测芳香化酶在异位病灶和在位子宫内膜上持续表达,在诱发手术后的 10 个月仍然有表达。另有文献报道,在正常人内膜组织中,无法检测到芳香化酶,而在异位的子宫内膜组织中却出现异常高表达,因此,为芳香化酶抑制剂(aromatase inhibitor)应用于 EM 的治疗提供了理论依据。应用芳香化酶抑制剂阻断芳香化酶的活性,抑制卵巢雌激素的合成同时也减少腺外器官雌激素的合成,是 EM 治疗的一个新思路。抑制雌激素的合成,提高孕激素治疗的敏感性。并有多项研究发现芳香化酶抑制剂可有效减轻 EM 引起的疼痛和防止 EM 手术后疼痛症状的复发。芳香化酶抑制剂与孕激素或口服避孕药或 GnRH－a 联合应用,可明显减少疼痛症状的严重程度和提高生活质量。芳香化酶抑制剂与 GnRH－a 联用 6 个月较单独使用 GnRH－a 相比,可减少 EM 的复发风险。

(4) 选择性孕酮受体调节剂:是一种新型的孕激素受体结合剂,可通过高选择性与子宫内膜孕激素受体结合而发挥激动或拮抗作用,也可以通过选择性孕酮受体调节剂(selective progesterone receptor modulators, SPRM)抑制子宫内膜增生,抑制子宫内膜前列腺素的产生而导致闭经。其作用是组织特异性的,不会引起全身的雌激素缺乏症状。Asoprisnil 是此类药物中第一种在临床中应用的药物,可直接导致闭经和子宫内膜萎缩,无雌激素过低及骨质疏松等不良反应。至今,关于 Asoprisnil 治疗 EM 有两项临床二期试验,研究其在 EM 疼痛治疗方面的疗效。研究发现,Asoprisnil 剂量为 5、10、25 mg 都可以明显缓解 EM 的痛经,应用 Asoprisnil,其安全性及耐受性都良好,没有发现严重的药物不良反应。

(5) 选择性雌激素受体调节剂:是一种新型雌激素受体结合剂,与雌激素受体(estrogen receptor, ER)结合,在不同的组织中依据雌激素受体的结构不同和激素环境的不同,可以表现为雌激素激动剂或拮抗剂的作用,在生殖系统(如子宫内膜)中表现为雌激素受体拮抗剂。代表药物为雷洛昔芬。虽然选择性雌激素受体调节剂在动物 EM 模型上对 EM 有治疗作用,但真正用于临床还有待进一步研究。

(6) 血管生长因子抑制剂:血管生长抑制素(angiostatin, AS)和内皮生长抑制素(endostatin, ES),阻止 VEGF 和 $TGF-\beta_1$ 的释放,并中和已释放的 VEGF 和 $TGF-\beta_1$,以达到治疗内异症的目的,可设想将 VEGF 和 $TGF-\beta_1$ 的中和抗体在 B 超指引下行局部注射,将有助于缩小病灶,减轻盆腔粘连。随着分子生物学技术的发展,从基因水平阻断 VEGF 和 $TGF-\beta_1$ 的表达,将成为临床治疗内异症的新途径。

(7) 人类白细胞抗原:可望通过干预靶细胞上的 HLA 抗原表达来治疗 EM,使基因治疗该病成为可能。

目前,虽然治疗 EM 的药物很多,但其治疗效果还不尽如人意。随着 EM 基础研究的迅猛发展,越来越多的药物将被开发应用于临床实践中,比如抗侵袭、抗黏附、抗血管生成等药物,可能也会逐步用于临床。细胞因子调控、受体干预、干细胞和基因治疗也会随着研究的深入,成为新的治疗方法。

(三) 手术治疗

子宫内膜异位症的手术治疗的流程如图 4-1 所示。

1. 保守性手术 目的是去除所有异位结节,分离粘连,缓解疼痛,减少复发和术后粘连,恢复盆腔器官正常的解剖及生理状态。

适应证:妇女有生育要求,且其病变能解释患者的疼痛症状和不孕原因。

方法:① 分离粘连;② 清除子宫内膜异位结节:表浅的腹膜病灶较小时,用电凝,汽化或切除。直径在 5 mm 以上病灶需使用深部汽化或切除术,连续烧灼可由浅至深破坏病灶。水分离或高能超频或超频 CO_2 激光为最佳选择。这种激光不穿透水,若使用水垫,能使医生在选定的组织手术时安全性倍增;③ 去除卵巢子宫内膜异位病灶:纤维化与粘连的子宫内膜异位囊肿很难完整切除,可以用活检钳钳取,穿刺抽吸后使用激光、电凝等气化烧灼或行局部切除。卵巢内的创面无须缝合,可以用低能激光或电凝将其切缘合拢。对较大的卵巢创面喷洒生物蛋白胶或透明质酸钠,术毕腹腔内留置地塞米松 10 mg,以预防粘连。

治疗子宫内膜异位囊肿创伤最小,操作最简单的方法是穿刺抽液。但复发率高达 50%。有报道腹腔镜下或超声监测下囊肿穿刺抽液注入无水乙醇,创伤小,恢复快,且复发率低。

内异症评价

痛经　　宫骶韧带结节
性交痛　　子宫后倾固定
经前点滴出血　　卵巢固定增大
不孕　　盆腔触痛
超声见卵巢囊肿

腹腔镜，刮宫术，输卵管灌洗

排除肌瘤，卵巢癌，盆腔
感染和其他原因的盆腔痛

不能确定诊断时活检
ASRM分类

Ⅰ/Ⅱ期　　　　　Ⅲ期　　　　　Ⅳ期

观察激光镜
和(或)IUI排除
其他原因不孕

术前抑制排卵

抑制排卵
激光镜

6~12个月不孕

保守性剖腹手术
骶前神经切除术

妊娠

IVF-ET

如术中切除不完全
术后给予抑制排卵

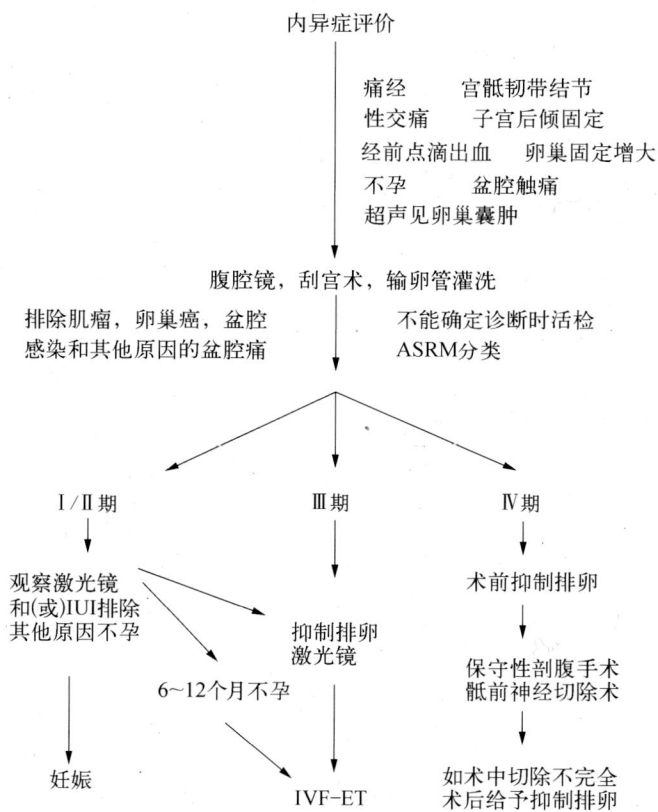

图 4 - 1　子宫内膜异位症手术治疗流程示意

2. **子宫切除术**　适用于无生育要求,有明显下腹中部痛,伴明显的子宫病变(如腺肌病或肌瘤),保守性手术后复发者。切除异位病灶的同时切除子宫,至少要保留部分卵巢。

3. **根治性手术**　对药物治疗或保守性手术治疗无效,且无生育要求者,应行子宫及两侧输卵管卵巢切除术。在处理卵巢巧克力囊肿时,不要将手伸入盆腔内直接分离,以免撕裂粘连的囊壁,使囊液流入盆腔,引起术后异位内膜种植,可先抽吸囊液,在直视下,以钝、锐结合分离囊壁粘连。切开囊肿,分清层次,将囊壁完整剥出,沿卵巢长轴作适当修剪,然后卵巢成形,使输卵管保持自然走行。缩短圆韧带,纠正子宫后位,将保留的卵巢稍向外上方悬吊,避免术后与子宫粘连。腹腔内放入右旋糖苷液、地塞米松等,防止术后粘连。术中注意勿损伤输尿管。

(四)腹腔镜手术治疗

有研究表明,腹腔镜手术对缓解疼痛和保持生育功能都有效果。优点主要是:① 对身体创伤小、恢复时间快、出血少,术后盆腔粘连少;② 由于气腹形成,盆腔视野清晰,不易损伤周围脏器;③ 对开腹不易发现的微小病灶可以用内凝、激光或微波进行烧灼;④ 对不孕者可同时行输卵管通液术;⑤ 可使诊断和治疗一次性完成;⑥ 腹腔镜术可反复施行。但腹腔镜术也存在一些不足,如缺乏实物的触觉感,如术前不细致了解囊肿数目,易漏掉小的囊肿。

其次,如有盆腔严重粘连,镜下操作难度较大,应及时改行开腹术,否则可能病灶清除不干净或损伤脏器。总之,卵巢子宫内膜异位囊肿的腹腔镜治疗是一种安全、有效,优于开腹术的治疗方法。

1. 表浅病变用电凝与热凝治疗 腹膜表面较小病灶可用微双极电凝破坏之,单极电凝深度不易控制。由于电凝后组织反应大,易引起术后粘连,故较大面积或靠近重要脏器的病灶不宜用电凝破坏法。虽然表浅病变用电凝治疗是有效的,但也有一些深部浸润引起的持续性疼痛和触痛,在经期作检查能提高病变定位的机会。

位于子宫骶骨韧带处的内膜异位症种植灶必须先用点状内凝器凝固,然后再用锐性活检钳去除,因为这些种植灶往往深埋在阴道旁组织内。当宫颈旁及阴道后患子宫内膜异位症并有结节形成时,可选用双途径法治疗。

热内凝是采用 SEMM 的热内凝器(100℃)的热内凝固法,使用加热的微型金属片或金属块接触可见病灶,使病灶部位细胞脱水,蛋白质变性,达到破坏病灶的作用。优点是一些肉眼不易识别或不能识别的病灶也可用内凝器探查,然后加压破坏。热渗透深度一般为 1～2 mm。若加压内凝和延长内凝时间,则热渗透可达 3～4 mm。优点是作用局限,无热辐射损伤,不易遗漏内膜异位病灶,术后一般无明显的组织反应,且由于内凝表面蛋白膜形成,降低了术后粘连。

2. 激光与微波的治疗 CO_2、Argon、Nd－YAG 激光器可用于切开、剥除囊肿、烧灼病灶及止血。

3. 卵巢异位囊肿穿刺抽液酒精固定术及囊肿剔除卵巢修补术 前者用于小的粘连紧密不能剥离的囊肿,可在囊肿中注入等量生理盐水稀释后再抽吸,尽可能将囊液吸净,再注入无水酒精,囊液为用量 25%～50%,反复 3 次,每次停留 10 min。游泽山等研究证明,囊内注射无水酒精术前后使用 3 个月达那唑,疗效更好,尤其对痛经患者缓解疼痛效果更佳。但对于巧克力囊肿,多认为前者不能确定组织类型,对卵巢实质有影响,且复发可能性高。所以多主张囊中剔除,若卵巢组织完全被异位内膜组织破坏且粘连严重无法切除部分卵巢,高龄无生育要求者可行卵巢摘除术。

囊肿剥除前应先行囊肿穿刺,抽净囊内液。这样做的好处是:① 可以辨别囊肿性质;② 囊肿剥离时不易使大量囊液流入盆腔。有资料证实,行巧克力囊肿剥除时,93%被剥破,几乎很少被完整剥除;③ 囊液吸净可使切下组织的体积缩小,利于经腹壁穿刺孔取出。另外,我们认为,囊肿剥除后不做卵巢的整形缝合,而是剪除被囊肿挤压变薄的卵巢组织,创面内凝止血,任其自然修复,如此方法简单,又可达到同样的目的。囊肿直径＞7 cm,行患侧卵巢切除较理想,因为增大的囊肿已把大部分卵巢组织损害,也不易剥离干净,但对未生育患者,仍应尽量保留卵巢组织。子宫内膜异位症虽是良性病变,但有恶性行为,具有增生、浸润、扩散等特性,病灶很难清除干净,有时肉眼看不到病灶,术后最好用药 3～6 个月。

4. 病灶完全清除 完全清除所有术中可见病灶,可使痛经缓解率上升到 93%,性交痛缓解率 92%。但有人持有不同的观点,认为成功率只有 40%～90%,且许多患者并不需要行深部病灶完全切除,可在输尿管、肠管及主要血管周围遗留病灶,以减少并发症。

5. **骶前神经切除术及子宫骶骨神经清除术**　骶前神经切除术(presacral neurectomy, PSN)及子宫骶骨神经清除术(uterine nerve ablation, UNA)主要用于接触盆腔正中疼痛, Ceana 的研究表明, PSN 对于治疗 EM 所致的疼痛确实有效,但选择具有盆腔正中疼痛的患者是高成功率的第一道程序。另一项研究表明 PSN 后,痛经复发或持续率为 4%~40%。 UNA 在术后 3 个月与 PSN 有效率相同,分别为 82.9% 和 87.9%,但在术后 12 个月,不如 PSN,分别为 51.4% 和 81.8%。因此,认为 PSN 远期效果好,但 PSN 要求手术技巧较高,并要有后腹膜手术的经验。

PSN 主要用于顽固性中下腹痛经药物治疗无效者。由于手术只是切断交感神经的一部分,控制子宫峡部、子宫颈及内口的副交感神经并未被切断,因此是一种不完善的手段。由于切断交感神经的感觉纤维同时也切断其运动神经纤维,且切断的水平位于盆腔的上位,子宫异位的直肠及膀胱可受到影响,膀胱排尿困难,直肠胀气及便秘亦有报道。宫腔镜下 UNA 同时切断交感和副交感神经,且切断处离盆部神经丛较远,不至于损伤输尿管、直肠及膀胱盆部神经丛,值得推广。

6. **腹腔镜不孕症手术**　包括 3 种。① 腹腔镜输卵管、卵巢粘连分离术;② 腹腔镜伞端成形、造口术、输卵管植入和对断吻合术;③ 腹腔镜输卵管成形术。

(五)激光

常用 CO_2、Argon、Nd-YAG 3 种。

1. **汽化法**　CO_2激光是用于汽化腹膜病灶的最好工具。通过引起细胞内水温度急剧增高转变为蒸汽,达到病灶汽化,腹膜较大病灶的汽化应采用腹膜水分离和 CO_2 激光相结合的方法。CO_2 激光定位精确,对治疗区外的损伤极小,无出血。缺点是产生烟雾,术中必须吸去烟雾,并用大量灌注液冲洗汽化部位,以去除碳化颗粒。若采用高脉冲的 CO_2 激光,则汽化快,可减少碳化颗粒形成。据报道,CO_2 激光能改善妊娠率。

2. **凝固法**　凝固法(ARGON LASER)氩激光是一种光凝固工具。发射一种波长为 488~514 mm 的蓝绿光,很易被富含血色素的组织吸收,因此对内膜异位病灶的凝固性破坏有效。由于腹膜内膜异位病灶位于浅表,能吸收绝大部分光能,从而对其下的组织起缓冲保护作用,氩激光具有穿透性,较深的病灶也能吸收光能,而其上的正常组织吸收光能低于 5% 可无损伤。

(六)疼痛治疗

1. **期待疗法**　一般情况下,EM 病程进展缓慢,如疼痛轻微且无明显体征,仅在宫骶韧带扪及 1~2 个小结节,可不予治疗,因为在许多妇女,EM 似乎是一种自限性疾病。

2. **药物疗法**:① 对症口服镇痛药(如前列腺素抑制剂),可封闭异位的内膜产生前列腺素,抑制子宫收缩。注意"因需而用",避免依赖;② 激素治疗;③ 中药治疗:补肾祛瘀的"内异消",通过体液调节起到镇痛作用,用药后外周血中 TXB2 水平及 β-EP(内啡肽)水平提高能协调子宫功能,使疼痛缓解,又通过提高下丘脑 β - EP 及血管加压素(AVP)水平达到中枢镇痛作用。

3. **手术治疗** 局部封闭即局部注射麻醉药能有效缓解疼痛。

(1)腹腔镜手术治疗:见本章前述。

(2)开腹手术:药物治疗或腹腔镜下手术治疗无效的疼痛患者可行开腹手术。方法有:① 保守方法:分离粘连,摘除病灶,剔除巧克力囊肿,修复卵巢,切断骶韧带,修复脏器受损面,纠正子宫位置,使其保持前倾位。务必把封闭的子宫直肠陷凹充分分离,彻底清除骶韧带至直肠间隙的病灶。为防止术后粘连性不孕,术中要随时向腹膜喷洒微温盐水;② 半根治与根治术:将盆腔内病灶及子宫予以切除,但要保持至少一侧卵巢或部分卵巢以维持患者卵巢功能,称半根治术。而将子宫、双附件及盆腔内所有内膜异位病灶予以切除称为根治术。适用于 45 岁以上近绝经期重症患者或病情严重不需保留生育功能者。切除子宫双附件,疼痛的缓解率高达 90% 以上,保留卵巢者疼痛的复发率比切除卵巢者高 6 倍。

(3)药物与手术联合治疗:手术治疗前先用 GnRH - a 治疗 2~3 个月,以使内膜异位灶缩小、软化,从而有可能缩小手术范围,有利于手术操作。术后再给药 GnRH - a 2~3 个月,使残留的内膜异位灶退化,从而降低术后疼痛复发率。Tomas 的研究表明,术后立即口服雌激素和术后 6 个月开始口服,出现重复疼痛的比率分别为 7% 和 20%。拖延用药可增加疼痛重现的危险性。

手术治疗可恢复正常的解剖关系,去除病灶,分离粘连,但术后粘连也可导致继续疼痛、不孕及病灶复发。

(七)手术联合药物治疗

很多的研究提示保守性手术配合药物治疗,可以提高疗效,预防术后复发、辅助妊娠。关于手术与术后米非司酮联合治疗 EM 的疗效。尚慧玲等将 98 例腹腔镜下卵巢子宫内膜异位囊肿术后的患者进行分析,结果显示,联合治疗组(腹腔镜手术加术后口服米非司酮 12.5 mg 连续 3 个月)的疗效明显高于单纯腹腔镜手术组,因此得出结论,卵巢子宫内膜异位囊肿临床治疗的较好方案是腹腔镜术后联合米非司酮治疗,优于单纯腹腔镜手术治疗。任海燕对 74 例子宫内膜异位患者进行手术+米非司酮 12.5 mg 连续 6 个月治疗,有效率达 90.54%,复发率 13.51%,妊娠率 20.27%,因此,认为手术加米非司酮是治疗子宫内膜异位症有效、方便、价廉和副作用少的方法。关于手术与术后联合孕三烯酮治疗 EM 的疗效。张蓉等对 150 例卵巢子宫内膜异位囊肿患者进行保守性手术治疗,术后分别联合三苯氧胺、孕三烯酮、GnRH - a 药物治疗 3 个月,结果显示,孕三烯酮组、GnRH - a 组复发率均低于对照组(未予药物治疗)和三苯氧胺组;而 GnRH - a 组受孕率优于孕三烯酮组,因此得出结论:孕三烯酮、GnRH - a 可作为卵巢子宫内膜异位囊肿保守性手术后的辅助药物用于预防复发;对于 EM 伴不孕患者应用 GnRH - a 更合适,而孕三烯酮价格适中、疗效好,则适合多数患者使用。刘冬等回顾性分析了 110 例腹腔镜诊断轻度 EM 伴不孕患者的临床资料,按术后给予口服避孕药:服用口服避孕药去氧孕烯炔雌醇片(妈富隆)或屈螺酮炔雌醇片(优思明),连用 3 个月;或孕三烯酮:每次 2.5 mg,每周 2 次,连用 3 个月,结果显示,术后 1 年的妊娠率明显高于 1~2 年及 2 年以上者,但两组的妊娠率和活产率无显著差异,因此得出结论,对于合并轻度 EM 的不孕患者,腹腔镜联合术后孕三烯酮或口服避孕药治疗均可改善其生育力。

(八) 辅助生殖技术(assisted reproduction technology,ART)

子宫内膜异位症合并不孕症的处理流程如图 4-2 所示。

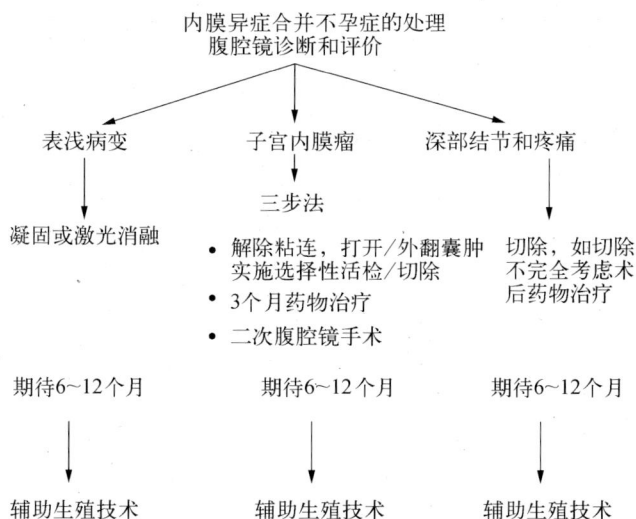

图 4-2 子宫内膜异位症相关不孕症的治疗流程图

比较腹腔镜手术、药物治疗和期待疗法 24 个月后的妊娠率后得出,对 EM 患者应给予积极治疗。且术后 1 年内妊娠率较高,以后随时间推移,妊娠率反而下降,并随年龄的增长,不孕时间延长,妊娠机会减少。近年来,ART 已成为治疗子宫内膜异位症合并不孕的重要方法,并逐渐成为一线治疗方案。

1. 宫腔内人工授精 EM 患者在药物、手术以及促排卵后仍未受孕或疾病加重、长期不孕以及合并多因素不孕患者,适用宫腔内人工授精(introutirine insemination,IUI)。有学者认为药物治疗,尤其是可引起卵巢不排卵的药物,对于早期 EM 伴不孕患者无明显疗效,甚至延误受孕时机,故主张 EM 伴不孕患者一线治疗方案为腹腔镜或开腹手术加促排卵加IUI。Werbrorck 等对输卵管通畅的轻度 EM 患者在腹腔镜术后 7 个月内采用促排卵联合人工授精,对照组为不明原因不孕患者,结果显示,两组的妊娠率无明显差异,认为促排卵联合人工授精应用于输卵管通畅的轻度 EM 患者与不明原因不孕患者一样有效。对于Ⅰ期和Ⅱ期患者,目前报道进行控制性超促排卵(controlled superovarian,COH)加 IUI 可将活产率从 2%左右升高至 11%。有研究表明,对于 EM 患者 4 个周期 IUI 的累积妊娠率为 34%。

实验表明,对于治疗轻微 EM 相关不孕症的 IUI 最有效的方法是 GnRH-a 预处理后,使用促排卵加宫腔内人工授精,促排卵方案可选用氯米芬加 hCG 或 hMG 加 hCG 等。

2. 体外受精与胚胎移植技术 对于Ⅲ—Ⅳ期 EM 并伴有不孕的患者,应行体外受精与胚胎移植(in vitro fertilization-embryo transfer,IVF－ET)技术。有学者对中、重度卵巢子宫内膜异位症并发不孕的患者,推荐腹腔镜手术加 GnRH－a 加 IVF－ET 为首选治疗方案。国外有研究报道,年龄在 32 岁以上的各期子宫内膜异位症患者采用 IVF－ET 的临床妊娠率显著高于期待疗法组,因此对 32 岁以上的 EM 患者应建议首选 IVF－ET 助孕。

关于 IVF－ET 前是否需进行药物治疗,目前大多数学者认为,药物治疗并不能提高妊娠率。故主张进入 IVF－ET 之前不须进行药物治疗。当第 1 次 IVF－ET 失败时,可进行 3 个周期药物治疗,再进入新的 IVF－ET 周期。但有学者认为,GnRH－a 在促排卵前应用,不但使内膜异位灶缩小,同时减少内源性 LH 峰干扰,卵子质量提高,从而增加妊娠率、降低流产率、提高了 IVF 的效果。Eric S. 等认为 EM 患者腹腔镜或开腹手术后给予 3 个月 GnRH－a 治疗后行 IVF－ET 有着良好的妊娠率,此研究同上,表明 IVF－ET 前给予 GnRh－a 对于对控制性超排卵(COH)后的卵巢反应无明显抑制。长效缓释剂 GnRH－a 常用的方法是在月经的第二天肌注 3.75 mg,在脑垂体去敏感后(血雌激素水平低于 50 pg/ml),结合使用促性腺激素,通常是在肌注长效缓释剂 GnRH－a 后 15 天加用促性腺激素(Gn)进行控制性超促排卵;也可在使用第 1 支 GnRH－a 后的第 28 天使用第 2 支、第 3 支,在第2/3支使用后的第 30 天左右(最迟不超过 35 天)开始使用 Gn 超促排卵。

关于子宫内膜异位症伴不孕患者采用何种受精方式,是 IVF 还是 ICSI? 梁菊艳等的研究分析发现,子宫内膜异位症组的获卵数、受精率、临床妊娠率明显低于单纯输卵管因素组。一些学者常规对子宫内膜异位症行 IVF－ET 助孕,患者取卵后进行 ICSI 以保证一定的受精率,进而获得可供移植的胚胎。而另一些学者建议,患者丈夫精液符合 ICSI 适应证时,施行 ICSI 是必要的。

关于 IVF 术前卵巢囊肿的手术处理包括开腹手术、腹腔镜手术和卵巢囊肿液抽吸加酒精固定术。有研究证明这些预处理降低了获卵数,尤其对于 35 岁以上的患者,直接影响到了 IVF/ICSI 的受精率和妊娠率,因此是不必要的,但囊肿穿刺对于反复失败的 IVF,改善卵巢环境可能有益。

Nakahara 等发现内膜异位症的患者,不论是否有卵巢子宫内膜异位囊肿,回收卵子的数目少于输卵管因素不孕的患者。Arici 等报道内膜异位症并不影响回收卵子数。多项研究证明,EM 对子宫内膜的厚度及类型无明显影响,但有卵巢子宫内膜异位囊肿的患者对超排卵的反应较差。对于 EM 患者行腹腔镜术后超长期 GnRH－a 治疗,使 ART 的妊娠率增加,这在Ⅲ、Ⅳ期 EM 患者更为明显。

Sung 和 Diaz 将同样的卵子赠送给内膜异位症不育患者和无内膜异位症的不育患者,两组的妊娠率和种植率无差别,认为 EM 对生殖的不良影响和子宫内膜环境无关。另一项赠卵研究中,将不育症患者分 3 组,一组为赠者和受者均无内膜异位症,二组为赠者有内膜异位症、受者无,三组为受者有内膜异位症、赠者无,其他条件相同。结果是周期妊娠率分别为 61.4%,28.6%和 60%,种植率分别为 20.1%,6.6%和 20.8%,可见内膜异位症患者

IVF 妊娠率低下只能用赠卵来改善,因主要的缺陷似乎发生于卵子水平及其产生的胚胎。有对照研究证明,EM 患者的种植率与输卵管因素无异。说明子宫内膜环境并未受到 EM 的影响。因此,如内膜异位症行 IVF 数次失败,则应考虑赠卵。

EM 患者 IVF－ET 周期中的免疫疗法:Sher G 等对抗心磷脂抗体(ACA)阳性的不孕妇女,于 IVF－ET 周期中 COH 日起给予阿司匹林和肝素治疗,可明显的提高妊娠率。文献报道,自身抗体阳性的 EM 患者使用皮质类固醇后妊娠率显著升高。因此,EM 患者采用皮质类固醇等免疫疗法可提高 IVF－ET 的妊娠率,尤其在 EM 患者自身抗体阳性的情况下效果更好。另外,免疫调节剂、细胞因子调节剂仅限于实验研究,应用于临床有待进一步研究。

IVF－ET 注意事项:

● GnRH－a 治疗 3～6 个月后,再给予促排卵药物。实验证明,长期 GnRH－a 抑制组的获卵数和每个周期的可移植胚胎数明显高于传统刺激组。累积妊娠率也明显升高,同时,流产率低于传统刺激组。

● 因盆腔内常有粘连,应采用 B 超介导下阴道取卵。

● 充分清洗取出的卵-冠-丘复合物,去除抽吸液,因腹腔液和卵泡液的污染对精、卵均有毒性作用。

● 处理精液、受精、培养过程中,必须避免与患者血液或分泌物发生接触。

● 卵胞浆内单精子注射不一定能解决问题,因为卵子的缺陷很可能存在于卵子的胞浆内。

(刘美霞　孙莹璞　董方莉)

第五章
免疫性不孕不育

第一节　男性免疫性不育

　　男性免疫性不育是指精子或精浆中具有抗原性的物质,由于一些疾病或不明的因素影响而逸出生殖道,进入周围组织,造成体内的免疫反应,产生相应的抗体,从而影响精子的活力,导致男子不育。近年来免疫性不育越来越受重视。据 WHO 人类生殖研究、发展和培训特别规划署 Rowe 和 Farley 1988 年报道,在 6407 例男性不育病例中,免疫因素占 2.9%。据近年来的研究发现,免疫性不育约占男性不育病例的 20% 左右。

　　自 1955 年 Rumke 和 Hellinga 证实男人具有对精子自体抗体与原因不明的不育有关以来,至今已有四十余年,人们对免疫性不育的理解有了长足的进步。免疫性不育是指因抗精子抗体的存在而引起的不育。免疫性不育病因涉及面广,与原因不明的不育常有牵连。近年来,随着免疫性不育的实验室研究及辅助生育技术的广泛应用,对自然发生的抗精子抗体与生殖功能低下的关系有了比较深入的认识。

一、男性自身免疫性不育的相关抗原

　　1. 精子抗原　早在 1899 年,Landsteiner 发现把精子注射给异种机体时,精子具有抗原性,产生抗精子抗体。1900 年,Metalnikoff 研究发现,将精子注射给同种机体,产生一种固定精子的活性物质,说明精子具有抗原性。近年来研究,发现精子抗原相当复杂,目前已知的有精子特异抗原、精子膜抗原、ABO 血型抗原和组织相容性抗原。

　　(1) 精子特异抗原:精子特异抗原是精子特有的抗原,与微生物和组织抗原均无交叉反应。

　　Jung 于 1976 年利用免疫荧光检查发现,人类精子具有两种不同抗原,即 AC_1 和 AC_2,其中 AC_2 为精子特异抗原。抗 AC_2 抗体主要存在男性输精管结扎者的血清中。Godberg 于 1922 年就发现人类精子具有特异的乳酸脱氢酶同工酶(LDH-X)。此酶只在精母细胞期显示酶的活性,而在机体的其他细胞中是无活性的,故此酶是精子特有的。免疫学研究证实此酶是自身抗原。另外,据研究发现,人类精子还有特异性核抗原,如 DNA 多聚酶等。

（2）精子顶体酶系统：精子顶体中存在着顶体酶系统，其中包括透明质酸酶、顶体蛋白酶和放射冠分散酶。透明质酸酶可使卵丘分散及透明质酸解聚。具有免疫原性，是自身抗原，但缺乏组织特异性，因为其他组织中也存在透明质酸酶。顶体蛋白酶具有氨基肽酶、酯酶和蛋白酶的活性，与胰蛋白酶的作用类似，能分解透明带，此酶具有免疫原性。放射冠酶含有丰富的糖蛋白，能使放射冠解体，研究认为此酶也具有免疫原性。

（3）精子膜抗原（SCA）：它来自精囊液，其免疫原理与乳铁蛋白一致。它分布于整个精子表面的许多部位，并牢固地结合在精子表面，通常难以洗掉，一般理化方法也不易除去。这种抗原与精浆中的抗原具有交叉反应。近年来精子膜抗原的研究已进入分子水平。现已证实精子表面糖基中的岩藻糖、半乳糖、N-乙酰半乳糖胺，不仅是在精子与卵子识别反应中起关键作用的糖基，而且也是精子抗原决定簇。

2. **ABO 血型抗原** 免疫学研究证实人类精浆中存在血型 A 和 B 抗原。因此，有人提出血型 A 和 B 物质实际上是先分泌到精浆内，然后附着于精子表面的 A 和 B 抗原。精子上的 ABO 血型抗原与配偶之间的 ABO 血型抗原不合，就可能引起不育。有报道指出，妇女宫颈黏液中可能存在血型抗体，这种抗体可以制动精子。

3. **组织相容性抗原** Fellous 等在 1970 年应用细胞毒试验证明人精子上确实存在组织相容性抗原（HLA、H-Y）。后来应用免疫荧光和免疫电镜进一步观察发现，在精子头部和中段 HLA 抗原呈均匀分布，组织相容性抗原参与精子和受精卵在女性体内的排斥反应。精子表面还含有参与 Y 染色体调节的组织相容性抗原，即 H-Y 抗原。它在决定胎儿性别的初期阶段起着一定作用。Hjort 等在 1982 年总结了人类精子的自身抗原和同种异体抗原（见表 5-1）。

表 5-1 精子自身抗原和同种异体抗原

抗原种类	在精子中的定位	测定相应抗体的方法
膜抗原	两种糖蛋白广泛分布于精子膜，一种仅分布于精子尾尖段的抗原	精子凝集和制动试验细胞毒试验
亚表面抗原	分布于顶体部分、赤道区、核后区、鞭毛主段、尾尖段	在固定精子上用间接免疫荧光或免疫酶标检出相应的抗体
精子特异的 LDH-X（LDH-C4）	存在于顶体后部膜内及胞浆内	放射免疫测定法
顶体蛋白酶	存在于顶体内，包括赤道区	放射免疫测定法
透明质酸酶 DNA 多聚酶	存在于顶体内	酶抑制试验
核抗原	精子核内的鱼精蛋白-1、鱼精蛋白-2	在肿胀精子头部用间接免疫荧光检测

4. **精浆中的抗原** 应用免疫电泳法测定精浆中的抗原，一般有 8~15 种。这些抗原中，有 2~3 种相同于血清蛋白，如白蛋白和转铁蛋白，有些与其他组织成交叉反应，如乳铁蛋白，也存在于乳汁和唾液中；有些是精浆特异的抗原，包括来自前列腺的 3 种，精囊的 5 种，附睾的 4 种。另外，还含有低分子碱性蛋白，它有极强的抗原性。

现已发现有多种精子特异抗原来自输精管和附属性腺,如精子膜抗原、顶体酶、乳酸脱氢酶。

二、自身免疫性不育的病因

人类精子和精浆中的抗原物质从胚胎起就已逐渐形成,但在正常情况下,并不与人体免疫系统接触,这主要依赖于血-睾屏障和精浆的免疫抑制物质这两大类保护系统。

1. **血-睾屏障破坏** 血-睾屏障广泛分布于睾丸网、曲细精管、输精管、附睾等处。它是由相邻的支持细胞基部的牢固而紧密的连接构成,能防止精子与免疫系统接触,以致淋巴细胞不能识别精子抗原。正常情况下精子被血-睾屏障隔离在生殖道内,不引起自身免疫反应。一旦血-睾屏障受理、化、生物等任何因素的破坏后,精子抗原就会漏出生殖管道,同时单核吞噬细胞进入附睾和睾丸,吞噬精子,消化、处理精子抗原,激活 T、B 淋巴细胞,产生细胞免疫和体液免疫的应答,引起自身免疫。

引起血-睾屏障破坏的常见病因有:① 输精管结扎术:可能在手术时精子外漏触发免疫反应,术后精子肉芽肿或附睾内精子病变也可能触发自身免疫应答;② 输精管长期梗阻:精子及其分解产物进入血循环,可产生体液免疫和细胞免疫;③ 生殖道损伤:如疝修补术,附睾及精索手术损伤,或睾丸创伤破坏了血-睾屏障,都会引起自身免疫反应,有人报道,25%～90%的精索静脉曲张患者的血清存在抗精子抗体。

2. **免疫抑制功能的障碍** 近年来生殖免疫学研究发现,正常精浆和精子中含有免疫抑制因子(MIM)。这些物质来自附属性腺,如前列腺、精囊等。研究证实 MIM 不仅对细胞免疫有抑制作用,而且对补体系统也有抑制作用。精浆中 MIM 通过结合或黏附在精子表面,遮蔽和修饰了精子的抗原,使男性或女性的免疫细胞不能识别精子抗原,阻止了免疫系统的活性,保护了精子在男、女生殖道内的正常存活、运行、受精,并保护了受精卵和胚胎在女性体内的正常发育。

精浆中免疫抑制物质有前列腺素 E(PGE)、糖蛋白、锌、多胺氧化酶等,如果这些免疫抑制物活性下降或含量减少、缺乏,可使免疫抑制功能发生障碍而引起自身免疫反应。Lord 报道在一些男性不育患者中,精浆 MIM 缺乏会产生自身免疫反应。

3. **其他** 自身免疫性不育的发生除了上述两类原因外,还有其他一些已知和未知的因素。例如,精子表面抗原改变,可增强精子的免疫原性。据研究发现,表面没有唾液酸的精子可被机体免疫活性细胞识别并攻击之。因此,任何一种能去除精子表面唾液酸的致病因子均可引起自身免疫反应。当细菌和病毒感染时,这些病原微生物含有的唾液酸酶,使精子表面失去唾液酸,而诱发自身免疫反应。

由于上述种种原因激发机体的免疫系统,产生抗精子抗体(antisperm antibody,AsAb)。抗精子抗体在自身免疫性不育中所起的确切作用还不完全清楚,但普遍认为 AsAb 对不育的影响,主要表现是使精子凝集、制动,从而影响精子在生殖道内的运行,抑制精子穿透宫颈黏液,限制精子与卵子的黏附,抑制精子的顶体反应,使精子不能穿透卵丘、放射冠和透明带,阻碍精子与卵子的结合,还会影响胚胎的存活,致使女方流产。

另外 AsAb 本身不能直接引起精子细胞的破坏,而是通过补体的介导使精子细胞破坏。因此,多数学者认为,AsAb 不仅影响精子的存活率和活动力,还会影响精子的形态及胚胎的存活,而导致不育。

三、男性自身免疫性不育的诊断

男性免疫性不育一般无明显的自觉症状,在详细询问病史和细致地体格检查后,可能会找到一些引起免疫性不育的隐匿性病因。

(一) 病史

临床上必须详细询问患者有无生殖道感染病史,包括性病史,有无生殖系统的外伤、手术史,有无结核病史,有无腮腺炎、甲状腺炎病史。这些病史都具有诱发免疫性不育的可能,因此,必须详细询问。

(二) 体格检查

首先不能忽视全身检查,但重点在生殖器官的检查。包括睾丸的大小、质地,有无压痛;附睾的形态、大小,有无压痛、结节、囊肿;精索有无增粗;精索静脉是否曲张;输精管有无增粗、结节;尿道口有无分泌物;前列腺大小、质地、触痛,前列腺沟是否变浅;精囊能否扪及,有无触痛。

(三) 实验室检查

1. 精液检查 男性免疫性不育患者的精液检查可能会出现精子活力的降低,精子存活率的下降及精子形态的畸变,有些患者还会出现精子密度的下降。

2. 性交后试验 免疫性不育患者性交后试验结果较差。即选择女方排卵期做这项试验,在夫妻性交后 3~6 h,取宫颈黏液标本,在 10~40 倍显微镜下,每个视野中精子数少于 5 个,或精子在宫颈黏液中呈凝集状态。

3. 精子-宫颈黏液穿透试验 免疫性不育患者一般显示穿透能力差。

4. 免疫学检测 目前一般都采用酶联吸附试验测定抗精子抗体,免疫性不育患者抗精子抗体均呈现阳性反应。

(1) 新鲜精液精子表面抗精子抗体检测:现在已经清楚,体液内抗精子抗体除非存在于生殖道内,否则就与不育没有关系。对精子自体免疫的最直接证据是从射精中取回的新鲜精子表面上有免疫球蛋白。检测抗精子抗体的临床指征有三项:① 精子在精液中自然凝集;② 精液分析虽然正常,但精子穿透宫颈黏液不良;③ 精子在宫颈黏液中运动受限制,表现为颤动、纵向旋转运动消失或精子停止不动。

(2) 常用的检测方法:有以下几种:

① 混合抗球蛋白反应试验(mixed antiglobulin reaction test,MAR 试验):这是 WHO 和 AFS(美国生育协会)推荐用于抗精子抗体检测的首选方法。其原理为经典的 Coombs 试

验。检测方法为将充分液化的新鲜精液与人免疫球蛋白敏化的载体颗粒(羊红细胞或塑料微球)悬液在玻片上混合,再加上异种抗人免疫球蛋白,再混合,三分钟后在光镜或相差显微镜下(×400)观察结果。以活动精子与载体颗粒间混合凝集作为精子表面存在抗精子抗体的指标。如果不少于50%的活动精子表面有标记颗粒附着作为阳性,可以考虑男性免疫性不育的诊断(WHO,2000)。

② 免疫珠试验(Immunobead test,IBT):免疫珠为兔抗人免疫球蛋白共价交联的聚丙烯酰胺(polyacrylamide)塑料微球。根据标记抗人免疫球蛋白的重链特异性,免疫珠试验有IgG、IgA、IgM 三种不同类型。因此,免疫珠试验不仅可以检测附着在精子表面的抗精子抗体,还可以检出这类抗体的免疫球蛋白类型。IgA 免疫珠试验是检测活动精子表面 IgA 抗体的常用方法。试验方法为新鲜精液液化后加缓冲液,离心洗涤两次,去除精浆中游离的免疫球蛋白。取洗涤后精子悬液与经洗涤处理后的免疫珠悬液,在玻片上混合后用相差显微镜(×400)观察,以不少于50%的活动精子与免疫珠结合并一同运动为阳性,考虑诊断为男性免疫性不育。

③ 体液标本抗精子抗体的检测:常用的检测方法是间接免疫珠试验,这也是 WHO 推荐用于体液抗精子抗体检测的方法。其方法和原理与免疫珠试验方法相同。唯一区别在于使用正常供精者精液代替不孕症患者的精液。用去精浆供体精子与待测体液标本共同培养。使供体精子与体液标本中可能存在的抗精子抗体结合,判断体液标本中是否存在抗精子抗体。

确定免疫性不育的诊断应根据上述检查结果进行综合分析。如果夫妻结婚一年以上,性生活正常且找不到其他原因,检查发现男子精子存活率<20%;a 级精子比例<10%,性交后试验差,精子穿透试验异常,经反复检查精子有凝集现象,抗精子抗体测定又是阳性,应考虑免疫性不育的可能,并给予相应治疗。

四、男性免疫性不育的治疗

自身免疫性不育的治疗近年来积累了一些经验,但仍不能令人满意。关于抗精子抗体在不育症发生的病因意义方面,出现了较多的争议,从而使免疫性不育的诊断和治疗遇到了困难。目前尚无公认的疗效较好的治疗方案。随着辅助生殖技术的发展,这类不育患者治愈的希望就越来越大。下面几种治疗方法可供临床医师选择。

1. **病因治疗** 治疗免疫性不育,应先明确引起免疫反应的病因,然后进行针对性治疗。生殖道感染可能是产生免疫性不育的原因。因此,应十分重视生殖道炎症的积极、彻底治疗。特别是对那些隐性、亚临床型的感染不能忽视。精索静脉曲张也是引起男性免疫性不育的重要原因,通过手术治疗可望得到生育。

2. **免疫抑制疗法** 一般采用糖皮质激素。Bronson 等认为类固醇激素一方面具有抗炎作用,另一方面又可影响抗原的作用,抑制抗体的形成,抑制补体介导的精子细胞毒作用。从而能达到治疗男性自身免疫性不育的目的,但必须注意长期服用的不良作用。

(1)大剂量糖皮质激素冲击疗法:Alexander 报道,用泼尼松每日 20 mg,连服 7 天,治疗 24 例免疫性不育患者,11 例配偶怀孕。服药必须与妻子的月经周期同步,在妻子月经周期的第 21～28 天服药最佳。由于服用大剂量激素的副作用,限制其在临床上的应用。

(2) 小剂量糖皮质激素:Dalmeida 等报道,每日服地塞米松 1.5 mg,连服 6 个月,妻子的怀孕率能达到 36%。还有人报道采用地塞米松每天 2 mg,连服 3 天;每天 1 mg,连服 2 天;每天 0.5 mg,连服 2 天。这样交替使用数周,AsAb 转阴率能达到 85%。同样存在激素带来的副作用,不宜忽视。

(3) 阿司匹林:肠溶性阿司匹林 40～80 mg/d 如无血凝障碍,可长期服用,同房前停用。

(4) 阿司匹林合并泼尼松:可能效果更好,但长期服用应在医师指导下进行。

(5) 避孕套避孕:采用避孕套避孕 3～6 个月,使女性生殖道暂时隔绝与精子接触,期望通过自身免疫调节,使抗精子抗体逐渐消失。

3. 中药治疗 笔者自拟消抗灵汤治疗男子自身免疫性不育,使 AsAb 转阴率达 80%(处方:当归 15 g,生地 6 g,薏苡仁 15 g,鹿角霜 9 g,虎杖 9 g,女贞子 15 g,枸杞子 15 g,黄芪 15 g,甘草 3 g,瘪桃干 15 g 等,每日 1 副,水煎服,分早、晚口服)。陈晓平报道应用固阴煎治疗,使精子制动试验(SIT)阳性的转阴率达 85%(处方:知母 9 g,黄柏 9 g,生地 6 g,黄芪 15 g,甘草 3 g,鳖甲 9 g,女贞子 15 g 等,每日 1 副,水煎,分早、晚口服)。

4. 精子洗涤后宫腔内人工授精疗法 RomeKe 等指出,许多男子的抗精子抗体物质,如 IgG、IgA 等存在于前列腺液中,在射精前这些抗体未必与精子发生作用。因此,将刚射出的精液立即稀释、离心,去掉精浆中的 AsAb,避免精子失活。

方法:一般在妻子排卵期收集精液,用四倍于精液的 4% 人血清白蛋白替代品稀释精液,离心后去掉上层液,洗涤 3 次,这样可以去除精液内的 AsAb。然后,将处理的精液作宫腔内人工授精。国内外均有广泛采用这一方法获得成功妊娠的报道。

5. 体外受精与胚胎移植或卵胞浆内单精子注射(IVF-ET 或 ICSI) 免疫性不育也是 IVF-ET 和 ICSI 的适应证,许多生殖医学中心采用这一方法使免疫性不育的患者获得生育的机会。精液优化洗涤处理,体外受精与胚胎移植去除免疫性因素,成功率在 40%～50%。在输精管梗阻性无精子症病例中,取自睾丸的精子进行 ICSI。临床妊娠结果同 IVF-ET,患者妊娠率为 40%(详见第七章第二节体外受精与胚胎移植促排卵方案)。

(陈利生)

第二节 女性免疫性不育

女性免疫性不育是指由于免疫因素干扰女性生殖过程,包括精子在生殖道正常运行、精子获能或顶体反应、精子穿透透明带、精卵融合及胚胎生长发育过程。

一、女性自身免疫性不育的原因

虽然妇女在性交期间阴道内接种精子,但通常对精子并不产生免疫。这与妇女阴道内接种脊髓灰质炎病毒结果明显不同,后者在阴道分泌物中检出抗病毒抗体。从另一方面来说,妇女的免疫系统能够局部泌球蛋白。有3%～10%妇女在血清内无抗精子抗体存在情况下,阴道宫颈分泌物中可检出抗精子抗体。此时,如果性交后试验显示精子存活率低,有必要对宫颈黏液进行检查研究。

关于妇女存在抗精子抗体的临床意义,WHO生殖免疫精子参考库提供的并经临床确定血清样本的研究表明,在已知有生育能力的血清样本中,有低水平的抗精子抗体的占15.6%～35%,中等水平的占3%～9%,未检出高水平(高水平指免疫珠试验血清稀释1∶4、精子结合率占80%或更多的抗精子抗体),分析的结论是血清稀释度大于1∶10、精子结合率接近100%时,在免疫性不育方面才有临床意义。

二、女性生殖道中的免疫球蛋白

1. **阴道与宫颈中的免疫球蛋白** 阴道液是阴道黏膜的漏出液和宫颈分泌液的混合物。在阴道液中检出IgG和IgA和少量IgM,此分泌液中全部IgA中约70%是分泌性的,表示是局部制造的。在全身及阴道免疫接种时,阴道和宫颈分泌液中曾出现特异性抗体。远离局部接种抗原位置的腺体,亦可以含有对这些抗原的IgA抗体。动物实验指出一种黏膜免疫系统。另外,在宫颈黏液中亦曾检出对数种微生物的特异性抗体。

2. **子宫免疫球蛋白IgG、IgA和SC** 应用间接免疫荧光技术都在子宫内膜分泌液中检出,IgM量很少。能透析的IgA和IgG含量有月经周期性变化,排卵期前后的水平高于增殖期。

3. **输卵管中的免疫球蛋白** 免疫球蛋白IgA和IgG均曾在输卵管内检出。在用猴子做的试验中,雌二醇看来似乎在输卵管生产免疫球蛋白上起调节作用。

有人曾对血浆内抗精子抗体与阴道分泌液、子宫、输卵管液和腹膜液的抗精子抗体作比较,结果发现针对精子抗原决定部位的免疫球蛋白主要是IgA类的抗精子抗体,这种抗体存在于宫颈输卵管灌洗液中,而血清内则没有,这一发现表明抗精子抗体是在生殖道局部制造的。

此外,女方宫颈黏液中抗精子抗体是干扰精子功能的主要因素,精子通过含有AsAb的宫颈黏液时,可能受到严重损害。因此,采用宫腔内人工授精法可以避开这种干扰因素。

三、免疫治疗

(一)丈夫淋巴细胞注射免疫治疗

(1)适应证:① 流产次数达2次或2次以上;② 夫妻染色体核型分析正常;③ 患者系统检查无异常(包括生殖道解剖结构及内分泌检查正常);④ 自身抗体检查阴性者;⑤ 夫妇血型不合检测阴性;⑥ 封闭抗体阴性(丈夫淋巴细胞毒实验阴性)。

（2）治疗前实验室检查：包括夫妇双方染色体检查,女性生殖道解剖结构及内分泌检查,自身免疫抗体检查,夫妇血型不合检测,肝炎系列及梅毒、艾滋病等筛查。

（3）免疫治疗步骤：无菌肝素抗凝,抽取丈夫外周血 15 ml。将抗凝血放入无菌烧瓶内,NS 稀释一倍。取稀释血液按 1∶2 比例,小心叠加在淋巴细胞分离液上,分离淋巴细胞。以 2 000 r/min 离心 30 min。红细胞、血小板沉于管底,在分离液与稀释血浆界面上有云膜状薄层,即所需淋巴细胞层。用吸管小心吸出淋巴细胞层,放置试管内,加 NS 5 ml,离心 10 min。吸取上清液,重复混匀、洗涤离心 5 min。吸取上清液,加 NS 1 ml,混匀吸入 1 ml 注射器,调整浓度 3×10^6/ml 备用。分别于前臂皮内或皮下注射,观察 20 min。

（4）治疗方法：每 3 周治疗 1 次,4 次为一个疗程。4 次后 3 个月内如妊娠,按上述方法加强 1～2 次。如未妊娠,进一步检查,在排除其他不孕症的条件下,重新治疗一个疗程。根据统计资料,原因不明的复发流产,主动免疫治疗,有效率 85% 左右。

（5）不良反应：由于免疫治疗时间不长,近期不良作用除一例发生过敏外,其余未发现不良作用。远期效应及不良作用尚待研究。

（二）小剂量糖皮质激素

每日口服泼尼松 5 mg,从前一月经周期第 21 天连服至卵泡发育成熟排卵前。还有人报道采用地塞米松每天 2 mg,连服 3 天;每天 1 mg 连服 2 天;每天 0.5 mg,连服 2 天至卵泡发育成熟排卵前。

四、中药治疗

有采用固阴煎方剂加减。

五、精子洗涤后宫腔内人工授精疗法

女方宫颈黏液中抗精子抗体是干扰精子功能的主要因素,精子通过含有 AsAb 的宫颈黏液时,可能受到严重损害。因此,采用宫腔内人工授精法可以避开这种干扰因素。

六、体外受精与胚胎移植或卵胞浆内单精子注射助孕

免疫性不育在经过 2～3 次 IUI 助孕后仍不受孕,可以采用 IVF－ET 或 ICSI 助孕治疗。

（高敏芝 申 琳）

第三节 辅助生殖技术中免疫性反复性自然流产

辅助生殖技术(assisted reproductive techniques, ART)已经成为不孕症的基本治疗手

段之一,尽管在大多数不孕症治疗中心,临床妊娠率稳定在40%左右,但抱婴回家率始终徘徊于30%～35%,早期自然流产是重要原因之一。自然流产,尤其是反复性自然流产(recurrent spontaneous abortion, RSA),病因复杂,除了胚胎染色体异常、解剖因素、内分泌异常、感染等经典的四大病因外,临床上约40%以上的流产患者病因不明。近年来,随着生殖免疫学等学科的兴起和发展,免疫因素在 RSA 发生中的作用越来越受到人们的关注,研究表明,免疫学异常是造成不明原因 RSA 的主要因素。

根据发病机制,目前将与免疫有关的 RSA 分为自身免疫型与同种免疫型两大类。

一、自身免疫型反复性自然流产

是由于体内针对自身抗原和(或)自身致敏性淋巴细胞产生的免疫反应所致的流产。与RSA 有关的自身抗体主要包括器官特异性抗体和非器官特异性抗体,其中与 RSA 关系较为密切的自身抗体是抗磷脂抗体(antiphospholipid antibody, APA)。由于磷脂抗体多伴有血液高黏度与血栓倾向。因此,APA 阳性的 RSA 治疗,除应用免疫抑制剂外,抗凝制剂的使用非常重要。据报道,肾上腺皮质激素与阿司匹林联合应用,可使 APA 阳性者妊娠成功率达90%以上。亦有报道采用大剂量免疫球蛋白注射疗法,但因疗效不确切,目前还没有在临床上广泛应用。此外,也可采用中西医结合,以滋补肾阴、清泻虚火(如知柏地黄丸)加阿司匹林孕前治疗。

二、同种免疫型反复性自然流产

主要是由于人类白细胞抗原(human leucocyte antigen, HLA)、滋养层与淋巴细胞交叉反应(trophoblast/lymphocyte cross-reactive, TLX)抗原等刺激母胎免疫系统所产生的一类IgG 型抗体不足、母-胎 ABO 血型不合、母-胎界面免疫活性细胞功能异常等造成的 RSA。

根据免疫病因分类,RSA 可分为母胎免疫识别低下型、母胎免疫识别过度型和母胎免疫识别紊乱型。

1. **母胎免疫识别低下型** 这种类型主要呈现封闭抗体缺乏,是反复自然流产的主要病因类型。此种类型宜采用白细胞免疫疗法及静脉免疫球蛋白被动免疫疗法,旨在建立封闭抗体的独特性-抗独特性网络。新鲜抽取配偶外周静脉血 50 ml,分离单个核细胞(2×10^7～3×10^7),对女方进行前臂多点皮内注射。每间隔3～4周免疫一次,3次为一疗程。白细胞免疫疗法能刺激 RSA 患者产生足够的封闭抗体,这是在随后发生的能够成功妊娠的主要理论依据。研究显示,经3～5次白细胞免疫后,患者封闭抗体及其独特性抗体水平明显升高。其升高的封闭抗体主要作用于母-胎界面局部,从而起到保护胎儿-胎盘单位的作用。封闭抗体的抗独特型抗体由于与滋养细胞等抗原的"内影像"结构,因而它不仅在母-胎界面局部,而且在体循环与那些对胎儿-胎盘单位有害的免疫活性细胞(如 CTL 与 NK 细胞)及相关细胞因子(如 IL-2)产生作用,进而构成胎儿-胎盘单位的重要免疫保护网络。白细胞免疫疗法能使患者 CD4 细胞及 CD4/CD8 比例明显升高,IL-2 活性明显下降。这种外周免疫功能的变化,可能通过封闭抗体独特型抗体介导,有利于促进母体对胚胎的免疫保护及抑制母体对胚胎的免疫损伤,最终有利于妊娠成功。不同学者对于淋巴细胞免疫用于治疗 RSA 的观点不一,其原因可归于不同学者应用封闭抗体的方法不一致,以及所采用的淋巴细胞免疫方案不一致,使得学术同行难以评价淋巴细胞免疫方案的有效性和可靠性。

2. 母胎免疫识别过度型　包括自身免疫异常型(如透明带抗体、磷脂抗体等)及同种免疫异常型(母-胎 ABO 血型不合)两类。治疗以免疫抑制剂为主,进而降低母体对胎儿-胎盘单位的损伤作用。针对透明带抗体或磷脂抗体及 ABO 血型抗体阳性者,采用中药清热利湿、滋阴补肾、养血活血等治则。磷脂抗体阳性者需加用小剂量阿司匹林治疗。

3. 母胎免疫识别紊乱型　患者一方面表现为封闭抗体缺乏,显示母胎同种免疫识别低下;另一方面亦表现出自身免疫及同种免疫损伤作用异常增高。多采用白细胞免疫治疗加中药清热利湿、益肾活血治疗。这一类型在临床上十分棘手,有待探讨以诱导母体对胚胎免疫耐受为主导的治疗方案。

体外受精-胚胎移植与正常生理妊娠一样类似于同种异体移植,作为半同种移植物的胚胎,在母体内存活直至分娩,实际上反映母体对胚胎的免疫耐受。而反复妊娠失败多因母体对胚胎的免疫排斥所致。从这种角度看,诱导母体对胚胎抗原的免疫耐受可能成为临床上防治反复自然流产等疾患的新的策略。此外,滋养细胞作为人类胎盘的主要构成细胞,是唯一与母体蜕膜及其免疫活性细胞直接接触的胚胎组织源性的细胞。滋养细胞与母体免疫活性细胞直接接触并被其有效识别,在母-胎免疫耐受中起着至关重要的作用。不仅如此,滋养细胞通过增殖、黏附、迁移与侵袭进入子宫内膜,重塑蜕膜脉管系统,是参与胎盘生长发育并建立母-胎关系的关键步骤。滋养细胞增殖与侵入不足、蜕膜螺旋动脉形成不良是反复自然流产、子痫前期、胎儿宫内生长受限等疾患的主要病因。

研究显示,反复性自然流产患者体内淋巴细胞异常活化,这些活化的淋巴细胞通过诱导滋养细胞的凋亡,抑制其增殖与侵袭,影响着胎盘形成,参与 RSA、子痫前期等妊娠相关疾病的发生。复旦大学附属妇产科医院李大金课题组于数年前率先开展了环孢素(cyclosporin A,CsA)对母-胎界面的双向调节作用的研究。结果显示,低浓度 CsA 可明显抑制滋养细胞凋亡,并促进其增殖与侵袭。进一步研究发现,CsA 可加强滋养细胞与蜕膜基质细胞的交叉对话,促进母-胎界面 MMP2/9 的分泌。通过运用小鼠自然流产动物模型,于着床期给予 CsA 治疗,可抑制母系淋巴细胞对父系抗原的反应性,诱导利于维持妊娠的 Th2 型免疫偏移与调节性 T 细胞的扩增,从而降低自然流产模型小鼠的胚胎吸收率,改善妊娠预后。这些研究表明,低浓度 CsA 对母-胎界面可能具有双向调节作用,即升调节滋养细胞的生物学功能,而抑制免疫活性细胞过度激活,并诱导耐受型细胞的优势分化,有利于维持正常妊娠。这些提示,CsA 可能成为一种新型保胎剂。由于免疫抑制剂 CsA 在孕期应用的安全性尚未得到证实。有限的资料表明,孕期大剂量应用 CsA 可能增加早产、胎儿宫内生长受限等的发生率。然而,小剂量短程应用 CsA 是否可以改善妊娠预后而不增加母胎并发症的发生将是我们未来的研究方向。

应用地屈孕酮(达芙通)治疗免疫性、反复性自然流产,可于胚胎移植后口服地屈孕酮,每日2次,每次地屈孕酮10 mg,加黄体酮40 mg/d,应用35天后,可以每天单独应用地屈孕酮,连续应用2~3个月,预防免疫性流产效果良好。近年来,应用口服地屈孕酮10 mg/次,每日2次,加阴道用黄体酮凝胶(雪诺同)90 mg/次,每日1次,可明显改善妊娠结果。尤其是体外受精与胚胎移植反复失败的患者,效果明显,其抑制子宫收缩,增强Th2型免疫偏移与调节T细胞的扩增,抑制免疫性反复胚胎着床失败。

(杜美蓉 范登轩)

第六章
遗传学与不孕不育

遗传学研究进展,女性卵巢功能不全患者,若有一条 X 染色体发生缺失,就会形成 45,X 染色体核型,导致性腺发育不良不孕等,如男性少、弱精子症患者在采用卵胞浆内精子注射前,必须检查染色体,男性少、弱精患者常伴有基因微缺失、染色体异常;为生殖医学不孕症的病因探讨与临床诊断提供了手段。通过染色体检查与咨询,可避免将致病的基因遗传给后一代。目前已鉴定大约有 600 个染色体的基因座,在每个位点上都有一个或多个特异的致病性突变。遗传学研究在生殖医学领域中至关重要。

第一节 细胞遗传学与不育

根据 1990 年世界卫生组织(WHO)报道,不孕症患者发病率占育龄夫妇的 8.3%～14.3%,我国平均 10%,并有上升趋势。即在 100 万人口地区,约有 5 000 对不孕夫妇。

据估计,男性不育与女性不孕各占不孕不育总数的 30% 左右,双方同时存在不孕不育因素者又占 20%～30%。另外,10% 的患者难以找到确切的不孕原因。而人群中约有 1/5～1/4 的人患某种遗传病,平均每人携带 5～6 个致病基因,这将对未来人类造成巨大的遗传负荷(genetic load),这些遗传病在不孕不育患者中占相当比例。其中染色体疾病约占 8%～10%。在妊娠前 3 个月的自发流产中,染色体畸变大约要占到 50%～60%。出生时染色体病发生率约为 7‰,已知的有 300 多种。

一、遗传病的主要类型

遗传病通常分为五类。在分析一种疾病的遗传基础时,首先要确定它属于哪一类。

(一) 单基因病

单基因病(single gene disorders)起因于突变基因。在一对同源染色体上,可能其中一条带有突变基因,也可能两条染色体对应位点都是突变基因。单基因病通常呈现特征性的家系传递格局。个别单基因病均属罕见,其发生率的上限约为 2‰。但发现的病种越来越多,目前已知约有上万种单基因病。

（二）多基因病

多基因病(polygenic disorders)起因于遗传素质和环境因素,包括一些先天性发育异常和一些常见病。多基因病有家族聚集现象,但无单基因病那样明确的家系传递格局。

（三）线粒体基因病

线粒体 DNA 为呼吸链部分肽链及线粒体蛋白质合成系统 rRNA 和 tRNA 编码。这些线粒体基因突变可致线粒体基因病(mitochondrial genic disorders),随同线粒体传递,呈细胞质遗传。

（四）染色体病

人类正常体细胞具有二倍体数染色体。如果在生殖细胞发生和受精卵早期发育过程中发生了差错,就会产生整条染色体或染色体节段超过或少于二倍体数的个体,表现为种种先天性发育异常。虽然他们的基础都是正常的,但基因组的平衡被破坏。Klinefelter 综合征即由于 X 染色体多了一条,核型为 47,XXY。染色体病(chromosome disorders)通常不在家系中传递,但也有可传递的。在性腺的正常发育过程中,X 染色体起决定性作用。如果有一条 X 染色体发生缺失,就会形成 45,X 染色体核型,导致性腺发育不良的雌性表型,也就是常说的"特纳综合征"。这说明在女性的两条 X 染色体上都存在着重要的卵巢发育决定区。女性的体细胞常常有一条 X 染色体是失去活性的,只保留一条有活性的 X 染色体,而生殖细胞则是两条 X 染色体都有活性,这对卵巢的发育至关重要。有报道表明,决定卵巢正常发育的关键区域位于 X 染色体长臂的 Xq26Xq27 区域,但也有报道表明短臂的缺失也可导致性腺发育不良。

（五）体细胞遗传病

已知癌肿起因于遗传物质的突变。癌家族可有家族性癌肿遗传易感性,但体细胞癌肿病灶具有克隆性,其形成必以体细胞遗传物质突变为直接原因,故癌肿属于体细胞遗传病(somatic cell genetic disorders),有些先天畸形亦属此类。

二、造成染色体病畸变的原因

正常情况下,人体细胞内也有少数染色体畸变发生,但为数极少,一般在 1% 以下,原因可能是微量射线照射或某些化学物质的诱发,但这种情况容易被细胞更新所代偿。在某些化学物质、射线和病毒等因素作用下,人体细胞染色体畸变率大为增高。主要有以下几种因素。

（一）化学诱变

1. **药物**　一些抗肿瘤的药物、保胎及预防妊娠反应的药物可引起人类染色体畸变或产生畸胎,如环磷酰胺、白消安(马利兰)等,抗痉挛药物苯妥英钠、巴比妥类等。临床曾见一 45,X/46,X,i(Xq)/46,XX 嵌合体核型,其母亲患精神分裂症,可能与孕期用镇静剂有关。

2. **农药**　如急性中毒(乐果、敌百虫、敌敌畏等)者发现至少一个月内染色体畸变率显著增高,此外,一些除草剂如 2,4,5 滴滴涕也可以引起染色体畸变。

3. **工业毒物** 职业性接触工人长期和苯、铝、砷、二硫化碳、氯乙烯等接触者畸变率增高,其次工业毒物排放后污染环境,周围居民摄入到该物质后,致使染色体畸变率增高。

4. **食品添加剂** 长期服用环己基糖精或食品防腐剂中的硝基呋喃基糖酰胺等的患者,也可诱发离体人类淋巴细胞培养发生染色体畸变。

5. **霉菌毒素** 霉菌毒素的致癌作用可能是由于诱发染色体畸变,如黄曲霉素、杂曲霉素等。

(二)射线诱变

射线有两类,一类是波长短的电磁波射线(X/γ射线),另一类是高能量的基本粒子(α粒子、β粒子和中子)产生的射线。射线作用包括对体细胞和生殖细胞两方面,影响分为急、慢性两种,比如工业事故中一次照射剂量极大,导致放射 03521 病,急性发作可在短期内引起造血障碍而死亡。慢性发作见于长期接受放射线治疗或从事放射工业者,微小剂量不断累积可引起染色体畸变,常见的有断裂、缺失、双着丝粒、核内复制易位等,少数可由于染色体黏附发生不分离,导致非整倍体的多体性产生。

(三)病毒诱变

病毒可引起宿主细胞染色体畸变。病毒引起染色体畸变主要是由于影响 DNA 代谢(例如肉瘤病毒、牛痘病毒、风疹病毒、肝炎病毒、麻疹病毒及流行性腮腺炎病毒等),引起染色体断裂、重排或部分染色体丢失。

三、染色体畸变类型

(一)数目畸变

1. **整倍体** 是指染色体数是正常单倍体配子中所含染色体数 N 的倍数。由同源染色体不分离造成。如二倍体、三倍体、四倍体,整倍体染色体组成不一定都是正常的,3N、4N 很少存活,国外报道过 3N 的婴儿,出生后不久夭亡。

2. **非整倍体** 任何不是整倍体的染色体数目,生殖细胞在成熟分裂时个别染色体不分离造成,如 21 三体、45,XO、47,XXY 等。

3. **嵌合体** 不分离发生在生殖细胞成熟过程之外,还可能发生在受精卵卵裂过程及胚胎发育早期的细胞分裂过程中,这样使一个胚胎的部分细胞发生染色体数目畸变,产生一个个体具有几个不同核型的细胞系,如 45,XO/46,XX 等。

(二)结构畸变

1. **缺失** 指染色体臂部分丢失。由于染色体断裂后断裂片段未能再与原来或别的染色体结合而丢失。如缺失部分没有着丝粒,则不能受纺锤丝牵引而丢失,造成部分遗传信息丧失,从而引起发育异常。如 5p⁻,在人类中最常见。

2. **重复** 同源染色体中一条断裂后,其断片连接到另一条同源染色体上相对应部位,或是由同源染色体间的不等交换,结果一条同源染色体上部分基因重复了,而另一条则相应缺失了,由此产生的两种生殖细胞再与正常生殖细胞结合时就产生局部三体或局部单体的受精卵,如 21/14 易位型。

3. **倒位** 包括两处断裂后的染色体断片,这两处断片随后颠倒扭转了 180°后又重新连接,造成原来基因顺序的颠倒。倒位分为臂内倒位和臂间倒位。前者外形上不易察觉。

4. **易位** 指染色体的节段位置发生改变,即一条染色体断裂后片段接到同一条染色体的另一处或接到另一条染色体上。可分两类,一类为非相互易位,包括末端易位和插入易位;另一类为相互易位,即发生易位的两条染色体都发生断裂,断片相互交换。

相互易位中有一种特殊的罗伯逊易位,是一种涉及两条近端着丝粒染色体的易位类型,整条臂发生相互易位,形成两个中着丝粒染色体,短臂形成小的染色体往往丢失。虽然 D 组 G 组染色体发生易位的个体中,染色体数目减少到 45 条,但由于主要基因没有丢失(D、G 组短臂含有 rRNA 基因,缺失无影响),因而表现型正常。所以易位后主要遗传物质没有丢失,个体表现正常的为平衡易位,反之为不平衡易位。

5. **环形染色体** 是染色体缺失的另一种类型。由于断裂发生在染色体两个臂的远端,随后这两臂的断裂彼此黏着,形成环行结构。断裂下来的远端断片通常在细胞分裂中丢失。恶性肿瘤中可以见到这类染色体,其出现常与放射治疗有关。

6. **等臂染色体** 染色体的两臂带有相等遗传信息。正常情况下染色体分离是着丝粒纵分,等臂是横向分离所致。

四、染色体异常的临床后果

(一) 自发流产

从数量上讲,染色体异常的主要临床后果发生在出生前,大约 50%～60%的自发流产胎儿中有严重的染色体异常。以往认为约 15%的已知妊娠以自发流产告终(通常发生在 3 个月内),这说明 7.5%的妊娠有严重染色体异常。现在估计,50%的妊娠以自发流产告终。(许多流产发生很早,只有用激素才能检测出来),这表明 25%的妊娠发生严重染色体异常。

流产胎儿中异常染色体类型以三体最常见。对个体而言,常见的异常是 X 单体(45,X)、三倍体和 16 号染色体三体性。但 16 三体和三倍体很罕见,即使有,也在婴儿期早期死亡。而 45,X 可见于活产女婴中,约 1/5 000 的发生率(见表 6－1)。因此携带严重染色体异常的妊娠失败率高。

表 6-1　染色体异常的流产胎儿中不同异常的相对频率*

类　　型	发生率(%)	类　　型	发生率(%)
三体性	52	45,X	18
16	15	三倍体	17
13,18,21	9	四倍体	6
XXX,XXY,XYY	1	其他	7
其他	27		

注:* 引自 Hassold TJ: Chromosome abnormalities in human reproductive vastage·Trend Genet 2：105110,1985

大约 9％染色体异常的流产胎儿和大约 2.5％的死产儿表现 13、18 和 21 三体性,但活产儿仅有 1％表现 13、18、21 三体性,又一次说明染色体异常的合子的高死亡率。染色体异常在自发流产胎儿中的频率(50％)要高于死产胎儿(定义为孕 28 周后死亡),占 5％,表明大多数死亡发生在妊娠早期。

(二) 出生缺陷

平衡易位最常见,发病率为 1/500。通常不会引起临床异常,但能使成年携带者容易生出染色体不平衡的后代。然而,其他各种不平衡的染色体构成也不少见,而且染色体异常产生的负担是很明显的。0.5％以上的新生儿中有严重的染色体异常(见表 6-2)。虽然这些染色体异常的临床表现不尽相同,但普遍的特点是生长发育迟缓、智力低下和特征性异常的体征。

表 6-2 新生儿中染色体异常的发生率[*]

数 目	大致发生率(％)	比 例
28 580 名男性的染色体异常		
XXY	30	1/1 000
XYY	26	1/1 000
其他	17	1/1 700
合计	73	1/400
14 976 名女性染色体异常		
45,X	2	1/7 500
47,XXX	13	1/1 200
其他	5	1/3 000
合计	20	1/750
43 556 名婴儿的常染色体异常		
＋D(13 三体性)	3	1/15 000
＋E(18 三体性)	4	1/11 000
＋G(21 三体性)	45	1/900
其他三体性	2	1/22 000
合计	54	1/800
结构重排		
平衡	81	1/500
非平衡	21	1/2 100
合计	102	1/400
染色体异常总计	249	1/170

注: * Jacobs PA・Metville, Ratctiffes, Keay AJ, Syme J: Acytogentic survey of 11,680 newborns infants・Ann Hum Genet 37: 359396 1974,剑桥大学出版社。

(三) 肿瘤中的染色体改变

例如,白血病、淋巴瘤中染色体的改变。

（四）性染色体及 X 染色体失活及性染色体疾病

目前仍认同 Lyon 关于 X 染色体失活机制的假说,即在体细胞。① X 染色体失活发生在胚胎生命早期;② X 染色体失活是随机的;③ X 染色体失活是完全的;④ X 染色体失活是永久的和以克隆式繁殖的。但应注意的是关于 X 失活的陈述也存在例外,比如 45,X 中缺失的 X 染色体是优先失活的。另一方面,在携带 X 常染色体平衡易位的个体中,通常是正常的 X 染色体优先失活。

人的性别决定于性染色体,胚胎时期男性性染色体使原始性腺向睾丸方向发展,女性则使之向卵巢方向发展。睾丸和卵巢的内分泌促使生殖器官向相应的性别发育,所以性的分化有染色体、性腺、内分泌三个环节控制,任何一个环节发生问题都将影响性别的分化,形成性分化异常。性染色体疾病包括性染色体三体病、性染色体单体病、性染色体嵌合体等。下面分别描述几个特征性性染色体病。

五、男性染色体疾病与不育

因细胞遗传性异常所致不孕,占男性不育的 10%～21%。染色体异常是其中的一个重要因素,可导致生精过程障碍、性分化异常和遗传紊乱。研究发现,染色体异常的频率与精子数量有关,精子数量越少,染色体异常的频率越高。在精子正常的不育男性染色体异常占 0%～1%,少精中染色体异常占 4%～5%,而无精子的不育男性染色体异常占 17% 左右。60% 以上的少、弱精者原因不明,有些学者认为和 Y 染色体微缺失有关。常见的染色体异常有以下几种。

（一）性染色体异常

例如 Klinefelter 综合征、XX 男性综合征、XYY 综合征等,其共同特征为影响精子的发生,造成少精症或无精症,使患者丧失生育能力。

1. Klinefelter 综合征　活产男婴中发病率占 1‰。由克莱恩费尔特博士(Dr Klinefelter)于 1942 年首先描述,故此命名。本病在儿童期通常无症状,而在青春期出现症状,典型的临床表现为身材瘦高,四肢生长过长,肌肉发育差,25% 有女性乳房,面部和体部毛发稀疏,睾丸小而硬,睾丸镜检可见纤维化和玻璃样变性,生精过程严重障碍或停止,血中 FSH 和 LH 偏高,性腺功能低下,多伴有智力迟钝和性功能障碍。这是由于性染色体异常所引起,无法治愈。因此,建议 AID。有 1/3 患者染色体核型为嵌合型,即:46,XY/47, XXY(见图 6-1),此种人一侧可有正常睾丸,能生育。但生育异常的风险增加,建议 AID 或者 ICSI。

2. XX 男性综合征　46,XX 男性为 1964 年 De La Chapelle 等首先报道。患者为男性外表,Klinefelter 综合征症状,但平均高度比他们矮。患者显示雄激素缺乏,胡须和体毛少于正常男性,阴茎、阴囊小,但分化良好。睾丸小,无精子发生,偶见不成熟精子。患者有心理异常和精神衰弱。该类患者适应于 AID。

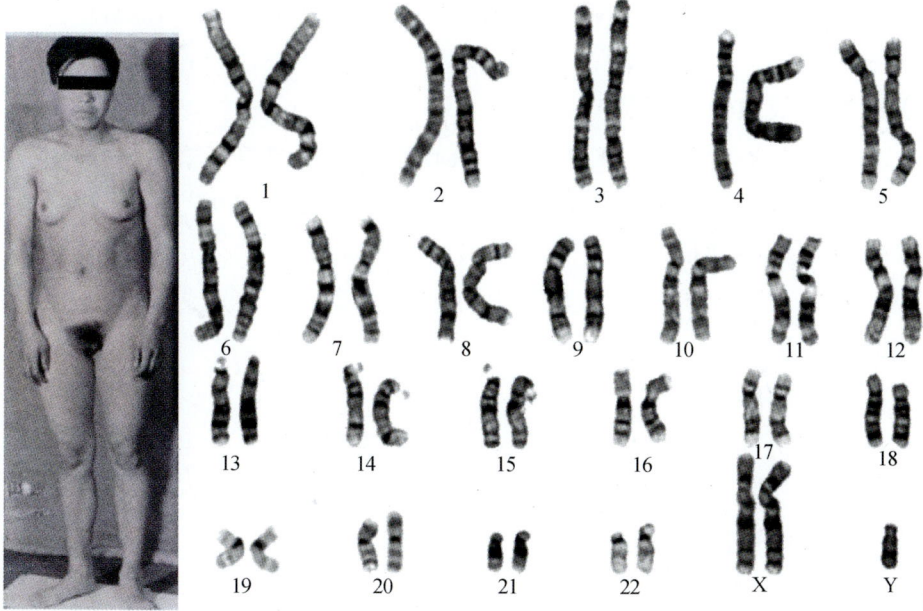

图 6 - 1　XXY 综合征或 Klinefelter 综合征

3. 睾丸女性化综合征　是一种男到女的性逆转,其表现为女性,有正常的雄激素水平,但其靶细胞对雄激素的反应不敏感,因此体征趋于女性化。本病是由于位于 X 染色体上基因发生了隐性突变所致,遗传方式为 X 伴性隐性遗传,有家族史,男性常为受累者,患者不育(图 6 - 2)。

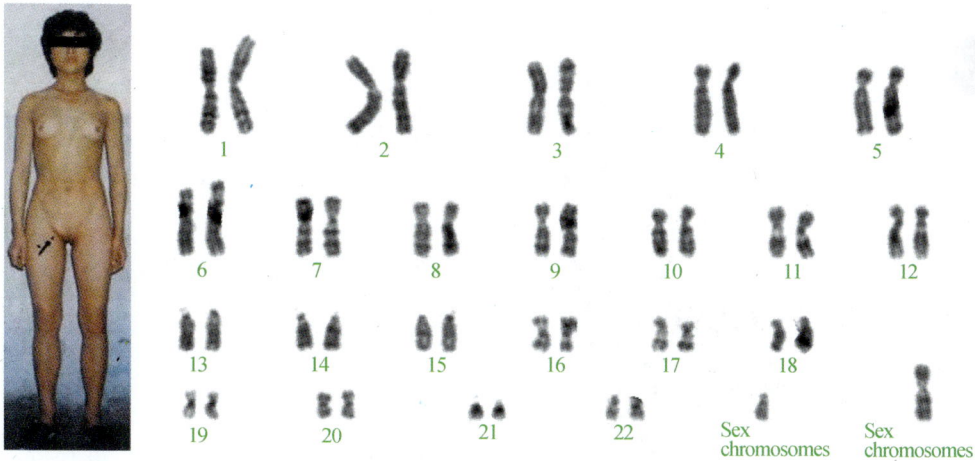

图 6 - 2　睾丸女性化综合征

4. XYY 综合征　活产男婴中有1‰发病,但精神刑事犯人中有4‰～20‰发病,因此认为这类患者一般有行为过火、精神变态、犯罪行为和暴力倾向。

(二)常染色体畸变

常染色体易位是男性不育患者中较常见的一种常染色体病。易位可以涉及 22 对染色体中的任何一条。一些易位患者病理特征为精子数目减少,精子在发育过程中受损,睾丸萎缩,甚至无生精机能。

(三)减数分裂染色体异常

这是由于精子细胞内的染色体在减数分裂时发生异常,使其在终变期存在不对称的双倍体、多倍体、单倍体或染色体碎片,使精子发育过程停滞不前,从而导致不孕。

(四)纤毛滞动综合征

此病多有近亲结婚家族史,临床表现为内脏反位(如右位心)、支气管扩张和慢性鼻窦炎,精子尾部纤毛运动失常。原因是这些部位的纤毛发生运动障碍。

(五)唯支持细胞综合征

本病发病率约为3%。外形上无先天畸形表现,但睾丸中缺乏生精细胞,无精子,血清FSH升高,但睾酮水平正常。

(六)Y染色体长臂的微型缺失

Y染色体长臂的缺失也是导致男性不育的一个重要原因。有3个不同的精子发生基因座位位于这一区域,分别被称为"无精因子a,b和c(AZFa,b,c)"。它们的基因也已经被精确定位于AZFa:USPY9和DBY;AZFb:RBMY1;AZFc:DAZ。其他位于Y染色体长臂上的无精症相关基因,目前还没有被鉴定出来。Y染色体长臂的微型缺失常会导致严重的原发性睾丸损伤,从而引起严重的无精或少精症。此外,由其他睾丸损伤造成的睾丸病变(如精索静脉曲张)也可能存在Yq的微型缺失。Y染色体微型缺失的患者通常在精液或睾丸中有精子存在,所以适合于ART。但同样,Y染色体缺失的危险性也会带给后代。

(七)X连锁智力低下和脆性X染色体

当外周血淋巴细胞培养基缺乏叶酸或胸腺嘧啶代谢紊乱后,在染色体上就可以观察到明显的断裂和间隙,这些断裂和间隙称为脆性部位。这类患者有一个脆性位点Xq27。男性发病为1/1 250,女性为1/2 000,最常见于遗传性智力低下。事实上,在细胞遗传学水平,50%可以观察到位点,应用PCR技术可作出最精确判断,因为FMRI基因描述中,CGG重复次数和表型的轻重程度密切相关,不单是X连锁遗传。

六、女性染色体疾病与不孕

Turner综合征是最为常见的由于染色体异常导致的女性不孕症。另外也有各种常染色体的结构异常能够引起女性不孕的报道。据估计,大约有5%女性不孕症患者存在染色体异常。在接受卵胞浆内单精子注射(ICSI)辅助生殖技术的女性患者中,大约2.8%存在性染色体异常,2.1%存在常染色体的结构异常。性染色体异常受累的女性患者的临床表现具有多样性,常存在内、外生殖器的结构异常,但所有性染色体异常的患者都有一个共同的临床表现,那就是原发性卵巢功能减退,并伴有原发性或继发性闭经(包括POF)。例如,大约

30％的闭经患者是由 Turner 综合征导致。常染色体的结构异常也可以导致习惯性流产,造成继发不孕。但有的性染色体异常的患者并不引起明显的不孕症。许多染色体异常的女性患者,包括 Turner 综合征嵌合体患者,可以使用辅助生育技术(ART)帮助怀孕。

1. Turner 综合征 活产女婴中 1/5 000,成年女性中 1/2 500。然而在胎儿中 4％是 X 单体,所以 99％以上的 45,X(见图 6-3)都自发流产。本症主要临床特征为原发性闭经(少数继发性闭经),卵巢萎缩成条索状,成年时外生殖器发育不良,患者身材矮小,多伴有肘外翻、颈蹼、颈后发际低等症状。本病用雌激素治疗,可改善第二性征发育。个别嵌合体患者子宫条件允许时可用供卵 IVF 助孕。

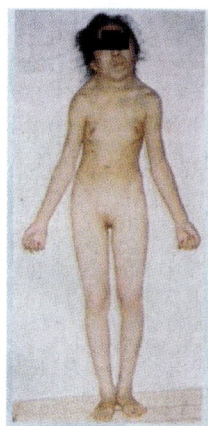

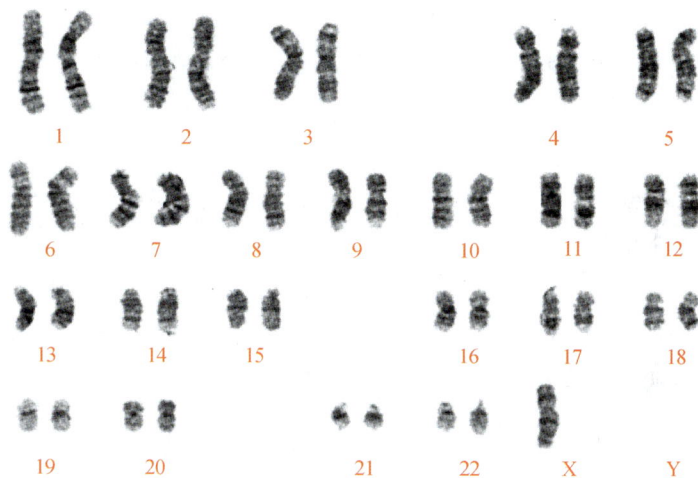

图 6-3 45,X Turner's 综合征

2. 脆性 X 综合征 脆性 X 综合征(fragile X syndrome, FRAXA)通常是引起男性智力缺陷的常见病因,其原因是由位于 X 染色体上 Xq27.3 区的 FMRL 基因的第一个外显子上 CGG 串联重复序列的数目扩增引起。正常人群 CGG 的重复数目少于 50 次,当多于 200 次时便可引起智力缺陷,在 50～200 次之间,定义为前突变。在女性前突变的患者与卵巢早衰(POF)有关。有 15％～25％的前突变患者存在卵巢早衰,而卵巢早衰的患者有 6.5％携带有脆性 X 综合征的前突变。也有研究显示,前突变与患者在接受体外辅助生育技术(ART)时对卵巢刺激的低应答性也有关。

3. 47,XXX 综合征(超雌综合征) 性染色体三体不像常染色体三体那样伴有智力障碍和先天畸形。47,XXX 患者核型见图 6-4,患者智力和体格发育可正常,但有间歇性闭经或者原发性闭经,造成不育,建议供卵 ART。也有报道一些患者可以生育正常儿女,夏家辉等 1980 年在群体调查中发现一例核型为 47、XXX 者,34 岁,纺织工人,外形正常,智力正常,身高 162 cm,体重 56 kg,孕 4 产 3 存 2,自然流产 1 胎,现存 1 男(7 岁),1 女(5 岁),男孩已上学,两孩智力、核型均正常。

4. 先天性肾上腺皮质增生 先天性肾上腺皮质增生是女性在胎儿期受到内源性影响,

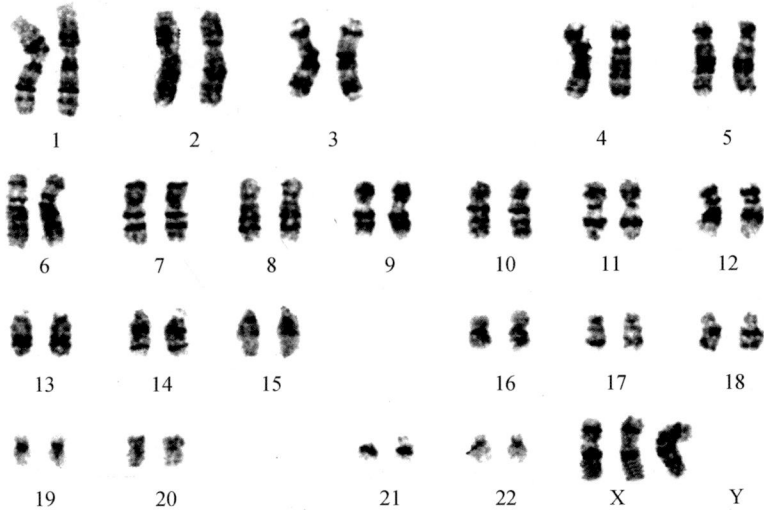

图 6 - 4　47,XXX 综合征核型

形成雄性化外生殖器畸形。约 90％是由于 21 -羟化酶的缺乏,以致反应阻断,皮质醇生成减少或完全缺失,ACTH 增加,雄激素合成过多。遗传方式为常染色体隐性遗传,经过治疗一般可以生育,但子代发病风险增高。

七、辅助生殖技术的遗传风险

体外受精与胚胎移植/卵胞浆内单精子注射技术实施过程中有可能将父母生殖障碍相关致病因子,或将家族性遗传病基因传递给子代,或是在辅助生殖技术实施过程中发生基因突变和 DNA 修饰异常,直接影响到配子,或影响子代表型的结局。

接受 ART 治疗的不孕夫妇高龄、生殖系统疾病(包括多囊卵巢综合征、子宫内膜异位症和卵巢早衰等女性生殖系统疾病和男性少弱精子症、无精子症等)、遗传病(包括性连锁疾病、常染色体异常、单基因疾病等)等不良遗传学背景,女方在 ART 的过程中超促排卵、体外受精、胚胎体外培养、卵胞浆内单精子显微注射、胚胎冻融这些非生理状态下干预,可能会对遗传信息造成干扰。

目前关于辅助生殖技术的遗传风险已引起广泛的重视,浙江大学医学院附属妇产科医院黄荷凤教授等开展了关于 ART 子代遗传安全性的研究,对 ART 子代胎盘的蛋白表达谱的全面筛查结果发现子代胎盘中存在着差异表达蛋白,和不同程度的胎盘组织基因印记修饰的改变,对 ART 子代的 Y 染色体微缺失的筛查结果发现 ART 子代 Y 染色体的新发微缺失发生率增高。

目前 PGD 技术在国内外实验室的成功,临床应用例数在全球范围内逐年上升,并广泛应用于各种遗传病的检测,已从染色体疾病检测成功扩展到单基因疾病,比如进行性肌营养不良,X -连锁无丙种球蛋白血症等,逐步消除遗传病、人为控制生出健康的孩子已不再是梦想。更确切地说,遗传学这些新进展的重大贡献在于预防和(或)防止疾病,这一方向必然是现代医学的焦点,也是每一个从事生殖医学的临床工作者在处理不孕症患者中应该了解的重要医学知识。鉴于遗传学对于预防疾病的重大贡献,遗传服务也一定能够成为完善辅助生育技术、造福人类的重要组成部分。

（申　琳）

第二节　遗传病风险评估在人类辅助生殖技术术前遗传咨询

遗传咨询(genetic counseling)是临床医生和医学遗传学工作者对遗传病患者或其亲属提出的有关某种疾病的病因、遗传方式、诊断、防治、预后等问题进行交谈和讨论,推算患者或亲属生育子女再患此病的风险,并提出建议和指导,供患者或其亲属作决策时参考。遗传咨询一般要按以下次序进行,① 确定诊断;② 明确遗传方式;③ 评估再现风险;④ 对患者及其家属提出对策和方法;⑤ 定期随访,建立完备的档案,以备后续查询和参考。遗传咨询最好在婚前、产前进行,以防止遗传病患儿出生,预防遗传病再发生。核心内容是推算再现风险。

人类辅助生育技术所面临的遗传咨询有其独特性,又由于遗传病是多种多样的,遗传过程涉及的不仅是医学,还包括心理学、社会学、医学伦理学、法律法规等其他学科内容,咨询者最好是夫妇双方或患者及其父母一同参加遗传咨询,不仅能向咨询医生提供全面的信息,且交流过程中提高患者对遗传病认识,能让夫妇相互协商达成共识,选择适当的对策。

人类辅助生育技术门诊需要遗传咨询的患者大概有以下几类。

一、染色体病的遗传咨询

染色体异常疾病包括染色体数目和结构异常,多为散发,主要由于亲代生殖细胞发生过程中突变所致,有少数由于双亲中有平衡易位或倒位携带者所致,后者再发风险高。就近一年多来生殖医学中心遗传咨询门诊患者情况分为以下几类。

1. **夫妇中一方为携带者的咨询**　携带者是带有染色体结构异常但表现正常的个体。可分为易位和倒位两大类,倒位又分为臂间臂内倒位,至今已记载 16 000 余种,我国已经记载 1 200 余种,几乎涉及每号染色体的每个区带,其共同特征是婚后引起不孕、流产、死产、新生儿死亡、生育畸形儿或智力低下儿等妊娠、生育疾患;有的类型分娩畸形儿和智力低下儿的可能性高达 100%。根据各位遗传前辈在我国不同区域调查,携带者在我国发生率约为0.5%左右,即 100 对夫妻中就有一人为携带者。

例1　夫妇结婚 10 年,流产 7 次,均于孕早期两个月内阴道出血,B 超未见胎心,流产。男方染色体检查未见异常,女方染色体核型是 45,XX,der(15;15)(q10;q10),即女方为 15号两条同源染色体罗伯逊易位,根据一般遗传学分析,女方卵子不能形成带 23 条正常染色体的卵子,与正常精子受精,形成的合子15号三体,或者15号单体,故不能生育正常子女,因此也不能通过辅助生育技术获得正常后代,但如果卵子在减数分裂中按分离和交换律,也可形成正常配子的可能,因此若能自然妊娠并胚胎存活到4个月时,不能简单按照分离定律劝阻妊娠,应建议宫内诊断监护下选择生育正常儿,或者在法律和伦理许可下通过供卵辅助生育技术获得正常后代。

例2　夫妇结婚两年,两次孕早期流产。女方染色体检查未见异常,男方染色体核型为46,XY,t(2;8)(q21;q13),t(4;13)(q27;q34),即男方染色体2号长臂和8号长臂平衡易位,4号长臂和13号长臂平衡易位,这是一个涉及4条染色体平衡易位的复杂易位携带者。因其父母染色体检查均未见异常,异常为突变所致。根据遗传学分析,男方精子形成过程中,可形成18×18种类型精子,与正常卵子受精后可形成的合子中仅有一种正常,一种为和本人一样表现正常的易位携带者,其余均为染色体异常胚胎,建议供精人工授精获得正常的后代。

例3　两条染色体间的平衡易位携带者或非同源染色体的罗伯逊易位携带者的遗传咨询,夫妇可通过自然妊娠16～20周羊膜腔穿刺产前诊断,供精(卵)人工授精,植入前遗传学诊断等途径获得正常后代。

例4　9号染色体臂间倒位遗传咨询,该夫妇结婚3年未孕,男方少弱精,染色体核型46,XY,inv(9)(p11p13),女方染色体核型未见异常。臂间倒位是指一条染色体长臂和短臂各发生一处断裂后形成的臂间倒位重接。世界上报道的臂间倒位有24种,其中9号染色体臂间倒位较多见,在人群中发生率达1%,大多数为正常变异,极少数可能和不孕不育、流产等临床后果相关。可行人类辅助生殖技术,一旦妊娠获得成功,孕16～20周行产前诊断,以排除胚胎染色体其他异常。

2. 1号、9号、16号染色体长臂次缢痕多态性的遗传咨询　以1号染色体次缢痕增加为例说明,夫妇结婚3年未孕,男方染色体检查46,XY,1qh+,女方染色体未见异常。次缢痕主要存在于第1、9、16号染色体及Y染色体的长臂,这些次缢痕出现长度增长、断裂或远端染色体片段重复。一般认为1、9、16号染色体次缢痕增加或缩短与不孕不育、不良妊娠、智力低下无关,是人群中的一种多态现象。可进行人类辅助生殖技术,但为避免染色体间的效应,妊娠获得成功后孕16～20周行产前诊断。

3. D、G组染色体短臂多态性遗传咨询　该夫妇结婚4年未孕,男方染色体46,XY,14p+,女方46,XX,15pstk+,男方14号染色体短臂增加,女方15号染色体短臂随体柄增加,均经C带检测确定不是由于其他染色体易位所致。人类D组(13、14、15号染色体)、G组(21、22号、Y号染色体)近端着丝粒染色体的短臂是高度可变区,其多态表现为短臂的增长和缩短,是人群中的一种多态现象。可以进行人类辅助生育技术,妊娠获得成功后行产前诊断。

4. 染色体数目异常报告咨询

例1　47,XXY已婚患者咨询,该类患者为先天性睾丸发育不全综合征,无精子,不能生育,只能通过供精人工授精获得后代。这里值得一提的是,遗传咨询门诊中许多夫妇双方不了解无精原因是染色体异常所致,其至临床医生查到男方无精,睾丸小而质地硬,直接建议供精人工授精,而不检查男方染色体,这也是遗传咨询医生面临的尴尬,倘若尊重夫妇双方意愿,行供精人工辅助生育技术,对于女方则不公平,她连丈夫染色体异常都不知情,因为婚姻法规定,克氏征的妻子是有权提出离婚的。若婚前医学检查,类似家庭的组合会大大减少。

例2 47,XY,+21 患者,其父母代他咨询生育问题,患者为先天愚型,生活不能自理,根据婚姻法,这类患者不允许结婚,因此不可通过辅助生育技术助孕。类似的夫妇双方为近亲婚配咨询辅助生育技术,该类咨询者属于婚姻法禁止结婚范畴,遗传咨询时也不可以行人类辅助生育技术。

例3 45,X[14]/46,Xdel(X)(p11)[36],该患者24岁,结婚两年未孕就诊,染色体检为特纳综合征嵌合型,笔者分析并计数50个细胞,见9个核型为45,X,36个核型为46条,但一条X染色体短臂缺失,该患者月经稀少,身材偏矮,乳房发育尚可,子宫偏小。因患者和母亲来咨询,丈夫未来就诊,尊重患者隐私,建议领养孩子以维系家庭稳定。

例4 47,XYY 患者(超Y综合征)理论上讲,该类患者可形成4种类型的精子,即X、Y、XY、YY,与正常卵子结合后可分别发育为正常个体及具有XXY核型的克氏征患者和具有XYY超Y综合征患者,后两者情况虽属罕见,但为避免异常患儿出生,应在孕16～20周行产前诊断。

二、单基因病的遗传咨询

1. **常染色体显性遗传病** 该类疾病有两种基因型,纯合子和杂合子,显性纯合子多在胎儿期或幼年死亡,很少存活到成年,因此能结婚生育的主要是杂合子患者,一般说亲代一方患病,子代每胎再现风险为1/2,亲代双方均患病,子代再现风险3/4,若世代正常的家系中出现一个新患者,可能是新的基因突变所致,此患者子女再现风险1/2,其兄弟姊妹的再现风险同一般群体发病率。常染色体显性遗传病有三千多种,如多指、成年型多囊肾、先天性肌强直等。

2. **常染色体隐性遗传病** 该类患者均为隐性纯合子,一对表现正常的夫妇若生育一个患儿,该夫妇均为携带隐性基因的杂合子,子代再发风险为1/4;若亲代一方为纯合子患者,一方正常,其后代全部为携带者;若亲代一方为患者,一方为携带者,其后代1/2发病。若双亲均为同类疾病患者,其子代通常会发病。但也应考虑到遗传异质性,如常染色体隐性遗传性耳聋至今发现35种致病基因,一对患常染色体隐性遗传性耳聋的夫妇可以生育正常后代是因为不同致病基因所致。常染色体隐性遗传病有一千多种,如苯丙酮尿症、白化病、先天性肾上腺皮质增生等。例如,一对夫妇连续两次于孕6个月B超发现胎儿多囊肾,引产,婴儿型多囊肾为常染色体隐性遗传,该对夫妇表现正常,应为隐性基因携带者,再发风险为25%,属高风险。不能通过人类辅助生殖技术降低再发风险,且目前没有可行的产前诊断检测,只能孕期定期产检,以防患儿出生。

3. **X-连锁显性遗传病** 比较少见,发病率存在性别差异。女性患者的子女再现风险为 1/2;男性患者的女儿为杂合子患者,儿子不会发病;双亲均为患者时,女儿均发病,儿子 1/2 发病,如抗维生素 D 佝偻病。

4. **X-连锁隐性遗传病** 女性杂合子与正常男性婚配,其儿子发病机会 1/2,女儿不发病,但一半是杂合子。男性患者与正常女性结婚,子代不发病,但女儿全部是杂合子,其外孙再发风险 1/2;女性发病男性正常时,儿子全部发病,女儿均为杂合子;男性患病女性杂合子时,子女发病机会均为 1/2,比如色盲、鱼鳞病、血友病、睾丸女性化、进行性肌营养不良症(Duchenne 型)等。例如,一个生育过假肥大型肌营养不良患儿的母亲来遗传咨询,该患儿 5 岁,患儿有一舅舅,患此病 20 岁时死亡。该母亲可通过植入前诊断选择女性胚胎进行移植,孕中期羊膜腔穿刺术验证胎儿染色体性别,或孕期通过基因诊断进行检测,目前湖南长沙国家遗传学重点实验室可以相关诊断。

三、多基因病的遗传咨询

因为多基因病是遗传因素与环境因素共同作用的结果,遗传规律比较复杂,不能用常规遗传规律计算再发风险,只能依据流行病学的群体发病率和经验危险率来估计再发风险。一般多基因病有以下特点:① 有明显家族性;② 发病率高;③ 亲缘关系越密切再发风险越高;④ 家系中患病人数越多,再发风险越高;⑤ 遗传度越高,再生子女发病机会越大。此外再发风险还与先证者的性别、病情严重程度等因素有关;⑥ 近亲婚配子女发病风险增加,但不像常染色体隐性遗传病显著。

例 1 一对夫妇因两次怀孕中期胎儿唇腭裂引产来遗传咨询,唇腭裂属于多基因遗传病,遗传因素与环境因素相互作用,但该夫妇两次出现相同状况,再发风险为 5%～10%,属于中高风险,且女方年龄超过 35 岁,属高龄,除孕期密切产检外,需要产前诊断。

例 2 一对夫妇生育一先天性心脏病患儿,患儿 3 个月因肺感染夭折,且男方父母为近亲结婚(表兄妹),女方输卵管堵塞继发不孕,欲通过辅助生育技术术前咨询,先天性心脏病为多基因疾病,该夫妇再生育子女再发风险比一般群体增高,因男方表型及智力未见异常,其父母近亲婚配对该夫妇没有造成影响,因此可以通过人类辅助生殖技术获得正常后代,但孕期定期产检,B 超监测胎儿心脏发育情况,并于孕 16～20 周行羊膜腔穿刺,防止胎儿染色体异常疾病。

随着近代辅助生育技术的迅速发展,更多不孕患者接受辅助生育方法助孕,尽管各种辅助生育手段并不与遗传学直接相关,但那些有各种各样遗传缺陷又可以进行人类辅助生育的患者,术前遗传咨询尤为重要,虽然各个国家对于捐精、供卵及替代妊娠等有着很大分歧,但这些方法必须协调,不仅要符合各国的文化传统和信仰,还要广泛尊重个人和家庭的自主自愿权利,另外还应符合国际道德伦理准则。

(申 琳)

第三节　分子遗传学研究与不孕症

近年来人类基因组草图的绘制，PCR 技术(聚合酶链式反应)及上万种基因平行表达的基因芯片技术，分子生物学技术已经成为认识生命本质的工具。尤其是在医学方面，利用分子生物学的理论和技术阐明了大量遗传本质，包括各种单基因和多基因的遗传病、不孕症与习惯性流产等生殖性疾病。

一、基因及其结构

基因是指能够编码并具有功能的蛋白质的脱氧核糖核酸(DNA)分子。基因表达的模式，即由一个基因产生一个有特定功能的蛋白质过程的本质，这就是著名的"中心法则"，是指一段 DNA 分子首先通过转录，产生一段与其编码序列一致的 RNA(核糖核酸)分子，然后生命体再利用 RNA 分子并根据其序列产生具有相应氨基酸序列的蛋白质分子。DNA 是由4 种碱基分子 A(腺嘌呤)、G(鸟嘌呤)、C(胞嘧啶)和 T(胸腺嘧啶)排列而形成的链式分子。某条全长 DNA 分子就是通常所说的基因组 DNA。大约有 1％～5％ DNA 序列有此功能。在机体的正常生命过程中，基因的表达具有严格的时效性及区域特异性，即某些基因只有在特定的时间或特定的细胞类型中表达。基因的表达受到严格的控制。一个基因本身也是由一系列的编码序列(extron 外显子)和非编码的插入序列(intron 内含子)组成。在基因的 5′端(磷酸端)常有启动 RNA 转录的序列(promoter 启动子)，它常包括 TATA 盒(富含 T，A 的序列)和 CCAAT 盒，另外通常还有增强转录的序列(enhancer 增强子)等。在基因的 3′末端(羟基端)通常有终止转录的序列(terminator 终止子)和指导将来给 mRNA 添加聚 A 尾的序列(poly A 信号)。机体便是通过基因的这种复杂而又特殊的结构来实现对上万种不同的基因进行精密调控的。

二、常用的分子生物学技术操作

(一) DNA 的分子操作

限制性内切酶是指能识别 DNA 分子中特异的碱基序列并能在识别位点，对其进行定点切割的酶。天然状态下，限制性内切酶存在于细菌中，它能切割外来的 DNA，从而使细菌免受外源 DNA 的侵袭。自 1970 年首次报道发现限制性内切酶到现在，已有 200 多个识别不同 DNA 序列的限制性内切酶被分离出来，并广泛用于分子生物学的研究。利用限制性内切酶对 DNA 进行切割操作，可以了解某些基因是否发生了序列改变(突变)。因为 DNA 序列的改变，包括单碱基的突变，会改变某些限制性内切酶对 DNA 的切割能力。通过琼脂糖电泳分析正常基因与突变基因 DNA 的限制性内切酶的酶切产物，可以了解该基因是否发生了突变,从而对某些遗传病的诊断提供参考。在遗传学上,RFLPs 常伴随有某些特定的基因进行遗传,即连锁性遗传。对遗传病家族成员的 RFLPs 分析,可以推断致病基因的遗传特性,从而实现遗传病的早期诊断,特别是产前诊断。

(二) DNA 重组技术与 PCR 技术

DNA 重组技术与聚合酶链式反应(PCR)技术是分子生物学领域中的两大核心技术,应用最广。DNA 重组是指将感兴趣的基因片段通过一定的分子生物学手段从基因组分离出来,并连接到特定的载体中,如细菌质粒、病毒载体、噬菌体 DNA 等,以实现不同研究目的的过程。通过 DNA 重组不仅可以详细地对某一感兴趣的基因进行研究,而且还可以构建出天然状态下并不存在的基因表达体系。人们可将体内具有重要功能的某些蛋白、酶等的基因分离出来后利用 DNA 重组技术将其连接到细菌的质粒中,使细菌能够大量产生此蛋白质,将其分离纯化后,作为药物使用,这就是基因重组药物,如临床广泛应用的促排卵药物果纳芬。对于某一特定的基因进行直接分析时,存在一个巨大的困难,那就是不能得到足够量的 DNA 样品。目前这一困难由于 PCR 技术的问世迎刃而解了。利用 PCR 技术能够从特定的基因组 DNA 样本中识别并大量扩增特定基因的 DNA 序列。目前,PCR 技术被广泛用于感染性疾病的诊断(细菌、病毒等)、遗传病的诊断、DNA 多态性的分析、DNA 重组时目的基因的获得等方面,已成为分子生物学研究每天必用的常规手段。但是基因组 DNA 中存在的大量的非编码区也执行着重要的功能。比如,DNA 复制的调节,基因转录的调控等,也是目前分子生物学研究中的热点之一。DNA 分子通常情况下是由两条 DNA 分子链通过相互严格的碱基配对(AT,CG),形成反向互补的双链形式存在的。一条 DNA 链通过碱基配对与另一条碱基序列互补的 DNA 分子链形成双链的过程称为杂交,杂交具有严格的特异性,是目前分子生物学领域中应用最为广泛的技术之一。

三、男性不育的生殖相关基因

关于男性不育症,认为与生殖相关基因(gene associated reproduction)的异常有关,常为染色体异常或基因突变。Carlo 等提出了一个男性不育症异常基因检测指南,提出以下基因的改变与男性不育症密切相关。

(一) CFTR 基因

CFTR 基因的突变是导致常染色体隐性遗传病囊性纤维化(cystic fibrosis)的原因。先天性单侧或双侧输精管缺失(CUAVD 或 CBAVD)的不育症患者,常存在 CFTR 基因的突变。在临床上进行 ART 时,常建议此类患者进行 CFTR 基因的检测,以确定可能存在的遗传危险性。

(二) KAL1 基因和雄性激素受体

KAL1 基因突变引起卡尔曼综合征(Kallmann's syndrome),在男性中发病率大约为 1/10 000,通常导致低促性腺激素性腺功能减退症,引起男性不育。给予激素治疗,通常可恢复此类患者的生育能力,但仍具有将 KAL 基因的突变遗传给后代的危险性。雄性激素低敏感综合征是一种 X 连锁隐性遗传病,其引起原因是位于 Xq11 Xq12 区的雄性激素基因(AR)异常。患病个体常表现出不同的表型,从完全的女性化外貌,到生殖器官发育不良,甚至完全不育等。至今已发现有超过 300 个不同类型的突变发生在该基因上,并引起不同的临床表现。其中最多的突变类型是引起氨基酸替换的点突变。由于 AR 基因突变而导致的男性不育,常表现出无精或严重的少精,并伴有其他由于雄性激素低敏感而导致的症状,如尿道下裂、男性化特征不明显等。值得注意的是,此类患者在进行 ART 时可生育出正常表型的后代。因为男性后代不遗传其 X 染色体,而女性后代即便能遗传其突变的 X 染色体,也不会表现患病表型(X 连锁隐性遗传病)。

(三) Steel(sl)基因编码

Steel(sl)基因是一种生长因子,对于动物生殖细胞的正常迁徙和分化起重要作用。在小鼠的研究中发现,该基因存在两种形式的突变,分别导致雄性小鼠精细胞的退化和雌性小鼠的不孕。

(四) 5α 还原酶 2 基因

此基因也可以导致男性性征的发育不良、无精或严重少精的症状。5α 还原酶的功能是在某些特殊的雄性激素依赖性的靶组织中将睾酮转变成 5α2H 睾酮的酶。成人 5α 还原酶基因突变可导致无精或严重的少精症,有时候伴有睾丸未降。另外其他的一些基因(如 LH、FSH,LH 及 FSH)受体等发生突变,也能影响精子产生的能力。临床上一些由于精子形态或结构改变导致的男性不育(如圆头精子等),也可能是由于某些基因异常所致,这有待于进一步确定。这类患者在进行 ART 时应注意其是否存在将潜在的致病基因遗传给后代。

(五) 编码转录因子的 Wilms 肿瘤基因(WT1)

该基因的缺失也能导致小鼠的性腺发育不良。

(六) 类固醇形成因子 1(SF1)

是核激素受体超家族的一个成员。被称为孤儿受体。现已表明其与性腺发育和性别决定有关。SF1 缺失的小鼠表现出性腺和肾上腺的发育不全。此外,SF1 在雄性睾丸发育过程中也起重要作用。SF1 能调节类固醇的产生、雄性性腺发育、生殖相关的许多基因的表达。有报道 SF1 杂合性缺失患者,可表现出肾功能衰竭和完全的 46XY 性别倒转等,表明该基因功能的单独丧失会导致严重的临床症状。SF1 是在产生类固醇激素的组织中表达,如肾上腺、性腺、胎盘等。受 SF1 调节的基因有胆固醇化酶基因、黄体生成素受体基因及促肾上腺皮质激素受体基因、催乳素受体基因等。此外,有报道发现一例 SF1 突变类型为纯合性突变的婴儿出现严重症状,而其兄弟姐妹的突变类型为杂合性突变,但没有出现临床症状。这表明 SF1 依赖性的发育途径具有一定的剂量依赖性。

(七) Y 染色体

在雄性早期性腺发育过程中,Y 染色体含有一个睾丸决定基因,它编码一种可扩散的睾丸决定因子(TDF),可以促使睾丸分化。早期研究认为 TDF 是 HY 抗原。HY 抗原是位于细胞膜上的膜抗原,对于精子的成熟发育起促进作用。后来的分子生物学研究发现,HY 基因定位于 Y 染色体长臂,而 TDF 则位于短臂"假常染色体区"。通过对反性别患者(46XX 男性,46XY 女性)的性染色体的研究,发现位于 Y 染色体"假常染色体区"上的 SRY 基因为真正的雄性性别决定基因,后来的转基因技术进一步证实 SRY 确实是睾丸发育的决定基因。SRY 本身是一种转录因子,它通过启动一系列的遗传事件(多种基因的激活)来促进雄性性腺的发育。在被其调节的基因中,有两个基因,即 SOX9 和 FGF9,对雄性分化起关键作用,它们能促进睾丸素的形成。然而迄今为止,只有小部分(46XY,女性)反性别患者发现雄性决定基因 SRY、SOX9、WT1 等突变。说明大部分其他反性别患者尚存在其他未知雄性决定基因发生突变而导致雄性发育障碍。

四、女性不孕症的相关基因

随着分子生物学研究进展,进一步阐明了女性生殖系统疾病的遗传机理。除了染色体异常导致的生殖疾患外,在下丘脑-垂体-卵巢轴,在性腺、肾上腺中的类固醇激素及其受体生物合成的不同水平,可能有基因发生突变导致女性不育。临床上经常遇到的卵巢早衰(POF)患者,大多存在基因方面的异常。此外,临床上进行 ART 时,有时会遇到对卵巢刺激反应较低的患者,也可能是由某些基因决定的。有的研究还偶然发现自发性早期死胎也与染色体异常有一定关系。

与性别发育有关的基因在近年来进行了广泛研究。目前已知,生殖细胞的细胞遗传学特性决定着性腺的发育。X 染色体决定着卵巢的发育,目前还没有确切证据表明哪一基因是特异性的卵巢发育决定基因。仅有几个基因被认为能够在性腺形成以前诱导性腺发育。

KAL1 基因突变导致的卡尔曼综合征(Kallmann's syndrome),在女性中比较罕见,但也是原发性闭经的一个原因,此类患者可伴有促性腺激素升高和嗅觉丧失,也有引起子宫畸形的报道。有一例患者子宫发育正常,应用尿促性素促排卵,取卵行体外受精与胚胎移植,成功妊娠,足月顺产一健康女婴。

同男性不育症一样,除了上述较为明显的能够引起女性不孕症的遗传学因素外,其他的基因异常也可以引起女性不孕。如 FSH 基因、LH 基因突变及它们的受体基因的突变、GnRH 受体基因的突变等,也应引起临床工作者的注意。此外,还有一个值得注意的问题,即使是染色体核型正常的妇女,也会产生一定比例的染色体异常的卵子(超过 20%)。随着年龄的增长,这种几率会增加,因此建议在对高龄妇女施行辅助生殖技术时(ART),应进行遗传背景的检查。

(潘光锦)

第七章
体外受精与胚胎移植
（临床部分）

体外受精与胚胎移植(in vitro fertilization - embryo transfer, IVF - ET)又称试管婴儿。是不孕不育患者应用促排卵药物促进卵泡发育成熟，或是在自然周期卵泡成熟时，在 B 超引导下经阴道穿刺卵泡吸取卵泡液，取出卵子到体外，放入培养液中培养一段时间，处理好精液后，将获取质量好的精子加入有卵子的培养液中，进行体外受精；待发育成早期胚胎(8 细胞至囊胚)时，选择 1～2 枚优质胚胎，用移植管移植到患者子宫腔内，术后应用孕酮药物进行黄体支持，使得胚胎着床发育成胎儿的全过程。本章详细介绍患者在进行体外受精与胚胎移植技术的全过程，包括围孕期(periconcept)药物促排卵方案及取卵技术、胚胎移植技术及胚胎移植后黄体支持。

第一节 体外受精与胚胎移植的适应证与实验室检查

进行体外受精与胚胎移植手术，无论是在促排卵过程中和在取卵过程中，还是在胚胎移植后怀孕过程中都有可能发生并发症，严重的还危及生命，因此，严格掌握适应证与充分了解禁忌证非常必要。在进行体外受精与胚胎移植周期前 1 年之内，患者必须进行各项体格检查和实验室检查，确认各项检查结果正常情况下进入周期。

一、体外受精与胚胎移植适应证

（一）输卵管性不育症

输卵管性不育症患者约占女方不育症的 65%。对于严重输卵管病变，如双侧输卵管阻塞，双侧输卵管积水，严重的盆腔粘连，有输卵管成形术或者切除手术史的患者。经过外科手术、腹腔镜治疗后仍然不能受孕，因其治疗效果受到输卵管内部损伤的严重程度或输卵管外的粘连广泛程度的限制，输卵管功能不能恢复者。手术失败后很难有再次手术治疗怀孕机会，患者子宫及下丘脑-垂体-卵巢轴正常，是采用 IVF 最好的适应证，治疗后怀孕的效果令人满意。

（二）男性因素的不育症

男方因素如少、弱、畸形精子或复合因素导致男性不育症,经过精子洗涤后宫腔内人工授精,或者结合使用促超排卵药物后仍未能获得妊娠的患者。由于体外受精时所需的精子悬液浓度较低($3\sim20\times10^6/ml$)和所需的精子总数较少,故 IVF 对提高受精的几率有所帮助。但精子过少或因为输精管阻塞无精子症患者,可能需要卵胞浆内单精子显微注射技术助孕。

（三）子宫内膜异位症

尽管轻微的子宫内膜异位症在不育症中的作用仍有争议,但中度至重度的子宫内膜异位症明显地会导致不育。当常规的手术或药物治疗失败后,可考虑进行 IVF - ET。严重的子宫内膜异位症由于卵巢组织结构受异位病灶侵蚀的影响,获卵的数目和质量亦可能受影响,其妊娠率自然也会受影响。

（四）原因不明性不孕

原因不明性不孕,经过其他辅助生育技术治疗,特别是经过精子洗涤后的宫腔内人工授精,或结合应用促排卵药物后仍未能获得妊娠的患者,3 次失败者可进行 IVF - ET 治疗。此外,IVF 在作为治疗手段的同时,对某些患者而言,也可有诊断的意义。在 IVF 的过程可以发现患者可能存在配子内在的缺陷或受精障碍,表现为不受精或反复的低受精率、形态学方面的低质量的卵子或异常的胚胎发育,如卵裂速度的减慢和胚胎过多的碎片。

（五）顽固性多囊卵巢综合征

顽固性多囊卵巢综合征(PCOS),经反复(3 次以上)促排卵药物治疗,尤其是对氯米芬不敏感患者,改用 hMG 促排卵有过多卵泡发育,预防 OHSS 的发生,以及多次采用促排卵药物加宫腔内人工授精未成功者,可以改为 IVF - ET 助孕。

（六）排卵障碍

高促性腺激素排卵障碍性不孕,卵巢储备功能低下,FSH 水平升高,应用氯米芬加 hMG 促排卵后行 IVF - ET。低促性腺激素性闭经,卵巢功能正常,应用 hMG 促排卵获取卵子,进行 IVF - ET,获得成功妊娠。

二、体外受精与胚胎移植禁忌证

按照国家卫生部关于人类辅助生殖技术管理条例,夫妇双方任何一方患有以下疾病之一者,不得实施体外受精-胚胎移植及其衍生技术。

（一）精神疾患

夫妇双方中任何一方患有严重精神疾患,或正在服用抗精神分裂症、抗抑郁症药物,均不宜采用辅助生殖技术,有可能导致胎儿畸形。

（二）泌尿生殖系统急性感染、性传播疾病

患者泌尿生殖系统急性感染出现血尿、蛋白尿。衣原体和淋球菌急性感染期,梅毒活动期(梅毒反应阳性,RPR 阳性)患者,不宜采用辅助生殖技术助孕。

（三）吸毒

夫妇双方任何一方有吸毒、滥用药物等严重不良嗜好。

（四）放射线、毒物、药品

患者接受胸透、子宫输卵管造影、CT 等放射线检查,需等待 2 个月后进入 IVF－ET 周期。接触过有毒物质(如苯、铅)不宜进周期。严重皮肤病(如银屑病等)应用药品作用期,需停止用药 3 个月后进入 IVF－ET 周期。

（五）严重躯体疾病

女方患有严重高血压、心脏病,肝、肾功能异常性肝脏疾病和肾病,不能耐受妊娠与分娩者,不采用辅助生殖技术助孕。

（六）子宫畸形

女方双子宫畸形,只允许放置 1 枚胚胎,如果是双胎一定进行减胎术,双子宫畸形很容易早产。子宫不全切除术后不具备妊娠功能。

三、实验室检查

不育夫妇在进入 IVF－ET 治疗程序中,必须完成系统的孕前体格检查,测量体温、脉搏和血压,体重指数(body mass index, BMI)＝体重(kg)/身高(m^2)。了解患者是否患有内、外科疾病,如患有心血管系统疾病,高血压及心脏病,不能妊娠。进行常规的实验室检查,预测患者能否耐受应用促超排卵药物,如肝、肾功能异常,糖尿病等。同时明确不孕的原因,确认患者是否具有适应证而没有禁忌证方可进入周期。

（一）血型、血常规、凝血功能的检查

了解患者有无贫血和凝血障碍性疾病,血红蛋白不低于 10 g,血小板不低于 5 万,保证患者在取卵、妊娠与分娩期安全。

（二）心电图检查

了解患者有无心脏功能异常。心功能Ⅰ、Ⅱ级患者,去心内科会诊,确认患者妊娠后有无危险,如果允许怀孕,方可进入周期。心脏功能Ⅲ、Ⅳ级患者不能耐受妊娠,不能进 IVF－ET 周期。

（三）生殖内分泌激素检查

在治疗前,月经周期第 3～5 天抽血查 FSH、LH、PRL、E2、T、P 水平,有无 FSH、LH、PRL、T 水平升高,FSH 以了解卵巢储备功能,PRL 水平升高的高催乳素血症,PCOS 患者 LH 和 T 水平升高,应用炔雌醇环丙孕酮(达英-35)等药物调节后再进入周期,为 IVF－ET 促超排卵周期选择方案作准备。

（四）男方精液检查

IVF－ET 治疗前常规精液分析,精子形态学分析与精子畸形率检测,必要时隔 1 周复查,连续检查 3 次。

（五）染色体检查

不孕夫妇需要行染色体检查,有的不孕患者染色体平衡易位,臂间倒位。严重精液常规异常者必须进行 Y 染色体和 AZF 基因检查,有可能是大 Y,小 Y,AZF 基因微缺失等异常,需咨询遗传科医生,评估子代染色体异常的风险。建议平衡易位和染色体结构异常患者行 PGD 助孕。

（六）生殖道病原体检查

生殖器官的支原体、衣原体、淋球菌检查。如果发现检查结果阳性异常,需要选择敏感药物治疗后再进入周期。

（七）乙、丙型肝炎病毒检查

术前应进行必要的传染病的检查,如各种病毒性肝炎,乙肝或丙肝病毒抗原阳性患者应进行乙肝病毒-核糖核酸(HBV－DNA)或丙肝病毒-核糖核酸(HCV－DNA)定量检测(正常值$<1\times10^3$copies,拷贝数/毫升)、HBV－DNA 定性(正常值阴性)。HBV－DNA 检测为阳性,或定量检测值$>5\times10^3$copies,则表明受检者存在乙型肝炎病毒感染,具有传染性,孕前定量检测有助于选择有利的怀孕时机。

（八）优生检测(TORCH)

血清单纯疱疹病毒(HSV)抗体检测 HSV 是一种 DNA 病毒。HSV 分为两型,即单纯疱疹病毒Ⅰ型(HSV－Ⅰ)和单纯疱疹病毒Ⅱ(HSV－Ⅱ)。ELISA 法正常值：HSV－Ⅰ(IgG、IgM)为阴性,HSV－Ⅱ(IgG、IgM)为阴性。HSV－Ⅰ主要引起生殖器官以外的皮肤、黏膜和器官感染、急性皮肤疱疹。HSV－Ⅱ主要引起生殖器官部位疱疹。IgG 阳性为既往感染 HSV,IgM 抗体阳性为 HSV 急性感染。孕早期感染 HSV 者可导致流产,妊娠中晚期感染者,可引起胎儿畸形,因此,应对 IVF 助孕前进行 HSV 感染的检测,治疗转成阴性 3 个月后可以妊娠。

巨细胞病毒(CMV)抗体检测 血清 CMV 检测的正常值：CMV－IgM 为阴性,CMV－IgG 为阴性。孕期感染 CMV－IgM 阳性,引起胎儿宫内发育迟缓,神经系统发育畸形、早产等。

风疹病毒(RUV)抗体定性检测 ELISA 法：RUV－IgG 为阴性,RUV－IgM 为阴性。血凝抑制试验：RUV－IgG 为阴性,RUV－IgM 为阴性。RUV－IgM 阳性,在孕期易引起流产、死胎、早产、胎儿宫内发育迟缓、神经发育畸形。

血清弓形虫(TOX)抗体检测 弓形虫(TOX)感染 TOXO－IgM 阳性,妊娠早期可引起流产、死胎胚胎发育障碍。在妊娠中晚期可导致胎儿宫内发育迟缓和一系列中枢神经系统损害,如无脑儿、脑积水等发育畸形。

（九）梅毒、艾滋病等检查

血清梅毒螺旋体(TP)检测正常值：RPR、TPPA 和 TP 均为阴性。梅毒乳胶凝集试验(TPPA)主要检测患者血清中有无梅毒螺旋体(TP)的特异性抗体。TPPA 阳性见于晚期梅毒,为梅毒确证试验。RPR为梅毒筛查试验,RPR阳性见于一期梅毒(病灶出现后1～2周血清RPR阳性)、二期梅毒(RPR效价最高,阳性率可达99％)、先天性梅毒(血清RPR阳性率可达80％～100％);效价与病变活动性有关,但一般效价不大于1∶8。RPR阳性不建议进入周期,经治疗转阴性后,进入周期前需向患者夫妇知情告知:仍有宫内传染子代的风险。HIV阳性,不建议进入周期。

(十)宫颈刮片和宫颈液基细胞学检查

妇科细胞普查报告(gynaecologic cytology screening report) 临床体格检查提示宫颈糜烂、接触性出血、阴道流血患者均需进行宫颈刮片,或新柏氏TCT细胞学检查,应用宫颈刷采集患者宫颈样本,与常规涂片方法不同,将样本浸没在装有特殊配置的保存液小瓶中,进行漂洗后封盖,送到实验室进行细胞检测,以TBS标准诊断排除宫颈原位癌或腺癌。据报道,不孕患者在助孕过程中有异常宫颈细胞学结果,如宫颈上皮细胞鳞状非典型增生后确诊宫颈癌的报道,妊娠相关性宫颈癌发生率为1～5/10 000。

(十一)超声波检查

进入IVF-ET周期治疗前,需进行盆腔或者阴道超声波检查,了解子宫情况,卵巢有无肿瘤或子宫内膜异位样囊肿,双侧输卵管有无积水等器质性病变,还可了解双侧卵巢早期窦卵泡的数量,预测卵巢储备功能与发现多囊卵巢,合理选择促排卵治疗方案。

(十二)预移植

目前在腹部B超监测下放置移植管移植胚胎,基本上很少预移植,但有宫颈手术史的患者,如宫颈糜烂电熨、激光治疗,宫颈原位癌锥切术后,导致宫颈口粘连,放管困难患者,在开始任何治疗前,应选择恰当的时机探查宫腔1次。在无菌消毒下,用宫腔探针了解宫颈管的行走方向、内口的方向和松紧度、子宫腔的行走方向及深度等,以便胚胎移植时减少盲目操作引起的创伤。

当各项化验检查结果正常后,向夫妇双方详细解释治疗的全过程、可能发生的并发症及其治疗方法,包括可能出现的女方对促超排卵无反应、取卵失败及不受精等导致的治疗失败;也应向夫妇双方详细说明,需要配合的各个方面及治疗费用等。使接受治疗的夫妇双方充分知情理解后,同意签字进入IVF-ET周期治疗程序,包括药物促排卵,监测卵泡成熟后,进行取卵、体外受精与胚胎移植。

第二节 体外受精与胚胎移植促排卵方案

体外受精与胚胎移植促排卵方案有很多种,有经典的长方案、短方案、超长方案及近年来采用拮抗剂方案、微降调、微刺激(温和刺激)、改良超长方案等多种方案,目的是获取够用优质卵子,培育成优质胚胎进行移植达到妊娠,同时减少应用大剂量促排卵药物带来的卵巢过度刺激综合征等并发症。因此,首先对卵巢功能进行评估,根据患者卵巢的具体情况选择合适的药物促排卵方案,是保证患者成功妊娠的关键一步。

一、卵巢储备功能的评估

(一)患者的年龄与卵巢储备功能关系

患者年龄小,卵巢功能正常,储备力高,对促排卵药物反应好,应用促性腺激素(Gonadotropin,Gn)促进卵泡发育,通常采用药物剂量小,预防 OHSS。随着年龄增加,卵巢储备能力开始下降,37 岁以后,双侧卵巢内卵泡数量逐渐减少,生育率下降,应用 Gn 的剂量增加。38～42 岁以后卵巢功能开始衰退,患者需要促卵泡发育的药量大,获卵数少,卵子质量下降,妊娠率下降。在充分评估卵巢功能后选择合适促排卵方案。

(二)血清 FSH 水平

月经周期第 3～5 天,检查血内分泌 FSH、LH、E_2 水平。当血清 FSH 水平升高>9 U/L,提示卵巢储备功能开始下降,>12 U/L 说明卵巢储备功能下降,>15 U/L 卵巢功能低下,对促排卵药物反应低,>22 U/L 说明卵巢储备功能极差,甚至对促排卵药物不反应。结合 FSH/LH 比值升高>3,也表示卵巢储备功能低下。E_2 水平>80 pg/ml,反应卵巢储备功能低下。基础 FSH、FSH/LH 比值、E_2 水平三者结合评估更加准确,FSH 升高提示卵巢功能衰退,FSH 正常 E_2 水平升高,卵巢功能减退。FSH 和 E_2 水平均升高,卵巢功能衰退。当患者卵巢功能逐渐减退,需要促卵泡发育的 Gn 药量大,通常需要 Gn225～300 IU 启动,通常选择拮抗剂、短方案。近年来也有采用 CC+hMG 促排卵微刺激方案。

年轻患者,基础 FSH 正常,双侧卵巢窦卵泡多,卵巢功能正常,另外有 3 个血清基础内分泌指标一定要参考:LH 水平>5 U/L 或者是 LH$>$FSH 2～3 倍,T 激素水平高,储备力高,对促排卵药物高反应,应用 Gn 促卵泡发育,通常采用药物剂量小,预防 OHSS。尤其 PCOS 患者,可以应用达英-35 或妈富隆调节,加达菲林长方案降调节,降低 LH 和 T 水平后,采用小剂量 Gn 药物启动,防止过多卵泡发育,预防 OHSS。

(三)B 超监测卵巢窦卵泡

月经周期第 3～5 天,B 超监测双侧卵巢的窦卵泡,患者每侧卵巢窦卵泡各多于 7～8 枚对促排卵药物高反应,尤其是 PCOS 患者双卵巢各可见多于 12 枚卵泡,应用长方案小剂量 Gn150 IU 启动,或者采用氯米芬微刺激方案防止发生 OHSS。既往手术史,有过输卵管或卵巢手术史患者,卵巢储备力下降,当月经第 3～5 天 B 超监测双侧卵巢的各自窦卵泡数<3 枚,患者对促排卵药物反应低下,需要促卵泡发育的 Gn 药量大,通常需要 Gn225～300 IU 启动。

(四)血清抗苗勒管激素水平

血清抗苗勒管激素(Anti-Müllerian hormone,AMH)是由睾丸支持细胞分泌的一种糖蛋白,在雄性胚胎发育过程中,具有促进苗勒管退化的功能。同时作为一种信号,AMH 启动睾丸间质细胞分泌睾酮。睾酮作用于中肾管,使其分化为输精管(vas derferens)、附睾(epididymis)、射精管(ejaculatory duct)及精囊(seminal vesicle)。在女性,称为苗勒管抑制物,由卵泡的颗粒细胞产生,分泌入血液循环。随着女性年龄增加,血清抗苗勒管激素水平下降,低水平 AMH 预测卵巢功能下降早于其他指标,比如血清 FSH 水平升高和卵巢窦卵泡数减少。AMH 值:正常值 1~≤3 ng/ml。低于正常值提示卵巢低反应,高于正常值,提示卵巢高反应。

(五)基础抑制素 B 水平

抑制素 B 是由卵泡的颗粒细胞分泌的一种异二聚体糖蛋白。在月经第 3 天血清抑制素 B 水平低下(<15 ng/L)的患者,反应卵巢储备功能低下,对促排卵药物反应差,临床妊娠可能性低下,血清抑制素 B 水平的降低常发生在血清 FSH 水平升高之前。GnRH－a 降调节后,抑制素 B 水平与获卵数水平呈正相关关系;其值越高,获卵数越多。

(六)基础雌二醇水平

月经第 3 天,基础雌二醇水平升高(>80 pg/ml),反应卵巢储备功能低下,在评估卵巢功能时结合血清 FSH 水平升高(>12 U/L),尤其是年龄在 38~43 岁妇女,卵巢对促排卵药物反应差,获卵率低,卵子质量差,临床妊娠率降低。

二、超排卵前预处理

患者在进入 IVF－ET 超排卵之前,根据上述关于卵巢功能评估方法,仔细观察评估卵巢功能,B 超检测子宫、盆腔情况,了解有无输卵管积水、子宫内膜异位症,进行相应的预处理,减少患者周期取消率,增加获卵率,提高妊娠率。

(一)卵巢功能低下

根据患者的卵巢储备功能评估,如果患者卵巢功能低下,尤其是在以往检查中有异常指标时,在 Gn 启动的周期一定复查患者月经第 3~5 天的基础血清生殖内分泌指标,经过药物预处理,调整上述指标达到正常后,再进入周期。

如果患者年龄大,卵巢功能低下,FSH 水平升高,应用戊酸雌二醇(补佳乐)1 mg/d,共用 21 天,余 3 天加黄体酮胶丸(琪宁或者安琪坦)0.1 g/次,每日 2 次,人工周期预处理。

应用中药补肾壮阳方:鸡内金 12 g、红花 12 g、生白术 15 g、山药 24 g、熟地黄 30 g、当归 30 g、生白芍 15 g、北沙参 15 g、女贞子 15 g、地黄 15 g、黄精 15 g、知母 9 g、炒黄柏 9 g、杜仲 15 g、续断 15 g、枸杞子 15 g、石菖蒲 15 g、槲寄生 15 g 每天 1 副,水煎服。连用 14 天,应用中药预处理 1~2 个周期再进入促排卵周期,通常选择拮抗剂方案或短方案,近年来,卵巢功能低下患者越来越多应用微刺激、温和刺激方案。

(二)子宫腔与子宫内膜异常

1. 子宫腔粘连　在进入 IVF 周期前一个月,月经第 12 天后,临床 B 超监测子宫内膜,观察自然周期子宫内膜的厚度,有助于了解患者子宫内膜情况。患者既往有多次人工流产手术史,子宫内膜结核导致子宫腔粘连。应用 B 超检查,发现子宫内膜厚度<7.5 mm,子宫内膜过薄和(或)内膜缺乏三线征或内膜线断线征时,可影响胚胎植入、着床受孕,容易发生流产或输卵管妊娠,IVF 的结局往往不好。根据患者具体情况补充外源性的雌激素,服用补乐佳 1 mg/次,每日 1～3 次,口服,芬吗通 1～2 mg/次,每日 1 次,阴道放药。50%的患者得到了明显的改善,如果还是很薄,B 超见子宫内膜强回声,提示子宫内膜瘢痕粘连。建议在 IVF 周期前进行宫腔镜检查是否有宫腔粘连,如果有宫腔粘连,进行宫腔镜手术分离粘连子宫内膜后,放置 1 枚节育环防止粘连,同时给予戊酸雌二醇,有利于子宫内膜发育,经过调理子宫内膜后,再进入 IVF 周期。

2. 子宫内膜增厚或子宫内膜息肉　在进入 IVF 促排卵周期的前一个月,月经第 12 天后,连续 B 超监测子宫内膜,观察子宫内膜的厚度,如果在超声下发现子宫内膜厚度>18～20 mm 和(或)有子宫内膜息肉时,建议在 IVF 周期前进行宫腔镜手术,轻轻搔刮内膜并送病理,如果有子宫内膜息肉,进行手术剔除息肉预处理后,再进入 IVF 周期,提高胚胎种植率。病理如提示子宫内膜单纯性增生,无需特殊处理;病理如提示子宫内膜非典型增生,根据病理分型轻、中、重,分别给予甲羟孕酮治疗,如果子宫内膜癌用药后转化恢复正常,可以在停药2～3个月尽快进入 IVF 周期,尽量选择自然周期或微刺激周期,避免应用大剂量激素类药物,向患者交代必要时切除子宫。如果在月经第 2、3 天启动 Gn 时当子宫内膜厚度>5 mm,加用产妇康 5 g/次,每日 3 次,连用 5 天,或者应用益母草膏,使内膜进一步剥脱,保证促排卵周期顺利进行,减少放弃周期。

(三) 子宫内膜异位症

患者卵巢子宫内膜样囊肿(又称巧克力囊肿)直径在 2～5 cm 时,可以在月经干净后,在 B 超引导下穿刺抽吸巧克力囊肿后,应用长方案降调节,注射长效达菲林 1.25 mg,14 天后启动 Gn,或者应用超长方案,注射长效达菲林 3.75 mg,28 天后再注射 1.25～2.5 mg,14～21 天启动 Gn。如果患者卵巢巧克力囊肿直径>5 cm,尤其内有强回声、囊壁乳头状回声,CA125 值明显升高,建议妇科手术治疗后送病理,排除卵巢内膜癌病变后,再应用超长方案促排卵周期。近年来也开始应用 GnRH 拮抗剂方案促排卵 IVF - ET 助孕。

(四) 输卵管积水

在促排卵前,患者由于慢性输卵管炎症导致输卵管积水,直接影响胚胎种植。本中心采用输卵管积水穿刺术,抽吸积水。常规外阴、阴道消毒后,在阴道 B 超引导下,采用 17G 穿刺针,刺入积水的输卵管,抽吸积水,观察 B 超下无积水暗区为止。取出穿刺针,检查阴道有无出血,如果有出血,用干纱布压迫即可止血。术后静脉输注 0.9% 生理盐水 250 ml,加头孢拉啶 3 g(头孢拉啶皮试阴性),每日 1 次,连用 2～3 天。

应用中药利水方治疗输卵管积水,方用熟地黄 12 g,地黄 12 g,白术 12 g,白芍 15 g,丹参 30 g,枸杞子 15 g,麦冬 12 g,当归 9 g,姜竹茹 12 g,大血藤 30 g,薏苡仁 15 g,龙葵 15 g,郁金 9 g,川牛膝 9 g,白花蛇草 30 g,茯苓 12 g,蒲公英 30 g,绵萆薢 15 g,每日 1 副,水煎服。连用 7 天,休息 3 天,再应用 7 天,通常应用中药 14～28 天。

本中心多采用输卵管积水穿刺术加中药治疗输卵管积水,临床效果很好。如果经过上述处理,患者双侧输卵管大积水没有改善,建议在 IVF－ET 术前行腹腔镜或开腹双侧输卵管抽芯术,因为无论腹腔镜或者开腹手术切除双侧输卵管,均有可能因双侧输卵管切除损伤卵巢动脉,影响卵巢功能。近年来多采用输卵管近端结扎、远端造口术,但仍有可能输卵管积水复发。目前更推荐采用输卵管抽芯术,减少输卵管内膜继续产生积水,又能够预防因双侧输卵管切除,导致卵巢血运减少,影响 IVF 促排卵时卵巢卵泡发育。效果更好。

三、卵巢的超排卵方案

在体外受精与胚胎移植周期中进行超排卵(Superovulation)又称控制性超促排卵(controlled ovarian hyperstimulation, COH)技术,超促排卵是辅助生殖技术中的常规和基础技术之一,应用促排卵方案直接与所获得的卵子质量、卵子受精率、可用胚胎率、胚胎冷冻率相关。熟练掌握促排卵方案与 IVF－ET 的成功率密切相关。在概念上应有别于一般的诱发排卵(induced ovulation),诱发排卵通常是指在有排卵障碍的情况下(如多囊卵巢)采用小剂量药物的方法诱导排卵的发生,一般以诱发单卵泡或少数卵泡的发育为目的;而超促排卵是指以药物手段在可控的范围内,诱发多个卵泡的发育和成熟,其治疗的患者多数是有正常排卵功能。目前,有多种超促排卵方案,临床上根据患者的具体情况选择一种常用超排卵方案。

(一) 常用促排卵药物

1. **促性腺激素释放激素激动剂** 促性腺激素释放激素激动剂(Gonadotropin-releasing hormone agonist, GnRH－a)常用醋酸曲普瑞林(英文名:Triptorelin Acetate for Injection),商品名:长效达菲林(diphereline)3.75 mg/支,肌内注射。醋酸曲普瑞林(英文名:Triptorelin Acetate for Injection),商品名:达必佳 Decapeptyl,短效达必佳 0.1 mg/支,皮下注射。

2. **促性腺激素释放激素拮抗剂** 促性腺激素释放激素拮抗剂(Gonadotropin-releasing hormone antagonist, GnRH－ant):西曲瑞克,商品名:思则凯(英文名:Cetrotide),0.25 mg/支。

3. **重组人促卵泡激素** 重组人促卵泡激素,商品名:果纳芬(英文名:Recombinant Human Follitropin Alfa for Injection,GONAL－f),75 IU/支,果纳芬笔 450 IU/支,皮下注射;重组人促卵泡激素,商品名:普利康,(英文名:Recombinant Human Follitropin Alfa for Injection),50 IU/支,100 IU/支,皮下注射。

4. **尿促卵泡素** 尿促卵泡素,商品名:丽申宝(英文名:Urofollitropin for injection),75 IU/支,肌内注射;尿促性素(英文名:Human Menotrophins for injection, human menopausal gonadotropin hMG),75 IU/支,肌内注射。

5. **重组人促黄体激素** 重组人促黄体激素 a,商品名:乐芮(英文商品名:Leveris,英文名:Recombinant Human Lutropin alfa for injection, rh－LH),75 IU/支,皮下注射。

6. **枸橼酸氯米芬** 枸橼酸氯米芬(clomiphene citrate,CC,又称克罗米酚,氯米芬,法地兰),50 mg/片,口服。

7. **重组绒促性素** 重组绒促性素,商品名:艾泽(英文名:Recombinant Human chorionic gonadotropin alfa for Injection),250 μg/支,皮下注射。

8. **绒促性素** 绒促性素(Human Chorionic gonadotropin, hCG), 2 000 IU/支,肌内注射。

(二)促性腺激素释放激素激动剂长方案

1. **长效达菲林长方案** 多囊卵巢综合征患者,月经不规律,拟行 IVF－ET 促排卵方案时,通常选用炔雌醇环丙孕酮(达英-35)或者妈富隆加 GnRH－a 降调节长方案。用药方法:于月经第 3 天应用达英-35 或者妈富隆,每天 1 片,睡前服用,连用 21 天,剩余 4～5 片时,注射 GnRH-a(长效达菲林 3.75 mg/支),通常应用长效达菲林 1.25 mg(1/3 支)/次,深部肌内注射。并继续用口服达英-35 4～5 天。在注射 GnRH－a 14～16 天后启动 Gn 促排卵。

年轻不孕患者月经规律,卵巢储备功能正常,于排卵后 7～8 天或月经第 21～22 天,应用长效达菲林 1.25 mg(1/3 支),深部肌内注射。降调 14 天后启动 Gn 促排卵。

在降调后第 14～16 天,应用促排卵药物,用药第 1～5 天,果纳芬 150 IU/d,皮下注射,连续应用 5 天。于用药的第 6、8、9 天测定血清黄体生成激素(LH)和雌二醇(E_2),经阴道超声监测卵泡,卵泡发育良好,于第 6～8 天果纳芬 150 IU/d 或改为果纳芬 75 IU/d 加尿促性素 75 IU/d,当卵泡直径达到 15 mm 以上,要每天检测血清黄体生成激素(LH)和雌二醇(E_2)、孕酮(P)水平,同时经阴道超声监测卵泡,根据卵泡发育和激素水平继续应用果纳芬 75 IU/d 加尿促性素 75 IU/d。

当优势卵泡的最大直径≥18～20 mm 时,当日晚 21 时左右,应用艾泽 250 μg,皮下注射,诱导卵泡最后成熟,并在 34～36 h 后取卵。PCOS 患者有过多卵泡发育时,可以应用艾泽 200 μg(4/5 支)预防 OHSS 的发生。

达菲林长方案流程图(见图 7－1)。

2. **短效达必佳长方案** 于月经第 3 天应用达英-35 或者妈富隆,每天 1 片,睡前服用,连用 21 天,剩余 4～5 天时,应用短效达必佳 0.1 mg/d,皮下注射,连续应用 7 天。改为达必佳 0.05 mg/d,皮下注射,连续应用 7 天。并继续口服达英-35 每天 1 片,用 4～5 天。如果降调后 14 天启动 Gn 前血清 LH 水平降得过低,可以减少短效达必佳 0.03 mg/d,至 hCG 注射日。

应用促排卵用药第 1～5 天,果纳芬 150 IU/d,皮下注射,于用药的第 6、8、9 天测定血清黄体生成激素(LH)和雌二醇(E_2)并经阴道超声监测卵泡,卵泡发育良好,于第 6～8 天果纳芬 150 IU/d,皮下注射或改为 75 IU/d 加尿促性素 75 IU/d,肌内注射,当卵泡直径达到 15 mm 以上,要每天检测血清黄体生成激素(LH)和雌二醇(E_2)、孕酮(P)的水平,同时经阴道超声监测卵泡,根据卵泡发育和激素水平,继续应用果纳芬 75 IU/d 加尿促性素 75 IU/d。

当优势卵泡的最大直径≥18～20 mm 时,当日晚 21 时左右,应用艾泽 250 μg,皮下注射,诱导卵泡最后成熟,并在 34～36 h 后取卵。PCOS 患者有过多卵泡发育时,可减少应用艾泽 200 μg(4/5 支),皮下注射,预防 OHSS 的发生。

长效达菲林或者短效达必佳长方案流程见图 7-1。

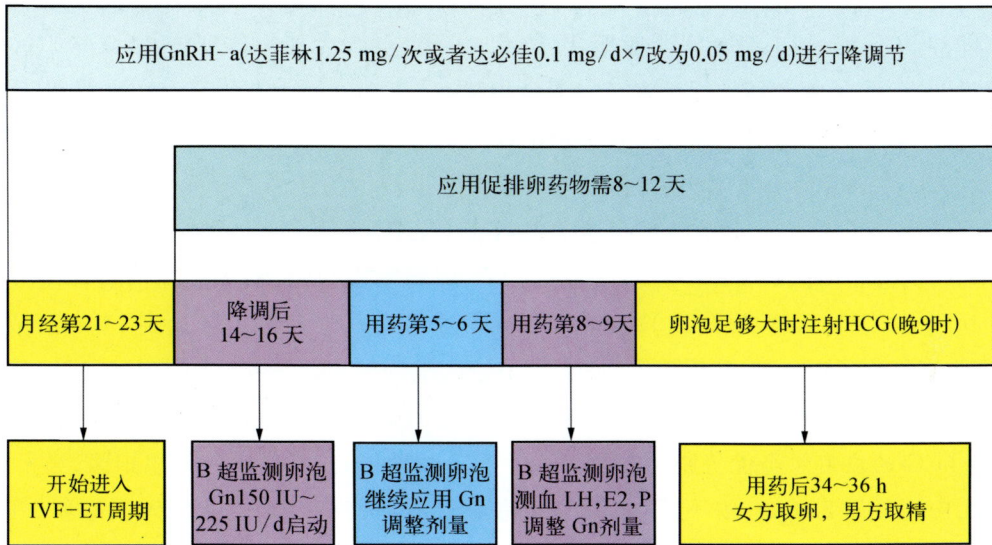

图 7-1 GnRH-a 降调长方案

3. 递增给药方案 在应用长方案降调启动 Gn 后遇到卵泡反应差可选择递增给药方案。起始剂量为果纳芬 150 IU/d,连用 5 天后,如果卵泡反应差,增加用药量,于第 6 天开始增加乐芮 75 IU/d,皮下注射,或加用 HMG75 IU/d。生长激素 4 IU/次,皮下注射,隔日应用 2～3 次。如果卵泡增长缓慢,可延长用药时间,最长应用 17 天促排卵药物。直至优势卵泡的最大直径≥18～20 mm 时,或孕酮水平升高>1.5 ng/ml,及早取卵。为促使卵泡进一步成熟,应用绒促性素。当天晚上 21 时左右,皮下注射艾泽 250 μg。当 E_2 水平>7 200 pg/ml,卵泡数目过多时,皮下注射艾泽 200 μg,也可以应用绒促性素 3 000 IU,肌内注射,诱导卵泡最后成熟,并在 34～36 h 后取卵,预防 OHSS 的发生。

4. 递减给药方案 如果患者双侧卵巢卵泡数目少于 4～5 枚,可以通过调整长效达菲林的用量,从 0.9～1.25 mg,如果年龄偏大,卵泡偏少,可以应用长效达菲林 0.9 mg 或 1.25 mg,加大 Gn 用量,通常采用递减给药方案。在降调后 14～16 天启动 Gn,如果患者双侧卵巢窦卵泡数目少于 4～5 枚,应用 Gn 第 1～3 天,果纳芬 225～300 IU/d,于用药第 4 天测定血清雌二醇(E_2)和经阴道超声监测卵泡,根据卵泡发育数目多少和卵泡大小减少用药量。第 4～6 天减少果纳芬 75 IU/d,Gn 量为 150～225 IU/d,第 7～9 天减量至 150 IU。当 E_2>5 200 pg/ml,停用 Gn,预防 OHSS 的发生。当优势卵泡的最大直径≥18～20 mm 时,同上述注射绒促性素后取卵。当血清 E_2 持续升高,雌二醇(E_2)>7 200 pg/ml,卵泡数目过多时,可以停用 Gn 1～2 天,直至卵泡成熟,皮下注射艾泽 200 μg,也可以应用绒促性素 3 000 IU,肌内注射,诱导卵泡最后成熟,并在 34～36 h 后取卵,术后预防 OHSS 的发生。

(三)促性腺激素释放激素拮抗剂方案

1. 预处理　促性腺激素释放激素(GnRH)拮抗剂方案适用于生育年龄不孕患者,年龄在 20～40 岁以上患者,卵巢功能正常或者 PCOS 患者。采用拮抗剂方案促排卵的前一个月经周期,应用达英-35 1 片/d,连用 21 天,抑制排卵,或采用补佳乐加黄体酮人工周期进行预处理,即补佳乐 1 mg/d,睡前半小时服用,共用 21 天,余 3 片加黄体酮胶丸(琪宁)100 mg/次,每日 2 次,防止有大卵泡提前发育。月经规律者,于前一月经周期第 18～22 天应用黄体酮胶丸(安琪坦)100 mg/次,每日 2 次,连用 5～6 天。

2. 促性腺激素的应用　于月经第 3 天,根据卵巢的储备能力选择果纳芬、丽申宝、普利康、尿促性素等其中之一,PCOS 患者通常果纳芬 150 IU/d 启动,年龄在 30 岁以上,卵巢储备功能正常,通常 Gn225 IU/d 启动,连用 4 天。用药第 5 天检测,如果血清黄体生成激素(LH)达到 10 U/L 和雌二醇(E_2)＞1 000 pg/ml,或者有一个卵泡直径达到 14 mm,或者有两个卵泡直径达到 13 mm,加用思则凯 0.125 mg/d,继续应用果纳芬或丽申宝 150 IU 加尿促性素 75 IU,通常在促排卵应用 Gn 第 5 天或第 6 天加用思则凯,0.125 mg/d,连用 3～4 天。

3. hCG 的应用　当优势卵泡的最大直径≥18～20 mm 时,停止应用思则凯,当日晚 21 时左右,应用艾泽 250 μg,皮下注射,诱导卵泡最后成熟,并在 34～36 小时后取卵。PCOS 患者有过多卵泡发育时,可以皮下注射艾泽 200 μg(4/5 支),或者皮下注射达必佳 0.2 mg,预防 OHSS 的发生。

GnRH 拮抗剂方案流程图(见图 7-2)。

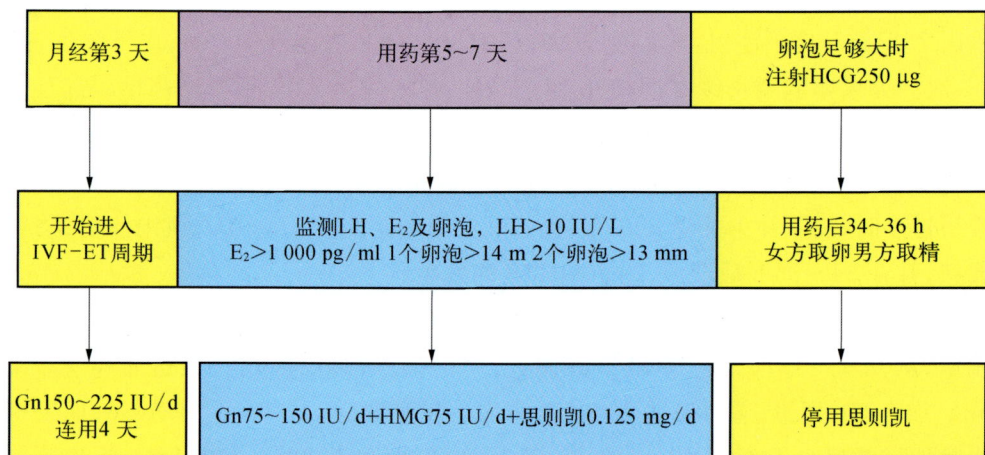

月经第3天	用药第5~7天	卵泡足够大时 注射HCG250 μg
开始进入 IVF-ET周期	监测LH、E_2及卵泡，LH>10 IU/L E_2>1 000 pg/ml 1个卵泡>14 m 2个卵泡>13 mm	用药后34~36 h 女方取卵男方取精
Gn150~225 IU/d 连用4 天	Gn75~150 IU/d+HMG75 IU/d+思则凯0.125 mg/d	停用思则凯

图 7-2　GnRH-拮抗剂方案

4. 达菲林长方案与 GnRH-拮抗剂方案临床结果比较　2010 年 11 月至 2011 年 12 月第二军医大学第一附属医院生殖医学中心采用达菲林长方案和 GnRH 拮抗剂方案 IVF 患者临床妊娠分娩结果比较见表 7-1。

表7-1　长方案、拮抗剂方案临床结果比较

临 床 结 果	长 方 案	拮 抗 剂 方 案
治疗周期数	414	336
年龄范围及平均年龄(岁)	(20～40)28.83	(21～43)32.15
不育年限范围及平均不育年限(年)	(1～14)4.09	(1～19)5.17
未受精周期	4	4
未取到卵	2	10
无可移植胚胎周期数	3	5
异常受精数	1	6
未移植周期数	55	37
移植周期数[例(%)]	349(84.30%)	274(81.55%)
临床妊娠周期数[例(%)]	154(44.13%)	116(42.34%)
宫内单胎妊娠周期数[例(%)]	91(59.09%)	77(66.38%)
宫内双胎妊娠周期数[例(%)]	47(30.52%)	27(23.28%)
宫内多胎妊娠周期数[例(%)]	8(5.19%)	8(6.90%)
异位妊娠周期数[例(%)]	8(5.19%)	4(3.45%)
流产周期数[例(%)]	18(11.69%)	17(14.66%)
分娩周期数[例(%)]	119(77.27%)	91(78.45%)
活胎分娩周期数[例(%)]	119(77.27%)	91(78.45%)
活胎单胎分娩周期数[例(%)]	82(68.91%)	74(81.32%)
活胎双胎分娩周期数[例(%)]	37(31.09%)	17(18.68%)
活胎多胎分娩周期数[例(%)]	0(0.00%)	0(0.00%)
活胎儿总数	156	108
活胎儿(男)	78	53
活胎儿(女)	76	54
死胎周期数[例(%)]	1(0.84%)	1(1.09%)
畸形儿数[例(%)]	1(0.84%)	0(0.00%)
随访周期数	340(97.42%)	270(98.54%)

(四)促性腺激素释放激素短方案

1. **达必佳短方案**　适用于年龄大、卵巢储备功能低下,基础FSH>12 U/L,患者双侧卵巢窦卵泡数目少于3～4枚。于月经第2天开始应用短效达必佳0.1 mg/d,应用6天后改为0.05 mg/d,直至注射hCG日停药。

2. **促性腺激素的应用**　根据患者具体情况,选择Gn递减超促排卵短方案。于月经第3天开始应用Gn促排卵,用药第1～3天,果纳芬300 IU/d。于用药第4天测定血清E_2和经阴道超声监测卵泡,根据卵泡发育数目多少和卵泡大小减少用药量。第4～6天减少果纳芬量为225 IU/d。第7～9天测定血清E_2和LH,经阴道超声监测卵泡,减少果纳芬量为150 IU/d。

3. **hCG的应用**　当优势卵泡的最大直径≥18～20 mm时,当日晚21时左右,应用艾泽250 μg,皮下注射,诱导卵泡最后成熟,并在34～36 h后取卵。PCOS患者有过多卵泡发育时,可以应用艾泽200 μg(4/5支)预防OHSS的发生。

GnRH-a短方案流程图见图7-3。

```
┌─────────────────────────────┐        ┌─────────────────────────────────────────┐
│ 短效达必佳0.1 mg/d×6 天      │ ────→  │ 6 天后改为0.05 mg/d直至注射HCG前停药     │
└─────────────────────────────┘        └─────────────────────────────────────────┘
         │                                                    │
         ▼                                                    ▼
┌──────────┬──────────┬──────────────┬──────────────┬──────────────────────┐
│ 月经第2 天│ 月经第3 天│ 用药第4～6 天│ 用药第7～9 天│ 卵泡足够大注射HCG     │
└──────────┴──────────┴──────────────┴──────────────┴──────────────────────┘
     │          │            │              │                │
     ▼          ▼            ▼              ▼                ▼
┌──────────┬──────────┬──────────────┬──────────────┬──────────────────────┐
│ 开始进入  │ Gn300 IU/d│ 监测E₂及卵泡 │ 减少Gn       │ 用药后34～36 h        │
│ IVF-ET周期│ 连用3 天  │ 减少Gn至     │ 至150 IU/d   │ 女方取卵、男方取精     │
│          │          │ 225 IU/d     │              │                      │
└──────────┴──────────┴──────────────┴──────────────┴──────────────────────┘
```

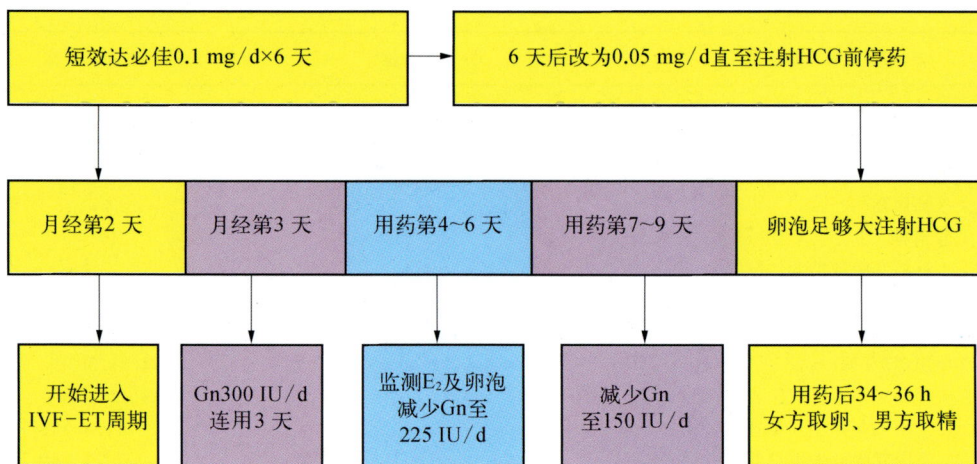

图 7 - 3　GnRH - a 短方案流程

（五）微刺激方案

1. 多囊卵巢综合征　多囊卵巢综合征患者通常选用达英-35 和达菲林长方案降调促排卵，容易发生卵巢过激。近年来，已经从应用大剂量促排卵药物获取更多卵子的思维中，转向希望应用越来越少量的促排卵药物，预防 OHSS 的发生，提出微刺激方案。于月经第 3 天应用氯米芬，100 mg/d，晚睡前服用，连用 5 天，用药第 6 天（月经第 8 天）应用尿促性素 150 IU/d，至优势卵泡的最大直径≥18～20 mm 时，停用尿促性素，当日晚 21 时左右注射艾泽 200～250 μg，诱导卵泡最后成熟，并在 34～36 h 后取卵（见图 7 - 4）。应用氯米芬微刺激方案容易子宫内膜薄，给予补佳乐 2 mg/d，口服。芬吗通 1 mg/d，阴道放药。如果移植日内膜＜7.5 mm，建议冷冻保存胚胎，等待冻融胚胎移植。

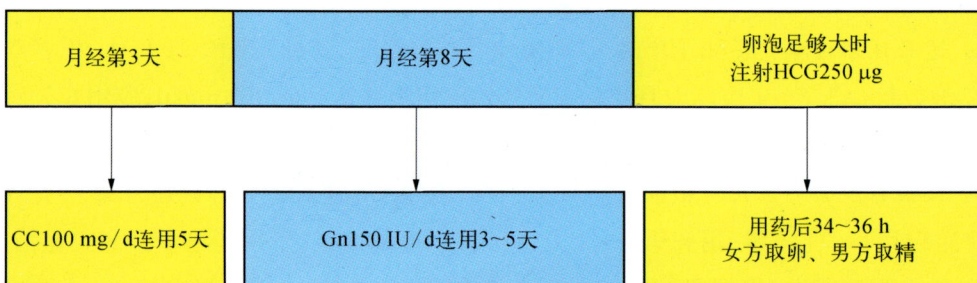

```
┌─────────────────────┬─────────────────────┬─────────────────────────┐
│ 月经第3天            │ 月经第8天            │ 卵泡足够大时            │
│                     │                     │ 注射HCG250 μg           │
└─────────────────────┴─────────────────────┴─────────────────────────┘
        │                     │                         │
        ▼                     ▼                         ▼
┌─────────────────────┬─────────────────────┬─────────────────────────┐
│ CC100 mg/d连用5天    │ Gn150 IU/d连用3～5天 │ 用药后34～36 h          │
│                     │                     │ 女方取卵、男方取精       │
└─────────────────────┴─────────────────────┴─────────────────────────┘
```

图 7 - 4　氯米芬微刺激促排卵方案

2. 高龄、卵巢储备力低下　于月经第 3 天应用氯米芬，100 mg/d，连用 5 天，于月经第 5 天开始应用尿促性素 150 IU/d，肌内注射，至优势卵泡的最大直径≥18～20 mm 时，停用尿促性素，当日晚 21 时左右注射短效曲普瑞林 0.2 mg 产生 LH 峰后，并在 34～36 h 后取卵，或用艾泽 250 μg 诱导卵泡最后成熟，并在 34～36 h 后取卵。减少过多 Gn 对卵子质量的影响，也可以获得 1～3 枚卵子，达到怀孕的目的。

微刺激方案由于没有应用拮抗剂,很容易出现 LH 峰或提早排卵,难于控制取卵时间,因此更多选择氯米芬微刺激＋GnRH 拮抗剂方案(见图 7-5)。

(六)氯米芬＋拮抗剂方案

1. 多囊卵巢综合征 PCOS 患者应用达英-35,1 片/d,连用 21 天,或于月经第 16 天应用黄体酮胶丸 0.1/次,每日 2 次,连用 15 天进行预处理。经期延后应用黄体酮 60 mg/次,肌肉注射,停药后撤退出血来月经,月经第 3 天经阴道超声波检查排除卵巢囊肿和大卵泡,月经第 3 天服用氯米芬 100 mg/d,晚睡前服用,连用 5 天,月经第 8 天开始,注射尿促性素 150 IU/d,肌内注射,月经第 10 天监测卵泡和子宫内膜,当有 1 枚优势卵泡＞14 mm 和(或)有 3 枚优势卵泡＞13 mm,血 LH≥10 U/L,E_2≥1 000 pg/ml 时,皮下注射思则凯 0.125 mg/d,24 h 后重复注射,通常连用 3～5 天。hCG 注射日停用思则凯。当卵泡直径≥18 mm,当日晚 21 时左右,皮下注射艾泽 200～250 μg,36 h 后取卵。氯米芬＋GnRH 拮抗剂方案流程图见图 7-5。

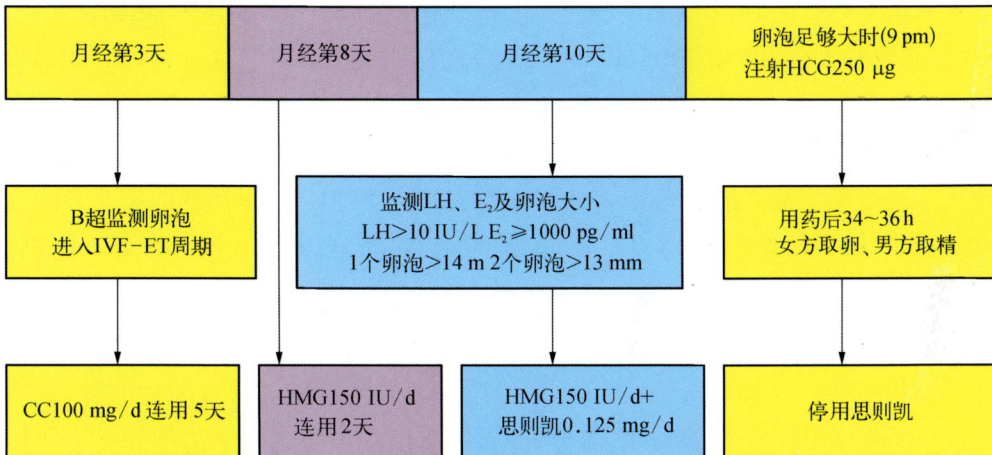

图 7-5 氯米芬＋GnRH 拮抗剂方案流程

2. 高龄、卵巢储备力低下 于月经第 3 天应用氯米芬,100 mg/d,连用 5 天,于月经第 5 天开始应用尿促性素 150 IU/d,肌内注射,当有 1 枚优势卵泡＞14 mm 和(或)有 3 枚优势卵泡＞13 mm,血 LH≥10,E_2≥1 000 pg/ml 时,注射思则凯 0.125 mg,24 h 重复注射,hCG 注射日停用思则凯。当优势卵泡直径≥18 mm,当日晚 21 时左右,皮下注射艾泽 250 μg,诱导卵泡最后成熟,并在 34～36 h 后取卵。减少过多 Gn 对卵子质量的影响,也可以获得 1～3 枚卵子,达到怀孕的目的。

(七)微降调方案

微降调方案适用于卵巢储备力低下患者,月经第 3 天应用长效达菲林 0.34 mg,月经第 6 天开始应用 HMG150 IU/d,直至优势卵泡直径≥18 mm,皮下注射艾泽 250 μg,36 小时后取卵。微降调方案见图 7-6。

月经第3天	月经第6天	卵泡足够大时 注射HCG250 μg
↓	↓	↓
达菲林0.34 mg	Gn150 IU/d×5~10天	用药后34~36小时 女方取卵男方取精

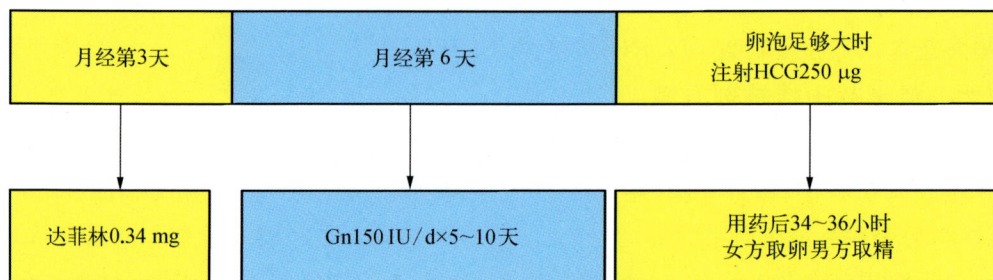

图7-6　微降调方案流程

(八) 超长方案

超长方案适用于卵巢子宫内膜异位样囊肿、卵巢子宫内膜异位囊肿剥除术后、子宫肌腺症和子宫肌瘤患者。于月经第 2 天应用长效达菲林 3.75 mg，4 周后应用第 2 针长效达菲林 3.75 mg，4 周后根据囊肿或子宫肌腺瘤大小决定是否应用第 3 针长效达菲林 2.5 mg，注射第 3 针长效达菲林后第 14 天 B 超监测窦卵泡和血清 FSH、LH 和 E_2 水平，达到充分降调，第 21 天 B 超监测窦卵泡和血清 FSH、LH 和 E_2 水平，应用递减给药方法促排卵。如果患者双侧卵巢卵泡数目少于 2~5 枚，应用 Gn 第 1~5 天，果纳芬或者丽申宝和尿促性素 300 IU/d，连用 5 天，于用药第 6 天测定血清雌二醇(E_2)和经阴道超声监测卵泡，根据卵泡发育数目多少和卵泡大小减少用药量。第 6~8 天减少果纳芬，量为 225 IU/d，于用药的第 9 天测定血清黄体生成激素(LH)和雌二醇(E_2)和经阴道超声监测卵泡，当卵泡直径达到 15 mm 以上，促排卵用药第 9~10 天服果纳芬 75 IU/d 加尿促性素 75 IU/d，要每天检测血清黄体生成激素(LH)和雌二醇(E_2)、孕酮(P)水平，同时经阴道超声监测卵泡，及早取卵，根据卵泡发育和激素水平调整用药量。当血清 E_2 持续升高，优势卵泡的最大直径≥18~20 mm 时，或孕酮水平>1.5 ng/ml，停用果纳芬，当日晚 21 时左右，同上述注射绒促性素后取卵。达菲林超长方案流程图示意见图 7-7。

(九) 改良超长方案

改良超长方案是近年来由湘雅生殖医院卢光琇教授提出来，适用于 IVF-ET 反复失败患者。于月经第 2~3 天或 20~23 天应用长效达菲林 1.5 mg，4 周后应用第 2 针长效达菲林 1.5 mg，第二次用药后第 14~21 天，B 超监测窦卵泡和血清 FSH、LH 和 E_2 水平，达到充分降调，应用递减给药方法促排卵，如果患者双侧卵巢卵泡数目少于 2~5 枚，应用 Gn 第 1~5 天，果纳芬 300 IU/d 或丽申宝 300 IU/d，或 HMG300 IU/d，于用药第 6 天测定血清雌二醇(E_2)和经阴道超声监测卵泡，根据卵泡发育数目多少和卵泡大小减少用药量。第 6~8 天减少果纳芬量为 225 IU/d 或 HMG225 IU/d，于用药的第 9 天测定血清黄体生成激素(LH)和雌二醇(E_2)和经阴道超声监测卵泡，促排卵用药第 9~12 天为果纳芬 75 IU/d 加尿促性素 75 IU/d，当卵泡直径达到 15 mm 以上，要每天检测血清黄体生成激素(LH)和雌二醇(E_2)、孕酮(P)水平，同时经阴道超声监测卵泡，及早取卵，根据卵泡发育和激素水平调整用药量。当

月经第2天达菲林3.75 mg肌注，28天后达菲林3.75 mg，28天后达菲林3.75 mg，共3个周期

应用促排卵药物约需8~12天

第3针后14~21天	用药第6~8天	用药第6天	用药第9天	用药第8~9天	卵泡足够大时注射HCG(晚9时)
Gn300 IU/d启动，连用5天递减方案	减少Gn用量至225 IU/d	B超监测卵泡测血LH，E$_2$，P调整Gn剂量	Gn减量至75 IU/d+HMG 75 IU/d	B超监测卵泡测血LH E$_2$ P调整Gn剂量	用药后34~36 h 女方取卵、男方取精

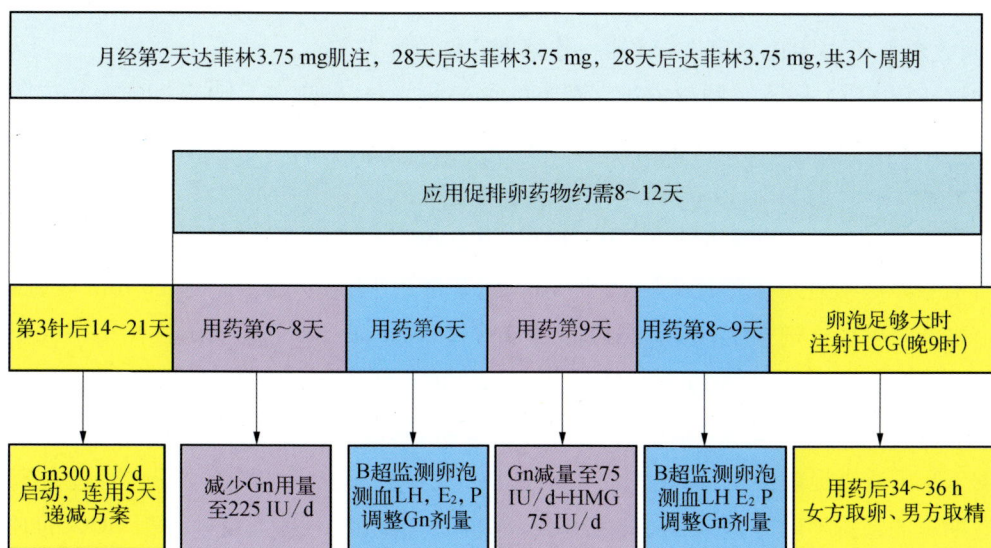

图 7 - 7　达菲林超长方案流程

血清 E$_2$ 持续升高,优势卵泡的最大直径≥18~20 mm 或孕酮水平>1.5 ng/ml,停用果纳芬和 HMG,当日晚 21 时左右,同上述注射绒促性素后取卵。改良超长方案流程示意见图 7-8。

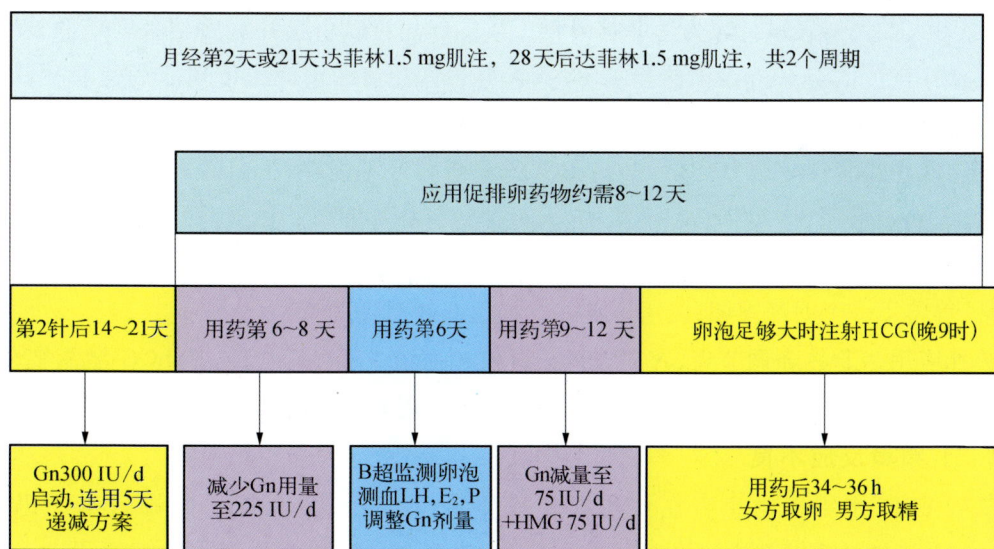

月经第2天或21天达菲林1.5 mg肌注，28天后达菲林1.5 mg肌注，共2个周期

应用促排卵药物约需8~12天

第2针后14~21天	用药第6~8天	用药第6天	用药第9~12天	卵泡足够大时注射HCG(晚9时)
Gn300 IU/d启动,连用5天递减方案	减少Gn用量至225 IU/d	B超监测卵泡测血LH,E$_2$,P调整Gn剂量	Gn减量至75 IU/d +HMG 75 IU/d	用药后34~36 h 女方取卵 男方取精

图 7 - 8　改良超长方案流程

四、hCG 使用时机

正确掌握 hCG 注射的时机是获得高质量卵子的关键。绒促性素与促黄体激素共同结合于卵巢卵泡膜细胞与颗粒细胞上的一种跨膜受体——LH/hCG 受体上,促使卵泡最后成熟。过早使用 hCG,卵泡的颗粒细胞上的 LH 受体不够丰富,不能对 hCG 作出恰当的反应,回收的卵丘复合体不够松散,且紧附于卵泡壁,卵子回收率低,也可能影响卵母细胞的最后成熟,回收的卵子中不成熟卵比例增高,受精率和卵裂率降低。

过迟使用 hCG,卵泡可能已度过了最适当的受精时机,特别是当卵泡继续在外源性促性腺激素的作用下继续发育而分泌更多的雌激素,诱发内源性的 LH 峰发生时,卵泡黄素化,无法取出卵子。一般情况下,决定 hCG 使用的动机,主要参考卵泡直径的大小和外周血清 LH、E_2 和 P 水平,卵泡的数目、宫颈黏液情况、子宫内膜及所用促排卵药物时间长短。

当主导卵泡中有 1 个平均直径达 18 mm 或 2 个达 17 mm 或 3 个达 16 mm 时,应注射 hCG。如果应用拮抗剂方案,hCG 注射日 E_2 水平<2500 pg/ml 可于当天应用 Gn150 IU,给予重组人绒促性素(艾泽)250 μg,皮下注射,给药 36 h 后取卵。如果外周血中的 E_2 水平很高,未采用降调节,过高 E_2 可以诱发内源性的 LH 峰,以及孕激素水平升高,如果孕酮水平>1.5 ng/ml,可适当提前注射 hCG 的时间。此外,也要参考患者的具体情况,对过去资料显示卵泡期短的或排卵时卵泡直径小、应用 Gn 时间长的患者,可适当提前注射 hCG 的时间。

五、超排卵过程中的异常反应的处理

(一) 应用达菲林降调节怀孕

如果在应用达菲林降调节 14 天后,患者不来月经,化验尿 hCG 或化验血 hCG 提示怀孕,向患者夫妇告知妊娠。因为达菲林降低 LH 的作用可以引起妊娠后孕激素降低,发现怀孕后注意补充黄体酮 40 mg/d,维持 2~3 周。并告知患者目前尚未发现应用达菲林后胎儿畸形的报道,但是,要对孕妇及子代进行长期随访。

预防应用达菲林降调节怀孕方法:PCOS 患者月经不规律,于月经周期第 3 天用达英-35 1 片/d,睡前服用,连用 21 天,余 4~5 天时加达菲林降调节。如是月经规律患者,注意采取避孕措施,在排卵后 7~8 天或月经第 20~22 天应用达菲林。如有黄素囊肿,不建议应用达菲林,等待下一个月经周期,应用达英-35 加达菲林双降调节。

单独应用达菲林降调节者,在启动 Gn 日检测血液 FSH,LH,E_2,P,hCG 激素变化,防止怀孕后应用促性腺激素,当 P 值和 hCG 值升高,不用 Gn 促排卵。

(二) 卵巢反应不良

基础 FSH 水平正常患者在使用促超排卵治疗的第 7 天,平均 E_2 峰值水平仍低于 400 pg/ml,则被认为对超排卵治疗反应不良,常表现为持续发育的卵泡数目少于 3 个。反应不良的患者由于发育的卵泡数量少,因而回收的卵子数目和可供移植的胚胎数目也少,成功率因而降低,个别患者还可能存在卵子的质量问题。

1. **反应不良的原因** 年龄较大的患者如果存在基础 FSH 水平异常的升高,提示卵巢功能的储备减少;对促超排卵治疗的反应常欠佳,原因是开始出现卵巢功能衰竭的征象;患者既往有输卵管和卵巢手术史影响卵巢血运,导致卵巢反应不良;炎症或结核也明显影响卵泡发育;少部分患者存在外源性腺激素抗体;颗粒细胞或卵泡膜细胞上的促性腺激素受体不足或者受体缺陷;原因不明的反应不良者;个别患者应用长方案降调后对 Gn 反应不良。

2. **反应不良的处理方法**　提前使用外源性生长激素,于促排卵第 1 天、第 3 天、第 5 天分别给予生长激素(GH)4 IU/d。及早添加 LH 制剂,重组人黄体生成激素(rh-LH,乐芮)75 IU/d,皮下注射,尿促性素(HMG)75~150 IU/d 剂量;或于促排卵第 6 天增加乐芮 75~150 IU/d,单独增加促卵泡素(FSH)剂量效果不明显。加用口服阿司匹林 25 mg/次,每日 2 次。中成药金凤丸 10 粒,每日 2 次帮助改善卵巢对 Gn 的反应

3. **应用长方案降调后反应不良患者**　增加尿促性素的用量,延长 Gn 用药时间,在进行第 2 周期时更换促排卵方案,不再应用长方案,改变用药方案,例如 GnRH 拮抗剂方案或达必佳短方案,卵巢对 Gn 的反应会得到明显改变。

(三) 卵巢慢反应

促排卵第 6~8 天,卵泡直径<10 mm,血清 E_2 值<180 pg/ml,或者 2~3 天卵泡直径增加不超过 2 mm。称为卵巢慢反应,通常发生在应用 GnRH-a 降调过度抑制 LH,LH 水平低于阈值窗,缺乏 LH 对卵泡发育的作用,卵巢出现慢反应,因而,在促排卵过程中,从促排卵第 6~7 天添加乐芮 75~150 IU/d,或添加尿促性素(HMG)75~150 IU/d,明显改善卵泡发育,卵子质量,增加胚胎种植率和妊娠率。

(四) 卵巢过度刺激综合征

多囊卵巢综合征患者很容易发生 OHSS,选择合适的促排卵方案,Gn 的起始剂量限制在 112.5~150 IU/d,在促排卵过程中要及时监测卵泡、E_2 水平,调整用药量,发现卵泡过多,雌激素水平过高,及时减少 Gn 的用药量,应用果纳芬 75 IU 或停用 Gn1~2 天。减少 hCG 的用量,给予 hCG3 000~4 000 IU,36 h 后取卵,或皮下注射艾泽 200 μg(4/5 支),36 h 后取卵。如果取卵数>20 枚,或取卵后发生腹部膨胀与胃部不适,恶心、呕吐,卵巢直径超过 5 cm,腹部超声下见腹水,在化验血常规,如果白细胞>$1.5×10^9$/ml,红细胞压积>42%,则放弃新鲜周期移植,全部胚胎冷冻,等待冻融胚胎移植,预防发生 OHSS。

1. **OHSS 的临床表现及分型**　① 轻度 OHSS:腹部膨胀与胃部不适,腹胀加恶心、呕吐及腹泻,卵巢直径一般不超过 5 cm;② 中度 OHSS:除上述症状外,超声下可见腹水,卵巢直径通常在 5~10 cm;③ 重度 OHSS:中度过激的症状及体征,超声见大量的腹水、胸水或呼吸困难,体重增加超过 4.5 kg,卵巢直径≥10 cm,水电解质平衡紊乱,低血容量,高凝状态,少尿(24 小时少于 400 ml),肾功能衰竭,DIC,全身水肿,球结膜水肿等。

出现在移植后的第 6~7 天,第 8~10 天逐渐加重,第 12~14 天达高峰,第 15~17 天后缓解。如果妊娠后症状会进一步加重,病情将延续 20 多天,多胎妊娠患者病情持续时间会较长。

2. **处理方法**　① 卧床休息,嘱患者多饮流质饮食,增加高蛋白营养物质;② 补充血容量:10%葡萄糖 250 ml、维生素 C 2 g、维生素 B_6 0.2 g,静脉输液,每日 1 次;必要时补充白蛋白 10 g/d,0.9%氯化钠 100~250 ml,每天 1 次,静脉输液;尿少给予 20%甘露醇 250 ml/d,每天 1 次,静脉输液;③ 腹腔穿刺引流腹水:患者如果出现呼吸困难,穿刺引流腹

水平均量为 1 000 ml,达到减轻症状,不主张大量放腹水;④ 补充血浆　如果患者反复放腹水,出现明显的低蛋白血症:全身体位性水肿,外阴明显水肿,穿刺针眼流水,可以输新鲜或冷冻保存血浆 250 ml/d,2～3 次后,明显改善症状,病情很快好转;⑤ 重度 OHSS 出现明显低蛋白血症、水肿、尿少,可短期应用中药(3～7 d)。中医中药在改善水肿,利水、补气血方面效果明显,鉴于中药对胚胎是否有影响不明确,故不宜常规使用。

(五) hCG 注射日早发孕酮升高

当患者在应用 Gn 促排卵过程中或 hCG 注射日,血浆孕酮(P)浓度有轻微升高,关于早发 P 值升高目前并无统一标准,文献报道的 P 临界值在 2.54～6.34 nmol/L(1.5～2.0 ng/ml)不等。早发孕酮升高多发生高反应患者,体内高雌二醇(E_2)水平导致 P 值升高,主要是来自于较多的卵子-卵丘复合体增生的颗粒细胞积累的结果,而不是 LH 作用下使得颗粒细胞的黄素化改变。尤其是在长方案 GnRH-a 降调节后 LH 峰出现的几率非常低。因此在应用 Gn 促排卵过程中或 hCG 注射日血浆孕酮(P)浓度升高,认为就是早发黄素化,紧急取卵,可能会导致卵子不熟,受精率低,妊娠率下降,工作安排打乱。Shulman A 报道在降调节周期 P 值>2 ng/ml 的发生率只有 4.83%。hCG 注射日孕酮升高的患者进行分析,当 P 值<0.9 ng/ml,P 值在>1～2 ng/ml,P 值>2 ng/ml 三组患者获卵数、受精率、卵裂率、退化卵子率和多精受精率均无差异,并认为 P 值<2 ng/ml(6.34 nmol/ml)是安全的,认为 hCG 注射日孕酮升高是卵泡成熟的一种表现。

多囊卵巢综合征患者应用氯米芬微刺激方案有多枚卵泡发育,LH 水平升高常会导致孕酮的水平升高,hCG 日孕酮水平升高可能会影响子宫内膜的种植窗对孕卵着床有影响,如果患者可用胚胎多,可移植 1～2 枚胚胎,剩余胚胎冷冻保存,不要轻易放弃移植。应用氯米芬微刺激方案患者内膜薄,取卵后可以补充雌激素,例如,补佳乐 2～3 mg/d 或者芬吗通1～2 mg/d,明显改善着床率和妊娠率。如果多囊卵巢综合征患者应用氯米芬微刺激方案,卵巢卵泡少,胚胎少,P 值升高要谨慎,可以全胚胎冷冻等待冻融胚胎移植,P 值升高不影响复苏周期的妊娠率。

(六) 零获卵

1. **高龄**　高龄促排卵时间短,卵泡增大,有可能是空卵。如果取卵技术好,可应用单腔取卵针,如果为了保证获卵可应用双腔针,培养液冲洗卵泡取卵,可能会提高获卵率。

2. **短效达必佳和短效达菲林扳机**　如果因为过多卵泡和过高雌激素水平,预防卵巢过度刺激,使用短效达必佳 0.2 mg 或短效达菲林 0.2 mg 扳机(trigger),取不到卵子。其原因是如果应用达菲林(或达必佳)长方案降调,或者达菲林(达必佳)短方案降调,患者不能应用短效达必佳或短效达菲林扳机,因为患者降调后体内 LH 峰被过度抑制,扳机应用短效达必佳和短效达菲林剂量不能产生足够促使卵泡最后成熟作用的 LH 峰,注射短效达必佳和短效达菲林后 24～36 h 检测 LH 峰只有 7～8 U/L,因此取不到卵子。

短效达必佳和短效达菲林扳机用于 GnRH 拮抗剂方案中可以出现 LH 峰 20～200 IU/L。

应用绒促性素虽然不出现 LH 峰,但是绒促性素与促黄体激素共同结合于卵巢卵泡膜细胞与颗粒细胞上的一种跨膜受体——LH/hCG 受体上,能够促使卵泡最后成熟,获取卵子。如果预防卵巢过度刺激可以减少应用绒促性素的剂量,通常应用绒促性素 3 000 IU 或艾泽 200 μg,皮下注射,给药 36 h 后取卵,并且当月不移植,全胚胎冷冻预防 OHSS。

3. **重组人促黄体激素 a**　重组人促黄体激素 a(商品名:乐芮)虽然是每支药里含有 LH 75 IU,但不能诱导排卵前卵泡最后成熟的 LH 峰值,有研究表明,需要 hCG 剂量的 365 倍,因此,不能用于促排卵扳机,否则可能零获卵。

第三节　体外受精取卵技术

1964 年,Gregory Princus 第一次在剖腹手术时,采取卵巢组织中的卵细胞进行体外培养。随后,Robert Edwards 重复了同样试验。Edwards 在研究不孕症过程中,试图寻求一种能够用更小的创伤性方法取得卵细胞。1968 年,他请教了在英国惟一一位能够用腹腔镜进行手术的妇产科专家 Patrick Steptoe,探讨通过腹腔镜观察女性盆腔及卵巢,并通过腹腔镜取得卵子。因此,经过胚胎学家 Edwards 与妇产科医生 Steptoe 两位科学家共同研究,于 1976 年应用腹腔镜取卵后获得首次妊娠,这也是 IVF 的首次妊娠,不幸的是,这是一次宫外孕。两年后(1978 年),Edwards 和 Steptoe 经过不懈努力,世界上首次活产的体外受精与胚胎移植的婴儿路易斯·布朗诞生了。

1988 年,我国北京大学第三医院张丽珠教授进行体外受精与胚胎移植的中国第一例试管婴儿诞生。这项技术实施 30 多年来,在全世界广泛造福人类,数以万计的不孕夫妇获益。2011 年,Robert Edwards 获得诺贝尔医学奖,并得到学术界认可。

在经阴道超声引导下穿刺卵巢取卵术之前,体外受精的卵子大部分是在腹腔镜下取得的。伴随着超声波在临床医学中的应用,医学专家逐渐在探索与发现经阴道超声引导下穿刺卵巢取卵术更为安全,逐渐取代腹腔镜下取卵。Dellenbad 与合作者进行了大量的操作,发现经阴道超声探头离卵巢更近,经过阴道用穿刺针穿刺取卵,更易于取卵。开始采用经阴道超声引导下进行取卵。目前在国内外各大中心均采用经阴道超声引导下取卵术。

一、经阴道超声引导下穿刺取卵

(一)麻醉与镇痛

经阴道超声波引导下取卵不需要全身麻醉,有些中心应用静脉麻醉,需要准备麻醉机,监护仪,抢救药。由经验丰富的麻醉科医生进行静脉麻醉,患者在无痛苦的状态下取卵,更富有人性化。熟练的取卵医生通常取卵只需要 5～10 min,一般不需要麻醉,在手术前 20 min 肌注盐酸哌替啶(度冷丁)50 mg 镇痛,安全有效,患者均可以耐受取卵穿刺疼痛。如果患者极度恐惧,害怕疼痛,也可以安排静脉麻醉。请麻醉科医生帮助进行静脉麻醉。目前尚未发现麻醉镇痛药品对胚胎有影响与副作用。

(二)清洁或消毒阴道

在 hCG 注射日,进行阴道清洗一次,在进行取卵时可以先应用 1% 碘伏消毒外阴与阴道,再用无菌生理盐水反复冲洗外阴及阴道,应用碘伏与生理盐水联合消毒与清洁阴道,不会影响卵子与胚胎质量,对受精、卵裂率和妊娠率无明显影响,没有因为取卵引起盆腔炎与子宫内膜炎发生。尤其患者有高危感染指征,如阴道炎患者,应用碘伏消毒后加生理盐水清洗预防感染非常必要。有报道单独应用生理盐水组曾有 2 例患者发生盆腔脓肿后进行抗生素治疗和外科阴道后穹窿切开手术引流排脓。

(三)穿刺取卵术应用仪器设备

本室采用 Aloka,SSD 4 000 超声显像仪及其经阴道电子面探头(频率 5.0 MHz)和穿刺针导(MP2445G16);恒温试管架(COOK 公司产品),一次性试管(FALCON 产品)。真空泵负压吸引器(COOK 公司生产)。穿刺取卵针(Oocyte Recovery Set ONS1733,17G,330 mm,Wallacc 公司产品),分为单腔和双腔穿刺取卵针。

(四)穿刺前准备

应用单腔取卵针取卵,获卵率明显与医生取卵熟练程度有关,建议由经验丰富医生取卵。如果培养新的取卵医生,一定在有经验医生的指导下完成 60～80 例取卵术后,即先完成一侧取卵,另一侧由有经验的医生取卵。操作熟练后再独立取卵。有的医生在卵泡数目少时应用双腔针反复冲洗卵泡取卵,目的是不丢失卵子。有阴道炎患者禁止应用双腔针反复冲洗取卵,以防止感染。有个别中心全部用双腔针反复冲洗卵泡取卵,这会增加取卵的时间,浪费大量培养液,实验室检卵时间延长,卵子暴露在培养箱外面时间长,因此不推荐全部应用双腔针取卵。

调整真空泵 $-17～-18$ kPa($-136～-138$ mmHg)负压,不要超过 18.7 kPa(-140 mmHg),负压过大卵泡液快速流出,容易将黏液团与卵子分离,对卵子有损伤作用。当负压达到 -20 kPa(-150 mmHg),会引起卵子肿胀和透明带破碎。穿刺针从卵泡中退出前停止负压,如果试管高于患者骨盆平面可能引起反流,甚至丢失卵子。

(五)取卵手术操作

手术全程按常规手术要求实施无菌操作,经阴道超声引导下取卵,患者排空膀胱,采取膀胱截石位后,阴道探头涂上耦合剂后套经气体消毒的乳胶薄膜套,装上穿刺针导后置入阴道,作常规扫描检查后,活动阴道探头清晰显示目标卵泡;应用培养液冲洗穿刺针,流入试管内培养液倒掉,沿针导置入穿刺针,快速穿过阴道壁,迅速刺入目标卵泡中央,加 $-17～-18$ kPa($-138～-140$ mmHg)负压后,同时快速回旋和小范围(约 5 mm)来回抽动穿刺针,卵泡液持续流出,直至目标卵泡完全塌陷。装卵泡液试管经过手术室与胚胎实验室窗口送入胚胎实验室。尽量穿刺所有的卵泡;位于同一穿刺线上的卵泡可由浅至深 1 次进针完成,对不同穿刺线上的卵泡,退针至卵巢表面(不退出阴道壁),改变穿刺方向再行穿刺;进针前或出针后,以含肝素 Hepe 缓冲液冲洗针管。一侧穿刺结束后再行穿刺另侧(见图 7 - 9)。取出卵子在胚胎实验室进行体外受精与胚胎体外培养(详见第八章体外受精与胚胎移植——实验室部分)。

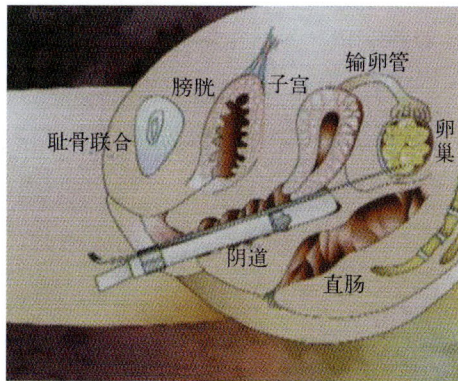

图 7 - 9　穿刺取卵示意

(六)术毕常规扫描盆腔

术后常规 B 超检查有无可能的内出血(如血肿形成);子宫内膜厚度。手术结束后用干纱布拭净阴道积血,如有穿刺点出血,可置棉纱填塞压迫,2 小时后取出。术毕平卧休息 3 小时。如果患者取卵数超过 10 枚,可以静脉输 10% 葡萄糖 250 ml、维生素 C 2 g、维生素 B_6 0.2 g,头孢拉啶皮试阴性,0.9% 生理盐水 250 ml、头孢拉啶 2.0,静脉输液后如无异常即可回家休息,等待胚胎移植。

(七)取卵术后黄体支持

黄体酮 60 mg/d,肌内注射;或者达芙通 10 mg/次,口服,每日 2 次,加注射黄体酮 40 mg/d;或早晨起床前阴道内放置黄体酮凝胶(雪诺同)90 mg/d 放置后注意多活动,阴道壁摩擦,有利于药物吸收,加用口服达芙通10 mg/次,每日 2 次;或者加黄体酮胶丸(安琪坦)放置阴道内 200 mg/次,每日 2 次;至移植后第 14 天化验血 β - hCG,如果怀孕,继续应用黄体酮至胎心监测,逐渐减量至停药。

二、取卵时注意事项

(一)排空膀胱

取卵前一定排空膀胱,如果外阴、阴道清洁消毒后,发现膀胱有尿,导尿后再穿刺取卵,防止穿刺膀胱出血。

(二)卵巢粘连

如果卵巢粘连在子宫后方取卵困难时,尽量按压卵巢至子宫旁下方,避免穿透子宫引起损伤,尤其避免穿透子宫内膜。

(三)阴道出血

穿刺进针时避开阴道壁血管,当卵巢紧贴阴道壁时进针安全。如有穿刺点出血,可置棉纱填塞压迫,2 小时后取出。

(四)取卵率低

单腔针取卵时进入卵泡中央,快速回旋和小范围(约 5 mm)来回抽动穿刺针,直至目标卵泡完全塌陷。尽量穿刺所有的卵泡。位于同一穿刺线上的卵泡可由浅至深 1 次进针完成。对不同穿刺线上的卵泡,退针至卵巢表面(不退出阴道壁),改变穿刺方向再行穿刺。卵泡数目少也可以采用双腔针取卵,应用培养液冲洗卵泡,再吸净培养液,提高获卵率。

第四节 胚 胎 移 植

胚胎移植是在体外受精后培养48～72 h后,此时胚胎多发育至4～8细胞阶段。也可在体外受精后3天,甚至培养至5天囊胚,向宫腔内移植胚胎。根据患者在移植日B超下观察双卵巢大小,子宫内膜情况,有无卵巢过激表现决定移植与否,当取卵数多于20枚卵子,血常规中白细胞升高$>10\times10^9$/L,红细胞压积$>42\%$,有发生OHSS征象时,新鲜周期不移植,将可用胚胎全部胚胎冷冻保存,等待下一个周期冻融胚胎移植,预防卵巢过激。如果移植日子宫内膜过薄<6.5 mm,可用胚胎冷冻保存,等待冻融周期调整子宫内膜后移植。有子宫内膜息肉或宫腔积液放弃胚胎移植,可等待下个周期行宫腔镜剔除息肉后再行胚胎移植。

一、胚胎移植操作步骤

1. **移植胚胎前说明** 向患者夫妇双方详细解说胚胎移植步骤,避免紧张情绪。目前,大多数中心均采用充盈膀胱后在B超监测下移植胚胎。胚胎移植前饮水500 ml,以充盈膀胱。

2. **胚胎移植前无菌清洁** 患者取膀胱截石位,覆以无菌孔巾,按手术要求无菌操作,温生理盐水棉球擦洗外阴,阴道窥器扩开阴道,用温盐水纱布或棉球擦拭净阴道、宫颈白带及分泌物,再以培养液棉棒拭净宫颈口黏液。

3. **放置胚胎移植外套管** 采用COOK 5000软管或者CCD 8000等移植管,最好是移植医生习惯应用的胚胎移植管。在膀胱充盈后,腹部B超监测下可以清晰地观察到子宫内膜,医生根据子宫腔的深度向子宫腔送入胚胎移植管外套管,根据子宫颈管及子宫腔的走向及其弯曲程度调整外套管的弯曲度,必要时加用硬内芯保证已通过子宫颈内口,外套管顶端设置在子宫颈内口近宫腔边缘,通常是胚胎移植导管的外套管于刻度5～6 cm处,停止进外套管。手扶着固定,等待实验室装好移植液及胚胎的移植管内管。

4. **传递移植管内管** 护士持移植管内管通过培养室与胚胎移植室之间的小窗送入培养室装载胚胎。

5. **胚胎学家选择好移植胚胎** 胚胎学家首先将选择好移植的胚胎转移至培养液的培养皿(Falcon 3037)内,放入培养箱内待用。选择形态好的胚胎装管,移植管内管接到一个质量高、性能好的1 ml注射器上,用培养液冲洗套上注射器的移植内管3次,然后将胚胎装载在含25～30 μl 移植培养液的内管,中间被两段10 μl 的气体隔开。

6. **吸好移植液及胚胎的移植内管**
胚胎学家将吸好移植液及胚胎的移植内管立即送到胚胎移植室,移植医生从外套管内置入内管,在腹部B超监测下,根据子宫腔的深度,将胚胎移植管内管顶端设置在移植外套管顶端上1～1.5 cm的长度,距子宫底1.0 cm处,通常在宫腔中间1/3处,将胚胎与移植液(20 μl)缓慢注入子宫腔内,胚胎移植操作步骤程序见图7-10。

即刻在B超监测下宫腔内可见点滴状或线状的强回声,大约15秒钟,确认胚胎移植入宫腔内(见图7-11)。

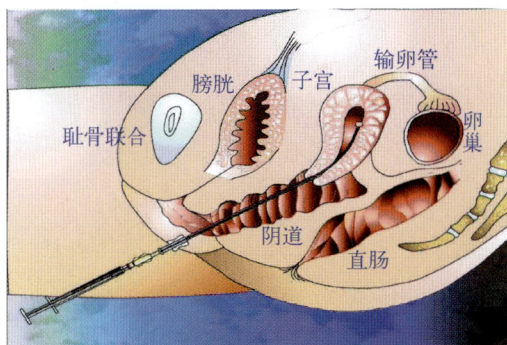

图7-10　胚胎移植示意

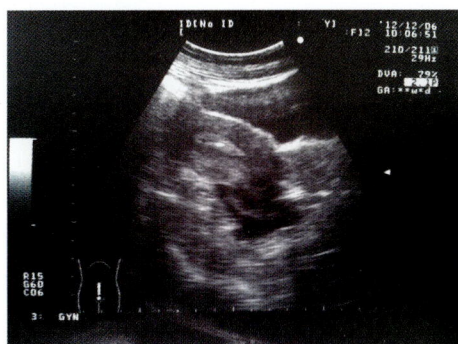

图7-11　B超监测下胚胎移植示意

● 同时取出外套管和内芯,将导管送回培养室,并将导管内剩余的培养液注入移植皿中,置解剖镜下仔细观察是否有胚胎存在。如移植困难,先退出内芯,置解剖镜下仔细检查,确认无胚胎存在时,再退出外套管,以防止再次放管困难。

● 患者胚胎移植后卧床休息2 h。

● 胚胎移植后黄体支持:由于在促超排卵前应使用降调节,停药后垂体分泌促性腺激素的能力未能迅速从降调节中恢复,以及取卵后颗粒细胞丢失,均能引起孕激素不足,因此,应进行黄体期的支持。通常于取卵当日肌内注射黄体酮60 mg,以后每天注射黄体酮60 mg至B超下见到胎心时逐渐减量至停药。高龄或卵子数目少于6枚者,估计不会发生OHSS时,于取卵后第1、4天,肌内注射hCG 1 000～2 000 IU。如果卵泡数目多,不注射hCG,以防止发生OHSS。有报道移植后仅用两周黄体酮,进行黄体支持。目前,采用阴道内放置黄体酮凝胶(雪诺同)90 mg/枚,1枚/d,加口服地屈孕酮每日2次,10 mg/次,或阴道内放置黄体酮胶丸(安琪坦)0.2 g/次,每日3次。逐渐取代肌肉注射黄体酮。

● 胚胎移植术后的12、14天测定血清hCG水平及其上升情况,或于胚胎移植后的第14天查晨尿hCG,判断是否妊娠,以测定血清hCG水平升高为准,并检测孕酮水平。自取卵术后起,应注意各种并发症发生的可能,包括OHSS、感染、出血、多胎妊娠和宫外孕等,患者如有腹痛、阴道出血,及时就诊。

● 体外受精与胚胎移植后妊娠的监护:警惕输卵管妊娠的发生。移植3周有出血、腹痛,hCG值升高不明显,P值低,要及早B超检查,排除输卵管妊娠。特别要注意宫内、外同时妊娠。警惕多胎妊娠的发生。一旦确诊应及时按有关原则处理,双胎妊娠按高危妊娠进行孕产期检查。若是3胎以上妊娠,必须进行选择性减胎术(见第十四章辅助生殖技术的并发症与安全性)。体外受精与胚胎移植后妊娠的自然流产率为 10％～15％,有时更高。因此,妊娠后应避免过多活动,可适当补充叶酸、维生素类。所有体外受精与胚胎移植术后的妊娠均视为高危妊娠,孕产期应加强检查,及时作出相应处理。临产时如合并有其他情况,可适当放宽剖宫产指征。

二、胚胎移植时遇到的问题

(一)宫颈口粘连

患者因宫颈糜烂应用激光或电熨,或因为宫颈原位癌行锥切术后,导致宫颈口粘连。在记录病史时,仔细询问既往有无宫颈手术史,一旦发现宫颈粘连,在未进入 IVF 取卵周期前,应用探针予以移植和扩棒扩宫颈,以保顺利放管。

(二)宫腔积液

促排卵或取卵时发现有宫腔积液,应用 1 ml 注射器去掉针头,用针栓插入宫颈管内负压抽吸黏液,如为宫颈黏液进入宫腔的,抽吸效果好,如是输卵管积水导致宫腔积液,则效果不好,建议放弃新鲜周期移植进行胚胎冷冻,等待腹腔镜手术治疗输卵管积水后进行冻融胚胎移植。

(三)子宫后位

子宫后位患者在胚胎移植时,B 超下常看不清子宫内膜,尽量在膀胱充盈后 B 超下移植,通常移植外套管放置在靠近子宫内膜下缘,再放入装有胚胎的移植内套管,B 超下清晰可见到点滴状或线状强回声,确认胚胎移植成功。

(四)放移植管困难

在子宫前屈或后屈(uterus, anteflexion or retroflexion)、子宫颈管粘连屈曲时,放置移植外管困难,不要强行放管,先用宫颈钳拉直宫颈,采用 wallace PBS 移植管加用硬芯调整移植管弯度,轻轻放置,避免放管时出血,因为出血会影响胚胎着床。

第五节　胚胎种植与子宫内膜的容受性

从应用促排卵药物到取卵技术、体外受精与胚胎培养、胚胎移植技术的探索到第 1 例体外受精与胚胎移植成功妊娠分娩,从第一个由冷冻胚胎复苏移植成功诞生的婴儿,第一次卵胞浆内单精子注射成功至今,回顾 30 多年来,人类生殖医学在不孕症治疗中取得了很大进展。目前关于如何评价 IVF‑ET 的成功标准,是单个胚胎移植的成功率,强调安全、有效和高质量。主张移植越来越少的胚胎,减少多胎妊娠。并不是移植胚胎多,成功率就高,移植胚胎少,成功率并不受影响。强调成功的足月妊娠单胎出生率(birth emphasize a successful singleton at term, BESST)。

要提高单个胚胎移植率,主要研究是集中在胚胎种植和子宫内膜容受性方面。在临床实践中常会遇到一些年轻患者有足够数量的正常胚胎,但却不能受孕。利用 FISH 技术进行种植前的基因诊断也没有发现她们有染色体数目与结构上的异常。实际上许多不明原因的不孕年轻女患者,或是应用年轻女性捐赠的卵子进行治疗的卵巢早衰患者,她们失败的主要原因往往不是由于胚胎本身的异常,而是胚胎植入的子宫内膜异常。改善种植环境不仅可以使 IVF 获得良好结果,也为胚胎和胎儿的发育提供一个良好环境。

一、子宫内膜的容受性

胚胎种植涉及子宫与胚胎之间的相互作用。胚胎种植多发生于受精后 4～5 天。如果胚胎不在正常时限内到达子宫内膜,将不能成功植入,这就引出了"子宫内膜容受窗"的概念,即子宫内膜允许胚胎植入的时间。在女性月经周期中,如果月经周期为 28 天,容受窗口处于第 19～24 天。电子显微镜证实了容受期内膜的显著形态变化,特别是内膜细胞胞浆的突出胞饮突,它的出现与假想的内膜容受窗相吻合,第 19～24 天中仅持续 24～48 h。

胚胎植入过程包括胚胎孵化、定位、黏附、侵入及胎盘的形成。种植的第一步是黏附于子宫内膜的囊胚进行孵化。当囊胚孵化后,滋养层分化为内细胞滋养层和外合体滋养层。由内细胞滋养层产生的内源性肝素样物质促进磷脂的生成,磷脂推动逆转录 DNA,使内细胞滋养层转化为合体滋养层,称为合体化。如果没有适当的合体化的出现,孕体不能存活发育。

胚胎定位和黏附的物理学标志是滋养层和上皮细胞之间通过微绒毛相互交错及精细的细胞化学变化。合体滋养层产生甾体激素和 hCG 向宿主发出信号,临床上 ET 后第 8～9 天即可以检测到血 hCG 升高 25～36 mIU/ml。促使分泌期的子宫内膜蜕膜化。早期的胚胎能产生一些酶来降解内膜,在前列腺素诱导下,间质水肿和血管生成,滋养层细胞侵入了子宫内膜间质,然后通过破坏紧密连接,在内皮细胞之间伸出突起。滋养层侵入的深度依赖于滋养层蛋白酶和蜕膜蛋白酶抑制因子之间的平衡。一旦滋养层细胞到达了它们的目的地,即母体的螺旋小动脉旁,它们便开始合成细胞外基质蛋白,这有助于它们黏附于周围环境之中,也是胚胎最早的营养交换场所。

二、影响胚胎植入的内分泌与分子生物学因素

(一)雌激素和孕酮

雌激素和孕酮可以调节子宫内膜由增生晚期转变为分泌期,超声波有助于了解子宫内膜何时适宜于种植。分泌期孕酮可以阻断雌激素的作用,并降低子宫内膜的激惹性。同时孕酮可促进催乳激素的生成,通过合体滋养层的反馈作用,使绒毛膜促性腺激素生成。在 hCG 的辅助下,孕酮引起的免疫抑制作用有助于受孕。雌激素和孕酮可调节许多种植因子的活性。

（二）胎盘活动因子

胎盘活动因子（PAF）、早孕因子（EPF）、肿瘤生长因子（TGF）、胰岛素样生长因子（IGF）及其他种植促进因子的受体、细胞素和旁分泌因子、生长因子与子宫内膜容受性是由局部生长因子与细胞素调节内膜功能及种植的类固醇激素都是以内分泌和旁分泌的形式促进蛋白质的分泌，促进增殖和分化细胞的功能。一些生长因子对于种植不同阶段具有重要作用。所有这些都通过上皮生长因子受体起作用，调节影响内膜生长和分化的甾体激素的作用。例如，TGFα抗体在体外应用可阻断内膜对 E_2 的反应。内皮生长因子可通过表达在胚胎表面的受体，影响人和小鼠移植前胚胎的发育，包绕囊胚的内膜诱导产生的 HBEGF，在胚胎移植早期起重要的作用。缺乏上皮生长因子受体的小鼠，妊娠中期时会发生死产和胎盘缺陷。在 CF1 中，EGFR 胚胎的内细胞团减少，尽管可以黏附、孵化和侵入蜕膜，却不能更好地发育。

（三）白细胞介素

白细胞介素（IL）是在细胞生长中起重要作用的细胞素，特别是 IL3、IL4、IL6、IL7、IL8、IL11 和 IL12。在细胞滋养层的生成和滋养层与蜕膜的相互关系上都起到重要作用。IL11 是 IL6 细胞素家族的一员，它对红细胞、胃肠道及神经系统有特征性的作用。缺乏 IL11 受体基因的小鼠的表型是正常的，但雌鼠不会生育。这些缺陷并不是胚胎发育的问题，而是子宫内膜异常蜕膜化对胚胎有损害，导致胚胎被吸收。

（四）整合素和钙粘连素

滋养层和蜕膜都可以生成整合素和钙粘连素，它们在胚胎与子宫的黏附中起重要的作用。两种整合素 α4、β1 和 α5、β1 与纤维结合蛋白在腺体和细胞外基质的基底膜水平相互发挥重要作用。细胞通过整合素粘连于子宫基底膜上，整合素与胶原和肝素等相互连接，形成了由纤维结合蛋白和其他蛋白组成的细胞间网络，将细胞相互结合在一起，并导致蜕膜基质中纤维结合蛋白水平的降低。这些结合蛋白与其他免疫球蛋白一起，调节子宫内膜。在子宫内膜不同基质中整合素活性的表达具有区域性的差异。α4 和 β3 整合素亚单位的结合在子宫内膜分泌期容受性最大时共同表达。β3 整合素亚单位尽管于种植期外也可表达，却是种植窗开始的标记。分泌期子宫内膜细胞 α5 和 β3 的出现，在胚胎与母体蜕膜之间相互作用。滋养层与子宫内膜接触时，滋养层分化出许多绒毛。

（五）白细胞抑制因子

白细胞抑制因子（LIF）属于另外一组细胞素。小鼠妊娠第 4 天，子宫内膜 LIF 水平短暂升高，说明 LIF 与种植有关，对于妊娠是很重要的。去除 LIF 基因的小鼠可以产生正常的囊胚，却不能正常植入子宫内膜。LIF 表达是妊娠所必需的。LIF 在子宫内膜中的表达，提示其主要的起效部位是在子宫内膜。去除 LIF 的小鼠即使有激素刺激，也不会出现内膜蜕膜化。以上数据表明母体 LIF 在妊娠第 4 天的表达是内膜识别胚胎所必须的。

（六）自然杀伤样细胞

在增生期子宫内膜中 NK 样细胞的数量很少，但是在分泌期，子宫内膜中 NK 样细胞却大量出现,在胚胎种植时数量达到最多。当子宫内膜转化为蜕膜时,大颗粒淋巴细胞,即 NK 样细胞大量增生,NK 样细胞包括 CD56、CD16 和 CD3 等特殊表型,它们占种植时蜕膜中白细胞总量的 2/3,CD3$^+$T 淋巴细胞占蜕膜白细胞的 20%,其余的白细胞主要由 CD14$^+$ 巨噬细胞构成。NK 样细胞也能产生一些促进生长的细胞素,如 CSF、TGF、GMCSF 和干扰素等。

(七) HLA - G 抗原

胚胎细胞并不表达 HLAI 抗原,然而它确实表达了 HLAG 抗原。HLAG 抗原的抗体研究表明,这种分子对于囊胚是有特异性的。HLAG 与子宫 NK 细胞之间相互作用,通过产生初级的拮抗信号来调节滋养层入侵的全过程,拮抗信号可导致额外的滋养层损伤与溶解。NK 细胞趋向于摧毁外来细胞。当涉及滋养细胞时,HLAG 的存在能够提供足够的 I 型信号而保护它们免受 NK 样细胞的攻击,对于胚胎种植是很重要的。

(八) 表面磷脂

PE、PS 和心磷脂都是由合体细胞产生,并在合体化的过程中起重要作用;如果没有它们,孕体不可能存活。抗磷脂的抗体可影响合体化,并影响胚胎的存活,且这种抗体能导致血液的高凝状态,从而影响绒毛与蜕膜间的血液供应。

(九) 免疫学因素

在妊娠过程中,母体的免疫调节表现为细胞免疫水平低下,而体液免疫水平增强,这种免疫调节的复杂性有可能导致功能异常。

1. **自身免疫性疾病**　女性容易患针对某些细胞或细胞成分的自身免疫性疾病,包括系统性红斑狼疮、肾小球肾炎和自身免疫性关节炎等。在这些患者中观察到有几项可能影响到 IVF 结果的免疫因子,最常见抗磷脂抗体(APA)、抗血小板抗体(ATA)和抗微粒体抗体(AMA)等。

抗心磷脂抗体是最早发现的 APAs 之一,因此备受关注。已知的数据显示,心磷脂存在于细胞线粒体中,因此不太容易形成抗原,这就说明为什么抗心磷脂抗体与其他的 APAs 相比更不容易检测到,而且对滋养层的危害性较少。

狼疮抗凝体代表了非心磷脂 APAs 的聚集体,在诊断的自身免疫状态方面,对两个以上磷脂抗原簇起反应而形成 APAs。APA 浓度很高时,测量狼疮抗凝体是检测 APA 活性的金标准,但是狼疮抗凝体的检测特异性和灵敏度不高,因此无法检测针对特异性磷脂抗原簇所产生一个或两个 APAs 的存在,这在针对非特异性细胞损伤的被动性自体免疫反应中很常见。由此可见,利用狼疮抗凝体来评价不孕患者的免疫状态是不可靠的。因此,需要寻找更特异的方法来检测低浓度的 APAs 和针对特异磷脂抗原簇的自身抗体。前面所提到的 6 种 APAs 存在于 IgA、IgG 和 IgM 中,有证据表明 IgA 相关的 APAs 在病因中的作用不如另外两种抗体相关的 APAs 大。

新的检测 APA 活性的金标准是利用酶联免疫吸附实验(ELISAs),它可以用来检测针对特异性的磷脂抗原簇的低浓度抗体。但是,实验室内和实验室间的标准有所差异。首先,大多数实验室并没有测量足够数量的磷脂抗原簇。其次,标准试剂的缺乏使各实验室不得不自己制造或从其他实验室购买,这也削弱了实验能力。再者,不同实验室是应用不同的数据来判定阳性或阴性结果。

2. 慢性盆腔炎、子宫内膜异位症和慢性肠道疾病　其产生免疫反应。主要的致病自身抗体是 APA 家族。这些抗体在体内对磷脂起反应时生成,存在于细胞内外。特异性和非特异性的损伤过程中,磷脂由脂蛋白状态转化为游离的抗原,并参与特异性的 APAs 的生成。虽然反应性的 APAs 或 APA 抗原决定簇不一定对母体造成损伤,但是,它通过干扰合体化过程,可以损伤滋养层,从而干扰孕卵着床。

3. 器官特异性抗甲状腺抗体　近年来研究发现,有器官特异性抗甲状腺抗体的女性助孕成功率低,常见情况为习惯性流产和治疗后低妊娠率。有证据提示,抗甲状腺抗体阳性可能仅是个别现象,真正的原因可能是 T 细胞和 NK 细胞的活性增强以及由此导致的 TH1 的生成。

三、种植前胚胎的受体表达

生长因子等细胞能够有效作用于移植前胚胎,必须在胚胎细胞上有相应的受体表达。如何证明胚胎细胞上的受体表达技术非常重要。最近反转录 PCR 技术提供了一项高度敏感的方法,可以用来检测单个胚胎细胞上的生长因子,来自胚胎细胞的 cDNA 可用来检测 mRNA 的表达,可用这种方法检测人移植前胚胎 IL6 与 IL6 受体。mRNA 与受体只能在囊胚期进行检测,在囊胚前胚胎对 IL6 不起反应。

四、肝素、阿司匹林和免疫球蛋白改善子宫内膜容受性

1994 年有研究报道患盆腔疾病的妇女,APA 阳性的发病率很高。轻、中度盆腔子宫内膜异位症的患者,其 APA 阳性的发病率为 66%,慢性盆腔粘连患者的发病率约为 53%,而 APA 阳性的发病率在对照组的发病率为 14%。采用肝素 5 000 IU 皮下注射,每天 2 次,并辅以阿司匹林 25 mg,每天 1 次口服。由于女性因素不孕的小于 40 岁的女性,IVF 活产率可以提高到 49%,而未进行治疗的 APA 阳性患者,其活产率比对照组降低 3 倍。

(一) 肝素

肝素的分子量为 4 000,并带有正电荷。因此,它并不能经过母体进入胎儿体内。相对小的剂量(如 5 000 U),每天 2 次注射,考虑到它半衰期较短,不大可能影响到凝血和出血时间,且该药对母亲和胎儿相对安全。从临床角度来看,皮下注射肝素需要检测血小板计数。

肝素可以作用到 APA 上,将磷脂分子上的自身抗体排斥掉。这样在胚胎滋养层发育的早期,肝素就可以保护滋养层不被 APA 破坏。肝素通过保护滋养层的完整性——这可能有助于合体化的出现和促进合体细胞与蜕膜细胞间的相互作用。同样在胎盘形成时,hCG 和甾体激素的出现也起到了免疫抑制的作用,使 APA 活性受到抑制。通过检测 NK 和 CD5＋B 细胞的水平与活性,帮助评价和检测这种抑制作用,并认为在 IVF 失败 3 个周期后再进行

这项治疗是没有必要的。

(二)阿司匹林

由于其抗前列腺素和前列环素的作用,抑制了血小板的凝集,延长了出血时间。阿司匹林可以通过胎盘到达胎儿体内,一百多年来,无数关于它的研究证实了阿司匹林的安全性,该药甚至已成为某些高危妊娠的有效治疗药物。很少有证据说明阿司匹林有致畸性。阿司匹林可以治疗 APA 阳性患者的原因在于它可以阻止血管内凝血,并保护了绒毛蜕膜间隙。由此可见阿司匹林对早期妊娠可能并无保护作用,它通常是在胎盘形成之后而不是形成之前起作用(通常是指妊娠 5 周之后)。笔者曾遇到一位服用阿司匹林过敏、表现皮肤大片红斑的患者。

(三)抗甲状腺抗体阳性

322 位女性不孕的患者,共进行了 521 个周期,当应用肝素和阿司匹林治疗后,观察到有43%的活产率。有些第 1 周期未成功的患者在第 2 周期继续第 1 周期的治疗时,她们的成功率降到了 17%。对于第 2 周期仍未成功的患者,在第 3 周期胚胎移植前 1 周,先静脉给予免疫球蛋白 20 g,单胚的活产率又上升到 41%。

多因素分析研究 IVF 结果表明,APA 类型与 Y 球蛋白亚型间有相关性,结果发现有抗体存在的患者,单用肝素和阿司匹林治疗效果不佳,经过 3~4 个周期仍不能妊娠的 APA 阳性的女性,静脉应用免疫球蛋白,结果获得了 42%的活产率。然而,当同样的方法应用在APA 阴性的患者身上时,却仅获得 19%的活产率。对于 APA 阳性的有 IgG 和 IgM 两种抗磷脂抗体的患者,在胚胎移植前 7 天开始免疫球蛋白的治疗,并应每 4~6 周重复 1 次。在某些情况下,特别是那些自身免疫性甲状腺功能低下的女性,应在 IVF 前 1 个月或更长时间前开始免疫球蛋白的治疗,以便进行卵巢刺激和充分降低 T 细胞和 NK 细胞的活性。对于少数由于同种免疫失败而导致不孕的患者,免疫球蛋白也应该尽早应用。

(四)静脉用免疫球蛋白

免疫球蛋白是一种血制品,应用时的主要风险是患者有可能感染肝炎、艾滋病等传染病。有可能发生过敏反应。在注射之前检测患者的 IgA 水平有助于筛选出那些高度敏感患者。缺乏 IgA 的患者不应注射免疫球蛋白,如必须应用,则应有充分的监护与抢救措施。其他一些轻微的症状,如背痛和一过性发热等有时很常见,但对患者的危害不大。到目前为止,文献报道采用免疫球蛋白治疗了 2 000 多名患者,并未遇到危险的并发症,这也说明免疫球蛋白治疗是相对安全的。

目前,尚不清楚免疫球蛋白是如何发挥免疫抑制作用的,下面两点或许与此有关,即它可能中和自身抗体,其次免疫球蛋白或许能压抑 NK 细胞的活性。

五、地屈孕酮

地屈孕酮片(达芙通)对孕卵着床的作用是通过受体介导方式完成的。孕酮受体广泛分布于全身,如子宫内膜和子宫肌层,卵巢黄体颗粒细胞,卵泡膜颗粒细胞,使子宫内膜转化为分泌期,利于孕卵着床,改善母胎免疫耐受,通过母-胎免疫调节增强妊娠的免疫保护作用,激活淋巴细胞,促进孕妇外周血生成孕酮诱导和封闭因子(progesterone induced blocking factor, PIBF),调节 Th2 型免疫优势,改善反复着床失败患者的妊娠。

| 第六节 | 子宫输卵管异常导致
胚胎种植失败与对策 |

反复胚胎种植失败原因虽然非常复杂,但是,很多患者是能够找到失败的原因,并在纠正这些原因后,成功达到妊娠。在患者 IVF-ET 手术失败后,医生要调出病历,和患者一起坐下来,认真分析临床用药方案是否适合,患者卵巢对促性腺激素的反应,患者有无输卵管积水,子宫内膜有无过薄、过厚、息肉等异常,患者的胚胎质量,实验室内外环境有无异常。诚恳地帮助患者分析失败的原因,在找到明显原因,去除相关不利因素后,让患者建立再次进入 IVF-ET 周期,达到胚胎种植成功的信心,例如改变患者用药方案,进行腹腔镜手术去除积水的输卵管抽芯术,进行宫腔镜检查与治疗子宫内膜息肉,分离子宫腔粘连都是非常重要的。

一、子宫内膜异常导致胚胎种植失败

在进入 IVF 周期前一个月,月经第12天后,临床 B 超监测子宫内膜,观察自然周期子宫内膜的厚度,有助于了解患者子宫内膜过薄或过厚影响受孕。如果应用超声发现子宫内膜厚度<7.5 mm 和(或)内膜缺乏三线征时,内膜反应不良,子宫内膜过薄时可影响胚胎植入,容易发生输卵管妊娠、流产等,IVF 的结局往往不好,补充外源性的雌激素,根据患者具体情况,采用补佳乐 1 mg/次,每日 1~3 次口服,芬吗通 1~2 mg 每日 1 次,阴道放药。50%的患者得到了明显的改善,如果还是很薄,建议在 IVF 周期前进行宫腔镜检查是否有宫腔粘连,如果有粘连,进行分离手术治疗,子宫内膜过厚建议先行子宫腔镜下诊刮,送病理,排除子宫内膜非典型增生。

二、子宫肌瘤

通常子宫肌瘤不会引起不孕,只有当肌瘤改变了子宫腔的形状或者突向于黏膜下时,才能导致不孕。即使是很小的黏膜下肌瘤也会影响基底膜的血供,从而导致子宫腔黏膜变薄。可以通过超声波诊断发现黏膜下肌瘤,在进行 IVF-ET 促排卵前行宫腔镜下剔除黏膜下肌瘤。再进行 IVF 周期促排卵,取卵移植胚胎,增加胚胎着床机会。

患者年龄小于 35 岁,子宫肌瘤大于 5 cm 或有多发子宫肌瘤,会影响胚胎着床及受孕。建议患者先行腹腔镜下或开腹行子宫肌瘤剔除术,术后避孕 1~2 年,再行 IVF-ET 助孕,防止足月妊娠时子宫破裂。

患者年龄大于 35 岁,子宫肌瘤小于 5 cm 或有多发性小子宫肌瘤,建议患者根据卵巢功能选择达菲林长方案或者短方案促排卵,取卵后,根据肌瘤没有明显长大,进行新鲜周期胚胎移植。如果在应用促排卵药物后子宫肌瘤明显长大,进行全部胚胎冷冻保存,应用超长方案长效达菲林 3.75 mg,肌注,28 天后肌注 3.75 mg 达菲林,28 天后再注射 3.75 mg 达菲林。观察子宫肌瘤缩小即可采用激素替代周期冻融胚胎移植。如果应用超长方案肌瘤未见缩小,建议行腹腔镜下或开腹行子宫肌瘤剔除术,术后避孕 1～2 年,再行冻融胚胎移植。

三、子宫腔粘连

1957 年,Asherman 首先提出子宫腔粘连是不孕的主要原因之一。1988 年,Sieglar 和 Valle 曾报道宫腔粘连治疗后,会明显提高妊娠率和活产率。在应用宫腔镜诊断宫腔粘连和应用子宫输卵管造影诊断宫腔粘连进行比较研究,证实了子宫输卵管造影在诊断子宫腔粘连方面漏诊率很高,而宫腔镜在诊断和治疗子宫腔粘连方面是一种非常可靠方法。对于宫腔粘连引起的不孕,由于 IVF 的代价大(包括经济、身体和精神),建议先采用宫腔镜进行宫腔粘连分离术,带环防止粘连,给予戊酸雌二醇利于内膜发育。经过预治疗后再进入 IVF 周期。

四、输卵管积水

严重的输卵管积水明显影响 IVF - ET 的成功率,输卵管积水在促排卵后,输卵管开口松弛,积水炎性液体会返流入宫腔内,冲刷胚胎,干扰胚胎定位,着床。输卵管积水炎性液体内具有明显细胞毒性,以及前列腺素和其他化合物可有直接胚胎毒性,从而对子宫内膜产生毒性,引起子宫内膜发生组织学变化,缺乏粘着分子(整合素)影响胚胎着床。B 超下见双侧输卵管大积水可以明显影响胚胎种植率,降低临床妊娠率,增加早期流产率。

(一)双侧输卵管积水切除输卵管术

年龄在 39 岁以下,子宫输卵管造影或者腹腔镜检查证明双侧或单侧输卵管大积水患者,建议在 IVF - ET 术前行双侧输卵管手术,近年来国内有患者采用输卵管近端结扎、远端造口术或输卵管抽芯术治疗输卵管积水,而不是采用双侧输卵管切除术。目的是预防因双侧输卵管切除导致卵巢血运减少,影响卵巢发育卵泡功能。

(二)输卵管积水穿刺术

本中心也采用经阴道 B 超引导下输卵管积水穿刺术,抽吸积水。常规外阴、阴道消毒后,在阴道 B 超引导下,采用 17G 穿刺针刺入积水的输卵管,抽吸积水,至 B 超下无积水暗区。取出穿刺针,检查阴道有无出血,如有出血,用干纱布压迫即可止血。术后输液 0.9% 生理盐水 250 ml,加头孢拉定 3 g,每日 1 次,连用 2～3 天。

(三)中药治疗输卵管积水

中药治疗输卵管积水方剂:熟地黄 12 g,地黄 12 g,白术 12 g,白芍 15 g,丹参 30 g,枸杞子 15 g,麦冬 12 g,当归 9 g,姜竹茹 12 g,大血藤 30 g,薏苡仁 15 g,龙葵 15 g,郁金 9 g,川牛膝 9 g,白花蛇草 30 g,茯苓 12 g,蒲公英 30 g,绵草薢 15 g,每日 1 副,水煎服。连服 7 天,休息 3 天,再应服 7 天,通常应服中药 14～21 天。

第二军医大学上海长海医院生殖中心采用输卵管积水穿刺术加中药治疗输卵管积水,临床效果很好,分析 2010.1～2012.1 输卵管积水患者应用输卵管积水穿刺术加中药与输卵管切除术后 IVF-ET 结局比较见表 7-2。如果经过上述处理,患者双侧输卵管大积水,没有改善,建议在 IVF-ET 术前行双侧输卵管近端结扎、远端造口术,但是,仍有可能大的积水复发。近年来采用输卵管抽芯术,减少输卵管内膜继续产生积水,又能够预防因双侧输卵管切除导致卵巢血运减少,影响卵巢 IVF 促排卵时卵泡发育,效果很好。

表 7-2　输卵管积水穿刺术加中药与输卵管切除术后患者 IVF-ET 结局比较(2010.1～2012.1)

不孕输卵管积水治疗	总例数	年　龄	不孕年限	穿刺卵泡数	获卵数	获卵率	卵裂数	可移植胚胎数	临床妊娠率
输卵管积水穿刺+中药	148	31	5.19	9.08	8.52	93.81%	5.63	3.44	31.25%
输卵管切除术后	132	32.6	4.56	8.8	8.02	91.14%	5.67	3.79	35.61%
输卵管阻塞	158	33.3	5.02	9.16	8.68	94.76%	6.77	5.48	46.15%

五、子宫腔积液

在促排卵过程中,由于雌激素水平升高,导致子宫内膜腺体分泌增强,出现子宫颈管与子宫腔积液,B 超下见到子宫腔分离。可以采用人工授精导管连接 1 ml 注射器,轻轻缓慢抽吸,可以吸出黏液。避免采用过大压力,引起内膜出血,影响胚胎着床。如果在移植日仍有黏液,放弃新鲜周期移植,等待冻融胚胎移植。

六、临床促排卵用药方案

患者胚胎种植率除明显与子宫内膜有关外,与胚胎质量也密切相关,胚胎质量好,着床率高,妊娠率高。患者应用促性腺激素后,对促排卵方案反应异常,常影响患者获卵率、受精率和卵裂率,甚至种植率。反应过高,卵泡多,过度刺激,子宫内膜水肿也影响着床率。因此,如果出现 OHSS 症状可以新鲜周期不移植,胚胎冷冻保存,等待冻融胚胎移植。

患者对促性腺激素反应过低,例如患者采用长方案降调节后,降调过深,卵泡发育少,质量差。改用 GnRH 拮抗剂方案或达必佳短方案后,改善卵巢对 Gn 反应,患者获卵数明显增多,卵子质量和胚胎质量明显好转,胚胎种植率、妊娠率得到提高。

采用 GnRH 拮抗剂方案失败,可以改用长方案或用改良超长方案,降调降低 LH 水平,卵泡发育同步化,子宫内膜得到改善,提高卵子质量和胚胎质量,患者胚胎种植率、妊娠率提高。

（张慧琴）

第八章
体外受精与胚胎移植
（实验室部分）

人类辅助生殖技术以"试管婴儿"这一形象的通俗称呼而闻名于世,其起源就是实验室中对精子和卵子的体外受精操作。实验室的常规操作包括精液处理、卵母细胞的收集、体外受精、胚胎培养、胚胎评分与移植、胚胎与配子的冷冻保存与复苏等。

第一节　精　液　处　理

男性提供配子(即精子)用于体外受精,步骤相对简单,多数通过手淫方法收集精液,处理后获得足够数量的活动精子即可。精液质量在不同个体间及同一个体的不同时间都有较大差异,即使是正常的精液样本,也包含了50%左右的不活动精子和大量的畸形精子,这些精子是不能使卵子正常受精的。并且,精浆中含有抑制精子获能和卵子受精的物质,因此必须对精液进行处理,去除精浆并分离出活动的、形态正常的精子,才能用于体外受精。

一、精液收集

收集精液前,患者应禁欲3~7天。取精多在取卵手术前1 h左右进行。患者用清水清洗外阴和双手,擦干,以手淫方法将精液排入无菌、无毒的专用取精杯中,盖严后立即送入实验室。遇有取精困难的患者,应安抚其情绪,在取精室内辅以一定的图像刺激,必要时可请其妻子配合取精。如必须以同房方式取精,则须配以取精专用避孕套,要求无毒、无润滑剂、无杀精作用。

实验室收到留取的精液后,应立即加入1~2 ml含人血清白蛋白(HSA)的培养液,白蛋白可与抗精子抗体结合,减少精子凝集;同时培养液可稀释精液,降低其黏稠度,有利于后续的精液处理。

将收集的精液置于室温30 min,待其自然液化后进行精液常规分析,做好详细记录,根据精子用途选择不同的处理方法。

二、常规精子制备

最早的精子分离制备方法是以培养液反复离心清洗精液来获得活动精子,但这种方法会对精子造成氧自由基的损伤,所以现在已不再使用。目前常用的精子制备方法有上游法和密度梯度离心法等。IVF 通常选用密度梯度离心法,ICSI 可以选用上游法,也可以选用密度梯度离心法来处理精液。

(一)上游法

● 待精液液化后,在标记好患者姓名的 5 ml 小试管底部加入 1 ml 的精液,然后在精液上层轻轻加入 2 ml 培养液。对于液化不良的精液,可以向精液样本杯中加入 2～3 倍精液体积的培养液,并用力混匀。放置数分钟后,取上清液作为液化精液进行上游处理。

● 把上游的精液样本在 37℃培养箱内培养 45～60 min,使活动精子游入上层培养液。

可以竖直放置小试管,也可以 45 度角放置,以增加活动精子的回收数量。上游时间不宜过长,否则由于重力作用,反而会减少活动精子的含量。

● 小心拿出小试管,收取上层培养液,注意不要取到精浆成分。把含有活动精子的培养液与 2～3 ml 培养液混合,以 300 g 离心 5～10 min。对于活动精子极少的样本,可以把离心力提高到 1 800 g,以尽可能回收精子。即使密度低至 10 000 个/ml 的精液样本,也可以通过上游法获得足够数量的活动精子用于 ICSI 操作。

● 去除上清液,用 0.5 ml 左右的培养液重悬沉淀。

● 对处理后的精子悬液进行计数和活动力分析后,放入 37℃培养箱内备用。

(二)密度梯度离心法

在密度梯度离心中单一样品组分的分离是借助于混合样品穿过密度梯度层的沉降或上浮来达到的。梯度液的密度随着离心半径的增大而增加。混合样品铺在梯度液的上部,在离心过程中,由于不同组分在梯度液中沉降速率的差别,而在离心的某一时刻形成了数个"区带"。精液中的活动精子与不活动精子、畸形精子、白细胞及其他细胞成分之间在运动能力和浮力方面有明显不同,对精液进行密度梯度离心,可使精液中的各种成分停留在各自的浮力区带中,从而达到分离回收正常活动精子的目的。

以密度梯度离心法处理精液样本的优点是处理时间较短,一般 20 分钟之内即可完成;异常精子、不活动精子、细胞碎片及精浆成分去除较为干净;活动精子的回收率高于上游法;能够较好地去除精浆中的病毒等感染因素。不过,密度梯度离心法处理后的精子样本,正常形态率和前向活动率低于上游法。对于指标较好的精液样本,可以联合使用两种处理方法,即先经过密度梯度离心,再进行上游,以综合两者优点,获得更理想的精子样本用于体外受精。

目前常用的梯度离心液是硅烷包被的胶体硅颗粒形成的不同浓度和密度的液体,一般使用 40％和 80％两个密度梯度。常见的密度梯度离心液品牌有 Puresperm (Nidacon Laboratories, Sweden)、Isolate (Irvine Science, USA)、PureCeption (Sage Biopharma,

USA)、SpermGrad（Vitrolife，Sweden）、SupraSperm（Medicult，Denmark）、Sil-Select (Fertipro, Belgium)、Sydney IVF density gradient media(COOK，Australia)等。

密度梯度离心法操作步骤如下。

● 在 15 ml 的无菌锥形离心管底部先加入 1 ml 的下层梯度离心液(80%)，然后在上面缓慢加入 1 ml 上层梯度离心液(40%)，两层离心液之间形成明显的分界。在不加搅动的情况下，这种分界可以在 1 h 内保持稳定。

● 小心吸取 1～2 ml 精液样本加到梯度离心液上面，注意精液样本不可加入过多，以免精液中的不活动精子和细胞碎片等成分通过密度梯度层。对于严重少精症的精液样本，为了提高精子回收率，可先将精液样本以培养液洗涤离心，再进行密度梯度离心处理。

● 以 300～600 g 的速度离心 10～20 min。随着离心力和离心时间的增加，活动精子回收率也会增加，但同时也会增加不活动精子的回收率。

● 离心后试管底部的沉淀中包含了大部分活动精子，精浆留在梯度离心液的上面，细胞碎片和不活动精子留在两层梯度离心液之间。小心去除所有上清液，仅留底部沉淀约 0.3 ml。

● 换用干净的巴斯德吸管，以最少量的培养液重悬沉淀，并转移到一个已加入 3～5 ml 培养液的新离心管中，混匀。注意吸取沉淀悬液时，避免碰触离心管壁，以免带入精浆成分或碎片。

● 以 300～600 g 的速度离心 5～8 min。对于活动精子极少的样本，可以把离心力提高到 1 800 g，以尽可能回收精子。

● 去除上清液，用 0.5 ml 左右的培养液重悬沉淀。

● 对处理后的精子悬液进行计数和活动力分析后，放入 37℃培养箱内备用。

（三）高速离心洗涤法

用于处理精子密度和活力均极低的精液样本，可直接离心，亦可用新鲜培养液洗涤后离心。以 1 800 g 离心 5 min，弃上清，用 1 ml 新鲜培养液悬浮沉淀，再以 200 g 离心 5 min，弃上清，以 100～200 μl 的培养液悬浮沉淀。使用此法处理的精子仅用于 ICSI 操作。由于精液样本中的不活动精子及细胞碎片等都随离心过程与活动精子混杂在一起，所以增加了 ICSI 的难度。但由于精子密度过低，密度梯度离心法很难成功回收精子。

对精液样本的其他处理方式还有沉淀上游法、矿物油下分层沉淀法等，其共同的缺点是没有经过选择性的离心，活动精子暴露在死精和白细胞等成分产生的过氧化物中，因此不适用于 IVF。

三、特殊精子制备

（一）手术获得的精子样本处理

通过外科手术方式可以从男性生殖道获得精子或伸长的精子细胞，用于 ICSI 受精。附睾的精子可以通过显微外科附睾精子抽吸术（microsurgical epididymal sperm aspiration，

MESA)或经皮附睾精子抽吸术(percutaneous epididymal sperm aspiration, PESA)来获取，睾丸组织则通过开放性的活检——睾丸精子抽取术(testicular sperm extraction, TESE)或经皮细针抽吸——睾丸精子抽吸术(testicular sperm aspiration, TESA)来获取。

MESA/PESA 精子样本的处理如下。

- 在小培养皿中加入预热的培养液。
- 把抽出物移入小培养皿的培养液中。
- 根据精子样本的浓度、活动率和碎片数量等,可以直接用于 ICSI,也可以进行洗涤离心处理或者梯度离心处理。
- 处理后的精子样本可进行孵育,以获得更好的活动力。
- 可以在 37℃、5% CO_2 条件下孵育 24 h,或当天使用。
- 如果精子数量较多,可以考虑冷冻部分精子,以备将来使用。

TESE/TESA 精子样本的处理如下。

- 在小培养皿中加入预热的培养液。
- 把睾丸组织移入小培养皿的培养液中。
- 用无菌细针撕碎曲细精管。
- 根据精子样本的浓度、活动率和碎片数量等,可以直接用于 ICSI,也可以进行洗涤离心处理或者梯度离心处理。
- 处理后的精子样本可进行孵育,以获得更好的活动力。
- 可以在 37℃、5% CO_2 条件下孵育 24 h,或当天使用。
- 如果精子数量较多,可以考虑冷冻部分精子,以备将来使用。

（二）不活动精子样本处理

在某些病例中,其精液样本中没有活动精子,但通过 ICSI 操作仍可获得受精,只是受精率很低。此时,应尽可能挑选存活的精子(尽管并不具备活动能力)进行显微注射,有助于提高受精率。己酮可可碱(pentoxifylline, POF)对精子有激活作用,可以显著提高精子的活动力和运动速度。存活精子接受刺激后获得活动能力,更易从静止的背景中识别出来,故己酮可可碱应作为挑选存活精子的首选方法。低渗培养液则通过测试精子细胞膜的完整性来甄别存活的精子,与精子激活剂联合使用,可以更好地识别存活精子。低渗培养液不适用于精子浓度过高或碎片过多的情况。

1. 己酮可可碱的使用
- 以未添加蛋白的 HEPES 培养液溶解 POF,准备 10×POF 贮存液。
- 以 0.2 μm 过滤器过滤灭菌,储存在 4℃。
- 使用时,以 9 倍体积的精子悬液与 1 倍体积的 10×POF 贮存液混合,POF 终浓度为 1 mg/ml(3.6 mmol)。
- 在 POF 的作用下,存活精子将在 10 min 内获得缓慢的活动能力。
- 把活动精子转移到不含 POF 的培养液中,并以显微注射针反复清洗精子。

- 制动选定的精子,并进行常规 ICSI 操作。
- 应尽快挑选活动精子,以免处理后的精子逐渐失去活力(不应超过 3 h)。

2. **低渗培养液的使用**

- 把 HEPES 培养液以超纯水按 1:1 或 1:2 稀释为 100~150 mOsm/kg 的低渗培养液。
- 以 0.2 μm 过滤器过滤灭菌,储存在 4℃。
- 在显微注射皿的操作液滴旁边加一滴低渗培养液。
- 用显微注射针把精子移入低渗培养液滴中。
- 细胞膜完整的不活动精子在接触低渗培养液后,尾部会迅速卷曲。
- 把筛选出来的存活精子移入渗透压正常的培养液滴中,并进行短时间平衡。
- 以渗透压正常的培养液反复清洗精子和显微注射针。
- 制动选定的精子,并进行常规 ICSI 操作。

(三) HIV 感染患者的精液样本处理

抗逆转录病毒药物的治疗已显著提高 HIV 感染患者的预后和生存期。对于丈夫感染 HIV 病毒,而妻子并未感染的夫妻,可以通过适当的医疗措施和辅助生殖技术,帮助他们完成以自己的配子获得后代的愿望,同时尽可能减少母、子感染 HIV 病毒的可能性。

通常建议使用抗逆转录病毒药物进行治疗,以减少病毒拷贝,然后检测精液样本中残余 HIV 病毒的 RNA 和 DNA 含量。通常需要先对精液样本进行冷冻保存,以待检测完成。如果精液样本中已不能检测到病毒拷贝,则可复苏冷冻保存的精液样本,然后以梯度离心的方法进行处理,来获得活动精子。根据活动精子的数量和质量,可用于 IUI、IVF 或 ICSI。

(孙 磊)

第二节 卵母细胞收集及其形态

雌性配子(即卵子)的质量,对于胚胎发育潜能的作用是决定性的。卵子质量不仅由细胞核与核糖体基因组来决定,还要受到卵巢和卵泡微环境的影响。辅助生殖技术通常使用卵巢刺激方案,在激素刺激的作用下,可同时成熟多个卵子,但质量也会随之下降。

在光学显微镜下观察到的卵子形态通常可以反映出卵子质量的高低,从而作为一种发育潜能的选择指标。卵子形态首先要看卵-冠-丘形态,成熟卵母细胞的卵冠丘由于分泌大量透明质酸而呈现为扩张的黏液状形态,形似蓬松的云朵。去除卵冠丘细胞后,可以更准确地判断卵子的成熟度。第一极体的出现通常是卵子核成熟的标志,尽管少数尚未成熟的卵子也会排出第一极体。只有出现了减数分裂纺锤体和第一极体的卵子,才是真正成熟的第二次减数分裂中期卵子。

核成熟本身尚不足以决定卵子的质量,同步化的胞质成熟同样必不可少。一个理想的人类成熟卵子,应该有形态正常的胞质,单个极体,适中的透明带(zona pellucida, ZP)厚度,以及适中的卵周隙(perivitelline space, PVS)。但是,促排卵后获得的大多数卵子都会表现出这样或那样的异常,即使是来自生育力正常的女性的卵子也是如此。目前已证实与发育潜能或基因异常明确相关的卵子形态指标主要有两个,一是卵子胞质中的滑面内质网(smooth endoplasmic reticulum, SER)的聚集,此类卵子即使受精,所形成的胚胎质量也较差,种植率明显降低;二是巨卵,即直径明显大于正常卵子,往往包含了一套额外的染色体,不能用于体外受精。

下文将介绍收集卵母细胞的流程及其形态描述。

一、卵母细胞收集前的准备

胚胎学家应熟悉患者的病历,了解患者的妊娠、生育史及以前的助孕治疗情况,包括卵子的质量数量,受精情况,胚胎质量等,以决定当前治疗周期采取的授精方式和改进措施。了解患者当前治疗周期的情况,如卵泡数量,内膜情况,是否有 OHSS 倾向,是否考虑全胚冷冻等。同时,应仔细查看患者(包括妻子与丈夫)的各项感染学指标,如有阳性指标,应注意单独培养与冷冻保存,避免交叉污染。

取卵前一天,配制好取卵、授精、精子处理等所需的培养液,放入 37℃、5%CO_2的培养箱内平衡。卵子对于温度降低非常敏感,温度的轻微、短暂降低也会导致卵子纺锤体不可逆的损伤,因此,必须密切注意卵子体外操作时的温度。取卵前,确认恒温台、恒温试管架均已预热至 37℃。核对患者姓名及培养皿的标志。

二、卵母细胞的收集流程

取卵手术室与胚胎培养室之间应以传递窗相连,临床医生在 B 超指引下通过负压吸引抽吸卵泡液,并尽快放入传递窗。胚胎学家把卵泡液倒入预热的无菌培养皿,在解剖显微镜下寻找卵-冠-丘复合物(oocyte corona cumulus complex, OCCC),形状为半透明的云雾状团块,中央可见卵子。可使用 60 mm 培养皿(Falcon 353002)找卵,一次可倒入 8~10 ml 左右的卵泡液,其大小与解剖显微镜的最大视野接近,不易遗漏卵子。找到 OCCC 后,应在培养液中洗涤,尽量去除周围的红细胞,必要时可用 1 ml 注射器的针头(25G)轻柔去除紧密结合的红细胞或血块。找卵过程应尽量迅速,以免引起培养液温度、渗透压和 pH 值的变化,同时缩短显微镜强光对卵子的照射时间,避免卵母细胞受到非生理条件的损伤。

三、卵母细胞的成熟度评估

收集卵母细胞的同时,应对其成熟度进行评估。根据 OCCC 的形态,可以分为 4 级。

I 级:卵细胞呈深色,放射冠完全没有分散开,颗粒细胞紧密排列在一起,颗粒细胞团很小。这类卵子通常为不成熟卵子(见图 8-1)。

II 级:卵细胞外观颜色变浅,放射冠呈不同程度的分散;颗粒细胞排列变稀松,颜色变浅。这类卵子通常为接近成熟的卵子(图 8-2)。

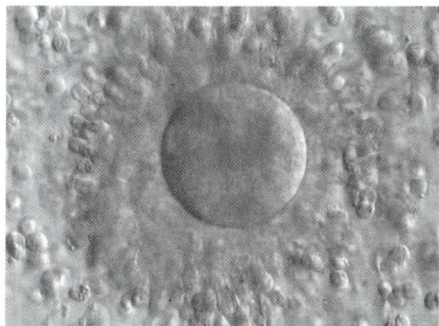

图 8-1 不成熟卵子

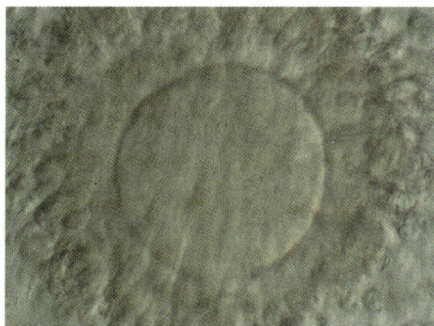

图 8-2 接近成熟的卵子

Ⅲ级：卵细胞外观颜色很淡,形状为规则的圆形;放射冠完全分散;颗粒细胞团通常较大,排列稀松,颜色很淡。这类卵子通常为成熟的卵子(见图 8-3)。

Ⅳ级：卵细胞颜色变深,放射冠分散,外周的颗粒细胞团很小或缺失。这类卵子通常为过熟的卵子(见图 8-4)。

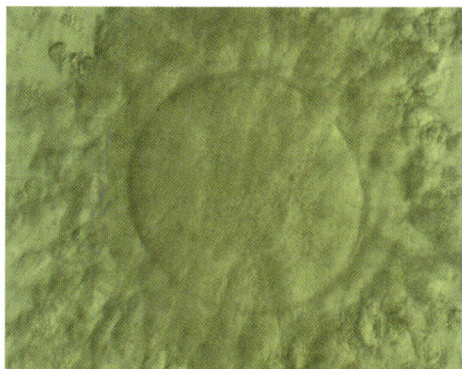

图 8-3 成熟卵子

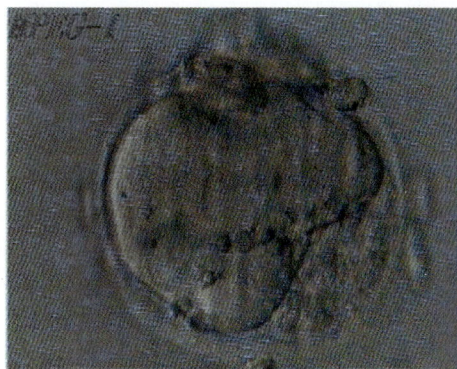

图 8-4 过熟老化的卵子(胞浆成不规则皱缩,卵周间隙有沉淀物,透明带极薄)

更为直观和准确的方法是对去除颗粒细胞后的卵母细胞直接评级,但这通常只有在 ICSI 前或 IVF 后去除颗粒细胞才能进行。成熟的卵母细胞已完成第一次减数分裂,释放出第一极体,进入第二次减数分裂中期,即 MⅡ期卵子(见图 8-5)。其对应的 OCCC 表现为放射冠扩大、分散、呈放射状,卵丘细胞也同样扩大,细胞间空隙多,形成疏松黏稠的细胞群,一般记为Ⅲ级。未成熟卵母细胞又分为两个阶段,一种处于第一次减数分裂前期,卵子胞浆内有明显的球

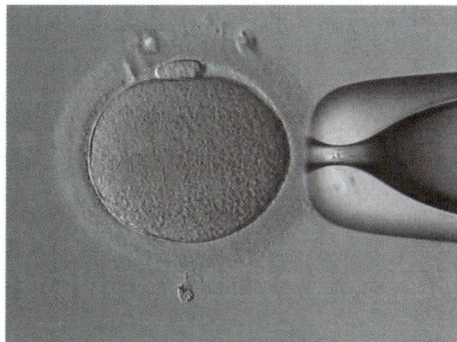

图 8-5 MⅡ期卵子

形核,即生发泡(germinal vesicle,GV)结构,生发泡有核膜,内有核仁,即 GV 卵(见图 8-6);另一种处于第一次减数分裂中期,卵母细胞的核仁和核膜消失,但尚未排出第一极体,即 MI 卵(见图 8-6)。未成熟卵母细胞对应的 OCCC 一般记为 I 级或 II 级。有时也会取到过熟或闭锁的卵母细胞,表现为胞浆退化、卵丘细胞很少或缺失等,这种 OCCC 可记为 IV 级。

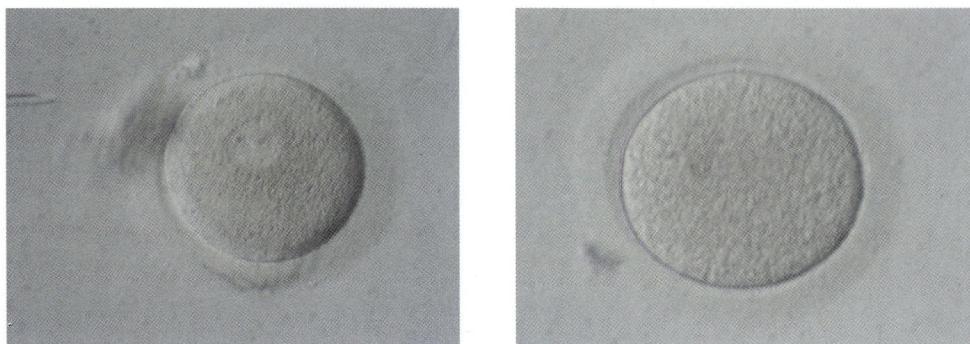

图 8-6　1 个 GV 卵子,1 个 MI 卵子

对卵母细胞进行成熟度评估,有利于把握卵子质量,预判受精情况和胚胎质量。如果未成熟卵子的比率过高,应延长授精前培养的时间。

四、卵母细胞的形态

(一) 卵母细胞的直径与形状

正常人类卵子的直径约为 150 μm 左右,直径的微小差异并不影响受精和胚胎发育。但直径明显增大,达到 200 μm 左右的巨卵,则通常是减数分裂前核物质倍增,而胞质未能正常分裂造成的染色体倍数不正常,不能用于体外受精。偶尔在 GV 期卵子中可以观察到两个生发泡,这可以解释巨卵的由来。在一次促排卵得到的卵子中有 1、2 个巨卵,并不影响该次周期的妊娠结局,但这种巨卵不能用于体外受精或移植。

卵子的形状可以千奇百怪。较常见的是卵子伸长或变为椭圆形(见图 8-7)。卵子形态异常是常见现象,这种卵子也可以受精,并产生健康婴儿。不过,当卵子及透明带是明显的

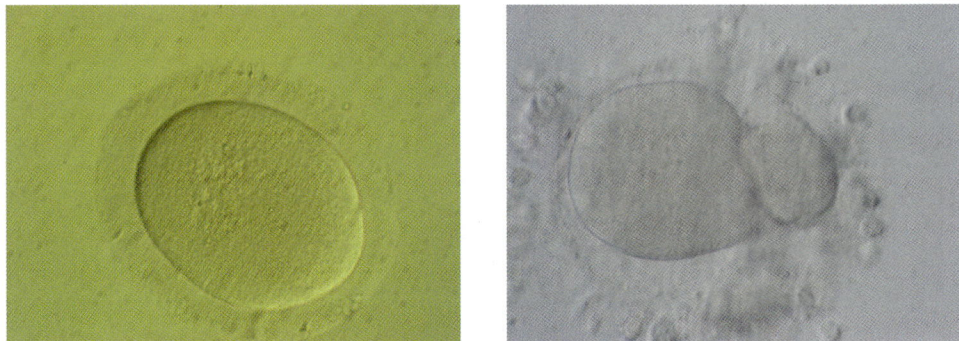

图 8-7　变形的卵子

椭圆形时,受精第二天的胚胎中,卵裂球多数呈平面排列,而不是四面体排列,之后的发育也较为迟缓。

偶尔也可以从一个卵泡中找到两个卵子。这两个卵子各自有透明带包裹,但中间的透明带通常是相连的(见图8-8)。这种卵子可以解释异卵双胎现象。在体外受精过程中,这种相连的卵子往往成熟度不同步或不能同步受精,目前尚无成功妊娠的报道。

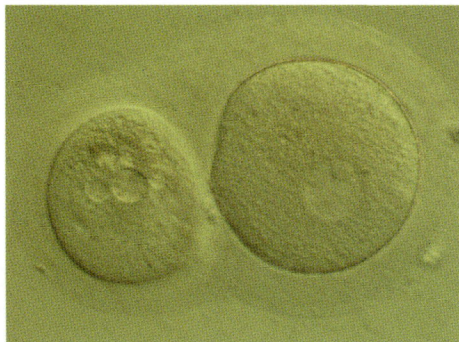

图8-8　透明带相连的卵子

(二) 胞质

正常的发育良好的成熟卵子胞质从形态学上看,细胞质颗粒均匀光滑,没有空泡,没有粗的黑色颗粒,无固缩,颜色很淡。

在体外受精过程中经常可以看到胞质形态异常的卵母细胞。根据目前文献报道,轻度的胞质形态异常可能仅表示正常的变异,而不会明显影响发育潜能。

成熟卵子最重要的胞质异常是滑面内质网(SER)簇的出现。SER簇在相差显微镜下表现为透明的空泡样结构(见图8-9)。已有证据表明,以出现SER簇的卵子进行体外受精,胚胎会形成严重而显著的异常,因此,一旦在显微注射时发现这种卵子,必须丢弃,不能注射,同时要特别仔细检查其他卵子是否也有类似现象。

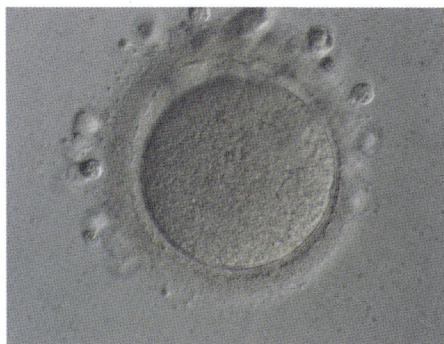

图8-9　卵子胞浆内见多个大小不等的空泡,最下面的卵子胞浆呈弹坑样凹陷

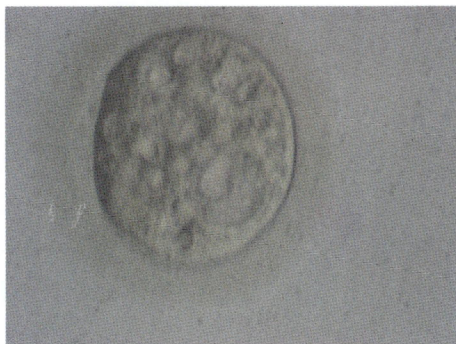

图8-10　胞质中出现空泡的卵母细胞

胞质空泡是一种液体填充的结构,与SER簇易区分(见图8-10)。直径$5 \sim 10 \mu m$的小空泡一般不会影响后续发育,但直径超过$14 \mu m$的大空泡会造成受精失败。卵子受精后仍然存在的空泡会干扰分裂平面,导致囊胚形成率降低。

(三) 透明带

正常的卵母细胞透明带光滑,厚薄适中,无锯齿样改变,颜色发淡,且无缺失。

卵母细胞外围有一层包被物质,成分主要是糖蛋白,称为透明带(zona pellucida, ZP),

其作用是保护卵子,阻止异种精子进入,对早期胚胎也有机械性的保护作用。卵子透明带常见的差异表现为厚度上的差异。正常的人类卵子透明带厚度通常为 $15\ \mu m$ 左右,超过$20\ \mu m$的透明带可能影响胚胎孵出,需要辅助孵化(见图 8 - 11)。

有时也可见到透明带下形成空间,这可能是透明带内层的重复或撕裂造成的。

透明带极薄的异常卵子,有部分颗粒细胞进入卵周间隙(见图 8 - 12)。

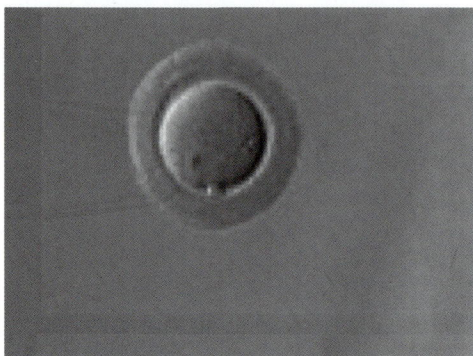

图 8 - 11　厚而致密的透明带

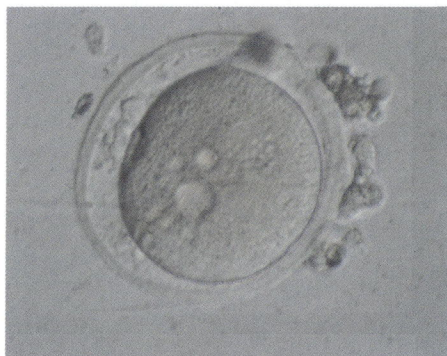

图 8 - 12　透明带极薄的异常卵子,有部分
颗粒细胞进入卵周间隙

(四) 卵周隙(Perivitelline Space,PVS)

正常的卵周隙应大小适中,无异物。卵周隙过大往往会降低受精率,影响胚胎质量。卵周隙的增大可能是卵子过熟,相对于透明带明显皱缩,导致卵子和周围透明带之间的空隙增大(见图 8 - 13)。卵周隙增大的另一个可能原因是卵子排出第一极体时,带走了过多的胞质,形成增大的第一极体和卵周隙(见图 8 - 14)。

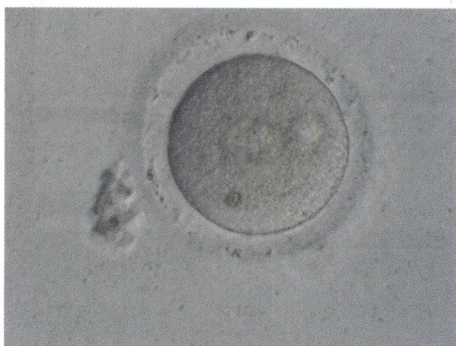

图 8 - 13　卵周隙增大,胞质颗粒化

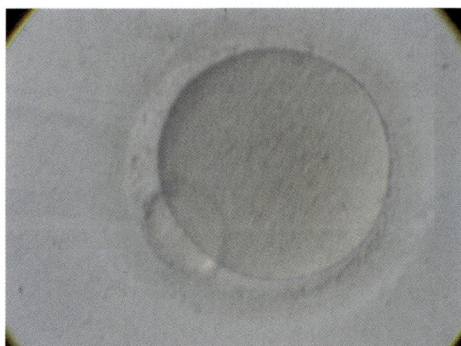

图 8 - 14　巨大的第一极体,卵周隙增大

(五) 极体

正常第一极体形态为圆或椭圆,大小适中,表面光滑,颜色发淡,无碎片化。通常可以根据第一极体的形态来估判卵子排出的时间,因为极体会随着时间延长而碎片化。极体大小正常而完整的卵子,受精后囊胚形成率高,种植率和妊娠率也随之增高。仅根据第一极体的

形态,还不能准确判断妊娠结局。不过,第一极体明显增大的卵子(见图8-15),预后不良。这种卵子形成的胚胎,更容易出现多核化。

有时会在卵周隙中观察到许多粗颗粒,很难与碎片化的极体相区分(见图8-16)。这种卵子的受精率、卵裂率及胚胎质量基本不受影响,但是种植率降低。

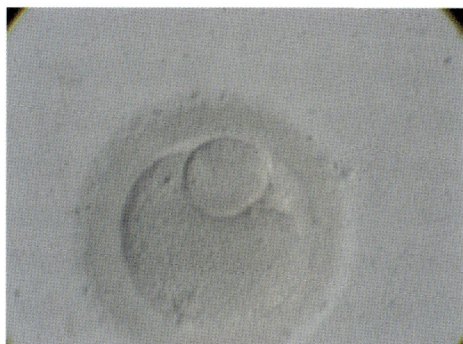

图8-15 巨大的第一极体

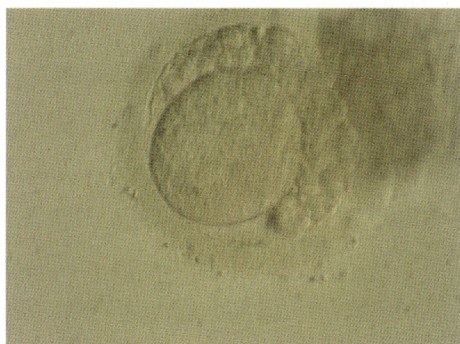

图8-16 碎片化极体

五、卵母细胞授精前的培养

由于使用药物进行促排卵,卵泡的大小和卵母细胞的成熟并不同步,因此取卵后应做适当的前培养,以便卵母细胞完成最后的成熟过程。尽管对于成熟的卵子来说,卵泡抽吸后可以立即授精,并不影响其受精率和后续发育,但为了同步化,给未成熟卵子进一步成熟的机会,通常将卵母细胞孵育3～6 h后授精。

(孙　磊　松　迪)

第三节　体外受精

对于常规的体外受精(in vitro fertilization, IVF)来说,在精子畸形率、活动力基本正常的前提下,主要需要调整的指标是授精的精子浓度,通常控制在每个卵子15 000～25 000条精子,或每毫升100 000～300 000条精子。精子密度过低,会降低受精率;精子密度过高,可能使多精受精率升高,并且高浓度精子产生的氧自由基和其他代谢产物,不利于胚胎的发育。常用的授精方式主要有微滴法和四孔板法。

一、微滴法

● 在35 mm培养皿(如Falcon 353001)中做微滴,每个微滴体积30～50 µl,覆盖平衡好的矿物油。

- 每个微滴中加入一个卵母细胞。应提前去除卵母细胞周围的水泡、大块的颗粒细胞及血凝块,以免影响受精。
- 对处理好的精子悬液进行计数,按每个卵母细胞 15 000～25 000 条活动精子的比例将精子加入微滴。
- 准备新的 35 mm 培养皿,做好体积 25 μl 左右的微滴,覆盖平衡好的矿物油,以备培养第 2 天合子。

二、四孔板法

- 在四孔板的各个孔内加入 1 ml 授精培养液。每孔可加 3～5 个卵母细胞。
- 对处理好的精子悬液进行计数,按每孔 100 000～300 000 条活动精子的数量将精子加入 1 ml 授精培养液。
- 准备新的 35 mm 培养皿,做好体积 25 μl 左右的微滴,覆盖平衡好的矿物油,以备培养第 2 天的合子。

传统的精卵孵育时间一般是 16～18 h(隔夜授精),但现在更提倡精卵孵育 3～5 h 的短时授精。与隔夜授精相比,短时授精的受精率、异常受精率、卵裂率和优质胚胎率等相似,而在胚胎植入率、临床妊娠率方面有增高的趋势,流产率则有降低的趋势。在自然条件下,最终进入输卵管壶腹部与卵子相遇的精子只有几十条至数百条,而体外受精为了获得理想结果,每个卵子周围的精子多达数万条。卵子与高密度精子长时间作用,精子和颗粒细胞的代谢产物堆积,会对卵子的代谢产生不利影响,并加速透明带的硬化,影响胚胎的发育和植入,因此,短时授精可能较为有利。同时也应注意,精卵孵育时间过短(如少于 2 h)会明显降低受精率,并且在孵育 3 h 之内剥除颗粒细胞可能造成异常受精率增高,因此应控制短时授精的时间在 3～5 h 左右,并在授精后 6 h 以上再剥除颗粒细胞为宜。

(孙 磊)

第四节 胚胎体外培养

毫无疑问,胚胎培养是实验室的核心工作,也是获得良好胚胎以供移植的最重要环节。尽管人类胚胎可在较宽泛的条件下生长发育,但是非最适的培养条件会损害胚胎的发育潜能。成功的胚胎培养必须有合适的培养液,优化的培养系统,规范的操作流程,才能获得发育良好的胚胎。

一、胚胎发育的营养需求

人类胚胎在输卵管壶腹部受精,随后受到输卵管蠕动和纤毛摆动的作用,向子宫方向移行,最后进入子宫,植入内膜。在这一过程中,胚胎的营养需求不断变化。卵子与原核期合子氧消耗低,优先利用丙酮酸作为能量物质;早期卵裂期(合子至 4 细胞期)胚胎的基因组尚未活化,胚胎的生物合成及代谢水平低,所需氨基酸量较少,对葡萄糖的利用能力有限;胚胎继续分裂,蛋白质合成能力提高,对能量的需求和葡萄糖的利用能力也随之提高;囊胚期胚胎则以必需和非必需氨基酸为原料合成发育所需的蛋白质,并呈现高水平的氧消耗和葡萄糖及其他能量物质的利用能力。

二、培养系统

胚胎培养系统包括培养液、培养箱、气体环境、培养皿及培养油。

(一) 培养液

目前使用的胚胎培养液就是根据胚胎不同发育阶段的营养需求,模拟母体生殖道各部分的营养成分研发而来。针对胚胎各个发育阶段的不同需求,分别使用成分不同的培养液,即为序贯培养液。常用的商品化培养液有 Irvine 公司的 HTF/P1/Blastocyst 系列,Sage 公司的 Quinn's Fertilization/Cleavage/Blastocyst 系列,Vitrolife 公司的 IVF/G1/G2 系列等。目前没有科学的证据表明任何一种商品化的培养液优于其他培养液,因此,商品化培养液的选择主要是从生产商的质控、运输、供应量和价格等方面考虑。

(二) 培养箱

培养箱的功能是模拟体内环境,保持胚胎培养环境的稳定,减少温度、湿度和 pH 值等的波动。理想的培养箱应具备下列特点。

1. **稳定的温度**　进行胚胎培养的 CO_2 培养箱,按其加热方式分为气套式加热和水套式加热培养箱。气套式培养箱是通过箱体内的加热器直接对箱体内的空气进行加热,其优点为在培养箱门在操作中反复开启时可以迅速恢复箱体内的设定温度。水水套式培养箱是通过围绕箱体外层的一层热水间隔层来维持恒温,热量是通过辐射的方式传递到内部培养间,其优点是意外断电或者设备故障时可以在 $3\sim4$ h 内保持箱体内部环境温度较小的波动。

2. **较高的相对湿度(95%)**　在培养箱内放置水盘,及时补充、更换蒸馏水。有些培养箱有雾化功能,则保湿效果更均匀。

3. **稳定的 CO_2 水平**　建议使用配置红外探头的培养箱,与热敏探头相比,前者对 CO_2 的控制更加灵敏和准确。

4. **便于清洁、消毒**　有些培养箱内安装了紫外线,可用于箱内消毒。但是紫外线对胚胎有损伤作用,即使箱内并无胚胎,紫外线消毒时产生的臭氧也会影响实验室内的其他胚胎。建议使用带有高温消毒功能的培养箱。

实际上,目前尚无完美的培养箱型号,各实验室可根据自己的实际需要和使用习惯进行选择。此外,应在培养箱内安装独立的小门,例如常用的 Forma 3111 型培养箱,体积 184 升,可装配 8 个独立的玻璃小门,通过各个小门来取出、放入培养皿,可减少开门造成的温度、CO_2 浓度等的变化。应在单独的培养箱内进行培养液的平衡,而在其他培养箱内培养胚胎,并尽可能减少同一个培养箱内的培养皿数目,以尽量减少开门次数。有条件的实验室也可使用体积较小的桌面培养箱,对各个患者的胚胎进行单独培养,可以减少污染几率和开门操作引起的环境波动。

有数据表明,培养箱内的挥发性有机污染物(VOC)的浓度可高出培养箱外数倍,因此建议有条件的实验室配备培养箱内空气净化器(如 Coda),利用活性炭物理吸附和钾化合物化学吸附的作用,降低箱内 VOC 浓度,提高胚胎质量。

(三)气体供应

目前使用的胚胎培养液均为 CO_2/碳酸氢钠缓冲系统,CO_2 的浓度直接影响培养液的 pH 值。各个品牌的商品化培养液的碳酸氢钠浓度略有差异,因此对 CO_2 的浓度要求略有不同,一般要求保持在 5%～6%。建议使用红外线 CO_2 检测仪对培养箱的 CO_2 浓度进行检测和调整,因其准确度高,可达 0.1%。

虽然普通的廉价 CO_2 也可用于细胞的培养,但人类胚胎的要求显然较高,因此应选择高纯度 CO_2(如 99.995% 纯度),尽量去除 CO_2 制备过程中夹杂的乙醇等有害成分。有些型号的培养箱内部已安装 HEPA 过滤装置,但最好在 CO_2 进入培养箱之前先进行过滤,尽量去除气体中的杂质。可在进入培养箱之前的 CO_2 管道上安装 HEPA 过滤器或具有吸附作用的过滤器(如 Coda 培养箱外 CO_2 过滤器)。

除起到调节 pH 值作用的 CO_2 供应外,也应考虑是否使用氮气(N_2)。哺乳动物的输卵管和子宫内的氧气浓度均远低于大气水平,人类胚胎虽然可在正常氧浓度(20%)下生长,但有研究表明,降低氧浓度至 5% 可提高人类胚胎的囊胚形成率,增加囊胚细胞数,提高胚胎种植率。有条件的实验室可使用三气培养箱,采用 5% CO_2、5% O_2 和 90% N_2 的混合气体进行胚胎培养。注意培养所需的 N_2 浓度高,消耗很快,需及时更换补充。

(四)培养器皿

哺乳动物胚胎在植入前可发挥自分泌和旁分泌作用,即分泌一些细胞因子,促进自身和周围胚胎的生长发育。因此,辅助生殖实验室通常采用矿物油覆盖的微滴培养(微滴体积 20～50 μl),以提高有益细胞因子的浓度,改善胚胎发育。最常使用的是 35 mm 培养皿(Falcon 或 NUNC),每个皿可做 10～12 个 25 μl 的微滴,移入胚胎时可清洗 1～2 次,再分别移入各个微滴培养,以便追踪观察。

(五)矿物油

矿物油的应用具有很多优点。

● 有效隔绝空气中的尘埃颗粒和病原体。

- 减少温度波动。
- 防止培养液的蒸发,减慢气体扩散,从而减少渗透压和 pH 值的波动。
- 可溶解培养液内的脂溶性有害物质,有利于胚胎的发育。

矿物油的隔离减慢了气体扩散,但未经平衡的矿物油也会吸收培养液内的气体,造成培养液 pH 值偏高,不利于胚胎发育,所以矿物油应经过 CO_2 平衡才能使用。

三、规范的操作流程

成熟的辅助生殖实验室应建立一套规范的操作流程,由工作人员严格遵守,以便有序、规范地进行实验室工作,并作为依据来及时总结,查找出现异常情况的原因。

以下描述本书作者所采用的常规操作流程。作者使用 Sage 公司的 Quinn's 序贯培养液,授精时使用 Quinn's Advantage™ Fertilization Medium(ART – 1020),卵裂期胚胎培养使用 Quinn's Advantage™ Cleavage Medium(ART – 1026),囊胚培养使用 Quinn's Advantage™ Blastocyst Medium(ART – 1029),捡卵、ICSI 等无 CO_2 环境中操作时使用 Quinn's Advantage™ Medium with HEPES(ART – 1023),除囊胚培养液添加 10％的血清蛋白代用品(Quinn's Advantage™ serum protein substitute,SPS)之外,其他培养液均添加 5％的人血清白蛋白(human serum albumin,HSA)。所有操作均在 37℃恒温台上进行。

在所有操作过程中,都必须详细标记患者物品,如有姓名相近者,还要增加其他的明显标志。对于配子和胚胎处理、转移的每一步操作都应有证人的确认,务必杜绝混淆。

以取卵日为第 0 天(Day0),取卵第二天为 Day1,依此类推。

(一)取卵前一日(下午)

将所需培养液添加 HSA,与石蜡油一起放入培养箱平衡。注意装有 HEPES 缓冲的培养液的试管应盖紧,以免 CO_2 气体进入,导致培养液酸性过高。

复习患者病历,掌握既往生育史和治疗史等情况。

(二)取卵日(Day0)

上午:

- 准备四孔皿用于授精前培养,每孔加 1 ml 1020,皿中间加入 2 ml PBS,放入培养箱。
- 准备 2 个双颈培养皿(Falcon 353037),加入 1 ml 1023,并覆盖石蜡油,放在恒温台上,用于捡卵。
- 准备 4 支 9 英寸巴斯德吸管,在酒精灯上烧灼,使头部变圆滑。
- 准备 10 ml PBS,交给手术护士,用于冲洗卵泡。
- 取卵开始,取出培养箱内预热的 60 ml 培养皿(Falcon 353002),倒入卵泡液,用吸管 1 吸取 OCCC,并转移到 1 号 3037 皿的培养液中。
- 用吸管 2 把 OCCC 转移到 2 号 3001 皿中,尽量去除血块和杂质。
- 用吸管 3 把 OCCC 转移到四孔板的 1 号孔中,冲洗、吹打数遍。

209

- 用吸管 4 把 OCCC 转移到四孔板的 2 号孔中。
- 重复前第 5～8 步,直至取卵完毕。四孔板的一个孔内存放的 OCCC 不超过 10 个。
- 把四孔板放入培养箱中,授精前培养 3～6 h。

下午(取卵后 3～6 h):

- 行 IVF 或 ICSI(具体流程请参见第九章第一节)。
- 用 1026 培养液准备微滴培养皿,用于受精卵和胚胎的培养,放入培养箱平衡。

(三) Day1

授精后约 16～18 h,检查卵子的受精情况。在倒置显微镜下观察每个卵子的原核数目,做好翔实记录。在一个微滴中培养一个卵子,以便追踪整个发育过程。

(四) Day2

观察并记录胚胎分裂发育情况,进行胚胎评分。

(五) Day3

观察并记录胚胎分裂发育情况,进行胚胎评分。挑选有效胚胎进行移植和冷冻保存。

(六) 囊胚培养

如需进行囊胚培养,则在 Day3 的上午,胚胎发育至 7～9 个细胞以上,把胚胎移入 1 029 培养液做成的微滴培养。Day5 观察囊胚形成情况,必要时可延长培养至 Day6。挑选有效囊胚进行移植和冷冻保存。

(孙 磊)

第五节 胚 胎 评 分

体外受精的目的是获得高质量胚胎,移植后使患者顺利妊娠。因此,需要准确的评分手段来预测胚胎的发育潜能,且此评分手段应是安全、无创、简单易行的。虽然已尝试了各种主观、客观的评分手段,包括胚胎形态学评分,培养液的生化指标的测定,胚胎的细胞遗传学诊断,颗粒细胞凋亡检测,基因表达水平检测等,但各种手段均不够理想,或不适于常规操作,或对胚胎有损伤,或不够准确可靠。

目前各实验室采用最多的是胚胎形态学评分,这种方法简易可行,适于常规操作,对胚胎基本无损害。其缺点是胚胎形态与其发育潜能的关联性并不强,有时形态好的胚胎也会出现发育阻滞,而形态很差的胚胎也可诞生健康的婴儿。采用形态学评分,还应注意动态观察,根据从取卵到移植之间的胚胎动态发育情况进行选择。

下文就受精卵、卵裂期胚胎和囊胚的形态学观察分别进行描述。

一、受精卵的形态学观察

(一)卵子的处理

ICSI 后的卵子已剥除颗粒细胞,可以直接观察受精情况。IVF 后的卵子受到精子顶体反应释放的顶体酶的作用,周围的颗粒细胞已松散,不需要进一步使用透明质酸酶处理,仅需以 130~150 μm 口径的剥卵针反复吸吐,即可去除卵子周围残余的颗粒细胞,观察受精情况。注意剥卵针的口径不应过细,也不应有豁口,剥卵动作应轻柔,以免造成卵子的过度挤压和变形,导致透明带脱落或卵子退化死亡。

(二)正常受精卵

受精的直观指标是原核的形成。观察原核的时间应限定在受精后 17 ± 1 小时,以消除观察时间的影响。应在倒置显微镜下进行原核评分,以便清楚的观察到原核的数目、形态、核仁前体及卵子胞浆内的空泡和其他异常结构。通过受精卵地形态特征,可以判断合子的质量及随后的胚胎发育潜能。在有些国家,法律规定只能在原核期选择胚胎进行移植或冷冻,在这种情况下,原核评分尤为重要。

在原核的形成过程中,首先出现核仁前体(nuclear precursor body, NPB),随后 NPB 迁移并融合为核仁。在受精卵阶段,NPB 不会形成有功能的活性核仁,但是可以通过 NPB 来间接判断原核中的 DNA 位置及其凝集程度。

正常受精卵有两个并列的原核(pronucleus, PN)、两个极体(polar body, PB),透明带完整、规则,卵子胞浆清晰、均匀,略呈颗粒状,胞质周围有 5~10 μm 厚的晕轮。正常受精卵为球形,两个原核相互并列,大小基本一致,位于胞质中央,核膜清晰可见(见图 8-17)。NPB 排列在原核接合处,大小和数目相等,这样的受精卵发育潜能较好。

对于正常受精卵的评分主要依据原核的排列、NPB 的模式以及胞浆晕(Scott 2003),最近的研讨

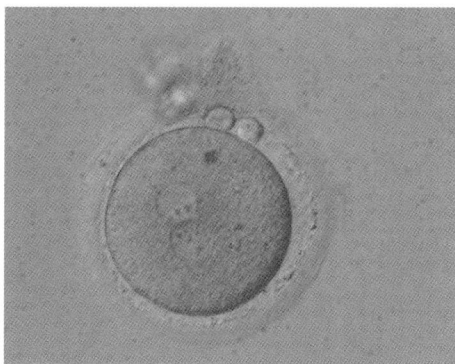

图 8-17 正常受精卵

会把这些评分标准简化并重新分为三类:① 对称的原核;② 不对称的原核(其他排列方式,位于外周的原核);③ 异常的原核(原核中没有或仅有一个核仁前体)。

(三)无原核

1. **无原核形成的原因** 约有 30% 的卵子在受精后第二天没有发现明显的原核,通常都是受精失败造成的。体外受精失败的常见原因有精子黏附和穿透机制的缺陷、卵子透明带受体的缺乏、卵子核质成熟不同步、卵子染色体异常(如非整倍体)等。此外,无原核还可能是受精延迟,这种卵子会有一部分发生卵裂,并且胚胎形态不能与双原核合子形成的胚胎相区分,但受精延迟的胚胎的染色体异常率和发育停滞率高于正常受精的胚胎,且前者的种植率明显低于后者。部分无原核卵子也可能因孤雌活化而分裂,所形成的胚胎多数为单倍体

或非整倍体,不能形成正常胎儿。

2. 无原核合子分裂后的处理 对于未观察到 PN 而后续分裂的胚胎,应慎重处理。这种胚胎发生染色体异常的比例较高,发育阻滞的可能性较大。谨慎的胚胎学家倾向于放弃这种胚胎,不用于移植或冷冻保存。若患者确无其他正常胚胎可用,则在说明风险并知情同意的前提下,考虑选择 IVF 后的无 PN 胚胎进行移植。由于 ICSI 操作过程对卵子有一定激活作用,人为因素干扰较多,故通常建议放弃 ICSI 后的无 PN 胚胎。

3. 受精失败的处理 IVF 后如发现受精率过低(如<30%)或完全不受精,可以考虑对无 PN 卵子重新授精。重新授精的方式可选择 IVF,也可选择 ICSI,但因后者的受精率明显较高,故重新授精通常采用 ICSI,称为补救性 ICSI。对于补救性 ICSI 的临床疗效存在着较大争议,主要原因可能是随着培养时间的延长,卵子趋于老化,即使受精,胚胎质量也较差,且透明带的逐渐硬化也会影响胚胎植入,且胚胎发育与子宫内膜不同步,从而造成补救性 ICSI 的临床妊娠率极低。但是考虑到患者难以接受所有卵子受精失败的结局,还是有很多实验室在患者知情同意的前提下进行补救性 ICSI 的工作。

补救性 ICSI 应尽早进行,如患者丈夫无法及时提供第二份新鲜精液,可使用第一次提供的处理后精液。已有实验室在授精后 6~9 h 左右进行观察,以第二极体或早期原核的出现作为指标来判断受精情况,若发现受精失败,立即行补救性 ICSI,其受精率、卵裂率、胚胎种植率和临床妊娠率均接近正常 ICSI。这种早期补救性 ICSI 的临床疗效显著,但其缺点是大大增加了实验室工作量,且在经验不足或判断不清的情况下,会增加多精受精率。

(四) 1PN

在 IVF 或 ICSI 之后,大约1%左右的受精卵仅见一个原核(图 8-18)。经 FISH 技术证实,1PN 卵可能是雌雄原核融合后形成的二倍体合子,也可能雌雄原核未同步发育,或者卵子孤雌活化形成的单倍体。对于 1PN 的形成机制尚需进一步研究,谨慎的做法是放弃 1PN 胚胎。若患者确无其他正常胚胎可用,则在说明风险、知情同意的前提下,可考虑选择移植 IVF 来源的发育良好的 1PN 胚胎。ICSI 来源的 1PN 胚胎由于进行了人为操作,孤雌活化的可能性更大,因此一般建议放弃。

(五) 3 个以上原核受精卵(3PN)

受精卵中出现 3 个及以上的原核称为多 PN 受精卵(见图 8-19)。造成多 PN 的最常见原因是 2 个以上的精子穿入透明带受精,比较少见的原因则包括卵子完成第二次减数分裂时未排除第二极体,双头精子,二倍体精子等。其中,二倍体精子可解释 ICSI 后出现的 4PN 合子。

正常受精时,精子接触卵母细胞胞膜,激发胞膜下的皮质颗粒与胞膜融合发生胞吐,即发生皮质反应(cortical reaction, CR),皮质颗粒中的内容物(主要是酶类)释放到卵周隙,引起卵子胞膜反应,并进而引起透明带反应,使透明带硬化,从而阻止其他精子继续进入透明带,防止多精受精。

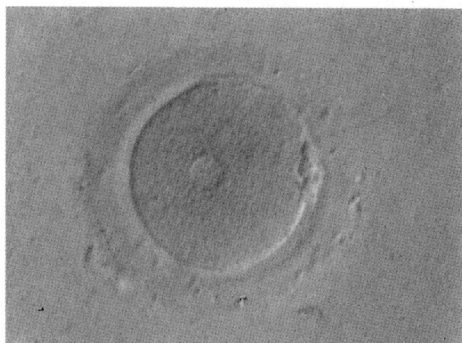

图 8-18　1PN 受精卵

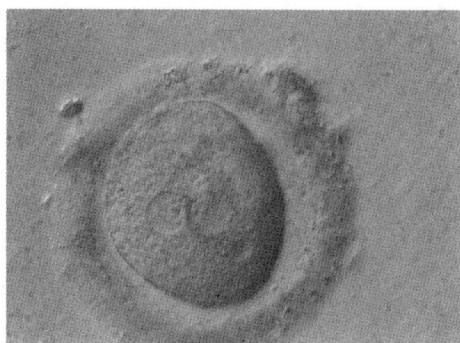

图 8-19　3PN 受精卵

体外受精时,如果卵子胞浆尚未发育成熟,不能触发皮质反应,则无法阻止多个精子的进入,导致多精受精。此外,透明带的破损,精子浓度过高(如高于 500 000 个/ml),也可造成多精受精。

排除精子浓度过高及取卵时负压压力过大造成的卵子透明带破损,若患者超过半数的卵子出现多精受精现象,则下一周期应考虑直接行 ICSI 受精,或者在获卵数目较多时(如 10 个以上),一半 IVF 一半 ICSI,以提高正常受精率。

尽管有少部分的多 PN 合子在发育过程中可形成正常的二倍体胚胎,但大多数为多倍体或非整倍体,不能正常发育,即使妊娠,也以流产或罕见的死婴告终,故应放弃多 PN 来源的胚胎,不用于移植或冷冻保存。

二、卵裂期胚胎评分

目前国内外采用较多的是卵裂期胚胎移植,故需通过可靠、可行的评分系统来挑选发育潜能好的胚胎。甄别卵裂期胚胎,应从其卵裂球形态、碎片多少和分布模式,以及发育速度等多方面综合考虑。

(一)形态学评分

主要依据卵裂球的数目、形态、均匀性和无核碎片的多少对卵裂球胚胎进行评分。按照英国 Bourn Hall Clinic 的评分标准,卵裂期胚胎可分为 6 级。

1 级胚胎:卵裂球规则、球形,折光适度,透明带完整。由于卵裂球的分裂可以同步或不同步,所以可形成 3、5、6、7 细胞的胚胎,此时的卵裂球略有大小不均属于正常。没有碎片或碎片含量少于 10%。

2 级胚胎:卵裂球略不均匀规则,轻度折光,碎片含量超过 10%,而不到 30%。

3 级胚胎:卵裂球略不均匀规则,轻度折光,碎片含量超过 30%,而不到 50%。

4 级胚胎:碎片超过 50%,折光重度改变,部分卵裂球表现有活力。

5 级胚胎:受精延迟的胚胎,或者受精失败后在第二天重新授精发育而来的胚胎。

6 级胚胎:胚胎没有活力,卵裂球退化、皱缩或发黑。

1、2 级胚胎属于优质胚胎,植入潜能最大。3 级胚胎植入潜能较小,可根据情况延长培养时间,若形成囊胚可移植或冷冻保存。4 级胚胎植入潜能很小,通常放弃。5 级胚胎需继续观察发育情况。6 级胚胎已退化,应放弃。

(二) 卵裂球数目

受精后第 1、2、3 天的胚胎卵裂球数目,能够很好地预示胚胎后续的发育潜能。观察时间应相对固定,一般为:第 1 天(ICSI 后 26±1 h,IVF 后 28±1 h),2 细胞;第 2 天(44±1 h),4 细胞;第 3 天(68±1 h),8 细胞。其中,早期分裂是预后良好的重要指标,即受精卵在 ICSI 后 26±1 h 或 IVF 后 28±1 h 之前完成第一次有丝分裂,形成 2 细胞胚胎,这种胚胎的囊胚形成率、种植率最高。

体外培养的胚胎常见染色体异常,卵裂球数目也可预示染色体的正常率。第 2 天达到 4 细胞期的胚胎,染色体异常率最低;第 3 天达到 7、8 细胞期的胚胎,二倍体正常率最高,少于 6 细胞及多于 9 细胞的胚胎则相反。

(三) 碎片

体外受精的胚胎,在分裂过程中常会产生一些碎片,即由细胞膜包被少量细胞质成分,但不包含 DNA 的结构。产生胚胎碎片的可能原因有精子或卵子自身缺陷,授精时的高密度精子引起氧自由基和代谢废物浓度增高,温度、pH 值改变,培养液成分未达到最适水平,以及超促排卵方案不当等。目前尚无法确定碎片产生的原因,这也可能是人类胚胎发育的固有特点。

有时很难区分大的碎片和小的有核细胞。研究表明,在受精后第 2 天胚胎中直径小于 45 μm,在第 3 天胚胎中直径小于 40 μm 的细胞样结构不含 DNA,都应定义为碎片。

通常根据碎片占据整个胚胎体积的百分比来描述碎片的程度,包括轻度(<10%)、中度(10%~25%)、重度(>25%)。碎片会影响囊胚形成过程中的细胞分布,从而降低囊胚形成率。碎片程度越重,胚胎种植率就越低。一般认为,碎片体积不超过整个胚胎体积的 10%,就不会明显影响胚胎的发育潜能。

卵周隙中的无核碎片有两种空间分布模式,一种是分散式,一种是集中式。碎片呈分散式分布时,胚胎出现染色体异常的几率增大。

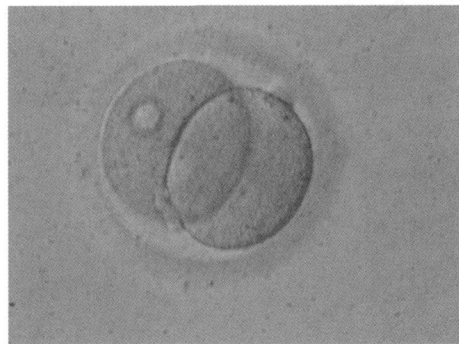

图 8 - 20　2 细胞期胚胎,卵裂球均匀对称

(四) 卵裂球大小

有证据表明,第 2 天胚胎的卵裂球越均匀,胚胎的种植率就越高。不均匀的分裂会使细胞分裂为两个大小不对称的细胞,从而使胞质分子的分布也不均匀,很可能导致多核化和非整倍体。

胚胎卵裂球的相对尺寸取决于分裂阶段及每次分裂的均匀性。卵裂球直径的差异超过 25%,即可认为不对称。2 细胞期(见图 8 - 20)、4 细胞期(见图 8 - 21)、8 细胞期(见图 8 - 22)的胚胎卵裂球

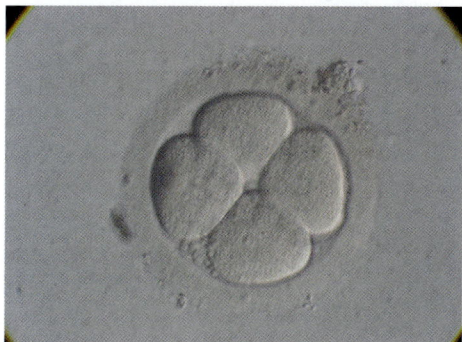

图 8-21　4 细胞期胚胎,卵裂球均匀对称

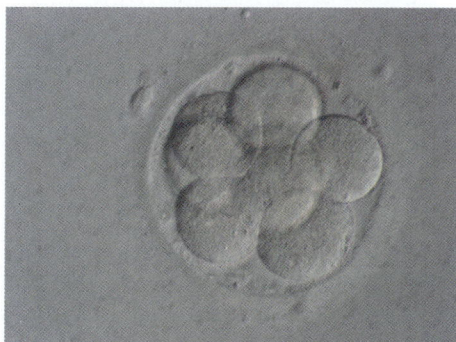

图 8-22　8 细胞期胚胎,卵裂球均匀对称

应为均匀对称的;2、4、8 细胞期卵裂球不完全均匀对称,或 3、5、6、7 细胞期卵裂球大小完全一致,都不符合理想的分裂模式。

(五) 多核化

理想情况下,胚胎的每个卵裂球都应有一个细胞核。如果在一个卵裂球里观察到一个以上的细胞核,即多核化现象(见图 8-23),通常都预示该胚胎的基因缺陷。出现多核化的胚胎发育潜能降低,即使种植,流产率也增高。通常在受精后第 2 天观

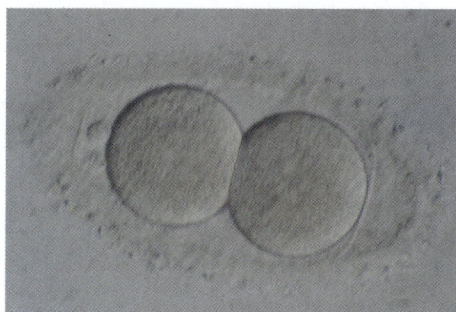

图 8-23　多核化胚胎,卵裂球中有一个以上的细胞核

察是否有多核化现象,因为第 3 天之后的胚胎,卵裂球之间相互重叠,很难观察。

相对而言,受精后第 2 天的 4 细胞期胚胎和第 3 天的 8 细胞期胚胎较同时期的其他类型的胚胎较少发生多核化;不均匀分裂的胚胎较多发生多核化。尽管多核化的胚胎有时也可以正常分裂,甚至可得到活产的婴儿,但通常不移植出现多核化的胚胎。

(六) 胞质异常

正常的分裂期胚胎的胞质外观是灰白、均质或均匀分布细密颗粒的。胞质异常很常见,例如胞质颗粒化,点状凹陷及空泡。这些异常现象对胚胎发育潜能的影响还不清楚。

卵裂球胞质中会出现直径 $1.5~\mu m$ 左右的点状凹陷(见图 8-24)。有研究认为,第 3 天胚胎出现这种点状凹陷可能会增加囊胚形成率,但也可能是培养条件不适所致,会导致流产率升高。

胞质出现空泡是人类卵子和胚胎最常见的胞质异常。卵裂球内的空泡是有细胞膜包被的胞质内容物,其中充满液体,与卵周隙的液体性质基本相同(见图 8-25)。空泡的成因及其在胚胎发育中的作用还不清楚。第 4 天胚胎中新形成的空泡影响囊胚形成,可能导致发育停滞。少量的小空泡影响不大,但多而大的空泡对胚胎发育有害,应在胚胎评分时予以注意。

(七) 卵裂球的空间排列

人类卵子并非各向均性,而是分为动物极和植物极,并随着分裂而分布到各个卵裂球中。第一次分裂是经向分裂,两个子代卵裂球几乎完全相同,都带有动物极和植物极的胞

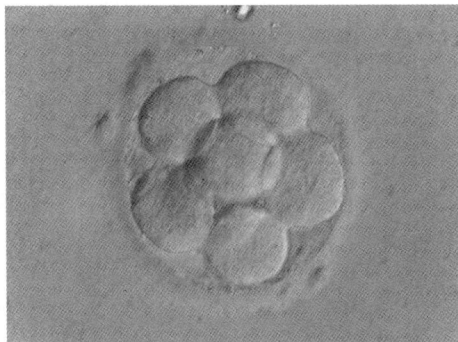

图 8 - 24 8 细胞期胚胎,卵裂球的
胞质中密布点状凹陷

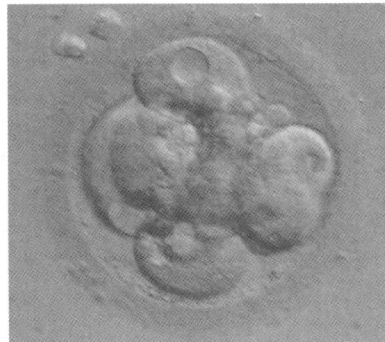

图 8 - 25 5 细胞期胚胎,
卵裂球内的空泡

质;在第二次分裂中,如果一个卵裂球经向分裂,其子代卵裂球会继承全部的极性,既有动物极又有植物极;另外一个卵裂球纬向分裂,其子代卵裂球就会有明显差异,一个继承了几乎全部的动物极,另一个继承了几乎全部的植物极。这种分裂模式所得到的 4 细胞期胚胎是典型的金字塔结构,带有动物极胞质的 3 个卵裂球与极体接近,仅继承了植物极胞质的那个卵裂球则与极体距离最远(见图 8 - 26)。其他类型的分裂模式会使动物极和植物极胞质在子代卵裂球中形成不同的分布模式,而得到四叶草形状的 4 细胞期胚胎。分裂平面的差异可能会对胚胎后续的发育造成重要影响。

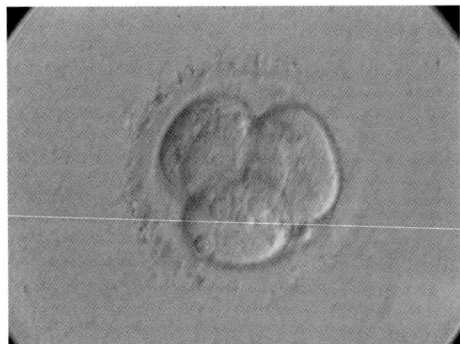

图 8 - 26 典型金字塔结构的 4 细胞期胚胎

三、桑葚胚评分

在体外培养的第 4 天,卵裂球之间的界限开始模糊,形成一团无法区分单个细胞边界的细胞团,即桑葚胚。高质量的桑葚胚由 16～32 个卵裂球形成,且所有的卵裂球都应包含在致密化的桑葚胚中。如果有超过一半的卵裂球被排除在致密化的细胞团之外,这样的胚胎预后不良。

尽管对桑葚胚的研究不多,其致密化的原因也难于进行形态学评估,但也有了初步一致的桑葚胚评分标准。

● 1 级(优质):开始第 4 轮分裂(9～16 细胞以上),所有卵裂球均进入致密化的细胞团(见图 8 - 27)。

● 2 级(良好):开始第 4 轮分裂(9～16 细

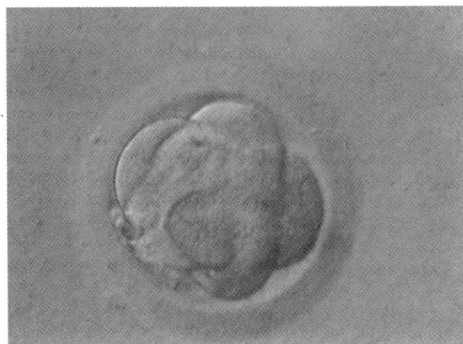

图 8 - 27 优质的 1 级桑葚胚,所有卵裂球均
进入致密化的细胞团,细胞界限不清

胞以上),大部分卵裂球进入致密化的细胞团。

● 3级(差):仅有少于一半的卵裂球参与致密化,2或3个卵裂球仍然独立分散。

四、囊胚评分

尽管第一例成功的IVF来自囊胚移植,但由于当时对人类胚胎发育的过程和营养要求还不够清楚,很难培养到囊胚期,所以还是以卵裂期胚胎移植为主。随着培养液配方的改良,序贯培养液的出现,人类胚胎在体外培养到囊胚期的比率大大升高,越来越多的实验室开始选择囊胚期移植。进行囊胚培养的主要目的是选择发育潜能更好的胚胎,从而提高IVF的成功率。同时,也可减少移植的胚胎数量,来减少多胎妊娠的可能。

第5天的胚胎逐渐在中央形成一个细胞外的空腔而形成囊胚。囊胚是目前体外受精实验室能够培养到的最终阶段。囊胚的细胞开始分化,分为滋养层细胞和内细胞团。滋养层细胞形成外部细胞层,与透明带邻接;内细胞团位于滋养层内,在囊胚腔的一侧聚集成团。滋养层将来形成胚外结构(如胎盘),内细胞团形成胎儿。

囊胚腔刚出现的时候,仅占胚胎体积的一小部分。随着囊胚腔的不断扩大,整个胚胎体积也开始增大,完全扩展的囊胚的体积是卵裂期胚胎体积的2倍。透明带因囊胚的扩张而变薄,最后透明带出现破口,囊胚孵出。

根据囊胚的发育过程、内细胞团和滋养层细胞的形态,可以对囊胚进行评分(见表8-1和图8-28~图8-30)。

表8-1 囊胚评分

发育过程	级别	描述
发育阶段	1	早期囊胚:囊胚腔开始出现,不超过囊胚体积的一半
	2	囊胚:囊胚腔超过囊胚体积的一半,直至占据整个囊胚
	3	已扩张囊胚:囊胚体积开始增大,透明带变薄
	4	孵化中/孵化后囊胚:透明带出现缺口,囊胚开始或完全孵出
内细胞团	1	明显可辨识的内细胞团,细胞数量多,紧密连接在一起
	2	易于辨识,细胞数量多,松散地集中在一起
	3	难于分辨,细胞数量少
滋养层细胞	1	细胞数量多,形成紧密的外层组织
	2	细胞数量少,形成松散的外层组织
	3	细胞数量很少

需要注意的是,在观察囊胚时,如果正值囊胚处于收缩期,此时无法进行可靠评分。应当等待1~2 h,囊胚扩张后重新评分。囊胚的周期性收缩和扩张是正常的。

如果胚胎曾做过辅助孵化或卵裂球活检,那么有可能在尚未完全扩张之前即从透明带缺口中孵化出来。这样的囊胚细胞数量明显少于自然孵化的囊胚。

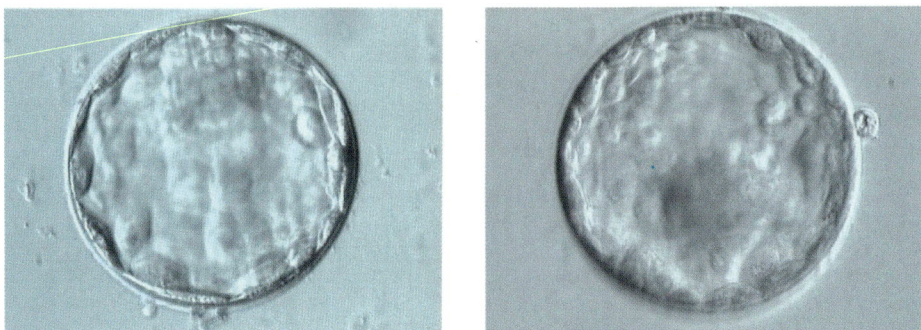

图 8-28　内细胞团可评为 1 级的囊胚

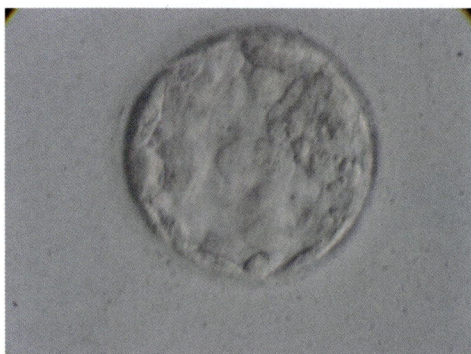

图 8-29　内细胞团可评为 2 级的囊胚

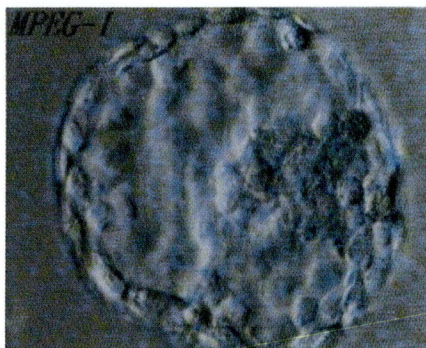

图 8-30　孵出的囊胚,内细胞团位于 3 点位置

　　女性胚胎的发育较男性胚胎略慢,因此,如果在第 5 天选择发育速度快、评分高的囊胚进行移植,可能改变性别比,增加男胎比例。

(孙　磊　松　迪)

第六节　缩时成像技术在胚胎质量评估中的应用

　　目前,对胚胎的观察和质量评估主要集中在几个固定的时间点,但是,胚胎发育是动态过程,在有限的观察点之间可能会遗漏重要的发育事件。并且,这种观察主观性很强,胚胎学家之间的判定标准的差异会直接影响最终的治疗结局。随着对多胎妊娠危害性认识的逐渐深入,越来越多的国家和生殖中心开始减少植入的胚胎数量,这进一步加重了胚胎学家选择优质胚胎的压力。

缩时成像技术已被应用了数十年,其基本原理是在观察变化较慢的目标时,以固定的时间间隔对目标拍照,目标变化的全过程结束后,把单个静止的图片串联起来,即可得到一个动态的视频,可以通过明显变化的影像再现目标的缓慢变化过程。对细胞发育过程进行连续监控的技术已有 20 多年的历史,近年来计算机技术的进步及数码设备取代模拟设备使动态监控技术得到了更好的发展。以安全有效的方式对胚胎发育的全过程进行缩时成像,可以获取很多有用的信息,比如,原核出现和消失的过程,甚至是原核数目的变化(某些时刻是 2pn,随后成为 3pn)、细胞碎片的形成和吸收、多核化现象、异常分裂模式等。

目前,对人类胚胎进行缩时成像观察,可用的设备主要有 3 种方式。

● 在现有的商品化显微镜外面造一个培养箱(Stage-top Incubator, Tokaihit, Japan)。

● 把显微镜插入现有的商品化培养箱内(Primo Vision ®, Cryo Innovations Ltd., Budapest, Hungary;EmbryoGuard ®, IMT Ltd., Israel)。

● 把显微镜、培养箱、成像设备和计算机集合在一起,成为一个整合的自动化设备(EmbryoScope™, Unisense Fertilitech, Denmark;Live - Cell incubator, Sanyo, Japan;BioStation ®, Nikon, Japan)。

尽管已有了对胚胎发育过程进行自动化分析的初步构想,但仍有许多障碍没有解决,例如,胚胎是三维立体结构,某些形态学特征可能仅存在于某个或某些平面,在其他平面就会消失,因此,必须对胚胎进行多平面扫描拍照,以获得可靠而全面的信息。此外,对胚胎发育过程的各项指标,尚未取得共识,比如各个卵裂阶段的正常时间范围、碎片模式的影响等,都需要进一步积累信息。因此,以缩时成像技术对胚胎进行动态监测,目前只能作为传统胚胎评估体系的辅助和补充,而无法完全取代。

通过对胚胎发育过程的动态观察及与囊胚形成率和胚胎种植率的关联性研究,目前认为比较重要的观察指标包括以下内容。

一、发育各阶段的时间点

胚胎发育的各个阶段所占用的时间虽然有较大差异,但大致范围是一致的。时间过短可能导致 DNA、蛋白质等合成时间不足,造成染色体复制错误,影响胚胎发育潜能;时间过长可能提示发育阻滞。

● 原核出现的时间。

● 原核消失的时间。

● 第一次卵裂的时间(由受精卵分裂为 2 细胞,T2)。

● 第二次卵裂的时间。

● 包括由 2 细胞分裂为 3 细胞的时间点(T3),分裂为 4 细胞的时间点(T4),2 细胞与 3 细胞之间的时间差(CC2),3 细胞与 4 细胞之间的时间差(S2)。

● 第三次卵裂的时间。

● 由 4 细胞分裂为 5 细胞的时间点(T5)。尽管后续的卵裂直到 8 细胞期才完成第三次卵裂,但是随着细胞数目的增多,卵裂球互相重叠,大大增加了观察的难度,从而难于准确记录卵裂时间,因此通常记录到 T5,已足以预测胚胎的发育潜能。

二、分裂模式

● 对称性:从受精卵分裂为 2 细胞是胚胎的第一次有丝分裂,应是均匀对称的,如果此时卵裂球体积出现明显差异,可能导致胞质内分子的分布不均匀,例如蛋白质和 mRNA 没有被平均分配到两个子代卵裂球中,这与多核化和非整倍体的发生有关。不对称分裂会严重损害胚胎的发育潜能。

● 受精卵直接分裂为 3 细胞及以上:在缩时成像技术的帮助下,可以观察到从受精卵很快分裂为 3 细胞的现象(2 细胞分裂为 3 细胞的时间间隔少于 5 h),这是传统的静态观察方法(每天 1 次)无法做到的。在这种异常的快速分裂模式下,细胞没有足够时间完成 DNA 复制等关键过程,发生非整倍体等异常的比率非常高,胚胎种植率极低。除非是别无选择,否则在挑选胚胎移植时,应排除这种胚胎。

三、多核化

在 IVF 实验室中经常可以观察到多核化现象,即胚胎的一个卵裂球中存在 2 个及以上的细胞核。多核化与染色体异常和碎片化等现象密切相关,会严重损害胚胎的发育潜能。

细胞进行有丝分裂之前,核膜会分解,只有在完成分裂之后,才会在子代细胞中重新形成核膜。因此,在传统的观察模式下,很可能会错过多核化现象。在缩时成像设备中,可以连续观察胚胎,从而不易遗漏这一重要指标。

四、碎片

碎片化是早期胚胎发育的常见现象,对于碎片比例、大小和分布的观察,是胚胎质量评估的重要指标。碎片在空间和时间上的特殊分布模式比碎片本身更重要。传统观察模式只能看到一个时间点,无法区分碎片的出现是突然的还是渐进的,只有通过缩时成像技术才能够进行详细分析。

(孙 磊)

第七节 | 胚 胎 移 植

胚胎移植是整个 IVF 过程中最关键的一个环节。除了移植者的操作技术可在很大程度上决定 IVF 的成败之外,胚胎学家对于移植胚胎的选择也非常重要。尽管已发展出详细的胚胎评分系统,能够根据形态、发育速度等对胚胎进行甄别,但必须认识到对于胚胎的观察和判断只能代表胚胎发育过程中的一个瞬间,而且形态学评分并不能总是与胚胎发育潜能相对应,形态最好的胚胎可能出现基因异常,而含有碎片的形态较差的胚胎却有正常的种植潜力。

胚胎移植前必须确保与患者的严格对应,胚胎在实验室内的转移过程必须有两个实验室操作人员的确认,移植前胚胎学家必须向医生和患者本人分别确认患者身份。

胚胎移植操作程序如下。

● 将待移植胚胎移入双颈培养皿(Falcon 353037)中培养。

● 患者进入移植手术室,胚胎学家向医生及患者本人确认患者身份与胚胎对应。

● 为医生准备 5 ml PBS 用于擦洗宫颈。

● 戴无菌无粉手套,将 1 ml 注射器与移植管的内管连接。

● 待医生顺利插入移植管的外管之后,把胚胎从 CO_2 培养箱中拿出,置于解剖显微镜恒温台上。

● 在显微镜下控制注射器,先抽一段液柱(约 0.8 cm),再抽一段气柱(约 0.3 cm),再抽一点液体,随后吸入胚胎(含胚胎的液柱总长约 1 cm),再抽一段气柱(约 0.3 cm),最后抽一点液体封口。移植管内的总液体量不超过 15~20 μl。确认胚胎已全部装入移植管之后,把移植管通过窗口递给医生,同时再次确认患者身份。

● 胚胎移入宫腔后,医生交回移植管,由实验室操作人员在培养皿中分别冲洗内、外管数次,确定没有遗漏的胚胎。如有遗漏,可以更换新的培养液,并立即进行再次移植。如无遗漏,移植结束。

(孙 磊)

第九章
卵胞浆内单精子注射术与
辅助孵化

第一节 卵胞浆内单精子注射术

一、发展历史

英国妇科学家 Patrick Steptoe 和胚胎学家 Robert Edwards 于 1978 年首次成功地采用体外受精与胚胎移植技术帮助一名输卵管因素不孕妇女生育了一个健康女婴——Louis Brown。此后,该技术很快成为输卵管因素、子宫内膜异位症和不明原因等不孕症的治疗方法,甚至成为治疗部分男性因素不孕症的重要手段。但人们很快发现常规体外受精对严重的男性因素不孕夫妇的治疗效果不佳,因为其体外受精率极低。

人们尝试了多种方法,以改进严重精子异常时常规体外受精的受精率。最早的方法主要采用了显微操作技术,目的是增加精子接触卵子的机会。常采用酸化培养液溶解透明带(zona drilling)或采用机械方法割裂透明带(partial zona dissection, PZD),期望精子通过这些通道或裂隙更易进入卵周间隙,增加卵子受精的机会。也有直接将精子注入透明带下的卵周间隙,称为透明带下授精(subzonal insemination, SUZI)。这些方法都有成功妊娠的报道,但其体外受精率很少有超过 25%,而且易产生多精受精,因而其临床妊娠率也不高。

在 1992 年,比利时自由大学 Van Steirteghem 教授领导的小组报道了世界首例人类卵胞浆内单精子注射(intracytoplasmic sperm injection, ICSI)妊娠成功。他们将单个精子穿过卵子透明带和卵膜直接注射到卵细胞浆内,获得了与正常精子行常规 IVF 相似的体外受精率和临床妊娠率。该技术出现后迅速在全世界范围内被广泛应用,最初应用于严重少、弱、畸形精子症,进一步的发展使得其应用于通过手术可获得睾丸或附睾精子的无精子症。此后,还有报道采用圆形精子细胞行 ICSI(round spermatid injection)的成功妊娠报道。因此,ICSI 成为男性不育症治疗的一个革命性的技术,使大部分既往需要通过供精或领养才有孩子的男性不育症患者有了成为生物学父亲的机会。

本节重点介绍 ICSI 适应证、卵子和精子的处理、ICSI 过程、ICSI 临床应用结果和出生后代的安全性。

二、ICSI 适应证

1. **严重的少、弱、畸形精子症** 严重的少、弱、畸形精子症是 ICSI 的主要适应证。授精精子数量、活动率和正常形态率与常规 IVF 的正常受精密切相关,但其获得正常受精率的最低指标目前仍难以统一和明确。重度的少精子症和(或)畸形精子症,即精子密度低于 1×10^6/ml 和(或)正常形态精子低于 1‰(按照 Kruger 严格形态标准),行常规 IVF 的受精率会受到严重影响,因此应为行 ICSI 的绝对指征。2000 版 WHO 男性不育症标准化诊断和治疗指南则推荐,洗涤处理后获取的所有前向活动精子总数作为一个选择 ART 方式的重要的指标,$<0.3\sim2.0\times10^6$/ml 个时宜行 ICSI,而 $\geqslant0.3\sim2.0\times10^6$/ml 宜行常规 IVF 见图 9-1。这一指南推荐的精子密度和洗涤后数量标准有较大的范围。应该认识到,ICSI 治疗的最低精子质量指标在不同实验室间差异极大。在 IVF 实践中,由于 ICSI 的侵入性特点和安全性的不确定性,每个实验室应在尽量减少 ICSI 操作的原则下,建立自己的少、弱、畸形精子症的 ICSI 的具体指征。

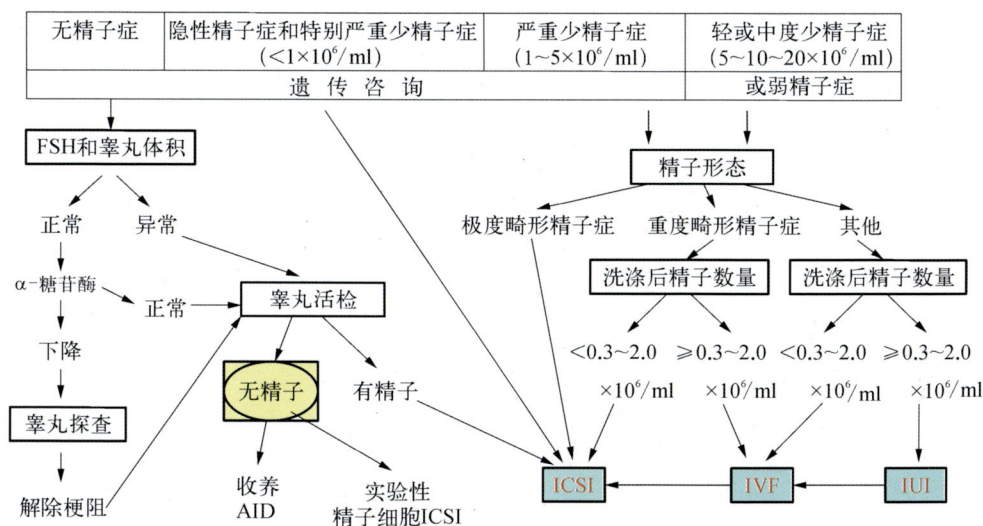

图 9-1 WHO 男性不育症标准化诊断和治疗中推荐的一般性处理指南

(摘自:Rowe P, Comhaire F, etal. World Health Organization Manual for the Standardised Investigation and Diagnosis of the Infertile Couple. Cambridge:Cambridge University Press,2000)

2. **球形精子症** 顶体完全缺乏的球形精子症是一种特殊的畸形类型,是行 ICSI 的绝对指征,但一些球形精子症的 ICSI 受精率也较低,有时需要加用电激活或化学激活。

3. **抗精子抗体** 高滴度的抗精子抗体($>50\%$精子头部结合免疫珠)会影响常规 IVF 的结果,但对 ICSI 的结果则没有影响,因而也是 ICSI 的指征。

4. **常规 IVF 受精失败** 常规 IVF 受精失败或低受精率($<30\%$)在再次常规 IVF 时再

次受精失败的概率高达 70%,因而可采用 ICSI,常规 IVF 受精失败后再次 ICSI 受精失败极为罕见。

5. 外科获取精子　采用外科获取的附睾和睾丸精子应为行 ICSI 的绝对指征。外科获取精子适用于外科不可复通的梗阻性无精子症、非梗阻性无精子症和精液未见活动精子的死精子症。在精液精子的 DNA 损伤较高的情况下,采用睾丸精子也是一个治疗选择。

6. 其他研究性指征　除了常规的精液指标外,一些新的精子质量指标也可以在选择 ICSI 时作为参考,如精子 DNA 完整性。研究已表明精子 DNA 损伤是一个独立的精子质量评价指标。近年来文献报道了精子 DNA 损伤对常规 IVF 和 ICSI 临床结果的影响,发现高 DNA 损伤精子行 ICSI 比行常规 IVF 获得更好的临床结果,提议在高 DNA 损伤时可行 ICSI 以改善临床结果。但这一指征仍需要进一步的研究证实。

三、ICSI 前精子获取和处理

(一) 精子来源

用于 ICSI 的精子最常来自精液,无精子症或精液未见活动精子可行外科取精获取附睾或睾丸精子。临床实践中,取卵当日一些患者可出现境遇性阴茎勃起或射精障碍,药物治疗无效时也需外科取精。逆行射精患者可在尿液碱化的情况下采用尿液精子行 ICSI。一些阴茎勃起或射精障碍患者的前列腺按摩液中可有精子,也可用于 ICSI。

用于 ICSI 的精子的基本要求是活的精子。不同来源活精子是否有不同临床结果仍不确定。近年来有报道梗阻性无精子症患者的睾丸精子比附睾精子的临床妊娠率更高,可能的解释是附睾精子的 DNA 损伤率比睾丸精子的低。还有报道高 DNA 损伤精液精子行 ICSI 比采用睾丸精子的临床妊娠率明显低。在考虑精子 DNA 损伤时,采用睾丸等低 DNA 损伤精子是否获得更高临床妊娠率仍需研究证实。

(二) 精子获取

1. 精液精子　精液精子通常采用手淫取精获取。正常精液在取精前禁欲 2～7 天,取精多在取卵手术前 1 小时进行。但严重精子活动率低下或精子 DNA 损伤严重的患者可以在首次手淫取精后约 2 小时再次取精,第二次获取的精子活动率和精子 DNA 损伤率都显著下降,甚至一些完全无活动精子的患者再次手淫取精精液中可出现活动精子。

2. 外科取精　获取附睾精子的外科取精方法主要为经皮附睾精子抽吸术 (percutaneous epididymal aspiration, PESA),既往的显微外科附睾精子抽吸术 (microsurgical epididymal sperm aspiration, MESA)虽然可获得高质量的精子,但因需要进行复杂的显微外科手术,近年较少用于 ICSI 前外科取精。获取睾丸精子的常用方法有经皮睾丸精子抽吸术(testicular sperm aspiration, TESA)和睾丸切开精子获取术(testicular sperm extraction, TESE)。

对梗阻性无精子症(obstructive azoospermia, OA)患者,应先行附睾取精,但对于有可能行外科修复的 OA,应避免附睾取精,因其可能造成附睾疤痕改变而导致以后外科修复困难。附睾取精失败或仅获不活动精子可再行睾丸取精。TESA 操作简单,应为首选,但因在盲视下穿刺可造成睾丸血肿。对非梗阻性无精子症(Non obstructive azoospermia, NOA),应直接行睾丸取精,文献报道其睾丸精子获取率在 25%～50%。虽然睾丸体积、内分泌结果、AZF 情况和先前的睾丸病理或获取结果对预测是否成功获取精子有帮助,但由于 NOA 睾丸组织生精的局灶性决定了只有行睾丸取精才能明确能否获精。对 NOA,TESE 的精子获取率高于 TESA。NOA 局灶性生精睾丸组织的特点表明,多点的睾丸穿刺取材或活检可提高精子获取率。一些学者报道地图式睾丸取精和显微外科睾丸取精也提高了精子获取率(见图 9-2)。

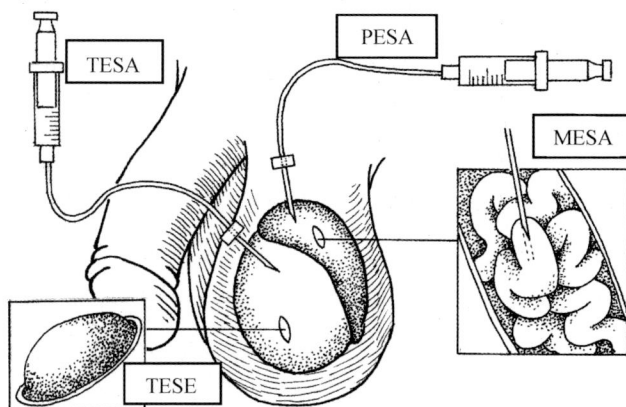

图 9-2　外科取精方法示意

TESA:睾丸精子抽吸术　TESE:睾丸精子获取术
PESA:经皮附睾精子抽吸术　MESA:显微外科附睾精子抽吸术

（三）精子洗涤处理

用于 ICSI 的精子洗涤方法有直接离心和密度梯度离心。直接离心法简单方便,适用于处理严重少、弱和畸形精子。洗涤培养液宜选用 Hepes 缓冲的培养液,离心力不要高于 200 g,以避免离心造成的精子 DNA 损伤。密度梯度离心法常采用不同密度硅烷化硅胶介质(Pure sperm, pureception 等),Percoll 因所含的成分可能对精子的生物学功能产生有害影响已弃用。密度梯度离心法通常用于正常精子,对于轻、中度异常精子,可以采用 Mini 密度梯度离心法,减少密度梯度介质的数量,增加处理管数。

外科获取的附睾精子可以采用直接离心法。离心前碾磨睾丸组织。磨的越细,从曲细精管中游离出的精子越多,对于 NOA 这显得尤为重要。有报道采用红细胞裂解液溶解红细胞和胶原酶等酶解细胞间连接蛋白可获得更完全的睾丸细胞悬液,这可能有助于发现 NOA 睾丸中的极少量精子。彻底检查所有睾丸悬液可增加发现 NOA 睾丸中精子。将所有睾丸细胞悬液在培养皿上做成 20～30 μl 的长形微滴,每个微滴全面仔细检查,发现精子后用显微注射针移至一个干净的精子滴中备用。彻底的睾丸组织悬液检查很费时,有时候需要 2 小时左右,但增加了发现精子的机会。

四、ICSI 前卵子的准备

(一) 控制性超排卵和获卵

同常规 IVF - ET,见第七章体外受精与胚胎移植(临床部分)。

(二) 卵子处理

获取的卵子被卵丘复合物包围着。在 ICSI 前,需要去除卵子周围的卵丘细胞和颗粒细胞,这样可观察卵子的成熟度,同时便于显微注射。卵子在体外培养 4～6 h 后,在含 40～80 IU/ml 透明质酸酶(hyaluranidase)的 Hepes 缓冲液中用巴氏吸管吹吸卵子,至卵丘细胞基本拆散,再将卵子移入含 Hepes 缓冲液培养皿中,用直径 150 μm 的吸管继续吹吸,尽量去除颗粒细胞。在去颗粒细胞的过程中,卵子在透明质酸酶和(或)过细管子内吹打时间过长,易孤雌激活卵子导致 ICSI 后单原核合子。因此,通常卵子在透明质酸酶中的时间不超过 30 s。在倒置显微镜下评价卵子的质量及成熟度,确定第一极体是否存在。通常 MII 卵子用于显微注射。在无 MII 卵子的情况下,MI 卵子可在体外培养 6～9 h,成熟为 MII 的卵子也可用于显微注射。

五、ICSI 过程

ICSI 需要安装有显微操作仪的倒置显微镜,并在恒温条件下进行。文献已有大量 ICSI 操作过程的详细描述,本节不予赘述。以下介绍 ICSI 操作中特别需要注意的要点。

(一) 仪器调节

ICSI 需在配有 Hoffman 或 DIC 光学系统的倒置显微镜下进行,通常在 200 倍下进行。操作前,确定显微针有足够的操作距离。显微注射针和固定针应在镜下调节至水平平行,但显微注射针的针尖部位可稍低,以利精子制动。卵子的纺锤体对温度下降非常敏感,因此,显微镜台面需配备恒温台,其温度应以 ICSI 皿中卵子微滴的实际温度而设定,通常微滴中的温度比温台温度低 0.5℃。

(二) ICSI 皿制作

不同实验室的 ICSI 皿中微滴排列可能不同。一般而言,严重少精子症或外科获取的精子悬液应加在一个单独的精子微滴中,且应在 ICSI 操作前至少 1 h 加入,以便在杂质中的活动精子游到精子微滴边缘。

(三) 精子选择和制动

1. 精子选择　在精子微滴边缘用 ICSI 显微注射针吸入精子,并转移到中央的 PVP 滴中。选择活动和正常形态的精子非常重要。据报道,采用放大 6 700 倍的精子放大系统选择的"正常"形态精子行 ICSI 的临床妊娠率明显提高。如果微滴边缘没有活动精子,在大片杂质中寻找活动精子可能会导致显微注射针的堵塞,需要反复在 PVP 和矿物油中冲洗,以保证注射时可顺畅和平稳控制精子的移动。如果没有活动精子,可将不活动精子转移到一低渗液微滴中,有低渗肿胀的精子是活的精子,可用于 ICSI。另一个方法是采用外科获取睾丸精子,睾丸精子的存活率明显高于精液精子,在精液中无活动精子或无低渗肿胀精子时可以采用睾丸精子。如果在精液和睾丸组织中都未发现活动精子或明显尾部肿胀精子,采用睾丸精子比采用精液精子的受精和临床结果都要好。

2. **精子制动**　精子制动非常重要,制动一般在 PVP 微滴中进行。5%～7%的 PVP 使精子活动减慢,容易制动,同时减少制动时精子粘在 ICSI 皿的机会。采用显微注射针在精子尾部上 1/3 部位划过可见精子尾部成三角形,精子停止活动,表明制动已完成。制动可划破精子细胞膜,精子注入卵子后易于释放出卵子激活因子,有助于受精过程。有文献报道剧烈制动睾丸来源的未成熟的精子有助于提高受精率。但过于猛烈的制动可使精子尾部粘在 ICSI 皿底,再次吸入困难或吸入时致精子头颈中段断裂。制动后的精子应吸入显微注射针,尾部先吸入,并停稳在注射针尖部。

（四）卵子固定

卵子定位依据极体位置,通常让极体位于 12 或 6 点位置,但与显微注射针的开口方向相反。非常重要的是卵子、固定针和显微注射针保持在一个水平面,而固定针固定在卵子侧面的中央,位于赤道板水平,这样显微注射针刺入卵子可获得最佳的支撑,刺入后在镜下可清晰地看到凹陷的卵膜呈三角锥形,刺入点为锥形的尖,这可减少卵子穿刺后的死亡率。

（五）胞浆抽吸和精子注入

显微注射针很容易刺入透明带和卵胞浆内,但卵膜常不能立即刺破,所以形成刺入点为锥形尖的卵膜三角锥形。通常需要负压吸引显微注射针,吸入部分卵浆,促使卵膜破裂。卵膜已破的标志是看到卵浆忽然加速吸入注射针。回吸胞浆的另一作用可能是促使卵子激

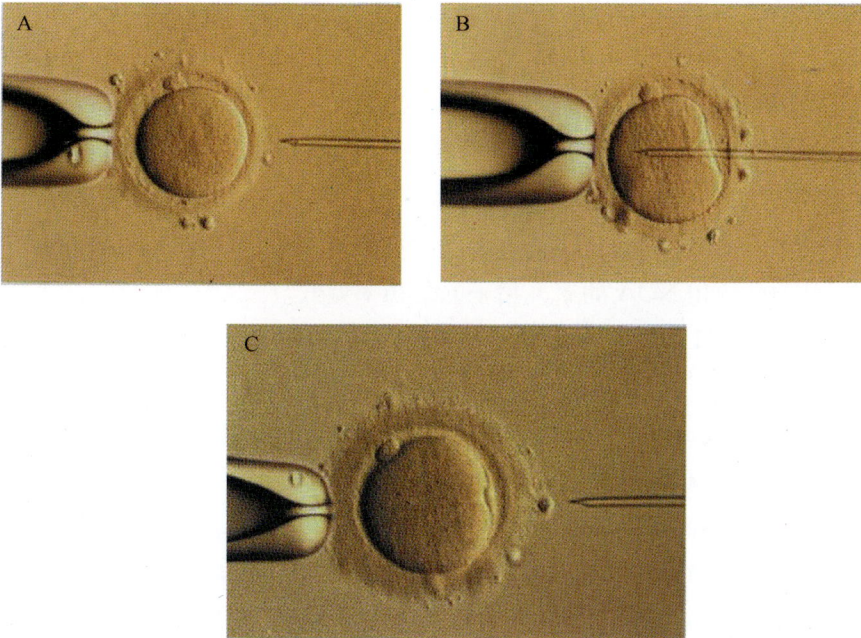

图 9－3　卵胞浆内单精子注射

活,有报道在确定卵膜破裂后,多次回吸少量卵胞浆可以提高受精率。确定卵膜破裂后,将回吸的胞浆和精子注入卵胞浆内,退出显微注射针(见图9-3)。应避免过多 PVP 注入卵胞浆内。分析 ICSI 受精失败的研究发现,卵子内没有精子核是 ICSI 卵子未受精的主要原因。其原因可能是未能注入精子或退出注射针时带出了精子。可在卵膜破裂的瞬间将注射针向前再推进约 15 μm,并继续回抽少量胞浆,随后将回吸的胞浆和精子注入卵胞浆内,可见到精子很易向前进入卵胞浆,精子头可距离注射针尖约 15 μm 以上。否则,退出注射针时可能带出精子,导致受精失败。卵膜在负压吸引下的破裂方式可反映卵子质量。成熟恰当的卵子需要回吸胞浆卵膜才能破裂,回吸幅度约为 1/3～1/2 卵子直径。卵膜在注射针穿入后立即破裂,常表明卵子为过熟或不熟,注射后死亡率较高。

(六)卵子和胚胎培养

同常规体外受精胚胎移植(实验室部分)。

六、ICSI 的临床应用结果

(一)受精、卵裂和胚胎结果

1. **ICSI 后卵子损伤**　ICSI 后大约 3%～10% 的卵子死亡,这与卵子质量和 ICSI 操作技术有关。成熟度不恰当 M Ⅱ 卵子的胞膜较脆,卵子透明带和胞膜过硬都易导致卵子死亡。文献报道采用激光辅助行 ICSI 可减低卵子显微注射后死亡率,提高了受精率和胚胎质量,增加了胚胎移植的机会。激光辅助的方法是在 ICSI 注射前,采用激光削薄显微注射针进针处透明带约 70%,或打一 5 μm 的小孔。激光辅助 ICSI 可用于透明带较厚或致密的卵子,也可适用于获卵数较少的 ICSI 周期。

2. **受精情况**　文献报道的 ICSI 正常受精率(按注射的 M Ⅱ 卵子计算)约为 50%～75%,这与促排卵方案、卵子质量和操作人员技术有关。ICSI 后多精受精率较低,三原核 ICSI 合子通常是由于第二极体未能释出,通常有 3 个原核,但只有 1 个极体。单原核的 ICSI 合子可能是孤雌激活的结果,通常有 2 个极体和 1 个原核。与常规 IVF 胚胎处理原则不同,ICSI 的三原核和单原核来源的胚胎是不能移植和冷冻的。通常精子质量对 ICSI 受精率有影响,微弱活动的精子和 NOA 的睾丸精子的受精率偏低。

3. **卵裂情况**　ICSI 合子的卵裂率约为 95% 左右,与常规 IVF 的相似。但低质量精子 ICSI 后的卵裂率较低。

4. **胚胎质量**　已有较多研究比较了常规 IVF 和 ICSI 的胚胎质量。通常 ICSI 胚胎在 D3 以前发育的更快,在 D3 可能有更多的 8 细胞期胚胎,而胚胎形态与常规 IVF 胚胎的相似。这可能是由于 ICSI 受精时间更早的原因。至于有关囊胚培养结果,文献有不同报道。一些文献报道 ICSI 的囊胚形成率较低,而另一些文献报道 ICSI 和常规 IVF 的囊胚形成率无明显差异。

(二)ICSI 的临床结果

早期的研究发现异常不同程度的精液精子的 ICSI 结果无明显差异。但现有证据表明,精子质量可能影响 ICSI 的胚胎种植率和临床妊娠率。严重生精功能障碍导致的重度少精子症或 NOA 行 ICSI 的临床结果较差,其移植冷冻复苏胚胎的临床妊娠率也较低。

大部分的文献报道,OA 的睾丸和附睾精子(新鲜或冷冻)的 ICSI 结果也无明显差异,而且不受梗阻性病因的影响,但最近有报道睾丸精子可获得更好的临床结果。可以明确的是,NOA 和 OA 的 ICSI 治疗结果有较大差异,NOA 行 ICSI 后的受精率、胚胎质量和妊娠率都较低,而流产率较高。这与精子的质量有关,NOA 的睾丸精子可能存在功能缺陷、较高的染色体非整倍体和印记异常等。

七、ICSI 的安全性

自 1992 年以来,ICSI 获得越来越广泛的应用。据 ESHRE 和美国 CDC 统计,2002 年以后,ICSI 已经超过常规 IVF,成为最主要的辅助生殖技术(assisted reproductive technique, ART)。ICSI 技术将一条人工选择的精子通过机械的方法注入精子,可能会损伤卵子膜、细胞骨架和纺锤体,带入异源性物质,既往不具正常受精能力的异常精子通过 ICSI 使卵子受精,并进一步发育成胚胎和出生后代,因而,ICSI 后代的遗传和发育异常是否增加受到普遍关注。应该注意的是,ICSI 的安全性应放在所有 ART 的框架内考虑,因为 ICSI 的大部分的处理和操作与常规 IVF 等辅助生殖技术相比是同样的。

(一) ICSI 妊娠和后代的随访结果

1. **染色体结果**　Bonduelle 等在 1 586 个 ICSI 妊娠产前诊断中发现总的染色体异常发生率为 2.96%,其中 1.58% 为新发染色体异常,1.38% 为来自父亲的获得性染色体异常,大部分的新发异常为性染色体非整倍体。与一般自然妊娠新生儿的新发染色体异常率的 0.4% 相比,ICSI 可增加出生后代新发染色体异常率。

2. **产科结果**　有关 ICSI 妊娠的产科结果的研究显示,ICSI 后单胎妊娠与自然单胎妊娠相比,其异常的产科结果也增高,但 ICSI 与常规 IVF 相比无显著差异。

3. **先天性畸形**　迄今为止的有关 ICSI 婴儿畸形率的随访资料显示了矛盾的结果。大部分研究显示,ICSI 的出生婴儿畸形率与常规 IVF 的相似。一些文献报道 ICSI 后泌尿生殖系统畸形特别是尿道下裂的发生率增高,但其他一些研究未发现类似现象。

4. **印迹疾病**　近年来,一些研究发现 ART 可能影响印迹异常而增加出生后代一些罕见的印迹疾病发生。丹麦的一项研究表明,在 ART 及不育相关治疗后发生的 14 例 AS、PWS 和 BWS 中,促排卵、人工授精、ICSI 和常规 IVF 治疗后的患者分别占到 5 例、3 例、1 例和 5 例。这显示,ICSI 并没有比常规 IVF 等其他 ART 技术更易引起印迹疾病。

(二) 影响 ICSI 后代健康的可能因素

影响 ICSI 后代健康的可能因素包括不育相关病因、配子异常、促排卵治疗、体外受精和体外培养过程等。

1. **不育相关病因和配子异常**　在一项基于丹麦全国出生登记的队列研究中,笔者发现

不育(超过 12 个月未能自然生育)的人群和采用不育治疗的一样,其畸形率增高(OR1.2 95%
CI1.07~1.35),而且随着不育年限的增加而增高。这表明,不育症患者的相关病因本身对
其后代健康可能有不良影响。ICSI 患者的适应证本身就表明其可能具有特殊的精子异常。
这些异常包括特异的遗传异常、染色体非整倍体、DNA 损伤和印迹异常等。

(1)伴有遗传异常的不育:常见的 ICSI 患者包括先天性双侧输精管缺乏(congenital
bilateral absenle of the vas deferens, CBVCD)和 Y 染色体微缺失(AZF 缺失)。CBVCD 常
有囊性纤维化(CF)致病基因(CFTR)突变。当男性携带 F508/7T 等位基因的同时女性配
偶携带 9T/5T 等位基因时,后代有 25%的机会患 CF,在女方无类似突变基因时,男性后代
有 50%机会患 CBVCD。已有明确的报道 AZF 缺失可通过 ICSI 传给男性后代。

(2)精子染色体非整倍体:很多文献报道严重的少、弱精子症和 NOA 的精子染色体非
整倍体率明显增高,提示显微注射非整倍体精子可能是导致 ICSI 后代新发染色体异常增高
的原因。Bonduelle 等的研究发现,精子密度低于 20×10^6 个/ml 的 ICSI 后代新发染色体异
常发生率为 2.09%,而高于 20×10^6 个/ml 的发生率为 0.23%,提示新发染色体异常可能与
较低的精子质量存在相关性。

(3)精子 DNA 损伤:表现为单链和双链 DNA 断裂的精子 DNA 损伤在少、弱精子症中
发生率较高,甚至可出现在正常精液指标的精子中。较多的研究表明精子 DNA 损伤率与
IVF 受精率、胚胎质量、胚胎种植率和早期流产率等相关。我们大样本的临床研究表明,精
子 DNA 损伤影响 IVF 的临床结果,但取决于卵子质量。在可能卵子质量较低的患者,精子
DNA 损伤显著降低了 IVF 的临床结果。精子 DNA 损伤对 ART 结局的影响受到复杂机
制的干预,例如 DNA 检测方法的局限性、复杂的 DNA 损伤机制的不同生物学意义、卵子
对精子 DNA 损伤的修复机制。虽然没有 DNA 损伤与 ART 后代健康的直接临床相关证
据,一项采用 DNA 损伤精子行 ICSI 的小鼠实验研究表明,DNA 损伤精子行 ICSI 可导致
胚胎印迹异常,导致包括生长异常、早衰、行为异常和肿瘤发生等长期不良后果。在 ART
后代随访中加入精子 DNA 完整性指标将有助于揭示 DNA 损伤与 ART 后代健康的相
关性。

(4)精子基因印迹异常:研究发现严重的少、弱精子症的精子存在基因印迹异常。虽然
印迹异常精子行 ICSI 的治疗结果和结局尚没有相关的研究报道,但其有可能导致 ICSI 后
代出现基因印迹异常疾病。

(5)其他精子异常:ICSI 男性患者可能存在的异常精子因素还包括精子核包装、精子
mRNA 和端粒长度异常。虽然有证据表明这些因素与受精和胚胎发育有关,但其与 ART
后代安全性的关系没有报道。

2. ART 相关过程 大量的研究表明,ART 相关过程(包括促排卵、卵子体外成熟、体外
受精和培养等)都可使卵子和胚胎出现印迹异常。这表明,超促排卵、体外受精和体外培养
可能会通过基因表达和印迹的异常而影响 ART 后代,而这些可能的影响因素即存在于常规
IVF,也存在于 ICSI。

（三）ICSI 技术本身对 ICSI 后代健康的影响

尚没有足够的临床和实验证据证明 ICSI 技术本身对 ICSI 后代健康的影响。最近一项在转基因小鼠上的研究,发现自然出生、常规 IVF 和 ICSI 的孕中期胚胎的转基因目的基因 DNA 点突变的频率和频谱没有明显差异,这提示 ART 存活子代的 DNA 是稳定的,不产生新发的 DNA 突变。一项较新的研究发现,与常规 IVF 小鼠相比,ICSI 子代小鼠在表型、记忆和学习能力上都无显著差异,但 ICSI 雄性子代小鼠的睾丸组织中生精细胞凋亡明显增高,提示 ICSI 可能影响雄性后代的生育能力。

（四）ICSI 治疗前的遗传咨询

ICSI 夫妇治疗前的遗传咨询是必要的。应该给予有异常遗传基础的 ICSI 患者(如 CBVCD,AZF 缺失)相应的遗传咨询,告知相应的遗传风险。

目前的证据表明,ICSI 后代的染色体异常轻微增加,但各种主要和次要畸形率与常规 IVF 相比并无显著增加。ICSI 后代的随访研究结果差异较大,实际上反映了这些随访研究的缺陷,这些研究常缺乏合适的对照,研究类型和方法、研究时期、随访时间和方式、病例入选标准和畸形的诊断标准等常不同。因此,更有说服力的大规模的严格对照的临床随访研究结果对于阐明 ICSI 安全性和提供准确的遗传咨询极为重要。

ICSI 安全性与 ICSI 患者的异常精子可能相关。选择功能和遗传正常的精子和治疗前纠正精子异常可能有助于改善 ICSI 的安全性。

第二节　卵胞浆内单精子注射术中的精子选择

ART 中精子优选方法主要有梯度密度离心、上游或下沉、纤维玻璃柱分离等方式。尽管这些方法可有效分离活动精子,但这些方法未能分离无 DNA 损伤的精子。在 ICSI 中,精子的形态和活力等较差,精子 DNA 损伤更严重,常规精液处理的方法是直接离心法,再在显微镜下肉眼挑选形态尽可能正常的活动精子行显微注射,但这样显然未能挑选 DNA 完整的精子用于显微注射。

近年来,文献报道了一些新的精子选择方法,其原理分别是根据精子细胞器形态、精子膜电荷和精子膜表面分子结合特征而进行精子选择。

一、基于精子细胞器形态的精子选择方法

1. 活动精子细胞器形态分析　活动精子细胞器形态分析(motile sperm organelle morphology examination, MSOME)常规 ICSI 在 200 或 400 倍显微镜下采用肉眼观察进行精子选择。采用光学和数字放大技术配合 Normaski 微分干涉可将活精子放大 6 300～

8 000倍,可发现200或400倍下不能发现的精子形态异常,特别是精子核形态和核内结构的异常。核形态异常和核内空泡通常提示核包装异常和DNA损伤,形态异常精子的精子染色体非整倍体和DNA碎片发生率增加。对同一标本分别采用MSOME和严格形态评价方法评价精子正常形态率,前者的结果为3.3%,后者为9.4%,表明MSOME的精子形态评价比严格形态评价方法更为严格。

通过 MSOME 选择精子行 ICSI 的方法,即形态选择的精子卵胞浆内注射(intracytoplasmic morphologically selected sperm injection, IMSI),近几年已应用于临床。表9-1列出了近年来部分有关 IMSI 应用的研究结果,多数研究表明 IMSI 比常规 ICSI 可获得更高的临床妊娠率和胚胎种植率。最近研究发现 IMSI 可降低胚胎的非整倍体率。IMSI 的缺点是显微注射时间通常要比常规 ICSI 长 1～1.5 小时。

表 9 - 1 文献报道的 IMSI 临床结果

文　　献	方　　法	例　数	受精率（%）	优质胚胎比率（%）	临床妊娠率（%）	种植率（%）
Bartoov et al. (2003)	IMSI	50	64.5	45.2 *	66.0 *	27.9 *
	ICSI	50	65.5	31.0 *	30.0 *	9.5 *
Berkovitz et al. (2006)	IMSI	80	67.4	38.7 *	60.0 *	31.3 *
	ICSI	80	69.1	25.5 *	25.0 *	9.4 *
Hazout et al. (2008)	IMSI	125	68.1	42.6	37.6 *	20.3 *
	ICSI	125	65.2	32.6	2.4 *	0.8 *
Antinori et al. (2008)	IMSI	227	94.8	NA	39.2 *	17.3
	ICSI	219	94.5	NA	26.5 *	11.3

注: * 两组比较 $P<0.05$; NA 无数据

2. **精子头双折光特性**　研究发现借助极化显微镜可以分析精子核、顶体和鞭毛产生的双折射光以了解精子形态改变。一项初步研究使用极化显微镜分辨顶体反应和无顶体反应精子,采用顶体反应精子行 ICSI 的胚胎种植率、临床妊娠率和继续妊娠率显著提高。

3. **精子拉曼光谱特征**　拉曼光谱可通过激光激发的非弹性散射光谱分析分子,以分析细胞的结构改变,样品不需被固定,液体也不会干扰拉曼散射的分析,不同样本产生独特Raman 光谱结果,类似于化学指纹,故有可能对精子进行单个活体检测。一项研究发现DNA 损伤精子的 1 050/1 095 cm^{-1}比值会发生改变,为采用 Raman 激光显微镜直接分析单个活精子的 DNA 完整性提供了可能。

二、基于精子膜电荷的精子选择方法

精子在附睾成熟过程中,精子膜出现脂固定的 gp20/CD25 糖多肽,其高度涎酸化,故使精子膜带有负电荷。gp20/CD25 糖多肽的表达与精子正常形态和获能状态相关。因此,可通过选择带负电荷的精子间接选择功能成熟的精子。

1. **Z 电位分离技术**　精子膜的负电荷是精子在无蛋白培养液中倾向于游向玻璃接触面

的原因。将精子悬液置于有带正电荷的玻璃管,可分离带负电荷的精子。这些精子质量更高,表现在获能、DNA 完整性、正常形态和染色体浓缩等方面。初步研究表明采用此分离技术获得精子行 ICSI 的受精率更高。Z 电位分离技术的缺点是精子回收率低。由于 X 精子的负电荷更高些,Z 电位分离后精子可能存在性别偏差。

2. **电泳分离技术** Ainsworth 等设计了一个微腔电泳分离技术分离精子。将一个微腔用具有 5 μm 空隙的聚碳酸酯膜分割,上方为隔离小腔,下方为收集小腔。将精子加入隔离小腔,使收集小腔一侧带正电荷,可使带负电荷精子从隔离小腔通过 5 μm 空隙向正电荷方向移动而进入收集小腔。微腔电泳分离技术分离的精子氧自由基更低、形态更正常和结合透明带能力更强,其精子回收率与梯度离心相似。

三、基于精子膜表面分子结合特征

1. **精子与透明质酸结合** 受精过程中,精子通过头部 PH20 蛋白与颗粒细胞间质的透明质酸(HA)结合,并通过释放透明质酸酶,穿透颗粒细胞层与 ZP 结合。较多研究表明 HA 结合精子的细胞成熟度、染色体整倍体、DNA 完整性和精子形态都明显改善。

目前有两种商业化的选择 HA 结合精子的方法。一种为 PICSI(picked spermatozoa for ICSI dish),即在 ICSI 皿底部涂以 HA,HA 受体阳性精子的头部会被吸在皿的底部,不能自由活动。另一种为含 HA 培养液(Spermslow),用 Spermslow 和常规培养液做两个微滴,让两滴接触,精子加入常规培养液中,HA 受体阳性精子的头部会被吸两个微滴交界处。

采用 HA 结合精子行 ICSI 的受精率、胚胎质量、种植率、妊娠率和流产率的结果报道不一,需要更大规模的前瞻性研究证实。

2. **精子与钙磷脂结合蛋白 V 结合** 磷脂酰丝氨酸(phosphatidyl serine, PS)位于活精子细胞膜的内侧。精子凋亡早期表现为精子膜内侧 PS 翻至精子膜外侧(External PS, EPS),中期则表现为 Caspase 激活和线粒体膜电位下降,晚期可导致精子 DNA 碎片。钙磷脂结合蛋白 V(Annexin V)为大约 35 kDa 的磷脂结合蛋白质,在生理浓度 Ca^{2+} 的情况下与负电荷的 EPS 结合,但不能通过精子膜。根据这一原理可通过流式或磁珠分离,Annexin - V 阴性即未发生凋亡的精子。

(1) 流式细胞分选:荧光标志 Annexin - V,采用流式细胞仪分选未结合 Annexin - V 的精子。目前尚无临床应用报道。

(2) 磁珠细胞分选(magnetic-activated cell sorting, MACS):MACS 磁珠为偶联 Annexin - V 的超顺磁微珠(<100 nm),表面的磁铁涂层具生物降解能力。一项研究采用电镜观察分选的无凋亡精子未见磁珠附着。磁珠细胞分选精子的示意图(见图 9 - 4)。偶联 Annexin - V 磁珠可与出现 PS 外翻的早期凋亡精子结合,此外,死亡的精子由于膜完整性受损也可被偶联 Annexin - V 磁珠结合,结合磁珠的精子被磁铁吸附留在反应管里,未发生凋亡和膜完整的精子不被吸附而直接通过反应管被优选。

MACS 分选无凋亡精子的效果获得多项研究证实。一项研究分析了密度梯度离心

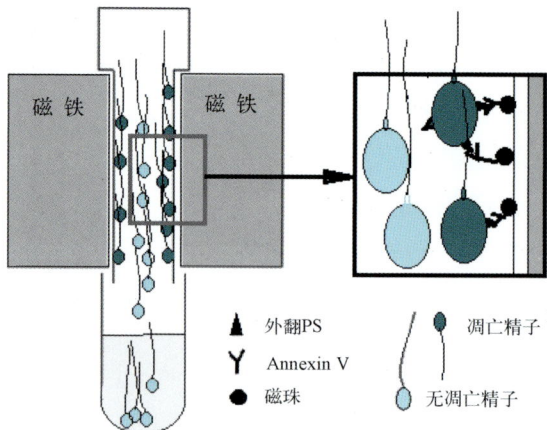

图 9-4　MACS 分选未凋亡精子示意图

(DGC)分离精子的结果,发现 35 例正常精子指标的精子处理后约 1/3 的 DNA 碎片下降了 25% 以上,约 1/3 的 DNA 碎片无变化,而约 1/3 的 DNA 碎片反而增高了 25% 以上。而采用 MACS 分离获得的精子,不但凋亡精子减少,精子正常形态率、正常线粒体膜电位、CASPASE 阴性精子和 DNA 完整精子的比例都更高。密度梯度离心后再行 MACS 还改善了精子诱导顶体反应。这提示 MACS 有可能替代密度梯度离心方法用于 ART 中精子优选。

我们比较了 52 例少弱精子症行 MACS 和 DGC 的结果(未发表),见表 9-2。结果表明,MACS 分离精子中的 CASPASE 阳性精子和 TUNEL 阳性精子比例显著减少,表明 MACS 可用于 ICSI 前的精子处理,可减少采用凋亡精子行 ICSI 的机会。

表 9-2　少弱精子症行 MACS 和 DGC 的结果

Caspase 阳性精子(%)(n=23)			TUNEL 阳性精子(%)(n=29)		
MACS	DGC	P	MACS	DGC	P
5.08±2.16	10.70±3.88	<0.001	6.50±3.20	12.38±6.43	<0.001

MACS 在 IVF 和 ICSI 中的应用仍较少报道,其临床价值需要更多的研究证实。一项初步的临床研究比较了 MACS(122 例)和 DGC(77 例)两种方法处理少、弱精子症患者精子行 ICSI 的受精率、卵裂率、胚胎质量、hCG 阳性率、临床妊娠率和胚胎种植率,结果发现卵裂率和 hCG 阳性率在 MACS 组和 DGC 组分别为 97.2%、88.2% 和 61.47%、45.95%,差别皆有显著意义,而临床妊娠率和胚胎种植率在两组分别为 48.36%、36.49% 和 21.9%、19.31%,虽然增高但无显著意义。最近还有报道对高精子 DNA 碎片的患者行 MACS 分离精子行 ICSI 获得临床妊娠的报道。

第三节　辅助孵化技术

一、透明带和孵化

(一)透明带结构和作用

1. **透明带结构**　透明带(zona pellucida, ZP)是哺乳动物的卵子和早期胚胎外的一层由硫酸化糖蛋白组成的透明基质物。透明带厚度约为 $13\sim15$ um,分为两层,外层较厚,内层较薄,但富有弹性。构成透明带的糖蛋白至少有 3 种,即 ZP1、ZP2 和 ZP3。

2. **透明带的生物学作用**　透明带在受精与早期胚胎发育过程中发挥重要作用。透明带可诱发精子发生顶体反应,发生顶体反应的精子与透明带精子受体结合后可使透明带发生生化反应,透明带变硬,阻止多精受精。受精后透明带的主要作用是保护胚胎,维持其完整性。早期胚胎的卵裂球在透明带的保护下聚集在一起,有助于胚胎致密化的发生。胚胎在生殖道中的运动也需要透明带保护,可以避免与其他细胞如生殖道上皮、精子和白细胞等接触,免受母体免疫系统的攻击和毒性物质的不良影响。

(二) 孵化

胚胎进入子宫腔后,在发育到囊胚阶段后必须从透明带中孵出才能发生种植或着床,这一过程称为孵化(hatching)。孵化的机制之一是胚胎滋养层细胞和(或)子宫内膜细胞产生蛋白酶等溶解素,从而溶解透明带。采用实时录像的研究,可观察到体外培养的扩张囊胚会反复出现周期性收缩和扩张,这使得透明带渐渐变薄。还有研究发现,体外培养的人类扩张囊胚的滋养层细胞会出现突起(trophectoderm projections),从而扩张透明带。因此,扩张囊胚对透明带的机械扩张可能是人类囊胚孵化的主要机制之一。但在小鼠胚胎的研究中发现,孵化的主要机制是滋养层细胞分泌溶解素而不是机械扩张。不同物种、体内和体外的孵化机制可能是不同的。

二、辅助孵化原理

Cohen 等观察到,经显微操作受精(透明带有裂隙)的胚胎更易种植,种植潜力高的胚胎的透明带厚度较薄。基于这些临床观察,Cohen 等提出了辅助孵化(assisted hatching, HA)的概念,期望在透明带上打孔,以利于胚胎从透明带内孵出。他们在 1990 年首次报道了采用机械方法切割透明带以辅助孵化的方法,其早期的报道显示辅助孵化显著提高了胚胎种植率。

辅助孵化可能改善胚胎种植的原理基本如下:① 透明带增厚和变硬可能导致胚胎滋养层细胞分泌的溶解素不足,从而不能完全溶解透明带。一些文献显示透明带增厚和变硬可见于高龄、长期胚胎体外培养和冷冻保存和复苏过程;② 体外培养的胚胎发育较体内胚胎迟缓,其细胞数可能也较少,一些胚胎碎片较多质量差,这样使得胚胎滋养层细胞数减少,从而不能分泌足量的溶解素;③ 辅助孵化使得胚胎-子宫内膜接触较早,可能有助于和胚胎更早孵出和种植;④ 有报道辅助孵化可增加小鼠囊胚的细胞数,提示可提高囊胚的质量和发育潜能。

三、辅助孵化的技术方法

辅助孵化的基本方法是通过机械、化学、激光和压电晶体等手段在透明带上打孔或使透明带变薄(见图 9-5)。机械和化学的方法常需要熟练的显微操作技术,透明带上的孔径难以做到标准化,激光和压电晶体方法则简单、易操作,透明带打孔的孔径可控。

　　胚胎辅助孵化可在受精后第3天进行,也可在囊胚期进行,通常透明带打孔的辅助孵化方法宜在胚胎致密化以后进行,以避免卵裂球从透明带辅助孔中逸出。

(一) 机械法

　　部分透明带切开(partial zona dissection,PZD)是最为常用的机械辅助孵化方法。PZD

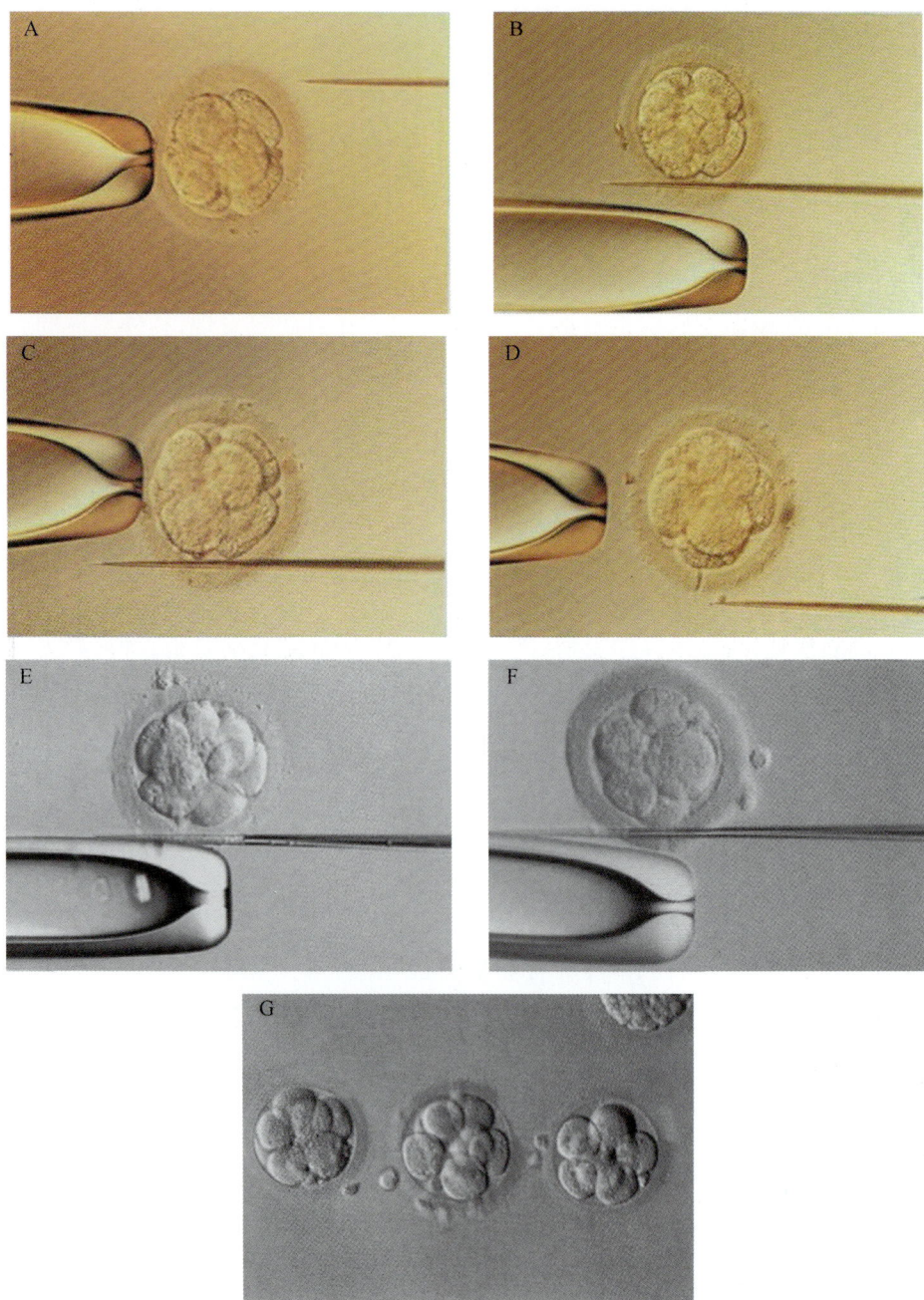

图9-5　辅助孵化

需要采用显微操作仪。通常采用显微固定针固定卵裂球与透明带的最大间隙处于12点位置,将显微辅助孵出针从1点穿过卵裂球与透明带的间隙,从11点处传出透明带,放松固定胚胎的显微固定针,使显微孵化针带着胚胎移动到固定针的一侧,并移动显微孵出针使胚胎透明带压在显微固定针上,反复摩擦透明带,至透明带割裂和显微孵出针从透明带切割处移出。

有观察到PZD产生的透明带裂隙可卡住孵出的胚胎,胚胎卡在透明带上,成"8"字形,限制了进一步孵出。因此,Cielask等发明了三维-PZD的辅助孵化方法,即在完成常规的PZD后,转动胚胎,使透明带切割处的裂缝垂直在12点位置并固定胚胎,显微孵出针再次与原切割裂隙垂直穿过卵裂球与透明带间隙并穿出透明带,切割透明带,切割后透明带成"十"字状切割口,扩大了透明带切割口,切割处透明带成"L"形片盖住了胚胎。这样,有助于避免孵出胚胎卡在透明带,又避免因透明带裂口太大导致胚胎卵裂球逸出。

采用机械辅助方法也可以磨薄透明带。Nijs等采用切割针摩擦而不穿过透明带,以磨薄透明带。

Fang等报道了一种新的机械辅助孵化方法。模拟自然孵化过程中扩张囊胚的周期性收缩和扩张现象,他们采用液压扩张透明带。将显微注射针前段200 um充满培养液,在显微注射针刺入透明带间隙后将针内的培养液注入,透明带会迅速扩张,但在1 min内复原,而卵裂球则不受损坏。经用液压扩张透明带的胚胎的囊胚孵出率显著高于对照组。在其后的临床研究中,他们对FET周期的胚胎行液压扩张透明带,辅助孵化组的临床妊娠率和胚胎种植率显著高于对照组。这些初步结果表明其为一种有效安全的辅助孵化方法。

(二) 化学法

常用的化学法辅助孵化是采用酸化Tyrode液(pH 2.3)行透明带穿孔(Zona drilling)。用胚胎固定针固定胚胎,辅助孵化针内预吸酸化Tyrode液,用固定针调整胚胎的位置,将透明带下间隙较大的部位固定于3点钟位置,将辅助孵化针对着透明带,缓缓吹出酸液,溶掉约20~30 μm的透明带,在透明带将要被溶透时,迅速回吸,避免酸液进入透明带间隙。完成辅助孵化的胚胎需在新鲜培养液中冲洗几次,再放回培养箱。

为了避免酸液对靠近透明带穿孔的胚胎的不良影响,Tucker等采用酸化Tyrode液薄化透明带,用酸液溶解透明带表面一层而不溶透透明带,范围约为1/3周径。但却发现没有改善胚胎种植的作用,提示透明带内层在辅助孵化中更为重要。

另一种化学辅助孵化方法采用蛋白酶。卵裂期或囊胚期胚胎在移植前置于10 IU/ml链霉蛋白酶(pronase)中,37℃条件下孵育20~60 s,在体视显微镜下观察,在透明带完全消失前,将胚胎转移到新鲜培养液中,洗涤2次,继续培养数小时后移植回子宫腔。

(三) 激光和压电晶体法

Tadir和Palankar等最早报道了采用激光行透明带打孔的辅助孵化方法。现在常采用二极管红外1 460 nm非接触式激光行透明带打孔。采用动物和人类胚胎的研究表明红外

1 460 nm激光是安全的,对 DNA 不具诱变性,对胚胎发育无明显影响。激光辅助孵化需要特殊的激光破膜仪,操作简便,可重复,处理范围可控,适用于各个阶段胚胎,已经成为主要的辅助孵化方法。也有报道采用压电晶体(piezo)行辅助孵化。

最初的激光辅助孵化方法是激光打孔,即以激光代替酸化 Tyrode 液行透明带打孔。此后,激光被用来行透明带削薄。Germond 和 Mantoudis 的研究都证明激光透明带削薄 1/4 周径的辅助孵化,显著提高了选择患者的胚胎种植率和临床妊娠率。

四、辅助孵化的临床应用和结果

由于选用不同的辅助孵化方法和不同的患者,大部分有关辅助孵化临床研究的结果难以相互比较。大部分对非选择患者行辅助孵化的研究表明,辅助孵化并不提高胚胎种植率和临床妊娠率。但目前的研究证据表明,在 IVF 预后较差的特定人群中,使用辅助孵化有助于提高胚胎种植率。目前较为认可的辅助孵化适应证如下。

(一) 原因不明的反复胚胎种植失败(≥2 个 IVF 周期)

原因不明的反复胚胎种植失败后再次 IVF 失败几率增大。一项荟萃分析表明,针对反复种植失败的胚胎行辅助孵化与对照组相比,其胚胎种植率的 OR 为 2.84(95% CI 1.99~4.06),临床妊娠率的 OR 为 2.53(95% CI 1.85~3.47),表明辅助孵化显著改善了反复种植失败胚胎的种植率。

(二) 高龄妇女(≥38 岁)

通常认为由于高龄相关的内分泌异常,导致透明带变硬或子宫内膜分泌溶解素减少,高龄妇女的胚胎存在孵化困难。但对高龄妇女进行辅助孵化的临床研究显示不同的结果。这可能反映了高龄妇女可能具有更多的更重要的影响胚胎种植的因素,如染色体非整倍体等。辅助孵化在高龄妇女中的应用价值仍需更多研究的证实。

(三) 冷冻复苏胚胎

Carrel 等报道冷冻复苏可引起胚胎透明带糖蛋白基质改变而变硬,导致胚胎孵出困难。较多的文献报道 D2 和 D3 冷冻复苏胚胎行辅助孵化可提高胚胎种植率和临床妊娠率。

(四) 透明带增厚和低质量胚胎

早期的一些研究报道此类患者行辅助孵化改善了胚胎种植率。这导致辅助孵化应用于预后较差的低质量胚胎,如高碎片和发育速度慢的胚胎。但尚需要更多的研究证实其临床价值。

五、辅助孵化的副作用

辅助孵化并不提高非选择 IVF 患者胚胎种植率和临床妊娠率。这实际上表明,目前采用的辅助孵化方法对一部分没有孵化障碍的胚胎反而是有害的,从而抵消了其对存在孵化障碍胚胎行辅助孵化的好处。

辅助孵化的方法与副作用直接相关。化学的方法有可能改变胚胎的培养环境。机械的方法有可能损伤胚胎卵裂球。透明带开口还使得胚胎失去透明带保护,接触到女性生殖道的毒性物质、免疫细胞和微生物,从而影响胚胎发育。采用透明带打孔的辅助孵化的副作用还与孔径大小有关。临床实践已观察到,较小的孔径可能卡住胚胎,导致孵出失败或种植后妊娠空囊。过大的孔径则可能导致胚胎在操作或移植时部分卵裂球逸出,使最后胚胎发育细胞数减少。尽管通常认为合适的孔径是 20~30 μm,但确切的合适孔径大小未获定论。

辅助孵化可显著增加单卵双胎的发生。一项研究发现,674 个行 PZD 的 IVF 移植周期发生 8 例(1.2%)单卵双胎,而对照组 559 个周期的单卵双胎发生率为 0。单卵双胎高发的原因之一可能是较小的孔径卡住囊胚,成"8"字形,致该囊胚再次分裂导致单卵双胎。另一原因可能是部分胚胎过早孵出,形成另一枚胚胎。

(黄学锋　黄国宁)

第十章
胚胎植入前遗传学诊断

胚胎植入前遗传学诊断(preimplantation genetic diagnosis, PGD)是一种极早期的产前诊断方法,是在胚胎着床前,对配子和(或)胚胎的遗传物质进行分析,判断其是否存在特定遗传异常,选择无遗传学缺陷的胚胎植入宫腔,从而获得正常胎儿的技术。它把筛选遗传缺陷的时机提早到了早期胚胎阶段,避免了选择性流产和多次流产可能造成的危害及伦理道德观念的冲突,是一项建立在体外受精与胚胎移植(in vitro fertilization-embryo tranfer, IVF-ET)及现代分子生物学、细胞生物学和遗传学基础上新的诊断方法。

一、胚胎植入前遗传学诊断发展简史

胚胎植入前遗传学诊断(PGD)设想最早由 Edwards 在 1962 年提出,并在 1968 年动物胚胎实验成功。Verlinsky 1987 年提出了 4 细胞胚胎遗传学诊断模型。Handyside1989 年建立了胚胎活检模型,并在 1990 年报道了首例通过聚合酶链反应(polymerase chain reaction, PCR)技术行性别诊断的 PGD 婴儿出生。1989 年到 1990 年,Penketh 等在 Handyside 用 PCR 技术对人类胚胎进行性别诊断的同时,用荧光原位杂交技术(fluorescent in situ hybridization, FISH)方法检测 PCR 的诊断结果。

20 年里,PGD 逐渐发展成为一种公认的产前基因诊断的方式,全世界大约已有两三千以上的 PGD 婴儿出生。目前统计到的误诊率比较低,而怀孕率与一般辅助生育技术(assisted reproductive technology,ART)相似。在这 20 年中,PGD 的指征、不同的取材途径和诊断技术也在不断出现。

二、胚胎植入前遗传学诊断指征

目前应用 PGD 的指征,有些已经非常成熟,有些仍在发展之中。

(一)单基因遗传病(孟德尔遗传病)

PGD 最初的指征主要涉及的是可能生育单基因遗传病患儿的夫妇。单基因遗传病是指由 1 对等位基因控制的疾病或病理性状,包括 β-地中海贫血、血友病等。起初,这种精确的分子基础所需要的知识,限制了 PGD 的适用性。现在已被定位的基因,通过标记其附近的多态 DNA 进行连锁分析,疾病都可以被检测到。

(二) 染色体易位

第二个常见指征包括夫妇任何一方有染色体平衡易位的情况。大约 2% 需要 ICSI 授精的男性为染色体平衡易位,而他们女性伴侣的发病率也差不多。最初的诊断点特异性探针,需要检测不平衡相互易位的位点。现在,易位可使用现成的检测着丝粒和端粒的 FISH 探针,将平衡易位夫妇的自然流产风险从理论上的 80% 以上降低到了 20% 以下,增加了着床率和活产率。

(三) 非整倍体筛查

另一个常见的指征是胚胎植入前非整倍体遗传学筛查 (preimplantation genetic screening for aneuploidy, PGS)。研究发现 50%～75% 的形态异常的胚胎染色体也异常,并有 25%～30% 形态正常的胚胎染色体异常,还有,高龄产妇子代的出生缺陷随年龄增长会逐渐增加。因此 PGS 的应用范围包括反复流产、重复性植入失败 (recurrent implantation failure, RIF),和高龄产妇。已有研究显示,对反复自然流产妇女,增加其成功妊娠几率比预测先天缺陷风险更有意义。而对于 PGS 能否增加高龄产妇的着床率、降低其流产率,目前还存在争议,需要进一步的随机对照研究,以便确定非整倍体检测明确的指征。

(四) 诊断胚胎是否存在父母的某些特定基因表型

其一是迟发性疾病的基因预测。假设某成年人存在常染色体显性遗传病基因,他(她)有晚期发病风险,但目前临床上仍是正常的,鉴于有 50% 的迟发风险,他(她)可能希望避免传递突变基因给自己的子代,但同时他们并不了解自己的基因型。如果他(她)的父母有这样的疾病,他(她)每一个子代的风险都是 25%。以往通过产前绒毛取样或羊水基因检测可以诊断。然而,他(她)可能希望在怀孕前就知道胚胎是否有突变基因,即使通过侵入性诊断程序。

其二是针对成人的肿瘤易感性分析。目前 PGD 能检测的肿瘤基因包括 FAP,VHL,p53 基因(Li-Fraumani),神经纤维瘤病 I、II 型,和家族后颅窝脑肿瘤(hSNF2)等。对于乳腺癌高危患者,BRCA1 和 BRCA2 基因的 PGD 也是可行的,但尚有争议。

(五) 识别人白细胞抗原兼容的胚胎

干细胞移植如果使用人白细胞抗原(human leukocyte antigen, HLA)兼容的细胞是非常有效的,但如果 HLA 不兼容,则效果很差。干细胞最现成的来源是脐带血。通常情况下,受者是一个年长、垂死、遗传决定的浸润性疾病(比如 β-地中海贫血)患者。虽然可以通过羊膜穿刺或绒毛取样确定胎儿是否与之 HLA 兼容,但 3/4 的几率 HLA 是不兼容的。

PGD 使 HLA 分型成为可能。如果年长的同胞有一个常染色体隐性遗传疾病,胚胎有正常的基因并且 HLA 兼容的几率是 3/16(3/4 × 1/4)。在 8～12 枚胚胎中找到一个兼容的胚胎是可行的。同样的方法适用于此类情况,当一个年长的同胞有一个非遗传性疾病(如白血病),需要干细胞移植,找到一个合适的胚胎几率为 1/4。

(六) 不断发展的指征

其他以后可能发展的指征:① 法律法规限制可移植胚胎的数目,PGS 将变得更有吸引

力;② 如果发现 DNA 标记可以预测移植成功率,非遗传指征 PGD 将显著增加;③ 如果基
治疗成为现实,胚胎将成为纠正缺陷的理想实体。在只有一个单细胞的不正常早期胚胎中
插入正常的基因应该是有效的,因为只需要 10%～20%的正常细胞,来减轻大多数不正常的
表型。

三、胚胎植入前遗传学诊断的取材时机、材料来源

进行 PGD 的材料可来源于试管婴儿过程中的各个阶段,目前常用取材时机及材料来源
有以下几种。

(一)配子时期

1. **精子** 目前对精子的选择方法中,流式细胞仪分离纯度最高,可选出染色体数目正
常精子,防止父源染色体不分离所致的异常。以往分离并富集不同类型精子的研究主要集
中在通过 FCM 分离 X、Y 精子,进行哺乳动物性别控制,对人类主要是伴性遗传病的性别选
择,由于其不能分辨女性携带者或者正常男性,分子遗传级别的 PGD 发展后,在分离人类
X、Y 精子临床研究和应用就很少了。在临床应用上,此技术的安全性仍然需要进一步探讨。

2. **卵子** 母亲的年龄与染色体或第一、二极体染色单体的错误分离有很大关系,40 岁
以上妇女的卵母细胞中超过 70%存在这种错误分离。对卵细胞不能直接检测,可据第一、第
二极体的遗传学分析,推测卵子内遗传物质状况,从而选择正常卵子发育来的胚胎进行移
植。Munné 等分析了 23 个第一极体,发现其活检应在取卵后 6 h 内进行。Strom 等对已出
生的经过极体活检的新生儿随访后未发现异常,因此极体活检是安全的,第一极体与第二极
体结合检测,可大大提高 PGD 准确性。

(二)胚胎时期

1. **卵裂球期胚胎** 研究表明,人类 4、5 细胞期及之前的胚胎对活检的耐受力低于 8 细
胞期胚胎,故取样时机多选在卵裂期(6～10 细胞)进行,用显微操作仪吸取 1～2 个卵裂球细
胞进行遗传病的诊断。在体外培养的大多数胚胎均可达到 6～10 细胞期,且此阶段的每个
卵裂球都被认为是全能的,1～2 个卵裂球的移去不会影响胚胎的进一步发育。实验证明,
从胚胎中活检 25%的细胞,不会影响其正常发育。很多研究中心已经确定了卵裂期活检的
可靠性,ESHRE PGD 联合会报道了成功胚胎活检的有效性,即在临床 PGD 案例中超过
150 000的卵裂期活检有 99%成功。

以往最常进行 PGS 的时机是在卵裂期,而关于使用 FISH 或 PGS 临床效果的争论在
2007 年 Mastenbroke 的文献发表后达到小高峰。之后共计 8 个使用卵裂期胚胎行 FISH 的
随机对照试验在专业期刊上发表,而没有一个能够证明进行 PGS 具有优势。

2. **囊胚期胚胎** 用显微操作法从囊胚期胚胎滋养外胚层吸取 30～50 个细胞作遗传学
诊断,这一过程不影响胚胎的孵化或体外培养分泌 hCG,获得细胞一般无碎片和降解细胞。
这一时期所获取的细胞比其他时期相对多些,对胚胎的影响更少,既可作多方面的遗传分

析,又可减少嵌合现象的干扰,但对胚胎培养条件以及操作技能要求更高。

因为卵裂期活检可能因为嵌合现象增加误诊率和损伤胚胎的风险,许多 IVF 中心已经选择从卵子取样(通过极体活检)或从囊胚阶段的胚胎取样(通过滋养外胚层活检)来取代。

四、胚胎活检技术

胚胎活检技术主要包括机械法、化学法、激光法。机械法不使用化学物质,不存在对胚胎的潜在毒性,也没有激光的潜在热效应,缺点是对显微技术要求高,需要培养箱外暴露时间长,对胚胎发育不利。化学法是目前最常用的胚胎活检方法,操作简便,缺点在于喷酸过程中容易损伤卵裂球细胞膜而造成卵裂球溶解,从而影响胚胎进一步发育及种植。激光法具有精确、简便及非接触性等优点,已应用于卵裂球期的胚胎活检,但是其潜在的热效应,可能影响卵子或胚胎的发育。

五、胚胎植入前遗传学诊断的诊断技术

目前 PGD 的诊断技术主要包括单细胞 PCR,FISH 以及在两者基础上衍生的新技术。近年来 PGD 诊断技术的改进提高了诊断的效率和准确性。

(一)荧光原位杂交技术

FISH 技术是用不同颜色荧光染料标记不同染色体的 DNA 探针,与固定在玻片上卵裂球的染色体杂交后,在荧光显微镜下不同染色体呈现不同颜色的荧光。FISH 在 PGD 中的应用,可以通过对配子和早期胚胎来源的细胞核进行检测,以诊断性连锁疾病(胚胎性别鉴定)、染色体异常(包括染色体数目、结构的异常,如 21 -三体、平衡易位等),或对 IVF 的高龄妇女进行非整倍体筛查。图 10 -1、图 10 -2 均为精子核的 FISH 检测,图 10 -1 显示的是以 Vysis 探针 X(绿色)、Y(红色)和 18(青色)杂交精子核,可看到其一为 X、18 女性精子,另一个为 Y、18 男性精子。图 10 -2 显示的是以 Vysis 探针 13(绿色)、21(红色)杂交精子核,可看到两个正常 13、21 精子。图 10 -3 显示的是以 2 号着丝粒探针(红色)、2 号短臂端粒探针(绿色)和 6 号着丝粒探针(青色)杂交 46,XX,t(2;6)(p13;p25) 患者外周血细胞核,可看到正常 2、6 号染色体各一条,另外的 2、6 染色体短臂相互易位;图 10 -4 显示的是以相同探针检测早期卵裂球核,结果为异常 4 倍体胚胎。

染色体数目异常,即非整倍体(aneuploidy)在高育龄妇女胚胎中非常多见,是导致常规 IVF 后胚胎着床率低而流产率高的重要原因。染色体数目异常不仅可导致自然流产、死产和胚胎早期丢失,也是新生儿遗传病的主要原因之一。因此胚胎染色体植入前遗传学诊断的非整倍体筛查(PGD -AS,PGS)显得十分重要。近几年有研究显示 PGS 并未增加高龄妇女的妊娠率,还需要进一步的循证研究。

在 FISH 诊断过程中,嵌合型的存在是一个非常重要的影响因素,其发生率直接影响FISH 成功与否。Munné 的研究显示,胚胎染色体嵌合型的发生率波动在 11%~52%。嵌合型及其他染色体异常发生率的波动可能受以下因素影响:① 母亲年龄;② 超排卵方案;

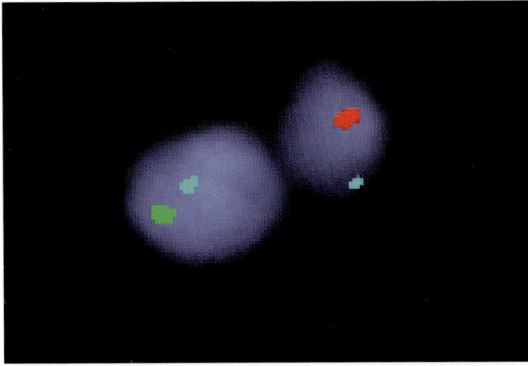

图 10-1　精子 FISH(X=绿色,Y=红色,18=青色)

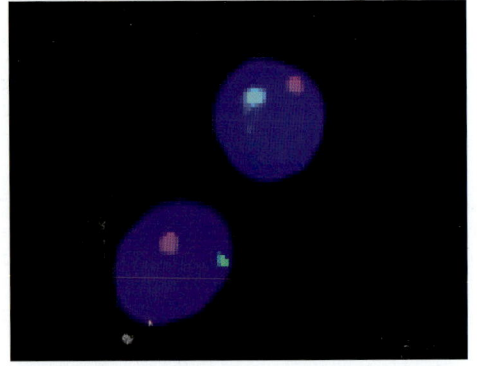

图 10-2　精子 FISH(13—绿色,21—红色)

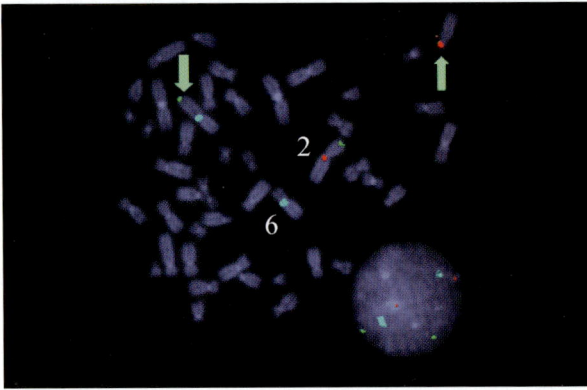

图 10-3　46,XX,t(2;6)(p13;p25) 患者外周血 FISH

(2 号着丝粒探针:红色;2 号短臂端粒探针:绿色;6 号着丝粒探针:青色)

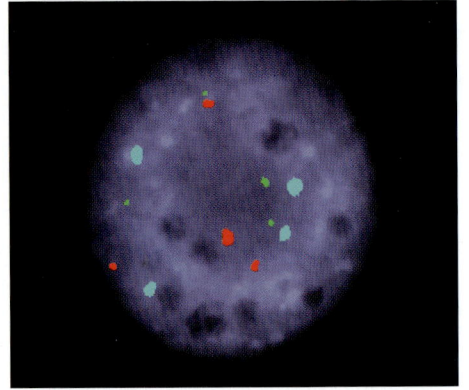

图 10-4　Day 3 胚胎活检卵裂球 4 倍体信号

(2 号着丝粒探针:红色;2 号短臂端粒探针:绿色;6 号着丝粒探针:青色)

③ 体外培养条件;④ 胚胎的形态及发育;⑤ 有无多核细胞;⑥ 检测染色体的数目和号数。其中,培养系统和超排卵方案影响可能最大。

(二) PCR 扩增

　　PCR 能扩增样本中极少量的 DNA,主要应用于 PGD 单基因缺陷遗传病的诊断,如 β-地中海贫血、血友病等。1989 年 Handside 取单个卵裂球运用 PCR 技术成功扩增了 Y 染色体特异重复序列,1990 年 Handside 报道了用 PCR 技术对有高风险假性肥大型肌营养不良(duchenne muscular dystrophy,DMD)患者夫妇进行 PGD 后诞生的首例健康女婴。

　　尽管 PCR 在 PGD 中起了重要作用,但 PCR 对单个细胞扩增失败率高。由于获得细胞数目极少,而致使对单个细胞只能作一次分析,不能重复实验结果。因此,许多研究改变了 PCR 方法,用于控制扩增失败。目前全世界各研究中心多采用巢式 PCR、全基因组扩增(whole genomeamplification,WGA)、多重 PCR、荧光 PCR、逆转录 PCR(RT-PCR)、荧光定量 PCR(实时 PCR)、一步法 PCR 方法等作出诊断。

运用 PCR 进行 PGD 的主要适用范围：① X 连锁隐性遗传病的性别鉴定,目前基本上已被确诊率更高 FISH 方法代替;② 单基因相关遗传病致病基因的检测。1992 年建立囊性纤维化病特殊 PGD 方法并获临床成功之后,许多单基因病 PGD 检测方法随之建立。理论上,只要导致单基因病的致病基因被克隆测序,结构清楚,即可建立其特异性 PGD。

(三) 比较基因组杂交

比较基因组杂交(comparative genomic hybridization,CGH)技术是自 1992 年后发展起来的一种分子细胞遗传学技术,通过单一的一次杂交可对整个基因组的染色体拷贝数量的变化进行检查。其基本原理是用不同的荧光染料,通过缺口平移法,分别标记待检测标本组织和正常细胞或组织的 DNA 制成探针,并与正常人的间期染色体进行共杂交,以在染色体上显示的标本组织与正常对照的荧光强度的不同,来反映整个标本组织 DNA 表达状况的变化,再借助于图像分析技术,对染色体拷贝数量的变化可进行定量研究。目前由于 CGH 需要的技术要求、操作时间和费用等原因尚不能满足于临床 PGD 要求。

(四) 微阵列-比较基因组杂交技术

微阵列-比较基因组杂交技术(Array-CGH)是基因芯片和多重置换扩增技术的结合,能快速、准确和高分辨地检测全部 46 条染色体上的微缺失、微重复等多种异常,分辨率在 1 Mb 左右,并检测单细胞非整倍体。该技术的优势在于：高效快速、一次检测全部基因组。其缺点在于：不能检测单倍体和多倍体,如 69,×××或者 92,××××;需先进行全基因组扩增,保真度非 100%;不能检测单亲二倍体;可能的嵌合型胚胎导致误诊。

(五) 单核苷酸多态性微阵列技术

单核苷酸多态性微阵列技术(Array-SNP)是基于单核苷酸多态性的基因芯片技术和多重置换扩增技术的结合,与 Array-CGH 相似,Array-SNP 通过高密度的探针增加了检测的分辨率。二者不同之处在于,Array-SNP 无须将对照样本和待测样本分别标记,仅需将待测样本进行杂交,之后计算机将每个探针荧光信号强度的数字信息与一个参考生物信息文件的信息进行比较计算,避免了 Array-CGH 如何选择合适参照样本的问题。另外,Array-SNP 上的探针除带有拷贝数信息外,还带有 SNP 分型的信息,可以用以检测杂合缺失,临床上就可以对部分隐性遗传病及印记基因疾病进行检测。因此,Array-SNP 的优势在于：分辨率更高,可达 1.5 kb,远高于 array-CGH 及传统的检测方法,能发现这些方法漏检的微小片段的非平衡染色体易位、重复和缺失;能够诊断单亲二倍体(UPD)及能够检测标本是否污染;能诊断单基因疾病。其缺点是不能诊断和区分染色体完全正常和染色体的平衡结构异常如平衡易位或者倒位,也不能检测染色体四倍体。

六、胚胎植入前遗传学诊断的弊端

近 20 年来,PGD 的应用明显降低了一部分夫妇的自然流产率和遗传病患儿的出生,但这些夫妇的活婴出生率并没有明显的提高,在国内的应用也有限,究其原因是 PGD 的流程、检测方法和技术还存在一些缺陷和弊端。

（一）流程复杂且价格昂贵

PGD 必须借助体外受精-胚胎移植技术,对女方行超促排卵和盆腔穿刺取卵术,要求女方卵巢功能好,以获得足够的可用胚胎供检测。为减少额外染色质的干扰,并保证受精率,一般需行卵胞浆内单精子注射(intracytoplasmic sperm injection,ICSI)授精,而 ICSI 的操作方式可能存在潜在的遗传风险。以平衡易位为例,平衡易位携带者的染色体易位位点大多不同,需提前设计特定探针并进行预实验,且随着易位染色体条数的增加,检测难度增加,准确率下降,目前国内尚无 3 条及以上复杂染色体易位的成功 PGD 报道,目前世界报道 PGD 临床妊娠率在 15%～35%,可能需要多次 PGD 周期才能获得正常成功妊娠,而对 PGD 和 ICSI 的安全性和风险,目前也存在颇多争议。

（二）活检材料欠缺代表性

1. **极体**　根据极体遗传学分析可间接推测卵细胞的遗传状况。但极体仅能检测女方遗传因素异常,不能检测父源性的和受精以后发生的异常情况,也不能进行性别鉴定。

2. **卵裂球细胞**　卵裂球活检目前应用最广泛,可进行各种类型的遗传检测,但要求胚胎形态好,碎片多则难以活检;对一些嵌合体胚胎,则可能漏诊并导致异常胚胎的移植。

3. **囊胚期细胞**　从囊胚期胚胎可获得较多滋养外胚层细胞供检测,但这些细胞可能多核化,甚至合胞化,而且滋养外胚层细胞与内细胞团核型可能存在不一致性,从而导致误诊。

（三）活检的安全性

目前 PGD 常用的 3 种活检方法为化学法、机械法、激光法,分别存在化学灼伤卵裂球、影响胚胎活力,机械损伤卵裂球细胞骨架,和对卵子或胚胎存在着潜在的热效应等风险。活检后胚胎的冻融也可能造成胚胎损伤,提高活检后胚胎冻融成活率也是一个值得研究的课题。

（四）分析技术的缺陷

目前 PGD 最常用的两项检测技术是 FISH 和 PCR 方法。FISH 技术本身、探针质量、标本固定方法等都可能影响 FISH 检测结果,而早期卵裂胚胎存在高比率的嵌合体是导致 FISH 方法误诊的主要原因。按照 Munné 分析,将异常胚胎误诊为正常胚胎的概率为 4.3%。将正常胚胎误诊为异常胚胎的概率为 5.6%。另有报道发现 PGD 筛查染色体异常误诊率达 15%。PCR 方法主要的误诊原因包括等位基因脱失及染色质污染两种。其中等位基因脱失(allele drop-out,ADO)是指两个等位基因只能扩增出一个,另一个不能扩出或扩增数量有限,达不到诊断的水平,ADO 的发生率为 5%～20%,是导致误诊的主要原因。PCR 中的污染则主要由透明带内残余的精子及母体卵丘细胞造成,可用卵胞浆内单精子注射受精和尽量去除卵丘细胞及活检卵裂球在 PBS 或培养基中反复洗脱来避免。

（五）PGD 孩子的安全性

PGD 后的妊娠结局、出生孩子情况是众所关注的。一些文献报道 PGD 孩子先天畸形的发生率为 3％～5％,与自然妊娠没有显著差别。但 PGD 应用 PCR 进行诊断时需采用 ICSI 技术,有报道 ICSI 出生的孩子可能印迹性疾病风险增高。此外,PGD 在筛选染色体易位患者的胚胎时,不能区别正常与平衡携带者的差别,而生出的平衡携带者后代存在与父母同样的生育问题,严重者可能会有其他伴随疾病的风险,如罗伯逊易位患者与 Anglmen 综合征、白血病等发病有关。由于 PGD 的历史才短短 20 年,这些安全性问题还需要时间去验证。

欧洲人类生殖和胚胎协会(ESHRE)是最早尝试收集 PGD 数据的一个研究机构,自 1997 年成立后,对 PGD 的临床结局和有效性进行了多次追踪,数据显示在 PGD 出生孩子中,PCR 的误诊率为 8％～9.1％;FISH 的误诊率为 1％～2％。PGD 的误诊对患者造成的损失是不可弥补的,特别是对那些由于误诊而出生的有遗传缺陷的孩子来说,痛苦是终生的。因此,应该充分认识到 PGD 还不是一种完美的遗传学筛查技术,还存在种种风险,这项技术还需要进一步完善。

七、遗传咨询

遗传咨询属于临床遗传学的范畴,目的是为了让普通人和有遗传缺陷的家庭尽可能正常地生活并生育后代。首先是遗传诊断,需要完善家族遗传史,讨论可能的风险。在进行 PGD 之前,要让求助的夫妇们知道这是产前诊断的替代品,而那是一种更容易的选择,其在世界各地都执行得很成熟规范了。如果有些夫妇不想考虑终止妊娠,可以倾向于 PGD,否则可考虑产前诊断。因此,我们建议携带遗传性疾病的夫妇进行专门的遗传咨询和辅导,讨论他们携带疾病的风险,告知 PGD 的可行性,帮助他们实现完整健康家庭的理想。在进行 PGD 之前,患者夫妇有权利被告知什么是 PGD、可能遇到的问题、有关技术的限制、误诊、怀孕率和多胎妊娠风险的可能性等。患者夫妇必须自己最终选择是否进行 PGD。当然,治疗资金的来源因素可能会影响这种选择。

八、伦理和法律

PGD 因涉及"设计婴儿",而导致在一些国家被严格监管。产前诊断和早期妊娠流产比在卵裂期进行 PGD 更能被接受。PGD 可用于与产前诊断不同方向的一些疾病的治疗。例如,对于携带一个 X-连锁疾病患者,夫妻可以选择不携带疾病的胚胎,使这样的疾病是从他们的家庭绝迹。PGD 可能也更适于检测晚发疾病,比如遗传高风险癌症。对选择合适的器官捐赠者以确保帮助已患病的兄弟姐妹也比较容易接受。关于 PGD 指征的选择,取决于各国的伦理和法律。

九、胚胎植入前遗传学诊断的前景与展望

(一) PGD 技术的发展与完善

未来 PGD 将在灵敏性、准确性和高通量方面得到发展。制约 PGD 发展的主要因素是

细胞数量太少,为了解决这个问题,可采用全基因组扩增技术(WGA),能解决常规 FISH 技术只能应用少数探针、检测少数染色体异常的局限性。目前逐渐开始应用的微阵列-比较基因组杂交技术就是由此发展而来的。将 PCR、CGH 和 microarray 技术结合起来的 Array - CGH 技术,可快速检测胚胎染色体的微小缺失和重复,将 WGA 和 microarray 技术结合起来,可同时检测多种基因病。直接分析染色体也是 PGD 的一个发展方向。通过核转化技术(nuclear conversion)可使植入前胚胎从间期进入到有丝分裂中期,然后用 G-显带技术或全染色体涂染来检测。这些都是在发展中期待用于临床的一些研究方向。

(二) PGD 的应用前景

PGD 除了用于遗传病诊断等临床应用之外,也可用于人类基因组等基础研究,比如研究一些有特殊遗传缺陷的基因在胚胎发育早期的表达,对染色体异常的形成、早期流产、畸形发育等提出理论依据;研究人体基因在胚胎早期的特异表达、人早期胚胎表观遗传改变、人类胚胎体外培养和定向诱导分化等,以期实现人类移植自身组织或脏器,提高器官移植成功率等。将 PGD 技术与胚胎干细胞建系结合起来,可以建立具有特定染色体异常(如唐氏综合征)和特定基因异常(如 DMD)的胚胎干细胞系,为人类重大疾病的研究提供最理想的模型。深入研究与男女不孕不育相关的染色体异常、可传给子代的遗传突变及胚胎遗传异常发生频率较高的染色体,对多基因疾病,例如恶性肿瘤、糖尿病、冠心病等的 PGD 也将成为可能。

(陆小溦)

第十一章
人类胚胎冷冻与冷冻胚胎复苏移植术

第一节 人类胚胎冷冻技术基本知识

在人类体外受精与胚胎移植（IVF-ET）技术中使用超促排卵药物往往会同时促进卵巢成熟多个卵子，并可能发育成胚胎，除了移植入子宫内1~2枚胚胎外，还可能会有剩余的胚胎。一般情况下有60%的采用促超排卵的IVF周期会有剩余的可用优质胚胎。虽然可以采用自然周期或微刺激替代超促排卵周期，但目前自然周期的IVF成功率较低，尚不能普遍应用，仍以超促排卵周期为主，因而促进了人类胚胎冷冻保存技术的发展。胚胎冷冻的重要目的是为有剩余胚胎的患者提供多次移植的机会，提高每个取卵移植周期的累积妊娠率。此外，有发生卵巢过度刺激综合征（OHSS）的可能时，取消新鲜胚胎移植，将胚胎冷冻保存待移植，也可以降低OHSS的发生率。如有其他可能影响种植的情况时（如出血、子宫内膜发育不良、子宫内膜息肉等），可以将胚胎冷冻，待条件更好时移植。对于供卵治疗患者，胚胎冷冻可使治疗方案更简便，不需调整受卵者与供卵者周期同步。

1972年，哺乳动物（小鼠）胚胎冷冻并解冻后移植获得成功。1983年，澳大利亚首先在人类胚胎冷冻方面取得突破，移植冻存胚胎后获得了妊娠。之后人类胚胎冷冻技术迅速发展，成为人类辅助生殖技术中不可缺少的一项技术。1977年，Whittingham将成熟鼠卵冷冻后保存在-196℃，解冻后发育成桑葚胚移植，并出生小鼠。10年后，Chen报道了成功冻存人类卵子，但是直到1997年，人类冻存卵子后获得的妊娠仍然很少。虽然人类卵子冷冻解冻技术衍生于已经成功应用于其他啮齿类动物卵子的冻存技术，但人类卵子的存活率仍然很低，常规体外受精的受精率低，胚胎的多倍体率增高。此外，暴露于冷冻保护剂以及温度的变化将对卵子结构如透明带、皮质颗粒、纺锤体微管、胞浆微丝及细胞器等造成一些损伤。

一、胚胎冷冻原理

在-196℃液氮中，多数化学反应处于被抑制状态，水处于结晶状或玻璃化状，细胞周期停滞，存在的危险是地球辐射对DNA结构的破坏影响。但在对小鼠的实验中，冻存的8细胞胚胎暴露于相当于 2000 年的辐射量并未对胚胎的复苏率、发育能力及出生时异常造成影响,因而胚胎在液氮中可安全保存。

冷冻过程中,低温对细胞内的生物化学反应过程产生影响。从 37℃降到 7℃,酶反应的速度将下降 8 倍,这是否将对人类胚胎产生进一步的影响尚未明确。随着温度降低,细胞周围的液体将发生以下物理及化学变化。

● 温度降低对细胞的直接影响:突然降低温度对细胞结构及功能的影响(冷休克)具有物种差异性,这种损伤主要与膜的通透性及细胞骨架的变化有关。

● 气体的溶解度降低,在含有碳酸氢钠并通 5% CO_2 的溶液中将会产生巨大的气泡,造成细胞损伤。

● 水从液态变为固态的过程中产生冰晶,这些冰晶与仍处于液态的溶剂与盐溶液共存,将对细胞膜产生损伤。

● 冰晶形成过程中的物理变化:冷冻过程中水及其他溶液可以在冰晶形成前达到低于熔点的温度,也称超冷(supercooling)现象。比如冰的熔点是 0℃,而水可能达到远远低于 0℃的温度下才结冰(在一些特殊控制下,水可以在结冰前达到−40℃)。随着冰晶形成,温度再度升至其熔点,这时温度变化会较周围环境的温度变化更快。超冷现象与温度、降温速度、容积等因素相关。在 IVF 的组织及细胞冷冻中超冷现象常发生。为了避免这种现象对组织细胞的损伤,通常采用协助冰晶形成的方法。

如果溶液中有冰晶形成,溶液中的液态水会减少,溶液的浓度随之升高,这时会形成冰溶液共存的双相状态。随着温度进一步降低,更多的冰晶形成,剩余的未结成冰的液态浓度更高,例如,在−45℃时,水和甘油成双相共存,这时的温度也称共熔点。

在溶液中如培养液,随着结冰进行,离子化成分增高,在−10℃盐的浓度可达 3 M,毋庸置疑,这对细胞是致死性的。在冷冻过程中所用的保护剂其实就是为了增加冷冻过程中未结冰的容积,以减少冷冻解冻过程对细胞的损害。一般培养液的低共熔点在−10℃~−17℃,而氯化钠的低共熔点为−21.5℃。因而如果在没有冷冻保护剂的作用下,pH 的改变以及细胞外盐溶液浓度增加将对细胞产生影响。

● 随着细胞外盐溶液浓度增加,细胞内水分流向细胞外,导致细胞脱水皱缩。细胞体积的极度减小,将会对细胞骨架产生不可逆影响而导致细胞死亡。细胞的成功冻存必须避免以上所提各种损伤,尤其是含有大量水分的细胞,如卵子、胚胎等。

二、胚胎冷冻过程中的保护措施

有 3 种主要方法可以控制在冷冻过程中产生的胚胎内外溶液中的变化。

1. 控制冷冻和解冻的速度　冷冻速度加快,细胞内的水分不能充分脱出,则细胞内冰晶形成增加。若冷冻速度过慢,细胞长时间处于高渗透压下,也会对细胞造成不良影响。对于不同细胞,不论冷冻保护剂存在与否都有一个适宜的冷冻速度,这个速度取决于几种因素,主要是细胞大小和细胞膜的构成。这两种因素都影响水和离子的扩散速度。如人胚胎表面积大,细胞膜对水分子的渗透较精子慢,因而胚胎的适宜冷冻速度较精子慢。对于人类,红细胞得到最高存活率的冷冻速度是 1 000℃/min,而对于合子和胚胎则是 0.3℃/min。但是,仅靠控制冷冻速度还不能获得良好的细胞存活率。

2. **冷冻保护剂**　1949 年,Polge 等发现甘油在精子冷冻中可作为冷冻保护剂;之后,其他一些无毒化学物质也被发现可用来作为冷冻保护剂,以避免冷冻对细胞的损伤。其中最常用来作为卵子和胚胎的冷冻保护剂的是甘油、乙烯乙二醇、二甲基亚砜(dimethyl sulfoxide,DMSO),1,2 -丙二醇(1,2 - propanediol, PROH)。这 4 种物质均是水溶性的,可以与水分子形成氢键,可以进入细胞内,因而称为细胞内保护剂。它们能降低溶液的冰点,并减少处于冰点和共熔点之间液态中的盐和其他溶质,这样脂蛋白变性降低。冷冻保护剂还可以减慢冰晶形成的速度,并使冰晶表面光滑,另外它们也可直接与细胞膜发生作用。

究竟选择哪种物质作为最佳冷冻保护剂,取决于不同细胞对于该物质的细胞的渗透性能和毒性。如甘油进入及离开胚胎细胞的速度较 DMSO 和 PROH 慢,尤其对正处于分裂早期的胚胎,但可用于桑葚胚和囊胚的冷冻。而且在高浓度时 PROH 的细胞毒性较甘油和 DMSO 低。

胚胎溶解后,冷冻保护剂必须快速从胚胎细胞中脱除,以免影响胚胎进一步发育。一些多聚体如右旋糖酐、聚烯吡酮(polyvinylpyrrolidone, PVP)以及一些血清蛋白也有冷冻保护的作用,因而,在胚胎冷冻剂和解冻剂中,常常应用患者血清或血清替代物。

一些糖,如单糖、双糖、三糖不能进入细胞,而作为细胞外冷冻保护剂。其作用原理在于提高了细胞外渗透压,在细胞达到冰点前使其脱水,从而减少细胞内冰晶形成。当胚胎置于含细胞内冷冻保护剂溶液中时,由于细胞外呈高渗透压,细胞内水分由内向外脱出细胞,保护剂则由外向内进入细胞。由于水分子出入细胞的速度远较溶质快,故细胞先是皱缩,然后随着保护剂进入细胞重新膨胀,直到细胞内外达到平衡,细胞内水分不再脱出。此时再将胚胎置于含细胞外冷冻保护剂的溶液中,虽然其细胞内溶液浓度较高,但因细胞外保护剂存在,并且不能进入细胞,因而细胞仍可继续脱水。在胚胎融解过程中,当冷冻保护剂脱离细胞时,这种细胞外保护剂的渗透压差可以限制进入细胞的水量,避免大量水分过快进入细胞内。

3. **协助细胞外冰晶形成**　含有冷冻保护剂的溶液在冰晶形成前可达到－15℃,Whittingham 发现在冷冻 8 细胞鼠胚时,在－12℃时细胞内可形成冰晶,所有胚胎不能存活。－9℃以下形成冰晶时存活率较－5℃～－7℃时低。目前常用避免细胞内冰晶形成方法是在冷冻到－7℃时,协助细胞外冰晶形成。方法是用预先置于液氮中的钳子接触装有冷冻胚胎的麦管表面,看到接触点形成一白点,表明细胞外溶液结冰,这时温度不会继续下降。细胞外培养液凝固,则造成细胞外环境低化学势能,细胞内水分由内向外渗,并继续在细胞外凝结,使细胞内充分脱水,并使保护剂在胚胎内足够浓缩,在低温下,呈极其黏稠的固体状态。这种状态能保持其溶液的离子和分子分布,即呈玻璃化状态,从而达到冻存目的。

三、胚胎的保存和融解

胚胎可保存于液氮中数年。融解的技术过程与冷冻的过程和内在的冰晶的含量直接相关。事实上,如果细胞没有足够脱水,即使在低温下也有冰水玻璃样混合物存在。当解冻时,在融解前冰晶先发生变化:水分子从小冰晶转移到大冰晶而形成大的表面粗糙的冰晶,从而对细胞造成损伤,故解冻过程必须非常快,尽量减少水发生变化的时间。当以慢速 $0.3℃/min$ 降至 $-80℃$ 时,通常细胞能充分脱水。而解冻过程也需慢速复温($4℃\sim8℃/min$)以使水分逐步进入细胞。当然,这样整个过程将长达 6 h 以上。

当慢速降温到 $-30℃\sim-40℃$ 时,将胚胎直接置于 $-196℃$ 液氮中,而将冷冻过程缩短是可行的。虽然这样确实会存在细胞内小冰晶,但它们只是少量并且是在细胞冷冻初期已经存在了;另外在冷冻液中加入蔗糖也有助于细胞脱水。这样胚胎解冻过程也需快速($300℃\sim400℃/min$)以避免冰晶生成。将胚胎从液氮中取出,置于室温下数秒或者将其直接放入 37℃ 水浴箱,即可达到这样的复温速度。

解冻后,冷冻保护剂必须置换出来,通常应用不同浓度溶液逐步置换,使细胞内保护剂逐步渗出细胞,而不会造成细胞过度充水或渗透压改变。如前所述的机理,蔗糖在这个过程中起重要作用。

四、提高冷冻成功率的技术因素

在慢速冷冻过程中,协助细胞外冰晶形成是重要环节。不同实验室冷冻胚胎的结果不同,很大程度是由于这一关键步骤的操作。通常应用麦管装冷冻胚胎,麦管表面积大、壁薄、内径小,当协助冰晶形成时,将它们从冷冻仪中取出必须快速,若时间过长,则标本的温度将很快升高。在一些使用自动协助冰晶形成程序的冷冻仪,可能由于此过程未能准确操作而导致整个冷冻过程失败。另外需注意的是一些冷冻仪的协助冰晶形成的温度并不精确及稳定。在配制胚胎冷冻液和解冻液常用到的血清,血清的来源多样化,如人血清、患者个人的血清、胎牛血清或人类血清白蛋白成分(HSA)。使用这些血制品有传播病毒的危险,而且有学者比较后认为使用 HSA 的妊娠率胚胎种植率较使用血清的低(前者分别为 5.6% 和 12.2%,后者分别为 11.3% 和 16.6%)。保存过程也很重要,将胚胎从冷冻仪中取出置于液氮的过程中必须快速,胚胎暴露于室温下不足 40 秒即可造成损害,如果达 1 分钟,0.25 ml 容量的麦管可升温到 $-7℃$ 。有报道在良好的保存环境下,保存长达 8 年后其复苏率胚胎的发育及种植潜能仍良好。另一报道保存第 4 年后胚胎复苏率下降,但复苏后胚胎的种植潜能仍然良好。

五、影响冻存成功的胚胎因素

(一)胚胎复苏率

对胚胎冷冻效果的评价是基于:① 解冻后胚胎的形态完整性;② 复苏后胚胎的进一步在体外及体内的发育能力。一般认为早期胚胎解冻后有一半细胞存活(存活指数＝解冻后胚胎中完整细胞数/冷冻时细胞数≥50%）即认为复苏成功。用来评价冷冻效果的复苏率是指冷冻胚胎的复苏的比例，一般认为成功的方案应达 65% 以上的复苏率。合子冻存解冻后如果保持完整的原核，清晰的卵浆，没有透明带裂口，且体外培养 24 h 能够卵裂，即可认为复苏成功。根据细胞数和特性，囊胚的复苏评定比较困难。一般认为解冻后囊胚形态正常，在 37℃ 培养 3～4 h 后囊腔能重新膨胀的囊胚可以进行移植，通常以可移植囊胚作为复苏囊胚标准，目前复苏率一般应达 75%～85%。

（二）卵裂期胚胎的冷冻

胚胎的形态对冷冻的结果有影响，形态好的胚胎复苏率高，而有碎片或卵裂球大小不一致的胚胎复苏率低。其他因素如胚胎冷冻时间（第 2 天或第 3 天）、冷冻时胚胎细胞数、促超排卵方案以及获卵数则对冻存胚胎的复苏率无明显影响。但是如果从移植冷冻胚胎出生率分析，移植单个第 3 天冻融的 8 细胞胚胎可获得 12% 出生率，移植单个第 2 天冻融的 4 细胞胚胎为 10%，而如果移植单个第 2 天冻融的 2～3 细胞胚胎仅获得 2% 出生率，因而胚胎冷冻时的质量是影响冷冻成功的关键因素之一。

适宜冻存的胚胎：选择好质量的胚胎进行冷冻是获得满意冻融结果的重要前提，一般认为适宜冻存的好质量的原核期胚胎是透明带必需完整，胞浆正常，两个原核清晰。适宜冻存的卵裂期胚胎是 2～8 细胞期（最好是受精后第 2 天达均匀 4 细胞或第 3 天达 8 细胞的胚胎），卵裂球大小一致，碎片少于 20%。当然，融解后能移植的胚胎最好是全部卵裂球均完整的胚胎。综合分析世界各中心数据，一般冷冻能达到 70% 的复苏率，90% 的有冷冻胚胎的患者能进行冻融胚胎移植，出生率由原来的 10%～15% 上升至 35%～40%。

1. **合子冷冻** 原核期受精卵可以应用 PROH 及蔗糖成功冻存，效果与受精后第 2 天及第 3 天的胚胎相似。冻存合子时精确掌握冷冻时机很重要。在原核移动并准备融合前，是 DNA 合成和有丝分裂纺锤体形成的时间，此时微管系统对温度的波动很敏感，容易造成染色体分离异常，因而要避免冷冻处于此时期的合子。冷冻合子必须掌握严格的时间，在冷冻时原核必须清晰可见，一般最佳时间是在受精后 20～22 h 冷冻合子。合子冻存的不利因素主要是较受时间限制、不能根据胚胎发育选择胚胎，但目前也有不少 IVF 中心常规进行合子冷冻，尤其是在德国，主要是出于伦理学考虑。

2. **囊胚冷冻** 在家畜中，其胚胎冷冻主要是在囊胚期。囊胚冷冻的好处是有多量小细胞，因而在冷冻和解冻过程中损失一些细胞对胚胎的进一步发育造成的影响较小。

Cohen 等 1985 年报道了用 10% 甘油分十步冻存人类囊胚，得到 52% 的复苏率，种植率达 35%（23 例患者）。但是囊胚冻存却并未在此后得到广泛应用，主要是由于当时的培养条件下只有 25% 的囊胚形成率。在 1991 年，Hartshorne 等分析了 134 例囊胚冷冻解冻后移植周期，种植率仅为 9%，结果并不比卵裂早期胚胎好，因而囊胚冷冻还需继续改进。

一种较简便的冻存囊胚方法是采用 9% 的甘油和 0.2 M 蔗糖分两步冷冻，可以得到 80% 以上的复苏率。解冻后，每个移植囊胚可得到 13% 的出生率。

目前还很难断定在哪一期进行胚胎冻存更好，延长体外培养时间发现几乎有一半的胚胎发育停滞,可能是由于生化或细胞遗传因素所致,因而延长体外培养时间可能会有助于选择最好质量的胚胎,从这个意义上讲,进行囊胚冷冻是有益的。培养条件也可能影响囊胚冷冻的效果,目前多是应用序贯方法培养囊胚,与同期应用共培养方法获得的囊胚比较,发现共培养的囊胚对冷冻的耐受力较序贯培养获得的囊胚有所提高,可能是与共培养的滋养层细胞所分泌的白细胞抑制因子有关,但是目前尚未能明确证实。

(三) 显微注射受精后胚胎的冷冻

卵胞浆内单精子注射(ICSI)受精技术已广泛应用于严重男性少弱精患者,由于此技术在透明带上进行了穿刺,那么经显微注射受精后获得的胚胎其冷冻的结果是否与常规体外受精的胚胎有不同呢?有学者对此进行了研究,多数报道的数据显示 ICSI 后获得的合子和胚胎与常规受精的冷冻解冻复苏率、种植率均无差异。但是,也有报道提出 ICSI 的冻融胚胎的种植率比较常规 IVF 的明显降低,因而还需要更多的研究资料来排除 ICSI 操作对透明带的穿刺是否影响胚胎的冷冻解冻效果。对于囊胚冷冻,ICSI 似乎并未有不良影响,但由于数据较少,还不能过早下结论,另外父方因素也可能对此有影响。

(四) 冻融胚胎的辅助孵出

有人认为胚胎冷冻后透明带会变硬,因而胚胎辅助孵出(采用部分透明带切割或激光透明带打孔等方法)可以提高冷冻合子或卵裂期胚胎的种植率,但目前对此尚未能定论。一项随机研究表明,在 79 个采用了胚胎辅助孵出技术的冷冻解冻周期,种植率为 14%,而在 79 个对照周期中种植率仅为 5%。在动物实验中,Matson 等用糜蛋白酶消化鼠胚透明带,经过冷冻的胚胎透明带消化时间并未延长,因而,至少对此种动物胚胎,进行透明带切割等辅助孵出似乎不具备充分理由。对于人类胚胎还需进行大样本的随机研究,以明确辅助孵出是否必要。

最近的一项研究表明,小鼠胚胎冷冻后并不增加大的畸形发生率,但在某些方面确存在微小差异,如下颌骨形态特异性,一些行为反射及神经感觉中枢试验,并且冷冻组老年雄鼠体重增加了 11%。这些特性与基因、性别、年龄均有关。这项研究也说明应对人类冻存胚胎进行大样本的长期的监测。到目前为止,冷冻胚胎妊娠出生儿与新鲜胚胎出生儿的对比未发现胎儿发育、产科结局及先天异常率有差异。囊胚冻融后妊娠对出生体重及性别比亦未见影响。

人类胚胎冷冻同时也带来一些法律、道德、伦理方面的问题。在胚胎冷冻时夫妻双方均必须知情并签署书面同意书,对于胚胎的保存期限及如果离婚或一方去世后胚胎的归属问题等,也应有明确的意见。

(五) 卵子冷冻

卵子冻存避免了胚胎冷冻所面临的法律、伦理问题,尤其对于因恶性疾病需化疗,可能丧失卵巢功能的年轻患者。20 世纪 80 年代中期有几例卵子冻融后受精并妊娠的报道,但由于卵子冻存后复苏率低,限制了其应用。此后有关卵子冻存研究进展缓慢,直到 20 世纪 90 年代,此项技术才有了进展。

人类卵子细胞由于体积大、结构复杂,对冻融过程的损伤更敏感。鼠卵冻存解冻后其非整倍体率明显增高,可能与其纺锤体对温度极度敏感以及降温过程中发生了去极化有关。另外还发现皮质颗粒过早释放现象存在,并导致透明带韧性增加。1994 年 Gook 等报道使用 PROH 和蔗糖作为保护剂冷冻人类卵子可达 64％的复苏率,并且解冻后纺锤体和染色体仍能保持正常形态,采用 ICSI 方法使其受精后,50％胚胎的染色体正常。1998 年,有学者提出未去除颗粒细胞的卵子冻存后的复苏率高于去除颗粒细胞者,使用 0.2 M 蔗糖 1.5 M PROH 的效果较 0.1 M 蔗糖好,在 1.5 M PROH 中至少 15 min 会提高冷冻成功率,这样可达 60％的复苏率,用 ICSI 方法受精可达 64％受精率。

具体的冷冻方案是将卵子在含 30％HSA 的 PBS 中冲洗后移入 1.5 M PROH/0.2 M 蔗糖中 15 min 后装管,降温过程与胚胎冷冻相似,但协助冰晶形成的温度是 $-8℃$。卵子解冻时,1.0 M PROH/0.2M 蔗糖中 5 min,0.5 M PROH/0.2 M 蔗糖中 5 分钟,0.2 M 蔗糖中 10 min,然后在 PBS 中 10 min,最后移入培养液中。

动物实验表明,未成熟卵子冻存可能替代成熟卵子冻存。由于处于分裂前期 I 的卵子染色体是包裹在有膜的核中,减少了冷冻过程对纺锤体微管的损伤。

(六) 精子冷冻

精子冷冻较简单方便,可以单纯用甘油,也可用配制的冷冻保护液。冷冻的过程可以采用简单在液氮气中 30 min 后直接置入液氮中,也可采用程序冷冻仪完成冷冻过程。有关精子冷冻液配制方法如下。

保存液:

(1) 0.1 M 枸橼酸钠(8.82 g 枸橼酸钠溶于 300 ml 水中)。

(2) 0.33 M 葡萄糖(5.46 g 葡萄糖溶于 100 ml 水中)。

(3) 0.33 M 果糖(5.4 g 果糖溶于 100 ml 水中)。

(4) 分别用 0.22 μm 滤器过滤后按 3∶1∶1 的比例将(1)(2)(3)液混合,可置 5℃保存 1 个月。

工作液:将上述 13 ml 4 种液体加入 3 ml 甘油、4 ml 蛋黄混匀,在 56℃灭活 30 min,加 200 mg 甘氨酸,用 0.1 M NaOH 调 pH 值至 7.2～7.3。工作液在 4℃可保存 10 d。

精子冷冻步骤:

(1) 对精液进行常规检查分析,并记录。

(2) 室温下将精液与精子冷冻液以 1∶1 比例混合。

(3) 分装入小管中,置 4℃冰箱中 15 min,置液氮气中 25 min,置入液氮中保存。或用程序冷冻仪:开始温度 24℃。以 $-2℃/min$ 降至 0℃,再以 $-10℃/min$ 降至 $-100℃$,10 min 后置入液氮中保存。

精子解冻:将冷冻管取出后置 34℃融解即可。

(李　红)

第二节 人类胚胎慢速冷冻和复苏技术

一、慢速冷冻方案

人类胚胎可用 PROH、DMSO 或甘油冷冻,不同时期的胚胎卵裂球渗透性不同,应用不同的冷冻保护剂可达到更好效果,如 PROH 适用于合子或卵裂早期胚胎,DMSO 适用于卵裂期胚胎,甘油适用于囊胚期胚胎。应用 PROH(1.5 mol/L)和蔗糖(0.1 mol/L)的慢速冷冻方案(见表 11-1),对原核至第 3 天的胚胎可达到满意效果。如果只使用 PROH,则胚胎存活率从 62% 降至 32%,完整胚胎率从 44% 降至 10%。

表 11-1 人类胚胎慢速冷冻方案

冷冻保护剂	PROH	DMSO	甘 油
胚胎	1~8 细胞	4~8 细胞	囊胚
冷冻液	PROH1.5 M	DMSO1.5 M	甘油 9%
	蔗糖 0.1 M		蔗糖 0.2 M
降温速度*	−30℃~−40℃	−80℃	−30℃~−40℃
解冻速度	快速(300℃/min)	通常慢速(8℃/min)	快速(300℃/min)

注:* 从 20℃开始,以 −2℃/min 降至 −7℃;停 5 分钟,然后以 −0.3℃/min 降至 −30℃,再以 −10℃/min 的速度降至 −120℃。

DMSO 是首先应用于人类胚胎的冷冻保护剂,主要应用于卵裂期胚胎,尤其是受精后第 3 天的胚胎。但由于使用该保护剂的冷冻过程需慢速降温至 −80℃,解冻时通常采用慢速复温,因而比较费时。但是,从胚胎的复苏率、种植率来比较不同的冷冻保护剂还不能明确说明哪一种更好。

甘油主要应用于囊胚的冻存,并经证实可获得满意的效果。

冷冻液配制:目前已有商品化的胚胎冷冻解冻液,可以直接使用,也可自己配制。

冷冻液:溶液 1:PBS

溶液 2(1.5 M PROH):86.3 ml PBS,13.7 ml PROH

溶液 3(1.5 M PROH/0.1 M 蔗糖):86.3 ml PBS,13.7 ml PROH,4.1 g 蔗糖

解冻液:

溶液 1(1.0 M PROH/0.2 M 蔗糖):90.9 ml PBS,9.1 ml PROH,8.2 g 蔗糖

溶液 2(0.5 M PROH/0.2 M 蔗糖):溶液 1 和溶液 3 混合(1:1)

溶液 3(0.2 M 蔗糖):100 ml PBS,8.2 g 蔗糖

溶液 4 PBS

所有以上溶液配制后用 $0.22\,\mu m$ 过滤器过滤,使用前加 20% 血清为工作液。

人类合子及卵裂早期胚胎冷冻方案($5\%CO_2$,$5\%O_2$,$90\%N_2$):

冷冻步骤:

(1) 胚胎置于含 20% 血清的 PBS 中冲洗。

(2) 胚胎置于含 1.5 M PROH 溶液中 15 min。

(3) 胚胎置于含 1.5 M PROH、0.1 M 蔗糖溶液中 10~15 min。

(4) 装管,封管,置入程序冷冻仪冷冻。程序结束后置入液氮罐中保存。

人类囊胚冷冻方案($5\%CO_2$,$5\%O_2$,$90\%N_2$):

(1) 囊胚置于含 5% 甘油的培养液中 10 min。

(2) 囊胚置于含 9% 甘油、0.2 M 蔗糖的培养液中 10 min。

(3) 装管,程序降温。

人类囊胚解冻方案:

(1) 0.5 M 蔗糖溶液 10 min。

(2) 0.2 M 蔗糖溶液 10 min。

(3) 培养液中冲洗后置于胚胎移植皿中。

二、人类胚胎慢速冷冻快速复苏方案

(1) 将装有胚胎的冷冻管从液氮中取出,在空气中 40 s,置于 30℃ 水浴箱中 40 s,去封后将胚胎吹出,置入 1 M PROH、0.2 M 蔗糖溶液中 5 min。

(2) 0.5 M PROH、0.2 M 蔗糖溶液中 5 min。

(3) 0.2 M 蔗糖溶液中 5 min。

(4) 培养液冲洗后置于胚胎移植皿中。平衡结束后的胚胎缓慢升温至 37℃,然后转移至培养液中继续培养。

三、胚胎存活的判定

冷冻结局的效果从两方面来判定,首先是胚胎的形态上的完整性,其次是其继续分裂发育生长的能力。早期胚胎复苏后有一半以上的卵裂球完整(存活指数为 50%),即认为它是存活的。存活率是指存活胚胎占所有冻融胚胎的百分比,一般至少应该在 65% 以上。合子冷冻复苏后存活的判定为形态完整、胞质清晰、透明带没有损伤,并且在 24 h 内可以继续分裂。囊胚存活比较难以判定。一般复苏后在 37℃ 培养 3~4 h 后可以重新扩张,且形态上看起来是正常的,即可移入子宫。

(李 红)

第三节 玻璃化冷冻与复苏技术

玻璃化冷冻是一种超快速冷冻技术,是利用高浓度的冷冻保护剂增加细胞内液的黏度,直接将细胞或组织投入液氮,以达到$-15\,000\sim-30\,000$℃/min 的降温速率,在细胞内冰晶形成之前把细胞或组织固定在玻璃状态的冷冻过程。1998 年 Mukaida 等首次报道了玻璃化冷冻人类胚胎并获得成功妊娠。1999 年 Trounson 等首次报道了玻璃化冷冻人成熟卵母细胞婴儿出生。kuwayama 等比较了慢速法和玻璃化法冷冻 13 000 个不同发育时期的胚胎,结果发现,玻璃化法应用于不同时期胚胎时存活率均高于慢速法,Nina 将玻璃化法应用于 6～8 细胞期胚胎获得了 44% 的临床妊娠率和 20% 的着床率。由于玻璃化冷冻技术简单、高效的特点,近几年来在人卵母细胞和胚胎的冷冻保存中得到了越来越广泛的应用。

一、玻璃化冷冻保存的原理

液体的凝固可分为两种形式:晶体化和非晶体化即玻璃化。晶体化的液体体积增大,其中的分子呈有序排列,形成严格的冰晶结构,玻璃化的液体体积不变或略缩小,其中的水分子和溶质呈无序排列,保持未凝固前的状态。对于细胞冻存来说,主要问题在于细胞内外冰晶形成对细胞造成的损伤。玻璃化冷冻的基本原理即通过增加温度传导的速度和冷冻保护剂的浓度,完全消除细胞内外冰晶的形成,使细胞内外液由液态转化为类似玻璃状的非晶体化固体状态,形成透明的玻璃状固体,保留细胞内液体正常的分子和离子分布。冷冻技术的核心问题即在于避免因细胞内渗透压改变所致的渗透性休克,避免细胞内冰晶形成和控制温度的剧烈变化,冷冻成功的关键在于足够高的降温速率和不至于给细胞造成毒性的冷冻保护剂浓度。

二、玻璃化冷冻过程中的保护措施

(一) 高浓度的冷冻保护剂

应用高浓度的冷冻保护剂降低细胞内外液的冰点,使之与玻璃态转化温度基本接近。冷冻保护剂分为两类:① 渗透性冷冻保护剂:可进入细胞膜帮助减少冰晶的形成,包括甘油、乙二醇(EG)、二甲基亚砜(dimethyl sulfoxide, DMSO)、1,2-丙二醇(1,2-propanediol, PROH)等,提高渗透性冷冻保护剂浓度有利于细胞形成玻璃化状态,但随着使用浓度的增加,对细胞造成的毒性也增大;② 非渗透性冷冻保护剂:不能穿透细胞膜,可通过渗透作用将细胞内液体移出,以减少冰晶形成,包括蔗糖、海藻糖、聚蔗糖(Ficoll)、聚乙二醇(PEG)、聚乙烯毗罗烷酮(PVP)等,常与渗透性冷冻保护剂合用,减少渗透性冷冻保护剂用量,减少其毒性作用。另外,渗透性和非渗透性保护剂都有稳定细胞膜结构和其他细胞器的作用。

玻璃化冷冻需要的冷冻保护剂浓度较高,使冷冻保护剂的毒性成为一个重要的限制因素,需采用低毒性保护剂及多种保护剂混合使用,或冷冻前在浓度逐步升高的预冷冷冻保护剂溶液中用分步平衡,并控制冷冻保护剂与细胞的平衡时间和温度等措施来降低冷冻液的毒性作用,使其对细胞毒性降低到最低程度。目前玻璃化冷冻技术最常采用的冷冻保护剂是EG、DMSO 和蔗糖,EG 是人卵子和胚胎玻璃化良好的冷冻保护剂,渗透速度明显快于PROH 和 DMSO,从而降低对细胞造成的渗透性损害,且能缩短复苏过程中保护剂移出细胞的时间,但 EG 形成玻璃化的能力较弱,DMSO 也易渗入细胞内部,常温下有弱毒性。蔗糖作为非渗透性冷冻保护剂常规用于玻璃化冷冻方案中,能稳定卵母细胞膜的结构,冷冻时有助于细胞脱水,复苏时有助于除去细胞内的冷冻保护液,防止水分过快进入细胞而引起细胞渗透性休克,并减少 EG 和 DMSO 的用量。

(二)控制细胞冷冻载体的体积

控制细胞冷冻载体的体积提高降温速率,使细胞内外液能迅速转化形成玻璃体,并且提高复苏速度,缩短冷冻保护剂与细胞接触的时间。玻璃化冷冻技术重要的策略就是快速通过冰晶形成的温度区域以避免冷冻损伤,提高标本的冷冻降温速率必须减少玻璃化溶液的体积,使用导热性好、管壁薄或无管壁的载体。玻璃化冷冻技术的冷冻载体包括:① 开放式载体:含有标本的液滴直接与液氮接触,包括开放式拉细麦管(OPS)、冷冻环(Cryoloop)、冷冻叶(Cryoleaf)、冷冻帽(Cryotop)、Cryotip 等,由于标本直接与液氮接触,在冷冻和复温速度方面有较大优势,且操作简单,具有更佳的冷冻复苏效率,但有潜在的微生物污染的危险;② 封闭式载体:冷冻标本不与液氮直接接触,包括封闭式拉细麦管(CPS)、传统麦管等,封闭式载体避免了标本于液氮的直接接触,从而避免了污染,但在使用过程中对操作人员有更高的要求。目前更多使用的还是开放式载体开放式拉细麦管(OPS)、冷冻环(Cryoloop)、Cryotip 等。

三、玻璃化冷冻复苏技术的应用

在辅助生育中,玻璃化冷冻和复苏目前已是一项比较完善的技术,广泛应用于 GV 期卵母细胞、MⅡ期卵母细胞、原核期胚胎、2~8 细胞早裂期胚胎到囊胚的各发育阶段的配子和胚胎的冷冻保存中。

(一)GV 期卵母细胞玻璃化冷冻

GV 期卵母细胞处于减数分裂双线期,尚未形成纺锤体,染色体损伤的可能性小,研究者一度将其认为较 MⅡ期卵母细胞更适于冻存,但事实并非如此,目前人 GV 期卵母细胞冷冻-复苏后妊娠和分娩的报道极少。有学者认为 GV 期卵母细胞对玻璃化冷冻的敏感性比MⅡ期卵母细胞更高,GV 期卵母细胞膜对水和冷冻保护剂的渗透性比 MⅡ期卵母细胞更低,冻融后形成异常纺锤体的几率明显增加,并且 GV 期卵母细胞冷冻-复苏之后还面临体外成熟培养的挑战,不仅要实现胞核的成熟,更重要的是胞浆的成熟。随着 MⅡ期卵母细胞玻璃化冷冻技术的日益成熟,GV 期卵母细胞玻璃化冷冻的研究已经日趋减少。

第四节　冻融胚胎移植方案的选择

在常规超促排卵 IVF 周期中,有 60％周期有多余胚胎进行冷冻,在新鲜周期失败后,行冻融胚胎移植提高每取卵周期累积妊娠率。有些患者在新鲜周期由于预防卵巢过度刺激或者内膜薄,内膜息肉等原因新鲜周期不移植,将胚胎冷冻保存,等待身体恢复正常或者宫腔镜除去息肉再冻融胚胎移植。近年来随着人类冷冻胚胎技术提高,使得胚胎解冻存活率达到 90％以上,Menezo 和 Veiga 研究显示,所有移植冻胚的人群中,单胚种植率为 12.5％,而在妊娠妇女中是 47％,也就是说有 2/3 的胚胎由于不适宜的子宫环境没有着床,子宫内膜的准备在冻融胚胎移植中非常重要的。根据患者情况选择合适的冻融胚胎移植方案使得移植日子宫内膜与复苏胚胎保持同步,提高冻融胚胎移植成功率,目前,有多种冻融胚胎移植方案,可以根据患者状态选择冻融胚胎移植方案,原则是对患者影响小,对移植后的胚胎影响小的方案是首选方案。

一、冻融胚胎移植方案

1. **自然周期方案**　对于月经规律、有排卵的患者,一般在其自然周期进行冻胚移植。从月经第 10 天开始,B 超监测卵泡生长,并监测血中 E_2、LH 水平,也可以监测尿 LH。尿 LH 峰出现后 24~36 h 为排卵时间,同时 B 超观察至排卵,第 2 天胚胎于排卵后 48 h 移植,第 3 天胚胎在排卵后 72 h 移植。胚胎于移植前 1~2 h 复苏,也可以根据患者情况继续 2~3 天培养成囊胚移植,移植后可以注射 30 mg 黄体酮 2~3 周。

2. **中药加小剂量尿促性素**　对于月经规律或者月经不规律的 PCOS 患者均可以应用。于月经第 3 天 B 超观察卵巢和子宫内膜,卵巢内无大卵泡,子宫内膜<5 mm,应用中药温宫汤(党参 15 g,黄芪 15 g,白术 12 g,茯苓 12 g,淫羊藿 15 g,徐长卿 15 g[后下],丹参 15 g,鸡血藤 15 g),从月经第 3 天开始,每天 1 剂,中药用凉水浸泡半小时后,大火烧开,小火慢慢熬 30 min,分早晚服用,连用 7 天,中成药暖宫孕子胶囊 3 粒/次,口服,每日 3 次连用 9 天于月经第 9 天每天注射尿促性素 75 IU,连用 3 天,B 超监测卵泡生长发育,并监测血中 E_2、LH 水平,当卵泡发育直径达到 18 mm,监测血中 E_2、LH、孕酮水平,也可以监测尿 LH。尿 LH 峰出现后 24~36 小时为排卵时间,或者注射绒促性素 6 000 IU,同时 B 超观察至排卵,第 2 天胚胎于排卵后 48 小时移植,第 3 天胚胎在排卵后 72 h 移植。胚胎于移植前 2~24 h 复苏,也可以根据患者情况继续 2~3 天培养成囊胚移植,移植后可以注射黄体酮 40 mg,连用 2 周,化验血 β-hCG,如果怀孕继续应用 1 周后停药,移植后 32~35 天 B 超检查胎心后搏动确认临床妊娠(clinical pregnancy)。

3. **雌-孕激素替代周期方案**　对于排卵不规律或无排卵 PCOS 患者,应用雌-孕激素替代周期法准备子宫内膜。移植周期月经第 2 天开始口服戊酸雌二醇(补佳乐 1 mg/片)2 mg/d,

玻璃化冷冻需要的冷冻保护剂浓度较高,使冷冻保护剂的毒性成为一个重要的限制因素,需采用低毒性保护剂及多种保护剂混合使用,或冷冻前在浓度逐步升高的预冷冷冻保护剂溶液中用分步平衡,并控制冷冻保护剂与细胞的平衡时间和温度等措施来降低冷冻液的毒性作用,使其对细胞毒性降低到最低程度。目前玻璃化冷冻技术最常采用的冷冻保护剂是EG、DMSO和蔗糖,EG是人卵子和胚胎玻璃化良好的冷冻保护剂,渗透速度明显快于PROH和DMSO,从而降低对细胞造成的渗透性损害,且能缩短复苏过程中保护剂移出细胞的时间,但EG形成玻璃化的能力较弱,DMSO也易渗入细胞内部,常温下有弱毒性。蔗糖作为非渗透性冷冻保护剂常规用于玻璃化冷冻方案中,能稳定卵母细胞膜的结构,冷冻时有助于细胞脱水,复苏时有助于除去细胞内的冷冻保护液,防止水分过快进入细胞而引起细胞渗透性休克,并减少EG和DMSO的用量。

(二)控制细胞冷冻载体的体积

控制细胞冷冻载体的体积提高降温速率,使细胞内外液能迅速转化形成玻璃体,并且提高复苏速度,缩短冷冻保护剂与细胞接触的时间。玻璃化冷冻技术重要的策略就是快速通过冰晶形成的温度区域以避免冷冻损伤,提高标本的冷冻降温速率必须减少玻璃化溶液的体积,使用导热性好、管壁薄或无管壁的载体。玻璃化冷冻技术的冷冻载体包括:① 开放式载体:含有标本的液滴直接与液氮接触,包括开放式拉细麦管(OPS)、冷冻环(Cryoloop)、冷冻叶(Cryoleaf)、冷冻帽(Cryotop)、Cryotip 等,由于标本直接与液氮接触,在冷冻和复温速度方面有较大优势,且操作简单,具有更佳的冷冻复苏效率,但有潜在的微生物污染的危险;② 封闭式载体:冷冻标本不与液氮直接接触,包括封闭式拉细麦管(CPS)、传统麦管等,封闭式载体避免了标本于液氮的直接接触,从而避免了污染,但在使用过程中对操作人员有更高的要求。目前更多使用的还是开放式载体开放式拉细麦管(OPS)、冷冻环(Cryoloop)、Cryotip 等。

三、玻璃化冷冻复苏技术的应用

在辅助生育中,玻璃化冷冻和复苏目前已是一项比较完善的技术,广泛应用于 GV 期卵母细胞、MⅡ期卵母细胞、原核期胚胎、2～8 细胞早裂期胚胎到囊胚的各发育阶段的配子和胚胎的冷冻保存中。

(一)GV 期卵母细胞玻璃化冷冻

GV 期卵母细胞处于减数分裂双线期,尚未形成纺锤体,染色体损伤的可能性小,研究者一度将其认为较 MⅡ期卵母细胞更适于冻存,但事实并非如此,目前人 GV 期卵母细胞冷冻-复苏后妊娠和分娩的报道极少。有学者认为 GV 期卵母细胞对玻璃化冷冻的敏感性比MⅡ期卵母细胞更高, GV 期卵母细胞膜对水和冷冻保护剂的渗透性比 MⅡ期卵母细胞更低,冻融后形成异常纺锤体的几率明显增加,并且 GV 期卵母细胞冷冻-复苏之后还面临体外成熟培养的挑战,不仅要实现胞核的成熟,更重要的是胞浆的成熟。随着 MⅡ期卵母细胞玻璃化冷冻技术的日益成熟,GV 期卵母细胞玻璃化冷冻的研究已经日趋减少。

（二）MⅡ期卵母细胞的玻璃化冷冻保存

MⅡ期卵母细胞停留在第二次减数分裂中期,核膜融解,染色体排列在纺锤体上,微管系统对热度敏感,在冷冻复苏过程中极易发生解聚,卵细胞表面积与体积的比值小,对水的渗透性低,更易受到冰晶损伤。冷冻对 MⅡ期卵母细胞造成的损伤包括:① 细胞骨架结构的破坏;② 纺锤体断裂扭曲,染色体重组错误;③ 细胞膜结构损伤,细胞器功能的破坏;④ 冻融对卵膜的损伤使皮质颗粒提前释放而使透明带变硬。由于 MⅡ期卵母细胞以上的特点,慢速冷冻技术用于 MⅡ期卵母细胞复苏率和临床妊娠率都较低,玻璃化冷冻技术有着明显的优势。

（三）原核期胚胎玻璃化冷冻

原核期胚胎有完整透明带和两个清晰的原核,处于雌雄原核融合前,无纺锤体,冻融后可获得较高的存活率,目前只在一些由于法律或伦理原因不允许冷冻分裂期胚胎的国家进行原核期胚胎的冻存。

（四）早裂期胚胎的玻璃化冷冻保存

早裂期胚胎的玻璃化冷冻目前国内大多数生殖中心采用的仍然是经典的慢速冷冻-快速复苏方法,慢速冷冻技术应用于早裂期胚胎已非常成熟,能获得稳定的胚胎复苏率和临床妊娠率,且大量出生子代的随访数据已证实该技术是安全的。近年来玻璃化冷冻越来越多地用于早裂期胚胎的冻存,有研究者认为玻璃化技术应用于早裂期胚胎可获得比慢速冷冻更高的复苏率和临床妊娠率,且更加简便、快速,目前玻璃化技术有取代慢速冷冻技术的趋势。

（五）囊胚的玻璃化冷冻保存

囊胚和分裂期胚胎相比较有两点显著不同,卵裂球体积减小并且有一个囊腔存在。卵裂球体积减小在理论上应该使冷冻保护剂更易渗入细胞内达到平衡,且对于渗透压改变的耐受性应该更好,所以更易冻存,但是囊腔的存在起了相反的作用,由于囊腔内充满液体,而冷冻过程中冰晶的形成与体积成正相关,与黏度和冷冻速率成负相关,冷冻保护剂短时间内在囊腔内不能完全渗透达到平衡,导致冷冻过程中冰晶的形成,从而对胚胎造成物理损伤。有研究表明,囊腔的体积增大,囊胚的复苏成活率随之降低,目前在囊胚玻璃化冻存之前,常规用显微操作的方法皱缩囊胚的囊腔,以减少囊腔中液体体积,可显著改善囊胚的冷冻效果,也有学者尝试用直径小于囊胚的吸管反复吹吸囊胚进行皱缩的方法来进行囊胚皱缩,也获得了较好的结果。

四、玻璃化冷冻复苏程序

（一）冷冻程序

目前两步平衡法是最为广泛应用的玻璃化冷冻程序,一般第一步中保护剂浓度为第二步保护剂浓度的 50%。卵子和胚胎在第一步中平衡较长时间(5~15 min),在第二步平衡相对较短的时间(大约 1 min)。

1. 冷冻液制备

基础液(BS):含 20%血清的 MHTF

平衡液(ES)：含 20％血清的 MHTF＋7.5％EG＋7.5％DMSO

玻璃化液(VS)：含 20％血清的 MHTF＋15％EG＋15％DMSO＋0.5 M 蔗糖

2. 冷冻步骤(室温下进行)

(1) 卵子或胚胎置于 BS 中冲洗。

(2) 置于 ES 中,平衡时间根据标本不同而有所不同,一般卵子 8～10 min,胚胎 5～7 min,囊胚 1.5～2 min,以进入 ES 中的卵子和胚胎皱缩后渐恢复至原体积和形态为准。

(3) 置于 VS 中 45～60 s,不超过 1 min,迅速将卵子或胚胎和放置在冷冻载体上,直接投入液氮。

(4) 编号,放置液氮罐中保存。

(二) 复苏程序

玻璃化方法采用快速复温的方式,且高复温速率甚至比冷冻过程中快速降温更为重要,开放式载体可以将冷冻标本直接浸入复苏液体,封闭式载体可将麦管浸入水浴复温,继而将卵子或胚胎在保护剂浓度递次降低的稀释液中平衡。

1. 复苏液制备

解冻液(TS)：含 20％血清的 MHTF＋1.0 M 蔗糖

稀释液 1(DS1)：含 20％血清的 MHTF＋0.5 M 蔗糖

稀释液 2(DS2)：含 20％血清的 MHTF＋0.25 M 蔗糖

洗涤液(WS)：含 20％血清的 MHTF

2. 复苏步骤

(1) 将卵子或胚胎由液氮中取出,迅速投入 37℃ TS 液中,37℃下平衡 1 min。

(2) 室温 DS1 液中 3 min。

(3) 室温 DS2 液中 2.5 min。

(4) 室温 WS 液中 2.5 min。

(5) 移入 37℃,5％CO_2 平衡过夜的培养液中置于培养箱中,卵子需继续培养 2～4 h 后授精。

五、玻璃化冷冻复苏技术和慢速冷冻-快速复苏技术的比较

优点：① 省事,省时(数分钟 vs.2～3 h);② 不用程序冷冻仪,节省液氮;慢速冷冻需使用程序冷冻仪,对冷冻降温速度进行严格的控制,整个降温过程耗时 2～3 h,如果冷冻仪在运行过程中出现问题,将给胚胎带来无法挽回的损失;③ 胚胎存活率、种植率和妊娠率均高于慢速冷冻;④ 对于冷冻卵母细胞和囊胚有不可替代的优势。

缺点：① 病毒污染液氮;② 玻璃化冷冻载体价格贵;③ 对于操作者的技术要求较高;④ 玻璃化冷冻人类胚胎的历史较短,安全性有待于进一步考证。

(孙贻娟)

第四节　冻融胚胎移植方案的选择

在常规超促排卵 IVF 周期中,有 60% 周期有多余胚胎进行冷冻,在新鲜周期失败后,行冻融胚胎移植提高每取卵周期累积妊娠率。有些患者在新鲜周期由于预防卵巢过度刺激或者内膜薄,内膜息肉等原因新鲜周期不移植,将胚胎冷冻保存,等待身体恢复正常或者宫腔镜除去息肉再冻融胚胎移植。近年来随着人类冷冻胚胎技术提高,使得胚胎解冻存活率达到 90% 以上,Menezo 和 Veiga 研究显示,所有移植冻胚的人群中,单胚种植率为 12.5%,而在妊娠妇女中是 47%,也就是说有 2/3 的胚胎由于不适宜的子宫环境没有着床,子宫内膜的准备在冻融胚胎移植中非常重要的。根据患者情况选择合适的冻融胚胎移植方案使得移植日子宫内膜与复苏胚胎保持同步,提高冻融胚胎移植成功率,目前,有多种冻融胚胎移植方案,可以根据患者状态选择冻融胚胎移植方案,原则是对患者影响小,对移植后的胚胎影响小的方案是首选方案。

一、冻融胚胎移植方案

1. **自然周期方案**　对于月经规律、有排卵的患者,一般在其自然周期进行冻胚移植。从月经第 10 天开始,B 超监测卵泡生长,并监测血中 E_2、LH 水平,也可以监测尿 LH。尿 LH 峰出现后 24～36 h 为排卵时间,同时 B 超观察至排卵,第 2 天胚胎于排卵后 48 h 移植,第 3 天胚胎在排卵后 72 h 移植。胚胎于移植前 1～2 h 复苏,也可以根据患者情况继续 2～3 天培养成囊胚移植,移植后可以注射 30 mg 黄体酮 2～3 周。

2. **中药加小剂量尿促性素**　对于月经规律或者月经不规律的 PCOS 患者均可以应用。于月经第 3 天 B 超观察卵巢和子宫内膜,卵巢内无大卵泡,子宫内膜<5 mm,应用中药温宫汤(党参 15 g,黄芪 15 g,白术 12 g,茯苓 12 g,淫羊藿 15 g,徐长卿 15 g[后下],丹参 15 g,鸡血藤 15 g),从月经第 3 天开始,每天 1 剂,中药用凉水浸泡半小时后,大火烧开,小火慢慢熬30 min,早晚服用,连用 7 天,中成药暖宫孕子胶囊 3 粒/次,口服,每日 3 次连用 9 天于月经第 9 天每天注射尿促性素 75 IU,连用 3 天,B 超监测卵泡生长发育,并监测血中 E_2、LH 水平,当卵泡发育直径达到 18 mm,监测血中 E_2、LH、孕酮水平,也可以监测尿 LH。尿 LH 峰出现后 24～36 小时为排卵时间,或者注射绒促性素6 000 IU,同时 B 超观察至排卵,第 2 天胚胎于排卵后 48 小时移植,第 3 天胚胎在排卵后 72 h 移植。胚胎于移植前 2～24 h 复苏,也可以根据患者情况继续 2～3 天培养成囊胚移植,移植后可以注射黄体酮 40 mg,连用 2 周,化验血 β-hCG,如果怀孕继续应用1 周后停药,移植后32～35 天 B 超检查胎心后搏动确认临床妊娠(clinical pregnancy)。

3. **雌-孕激素替代周期方案**　对于排卵不规律或无排卵 PCOS 患者,应用雌-孕激素替代周期法准备子宫内膜。移植周期月经第 2 天开始口服戊酸雌二醇(补佳乐 1 mg/片)2 mg/d,

连用 5 天,第 6～10 天口服戊酸雌二醇(补佳乐 1 mg/片)4 mg/d,分早、晚应用,连用 5 天,用药第 11 天 B 超监测子宫内膜,如果内膜厚度<7.5 mm,服用补佳乐 6 mg/d,分早、中、晚应用,连用 5 天。如果内膜>8 mm,服用补佳乐 4 mg/d 分早、晚服用连用 4 天。来监测血 LH、E_2 孕酮水平和子宫内膜厚度,当 LH>15 IU/L,E_2>250 pg/ml,内膜厚度达 10 mm 时开始给予黄体酮,内膜厚度最低不低于 7 mm,戊酸雌二醇连续应用 3 周,内膜仍然反应不佳者,一般放弃该周期。内膜达到标准后肌注黄体酮 40 mg/d 连用 2 天,改为黄体酮 60 mg/日,或者是阴道用黄体酮凝胶(雪诺同,默克雪莱诺公司生产),90 mg/d 阴道用。第 2 天胚胎在注射黄体酮第 3 天移植,第 3 天胚胎在注射黄体酮第 4 天移植。胚胎于移植前 1～2 h 复苏。黄体酮及戊酸雌二醇一直用至移植后 2 周,若确定妊娠,继续用至 B 超见到胎心后逐渐减少用药量后停药。

4. 降调节＋雌孕激素替代方案　对于严重子宫内膜异位症和子宫肌腺症患者,国外更多医生支持在冻胚移植周期使用降调节,在 G. Horne 的文章中给出了降调节后雌孕激素替代准备内膜的方法,即于月经周期的第 2 天,开始使用 GnRHa(Gonadotropin agonists,Diphereline,商品名:达菲林)3.75 mg,肌肉注射,达菲林注射后第 28 天 B 超监测卵巢和子宫,观察血清 FSH、LH、E_2 水平,再次应用达菲林 3.75 mg,肌肉注射,28 天后根据子宫缩小和卵巢子宫内膜样囊肿改善情况应用雌-孕激素替代周期法,进行子宫内膜准备。开始口服戊酸雌二醇(补佳乐 1 mg/片)2 mg/d,连用 5 天,第 6～10 天口服戊酸雌二醇(补佳乐 1 mg/片)4 mg/d,分早、晚应用,连用 5 天,用药第 11 天 B 超监测子宫内膜,如果内膜厚度<7.5 mm,服用补佳乐 6 mg/d,分早、中、晚应用,连用 5 天。如果内膜>8 mm,服用补佳乐 4 mg/d 分早、晚服用连用 4 天。来监测血 LH、E_2 孕酮水平和子宫内膜厚度,当 LH>15 IU,E_2>250 pg/ml,内膜厚度达 10 mm 时开始给予黄体酮。通常内膜厚度最少不低于 7 mm,戊酸雌二醇连续应用 3 周,内膜仍然反应不佳者,一般放弃该周期。内膜达到标准后肌注黄体酮 40 mg/d 连用 2 天,改为 60 mg,第 2 天胚胎在注射黄体酮第 3 天移植,第 3 天胚胎在注射黄体酮第 4 天移植。胚胎于移植前 1～2 小时复苏。黄体酮及戊酸雌二醇一直用至移植后 2 周,若确定妊娠,继续用至移植后 5 周进行 B 超,见到胎心后搏动确认临床妊娠,逐渐减少用药量后停药。

5. 雌二醇凝胶经皮给药方案　雌二醇凝胶,商品名:爱斯妥 oestrogel。于月经周期第 2～3 天,应用爱斯妥 2.5 g,每日一次,涂抹在大腿内侧或者手臂内侧,连用 5 天,涂抹后无需揉搓。于用药第 6 天改为爱斯妥 2.5 g,每日二次,分早晨和晚上涂抹,连用 5 天,应用 B 超观察子宫内膜厚度。于用药第 11 天改为爱斯妥 2.5 g/次,每日三次,通常于用药第 14 天,来监测血 LH、E_2 及孕酮水平和子宫内膜。内膜达到标准后,应用黄体酮转换内膜 FET 同雌孕激素替代方案。

二、常用冻融胚胎移植方案的比较

分析第二军医大学附属长海医院生殖医学中心 2010 年 1 月至 2012 年 11 月 555 例冻

融胚胎移植周期患者的种植率和妊娠率并进行分析,激素替代和中药加小剂量尿促性素两组方案助孕结局进行比较(见表 11-2)。

表 11-2 第二军医大学附属长海医院生殖医学中心

(2010 年 1 月至 2012 年 11 月冷冻胚胎助孕结局比较)

助 孕 方 式	激素替代	中药＋小剂量 HMG
治疗周期数	445	110
年龄范围及平均(岁)	21~45(31.40)	24~42(31.35)
不孕年限范围及平均不孕年限(年)	1~20(4.88)	1~14(4.72)
无可移植胚胎周期数	20(4.49%)	7(6.36%)
移植胚胎数	1 043	254
平均移植胚胎数	2.45	2.31
移植周期数[例(%)]	425(95.5%)	103(93.64%)
临床妊娠周期数[例(%)]	168(39.53%)	39(37.86%)
宫内单胎妊娠周期数[例(%)]	119(70.83%)	32(82.05%)
宫内双胎妊娠周期数[例(%)]	40(23.81%)	7(17.95%)
宫内多胎妊娠周期数[例(%)]	3(1.79%)	0(0.00%)
异位妊娠周期数[例(%)]	6(3.57%)	0(0.00%)
随访周期数[例(%)]	416(97.88%)	100(97.09%)
流产周期数[例(%)]	20(11.90%)	3(7.69%)
分娩周期数[例(%)]	71(42.26%)	17(43.59%)
活胎分娩周期数[例(%)]	71(42.26%)	16(41.03%)
活胎单胎分娩周期数[例(%)]	55(77.46%)	10(58.82%)
活胎双胎分娩周期数[例(%)]	16(22.54%)	6(35.29%)
活胎多胎分娩周期数[例(%)]	0(0.00%)	0(0.00%)
活胎儿总数	87	22
活胎儿(男)	43	15
活胎儿(女)	44	7
死胎周期数[例(%)]	0(0.00%)	1(5.88%)
畸形儿周期数[例(%)]	1(1.41%)	0(0.00%)
继续妊娠周期数[例(%)]	71(42.26%)	19(48.72%)

(第二军医大学长海医院生殖中心 沈海英制表)

三、胚胎冷冻时间与冻融胚胎移植妊娠率

2006 年对 262 例患者的胚胎冷冻时间长短对成功率的影响分为三组进行分析,结果显示冷冻时间长,成功率低,冷冻时间短,成功率高。过去一致认为新鲜周期不孕后 3 个月进行冻融胚胎移植,但近年来通过临床实践观察如果新鲜周期不孕,第 1 次来月经后有正常卵泡发育,子宫内膜发育正常,就可以进行自然周期冻融胚胎移植。如因为 PCOS 月经不规律,新鲜周期不孕,第 1 次来月经第 2 天 B 超观察卵巢和子宫内膜,卵巢内无大卵泡,子宫内膜<5 mm,应用激素替代周期方案或应用中药温宫汤或暖宫育子胶囊加小剂量尿促性素方案,分析结果显示明显高于新鲜周期不孕后 3 个月进行冻融胚胎移植患者(见表 11-3)。

表 11-3　冻融胚胎冷冻时间与妊娠率

胚胎冷冻时间	周　　　期	妊　娠　率(%)
<100 d	92	37/92(42.6)
101～202 d	88	26/88(29.8)
>200 d	82	18/82(22.4)

Zhanghuiqin, Chin J Integr Med 2006 Dec;12(4)：244-249

四、影响冻融胚胎移植成功率

影响冻融胚胎移植成功率常见原因分析：移植胚胎数目进行分析,移植 2～3 枚胚胎成功率没有差异。胚胎质量好,移植 1 枚也可以怀孕。胚胎日龄与成功率关系无明显差异,移植 2～5 d 的胚胎都可以正常怀孕。子宫内膜厚度与冻融胚胎移植成功率有关,子宫内膜厚度<7 cm 会影响成功率,如果内膜薄可以加用补佳乐、阿司匹林和中药等,如果有子宫内膜息肉一定在宫腔镜去除子宫内膜息肉后一个月再移植。于黄体酮注射日测定血清 LH、E_2、P 值水平,当 LH 水平>15,E_2>150,P 值<1.5 成功率高。中药加小剂量 hMG 方案与激素替代周期成功率无明显差异,而且只有 1～2 个卵泡,排卵后移植不发生 OHSS,术后应用黄体酮量小,时间短,怀孕后无需应用戊酸雌二醇,比自然周期和单纯中药成功率高。单独应用 hMG 容易有多枚卵泡发育,因此,可以先选中药加小剂量 hMG 方案,表 11-4 为影响冻融胚胎妊娠率因素分析结果。

表 11-4　影响冻融胚胎妊娠率因素分析

因　　　素	预 测 值	可 性 限	P　　值
胚胎数	0.837	0.381～1.387	0.656 7
胚胎冷冻时间	0.993	0.986～1.000	0.037 0
胚胎日龄	0.921	0.377～2.248	0.855 9
子宫内膜厚度	0.929	0.759～1.138	0.047 8
LH、E_2、P 值	1.632	1.057～3.472	0.027 4
中药＋小剂量 hMG	4.102	1.405～11.979	0.009 8
hMG	2.830	1.057～7.572	0.038 4

Zhang Huiqin, Chin J Integr Med 2006 Dec; 12(4)：244～249.

综上所述,玻璃化冻融胚胎移植是根据患者月经情况选择自然周期、激素替代周期、中药加小剂量 hMG 方案准备内膜,冻融胚胎移植时间的选择,通过临床实践观察,如果新鲜周期不孕,第 1 次来月经后有正常卵泡发育,子宫内膜发育正常就可以进行自然周期冻融胚胎移植。如因 PCOS 月经不规律,新鲜周期不孕,第 1 次来月经第 2 天应用激素替代周期方案或应用中药温宫汤加小剂量尿促性素方案,分析结果显示,明显高于新鲜周期不孕后 3 个月进行冻融胚胎移植。在移植周期排除子宫内膜息肉,子宫内膜过薄等异常。

（张慧琴）

第十二章
人卵母细胞体外培养成熟

人类未成熟卵母细胞体外成熟(in vitro maturation, IVM),即从卵巢采集的未成熟卵母细胞在体外模拟体内卵母细胞的发育成熟环境,进行体外培养达到最后卵子成熟。早在1935年,Pincus等就观察到兔未成熟卵母细胞在普通培养基培养可自动成熟,由此提出"卵母细胞可自发性核成熟"这一概念,在小鼠、绵羊、牛、猪、恒河猴和人的卵泡培养中进一步证实了Pincus的观察。之后的研究对人卵 IVM 的生长调控及培养可能性进行了大量探索,证实小卵泡体外培养也能恢复和完成减数分裂,但成熟能力较其他哺乳动物为弱。20世纪八、九十年代,随辅助生殖技术(assisted reproductive technology, ART)的蓬勃发展,在体外受精与胚胎移植(in vitro fertilization-embryo transfer, IVF - ET)促排卵周期、良性病变切除卵巢和多囊卵巢综合征(polycystic ovarian syndrom, PCOS)患者中采取未成熟卵行IVM 都获得了成功妊娠。在1996年,IVF - ET 自然周期行 IVM 结合卵胞浆内单精子注射(intracytoplasmic sperm injection, ICSI)也获妊娠。我国学者吴际等也于20世纪90年代开展此方面研究并取得一定成功。进入21世纪后,IVM 技术已逐步在国内多家生殖中心得到临床应用。

此外,在 ART 领域,供卵、构建卵子库、卵泡发育生理和卵巢毒理学的实验研究等诸多方面均需应用卵子,而人卵来源有限成为限制这些技术发展的重要因素。常规 IVF - ET 中控制性超促排卵(controlled ovarian hyperstimulation, COH)的应用促进了助孕技术的发展,但是 COH 药物费用昂贵、使用过程复杂费时,对 PCOS 患者还有发生卵巢过度刺激综合征(ovary hyperstimulation syndrome, OHSS)的风险、部分患者对促排卵卵巢反应不良,并有激发激素依赖性肿瘤的危险。IVM 成为解决这些问题的有效途径。

第一节 卵泡发育生理

一、卵子发生(oogenesis)

人类出生前就形成了一定数量的生殖细胞。妊娠13周时,女性胎儿卵巢内出现始基卵泡。20 周时,生殖细胞数达最高峰(600 万～700 万),其中始基卵泡 480 万。28 周时,初级卵泡在不同阶段萎缩。出生时,大约有 100 万～200 万个始基卵泡。儿童期,卵泡继续生长、发育。青春期约有 30 万个卵泡。青春期后在促性腺激素(gonadotrophin, Gn)作用下,每个月经周期有一组卵泡发育,但仅一个优势卵泡成熟排卵,一生中只有约 400 个卵泡能够成熟排卵,其余都将闭锁退化。人卵从出生到排卵,一直处于成熟分裂期,卵母细胞的数量不断下降。

卵泡根据发育阶段不同,可分为始基卵泡、原始卵泡、生长卵泡(包括初级卵泡和次级卵泡)和成熟卵泡。新生儿的卵巢皮质中有大量的原始卵泡不断生长,但卵母细胞一直到性成熟前仍处于生发泡(germinal vesicle, GV)期。从青春期起,原始卵泡开始生长发育,称为生长卵泡。初级卵泡是指从原始卵泡的卵泡细胞由扁平变为立方或柱状,直到出现卵泡腔前为止这段时期的卵泡。随卵泡生长,卵泡细胞可多达 6～12 层,卵泡内出现由不规则间隙汇集而成新月形的卵泡腔,这就是次级卵泡。性成熟后,在 Gn 或其他因子的作用下,卵泡不断扩大,卵泡液(follicular fluid, FF)增多,导致从卵巢表面突出,卵泡壁变薄,卵子周围仅有 2～3 层卵丘细胞(颗粒细胞),此即成熟卵泡。然后在神经和激素的诱发作用下,成熟卵泡破裂,卵子从卵巢中排出。

卵子可分为卵原细胞、初级卵母细胞和次级卵母细胞。卵子发生的一个特点是同步化程度相当高,主要是由于卵原细胞之间存在细胞间桥形成一个网,使卵原细胞形成一个多核的合胞体,其形成是由于生殖细胞有丝分裂迅速,没有使细胞完全分隔开而造成的。在生殖期,卵原细胞的变化主要是在核中,细胞质的变化不大。出生前后卵原细胞开始分化,进入第一次减数分裂(meiosis, MI)的前期,即初级卵母细胞,四周由单层扁平的体细胞(卵泡细胞)包围,二者组成处于静止状态的原始卵泡。当卵原细胞形成初级卵母细胞时,细胞核中发生一系列成熟分裂前期的变化,即经过细线期、偶线期、粗线期、双线期等染色体变化,并产生大量核质,形似球状,此期的细胞称为生发泡(germinal vesicle, GV)。核从不规则形变为圆形,内有一至几个核仁,线粒体仍位于细胞中央,发达的高尔基体位于细胞的一端,细胞间桥消失,导致卵原细胞彼此分开,不再成为合胞体,其外为卵泡细胞包围,形成初级卵泡。这种情况一直可维持很长时间,在这阶段,卵母细胞生长不明显,称为“小生长期”,可持续几个月到几十年。性成熟后,卵泡发育启动,卵母细胞进入迅速生长阶段,形成大量的卵黄,称为“大生长期”,初级卵母细胞达到最大体积。性成熟后,大多数初级卵母细胞经过生长和发育,积累各种营养物质,完成了卵质的分化,合成、储存了胚胎早期发育所需的发育信息,在 Gn 或其他因子的作用下,初级卵母细胞恢复减数分裂,发生生发泡破裂(germinal vesicle breakdown, GVBD),表现为核膜崩解、染色质凝聚,24 或 48 小时后,卵母细胞从卵泡中排出,并分裂成次级卵母细胞和第一极体(polar body, Pb1),完成 MI,随后迅速进入第二次成熟分裂,并终止于第二次减数分裂中期(meiosis, MII),等待受精。

二、卵母细胞和卵泡细胞的关系

卵泡发生是一个漫长的过程,包括许多复杂的卵母细胞和它周围卵泡细胞的变化,因此,卵母细胞的生长和发育与四周的卵泡细胞密不可分。卵泡细胞由包围在卵母细胞周围的卵丘细胞和卵丘之外的颗粒细胞组成,卵泡细胞是一种分泌作用十分旺盛的细胞,能分泌雌激素,其细胞质富含高尔基复合体、线粒体、核糖体和脂肪小滴。在卵泡生长发育成熟过程中,卵泡细胞出现腔隙,随卵泡成熟而增大。卵巢内局部产生的一些介导壁细胞和生殖细胞间双向信号交流的生长因子被认为在激发卵子成熟和凋亡的过程中起重要的自分泌和旁分泌作用。

在卵子发生过程中,卵母细胞和卵泡细胞存在间隙连接和桥粒这两类连接结构。间隙连接具有促进细胞间的通讯和物质传送作用。卵泡发育开始时,卵泡细胞和卵母细胞之间的间隙很小。随卵泡发育,卵母细胞与卵泡细胞之间的间隙中充满一些致密物质,即透明带(pellucid zone,ZP)。这两种细胞通过各自的细胞突起和微绒毛在 ZP 中相互平行穿插,它们的分泌物共同形成 ZP。ZP3 蛋白先由卵母细胞后由卵丘细胞合成分泌,精子受体存在于 ZP 内外表面。

三、卵母细胞的成熟及调节

卵泡生长和成熟过程如下,小的原始卵泡—始基卵泡—卵泡激发—发育中窦卵泡—扩张窦卵泡—排卵前即格雷夫(Graafian)卵泡。卵母细胞成熟包括减数分裂的恢复和完成及细胞质、细胞核、细胞膜、透明带和卵丘细胞的成熟变化。细胞质的变化包括线粒体、高尔基复合体、内质网等细胞器的增多、向皮质区迁移。卵母细胞成熟后,高尔基复合体和粗面内质网消失,除皮质颗粒外,其他细胞器又向卵子中央迁移。卵母细胞核仁在窦前卵泡中由颗粒染色质丝、空泡及纤维中心组成,rRNA 和 mRNA 合成活跃,至 2~10 mm 卵泡期,核仁发生致密化、空泡消失,伴 rRNA 合成急剧下降,核孔变明显。当核仁周围分布核仁相随染色质时,卵母细胞恢复减数分裂能力,发生 GVBD,核仁消失、核膜碎裂。核成熟时某些蛋白质的合成依赖于 GV 和胞质中相关成分的共同作用。核成熟不能保证胞质成熟,核质协调成熟对卵母细胞的完全成熟十分重要。小的窦卵泡体外成熟受精后也可发育到囊胚,但常为多倍体,可能为细胞质缺陷引起,在 IVM 中需要更严格的条件。

卵母细胞发育并不仅仅是一个生长过程,它涉及表型物质变化,包括原有胞浆器官重组、新细胞器形成和产生受精和胚胎发育特异性的分子。这些复杂变化的意义之一是卵泡细胞的营养需求在发育过程中有所改变,这必然也反映在培养环境中。卵泡发育和闭锁的调节是一个复杂的过程,包括内分泌因素(促性腺激素)和卵巢内调节因子(性激素、生长因子和细胞因子)在控制卵母细胞的命运(增生、分化和细胞程序性死亡)中的相互作用。由于大多数卵子在发育过程中都将闭锁(>99.9%),在细胞或亚细胞水平理解这些生理调节因子在决定卵母细胞命运(退化或排卵)中的作用成为 IVM 的基础。

第二节 | IVM 的培养方案和培养系统

一、未成熟卵的来源及取卵方法

（一）PCOS 患者

众所周知,PCOS 患者较正常妇女在月经卵泡期募集更多卵泡,促排卵过程中易引起卵巢过度刺激综合征。IVM 技术成熟后,可在阴超引导下穿刺吸取肉眼可见的窦卵泡(2～10 mm)。取卵后用胚胎过滤器过滤,镜下选出健康卵冲洗后培养。另外取卵时机也十分重要,Cobo 等发现只有来自优势卵泡<10 mm 穿刺获取的卵母细胞卵丘细胞复合体(oocyte-cumulus complexes, OCC)可以体外成熟,认为这是卵泡发育动力学中内分泌环境改变所致。优势卵泡中出现雌激素环境,而在注定闭锁的卵泡,则呈现雄激素环境,具破坏卵母细胞、降低其受精和发育能力的作用。优势卵泡>10 mm 时,同批募集的部分卵泡可能已启动退化程序,从而降低 IVM 成功率。

（二）手术标本

妇科良性病变切除的卵巢或活检标本用生理盐水冲洗后,以带 20 或 21 号针头的注射器吸取肉眼可见的窦卵泡或镜下分离卵泡。卵泡显微分离可采用酶分离或机械法。

（三）胎儿卵巢

13 周龄的胎儿卵巢组织中开始出现始基卵泡,20 周时始基卵泡达 480 万。因此将 20～28 周引产的胎儿卵巢组织,培养数天后分离窦前卵泡进行体外培养也可作为 IVM 的来源之一。

（四）IVF 中抽吸液中的窦前卵泡

人卵巢 1 mm³ 组织中即有数百个窦前卵泡,,常规 IVF 取卵过程中,穿刺针经过较多卵巢组织,故将抽吸液离心后寻找窦前卵泡进行体外培养成为 IVM 的又一途径。我国学者吴际等首先进行该项研究,并取得初步成功,窦前卵泡经体外培养 28 天后最终成熟。

二、IVM 的培养方案和培养系统

（一）培养方案

包括以下内容。

1. **完整卵泡的培养**　分为① 窦前卵泡:即始基卵泡(30～60 μm)和初级卵泡(60～200 μm);② 窦卵泡:即次级卵泡(0.2～14 mm)和 Graafian 卵泡(14～20 mm)。

2. **卵丘细胞-卵母细胞复合体(oocyte-cumulus complexes,OCC)的培养**,由窦卵泡(>2 mm)穿刺获取。IVM 的一个重要目标是发展一个将始基卵泡体外培养至 Graafian 期

的方法,其希望是建立在卵泡只要给予必需营养和刺激就能独立发育的假设上。研究显示早期闭锁的卵泡较积极生长的卵泡体外培养后更支持胚胎发育,获得发育能力可能是所有卵泡的共同信号或分化途径。

体外培养始基卵泡主要使用整个卵巢或卵巢组织作为卵泡来源,而晚期窦卵泡则主要来自分离的完整或不完整的卵泡单位。调节体内卵泡发生的确切机制尚未完全阐明,一些过程如激发始基卵泡生长的机制仍存在许多未知问题,这增加了卵泡体外培养的困难。目前始基卵泡仅在小鼠体外培养成功,并获得存活后代,但物种间卵母细胞成熟的调节和时间选择存在重要差异,由此阻碍了该技术的转化运用。

(二) 培养系统

能产生具有发育潜能的卵母细胞的合理培养条件目前尚无确切定义。通常选用以下培养液:① m-Ham's F10, B_2,最低基本培养基(Eagle's minimal essential medium, EMEM);② Ham's F10,组织培养基(tissue culture medium, TCM - 199)。人类输卵管液(human tubal fluid, HTF),并可添加胎牛血清(fetal cattle serum, FCS)、卵泡液(follicle fluid, FF)、促卵泡激素(FSH)、黄体生成素(LH)、人绒毛膜促性腺激素(hCG)、人绝经后促性腺激素(hMG)、雌二醇(E_2)、孕激素(P)、激活素/抑制素(A/I)、表皮生长因子(epidermal growth factor, EGF)、胰岛素样生长因子-1(IGF-1)、乳酸钠、葡萄糖、基质金属蛋白酶(MMP)、组织抑制物金属蛋白酶(TIMP)以提高成熟卵受精率和发育潜能(见表12-1)。一般在37℃、5%CO_2暖箱或5%O_2+5%CO_2+90%N_2混合气体培养。Yang 等考虑含全血清白蛋白介质可能有许多未知成分,导致分子、病原体进入培养系统,其实验证实卵子在无血清、无白蛋白的化学介质(CDM)+10 mg/ml rEGF 中核成熟率(56.8%)、卵裂至4~8细胞期(78.8%)与在 TCM-199+10%合成血清替代物(SSS)+10 mg/ml rEGF 中相似(分别为58.2%和89.2%)。Wright 等发现用血清替代物(人血清白蛋白和胰岛素、转铁蛋白、硒混合物)培养卵巢组织时,原始卵泡和小的窦前卵泡发育能力更强,对 FSH 也有反应。限于目前的知识水平,对于胚胎发育所需要的环境条件尚未完全明确,现有的培养液都未达到促进胚胎体外发育和妊娠的最高水平,还需要不断改进。

表 12-1　不同培养方案卵母细胞的成熟和发育情况

卵母细胞来源	卵母细胞数目	培养介质	培养时间(h)	成熟率(%)	受精率(%)	卵裂率(%)	临床妊娠	研究者(时间)
PCOS 者穿刺	159	EMEN+Earle's/TCM199+10%FCS+0.075 IU/ml hMG+1 μg/ml E_2±0.5 IU/ml hCG±颗粒细胞	48~54	45	39	28	1 例	Trounson A(1994)
Gn 刺激后穿刺	163	B2	24~30	72.0	76.7	96.0	8 例	Nogueira D(2000)
Gn 刺激后穿刺	168	Tyrode's+0.2 mM 牛磺酸+1.0 mM 谷氨酸+2.22 mM MEM+10%FF+31 μg/ml 青霉素 G	22~44	66.7	59.8	84.5		Kim BK (2000)

卵母细胞来源	卵母细胞数目	培养介质	培养时间(h)	成熟率(%)	受精率(%)	卵裂率(%)	临床妊娠	研究者(时间)
GV 期卵母细胞穿刺	121	M-199+0.4%HSA+0.29 mM 丙酮酸钠+0.05 mg/ml 青霉素+0.075 mg/ml 链霉素+1 μg/ml E$_2$+0.075 IU/ml FSH+0.5 IU/ml hCG±2 ng/ml rEGF	30	75～89.9	58.7～65.7	47.8～88.9		Goud PT (1998)
FSH 刺激的 PCO 者穿刺	114	Earle's+0.1%HSA+0.47 mM 丙酮酸钠+93.3 IU/ml 青霉素 G+38.2 IU/ml 链霉素+5 μg/ml 人转铁蛋白+4.8 ng/ml 亚硒酸钠+10 ng/ml 人重组胰岛素+100 ng/ml IGF-1+3 mM 谷氨酸+0.01 IU/mlFSH+0.1 IU/ml hCG	48	71.1				Wynn P (1998)
规则月经妇女穿刺	40	TCM 199+0.3 mM 丙酮酸钠+1 500 IU/ml 青霉素 G+50 mg/ml 链霉素+1 μg/ml E$_2$+0.075 IU/ml rFSH+0.5 IU/ml hCG+10%患者血清	36	85	76	74	2 例	Mikkelsen AL(2000)
优势卵泡<10 mm时穿刺	112	M-199+0.4%Has+0.33 mM 丙酮酸钠+0.075 IU/ml rFSH+2 ng/ml Regf+0.5 IU/ml hCG+1 μg/ml E$_2$	24～36	46.4	72.6	48.6		Cobo AC (1999)
优势卵泡达10 mm时穿刺	509	TCM 199+0.3 mM 丙酮酸钠+1 500 IU/ml 青霉素 G+50 mg/ml 链霉素+1 μg/ml E$_2$+0.075 IU/ml rFSH+0.5 IU/ml hCG+10%患者血清	28～36	60	73	87	15 例	Mikkelsen AL(2001)
Gn 刺激后穿刺	78	Ham's F10+7.5%患者血清+颗粒细胞	36	59	54			Dandekar PV(1991)
Gn 刺激后穿刺	40	mHTF+7%SSS+精子	24	45～80	80～87	40～70	11 例	Farhi JF (1997)
PCOS者穿刺	1 280	Ham's F10+50%FF	48	62.2	68	88.1	23 例	Cha KY (2000)
PCO 者长周期刺激后穿刺	119	M-199+0.23 mM 丙酮酸钠+50 IU/ml青霉素 G+50 μg/ml 链霉素+30 μg/ml MAS	46	45	64	71.4		Cavilla JL (2001)
hCG 刺激的 PCO 者穿刺	1 102	TC-199+20%患者血清+0.25 mM 丙酮酸钠+50 mg/ml 青霉素+75 mg/ml 链霉素+75 mIU/ml FSH+75 mIU/ml LH	48	76	78	74	28 例	Child TJ (2001)
hCG 刺激的 PCOS 者穿刺	509	Falcon 3037+20%患者血清+0.75 IU FSH+0.75 IU LH	48	63	73.3	96.3	10 例	Le Du A (2005)
hCG 刺激的 PCO 或 PCOS 者穿刺	3238	M199+20% FBS+75 mIU/ml FSH+75 mIU/ml LH	48	65.3	75.9	98.3	60 例	Son WY (2008)

注：空格为未报道。

三、影响未成熟卵体外成熟的因素

（一）培养系统

控制体外成熟卵母细胞的数目和质量的最重要因素之一就是 IVM 所用培养系统。培养介质的成分和培养条件都会影响甚至改变哺乳动物卵母细胞的减数分裂的调节,因此必须设计一个考虑到所有影响卵母细胞完成减数分裂重要因素的最适培养系统。人卵大多数培养介质都是参考哺乳动物经验。目前研究的主要影响因素如下。

1. FF 的影响　人类卵泡液(follicular fluid, FF)是由来自血浆渗透和颗粒细胞代谢合成的一些蛋白和肽类组成的产物,构成了卵母细胞的微环境。研究已发现,卵泡液内的细胞因子网络与甾体合成、卵子成熟和其后的着床潜能有关。对 FF 的作用意见不一致,反对者认为 FF 含卵子成熟抑制因子(oocyte maturation inhibitor, OMI),通过穿透透明带的微绒毛与卵母细胞质膜间隙连接进入卵母细胞或通过卵泡液直接被吸收。支持者则认为 FF 含卵子生长发育所需的多种 GF、类固醇激素和促性腺激素等,提高原核形成率。排卵前卵丘细胞膨散破坏间隙连接,切断 OMI 入卵通道,卵母细胞恢复减数分裂。也有学者认为,卵泡液中的 OMI 维持卵母细胞于成熟停滞状态,促使胞质、核的成熟同步化。

2. EGF 的影响　Goud 等发现培养基加入 EGF 能提高裸卵成熟率及 OCC 的受精率,认为小分子的 EGF 容易穿过透明带直接作用于卵母细胞,促进胞质和核的成熟。

3. 激素的影响　激素平衡对于一个能受精的卵母细胞是非常重要的,LH 与 FSH 协同维持卵泡发育。促性腺激素通过 cAMP 途径促进颗粒细胞增生,卵丘细胞膨散刺激颗粒细胞分泌成熟促进物,启动卵母细胞成熟、分裂,增加受精率。窦卵泡形成依赖 FSH,排卵前 LH 峰通过阻断卵丘内颗粒细胞缝隙连接,诱导卵母细胞完成 MI。卵泡期血 FSH 浓度递减有利于优势卵泡的选择,FSH 刺激卵丘细胞中的透明质酸酶分解,提高精子穿卵率。激素还可解决 FF 中的 OMI 作用。Wright 等在培养卵巢组织时添加 FSH 显著减少了卵泡闭锁数目和增加了健康卵泡的直径。Wynn 等发现 IVM 前短期使用 FSH 体内刺激能增加卵子获取数目和成熟率(71.1%比 43.5%),而 Mikkelsen 等研究显示 FSH 并不能增加获取卵子数和成熟率,这可能与前者用无血清培养基和月经第 7 天取卵而后者用含血清培养基及当优势卵泡>10 mm 取卵有关, Cobo 等认为培养介质加入激素对卵母细胞成熟有益。E_2 可防止 T 诱导的生长卵泡闭锁,对卵母细胞的胞浆胞膜发挥作用。E_2 下降可导致胞膜破损,细胞存活力和受精能力下降。此外,E_2 和 Gn 可通过刺激一些旁分泌生长因子的表达来改变局部细胞和细胞间的作用而刺激卵泡发育和生长。Mikkelsen 等认为 IVM 后低妊娠率和胞质不成熟或核质不同步成熟有关。其研究发现取卵前血 E_2 上升≥100%和抑制素 A 上升≥80%行 ICSI 时才有可能妊娠者。周期第 3 天低 E_2 浓度(<200 pmol/L)和低抑制素 A(<10 pg/ml)有更高妊娠率,有利于预测 IVM 后妊娠结局。hCG 对 IVM 的影响,各家报道不一。Son 等报道对 PCOS 患者体内注射 hCG 后 36 小时所取的未成熟卵进行体外培养和受精,胚胎可发育至囊胚。

4. 共培养的作用　Dandeka 等发现颗粒细胞共培养能提高受精率。Farhi 等发现 GV

期卵母细胞辅以精子共培养,能增加卵子的 M Ⅱ 期成熟率和受精率,如同时将放射冠去除,成熟率和受精率可增加到 80% 和 70%。Graft(1982)曾报道,将取出人卵在体外培养 6 h 后加入精子培养 1 h,然后将其植入子宫腔获 2 例妊娠(2/31),Veerxena(1989)将卵体外培养 3 h 后加入精子培养 1 h,移入宫腔获 2 例妊娠(2/6)。Cha 等将 IVF-ET 中回收的未成熟卵母细胞与 Vero 细胞共培养 24~48 h 后行 ICSI 65% 受精,88.1% 形成原核。此外,亦有学者认为输卵管上皮能增加胚胎发育潜能。

5. **卵丘细胞的作用** 卵母细胞依赖卵泡细胞提供营养和调节信号。颗粒细胞必须处于最合适的分化期来激发这些信号并传递给卵母细胞。研究表明,OCC 在 GVBD 前后卵内蛋白图谱发生变化,裸卵则无蛋白合成的变化。裸卵受精后,精子核也能致密,但受精卵不能进一步发育。Rita 等在研究小鼠卵母细胞体外成熟时发现,与体内不同,移去卵丘细胞不能体外刺激卵母细胞完成减数分裂,而保留卵丘细胞、定时 hCG、EGF 刺激增加核及胞质体外成熟,培养基加入 LH 培养 13 天后可得到大量 M Ⅱ 期卵母细胞。Goud 等认为卵丘细胞增加卵母细胞的表面积/体积比,相应增加了进入卵母细胞的小分子数,卵丘细胞还通过跨越透明带的长的微绒毛形成缝隙连接和桥粒与卵母细胞联接,颗粒细胞还通过旁分泌一些生长因子,促使卵母细胞最后成熟。

6. **其他** 此外,Cavilla 等还发现减数分裂激活固醇(meiosis activating sterol, MAS)显著增加卵母细胞体外培养的成熟率。

(二)卵子质量

Wood 将质量分为 4 级。Ⅰ级:优秀。胞浆均匀,核球形偏在一边,外周 5 层以上紧密包围的卵丘及完整的放射冠;Ⅱ级:良好。放射冠<5 层,余同Ⅰ级;Ⅲ级:一般。胞浆欠均质,有完整放射冠,但无紧密包绕细胞层;Ⅳ级:差。胞浆极不均质或有碎片,冠丘细胞稀疏或缺失。卵子越成熟,受精率越高。

(三)卵子大小

随卵母细胞直径增大(90~125 μm),卵母细胞恢复和成熟能力逐步提高。Cobo 将卵泡分为直径≤10 mm 组和>10 mm 组,两者 Pb1 释放率、受精率无差异,但前者的胚胎发育至胚泡能力高于后者。Russell 发现当卵泡直径≥14 mm 时,受精、卵裂能力下降。

(四)取卵时间

Whitacre 等发现卵泡期卵母细胞的 GVBD 率(63%)显著高于黄体期(44%)。Alka 发现,卵泡早期的卵母细胞的 GVBD 率、Pb1 释放率显著高于卵泡后期和黄体期。可能为因优势卵泡选择作用,非优势卵泡凋亡、闭锁。Sirard 等提出当最大卵泡达 10~12 mm 时取卵可获得最佳 IVM 结局,认为此时优势卵泡出现,启动其他卵泡闭锁,而刚开始闭锁的卵泡呈现卵丘细胞轻度扩张、染色质凝聚 RNA 转录关闭,具备更佳生长发育潜能。

(五)不同月经周期情况的卵子来源

Barnes 发现月经规律者卵子的成熟率、受精率和卵裂率高于不规律者,可能与高雄激素、卵子大小有关。

（六）患者的年龄

年龄越大，卵母细胞受氧自由基不利影响越久，产生染色体行为或结构变化，导致成熟率下降。Cha 发现 34～39 岁妇女的卵子体外成熟成功率最高，认为不到 33 岁需切除卵巢者病变重，30 岁以后卵泡数、卵子成熟率均下降。谢常清亦发现供卵者年龄可影响卵母细胞的体外成熟率，年轻优于年老。

第三节　IVM 在人类生殖中的应用

随着微刺激、自然周期等方案的应用增加，IVF-ET 技术有回归自然趋势。从小的卵泡中获得未成熟卵母细胞在体外培养成熟，可以克服体内的不适环境，改善以后的胚胎发育能力。IVM 对研究卵母细胞发育动力学、治疗某些不孕症、供卵和生殖保险具有重要意义。对于 PCOS、卵巢反应不良、高龄和反复着床失败（repeated implantation failure, RIF）妇女均可应用。IVM 具有十分诱人的应用前景，近几年该方面的研究工作也取得许多进展，IVM 的基础研究更为深入，在临床的应用范围进一步扩大。

一、IVM 的临床应用

（一）与 IVF、ICSI 结合治疗 PCOS 等不孕症

对 PCOS 患者，在自然周期或少量应用促性腺激素后抽吸未成熟卵进行体外成熟、受精及胚胎移植，可避免患者出现 OHSS，能缩短促排卵的过程，减轻患者的经济和精神负担。因此，IVM 成为 PCOS 不孕治疗的新方法。1994 年，Trounson 等首次报道了 PCOS 患者行 IVM 后获得成功妊娠。方法主要采用经阴道超声引导下穿刺抽取 2～10 mm 卵泡，在 α-MEM 加或不加 0.5 IU/ml 的 hCG 中培养 48～54 h 后，卵子成熟率 81%，受精率 34%，卵裂率 56%，行胚胎移植后获得成功妊娠并分娩正常胎儿。Cha 等在月经第 10～13 天经阴超引导抽取 64 例 PCOS 妇女的 2～10 mm 卵泡，平均每人获卵 13.6 个，在 Ham's F10＋50% FF 培养 48 h 后行 ICSI，胚胎与非洲猿猴肾上皮样细胞（Vero 细胞）共培养，并行 Tyrode's 酸溶液辅助孵化，再行输卵管内合子移植或宫腔内胚胎移植或两者联合，最后有 17 个患者分娩 20 个正常婴儿，妊娠率为 27%。临床应用证明 PCOS 患者较无 PCOS 患者可获得更多卵泡，这些卵泡保留了成熟和发育能力。此后众多研究发现在取卵前给予少量促性腺激素，可提高 PCOS 患者 IVM 的成熟率和植入率。Wynn 等研究发现，PCOS 患者在 IVF-ET 周期取卵前短期少量应用 FSH（D2，300 IU；D4，150 IU；D6，150 IU），穿刺可获得更多具发育能力的 OCC，培养后平均每个患者可获 4.8 个成熟卵子。Mikkelsen 等在周期第 2～3 天起

给 PCOS 患者每天注射 FSH 150 IU,共 3 天,于周期第 8~9 天穿刺取卵,在 TCM - 199 中培养 28~36 h,受精并移植后临床妊娠率达 29%,接近普通 IVF - ET 周期,但流产率较高(4/7)。还有学者比较了正常卵巢、多囊卵巢和 PCOS 患者注射 hCG36 小时后取卵进行 IVM、受精和移植,结果发现三者都有较高的成熟、受精和卵裂潜能,认为 IVM 对 PCOS 尤其适用。

通过与 ICSI、胚胎玻璃化冷冻等技术联合,IVM 临床妊娠率获得进一步提高,该技术的应用指征也相应扩大,包括重复未获成熟卵、反复劣质胚胎、反复着床失败及复发性流产等。

(二)与冷冻技术结合提供生殖保险

对于年轻的生殖器肿瘤患者,接受化疗、放疗的其他肿瘤患者及因妇科疾病需要切除性腺者,治疗后往往出现卵巢早衰和丧失生育能力,影响生活质量。如要在治疗肿瘤前行超排卵,可能延误疾病甚至加剧病情,且胚胎冻存涉及到伦理与法律问题,对单身女性也不适合,IVM 结合冷冻技术为他们提供了获得亲生后代的唯一途径。由于成熟卵子中大部分分裂器,如纺锤体已合成且核膜消失,冷冻中易损伤这些细胞器和遗传物质,因而未成熟卵更有冷冻价值。同时卵巢移植可能带回癌细胞,使癌症复发,因此卵巢组织冻融后行 IVM 更符合患者利益。临床上可以在治疗前预先冷冻储存即将面临卵巢去势的患者和绝育者的健康卵巢或卵子,在适宜时间复苏后行 IVM、受精和妊娠,从而保存其生育能力。卵巢组织冻融后卵子的存活和体外成熟已取得一定成功。1998 年,第一例未成熟卵冻融后行 IVM 结合 ICSI 获得正常妊娠分娩。该患者为 3 次异位妊娠的 28 岁妇女,行超排卵后将获得的 13 个 GV 期的卵母细胞,用透明质酸酶除去卵丘细胞后,以丙二醇和蔗糖作为冷冻保护剂储存于液氮中,40 天后解冻有 3 个存活,体外培养 30 小时后 2 个成熟,行 ICSI 后都出现卵裂,移植 1 个胚胎后获得正常分娩。

此外,IVM 技术成熟后有可能完全可取代 ART 中的促排卵周期,既减少药物副反应和降低乳腺癌、卵巢癌等激素依赖性肿瘤的危险,也节省了医疗费用开支。

(三)供卵

1991 年,Cha 等在一位 28 岁妇女因良性病变切除的卵巢中吸取 2~5 mm 卵泡中的卵母细胞,在添加成熟卵泡液的 Ham's F10 中培养 32~48 h 后行 IVF,将获得的 5 个 4~8 细胞胚胎植入一位 33 岁用激素替代治疗的卵巢早衰妇女子宫内,最后成功分娩三胞胎健康女婴。该研究证明,IVM 技术成熟后,可以创建类似"精子库"的"卵子库",保存捐赠者的优质卵子,从而为一些高龄、卵巢早衰、性腺切除和遗传病患者提供了生殖机会。IVM 为建立"卵子库"开拓了更广阔的前景,不仅解决了部分顽固女性不孕,拓展到优生优育领域,且为科研提供了大量卵子来源。

(四)揭示卵母细胞发育及凋亡过程

始基卵泡体外培养可用于研究卵母细胞发育过程中的信号传递机制,这对于了解卵子的正常发育有重要意义。需做植入前诊断者,可在 IVM 后取其第一或第二极体进行遗传学分析,以间接推断卵子正常与否。

(五)优生优育

卵子和胚胎冷冻技术已使受精或植入前遗传筛选成为可能。而随分子生物学转基因等技术的发展,在不久的将来,IVM 与遗传工程结合起来,更可设法将某些优秀基因注入卵母细胞或受精卵内,以塑造健康聪颖的新一代。

二、存在的问题及解决方法

(一)取卵技术

人卵巢基质较黏稠,取卵巢标本分离卵泡或卵母细胞时,无论机械分离或酶消化法都难免对卵子产生一定损伤,减少获卵数。将来结合这两种方法有可能取得较好效果。对于在体取卵,常规 IVF-ET 中经阴道穿刺吸取窦卵泡中的 OCC,因其抽吸压力大,针尖过于细长,不适于穿刺未成熟卵子。Trounson 等在穿刺抽取 PCOS 患者的未成熟卵时专门设计了一种穿刺针,效果较为理想。一般认为经阴道穿刺取卵较腹腔镜更好。

(二)培养技术

IVM 后卵子的成熟率、受精率、卵裂率和妊娠率均较体内成熟者为低。可能原因有部分卵子获取时已启动退化程序而失去成熟能力、胞质不完全成熟、减数分裂过程中染色体数目异常、氧自由基降低细胞活性、发生透明带变性等。培养液中添加激素、生长因子等有助增强卵母细胞发育能力。ISCI 可克服透明带变性引起的受精障碍,提高受精率。卵泡中期使用少量 E_2、选择子宫内膜厚度>10 mm 的周期进行胚胎移植,有助于提高妊娠率。限于目前的知识水平,对于胚胎发育所需要的环境条件尚未完全明确,现有的培养液都未达到促进胚胎体外发育和妊娠的最高水平。然而,通过改进培养系统和探索合理的培养方案,完全可能提高卵子的体外发育潜能。

(三)其他

IVM 卵子质量不能保证,经 IVM 产生的后代尚缺乏大规模调查依据来确定是否会有遗传缺陷。卵巢组织、卵子冷冻技术仍处于起步阶段,未成熟卵母细胞冷冻对卵细胞的透明带、皮质颗粒、纺锤体、细胞骨架和染色体的损伤,降低了冻融卵子的成活率、受精率和妊娠率,使 IVM 在实际应用中受到限制。如何克服冻存损伤,提高复温后卵子的存活率、成熟和发育能力,有待进一步探索。

随人类生活水平提高,对生活质量要求更高。作为生殖工程领域出现的一项新兴技术,IVM 已被应用于基础、临床各个领域,世界上迄今已出生数千例 IVM 健康婴儿。IVM 进一步揭示了人类的生殖过程,为不孕夫妇带来了福音。目前 IVM 的研究已向始基卵泡培养、与冷冻技术结合构建卵子库、提供生殖保险方向发展。IVM 的应用前景是乐观和广阔的,但有关未成熟卵体外成熟的研究尚处于初期,还有许多未知点有待人们去探索和研究。胚胎发育动力学十分复杂,卵母细胞体外成熟调节机理还未明了,培养系统优化、影响成熟因素等均急需阐明和解决。怎样使 IVM 技术精益求精、减少损伤已成为必须解决的问题。未来研究希望在技术上获得卵巢组织切片中的始基卵泡并体外培养达到完全成熟，在理论上进一步揭示人类的生殖过程，利于揭示卵母细胞生长机理。IVM 仍有许多问题有待解决，而随卵子成熟的机制及各种重要影响因素的逐步阐明和培养系统的优化，IVM 的成功率有望更高，应用的范围也会更广泛，必将在 ART、优生学、计划生育等领域有广泛研究和应用前景。这不仅使生殖控制成为可能，且给不孕妇女、临床医生和科研工作者都带来了巨大裨益。

（高敏芝）

第十三章
宫腔内人工授精

人工授精(artificial Insemination, AI)是精液经过处理后提高精子活力,增加到达受精部位的精子数量,提高女性受孕的机会。根据人工授精的途径不同,可分为阴道内、宫颈内、宫腔内、输卵管内、腹腔内人工授精。临床最常用的是宫腔内人工授精(intrauterine Insemination, IUI),即将经过处理好的精子用导管注入女性子宫腔内的过程,通常月经规律患者可以在自然月经周期进行,月经不规律患者可应用氯米芬加小剂量尿促性素促排卵药物周期进行 IUI。人工授精根据精子的来源可分为丈夫精子的人工授精(artificial insemination by husband, AIH)和供精者人工授精(artificial insemination by donor, AID)。在进行 IUI 术前,夫妇双方需进行相应体格检查和辅助化验室检查,尤其要进行子宫输卵管造影,最基本的要求是有一侧输卵管通畅。在进行详细记录病史,知情同意签字建病历后进入 IUI 周期。

一、夫精宫腔内人工授精的适应证

(一) 男性因素

临床 AIH 助孕患者最常见指征是男性轻、中度少、弱、畸形精子症。精子密度一般应在 10×10^6 个/ml 以上,活动率(a+b 级)在 25% 以上,畸形率在 90% 以下。对于精子质量低到何种程度选择 ICSI 还是 IUI,目前没有一个确定的标准。有报道发现,原始精液中精子总数 $<10 \times 10^6$ 个/ml 的进行人工授精后妊娠率明显降低,而根据不同的研究,处理后的活动精子总数低限从 3×10^6 个/ml、5×10^6 个/ml 到 10×10^6 个/ml 不等。男方性功能障碍,如阳痿、早泄。丈夫生殖道解剖结构性异常射精障碍,如尿道下裂,逆行射精。作为男性生育力保存的一种方式,男性肿瘤患者在治疗前将精子冻存,待需要时复苏行人工授精也已获得广泛认可。

(二) 不明原因不孕

对于婚后 2 年不明原因不孕的诊断,需确定女方排卵正常,子宫输卵管检查正常,男方两次精液分析正常。免疫因素不孕抗精子抗体阳性。

(三) 女性生殖道异常

宫颈黏液稠厚或稀少,包括宫颈炎电熨或冷冻治疗后及宫颈锥切术后。阴道宫颈狭窄、性交时阴道痉挛等及轻、中度子宫内膜异位症、肌腺症。

（四）排卵障碍（PCOS）

包括 WHO Ⅰ型和Ⅱ型排卵障碍。对于排卵障碍的患者,可首选促排卵指导同房 3～6 个周期失败后再考虑人工授精。

二、供精宫腔内人工授精的适应证

（一）重度精液异常

重度少、弱、畸形精子症等。这类患者都有可能通过卵胞浆内单精子注射（ICSI）来实现使用自己精子获得子代。但是,ICSI 的治疗费用可能会使部分患者难以承担,从而选择供精人工授精。对这部分患者,在治疗前应充分知情谈话,告知其有获得自己血亲子代的机会,让夫妇全面考虑。

（二）男方家族或遗传性疾病

如血友病、亨廷顿病、染色体结构异常等。此类患者还可通过胚胎种植前遗传学诊断（PGD）对某些遗传病进行筛选,同样可以用自己精子得到健康后代。

（三）无精子症

精液分析精子密度 $0 \times 10^6/ml$,分析血内分泌 FSH 值升高 $>20 \, min/ml$,LH $>15 \, min/ml$,B 超提示双侧输精管正常,提示生精障碍性无精子症需要行 AID 助孕。

三、人工授精手术

人工授精可以在自然周期或促排卵周期完成。目前供精人工授精多倾向于在自然月经周期,而夫精人工授精则倾向于促排卵周期。

（一）自然月经周期人工授精

女方月经周期规律,于月经第 10～12 天开始需连续监测卵泡和子宫内膜的生长情况,主导卵泡直径 15 mm 以上时,开始测尿 LH,每日 2～3 次。主导卵泡直径达到 17～19 mm 且尿 LH 阳性时,考虑 12～24 h 后行 IUI。尿 LH 阴性或缺乏足够 LH 峰诱发排卵,可酌情注射 hCG 5 000 IU,诱发排卵,28～36 h 后行 IUI。术后应用黄体酮胶丸(安琪坦每次 100 mg,每日 2 次,口服,连用 14 天)进行黄体支持,14 天后检测是否妊娠。

（二）促排卵周期人工授精

应用促排卵药物能够增加发育卵泡数量,提高受孕机会,但同时也会发生 OHSS 和多胎妊娠等并发症。因此,在人工授精的周期中应把促排卵药物限制在最低的有效剂量。

目前常用促排卵方案如下。

1. 氯米芬＋Gn＋hCG　氯米芬是促排卵的一线药物,于月经第 3～5 天开始,50 mg/d,连续 5 天。于服 CC 第 6 天应用尿促性素 75 IU/d,肌内注射,连用 3 天后,超声监测卵泡发育情况。氯米芬潜在抗雌激素作用下会引起子宫内膜发育不良和宫颈黏液稠厚,须酌情补充补佳乐 1 mg/d,至 IUI 术后 14 天验尿确认妊娠日为止。氯米芬促排卵周期内源性 LH 峰形成高度不够而造成排卵障碍,所以必须加用 hCG,而 Gn 促排卵周期则酌情加用 hCG 控制排卵时间。

2. 来曲唑＋Gn＋hCG　来曲唑是芳香化酶抑制剂,克服了氯米芬的副作用。于月经第 3～5 天,来曲唑 2.5 mg/d 口服,连用 5 天。Gn 可选用人绝经期促性腺激素(hMG),应从 75 IU/d 开始,连用 3～5 天,最大剂量不应超过 150 U/d,但来曲唑是否有胚胎毒性尚未确认,应慎用。

3. Gn＋hCG　于月经第 5 天开始,尿促性素 75U/d,肌内注射,连用 4 天,观察卵泡发育情况,酌情可再继续使用或加量至 150 U/d。促排卵过程中须超声波监测卵泡直径,适时注射 hCG。一般在主导卵泡直径≥18 mm 时,肌内注射 hCG 2 000～6 000 IU 或艾泽 250 μg,皮下注射。如果发现卵泡多,为预防 OHSS 也可以使用 GnRHa 来激发内源性 LH 峰而促使排卵,达必佳 0.1 mg 皮下注射,代替 hCG 诱发卵泡最后成熟和排卵,既可达到排卵目的,又能避免 hCG 诱发 OHSS 的作用。

四、人工授精时机的选择

人工授精注入精子的时机选择应是尽量接近排卵时间。早期判断排卵的方法主要是基础体温测定和宫颈黏液拉丝现象(spinnbarkeit)的性状改变,但其准确性较低。应用尿 LH 试纸可以预测 84% 的排卵,但由于黄素化未破裂卵泡的存在,超声监测到卵泡的消失才是排卵。定性 LH 试纸测出尿 LH 阳性,提示排卵将发生在 24 h 之内,因此自然周期发现尿 LH 阳性者,应在 24～36 h 内进行人工授精。促排卵周期主导卵泡直径达 18 mm 时,肌注 hCG,卵泡破裂发生在 28～36 h 内,平均 32 小时,故多数中心都将 IUI 的时机放在注射 hCG 后 28～36 h。有的在一个周期常规进行两次授精,即排卵前后各 1 次,但没有研究结果证实进行 1 次和 2 次授精之间的妊娠率有差异。如果早上检测尿 LH 阳性,可以在下午行 IUI 手术。如果早晨检测尿 LH 阴性,注射 hCG 后第 2 天下午行 IUI 手术,第 3 天上午观察卵泡未消失,没有排卵,可以再行 1 次 IUI 手术。

五、人工授精的精子制备

于取精前禁欲 3～7 天,取精日通过手淫法将新鲜射出的精液收集到无菌取精杯中,告知患者避免污染。既往检查提示精子密度过高且精液量少的,可在取精杯中事先加入适量培养液,精子密度较低的则可在 1 h 后再次取精,以增加有效精子的数量。对于逆行射精的男性,在取精前一晚,将 4 g 碳酸氢钠片冲 500 ml 水服下;取样当天,再饮一杯含 4 g 碳酸氢钠的水碱化尿液。排空膀胱后立即通过手淫法射精,射精结束再次排尿入一无菌容器中,通过离心法可以收集到尿液中的精子。

取好的精液放在 37℃ 水浴箱中液化,液化后就可进行处理。行人工授精术之前,必须先洗涤处理精子,去除精浆,优选精子。因为,精浆内的前列腺素注入子宫腔内会引起子宫收缩,患者剧烈疼痛,同时未经处理的精液直接注入宫腔后进入盆腔,有导致盆腔感染的风险。

处理精液的目标是在去除精浆、白细胞和细菌的少量培养液中,富集最大量形态正常的活动精子。目前较常用处理精液的方法是上游法。具体操作方法:取试管数支,每管加入 2 ml 精子培养液。再分别将 0.5 ml 液化精液慢慢加入试管底部,使其形成两个界面。加盖, 45°倾斜,置于 37℃、5%CO_2 孵箱中 30~60 min。收集各管上清液,离心 200 g×5 min,弃上清后再加 2 ml 培养液,混匀后离心 200 g×5 min。留沉淀物,加 0.5 ml 培养液制成精子悬液,调整精子浓度 10~30×10^6/ml 备用。上游法利用精子具有主动游过液体界面进入不同培养液的能力,而达到自行与死精、凝集精子、畸形精子和细胞杂质分离的目的。获得精子的活力、活率较高,达 90% 以上。

六、人工授精的操作

IUI 的操作较为简单,要点是无菌、轻柔,避免感染和内膜受刺激导致痉挛及出血对精子存活的不利影响。操作时患者取膀胱截石位,用生理盐水擦净外阴、阴道和子宫颈。将处理好的精子液用 1 ml 注射器去掉针头,先吸入 15 μl 空气,再吸入精液,连接吸入的人工授精导管中,导管置入宫腔,深度应超过子宫颈内口,缓慢注入精子液后停留片刻再退管。如果遇到放置外套管困难时,可采用 IVF-ET 的硬管帮助调整弯度后放入外套管后再置入装有精液的内管。尽量不要接触出血。术后第二天,观察卵泡是否排出,如果卵泡未排,再进行 IUI 一次。如已排卵,可应用黄体酮胶丸安琪坦 100 mg,每日 2 次,连用 15 天。

对于选择不同授精管,以操作方便、损伤小为佳。常用 wallace™ 人工授精管和 Cook™ 及 Gynetics™ 人工授精管。其中除 wallace™ 人工授精管带有外套管,有刻度,Cook™ 软管人工授精管无刻度。从妊娠结果与操作时出血情况来看,各种授精管没有显著差异,但用软管操作患者的舒适程度显然更好。

常规宫腔内人工授精时,注入宫腔的精子液总量在 0.2~0.5 ml。因此,在进行冻存精子复苏后的授精时,由于精子液量有限,以宫腔内人工授精最为适宜。

七、人工授精的并发症

(一)卵巢过度刺激综合征

促排卵周期行人工授精,有发生 OHSS 的风险。因此,在进行促排卵时,应充分评估患者的卵巢反应性,对于有 OHSS 高危风险的患者,如 PCOS,年轻、体型较瘦等仍提倡采用一线药物氯米芬进行促排卵,如确需加用促性腺激素,应采取小剂量 hMG 缓慢递增方案排卵。一旦有 OHSS 倾向,应避免注射 hCG 诱发排卵,改用 GnRHa 激发内源性 LH 峰促使排卵,建议取消人工授精周期并注意避孕,或改用 IVF-ET 取卵,予防 OHSS。

(二)盆腔感染

作为宫腔操作,IUI 存在引起盆腔感染的风险。如精液采集或处理过程中的污染,女性患者本身患阴道炎症等。因此,在人工授精处理精液过程中和进行宫腔内注入精子时,应严格无菌操作,有阴道炎者一定要在阴道炎治愈后再行 IUI。

(三)出血和损伤

人工授精操作简单,一般不会造成损伤,但部分插管困难的患者容易引起出血。少量宫颈管内出血对授精助孕的结局不会有影响,但如宫腔多量出血,则会导致授精效果下降。所以,IUI 时应注意操作轻柔,选择适合的授精管进行操作。对于子宫屈度过大的患者,可以充盈膀胱后在超声引导下进行插管,避免盲插引起出血和损伤。

(四)多胎妊娠

人工授精周期如采用促排卵,多个卵子发育并排出会增加多胎妊娠的风险。在 IUI 的促排卵周期,理想的发育卵泡数应在 1 或 2 个,如果发育卵泡数超过 3 个,则应建议患者放弃治疗,以避免出现多胎妊娠。

八、人工授精的妊娠结局

对于人工授精的妊娠结局,在不同报道中存在较大差别。夫精 IUI 的平均妊娠率在 10%～15% 左右,供精 IUI 的平均妊娠率则在 15%～20% 左右。除此之外,不同病因、促排卵方案之间的 IUI 妊娠率也存在差别。不明原因不孕和宫颈因素的患者妊娠率相对较高,子宫内膜异位症患者实施 IUI 的妊娠率最低。在促排卵方案中,促性腺激素的使用并不能明显提高妊娠率,但多胎率却明显升高,所以氯米芬仍然是 IUI 周期促排卵一线药物。由于 IUI 周期的妊娠率、费用等因素,一般在进行人工授精 3～4 次仍未妊娠,应建议患者改行 IVF。

九、影响人工授精妊娠率的因素

(一)不孕夫妇年龄

夫妇年龄增加,尤其是女方年龄在 37 岁以上时 IUI 周期的妊娠率会下降。女性生育力随年龄增加而降低,主要原因是卵子数量、质量和子宫内膜容受性的下降。有大样本研究发现,夫精 IUI 40 岁以下女性妊娠率达到 12.6%,而 40 岁以上仅为 7.4%;供精 IUI 妊娠率 40 岁以下为 18.9%,40 岁以上仅为 9.2%。此外,男性的年龄对精子密度、活力等影响虽然不明显,但精子功能、染色质完整性等会受到影响而降低受孕机会。

(二)不孕年限

随着不孕年限的增加,IUI 周期妊娠率下降。不孕年限对妊娠率的影响甚至超过了年龄因素,不孕年限在 5 年以上女性的妊娠率较 5 年以内女性明显降低。

(三)不孕原因

在进行 IUI 的适应证中,女方宫颈因素不孕患者的周期妊娠率较高,不明原因不孕患者次之,男性因素者则更低。有学者的报道中单纯宫颈因素的患者实施 IUI 累积妊娠率可达到 43%,并且建议此类患者实施自然周期 IUI,以避免较高的多胎妊娠率。另外,排卵障碍患者妊娠率较高而子宫内膜异位症患者妊娠率较低。内膜异位症 AFS 评分Ⅰ/Ⅱ期患者妊娠率分别为 2% 和 6.5%，显著低于对照组的 11.2% 和 14%。其原因主要是内膜异位症病灶分泌的激肽和生长因子会干扰排卵、受精、胚胎发育和着床。

十、其他相关探讨

（一）IUI 周期的黄体支持

对于 IUI 周期有无进行黄体支持的必要性的探讨一直未有明确结论。促排卵周期如果有 2 个或以上的卵泡发育，在排卵后黄体分泌雌孕激素的水平要高于自然周期，随之引起抑制素 A 的升高，后者会抑制 LH 和 FSH 水平。低水平的 LH 会导致黄体功能缺陷，表现为孕酮水平低或黄体期缩短。自然周期或轻微卵巢刺激（1～2 个卵泡发育）IUI 后，如患者无明确既往黄体功能不足的证明，黄体支持并非必须。目前临床 IUI 促排卵后的黄体支持，更多是习惯而并非必须。在黄体补充时，hCG 或黄体酮都是可以选择的，但应注意 hCG 的注射可能增加 OHSS 的发生机会及引起验孕时的假阳性。

（二）IUI 周期的放弃

IUI 周期的放弃主要有两个原因，即小卵泡排卵和多卵泡发育。普遍认为在直径 15 mm 以下就消失的卵泡，其内的卵子发育不良，受孕几率极低，这种情况尤其容易出现在高龄或者卵巢功能减退的患者中。因此，无论自然周期还是促排卵周期，有小卵泡排卵出现时，建议患者放弃本周期治疗。如果自然周期监测 2～3 个周期连续出现小卵泡排卵，则应改行促排卵方案。促排卵周期的多卵泡发育带来潜在 OHSS 和多胎妊娠风险，卵泡发育在 14 mm 以下，多个卵泡发育，可以早放弃本周期；在拟注射 hCG 日，如果直径超过 16 mm 的卵泡数目达到 6 枚以上时，血清雌二醇≥1 500 pg/ml 有 OHSS 倾向的患者，向患者夫妇充分谈话告知风险后，征得患者夫妇同意后改行 IVF，促排卵优势卵泡达到 18 mm 时，皮下注射艾泽 250 μg，36 h 穿刺卵泡取卵。如果患者经济困难不能转 IVF 取卵，出于对多胎妊娠风险的顾虑，在直径＞14 mm 或 15 mm 的卵泡数目达到 4～5 枚或以上时，就放弃 IUI，以避免多胎妊娠。

（三）IUI 与 IVF 的抉择

部分不孕患者夫妇可能会在选择 IUI 和 IVF 时难以抉择，尤其是不明原因不孕的那部分患者。作为生殖医学中心医生，应在充分评估患者的临床与实验室检查基础上，给予患者最适当的建议，帮助患者作出选择。以下临床数据可以作为选择依据。

- 自然周期的 IUI 不会增加不明原因不孕夫妇的妊娠机会。
- 氯米芬/IUI 周期的妊娠率在 5%～10% 之间，6 个周期之内妊娠率相似。
- 应用 Gn 促排卵可能带来 OHSS。
- 对不明原因不孕者来说，IVF 与 IUI 相比能增加 6 倍妊娠机会。
- 严重男性不育者，ICSI 比 IUI 更适合。

目前多数生殖医学中心医师倾向于 IUI 治疗 3～4 个周期未孕的夫妇，应重新评估并考虑 IVF。首先进行 3 次氯米芬 IUI 周期,之后是 3 个促性腺激素 IUI 周期,仍未孕则改行 IVF。另外一个策略是 3 个氯米芬 IUI 周期后直接行 IVF,两种策略的累积临床妊娠率分别是 65% 和 64%,但后者缩短了患者受孕时间,降低了费用。此外,女性患者的年龄也是重要参考因素,对 40 岁以上不明原因不孕女性的 IUI 治疗后,婴儿出生率不到 5%,而 IVF 助孕获得的婴儿出生率可以达到 15%,所以对高龄妇女,应尽早考虑 IVF 而不必重复多次 IUI。

(牛志宏)

第十四章
辅助生殖技术的
并发症与安全性

随着生殖医学的蓬勃发展,辅助生殖技术也被越来越多的临床医疗机构所应用。与此同时,这些技术对母、儿两代的不良影响也越来越引起众多妇产科及小儿科医生的高度重视。本章将重点介绍辅助生殖技术对母代的影响,即母亲的并发症。

第一节 IVF 技术的并发症和安全性

体外受精与胚胎移植(in vitro fertilization-embryo transfer, IVF – ET)俗称试管婴儿,是治疗不孕症有效而安全的方法,并发症相对较少。但随着试管婴儿手术的逐渐普及,除卵巢过度刺激综合征(ovarian hyperstimulation syndrome, OHSS)外,各种少见并发症的病例报道也相继增多。包括取卵手术引起的出血和感染,促排卵药物引起的直接过敏反应,以及雌激素引起的高甘油三酯血症,妊娠引起的宫内外妊娠及手术和多胎妊娠对后代的影响。其中比较常见和重要的是 OHSS,异位妊娠和多胎造成的早产和低体重儿。

一、助孕手术近期并发症

经阴道超声介导取卵术的发明是使 IVF 得以普及的重大进展,它具有手术简单、方便,并发症发生率低等很多优点,但也存在血管损伤、腹腔内出血、盆腔脏器损伤、感染等并发症。Govaerts 报道 1 500 个 IVF 采卵周期的近期并发症为 2.8%。Serour 回顾了 3 500 个治疗周期,发现近期并发症为 8.3%,其中阴道出血 0.09%,盆腔感染 0.3%,急腹症剖腹探查 0.09%,麻醉并发症 0.06%,死亡 1 例,占 0.03%,患者死于丙肝,肝功能异常,术前未发现肝炎病史,采卵后出现意识模糊,因肝肾功能衰竭死亡。

(一) 出血

阴道出血的发生率为 8.6%,量多于 100 ml 占 0.8%。Serour 报道发生率为 0.09%。阴道出血多不严重,经压迫均能止血,也有小动脉出血压迫无效,需要缝合止血者,因此采卵室应备有缝合包。

腹腔内出血占 0.07%～0.2%,Bergh 和 Lundkvist 报道 7 331 例采卵,腹腔内出血发生率为 0.5%～0.24%,出血可来自卵巢静脉和卵泡,穿刺误入髂血管为 0.04%。

华中科技大学附属同济医学院生殖医学中心发生 1 例膀胱出血,患者采卵后前两天小便正常,第 3 天移植后因卧床不动,膀胱充盈出现血尿,血块堵塞尿道致排尿困难,膀胱镜检查除去大量凝血块后发现膀胱三角区左侧穿刺点活动出血,电凝止血,持续用盐水冲洗膀胱 24 小时痊愈。此后,患者因妊娠重度 OHSS 放腹水 2 次,因此,膀胱出血的原因也可能与 OHSS 有关。

Azem 报道 1 例腹膜后出血,经阴道穿刺采卵后即感腹痛和下坠,2 小时后因恶心、腹痛加剧就诊,采卵后 10 小时因严重下腹痛、恶心、下坠入院,阴道检查后穹隆触痛明显,腹腔镜发现 7 cm 的腹膜后血肿,清除血块后见活动出血来自骶中静脉,止血引流,术后 10 天,患者发烧、腹痛,CT 检查又发现腹膜后血肿 5 cm,静脉给抗生素保守治疗 5 天,出院后 4 周血肿吸收。

(二) 感染

盆腔感染是 IVF 穿刺取卵中少见的并发症,文献报道发生率不等,为 0.4%～0.6%,在大样本的报道中,发生率低于 1%,其中半数可以发生盆腔脓肿。Serour,Bergh 和 Lundkvist 报道术后感染发生率均为 0.3%,盆腔脓肿的发生率为 0.24%。不用抗生素组的发生率为 0.4%～0.5%,并不高于使用抗生素组,因此,对于是否预防性使用抗生素意见尚不统一。有报道用 1% 聚烯吡酮碘(povidone-iodine)消毒阴道可避免感染,也未降低妊娠率,但也有人认为会使妊娠率下降,与用盐水消毒阴道的妊娠率分别为 17% 和 30%,目前应用碘伏消毒阴道后用生理盐水冲洗干净,不影响妊娠率,同时认为预防感染最重要的措施是避免多次穿刺阴道壁。

盆腔炎的症状可在采卵后数小时、数日到 1 周内出现,表现为盆腔痛和发热。轻者单用抗生素即可治愈,而卵巢脓肿是较严重的并发症,需要及时诊断和治疗。

1993 年 Padilla 首先报道穿卵后发生卵巢脓肿。发生的原因被认为是穿卵时直接将阴道微生物接种到盆腔或卵巢,因为大样本证实,经腹腔镜或开腹采卵时未发生卵巢脓肿。常见的微生物是大肠杆菌、类杆菌、肠球菌、消化球菌。患者常有输卵管炎、子宫内膜异位症、盆腔粘连、输卵管积水和盆腔手术史。严重子宫内膜异位症伴有卵巢巧克力囊肿似乎是发生盆腔脓肿的危险因素,因为卵巢异位囊肿内陈旧的血液为穿刺后种植的细菌缓慢生长提供了培养基。病例报道 4 位有重度子宫内膜异位症和卵巢巧克力囊肿的不孕患者,虽穿卵时常规静脉给予预防性抗生素,采卵后分别在 40、24、22 天发生严重急性盆腔炎和盆腔脓肿,使用广谱抗生素后 2 人仍切除 2 侧附件。华中科技大学附属同济医院生殖医学中心发生 1 例卵巢脓肿,该患者为子宫内膜异位症,术前 2 次穿刺巧克力囊肿,采卵后发烧,发现盆腔脓肿,手术引流。培养为粪肠球菌和绿色链球菌。因此,有人认为,高危患者应预防性使用抗生素,但即使预防性使用抗生素也不能防止所有的盆腔感染。

卵巢脓肿出现的时间不等,可从 1 周到 56 天,大多数情况下在 3 周内作出诊断。开始的症状轻而非特异性,因此采卵后腹痛、附件压痛、原因不明发热、白细胞升高应该考虑存在卵巢脓肿,正确的诊断和治疗可防止发生脓肿破裂的急腹症。

在少见的情况下,卵巢脓肿还有发生在妊娠后,文献报道 1 例患者在妊娠过程中出现间歇性下腹痛,被认为是子宫增大的机械作用,孕 25 周加 4 天,因早产入院,入院时体温 38℃,白细胞 17 700/L,入院第 3 天发生急腹症,急诊手术发现脓液来自右卵巢,2 侧卵巢轻度增大,并含有小脓肿,并与子宫粘连,多点切开卵巢引流和用抗生素治疗,当天分娩 2 个男婴,母亲由于低蛋白血症发生肺水肿,产后 5 天由于腹膜炎再次剖腹探查,未发现异常,产后 3 周出院。细菌培养为金黄色葡萄球菌和混合厌氧菌。

盆腔脓肿患者如抗生素治疗 72 小时无效,脓肿破裂,周围器官受累应立即手术。由于盆腔广泛粘连,组织水肿,质脆,极易损伤,手术难度大,腹腔镜不易操作,建议剖腹探查。除了盆腔脏器外,感染还可波及椎骨,文献报道 1 例椎骨骨髓炎经阴道穿刺取卵后即感到腰骶痛,对称放射到大腿后侧,休息后不能缓解,1 周后发烧,体温 39.2℃,血沉加快入院,入院 10 天后方确诊为第 5 腰椎体骨髓炎。因此,采卵后发生严重腰骶部疼痛、发烧,应考虑骨髓炎。

二、ART 药物引起的并发症及其安全性

(一) OHSS

助孕技术的术前和术后使用的药物也常引起并发症。其中比较严重和常见的是促性腺激素引起的卵巢过度刺激综合征(详见本章第二节)。

(二) 过敏反应

由于促性腺激素是蛋白质,尿中提取的促性腺激素还含有许多其他尿蛋白,大剂量、长期反复使用存在过敏反应的可能性。文献报道迟发性过敏反应 2 例,患者在首次注射 hMG 的前 3 天低烧,第 4 天感不适,注射局部红、肿、痛,取消注射。第二周期注射 hMG 后发生头痛,发烧 38.5℃,注射第 3 天局部出现同样反应。另一例在首次注射第 5 天出现局部带状红、肿、痛反应,从注射部位延伸到髂前上棘,无关节痛、瘙痒和发烧。第二周期注射第 3 天出现同样反应。用 hMG 制剂皮肤试验局部红肿在数小时内出现,24~48 小时达高峰,然后逐渐消退,时间符合迟发性过敏反应的特点。除迟发性过敏反应外,促性腺激素还可以引起过敏性休克综合征。文献报道 1 例患者 30 岁,第 5 次 IVF,连续第 4 天注射 hMG 后 15~30 分钟突然出现过敏性休克综合征,血管神经性水肿,发音困难,全身荨麻疹、瘙痒、呕吐,发抖,心率 120~130 次/分,血压 13.3 kPa(100 mmHg),应用肾上腺素,抗组胺药和皮质激素治疗 3 小时后,所有症状消失,起初认为是食物引起,继续治疗,在第 5、6 天注射后 30~60 分钟出现红斑和瘙痒,确认是 hMG 过敏。2 年后,应用 FSH 诱发排卵加皮质激素行 IVF,2 个周期后获妊娠。患者前 4 个周期均未发生过敏,而在第 5 个周期过敏,可能是由于在短短的 1 年内,5 次应用 hMG,使机体反复暴露在异体蛋白中,激发了机体的免疫性。

（三）雌激素引起的副反应

严重高甘油血症和急性胰腺炎是妊娠和使用外源性雌激素罕见而可能致命的并发症。首例报道是使用口服避孕药的妇女和53岁应用炔雌醇的男性,此后见于妊娠,使用雌激素替代疗法和他莫昔芬的患者。近来还有使用氯米芬后甘油三酯水平上升到5 000 mg/dL以上的报道。所有的患者都有脂代谢异常的基础病变。但是,Ruman报道一例30岁下丘脑-垂体性闭经的妇女,没有脂代谢异常的病史。肌内注射长效戊酸雌二醇准备移植复苏胚胎,在注射第3针后4天出现下腹痛、恶心、呕吐、低烧,血甘油三酯水平8 062 mg/dL,总胆固醇水平为1 186 mg/dL,诊断高甘油三酯血症和急性胰腺炎,经停用所有雌激素,皮下注射肝素,输液,低脂饮食和降脂药治疗后痊愈。此后改用口服雌激素准备子宫内膜,移植复苏胚胎后妊娠,整个妊娠过程顺利,甘油三酯和总胆固醇水平轻度升高。因此,在患者应用雌激素接受赠卵和移植复苏胚胎准备子宫内膜时,应注意患者的病史和使用雌激素的剂量。

（四）诱发排卵药物是否能引起卵巢癌的问题

近年来,病例组与对照组研究证实,治疗不孕症的药物不增加经产妇和未产妇卵巢癌的危险,另一项病例对照研究也表明,没有证据表明刺激生殖的药物与发生上皮型卵巢癌有关。

（五）黄体酮在 IVF 中的应用及安全性

诱发超排卵是IVF的重要步骤之一,但它同时也可能导致黄体功能异常,因此,支持黄体功能已成为大多数IVF中心治疗的常规。由于在20世纪70年代前后,较多的文献报道了性激素与胎儿畸形的关系,因此,人们对孕期较大剂量使用黄体酮是否会引起胎儿畸形还心存疑虑。显然,了解黄体酮在IVF中的应用情况和安全性十分必要。

孕酮的副反应和安全性,人工合成的孕激素副反应明显,19去甲睾酮衍生物的副反应为男性化、降低血高密度脂蛋白浓度、溶黄体作用以及情绪改变和抑郁。口服微粒化孕酮,由于其代谢产物影响中枢神经系统γ氨基丁酸受体的亲和力,有镇静和催眠作用,其他副反应为乏力、头晕、头痛、晕厥和尿频。阴道给药上述副反应少见,但可引起阴道排液增多,性交不快,也有文献报道大剂量阴道给药800 mg而没有任何副反应。

对孕期较长时间使用孕激素的安全性,人们一直给予极大地关注。早期的文献主要关心的是避孕药对后代的影响,因此绝大部分涉及的是人工合成雌激素和孕激素。1973年Nora等报道在10个患脊柱、肛门、心脏、气管与食道、肾脏、四肢(vertebra, anal, cardiac, tracheoesophageal, renal, limb, VACTERL)联合畸型婴儿的母亲中,43%回忆在早孕期间用过性激素,而对照组仅有8%,相对危险度为8.41,1978年同一学者又报道2个病例对照研究,其中母亲使用激素与胎儿先天心脏畸形的相对危险度为5.58和3.35,无其他畸形,8年后,Lammer报道,VACTERL婴儿的母亲接触性激素的频率与对照组相同,危险比为0.98。

动物实验表明,醋酸环丙孕酮可导致老鼠子代腭和泌尿系异常,将相当人类治疗剂量1 000倍的醋酸炔诺酮用于孕20～50天的猴,胎儿表现部分男性化,无外生殖器的异常。但用高于人类治疗剂量 10～70 倍的羟孕酮己酸酯对猕猴和食蟹猴却没有致畸作用。

甲孕酮曾被用于治疗习惯流产,也有用于 IVF 中的报道,但实验动物和人类的证据均发现,它可引起兔腭裂,两性的生殖道畸形,给孕鼠和兔使用甲孕酮,可引起雌性后代男性化,雄性后代女性化,用甲孕酮治疗先兆流产可导致男婴女性化——尿道下裂,女婴男性化——阴蒂肥大,伴有或不伴有阴囊和阴唇融合。分析尿道下裂的病例,显示甲孕酮的剂量为 5～10 mg/d,使用时间为孕 7～22 周,或 20 mg/d,使用时间为 7～24 周,此时正是男性生殖道发育的重要时期,即尿道褶的融合和阴茎的发育(开始于孕 4～6 周,13 周末完成)时。阴囊阴唇融合形成阴囊在 16 周完成。在女性,调查 174 例使用甲孕酮的妊娠,男性化的发生率为 0.6%,阴囊和阴唇融合的重要时间似乎是 8～13 周,妊娠的任何时间使用甲孕酮都可能引起阴蒂肥大。Katcz 研究母亲因早孕先兆流产使用甲孕酮保胎的 1 608 个新生儿畸形发生率,为 120/1 000 人,较严重的畸形发生率分别为 63.4/1 000。明显高于正常人群 3/1 000,因此孕期不主张使用人工合成的孕激素,包括甲孕酮。

关于天然黄体酮的安全性问题仅有少数病例对照研究提出过质疑,Silver 等回顾研究 IVF 后代尿道下裂的发生率,结果表明 IVF 组尿道下裂的发生率高于对照组 5 倍,分别为 1.5% 和 0.3%,原因不明,唯一的差别是 IVF 组使用了孕激素。但前瞻性研究并不支持孕激素与尿道下裂有关的结论,另一项对照研究也调查了 15 例尿道下裂的患儿,仅 1 例母亲在早孕时用过黄体酮,11 例为核型异常,1 例一侧性腺缺乏,认为尿道下裂是由于下丘脑、垂体、睾丸轴成熟延迟引起的。

大多数的流行病研究并没有发现天然黄体酮有致畸作用。临床资料显示,妊娠期用天然孕酮与心脏畸形和食道闭锁的关系不明显。大样本的病例对照研究表明,外源性的孕酮并不会造成女胎的畸形。Resseguie 等报道 988 个婴儿母亲孕期使用孕酮或 17α 羟孕酮己酸酯,并未发现先天性畸形的发生率增加。追踪使用孕酮阴道栓和或肌肉注射 17 羟孕酮的 382 例妇女,发现 1 例畸形足和腭裂,1 例脑积水,1 例大血管异位,1 例室间隔缺损和肺动脉狭窄,1 例先天性翼状肩胛畸形和脐膨出,证实使用孕酮并不增加胎儿异常的发生率。体外研究也表明,将正在发育的女胎外生殖器与孕酮接触,没有任何明显的致畸效应。因此,目前的资料显示,孕期使用天然黄体酮是安全的,尽管如此,严密的随访 IVF 出生的婴儿仍然是十分必要的。

IVF 助孕术后应用孕酮的时间应尽量缩短,当胚胎移植后 14 天来医院检查证实怀孕,可以口服地屈孕酮,每次 10 mg,每日 2 次,连用 20 天。黄体酮注射减量 40 mg/d,连用 15 天,减量 20 mg/d,连用 5 天后停药。由于注射黄体酮后有注射部位疼痛红肿的风险,可选用阴道用黄体酮凝胶(雪诺同)90 mg/d,加口服地屈孕酮 10 mg/次,每日 2 次。移植后应用 7 周停药。未发现胎儿异常报道。

三、妊娠有关的并发症

助孕技术由于移植一个以上的胚胎常导致多胎妊娠,特别是双胎和 3 胎的发生率增加了 10 倍,导致了相应的母亲和围产儿的并发症,但由于产科的进展,围产儿的死亡率并未明显增加,因此,多胎给婴儿造成的危害并未被 ART 专家所认识。2 胎或以上的新生儿和围产儿死亡率分别为单胎的 3～6 倍和 5～15 倍。此外,异位妊娠和宫内外妊娠的发生率也明显增加。

(一) ART 后流产率

文献报道流产率差别较大,这与生殖中心的技术、经验、患者的情况以及随访率和样本的大小等因素有关。根据美国公布的的资料显示,1997 年、1998 年和 1999 年的流产率分别为 18.1%、17.6% 和 16.7%,而 Serour 报道 3 500 个 ART 周期,流产率为 20.6%。Makhseed 报道为 23.7%,均高于自然妊娠的流产率 15%。双胎、3 胎和 4 胎的自然减胎率分别为 20.6%、45.5% 和 40%。人工减去 1 胎和减去 2 胎的流产率分别为 8.3% 和 13.6%。

(二) 异位妊娠

异位妊娠是妊娠常见的并发症,近年来,由于性传播疾病和输卵管手术的增加,助孕技术的开展,异位妊娠的发生率明显升高,约为过去的 3 倍。IVF 手术后异位妊娠不仅发生率偏高,而且宫内外同时妊娠,两侧输卵管妊娠,少见和罕见部位异位妊娠的机会也明显增多,如子宫角部、宫颈、阔韧带、卵巢、腹腔妊娠,子宫肌壁甚至腹膜后妊娠等,极易延误诊断,因此,助孕技术后妊娠一定要保持高度的警惕性,特别是有输卵管疾病、宫外孕病史和妊娠后阴道有少量出血的患者,应密切随访以便及早做出诊断及时治疗。

自然妊娠宫外孕的发生率约为 1%,ART 后宫外孕的发生率约为普通人群的 8 倍,约占 ART 妊娠的 5%。实际上 ART 后异位妊娠发生率文献报道差别较大,从 1.9%～7% 不等。有盆腔感染史比无感染史患者异位妊娠的发生率高近 3 倍,有输卵管疾病和没有输卵管疾病患者宫外孕的发生率分别为 2.18%～7.8% 和 0.84%～2.1%。由于输卵管及其周围疾病是 IVF 的主要适应证,同时也是异位妊娠的主要危险因素,显而易见,输卵管及其周围疾病是 IVF 术后异位妊娠的发生率升高的主要原因。此外,诱发超排卵和移植过多的胚胎也是异位妊娠发生率升高的原因之一。还有人认为可能与胚胎移植技术有关,移植时可能将胚胎直接放入了有疾病的输卵管内。胚胎移植管插入过深,超过子宫颈外口 60 mm,胚胎移植的液体超过 50 μl 都可能增加异位妊娠的危险性。但是,输卵管切除后可导致异位妊娠发生在少见或罕见部位,如腹腔和腹膜后则提示了胚胎游走在异位妊娠的发生机制中也起到了不可忽略的作用。

输卵管积水的患者常在 ART 前先切除阻塞的输卵管,以改善着床率和防止异位妊娠,但临床报道显示,切除输卵管改善成功率的同时也会导致异位妊娠发生在少见或罕见部位,如间质部、角部、腹腔和腹膜后。文献报道 1 例腹腔妊娠引起下消化道出血,手术发现腹腔妊娠侵犯回肠末端肠壁引起出血。还有 2 例发生在上腹部腹膜后的异位妊娠。2 例均在孕 7 周发生急性右上腹痛和后背上部疼痛,hCG 升高,宫内未见孕囊或很小的退化的孕囊,两例均未见腹腔内出血,超声检查怀疑中腹部腹膜后间隙孕囊,或腹膜后见囊性结构,提示胰头假囊,由于血色素和血球压积下降,剖腹探查发现腹膜后大血肿,中腹部后腹膜发现孕囊与十二指肠,胰头和大血管粘连。两例均有输卵管妊娠的手术史,1 例为右侧输卵管妊娠切除,左输卵管积水,1 例两侧输卵管均因积水而切除。最难以解释的是移植到宫腔内的胚胎通过何种途径到达后腹膜,笔者推测胚胎可能通过淋巴管道从子宫移行到腹膜后间隙。显然,2 侧输卵管切除的患者仍然存在异位妊娠的可能性,故不能掉以轻心。

异位妊娠的处理与自然妊娠相同,单纯的异位的妊娠可以手术也可以保守治疗。文献报道 43 岁妇女在 GIFT 和 ZIFT 后连续 2 次宫颈妊娠,1 次同时肌内注射氨甲喋呤和羊膜腔内注射氯化钾,第二次单纯肌内注射氨甲喋呤治愈。经历过 2 次宫外孕的患者建议行 IVF。

(三)宫内外同时妊娠

宫内外同时妊娠(heterotopic pregnancy)在自然妊娠中是比较罕见的,发生率约为 1/30 万人,而在 ART 中,由于移植了一个以上的胚胎,大大地增加了宫内外同时妊娠的机会,已成为助孕技术的常见并发症,文献报道约为 0.2%～3%。过去,由于警惕性不高,常在超声看到子宫腔内孕囊后就忽略了子宫外的病变,约半数患者由于诊断的延误而导致破裂、出血和急诊手术。由于超声技术的发展,近 20 年来,诊断宫内外同时妊娠已有很大的进展。除了腹腔妊娠,其他部位的宫外孕并不增加宫内胎儿的死亡率,宫内胎儿一般预后良好,70% 的病例可获活胎。

1. **宫内外同时妊娠的研究历史** 首例宫内外同时妊娠的报道由 Duverney 于 1708 年在尸检中发现,1971 年 Payne 和 1972 年 Robertson 分别报道首例氯米芬和 Gn 诱发排卵后发生宫内外同时妊娠。ART 后和 GIFT 后宫内外同时妊娠分别由 Sondheimer 和 Abdalla 于 1984 年和 1985 年报道。1991 年 Dor J 和 1992 年 Goldman 分别报道首例赠卵和冻融胚胎移植后宫内外同时妊娠。

2. **宫内外同时妊娠的发生率** 宫内外同时妊娠发生率取决于异位妊娠的发生率和多胎率。50 年前自然妊娠的异位妊娠率为 0.37%,双卵双胎率 0.8%,由此估计宫内外同时妊娠的自然发生率为 1/30 万人。近年来,异位妊娠的发生率上升为 1.7%,宫内外同时妊娠发生率也相应增加,Reece 和 Bello 等估计宫内外同时妊娠的发生率为 1/1 万人和 1/3 889 人。

应用氯米芬诱发排卵异位妊娠率为 1%～2%,多胎妊娠率为 5%～8%,计算宫内外同时妊娠率为 1/1 250～1/3 000。

用 Gn 诱发排卵异位妊娠发生率为 3%,多胎妊娠率为 10%～25%,Gemzell 等的资料显示宫内外同时妊娠率为 1/95,Tal 报道为 1/122(2/244),Berger 和 Taymor 报道为 1/100。

IVF 后宫内外同时妊娠的发生率大大增加,占妊娠的 1%～3%。而在非 IVF 中占 1/4 000～1/7 000。1996 年总结世界 33 个国家的资料表明,IVF - ET 的异位妊娠率为 4.5%,多胎率为 25%,宫内外同时妊娠率为 1/100,范围为 1/35～1/450,与用 Gn 诱发排卵的发生率类似。

3. **异位妊娠的部位** 大多数宫内外同时妊娠异位在一条输卵管壶腹部,少数位于峡部和伞端,可能与输卵管损伤和激素紊乱有关,此外还有输卵管残端妊娠,提示应完全切除疾病的输卵管。宫角妊娠可发生在切除输卵管的同侧,说明切除输卵管并不能免除间质部妊娠的危险。

4. 宫内外同时妊娠的发生机理 宫内外同时妊娠的原因尚不清楚。众所周知,盆腔疾病是异位妊娠的易感因素,用 ART 治疗的患者盆腔疾病发生率高而单纯诱发排卵的人群中盆腔疾病的发生率却很低,但二者的异位妊娠率却很相似,分别为 4.5% 和 3%,宫内外同时妊娠的发生率也均高于自然发生率的 100 倍。另外,用 Gn 诱发排卵的排卵数和多胎妊娠率均高于用氯米芬,前者的异位妊娠率也稍高于后者,分别为 3% 和 1.5%,但宫内外同时妊娠率却比后者高 10 倍,因此,推测宫内外同时妊娠的发病增加可能是诱发排卵,移植多个胚胎和伴随激素的改变。宫内外同时妊娠的基本条件是至少移植了 2 个或以上的胚胎,而诱发排卵和 ART 提供了这种机会。

性激素通过改变输卵管肌肉的收缩,影响输卵管内膜的增殖而控制胚胎通过输卵管的运输过程。文献报道 51.5% 的宫内外同时妊娠患者使用氯米芬,Verhulst 等也发现在 ART 中用氯米芬加 hMG 比用 GnRHa 加 hMG 异位妊娠的发生率高,不论是否有输卵管疾病。这可能是由于氯米芬对输卵管内雌激素受体的抗雌激素作用,改变了输卵管局部的 E/P 激素的比例,干扰了输卵管的功能。

5. 宫内外同时妊娠的诊断 宫内外同时妊娠的误诊率较高,术前的确诊率仅为 14%,常在宫外孕术中或术后意外发现宫内的妊娠。延误诊断的主要原因是缺乏宫内外孕的特异症状和体征。半数的病例无阴道出血,即使有腹痛和阴道出血,由于存在宫内妊娠,又很容易首先考虑为先兆流产。因此,减少误诊的关键是提高对宫内外同时妊娠的警惕性。

近年来,由于阴道超声的使用,41.4% 的宫内外同时妊娠经超声确诊,76.1%(35/46)诊断在妊娠 8 周前做出,其中 15.8% 的患者无任何症状。但是超声诊断宫内外同时妊娠也有局限性,确诊只有在宫内外均发现孕囊时才能做出,而有些病例仅表现为盆腔内积液,附件混合性包块,提示存在宫内外同时妊娠的可能性,但是在很多情况下,特别是诱发排卵时卵巢增大,可误诊为黄体破裂出血。子宫颈和子宫角妊娠又易误认为子宫内双胎,故在高危患者中,如果超声发现第二个孕囊处于子宫的偏心位置,应特别注意并重复检查。当宫内妊娠与腹腔妊娠同时存在时,诊断更为困难,因为腹腔内早期的孕囊位于肠间,超声图像与宫内妊娠不同,不易鉴别,所以,50% 以上的病例仍需要手术确诊。

鉴于 ART 术后异位妊娠发生率增加,宫内外同时妊娠的机会增多,而且发生在罕见部位的比例加大,因此所有的 ART 后妊娠应密切随访妊娠的部位,特别是有宫外孕病史,输卵管疾病,阴道有少量出血者,即使超声看到宫内妊娠,也应考虑到宫内外同时妊娠的可能性,以免误诊。

6. 治疗 及早发现和处理异位妊娠可增加子宫内胎儿存活的机会。大多数学者认为,如果子宫内胎儿正常,一旦确诊,应尽快手术终止异位妊娠,以保证子宫内胎儿的继续发育。对急腹症情况不稳定的患者应立即腹腔镜或开腹手术治疗,如果异位妊娠未破裂或腹腔内出血不多,腹腔镜手术应为首选。情况较稳定的患者也可以考虑其他处理方法。Timor Tritsch 等首次报道经阴道超声输卵管穿刺注射氯化钾治疗宫外孕,其他学者也用同样的方法治疗 8 例异位妊娠,仅 1 例由于持续腹痛手术治疗。异位的孕囊内注射氯化钾保守治疗可能比手术对宫内妊娠干扰少,尽管这种保守治疗例数较少,经验有限,安全性也尚未确定,因为氯化钾可能进入子宫腔内影响宫内胎儿,但毕竟是治疗宫内外妊娠的一种选择。

对特殊部位如子宫角、腹腔和子宫颈异位妊娠的处理,应结合患者的具体情况来决定,方案取决于孕周大小、患者当时的状况和手术中的发现。宫角妊娠由于子宫肌层破裂,可造成腹腔内大量出血,70%患者发生出血性休克,破裂大多发生在妊娠 5~12 周。宫颈妊娠一旦破裂的情况较严重,常常需要子宫全切。对上述少见部位的异位妊娠,如果发现较早,也可用宫内减胎的方法,在超声指导下注射氯化钾治疗,如能在破裂前减去异位妊娠,预后较好。也有文献报道配子输卵管移植后导致宫内和宫外同时双胎妊娠,宫外孕自然吸收,宫内孕继续生长至足月分娩 2 女婴。

7. 预后 由于近 25 年来诊断和治疗方法的改善以及密切的随访,约 2/3(66.2%)的宫内妊娠能幸存活产,远高于 1970 年报道的 35%~54%,但仍有 33.8%的胎儿流产,多发生在早孕期。腹腔内出血并不增加宫内妊娠的流产率,也没有证据表明腹腔内出血引起缺氧会导致宫内胎儿畸形。

(四)多胎引起的并发症

1. 多胎妊娠围产期并发症 多胎妊娠占 ART 中的 28%~42%,是影响婴儿健康十分重要的高危因素。随访 IVF 出生的 24 989 个婴儿,少 37 周的早产婴为 25.6%,其中单胎 8.3%,双胎 42.5%,3 胎 86.7%;低体重儿发生率为 29.1%,单、双和 3 胎分别为 17.3%、42.7%、57.7%,单、双胎和 3 胎的围产儿死亡率分别为 7.6%、20.8%、39.5%。总之,多胎分娩占早产的 81%,低体重儿的 66%,围产儿死亡的 70%。虽然 ART 仅占总分娩数的 1%,但却占双胎分娩的 1/3、三胎分娩的 40%,由于多胎妊娠无论对母体和围产儿诸多并发症,因此,三胎必须进行多胎减胎术。过去评价助孕技术的成功率是以活产率为标准,而现在一致认为应以单胎活产所占的比例作为成功的标准。英国目前对 IVF 要求单胚胎移植,防止多胎妊娠。国内很多中心不论年纪大小,是否第 2 次移植,均移植 1~2 枚胚胎,不再移植 3 枚胚胎,杜绝三胎妊娠。

2. 多胎妊娠减胎术 胚胎移植后 32~35 天 B 超检查发现三胎妊娠(见图 14-1),三胎必须进行多胎减胎术,减胎前常规检查血常规,白带常规,签署知情同意书。常规外阴、阴道碘伏消毒,盐水棉球擦净碘伏,在阴道 B 超引导下,选择靠近阴道探头最近的孕囊,采用 17G 穿刺针,沿穿刺线对准胎芽胎心搏动点,避开血管,刺入后采用负压 18 kPa(135 mmHg),反复抽吸,在 32~35 天胎芽会随着针吸出,三胞胎妊娠减胎后孕囊内无胎芽与卵黄囊(见图 14-2),超过 36 天后常不容易吸出卵黄囊和胎芽,只能反复抽吸,直至胎心消失,退出穿刺针,观察另外两个胎儿的胎心,搏动良好,窥器暴露阴道,检查有无穿刺点出血,如果有出血用干纱布压迫止血,通常很少有出血。

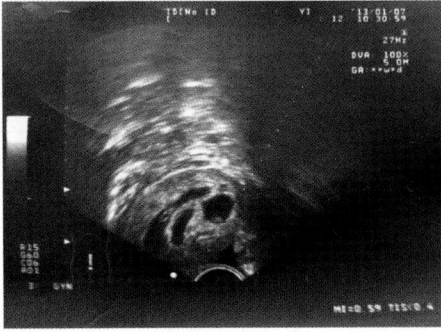

图 14-1 移植后 32 天三胞胎妊娠

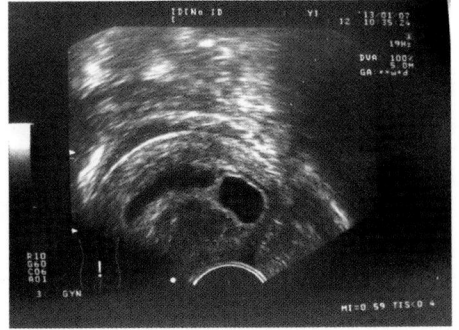

图 14-2 三胞胎妊娠减胎后示意图

术后绝对卧床休息 24～48 小时,保持外阴清洁,大小便后用碘伏纱布轻轻擦洗外阴和肛门。口服地屈孕酮,每次 10 mg,每天 2 次,连用 7 天;黄体酮肌肉注射,每天 60 mg,连用 7 天;逐渐减量,每天 40 mg,连用 5 天;每天 20 mg,连用 5 天后停药。如果在减胎后流血,立即肌内注射绒促性素 2 000 IU,24 小时后仍有出血,再次注射绒促性素 2 000 IU,止血效果良好。严格消毒后减胎,通常不需要输注抗生素。术后 3 天复查 B 超,观察减胎后孕囊内胎芽,是否胎心消失,另外两个胎儿的胎心搏动情况,确认减胎成功,嘱患者去产科定期产检,一个月后复查 B 超。

(五)葡萄胎和绒癌

与正常妊娠一样,ART 妊娠也存在葡萄胎和绒癌的可能。特别是有葡萄胎与活胎共存的病例报道。Jinno 报道 1 例孕 12 周发现完全性葡萄胎和正常胎儿共存,维持妊娠至 31 周。1999 年 Montes 等报道 1 例 41 岁妇女,发现宫内完全性葡萄胎与正常胎儿同时存在,保守治疗到 28 周,由于严重产前出血行剖宫产娩出 1 女活婴,剔除 1.7Kg 葡萄胎,产后 2 年母婴健康,hCG 在正常范围。除葡萄胎外,1989 年,Flam 等报道用氯米芬和 hMG 后发生输卵管绒癌,保守性手术 1.5 年后缓解。1995 年,Scott 报道试管婴儿手术后发生绒癌。

四、IVF 的后代的安全性

(一)肿瘤的发生率

随访 6 年的出生婴儿,IVF 组 9 484 个,非 IVF 组 7 532 个,两组间肿瘤的发生率无明显差异。

(二)核型异常

ICSI 核型异常的发生率为 3.5%(15/430),其中常染色体异常 8 例,性染色体异常 6 例,混合异常 1 例,而自然妊娠 430 例婴儿,无 1 例染色体异常。Serour 等报道 80 例 ICSI 出生婴儿的核型检查,异常 2 例,占 2.5%,与 Steirteghem 报道的 2.4% 相近。一例为 Turner 综合征嵌合体 XX/XO,一例为 17,19 号染色体平衡易位。

者白细胞≥15×10⁹/L,红细胞压积≥42%,B超下见双侧卵巢增大≥70 mm 多枚卵泡,伴有腹腔积液,有 OHSS 倾向的患者取消移植,等待来月经后行 FET。

4. **促排卵期间出现过激** 通常促排卵期间不会出现过激,当发现卵泡过多应及时减少用药,甚至停止应用 Gn,使雌激素水平下降,当卵泡直径达到 18 mm 时,注射 hCG 3000 IU,或艾泽 200 μg,36 小时后取卵,取卵时尽量抽吸所有卵泡液,减轻过激症状,预防 OHSS。

5. **采用孕酮支持黄体** 术后有 OHSS 高危倾向的患者如取卵数多于 10 枚,术后禁用 hCG 支持黄体功能,应选用黄体酮行黄体支持,可以黄体酮 40~50 mg/日,肌内注射。近年来,应用雪诺同 90 mg/d,阴道放药,加达芙通 10 mg,每日 2 次,取代肌注黄体酮的痛苦。

6. **预防性使用白蛋白** 不建议预防性使用白蛋白,因为白蛋白系血制品,且十分短缺,常用于重度 OHSS 患者。可于取卵后用 10%葡萄糖 250 ml,维生素 C 2.0 g,维生素 B 6 0.6 g。羟已基淀粉酶(万汶)500 ml 静脉输注。减少血管内大量液体外渗,保持血液容积,防止血容量减少,减少腹腔积液的发生。

七、OHSS 的治疗

OHSS 是一种自限性疾病,如果给予及时、恰当的对症治疗和护理,一般在 14~17 天自然恢复。因多胎妊娠内源性 hCG 的增加会加重 OHSS,并延长其持续时间,症状会持续 2 个月左右,经适当处理多数患者恢复好,不会出现严重的并发症。但有时也有不可预测的严重并发症发生,并有患者死亡的报道,因此应引起临床医生的高度重视。

由于 OHSS 的确切病因尚不清楚,因此,目前对 OHSS 的治疗缺乏针对病因的治疗措施,多数为对症治疗,减少并发症。

(一) 监护

OHSS 患者的监护非常重要,因为中度 OHSS 也可随时间的推移或某些不正当的医疗措施转为重度。对于轻中度患者嘱注意休息,多饮流质,高蛋白饮食,避免剧烈运动或用力,避免体位迅速改变,门诊观察病情变化。监护每天的尿量、体重、症状的变化,根据病情严重程度决定是门诊治疗还是住院治疗。

重度 OHSS 每天监护,记录患者 24 小时的出入量;每天测体重和腹围。开始查肝功、肾功、血常规、尿常规、电解质、凝血功能;每天查白细胞计数及血细胞比容、电解质;注意心肺功能。当呼吸异常和(或)肾功能异常时,应测定血气和酸碱平衡指标;必要时超声监测评估腹腔积液情况,决定是否穿刺。注意患者的精神状态,讲解病情,鼓励多饮豆浆、牛奶、冬瓜汤等以增加尿量,帮助患者树立战胜疾病的信心,无论 OHSS 严重与否,患者乐观的精神状态都是非常重要的。

(二) 住院的指征

1. **症状** ① 恶心呕吐或腹痛影响饮食;② 注射 hCG 24 小时内出现呕吐或腹泻。

2. **体征** ① 相对于患者基础血压,血压降低或有低血压的临床征象和症状;② 肺部任何位置的呼吸音降低;③ 腹部膨胀,张力大,或腹腔积液的任何征象;④ 腹膜刺激征,如反跳痛、肋骨触痛、足跟反射痛。

3. 辅助检查　① 血细胞比容＞45％;② 血钠＜135 mmol/L;③ 血钾＞5.0 mmol/L;④ 血肌酐＞106 μmol/L;⑤ 超声提示较多的腹腔积液或卵巢明显增大。

（三）对症治疗

轻度 OHSS 一般不需处理,仅注意观察即可。中、重度 OHSS 应停止使用所有促性腺激素,以避免对卵巢的进一步刺激。对症治疗的主要目的是保持充足的血容量,纠正血液浓缩,维持正常的尿量,解除胸水、腹水的压迫症状,纠正水、电解质紊乱,保护肝肾功能。

1. 补充生理盐水和糖盐水　重度患者第三间隙液体潴留及呕吐和腹泻,开始是低血容量,因此应静脉补充液体,生理盐水 250 ml。因为 OHSS 患者有低钠血高血钾症倾向,不主张补给林格液。尿量增加,细胞比容恢复正常,给液体 1 小时后至少有 50 ml 尿,同时可给10％的葡萄糖 250 ml,维生素 C 2.0 g,维生素 B 60.6 g 静脉输液。羟已基淀粉酶(万汶)500 ml 静脉输注。及时监测出入量和血细胞比容,调整液体。由于患者血管通透性高,静脉滴注液体可能加重腹腔积液,因此不主张输注大量液体扩容但是低血容量和低血压更可怕。

2. 补充人体白蛋白　25％的白蛋白,每天 50 ml,静脉输注。有助于保持血液胶体渗透压和血容量,降低游离的雌二醇和一些有害因子的水平,对 OHSS 的预防和治疗有一定的效果。持续静脉滴注白蛋白,直至血细胞比容恢复到 36％～38％。此时给予相对低剂量的高渗液体有助于提高血管内渗透压,将第三间隙的液体拉回血管内。静脉滴注白蛋白必须缓慢,因为快速滴入可能会过快逆转血液浓缩而发展为血液稀释,在肾滤过功能恢复以前,造成游离的水又漏回第三间隙。

3. 腹腔积液的处理　OHSS 患者都有不同程度的腹腔积液,多数经治疗可自然恢复。但也有患者经药物治疗腹腔积液不缓解反而加重。出现下列情况应穿刺放腹水。① 腹部膨胀、张力大,导致患者严重不适和疼痛;② 肺部功能受损,持续呼吸困难,脉氧浓度低及胸腔积液、不能平卧;③ 肾脏功能受损,对补液及其他处理无反应,持续少尿,肌酐浓度升高,肌酐清除率下降;④ 重度 OHSS 患者在血容量恢复正常后,少尿及肾功能损害仍在加重,可能是由于大量腹腔积液造成腹腔内压力过大,影响肾静脉回流及下腔静脉回流,造成回心血量减少及低血容量,此时尽快放腹腔积液可以减轻症状,产生自然多尿。通过放腹水可迅速减轻或缓解症状,改善生命体征,增强患者的自信心。

放腹水可以通过腹腔穿刺,也可以经阴道超声引导下穿刺。特别是对严重的病例,如果卵巢明显增大,可经阴道超声引导下穿刺同时引流卵巢黄色囊内液,以减低血循环中的雌二醇含量。因为放出腹水中含有大量白蛋白,如果放出液体量过大,丢失大量白蛋白,影响血流动力学,出现低蛋白血症,患者周身体位性水肿,外阴、后背部水肿。一般限制穿刺放液量不超过 1 000 ml,减轻症状为主,可少量分次进行。

胸腔积液一般不需穿刺,胸腹水同时存在,腹水可通过胸导管穿过横膈进入胸腔,右侧胸水为多,只要腹水消除,胸水可自行吸收,较少需胸腔穿刺。但也有穿刺胸腔积液的报道,抽吸时1次不超过500～800 ml,以防止纵膈摆动。通常在OHSS恢复过程中,胸水可自行吸收。

4. **预防血栓形成** OHSS患者多存在血液浓缩,处于高凝状态,未移植患者可给予阿司匹林,每次25 mg,每日2次,预防血栓形成。鼓励患者适当活动,避免久坐,警惕急性血栓形成的征象和症状。

5. **利尿** 当患者出现腹胀、少尿症状,可适当使用高渗葡萄糖溶液250 ml或20%甘露醇250 ml利尿,即可达到扩容的目的又能利尿,尽量不采用呋塞米利尿,因可加重血液浓缩,非但无益,反而有害,同时监测血细胞比容,达到并保持血容量正常。

6. **OHSS出现卵巢扭转** OHSS由于卵巢增大,在翻身活动、突然起身时容易发生卵巢扭转、扭转时间长、卵巢坏死破裂或出血时,应立即手术治疗,术中应尽量保留卵巢,如卵巢坏死,需要切除卵巢。

7. **胚胎移植前症状严重** 本周期不行胚胎移植,将胚胎冷冻,待症状消失后行冻融胚胎移植。

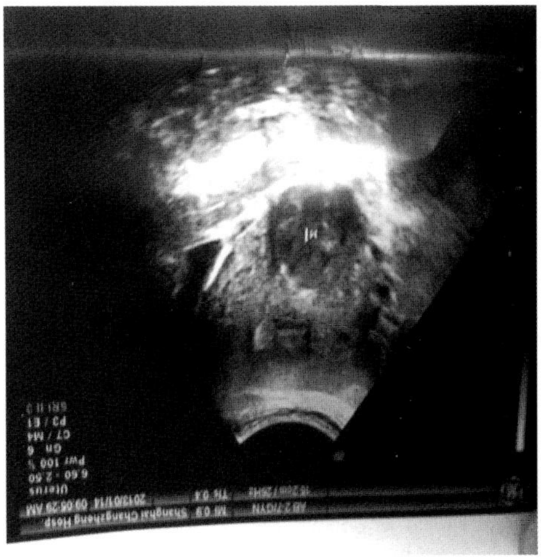

8. **早产时OHSS** 患者系自然周期冻融胚胎移植妊娠,宫内双胎,子宫肌瘤。于妊娠24周血糖升高,空腹血糖7.8 mmol/L,住院治疗,于孕29周+6天阴道见红,腹痛,急诊入院查肝功丙氨酸转移酶350 U/L,白蛋白下降29 g/L,入院后24小时自然分娩两个男婴,男婴A 1 680 g;男婴B 1 180 g。急转儿科医院ICU治疗,发育正常。产后B超检查发现子宫肌瘤(见图14-5)。双男婴住院两周后出院。并且发现患者产后双侧卵巢增大,右侧卵巢10 cm×8 cm×6 cm大小,可见多个大卵泡(见图14-6);左侧侧卵巢7 cm×6 cm×6 cm大小,可见多个大卵泡(见图14-7)。产后复查血白蛋白1.9 g/L,腹腔无积液,静脉输注白蛋白、维生素等。住院2周出院,身体恢复正常。

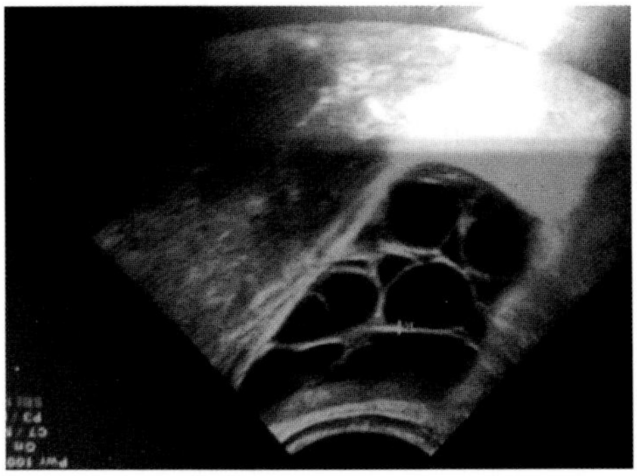

图14-5 产后B超检查子宫肌瘤

图14-6 产后3天B超右侧卵巢有多个大卵泡

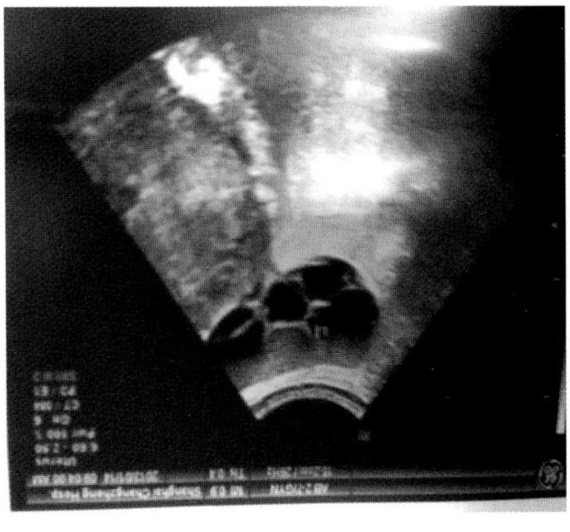

图14-7 产后3天B超左侧卵巢有多个卵泡

干细胞,直至 1998 年 6 月,美国威斯康星大学的 James A. Thomson 实验室和霍普金斯大学的 J. Gearhart,两人分别用不同的方法成功得到了人类的胚胎干细胞系(human embryonic stem cells,hESCs),从而奠定了对人胚胎干细胞实验研究的基础。人胚胎干细胞的分离及体外培养的成功,将给人类带来医学革命。这一技术将对基础研究和临床应用产生巨大的影响,有可能在体外研究人胚胎的发生发育,非正常发育(通过改变细胞系的靶基因),新人类基因的发现,药物筛选和致畸实验,以及作为组织移植、细胞治疗和基因治疗的细胞源等领域发挥作用。他们用不同的方法获得了具有无限增殖和全能分化潜力的人类胚胎干细胞,其方法与以往动物模型中建立的方法相同。

Thomson 领导的小组,多年从事哺乳动物胚胎干细胞的研究,期间所积累的经验,使他们敢于尝试人胚胎干细胞系的建立。他们将合法获得的体外受精的人早期胚胎在体外培养至囊胚期,参照恒河猴胚胎干细胞分离法,以抗 BeWo 细胞的单抗作免疫标记,剔除外层细胞,以 35 gary γ 射线照射的小鼠胚胎成纤维细胞作滋养层,体外培养人囊胚 ICM,9～15 天后将长出的细胞团吹散或者用胰酶或 EDTA 消化,然后继续在小鼠滋养层细胞上生长。挑选具有均一的未分化形态的单克隆细胞团,吹散成 50～100 个细胞的小团后再行培养。如此重复直至成系。期间每一步都需观察细胞染色体核型,以确定其未曾癌变。此后细胞系经吹打或胶原酶 IV 处理长期传代。他们从 14 个囊胚中,最终建立起 5 个人类胚胎干细胞系,包括 3 个 XY 核型细胞系及两个 XX 核型细胞系。这些成系细胞从形态上观察,具有较高的核质比例、明显的核仁及与恒河猴胚胎干细胞相似的克隆形态;它们表达高水平的端粒酶活性。端粒酶负责维持染色体末端的完整性,为包括人胚胎干细胞在内的永生细胞所特有,分化细胞内无此酶活性。细胞表面表达灵长类胚胎干细胞所特有的未分化抗原,包括 SSEA3、SSEA4、TRA1、TRA60、TRA81 及碱性磷酸酶。他们将所建细胞注射到严重联合免疫缺陷的小鼠(SCID mice)中,获得畸胎瘤,组织学实验分析其中包含了源于全部 3 个胚层的各种分化细胞,直接证明所建细胞具有多向分化的全能性。他们已经成功地将细胞体外传至 32 代,并经反复的冻融,细胞核型依然保持正常和稳定。

Gearhart 领导的小组采用了与 Thomson 小组同样的方法,从 5～9 周龄流产胎儿的性腺嵴(gonadal ridge)及肠系膜中分离原始的干细胞(primordial germ cells, PGCs),这也是一种多能的干细胞,为区别胚胎干细胞,命名为胚胎生殖(embryonic germ,EG)细胞。这样有可能避免因直接利用胚胎而造成的伦理学上的麻烦。他们将 EG 细胞体外培养于小鼠成纤维细胞层上,培养体系中加入重组人白血病抑制因子、重组人碱性成纤维细胞生长因子,7～21 天后形成较大的多细胞集落,其形态与小鼠 EG 或胚胎干细胞集落相似。采用与 Thomson 实验室相似的免疫组化及功能实验,证明获得了可建系的人胚胎干细胞集落。

2000 年澳大利亚 Monash 大学和新加坡大学生殖中心的专家合作,成功地从人胚胎分离培养建立了 2 株未分化的人胚胎干细胞系。2002 年中山医科大学从 5 个人囊胚中建立了 3 株人胚胎干细胞系。近几年,英国、日本、西班牙、瑞典、韩国等国的实验室也相继建立了人胚胎干细胞株。

（三）畸形率

由于试管婴儿的胚胎早期在体外发育,特别是 ICSI 受精过程完全是由人为控制的,因此是否会引起胎儿的畸形,一直是人们关注的问题,对 ART 特别是 ICSI 后出生孩子的随访从未松懈。目前大部分资料表明,无论是诱发排卵还是 ART 手术本身,畸形率的发生与对照组无明显差异。诱发排卵的严重和较轻的畸形率分别为 19.1/1 000 人和 22.3/1 000 人,正常人群严重和较轻畸形分别为 12.7/1 000 人和 72.4/1 000 人,差别不显著。随访 677 婴儿,总畸形率在 ICSI、IVF 和对照组分别为 2.3%、2.1% 和 2.6%。较严重畸形率分别为 0.4%、0.2% 和 0.5%,轻畸形率分别为 1.9%、1.9% 和 2.1%。总 IQ 分别为 110、111 和 114,无显著差异。针对 ICSI 手术后出生婴儿的随访结果,报道畸形率为 1.6%~3.9%。ICSI 术后最常见的异常为尿道下裂。冷冻复苏囊胚和 2~6 细胞胚胎及对照的畸形率分别为 7.1%,7.4% 和 3.0%。Serour 报道先天畸形的发生率为 2.1%,其中室间隔缺损占 40%,腹股沟疝占 20%,肠系膜囊肿和多指(趾)畸形各占 13.3%,无脑儿和先天尿道闭锁各占 6.6%。由于实施 ART 手术患者的平均年龄偏大,精子异常,原因不明不孕占相当的比例,所以其后代染色体异常和畸形的风险也较大,即使出生婴儿染色体异常和畸形率偏高也不能证明与辅助生殖技术本身有关。

（四）性别比

文献报道 25 000 个出生婴儿中,ICSI 后出生的婴儿显然存在着男性婴儿比例下降的问题,特别是精子来源于附睾或睾丸,IVF、ICSI、PESA 和 TESA 的男/女性别比分别为 1.19、0.99、0.73 和 0.91。但是,即使在如此大样本中,手术取精占的比例仍然很小,因此结果仍有待于证实。如果确实存在,这种结果完全是由于父亲的原因还是由于 ICSI 手术本身还有待于证实,是否早期男胚死亡率高还是 Y 精子的受精能力下降等生物学原因也有待于进一步研究。

（朱桂金）

第二节 卵巢过度刺激综合征

卵巢过度刺激综合征(ovarian hyperstimulate syndrome, OHSS),是促排卵的严重并发症,几乎都是医源性并发症。主要与使用外源性促性腺激素有关,偶见于使用氯米芬促排卵者,罕见于自然周期妊娠者,系外源性与内源性促性腺激素所致的综合征。表现为卵巢上有过多卵泡发育,卵巢体积增大,体内甾体激素水平上升,血管通透性增加,富含蛋白质的体液外渗,出现血液浓缩、胸水、腹水,电解质紊乱、尿少、肝肾功能异常、血栓形成,严重者可危及患者生命。由于分类标准不同,文献报道 OHSS 的发生率差异较大。应用 IVF－ET 技术以前,OHSS 的发生率较低,采用 IVF－ET 技术以后,中度 OHSS 的发生率为 3％～6％,重度 OHSS 为 0.1％～2％,轻度 OHSS 占 IVF－ET 周期的 20％～33％,在受孕周期中重度 OHSS 发生率大约 4 倍于非孕周期,而 OHSS 患者妊娠率较非患者大约增高 2～3 倍。由于 OHSS 多为医源性并发症,严重威胁着患者的生命,因此预防 OHSS 的发生非常重要。

一、OHSS 的高危因素

(一)患者自身因素

1. 年龄、身材和体重　　年轻(年龄小于 30 岁)卵泡表面促性腺激素受体的密度较高,对促性腺激素反应敏感者,身材瘦小及体重指数低也是 OHSS 的危险因素。

2. PCOS 及 PCO 样改变　　国内外比较一致的观点认为,PCOS 是 OHSS 的主要因素,尤其是 PCOS 患者促排卵发生严重的 OHSS 患者较多。PCO 样改变也是 OHSS 的易感因素。

3. OHSS 病史　　前次促排卵过程中因对 Gn 过度反应或发生 OHSS 而取消者,再次促排卵同样是发生 OHSS 的高危人群。

(二)促排卵药物

1. 促性腺激素释放激素激动剂(GnRH－a)　　在采用 GnRH－a 抑制垂体-卵巢轴,改变卵巢状态(即所谓降调节),降低 OHSS 的发生率。但在年轻 PCOS 的患者中,有的患者使用 GnRH－a 后,Gn 的使用量会随之增加,而由于 LH 峰的阻断进一步加强了 Gn 对卵巢的刺激,GnRH－a 直接刺激颗粒或卵泡膜细胞,使同步发育的卵泡数增加,因此仍有 OHSS 的发生。近年来,促性腺激素释放激素拮抗剂在临床促排卵中应用,氯米芬加小剂量 Gn 加拮抗剂微刺激方案,小剂量 Gn 启动加拮抗剂方案,明显减少 OHSS 的发生率,

2. 促性腺激素(Gn)　　基于 PCOS 患者体内 LH 升高的理论,人们开始时认为对 PCOS 患者采用 FSH 促排卵较使用 hMG 者可降低 OHSS 的发生率,但近年国内外大量研究表明,使用 FSH 并不比使用 hMG 安全,相同剂量的 FSH 和 hMG 其 OHSS 的发生率相似。

3. hCG　　排卵前给予 hCG 促卵泡成熟时是严重的早发型 OHSS 的诱因,使用拮抗剂方案患者,可以采用短效 GnRH－a"扳机",予防 OHSS 发生。而妊娠所致内源性 hCG 的产生,可加重本已逐渐减轻的上述过程,并诱发晚发型 OHSS。hCG 在 OHSS 的发生发展中起关键作用,不用 hCG 者很少发生 OHSS。使用 hCG 支持黄体,OHSS 的发生率升高。因此,对高危患者最好应用黄体酮作黄体支持,而不用 hCG 支持黄体。

4. 氯米芬(CC)　　单独应用氯米芬极少引起 OHSS,近年来,对于 PCOS 患者在进行 IVF－ET 促排卵时采用氯米芬加 Gn 微刺激促排卵,预防发生重度 OHSS。

二、OHSS 的病因和发病机制

OHSS 的确切发病原因尚不清楚,可能与下列因素有关。

（一）血液循环系统的变化

1. 毛细血管通透性增高 毛细血管通透性增加的机制与血清雌二醇浓度、卵巢的血管紧张素系统或各种炎症介质(如细胞因子、组胺、前列腺素)活性升高等有关,是引起 OHSS 过程中血管内液体渗透到血管外,即第三间隙,导致胸腹腔积液的关键。

2. 微循环功能失调 毛细血管完整性和小动脉的微血管调节功能失调。导致毛细血管损伤和毛细血管通透性增加,导致毛细血管内富含蛋白的液体漏出,患者出现低血浆蛋白血症。

3. 红细胞压积升高 红细胞压积升高意味着血浆容积的下降,血液浓缩。血浆容积的变化总是比红细胞压积的变化大。因此,在 OHSS 治疗中必须监测红细胞压积,当红细胞压积达到 45% 后,反映 OHSS 病情严重。同样,经过治疗,红细胞压积值降低,表明血浆容积的显著增加,则病情好转。

（二）凝血系统功能失调

重度 OHSS 患者凝血功能亢进,血小板聚集可以释放前列腺素、组织胺和 5-羟色胺等炎性介质,导致血管扩张,通透性增加,血液浓缩,导致血栓形成,曾有 OHSS 合并急性心肌梗死的报道。患者凝血功能亢进,血栓形成倾向明显。血液浓缩性的白细胞增多和纤溶系统的激活,是 OHSS 患者即将发生血栓形成的预兆。

（三）毛细血管通透性的调节因子

1. 卵巢肾素-血管紧张素系统 人卵泡膜细胞可以合成肾素原和活性肾素,在卵泡期低,黄体期增高,黄体中期有一高峰,其变化并不依赖于肾脏。hMG 和 hCG 可以刺激上述及激素的活性。hMG 促排卵周期中血浆肾素活性在黄体中期出现一个高峰,在未妊娠周期的晚黄体期降至正常,而在妊娠周期则持续在高水平,与妊娠后 OHSS 的严重程度直接相关。

2. 血管内皮生长因子 血管内皮生长因子(vascular endothelial growth factor, VEGF)是一种强烈的内皮细胞分裂原和生长因子,能介导多种内皮及非内皮效应,包括促进有丝分裂和趋化作用;诱导血管的发生,提高血管通透性,使体液和蛋白渗出血管等作用。VEGF 是公认的 OHSS 调节因子。hCG 是通过 VEGF 调节机制而诱发 OHSS 的发生,因而主张使用 GnRH-a 代替 hCG"扳机",使 VEGF 下调,可在一定程度上预防或避免 OHSS 的发生。

三、病理生理

OHSS 患者双侧卵巢出现大量增大的卵泡,卵巢基质水肿,散在有多个卵泡出血和黄素囊肿,表皮部分坏死和新生血管形成。

急性的毛细血管通透性增加,体液重新分布,导致腹水、胸水甚至弥漫性水肿。加重血管内血液的高凝状态,影响微循环的血液灌注,血黏稠度增加,凝血功能发生障碍,甚至血栓形成。

大量的体液外渗导致血液浓缩,有效循环血容量降低,进而肾脏血流灌注减少,肾近曲小管对盐和水分吸收增加,尿量减少,甚至无尿。同时可伴有肝肾功能受损、水电解质紊乱。形成复杂的综合征。

四、临床表现与分类

(一) 临床表现

患者通常于排卵后 3～6 天或注射 hCG 后的 5～8 天出现腹部不适、恶心、呕吐、腹泻,进一步发展为嗜睡、食欲差;呼吸困难及尿量减少提示体腔积液,是病情加重的先兆。体征是体重快速增加、腹围增加、腹水征、少尿或无尿、下肢水肿、外阴水肿。血液浓缩、白细胞增加、血容量不足、电解质紊乱(典型表现为低钠高钾血症)、腹腔积液、胸腔积液、呼吸窘迫综合征、伴有血栓形成倾向的高凝及多脏器功能衰竭。

(二) 分类

根据患者临床表现与实验室结果将 OHSS 分为 3 度,目前国内大多采用轻、中、重度三类。

1. **轻度** 口渴,腹部不适,超声显示双侧卵巢增大,直径≥5 cm,有或无卵泡囊肿/黄体囊肿,盆腔少量积液。

2. **中度** 出现恶心、呕吐,腹部膨胀、疼痛及呼吸困难等更有诊断意义的症状,体重增加≥3 kg,腹围增大。超声显示卵巢直径 5～10 cm(见图 14 - 3),中等量腹腔积液(见图 14 - 4),血液学和生物学指标正常。

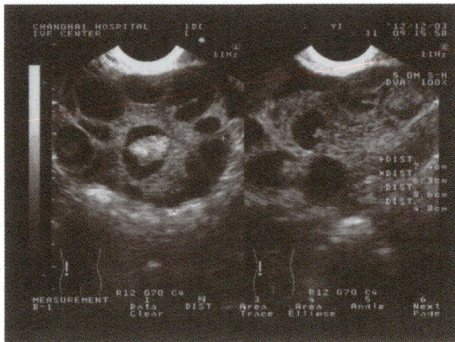

图 14 - 3 卵巢过度刺激综合征双增大卵巢

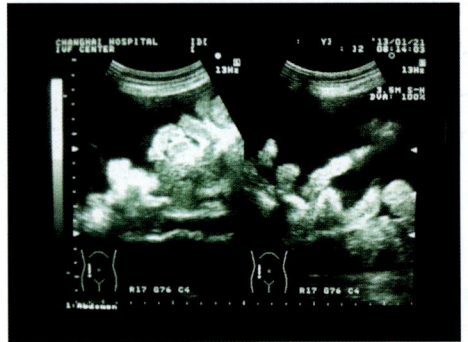

图 14 - 4 卵巢过度刺激综合征腹水

3. **重度** 腹水明显增加,腹胀加剧,腹胀严重者无法进食、疲乏、虚弱、冷汗,甚至虚脱。大量腹水使膈肌升高或有胸水时呼吸困难,不能平卧,全身水肿。超声显示卵巢直径≥10 cm,体重增加>4.5 kg。危重者血液浓缩,血黏度增加,低血容量,凝血功能异常,肾脏灌注减少、少尿及肾脏功能异常等,及显著腹腔积液。严重病例出现 ARDS、肝-肾功能衰竭及栓塞现象。生化指标改变包括血细胞比容增加,HCT>45%(或较基础值增加 35%)、WBC>15×10^9/L、血清肌酐升高>1.6 mg/dl 及肝功能损害。

根据取卵术后 OHSS 发生的时间,OHSS 分为早发型和晚发型。早发型发生在注射

hCG 后 3～7 天,晚发型发生在注射 hCG 后 10 天以上,多在 12～17 天之间。早发型 OHSS,与卵巢对促性腺激素的反应性及患者体内较高的 E_2 水平有关,外源性 hCG 激发卵巢过度刺激。因此,卵巢高反应可以用来预测早发型 OHSS 的发生,应用 hCG"扳机"时注意减少 hCG 的剂量。早发型 OHSS 可发生在任何促排卵周期,但晚发型 OHSS 仅发生在妊娠周期。多伴有多胎妊娠,系滋养细胞产生的内源性 hCG 作用卵巢卵泡所致。实际上,晚发型 OHSS 病情更严重,约 70％为重度 OHSS。

五、OHSS 的并发症

Risk 回顾了 OHSS 的无数的并发症,血管并发症是最可怕,肺、胃肠道和肾脏并发症也常出现在重度病例。

1. **血栓栓塞**　重度 OHSS 血栓形成的发生率约为 1/128,深部静脉血栓形成(DVT)的发生率大约为 1/2 560～1/6 400。血栓形成是 COH 促排卵发生 OHSS 极其严重的并发症,虽很少发生,但往往遗留严重后遗症,甚至危及生命。OHSS 引起的血液浓缩和高凝状态可以导致深静脉血栓形成。高雌激素引起纤维蛋白原升高,抗凝血酶Ⅲ减少,低血容量,血液浓缩,腹水压迫下腔静脉和髂血管回流受阻等都可能是血栓形成的原因。Delvigne 等发现文献报道的 68 例血栓栓塞中,34.3％为动脉血栓,65.7％为静脉血栓。颈静脉居多,有报道 1 例行 IVF - ET 后发生严重 OHSS 并发腹腔积液,在妊娠后,其颈部疼痛并呼吸困难,颈血管多普勒超声示双侧颈静脉血栓形成,尽管给予低分子肝素治疗,但几天后仍有肺栓塞形成。因此,排卵后出现身体感觉异常、肢体及颈部剧烈疼痛者,应该迅速进行检查,以评估颈静脉是否有血栓形成。

脑血管静脉血栓是 OHSS 引起的严重并发症。由于脑静脉栓塞的 MRI 可表现为出血,易误诊为颅内出血,给脑皮质静脉血栓的诊断造成困难。但血栓形成是 OHSS 最常见的颅内损伤原因,在诊断时应注意。

此外,也有上肢及上腔静脉栓塞及下肢栓塞,甚至心肌梗死的报道。因此,在促排卵过程中出现肢体的感觉异常或肿胀、疼痛等,都应及时检查和治疗。

2. **肝功能障碍**　重度 OHSS 可造成肝功能异常,可能持续 2 个月以上。尽管肝功能检查异常,但肝脏活检仅在超微结构水平发现异常。OHSS 的患者肝功能障碍表现为肝细胞障碍和胆汁瘀滞。造成肝功能障碍的不利因素可能是过高的 E_2 水平,血管通透性增加,放腹水丢失大量白蛋白,静脉输注白蛋白加重肝脏负担,以及胚胎移植后的黄体支持。通常在 OHSS 病情好转后恢复,这些变化可在 1 个月内缓解。

3. **肾脏并发症**　重度 OHSS 患者体液转移到腹腔引起的血容量严重不足,肾血流灌注下降,引起肾前性少尿、血尿素氮和尿肌酐升高,并发肾前性肾功能障碍。若病情未得到及时控制,可能导致无尿症及尿毒症。因此,纠正血容量不足是改善肾功能的关键。此外,利尿剂必须在纠正血容量不足后方可使用,如果利尿剂使用不当,可加重血容量不足,肾功能受损加重,甚至导致深度休克。应用 20％甘露醇 250 ml 静脉滴注利尿效果好。

技术,该方法将来源于供体体细胞的细
将其培养至胚泡期,分离出胚胎干细胞,
胞,由这种方法获得的细胞或组织,遗传
Hwang 等应用这种方法获得了胚胎干

小鼠,仓鼠,猪,水貂,牛,兔,绵羊,山
在胚胎干细胞方面的综合性研究起步
赖学良等已先后建立了小鼠和兔细
植重构胚。在应用研究方面,著名胚胎工
胞中分化诱导得到心脏跳动样细胞团。
多种疾病的治疗取得了明显效果。

发育早期组织囊胚的未分化细胞,即
干细胞。二是可以从受精后第 4～9 周
这两种细胞在发育、分化、生长等许

乳动物的卵子经受精后产生一个能发
经进一步分裂,形成由多个完全相同的
都被认为具有全能性。桑葚胚进一步
泡有两种细胞类型,分两层组成,外面
3 个胚层的组织,称为内细胞团(inner
细胞,因为它们中间的任何一个细胞
研究者已能成功地在胚胎发育到胚泡
而同时保持其多能性,也就是使其在体
人们对胚胎干细胞的研究从鼠胚胎
史。通过对鼠胚胎干细胞的研究,人
养及诱导条件等方面的知识。人胚胎
究者已成功地在体外建立了人的胚胎

下具有永久的自我更新能力并维持未
及多潜能转录因子的表达,如 SSEA、

OCT-4、Nanog 等。选择最优化的细胞培养基,对于 ESC 的研究及临床应用是至关重要的。一个合格的 ESC 培养基的首要条件为促进 ESC 的永久性分裂增殖及维持 ESC 的未分化状态,前者是对 ESC 数量上的要求,后者是对功能的保证。为满足这两个条件,已建立有很多的标准方法,一般要求 ESC 生长在有丝分裂失活的饲养层细胞(FEEDER)上,所谓饲养层,就是指一些特定细胞,经有丝分裂阻断剂处理后所得到的细胞单层,它在胚胎干细胞的常规分离培养中,是最常用的生长增殖促进剂和分化抑制剂,其分泌的成纤维细胞生长因子等可促进 ESC 细胞的增殖,分泌的白血病抑制因子等可抑制 ESC 细胞的分化。饲养层基本培养基多为含高糖和谷氨酰胺,同时加胎牛血清、新生牛血清、二巯基乙醇。高糖的作用是提高胚胎干细胞的增殖速度,同时提供饲养层细胞生长所需的能量。谷氨酰胺作为细胞合成蛋白质与核酸的原料,是饲养层细胞培养基的必需品。二巯基乙醇的作用为促进胚胎细胞的分裂增殖,并可还原血清中的含硫化合物,防止过氧化物对胚胎干细胞的损害。另外,为了排除不明外源血清成分及病原体等干扰,在满足促进 ESC 分裂增殖及维持其全能性的基础之上,又尝试及建立了其他培养基,包括条件培养基(CM)、无饲养层、无血清、血清替代物(SR)非条件培养基等。

(三) 胚胎干细胞的生物学特性

ESC 具有与早期胚胎细胞相似的形态结构,细胞体积小,核大,核浆比高,有 1 个或多个明显的核仁。在体外分化抑制性生长时,ESC 呈克隆状生长,细胞界限不清,紧密聚集在一起,形似鸟巢,边缘清晰。细胞表达有标志,其未分化状态的多种抗原分子,包括胚胎时期特异性抗原(SSEA-3、SSEA-4)、肿瘤排斥抗原(TRA-1-60、TRA-1-81)和生殖细胞肿瘤标志(GCTM-2)。一旦人胚胎干细胞的全能特异性发生改变,这些细胞表面标志物的表达随即下降和消失。人胚胎干细胞的端粒酶高表达,端粒是位于染色体末端的重复 DNA 序列——TTAGGG,其长度作为细胞分裂及细胞衰老的生物时钟,它在每一次细胞分裂中都会变短,端粒酶能够维持细胞分裂过程中染色体端粒的长度,对于人体一般细胞来说,随着年龄的增长,染色体的末端变短,端粒酶表达减少或不表达。因此,人胚胎干细胞的端粒酶高表达表明,其复制的寿命长于体细胞复制的寿命。使细胞能够在体外维持既有的状态。人胚胎干细胞的重要特性有:① 胚胎干细胞在适宜的条件下可保持未分化状态,并能进行无限扩增,这就为研究和应用提供充足的细胞来源;② 人胚胎干细胞具有分化为三胚层的潜能。在适当的条件诱导下,胚胎干细胞可发育成各种组织的细胞(全能性或多能性);③ 胚胎干细胞可作为在细胞和分子水平上研究人体发育早期过程和机理的良好模型。胚胎干细胞具有遗传上的可操作性,通过导入外源基因、加入原有基因,使其发生同源重组、诱导基因突变、基因打靶,可作为发现新基因和基因功能研究的有效手段,可了解胚胎的非正常发生和发育过程及其机制。未分化 ESC 表达高水平的端粒酶(telomerase)、碱性磷酸酶(alkaline phosphatase, AP)、转录因子(octamer-binding transcription factor 4, Oct-4)。ESC 具有自我更新能力和多向分化潜能,研究表明,ESC 保持不断自我更新能力与多种转录调节因子有关,去除抑制分化的因素后 ESC 可聚集形成 EB(embryonic body, EB),EB 又

利吲哚美辛治疗后肾前性肾功能衰竭,建议禁止使道症状以胃疼为 OHSS 的初始症状。有报道 1 例为主。文献报道 29 岁 PCOS 患者行 IVF,因危重疡穿孔,行胃幽门窦切除术和胃空肠吻合术。

积聚所导致的呼吸窘迫在重度 OHSS 很常见,通后仅以胸腔积液为表现的 OHSS。肺部表现为呼性肺炎、成人呼吸窘迫综合征和肺栓塞。甚有报侧胸痛和进行性呼吸困难,症状出现 4 天后胸腔竭。

见的威胁生命的并发症。严重的低氧血症最终导损害,导致血浆中胶体分子泄露,从而引起肺水肿会引起肺间质纤维化,90% 的患者会发生呼吸、综合征的重度 OHSS 患者成活率可达 50%,且

少见,但为严重的并发症,应引起重视。卵巢增位迅速改变都是发生附件扭转因素。OHSS 伴出现在妊娠 6～13 周,也有取卵后几小时发生附处理。

并发症,很难完全避免,但可采取适当的预防措发生率。

OHSS 的高危因素,对高危患者,选用合适的促排量 Gn 启动,或选择拮抗剂或微刺激方案,促排卵,出现 OHSS 倾向及早期 OHSS 表现时,采取

天行 B 超检查,并根据卵泡发育情况定期复查,E_2 水平上升快,达 4 000 pg/ml,或大批卵泡发展,但继续注射 GnRH-a,直至 E_2 水平不再继续 hCG(coasting protocol)。减少 hCG 的剂量,巢大于 14 mm、卵泡数多于 15 个,血清 E_2＞00 μg(4/5 支)或者 hCG3 000～4 000 IU。在 OHSS 先兆,应停用 hCG,改用短效 GnRH-a

多于 20 枚,建议全部可用胚胎冻存。ET 日患

继续分化成为许多特定的细胞系,如心肌细胞、造血前体细胞、神经细胞、骨细胞等。

(四) 胚胎干细胞诱导分化

在 ESC 细胞分化的理论研究指导下,人们致力于 ESC 细胞的分化研究,以明确决定细胞分化的基因表达时空关系和外界刺激因子,在此基础上定向诱导产生需要的功能细胞或器官,用于临床替代治疗。目前主要是从培养方式的改进、分化诱导剂的选择和针对不同的终末靶细胞方面着手,研究 ESC 细胞的定向分化。ESC 在生命科学领域的诱人应用前景推动着 ESC 的研究,虽然 ESC 研究在许多方面取得突破性进展,但仍有诸多领域未明确,ESC 的诱导分化是今后研究的热点,ESC 的诱导分化研究必将与分子生物学、发育生物学、基因组学和物理学等学科结合起来。

1. **诱导分化方法** ESC 的诱导分化是目前研究的热点,人们通过不同的途径来实现这个目的。目前主要包括通过将 ESC 与其他细胞共培养、外源性生长因子诱导、转基因诱导的方式诱导 ESC 分化等。

2. **定向诱导分化为其他细胞** ESC 可在体外诱导分化为神经细胞、角质形成细胞、心肌细胞、内细胞、造血细胞、肝细胞、胰岛 β 细胞、滋养层细胞脂肪细胞、上皮细胞、成骨细胞和软骨细胞等多种细胞类型。

(1) 肝细胞:1996 年,Abe 等在培养 ESC 的过程中发现,当胚胎干细胞聚集形成类胚体后,有向内胚层方向分化的趋势。检测后发现一些胚胎肝细胞特征性表达的标志,即甲胎蛋白(a-fetoprotein,AFP)、白蛋白(albumin,ALB)、甲状腺素运载蛋白(transthyretin,TTR)、肝细胞核因子 1(hepatocyte nuclear factor,HNF1)等均为阳性反应。这是研究 ESC 能否向肝细胞分化的一个重要发现。肝细胞分化研究在肝硬化等疾病的移植治疗及药物筛选方面有重要的价值。利用细胞移植治疗肝脏疾病是一种可行的方法,主要有以下几种细胞来源,即成体肝细胞、骨髓来源的造血干细胞、ESC 等。通过不同的诱导途径可将 ESC 诱导成为肝细胞,有文献报道丁酸钠可诱导 ESC 分化为肝细胞(Min 等,2007),分化后获得的 ESC 源性肝细胞具备正常肝细胞的典型形态表达正常肝细胞的特异性基因、蛋白质(白蛋白、AAT、CK8 和 CK18)和功能(积累糖原)。Tsutsui M 等在培养了 16～18 天的细胞色素 P450(Cyp2a5,Cyp2b10,Cyp2c29,Cyp2d9,Cyp3a11,Cyp7a1)基因表达过的小鼠 ESC 中发现了肝脏组织。Maguire T 等用藻酸盐 poly-l-lysine 作为载体,研究了小鼠 ESC 向肝脏分化,结果发现了这种方法可以使细胞保持发育能力,并能保持细胞分化的功能。

(2) 神经细胞:ESC 可以体外诱导分化成神经祖细胞、特定的神经元亚型、运动神经元等。在含有胰岛素、转铁蛋白、孕酮、腐胺、亚硒酸钠、肝素和 FGF-2 的 DMEM/F-12 培养基中培养 EB,能表达神经标识抗原 nestin 和 Musashi-1。撤除 FGF-2,平铺于鸟氨酸/层黏连蛋白底物上,这些 ESC 来源的神经祖细胞可以体外分化成神经元、星形细胞和少突神经胶质细胞。Vogel 等将人 ESC 细胞培养至拟胚体(embryoid bodies,EBs)后,用神经细胞培养基(常规培养神经细胞的培养基)培养,分离出部分分化的 EBs,在含碱性成纤维生长因子(bFGF)的培养基中培养,最终获得 96% 表达神经元标志的细胞。这是一种将人 ESC 细胞定向分化为神经上皮细胞的有效方法。Takaki M 等在小鼠的 ESC 中加入外源性脑源性神经营养因子 BDNF(brain-derived neurotrophic factor),成功分化出了肠道神经节神经纤维束连接 ENC(enteric neural ganglia with connecting nerve fiber tracts),并产生功能神经,明显表现出蠕动样运动。Zhou Y F 等用星形胶质细胞作为诱导剂可以提高小鼠 ESCD3 系向神经干细胞分化的数量与纯度。

(3)心肌细胞:ESC 具有分化为体内各种类型心肌细胞的潜能,包括心房肌、心室肌、房室结、蒲肯野细胞和窦房结样细胞。自从 Doetschman 等发现胚胎干细胞可以自发分化形成能自主跳动的心肌细胞后,便成为研究心脏基因表达和功能的有利工具。胚胎干细胞分化的心脏特异基因的表达重演了体内心肌发育的基因表达。研究胚胎干细胞体外成心系统,了解成心过程中心脏特异基因的表达图式及作用,有利于心脏疾病治疗药物的发现及器官的移植等。BMP 信号(BMP-2/4)和一些生长因子,如 IGF-I、RA、FGR 参与 ESC 向心肌细胞分化的调控,生长因子与 ESC 表面受体结合后调控 Nkx2.5 和 GATA-4 等早期心肌形成转录因子的表达。Wnt 信号及 NO 信号调控 ESC 向心肌细胞分化。Wnt-8 的拮抗剂,crescent 是一种原肠形成过程中在内胚层前面表达的蛋白,它能促进心脏的发育。Norstrom 等(2006)在 hESC 来源的心肌细胞里检测到心肌特异性蛋白肌钙蛋白 I 和 cMHC 的表达;Baharvand 等(2006)同样在小鼠 EB 来源的自发跳动的细胞里检测到肌钙蛋白 I、心脏 α-MHC、β-MHC 等心脏特异基因的表达。McDevitt T C 等利用 IGF-1 受体作为一种上游催化剂,通过 PI3-kinase/akt 信号途径,可以使人 ESC 向心肌细胞分化并在体外大量扩散。Ab-delalim E M 等证明了猴的 ESC 在体外可以分化为心肌细胞,并能分泌出功能性蛋白,心钠素和脑利钠肽(atrial and brain natriuretic peptides, ANP and BNP),并且 ANP 和 BNP 作为免疫反应性颗粒被发现在细胞核和高尔基网络中,这表明猴的 ESC 能分化为心肌细胞并能产生功能特性,由于恒河猴的移植模型与人类相近,Schwanke K 等利用恒河猴 ESC 成功分化了心肌细胞,并应用免疫组织学和超微结构学研究发现了肌动蛋白、肌钙蛋白 T、连接素 43 和平滑肌纤维。

(4)造血细胞:成体造血干细胞(HSC)移植是现今应用最普遍的细胞移植治疗。HSC 主要源自骨髓、外周血和脐带血。ESC 的建立为此类移植提供了新的来源。在 ESC 的发育过程中用细胞因子(干细胞因子(SCF)、IL-2、IL-3、粒细胞集落刺激因子(GCSF)和 Flt-3 配体)结合 BMP-4 进行处理,可以强有力地促进造血分化,诱导形成的造血祖细胞可以产生红系和髓系衍生物。在细胞因子和 BMP-4 的基础上加入血管内皮细胞生长因子 A(VEGF-A)可进一步加强 hESC 向红细胞分化。将 hESC 与鼠基质细胞系 OP9 共培养,能同时产生 CD34+造血细胞和 CD73+间充质干细胞(MSC),两者生成的时间动力学几乎完全相同。CD34+细胞可以通过 MACS 富集。分离的 CD34+细胞能形成造血细胞(红细胞、巨噬细胞、粒细胞和巨核细胞)集落。纯化的 CD73+具有典型的骨髓来源 MSC 的形态学特征和细胞表面标志,能够向成骨细胞、成脂肪细胞和成软骨细胞分化(Trivedi 等,2007)。尽管对造血系统的发育过程早已熟知,但对于原始血细胞生成系统与确定性血细胞生成系统的关系及它们的调节机制仍不清楚。Keller 等通过体外培养胚胎干细胞,并使其发育成类胚体,进一步分化得到血细胞的早期前体细胞,同时可以引入特定基因突变,使其在发育过程中短暂表达的 hox11 基因在胚胎干细胞体系模拟的胚胎造血发育过程中长期表达。Faloon 等从体外培养的 ESC 细胞得到 BL-CFCs——造血细胞及内皮细胞的共同的前体细胞,即血管细胞 hemangioblast。bFGF 介导的信号对 hemagioblast 的增殖起关键作用,说明 bFGF 也可诱导 ESC 细胞向造血干细胞分化。转录因子 GATA-1 对正常红细胞的生成是必需的。缺失 GATA-1 则红系祖细胞因不能分化为成熟的红细胞而走向凋亡。

(5)骨细胞:ESC 可作为骨组织工程种子细胞的来源,采用在培养基中添加不同的化学物质或与特殊细胞或组织共培养的方法诱导分化 ESC,这些物质包括 1,25(OH)2VD3、地塞米松、全反式维甲酸、VC 和 β-磷酸甘油(β-glycerophosphate,β-GP)等(Madonna 等,2008;Gassanov 等,2008)。对于软骨细胞定向诱导,BMP 及 TGF-β 是已知的最有效的软骨分化诱导因子。Sui 等(2003)报道,将 ESC 同胚胎中分离出的肢芽细胞共培养,可成功诱导 ESC 向软骨细胞分化。

(6)生殖细胞:诱导 ESC 体外分化成雄性或雌性生殖细胞的研究较多,许多研究结果都证实了小鼠和 hESC 及其他成体干细胞(骨髓干细胞,表皮干细胞)可在体外成功地诱导分化生成生殖细胞,甚至卵母细胞和精子。由于获取人类生殖细胞标本的困难及伦理学的限制,导致有关人类生殖细胞的研究进展缓慢,Chen 等(2007)建立了来源的 hESC 系,在研究其自发分化的过程中发现这些细胞系分化的细胞,除表达 3 个胚层的标志分子外,还检测到生殖细胞标志分子的表达,包括 c-kit、STELLA、VASA 和 GDF9。这表明 hESC 有向生殖细胞分化的潜能。Hubner 等从出生 3~5 天的老鼠身上提取 ESC,然后选出所有能转化为雌性细胞的细胞,利用一种特殊荧光试剂通过荧光跟踪其表达情况。他们在观测 ESC 的变化时发现,一些 ESC 在分裂过程中失去了部分染色体,而发育成可以产生大量雌二醇的卵细胞,并在没有精子受精的情况下,自动发育成胚胎。但目前只能存活 4~5 天。由 ESC 向生殖细胞的转变特别复杂,在试管中非常难以控制。

(7)血管和内皮细胞:在 ESC 培养基中加入 VEGF,能提高成血管细胞的存活,并能使其形成原始的内皮管道,而 bFGF 仅仅提高成血管细胞的存活。猴 ESC 在 OP9 饲养层中培养 8 天形成的 VEGF 受体 2 阳性及血管内皮钙黏蛋白阴性的细胞能够分化形成内皮细胞和周细胞,这些 VEGF 受体 2 阳性的细胞经三维培养后能形成血管样结构。

(8)肺细胞:英国科学家 2005 年 8 月 23 日宣布,已经成功地将人类 ESC 培育成人肺细胞。他们培育出的成熟肺细胞就是人类肺器官中参与肺内二氧化碳和大气中氧气交换过程的细胞。Van Vranken B E 等用 ESC 与肺部间叶细胞复合培养,成功地将小鼠 ESC 培养了 5~12 天,成功分化了肺部上皮细胞。Rippon H J 等用 activin A 处理早期分化的 EB,然后培养在血清中,最后用一种商业用肺特效药处理,使小鼠 ESC 分化为类似末梢肺上皮的祖始细胞。

(9)其他细胞:小鼠 ESC 与绿色荧光蛋白(green fluorescent protein,GTP)培养了 2~

4天,用荧光免疫检验法检查出了甲状腺小囊细胞。Kawaguchi J 等在 ESC 中用胰岛素、三碘甲状腺原氨酸(T3)和 BMP-4 处理可以抑制脂肪细胞的表达,而促进成骨细胞的表达,加入 TGF-β3 可以促进软骨细胞的分化。MilneH M 等发现 ESC 分化为胰岛细胞不是靠胰脏 β 细胞,而可能是由于胚胎外内胚层组织的相互影响。Yamashita A 等在体外成功地使猴 ESC 分化为脂肪细胞。Anderson J S 等用人 esc-cd34 成功地分化成了巨噬细胞,并能成功地显示噬菌作用,将被用于艾滋病的治疗。

三、胚胎干细胞的应用研究及前景

人胚胎干细胞的应用是相当广泛的,在发育生物学、转基因动物的生产、克隆动物、动物和人类疾病模型的建立、药物的发现和筛选、组织工程、细胞组织和器官的修复和移植治疗等方面都有广泛的应用前景。利用造血干细胞移植技术已经逐渐成为治疗白血病、各种恶性肿瘤放化疗后引起的造血系统和免疫系统功能障碍等疾病的一种重要手段。科学家预言,用神经干细胞替代已被破坏的神经细胞,有望使因脊髓损伤而瘫痪的患者重新站立起来。不久的将来,失明、帕金森综合征、艾滋病、老年性痴呆、心肌梗死和糖尿病等绝大多数疾病的患者,都可望借助干细胞移植手术获得康复。

(一)发育调控基因研究

利用胚胎干细胞结合基因诱捕技术可以捕捉到新的与发育有关的基因,为发育调控基因研究提供了有效的手段。将报告基因构建成诱捕载体,载体上设有启动子元件,被导入细胞后,报告基因的表达完全依赖于内源基因的顺式调节因子,报告基因如果整合到一个内源基因中,它的表达模式就反映了内源基因的正常表达模式,而且由于载体整合于基因内部而破坏了内源基因,产生突变,将携带突变的胚胎干细胞重新导入囊胚产生嵌合体。在胚胎期通过 xgal 染色进行基因表达分析、通过近交纯合等手段研究该基因在发育中的功能。采用基因芯片等技术,比较胚胎干细胞及不同发育阶段的干细胞和分化细胞的基因转录表达,可以确定胚胎发育及细胞分化的分子机制。利用基因打靶技术,可以在胚胎干细胞水平研究胚胎早期阶段发育性基因、对成体发育有关键作用的基因及其调控机制。也可通过 HESC 建立体外分化模型,并建立各种基因改变的 HESC,以发现某些基因或细胞因子在胚胎发育早期对不同类型细胞或组织分化的作用,进一步了解人自身胚胎的发育规律,同时可探索胚胎早期发育中染色体异常及畸形胎儿的发生机制。

(二)基因动物的研究

将外源目的基因导入胚胎干细胞,通过适当的方法筛选出目的基因转化的胚胎干细胞,再将它们通过核移植、聚合法或注射入宿主囊胚,胚胎干细胞可以整合到宿主胚胎,参与胚胎发育,嵌合到宿主动物体内的各组织器官中,形成转基因嵌合动物。如果基因转化的胚胎干细胞参与了生殖腺形成,就能产生携带有目的基因的配子,通过适当的交配可得到转基因后代。胚胎干细胞可在体外大量培养,在细胞水平上筛选转化子,筛选后仍能进入生殖系统并传递给后代,这比以往在子代选择更有效。

1. **生产克隆动物**　高等哺乳动物一般通过有性繁殖产生后代。其周期长,产仔数少,对于优良个体的迅速繁衍有很大局限性。尤其对于特别优秀的个体或特殊用途的需要纯合基因型的个体,利用两性繁殖方式,短期内很难使多个位点的基因同时纯合。利用 ESC 细胞通过核移植方式可在短期内获得基因型及表型完全相同的个体。这种方法为动物育种及珍稀遗传资源的保护和恢复提供了新途径。

2. **生产嵌合体动物**　将 ESC 细胞注入受精卵内,或将 ESC 细胞与早期胚胎共同培养形成嵌合胚,再通过胚胎移植产生嵌合体动物,以获得新的性状。例如,异种动物的嵌合体,可以克服免疫排斥反应,为人类器官移植提供实验材料。

3. **为遗传工程提供理想的受体材料**　人类可对 ESC 细胞进行遗传操作和选择。这为利用基因工程改造生物提供了独特的无与伦比的受体细胞。利用 ESC 细胞技术和同源重组定位整合技术,就可产生转基因 ESC 细胞,通过药物选择、培养基选择,及细胞水平和代谢物的检测,筛选出携带目的基因的 ESC 细胞。通过该细胞核移植,获得真正的转基因动物,以提高遗传工程的效率,这已成为当今哺乳动物遗传工程的主要技术手段。

(三)人类疾病治疗

1. **细胞、组织的修复和移植治疗**　人胚胎干细胞具有分化成机体 3 个胚层组织细胞的能力,在一定的条件诱导下,可分化为多种类型的细胞,并可能形成组织和器官。这种在体外培养体系中能不断扩增而又能定向诱导分化的胚胎干细胞,无疑是细胞、组织,甚至器官移植供体的理想来源。特别是那些仅仅由一种或少数几种细胞死亡或功能失调所致疾病,如帕金森综合征、糖尿病、骨关节炎及风湿性关节炎、白血病、中风、心肌病等。通过将人胚胎干细胞定向诱导分化成所需的细胞、组织、器官,不仅解决了移植材料来源困难问题,又可以对干细胞的基因做某些修改,即破坏细胞中表达组织相容性复合物的基因,以躲避受者免疫系统的监视,从而防止免疫排斥反应的发生。另一种克服移植免疫排斥反应的设想是结合克隆技术创建患者特异性的干细胞。用这种干细胞培养获得的细胞、组织或器官,其基因和细胞膜表面的主要组织相容性复合体与患者的完全一致,不会导致免疫排斥反应。

2. **用于药物实验研究**　由于人胚胎干细胞可以在体外培养出人体 210 种不同类型的细胞,所以可以对不同药物进行不同细胞类型的细胞水平的致畸实验和药物筛选,使药物的研制过程更趋合理有效,并避免消耗大量实验动物。对于新药细胞水平的药理、药效、毒理及药代等研究来说,以往使用的细胞多来自其他种属的细胞系,很多时候并不能真正代表正常人体细胞对药物的反应。人胚胎干细胞发育成的胚体可以模拟体内细胞和组织间复杂的相互作用,使结果更接近真实情况,并可大大减少药物实验所需动物的数量。同时,还可利用人胚胎干细胞建立人类疾病模型,在分子水平上研究疾病的发生机制,帮助寻找更有效的治疗方法和药物。

3. **基因治疗**　目前,利用遗传工程技术在体外定向改造 ESC 细胞后,建立了多种人类遗传性疾病的动物模型,将涉及干细胞的转基因操作和适当分化载体细胞的选择,通过基因打靶、突变和转基因等技术制作各种实验模型,研究发育、肿瘤、免疫及人类遗传有关问题,为人类疾病的基因治疗奠定了坚实的基础。

四、胚胎干细胞研究和应用面临的难题

人们之所以对 ES 干细胞的研究产生如此高的热情,主要还是普遍看好它在医学方面的应用前景。经过体外的诱导分化,ES 干细胞可为临床上的某些移植治疗提供无限的细胞来源。目前认为最有可能在治疗中从 ES 细胞受益的疾病有神经退化、心肌缺损、肾萎缩、肝硬化、糖尿病等难治性疾病。但是 ES 细胞要真正在临床应用还有很长的路要走。因为目前尚无确定的证据证明人 ESC 细胞也能发挥同样的功能。一个特定组织或器官的正常功能的发挥需要该组织中不同类型的细胞协调作用来完成。ESC 细胞移植后能否与周围环境的细胞进行正确的协调作用是 ESC 细胞移植成功的关键。

其次,诱导 ESC 细胞分化为特定细胞类型的技术还很不成熟,干细胞维持其本身多能性的分子机制还不清楚。此外,目前体外培养人 ESC 细胞的滋养层细胞还为鼠源,这无形中会给应用带来一定的危险性。再者,哺乳动物的染色体 DNA 在细胞发生一次分裂就有可能产生大约一次的突变。尽管目前人 ESC 细胞系的染色体在培养过程中是稳定的,但这并不意味着 ESC 干细胞移植后不会产生突变。一旦 ESC 细胞的染色体发生突变,就有可能会在移植后对宿主产生巨大影响,因为 ESC 细胞中存在的突变会出现在由其分化产生的所有子代细胞中。此外,免疫排斥反应仍然是 ESC 细胞移植治疗中的巨大障碍。克服这一障碍的方法,目前除需要建立大量具有多样性的 ESC 细胞系外,体细胞核移植技术(somatic cell nuclear transfer,SCNT),即所谓的"克隆技术",也是一个很有前景的方法。它是将成人体细胞的细胞核移植到去除细胞核的卵母细胞中,使其进一步发育到 ESC 期后,获取 ICM 细胞建立 ESC 细胞系。SCNT 理论上能建立与核供者基因组完全一样的 ESC 细胞系,该 ESC 细胞系在移植给核供者时便不会再发生排斥反应。SCNT 技术由于涉及伦理方面的问题引起很大的争议,许多国家都禁止进行人类的克隆试验。尽管如此,SCNT 在 ESC 细胞研究方面还是一个非常有用的工具。ESC 细胞移植治疗的最后一个潜在危险是它可能存在的致癌性。已有的实验表明,ESC 细胞在移植进鼠体内后会产生含有多种组织的畸胎瘤。这说明 ESC 细胞在不同的外部环境中会产生难以预料的变化。掌握和控制 ESC 细胞在不同环境下的分化特性是使干细胞应用得以实现的一个关键性问题。尽管目前关于 ESC 细胞的分子机制、分化特性还存在许多未知数,但正如在不完全了解造血干细胞全部特性的情况下,已利用骨髓移植挽救了许多血液病患者的生命一样,在不远的将来,一些诸如心脏病、帕金森病等患者也许能从 ESC 细胞疗法中获益。

要对胚胎干细胞进行深入研究,还需要解决很多技术难题。

胚胎干细胞极易分化为其他细胞,如何维持体外扩增时不分化?虽然在防止体外培养时干细胞分化方面已取得了很大成绩,如在培养基中加入白血病抑制因子等可抑制干细胞分化,但仍需进一步研究干细胞的培养条件。

如何定向诱导干细胞分化？细胞分化是多种细胞因子相互作用引起细胞一系列复杂生理生化反应的过程，因而要诱导产生某种特异类型的组织，需要了解各种因子在何时何地开始作用及何时何地停止作用。令人高兴的是，科学家相信只要将胚胎干细胞诱导分化为所需组织细胞的前体(祖细胞)，将祖细胞移植到适当的环境中，就能够产生所需的组织，因为机体能分泌所有指导细胞正确分化的因子，而不必在体外形成结构精确的多细胞组织后再移植，只需要将已诱导的分散的胚胎细胞或细胞悬液注射到发病部位就可以发挥作用，这些移植的细胞与周围细胞及胞外基质相互作用便可有机地整合至受体组织中。

由胚胎干细胞在体外发育成一完整的器官，尤其是像心、肝、肾、肺等大型精细复杂的器官，这一目标还需要技术上的突破。因为器官的形成是一个非常复杂的三维过程。很多器官是两个不同胚层组织相互作用而形成的。例如，肺中的肌组织、血管和结缔组织来源于中胚层，而上皮组织源自内胚层。每个细胞要获得营养和排泄代谢废物，分化的组织中需要产生血管，组织血管化目前还处于起步研究阶段。退一步讲，即使是一发育完整的来自自然机体的器官，要离体培养并维持其正常的生理功能目前还无法做到，器官的体外保存和维持仍是器官移植中的难题。一种可能的方法是将干细胞注射到重度免疫缺陷动物的脏器中，让移植的人干细胞逐步替代动物细胞，使其脏器人源化，成为可供移植的器官。

如何克服移植排斥反应？前面提到的改变基因创建"万能供者细胞"的方法是否可行还不清楚。核移植后的卵细胞能否激活沉默基因，启动 DNA 的合成，会不会改变染色体的结构等问题，还有待进一步研究。而且，ESC 干细胞有形成畸胎瘤的倾向，必须对胚胎干细胞及其衍生细胞移植的安全性作一全面、客观、深入的评价。总之，胚胎干细胞的研究及应用，将会使我们更加深入了解"我们"形成的过程，给人类带来全新的医疗手段。也许在今后 10 年中，许多目前还无法治愈的疾病有可能借助胚胎干细胞及其相关技术而被攻克。

面临的问题

总而言之，胚胎干细胞研究面临的困难主要有以下几方面。① 胚胎来源困难：从小鼠胚胎干细胞建系效率来看，获得一个干细胞系需要 12 个囊胚和更多的卵细胞(平均 666个)；② 体外保持其全能性条件复杂；③ 免疫排斥反应；从胚胎干细胞分化所得的各种细胞和组织如果不是由受体提供的体细胞核移植所得，则与受体之间存在免疫排斥；④ 安全性难以保证：一是由于干细胞在体外培养过程中需要加动物的细胞做饲养细胞，可能被动物携带的病毒感染；再是干细胞具有致瘤性，植入受体体内后有发展为肿瘤的可能；⑤ 干细胞在体外发育成完整的器官难以做到：目前，来自机体的器官要在体外培养并发挥正常的生理功能还无法做到。用干细胞形成具有三维结构，有多种组织的精细复杂的器官更是难以完成；⑥ 伦理问题。

五、人胚胎干细胞研究存在的伦理道德问题

尽管人胚胎干细胞有着巨大的医学应用潜力，但是，由于人胚胎干细胞来自具有发育成一个个体潜力的人胚胎，围绕该研究的伦理道德问题也随之出现。这些问题主要包括人胚

胎干细胞的来源是否合乎法律及道德,应用潜力是否会引起伦理及法律问题。有人担心,人胚胎干细胞的研究可能会导致人流的泛滥,或导致医生为提供其他患者治疗的需要而刻意收集或破坏未出生胚胎,或者利用该项技术进行克隆人的研究。

1. 人 ESC 伦理争议   在肯定 hESCs 研究具有巨大科学研究及临床应用价值的同时,其中也蕴含着不得不探讨和解决的伦理学问题。目前,hESCs 主要从体外受精(invitrofertilization,IVF)治疗不孕症后剩余的胚胎中获取。为保证婴儿顺利出生,几百个卵子在体外受精、培育,受精后第 5 天,仅少数早期胚胎植入母体子宫,若植入成功,剩余胚胎会被丢弃,该类丢弃胚胎共有 100 个左右细胞,其中有 30～34 个胚胎 ICM 细胞,hESCs 即从胚胎 ICM 细胞中分离获取,因此 hESCs 是来自 IVF 后一些注定被丢弃的早期胚胎。此外,hESCs 还可能从利用体细胞核转移技术培育的克隆性胚胎中获取。目前,hESCs 研究中存在的主要伦理争论不是关于 hESCs 如何应用,而主要集中在与 hESCs 获取途径相关的伦理学问题,即破坏人类胚胎的伦理问题和克隆胚胎的伦理问题。hESCs 研究深深触及到人类的两个最基本道德原则,一是避免或减轻人类痛苦的原则,二是尊重人类生命价值的原则。一方面,hESCs 研究如前所述,应用前景广阔,很大程度上符合前者,另一方面,在 hESCs 获取过程中,破坏人类胚胎又严重侵犯了人类生命的价值,违反了第 2 条原则。很显然,hESCs 研究很难同时符合两条基本的道德原则。究竟是为治疗人类病痛允许破坏胚胎的研究还是尊重人类生命的价值禁止 hESCs 研究? 最终,hESCs 研究的核心伦理问题即应如何看待人类胚胎的道德地位。

2. hESCs 研究的立法和管理   目前,澳大利亚、加拿大、日本、巴西、瑞士等国家已制定指导方案,允许从 IVF 丢弃的胚胎中获取 hESCs。印度、以色列、新加坡、韩国和中国允许治疗性克隆研究。在英国,hESCs 研究政策较其他欧洲国家宽松,研究者不但可进行 IVF 来源胚胎的研究和治疗性克隆,在严格的管理和监控下还可以进行生殖性克隆研究,在美国,联邦政府只资助已存在的人 ESC 细胞系展开相关的研究,不支持再建立新的细胞系。科学的发展引导伦理思考,随着 hESCs 研究的不断深入,hESCs 研究者感到非常有必要减轻目前对 hESCs 研究的限制和约束。

为了促进我国干细胞研究的健康发展,同时保证国际公认的伦理准则,我国政府也制定了"人胚胎干细胞研究伦理指导原则"。根据 2003 年 12 月中国科技部和卫生部联合发布的"人胚胎干细胞研究伦理指导原则"第五条规定,用于研究的人胚胎干细胞只能通过 4 种方式获得。① 体外受精时多余的配子或囊胚;② 自然或自愿选择流产的胎儿细胞;③ 体细胞核移植技术所获得的囊胚和单性分裂囊胚;④ 自愿捐献的生殖细胞。原则中明确表明,我国政府支持人 ESC 细胞和治疗性克隆的研究,严禁生殖性克隆研究和人类配子、胚胎的买卖。在这一原则的指导下,我国科学家在这一研究领域也取得一些重要成果,建立了自己的细胞系。

人胚胎干细胞研究因其获取过程中胚胎破坏和胚胎克隆而引发的伦理问题备受争议。胚胎干细胞研究因涉及生命伦理学的敏感领域,一直饱受争议。目前开展的胚胎干细胞研究,事实上与生殖性克隆的原理相同,胚胎干细胞的研究与生殖性克隆仅是一步之遥。人类胚胎干细胞研究是否会滑向生殖性克隆?可以说人类胚胎干细胞研究正处于造福人类和给人类带来不测之祸的交叉路口。我们相信,严格伦理规范和伦理程序,胚胎干细胞研究必定会沿着正确的航道有序发展,要在积极鼓励开展胚胎干细胞研究的同时加强管理并制定出相应的管理法规和制度而加强宣传,使公众和立法者都能充分了解干细胞研究的利弊和进展情况,促进胚胎干细胞研究向健康和正确的方向发展。为"再生医学"开拓美好的前景,惠泽全人类。

(洪凡真)

第十六章
男性生殖生理

男性生殖系统由睾丸、生殖管道、附属腺和外生殖器组成。睾丸的主要功能是产生精子和合成分泌雄激素。生殖管道包括附睾、输精管、射精管和尿道,起到运输精子的作用,附睾还有贮存、营养和促进精子成熟的作用。附属腺包括前列腺、精囊和尿道球腺,其分泌物称为精浆,可为精子提供营养。外生殖器包括阴茎和阴囊。

第一节　睾　丸

一、睾丸的生理结构

睾丸左右各一,位于阴囊内,呈卵圆形或长卵圆形。睾丸分为前后两缘、上下两端。前缘游离,后缘与附睾和精索下部相接,血管、神经和淋巴管由此进入。上端后部有附睾头覆盖,下端游离。睾丸表面有三层膜组成,即鞘膜、白膜和血管膜。其中白膜在睾丸后缘增厚,并突向睾丸内形成睾丸纵隔,纵隔的结缔组织呈放射状伸入睾丸实质形成小叶隔,并将睾丸分为约 250 个锥体形睾丸小叶,每个小叶内有 3～4 条曲细精管。曲细精管逐渐向睾丸纵隔汇集,合并成 20～30 条直精小管进入睾丸纵隔,相互吻合形成睾丸网,由睾丸网发出 15～20 条睾丸输出小管,最后汇合为总管,经睾丸后缘上端进入附睾头部。曲细精管之间的疏松结缔组织及其他成分称为睾丸间质。精子生成和雄激素合成分别在曲细精管和睾丸间质进行。

(一) 曲细精管

正常成人的睾丸大约有 600 条曲细精管(或称其为生精小管),每条小管长度为 30～70 cm,直径为 150～250 μm,中央为管腔。曲细精管内壁为生精上皮,外壁为界膜。生精上皮由支持细胞和 5～8 层生精细胞组成。

1. **生精细胞**　生精细胞包括精原细胞、初级精母细胞、次级精母细胞、精子细胞和精子,它们是生殖细胞连续分化过程的不同阶段。在青春期以前,生精上皮只有支持细胞和精原细胞,其他生精细胞缺乏。青春期以后,生精细胞不断增殖分化,形成精子,在生精上皮中可见各级生精细胞。从精原细胞至形成精子的过程称精子发生。

（1）精原细胞：精原细胞来自原始生精细胞，是产生精子的干细胞，又称为精原干细胞，紧贴基膜。这类细胞体积较小，细胞器不发达。根据细胞核的形态和大小、染色质的染色致密度、核仁的位置及数量和有无糖原等特点，将精原细胞分为 3 个基本类群，即暗 A 型（dark type A，Ad）、亮 A 型（pale type A，Ap）和 B 型（type B）。Ad 型精原细胞核呈圆形或卵圆形，染色质呈细粒状，染色深，核中常有 1～2 个浅染区，核仁明显，胞质中有糖原、微管丝，Ps（过碘酸）反应强阳性。Ad 型精原细胞相当于储备干细胞，通常处于休眠状态。当睾丸受到药物、射线等有害物质侵害，其他类型精原细胞被破坏耗尽时，才进入有丝分裂，以补充精原细胞数量，待恢复到原来数目时，分裂即停止，又转入休眠状态。Ap 型精原细胞大而圆，核圆形，染色质呈细颗粒状，染色浅，核膜处有 1～2 个核仁，胞质中无糖原微管丝结构，Ps 反应成阴性。Ap 型细胞相当于更新干细胞，具有更新和分化能力，能不断增殖分化，参与精子发生的全过程。正常情况下，更新干细胞本身可抑制储备干细胞的活动。当更新消失时，则抑制作用解除，储备干细胞进入活跃状态。B 型精原细胞为 Ap 型细胞进一步分化的结果，细胞呈圆形，与生精上皮基膜接触面小，有时仅有一个狭窄的胞质突出与其接触，核呈球形，染色质呈细颗粒状，大小各异，沿核膜分布或附于核仁。核仁不规则，一般位于核中央，线粒体分散在胞质中，无糖原颗粒存在。B 型精原细胞经过 3～5 次有丝分裂才发育为初级精母细胞，精原细胞通过有丝分裂进行细胞增殖，一个精原细胞可以产生上百个精母细胞。

精原干细胞作为产生精子的源泉，在其产生和分化的细胞表面和细胞内会出现一些物质，这些物质具有较好的特异性和敏感性，对精原干细胞的分离和鉴定有着重要作用。这些特异性物质按照分布位置可以分为细胞表面标志性物质和细胞内标志性物质两类。

细胞表面标志性物质包括：① α_6、β_1 整合素：作为一种层粘连蛋白受体，是生精上皮基膜处构成细胞外基质的重要元件，也是精原细胞表面特有的标志物之一；② 胶质细胞源神经营养因子的受体：是精原干细胞生存的必需因子之一。小鼠实验表明，在刚出生时胶质细胞源神经营养因子的受体表达较高，但是成年后减少，因此，它作为精原干细胞表面标志物，有其时相性；③ 神经标志物蛋白基因产物 9.5：在多种动物标本上，都证明神经标志物蛋白基因产物 9.5 是精原干细胞表面标志，这一结果的提出，为改进精原干细胞培养条件和移植进一步研究奠定了一定的基础；④ 阶段特异性胚胎抗原 SS EA - 1：它是一种与细胞黏附、迁移、分化有关的糖基表位抗原，存在于多种种属胎儿的原始生殖细胞。在成人和胎儿睾丸组织中有显著阳性表达，表明 SS EA - 1 有可能作为一种良好的特异性识别和鉴定标志，用于胎儿睾丸组织精原干细胞的分离、培养和鉴定。

细胞内标志性物质包括：① Bmil 基因：作为原癌基因，它首先在反转录病毒引起的小鼠淋巴瘤中被发现，后在小鼠睾丸组织中也克隆到了 Bmil 基因，且 Bmil 基因对精原干细胞的增殖有调控作用；② Piw 基因：Piwi 基因家族在人类进化过程当中高度保守，其有一个成员 Piwil2 称 mil 基因，在成人睾丸细胞中发现，它的干细胞蛋白参与多种干细胞的自我更新，可以调控干细胞特异性基因的表达，并对精原干细胞的体外增殖有促进作用；③ NY -

ESO-1基因：是一种睾丸原癌基因,在成人睾丸的精原干细胞和初级精母细胞中均有较强表达,而在其他相关基质细胞中未见表达,并还表达于原位癌及精母细胞性精原干细胞瘤,表明NY-ESO-1可能是精原干细胞的表型标志之一,还可为跟踪睾丸原位癌的研究提供一个标志;④ Stra基因:是一种可以被视黄酸特异性诱导活化的基因,它在成熟雄性生殖细胞特异性中表达。

(2) 精母细胞：精母细胞位于精原细胞的近腔侧,体积较精原细胞大,细胞器逐渐增多。由B型精原细胞分裂产生,分为近基侧的初级精母细胞和近腔面的次级精母细胞。初级精母细胞直径约18 μm,核明显,染色体核型为46,XY,DNA含量为4n,细胞分裂期分前、中、后、末4期,形成两个次级精母细胞。次级精母细胞染色体仅为23条,DNA含量为2n。次级精母细胞形成后,经过或不经过短暂的细胞间期,DNA不复制,即进入第二次分裂,形成两个精子细胞。初级精母细胞的成熟分裂前期持续时间较长,所以在睾丸组织切片上可见到处于不同增殖阶段的初级精母细胞;而次级精母细胞间期短,甚至不存在间期,即进行并完成第二次成熟分裂,形成精子细胞,故睾丸组织切片中难以见到次级精母细胞。

(3) 精子细胞：精子细胞靠近管腔,体积较小,直径约9 μm,核圆,位于细胞中央,染色体致密。精子细胞染色体核型为23X或23Y,DNA含量为1n。精子细胞不再进行分裂,而经过一个结构复杂的变化过程,由球形转变为蝌蚪形的精子,该过程称为精子形成。在这一过程中,精子细胞的主要变化包括:① 细胞核染色质浓缩,核变长并移向一侧,构成精子的头部;② 高尔基复合体形成顶体泡,凹陷为双层冒状覆盖在核的头端,成为顶体;③ 中心粒转移到顶体的对侧,发出轴丝,随着轴丝的增长,精子细胞变长,形成尾部;④ 线粒体汇集于轴丝近端的周围,盘绕成螺旋状的线粒体鞘;⑤ 在细胞核、顶体和轴丝的表面仅覆盖有细胞膜和少许细胞质,其余的细胞质汇集于尾部,形成残余细胞质,最后脱落;⑥ 与核染色体结合的组蛋白逐渐被鱼精蛋白取代,鱼精蛋白中和DNA多带电荷,降低DNA分子之间的静电排斥作用,并通过二硫键的交联使染色体浓缩。

(4) 精子：位于管腔,形似蝌蚪,全长约60 μm,分头尾两部分。精子核高度浓缩,精子中无核糖体、粗面内质网及高尔基体。精子头部主要由核、顶体及后顶体鞘组成;顶体内含有多种水解酶,如顶体蛋白酶、透明质酸酶和酸性磷酸酶等。在受精时,精子释放顶体酶,分解卵子外周的放射冠和透明带,进入卵子中。尾部是精子的运动装置,电镜下可分为颈段、中段、主段和末段4部分。颈段内主要是中心粒,较短,由中心粒分出9+2排列的微管,构成鞭毛中心的轴丝。在中段,轴丝外侧有9根纵行外周致密纤维,外侧再包有一圈线粒体鞘,为鞭毛摆动提供能量,使精子得以快速向前运动。主段最长,是精子尾部的主要部分,轴丝外周以纤维鞘代替线粒体鞘,越向后纤丝的直径越小,最后由蛋白质膜包裹。末段最短,纤维鞘已经消失,仅有轴丝和细胞膜。

2. 支持细胞 支持细胞(Sertoli细胞)又称支柱细胞、保育细胞,是曲细精管复杂细胞构成中的非生殖细胞,其细胞形态和细胞核的形态都具有很大的特点。光镜下支持细胞核较大,呈三角形或不规则形,核染色质稀疏,着色浅,细胞核内有1～2个非常明显的核仁及附着于外面的核仁外周体。细胞质含有一般细胞器、脂滴、糖原颗粒和类晶体等。电镜下见支持细胞呈不规则圆锥体,基底部紧贴曲细精管基膜,顶端伸到腔面,侧面和腔面有许多不规则凹陷,内嵌各级生精细胞。支持细胞有丰富的粗面内质网和滑面内质网以及细质体等。核上区有高尔基体。支持细胞还含有丰富的微丝、微管及细微管,它们共同构成支持细胞的框架。在靠近生精上皮基底部的相邻支持细胞胞质之间形成了紧密连接,将生精上皮分为基底室和近腔室两部分。基底室位于生精上皮基底膜和紧密连接之间,内有精原细胞。近腔室位于紧密连接上方,直通曲细精管管腔,内有精母细胞、精子细胞和精子。紧密连接也是构成血-睾屏障的主要部分。

支持细胞作为生精上皮的主要成分,具有多方面的功能,对生精细胞起营养、保护和支持作用。生精上皮中无毛细血管,基底室中的生精细胞可以直接从曲细精管外获得营养物质,但是近腔室内的生精细胞必须通过支持细胞对大分子物质的转运才能获得营养。此外,支持细胞作为支架对生精细胞起支持作用,其形态和位置的改变都会影响到生精细胞的排列方式和规律。

(1) 吞噬作用:精子形成过程中脱落下来的残余胞质,可被支持细胞吞噬和消化。但当发生大量生精细胞变性及精子细胞变形过程形成大量残余体时,支持细胞则可激活生精细胞自身的溶酶体,发生自噬作用。

(2) 促进精子向管腔内释放:支持细胞的微管和微丝收缩可使不断成熟的生精细胞向腔面移动,并促使精子释放入管腔。

(3) 合成和分泌作用:支持细胞能够合成并分泌雄激素结合蛋白(androgen binding protein, ABP),ABP可与雄激素结合,以保持曲细精管内雄激素的水平,促进精子发生。ABP可作为衡量支持细胞功能的指标之一,睾丸精子发生旺盛者,支持细胞产生的ABP速率较大。支持细胞还能分泌抑制素(inhibin),选择性抑制腺垂体合成和分泌卵泡刺激素(FSH)。支持细胞还能将孕烯醇酮及黄体酮转化为睾酮,并将睾酮转化为雌二醇,因此支持细胞还具有合成和分泌雌激素的能力。

(4) 形成血-睾屏障:血-睾屏障作为全身最有效的屏障,具有以下功能:① 把管腔小室和睾丸淋巴液、组织液分隔开来,从而保证精子成熟分裂和变行过程能够在一个相对稳定的微环境进行,免受外来有害物质和突变原的损害;② 血-睾屏障的存在,使得基底小室和管腔小室之间保持着一定的渗透压梯度,曲细精管分泌的液体才能够向管腔内流动;③ 血-睾屏障还是一道重要的免疫屏障,阻止具有自身抗原的精母细胞、精子细胞和精子进入机体的血液循环,防止发生自体免疫反应。

(二)界膜

即曲细精管壁,也称固有层、管周组织,可分为三层:内层为基膜,向内附于支持细胞和精原细胞基底部,主要含有层粘连蛋白、Ⅳ型胶原蛋白、硫酸肝素类糖胺多糖等;中层为肌样细胞层,胞质含有肌动蛋白或类肌动蛋白样物质;最外层为淋巴样内皮细胞层。

界膜具有以下重要作用。

● 界膜是血-睾屏障的组成部分,是生精上皮和睾丸间质进行物质交换的通道,在正常精子发生中起着重要作用。

● 基膜的细胞外间质对支持细胞的分化、形态结构、细胞间质紧密连接的形成及正常功能的行使具有调节作用,还能储存生长因子,在精子发生和雄激素合成过程中起到调节作用。

● 肌样细胞层能够收缩,有助于精子向附睾输送;肌样细胞还具有内分泌和旁分泌功能,对睾丸能够起局部调节作用。

(三)睾丸间质

睾丸间质系曲细精管之间的组织,其中有各种结缔组织成分、血管、神经,另外还有成群分布的间质细胞(Leydig 细胞)、巨噬细胞和肥大细胞等。间质细胞是体内重要的内分泌细胞,一般成群分布于曲细精管之间的组织中。细胞体积较大,呈圆形或多边形,细胞核处于偏心位,含有 1～3 个核仁。胞质少而着色浅,具有丰富的滑面内质网和含有脂、磷脂和胆固醇的小泡。上述结构显示,Leydig 细胞与卵巢间质细胞、黄体细胞和肾上腺皮质的内分泌细胞相类似。

Leydig 细胞合成并分泌雄性激素,由细胞质内的主要细胞器合成,脂滴为睾酮合成所需要的类固醇提供来源,线粒体含有许多酶,可使胆固醇转化为孕酮。滑面内质网上也有许多酶,可使孕酮转化为睾酮。LH 与 Leydig 细胞膜上的受体结合,可在几分钟内通过 cAMP 作用;使胆固醇转化为孕酮,再转化为睾酮。间质细胞接受脑垂体前叶分泌的间质细胞刺激素(ICSH)的刺激,合成并分泌雄激素,间质细胞合成的雄激素主要有睾酮、脱氢表雄酮、雄烯二酮及微量的双氢睾酮,它们促进精子的发生和男性外生殖器及附属性腺的生长和功能活动,刺激产生第二性征及维持正常的性功能。间质细胞亦合成和分泌雌激素和前列腺素等。在人类,FSH 可能与 LH 相互作用,使睾酮水平升高,青春期隐睾患者在 hCG 治疗时,睾酮水平升高就是 FSH 升高的结果。

(四)直精小管和睾丸网

曲细精管在近睾丸纵膈处变为短而直的管道,称为直精小管,分别连通曲细精管和睾丸网。直精小管由单层柱状或单层立方上皮组成,上皮中无生精细胞,仅有一种变形的支持细胞组成。直精小管进入睾丸纵隔内形成分支并吻合成网状,称为睾丸网。睾丸网上皮细胞呈扁平状或砥柱状,核大占细胞体积一半以上,有明显的齿形凹陷。

睾丸网能够分泌睾丸液,与睾丸曲细精管内支持细胞分泌的睾丸液共同将精子输送到附睾管,并为精子存活提供充足的基质,还有助于雄激素的运输,其中的肽类物质能直接抑制顶体蛋白酶。直精小管和睾丸网上皮细胞还可以通过顶端的伪足样胞质突起,摄取变性的精子,发挥吞噬精子的作用。睾丸网上皮中有许多淋巴细胞和巨噬细胞,但是上皮之间仅有单个紧密连接,因此这里是血-睾屏障的薄弱环节,很可能是免疫反应物进入睾丸的入口,也可能是可溶性精子抗原的出口。

二、睾丸的生理功能

（一）睾丸的生精功能

曲细精管是生成精子的部位，在其管壁上排列着不同发育阶段的生精细胞。在不同节段的曲细精管上，精子的生成是不同步的，因此曲细精管可以持续不断地产生精子。精子生成是一个连续的分化发育过程，分为以下 3 个阶段。

1. **精原干细胞的增殖分化阶段**　在青春期以前，曲细精管内的精原干细胞是处于有丝分裂静止期，没有增殖活性。进入青春期后，在促性腺激素的刺激下，精原干细胞开始了周而复始的有丝分裂增殖，通过增殖形成了两种精原细胞，一种为 Ad 型精原细胞，保持干细胞的增殖特性，相当于储备干细胞；另外一种为 Ap 型精原细胞，经过有丝分裂可以分化为 B 型精原细胞，相当于更新干细胞。B 型精原细胞经过有丝分裂形成初级精母细胞，进入精子生成的下一阶段——减数分裂阶段。

2. **精母细胞的减数分裂阶段**　减数分裂又称成熟分裂，是生殖细胞发育过程特有的一种细胞分裂方式。它包括两次连续的细胞分裂，即初级精母细胞的第一次成熟分裂和次级精母细胞的第二次成熟分裂。初级精母细胞的染色体是双倍体，在进入第一次减数分裂前，DNA 进行复制为 4n，通过减数分裂形成 2 个次级精母细胞，每个次级精母细胞的染色体是单倍体，此时 DNA 为 2n，次级精母细胞进行第二次减数分裂形成 2 个精子细胞，细胞的染色体为单倍体，DNA 为 1n。

3. **精子形成阶段**　经过一系列形态学变化，由圆形精子细胞转变为蝌蚪状精子的过程，称为精子形成。这一阶段可以分为 4 个时期。

（1）高尔基体期：在精子细胞的高尔基复合体区出现几个圆形小泡，为前顶体囊泡，内有致密的前顶体颗粒。随后前顶体囊泡融合形成紧贴核膜的顶体泡，位于精子细胞的前段。高尔基复合体不断产生小泡，融入到顶体泡，使其体积不断增大。线粒体在此期间向胞质周围移动，中心粒则移至细胞核的另一端，分为近端中心粒和远端中心粒，并从远端中心粒长出轴丝，称为尾的中轴。

（2）头帽期：随着顶体泡不断扩大，并向细胞核两侧延伸，变成扁平的帽状包围核的前部。顶体颗粒和顶体帽合称为顶体系统。在此期，精子细胞的高尔基体增大，尾部纤丝不断发育。

（3）顶体期：顶体帽不断扩大，前顶体的内缘区伸长到核的前部，并逐渐覆盖核的前2/3，形成顶体。同时，细胞核由中央部位移向细胞一端，并逐渐变长，体积缩小，染色质颗粒增粗，核质浓缩，电子密度增强，最后形成致密均质状结构。在精子细胞核伸长和浓缩期间，细胞核上的赖氨酸被精氨酸取代，使得富于精氨酸的碱性蛋白质与精子细胞核 DNA 结合，改变了细胞核蛋白结构。当顶体形成时，细胞质内的两个中心粒迁移到顶体相对的一端，远侧中心粒发出一根轴丝，形成管状结构的鞭毛；近侧中心粒围绕鞭毛的基部形成终环。线粒体聚集在核与终环之间的鞭毛周围，形成螺旋状的线粒体鞘。

（4）成熟期：精子细胞经过顶体期的形态结构变化后，部分细胞质浓缩成为不规则的细胞质块,连于尾部中段。精子细胞进一步将多余细胞质块脱落,精子形成并离开支持细胞释放至曲细精管官腔。在成熟期,高尔基体开始退化、碎裂和消失。

(二)睾丸的内分泌功能

睾丸的间质细胞分泌雄激素,支持细胞分泌抑制素。

1. **雄激素** 雄激素是一类含 19 个碳原子的类固醇激素,主要有睾酮、双氢睾酮、脱氢异雄酮和雄烯二酮。其中以双氢睾酮的活性最强,其次为睾酮,其余的活性都很弱。睾丸间质细胞分泌的雄激素主要为睾酮,在间质细胞的线粒体内,胆固醇经羟化、侧链裂解形成孕烯醇酮,再经 17 -羟化并脱去侧链,形成去氢表雄酮,并进一步转变为睾酮。男性体内 95%的睾酮来源于睾丸间质细胞,大部分睾酮在分泌后经血液流到全身各个靶细胞,一小部分睾酮进入曲细精管。在曲细精管中睾酮与支持细胞内的雄激素受体结合,也可以与管腔中的雄激素结合蛋白形成复合体,调节支持细胞的合成和分泌功能,间接影响生精细胞的发育和分化。

雄激素作用的靶器官主要是生殖系统,其具有多重生理作用。

(1)促进雄性性器官和附属性腺的生长和发育:在人胚胎期,睾酮能够刺激雄性生殖道的分化,促进中肾管发育分化为附睾、输精管和精囊腺。胚胎发育至 13 周,在 5α -还原酶的作用下,睾酮转变为双氢睾酮,决定了阴茎和阴囊的发育分化。出生前,睾酮使垂体完成功能性分化,向男性方向发展。

(2)促进男性副性征的发育:雄激素能促进青春期的启动和发育,促进睾丸和附睾发育,保证精子的产生和成熟;促进副性腺发育,使其具有分泌功能;促进阴茎发育,使其具有勃起和射精功能。

(3)促进机体的合成代谢:雄激素能够促进肌肉和生殖器官的蛋白质合成,促使氮沉积,增加肌纤维的数量。

(4)促进造血功能:在骨髓造血功能低下时,雄激素通过刺激肾脏产生促红细胞生成素,间接增强红细胞的合成。

(5)调节体内激素分泌:通过负反馈作用抑制下丘脑或垂体分泌 FSH 和 LH,保证体内激素的平衡状态。

2. **抑制素** 抑制素是睾丸支持细胞分泌的糖蛋白激素,由 α 和 β 亚单位组成。抑制素能够抑制腺垂体的 FSH 分泌,生理剂量的抑制素对 LH 的分泌没有影响

三、睾丸功能的调节

睾丸功能的调节包括下丘脑-垂体-睾丸轴的调控和睾丸内调控两个方面,它们相互协调作用,保证睾丸发挥正常功能。

(一)下丘脑-垂体-睾丸轴的调控

下丘脑的神经内分泌细胞分泌促性腺激素释放激素(GnRH),它可促进垂体分泌卵泡

刺激素(FSH)和黄体生成素(LH),进而影响睾丸的功能。FSH 可促进支持细胞合成雄激素结合蛋白(ABP),LH 可刺激间质细胞合成和分泌雄激素。ABP 可与雄激素结合,保持生精小管内含有高浓度的雄激素,从而促进精子发生。支持细胞分泌的抑制素和间质细胞分泌的雄激素可通过负反馈抑制下丘脑和腺垂体分泌 FSH 和 LH。

(二)睾丸内调控

睾丸内局部调节方式主要有两种,一为雄激素分泌的睾丸内调节。在 FSH 作用下,支持细胞能将睾酮芳香化,使之转化为 17β 雌二醇,后者与睾丸间质细胞中的雌二醇受体结合,从而抑制间质细胞合成睾酮。二为精子发生的睾丸内控制。睾丸对精子发生的作用一方面表现在睾酮对精子发生重要作用,间质细胞分泌睾酮减少将导致精子发生的减缓,另一方面支持细胞分泌的抑制素对 B 型精原细胞分裂有直接的抑制作用,从而降低生殖细胞的进一步分裂。抑制素的作用可以是直接作用,也可能是通过 FSH 而发生作用。此外,睾丸还可通过旁分泌或自分泌作用对睾丸间质细胞合成和分泌雄激素及生精小管的精子发生进行局部调控。

第二节　生殖管道

一、附睾

(一)附睾的生理结构

附睾贴在睾丸上端后缘,可分为头、体、尾三部分,由输出小管和附睾管组成。生精小管产生的精子经由直精小管、睾丸网进入附睾的输出小管、附睾管,精子在附睾内停留 8～17 天,并经过成熟获得能量。

1. **输出小管**　是直接与睾丸网连接的 8～12 根弯曲小管,构成头部的大部分,远端与附睾管相连。输出小管周由薄层环形平滑肌围绕,由高柱状细胞及低柱状细胞相间排列构成,故管腔不规则。

2. **附睾管**　是一条长 4～6 m 的管道,构成附睾的体部和尾部,近端与输出小管相连,远端与输精管相连。附睾管腔规则,附睾管壁由假复层柱状上皮构成,上皮内主要包含 3 种细胞成分,即主细胞、基细胞和亮细胞。主细胞呈高柱状,细胞核长卵圆形,位于细胞的下 1/3 处,细胞顶端具有规则的长微绒毛。细胞胞质内含有溶酶体和高尔基复合体,长微绒毛基底部之间含有大量的内吞小泡,是附睾中主要的吸收单位,附睾内来自睾丸液的大部分水分被这种细胞吸收。此外,它还可分泌一些精子成熟所必需的糖蛋白,并可吞噬精液中其他成分。基细胞位于主细胞基底部之间,呈圆形或多角形,具有周期性分泌的特点,目前有学者认为它们很可能是与上皮修复有关的干细胞。亮细胞数量较少,是一种柱状细胞,仅有少量微绒毛,但有大量的内吞小泡和脂滴,具体功能还不甚清楚。

(二)附睾的生理功能

1. 分泌功能 附睾上皮能够合成和分泌多种物质,主要有以下几种。

(1) 甘油磷酸胆碱(GPC):GPC 从附睾头部到尾部含量逐渐增加,由于雄性生殖道内缺乏分解 GPC 的磷酸二酯酶,故 GPC 在雄性生殖道内不被利用。一般认为它与维持附睾尾部较高的渗透压有关,但是它随精子进入女性生殖道后可被其中的磷酸二酯酶分解,分解产物为甘油,作为能源被精子利用。

(2) 糖蛋白:附睾上皮能够分泌多种糖蛋白,它们对精子成熟储存极为重要。主要包括:① 前向运动蛋白:当其与精子表面的前向运动蛋白受体结合后可促使精子产生前向运动;② 特异性附睾蛋白(制动素):它由附睾头、体部上皮细胞合成分泌,随附睾液流入附睾尾部,在附睾尾部造成高浓度的制动素环境,抑制精子运动,使精子以静息状态储存于附睾尾部,并可能对精子固着于透明带上有重要作用;③ 多种蛋白酶:如糖苷酶、血管紧张素转换酶、γ谷氨酰转肽酶、超氧化物歧化酶、过氧化氢酶等。其中糖苷酶能将精子表面的末端糖基去除,暴露第二位末端糖基,糖基转移酶能将新的糖基转移到精子表面的糖链上,从而改变了末端糖基,这可能与掩盖精子表面的特异抗原有关。

(3) 唾液酸(SA):包括游离于附睾液中的唾液酸和结合于蛋白质的唾液酸两种,从附睾头部到尾部,游离唾液酸含量逐渐增加,而结合于精子的唾液酸含量逐渐减少。人精子的唾液酸分布在头部的基膜和顶体膜上,附睾液内的唾液酸与维持附睾的离子平衡有关;而精子表面的唾液酸为精子表面负电荷的主要来源。它不仅可以掩盖精子表面的特异抗原,以避免自身免疫反应的发生,而且对维持精子顶体的稳定和膜结构的完整性也有重要作用。

(4) 雄激素:附睾上皮能利用乙酸和胆固醇合成睾酮,后者在 5α 还原酶作用下可转化为双氢睾酮(DHT)。主细胞的 5α 还原酶含量较高,是合成 DHT 的主要细胞。DHT 作用于附睾组织,可增加新的 RNA 和蛋白质的生物合成,促进精子的成熟。

2. 吸收功能 睾丸支持细胞产生的大量睾丸液与不活动的精子一起进入附睾,其中睾丸液的 99% 被睾丸输出小管、附睾重吸收。一般认为主细胞参与吸收过程,而主细胞在输出小管、附睾头、体部分布比较发达,而在附睾尾部则较少,说明附睾头、体部吸收功能较尾部强。附睾上皮对离子的重吸收功能具有选择性,在附睾液中离子成分最显著的变化是 Na^+ 锐减,K^+ 增高,Na^+/K^+ 值由头、体、尾逐渐降低。附睾上皮细胞内的顶浆小管参与对附睾液的蛋白质和其他大分子物质的重吸收。

3. 浓缩功能 附睾的浓缩功能主要表现在对肉毒碱的作用上,由于附睾中不含有肉毒碱所需要的酶,故附睾不能合成肉毒碱,但附睾可将血循环中的肉毒碱转运并聚集于附睾尾部,并保持一定的浓度,以满足精子的需要。低浓度肉毒碱刺激精子运动,高浓度肉毒碱则抑制精子运动。

4. 附睾对精子的作用

(1) 精子的运输:睾丸内的精子尚未最终成熟,无运动能力,精子从睾丸到附睾及在附睾内的运行与下列因素有密切关系:① 附睾管内静水压有明显梯度,附睾头部静水压最小,尾部最高;② 睾丸输出小管及附睾管上皮的纤毛运动,导致精子的运动;③ 睾丸输出小管及附睾管本身的节律性收缩及排精过程中平滑肌强烈收缩将精子驱入精道。

(2) 精子的成熟:在多数哺乳动物(包括人类),自然状态下,刚离开睾丸的精子还不能使雌性配子受精,这些精子需在附睾内进一步变化成熟。首先精子获得前向运动动力,这主要依赖于附睾分泌的前向运动蛋白。但由于附睾液内制动蛋白的作用,附睾内获得前向运动的精子并不运动。此外,附睾上皮分泌的一些酶,促使精子发生内部的程序性裂解及精子表面糖基的改变,从而获得受精的能力。同样这种受精能力由于受到去能因子的控制而暂时不发生。有关附睾对精子成熟的作用,Amann 等(1993)提出"附睾为精子安置一系列激发装置"的假说,在射精或精子接近卵子时,这些装置便会引起细胞的一系列变化。与此同时,附睾还为每一个激发装置安装了安全机制,以避免上述变化超前启动。在离开附睾的过程中,精子获得了高度的受精潜能。

(3) 精子的储存:附睾既是输精管道的一部分,同时附睾尾部也是精子储存的场所,一般认为精子在男性生殖道内可存活 28 天左右,时间过久,将失去活性。精子能在附睾尾部储存并保持相对静息状态与下列因素有关:① 附睾尾部的内环境特点:此处附睾液 pH 值低,渗透压高,含氧量少,附睾上皮主细胞矮而宽大,表面微绒毛细而矮,胞质内吞饮小泡和多泡体不发达,从而使精子处于相对稳定的静息状态;② 制动蛋白和去能因子的存在:附睾尾部高浓度的肉毒碱对精子运动有抑制效应;③ 附睾尾部温度相对较低,适合精子储存。

(4) 免疫屏障作用:精子具有抗原性,在睾丸中主要由于"血睾屏障"的作用而不至于发生自身免疫反应;但在附睾中并无"血睾屏障"类似的结构,一般认为精子在附睾中能免受"伤害",与附睾形成的免疫屏障作用有关。① 附睾上皮分泌的一些糖蛋白掩盖在精子表面,阻碍自身免疫反应的发生;② 附睾上皮分泌的唾液酸使精子表面带负电荷,与附睾上皮表面酸性糖蛋白的静电相斥,阻止精子进入附睾组织;③ 附睾上皮分泌的免疫活性物质及上皮内的淋巴细胞可吞噬、消灭凋亡的精子,避免精子内的抗原物质进入附睾组织。

二、输精管

(一)输精管的生理结构

输精管左右各一,是输送精子的肌性管道,长约 50 cm。根据输精管的行程部位,可将其分为睾丸部、精索部、腹股沟部和盆部。输精管起自附睾尾,从睾丸后端进入精索,再经腹股沟进入腹腔,在精囊腺上方输精管形成梭形膨大,称为输精管壶腹,壶腹部末端变细,与精囊腺排泄管汇合后形成射精管。输精管壁由黏膜、肌层和外膜组成。黏膜表面为假复层柱状上皮,固有结缔组织中弹性纤维丰富。肌层厚,由内纵、中环、外纵排列的平滑肌纤维组成。

外膜为纤维膜,富有血管和神经。

(二)输精管的生理功能

输精管的主要功能是运输和排泄精子。附睾内的精子通过输精管被输送到射精管之后,与精囊腺分泌物汇合并被排泄到尿道。

三、射精管

(一)射精管的生理结构

射精管由输精管与精囊腺的排泄管汇合形成,左右各一。射精管向前下穿过前列腺实质,开口于尿道前列腺部。射精管壁由黏膜、肌层和外膜组成。其中肌层厚,能够产生强有力的收缩力,有利于将精液的排出。同时,射精管位于尿道嵴位置上的开口小而狭窄,也是保证射精时具有一定压力的有利因素。

(二)射精管的生理功能

射精管也是输送精子的通道,是精子与精囊腺分泌物排泄到后尿道的出口通道。

第三节 | 附 属 腺

一、前列腺

(一)前列腺的生理结构

前列腺是男性最大的附属性腺,仅有1个,位于膀胱颈与尿生殖膈之间,呈倒置的板栗形。前列腺的上端宽大,称为前列腺底,与膀胱颈相连接,有尿道穿过。下端尖细,称为前列腺尖,向下与尿生殖膈相连接。前列腺底与尖之间的部分称为前列腺体,有后尿道和射精管穿过。前列腺的前面稍有隆起,面对耻骨联合。后面邻接直肠壶腹,正中有一明显的纵行沟,称为中央沟或前列腺沟,前列腺增生时,此沟可变浅或消失。前列腺由腺组织和基质构成,是前列腺的功能组织。

1. **腺组织** 腺组织为30~50条复管泡状或管囊状腺构成的致密结构,其形成16~32条排泄管开口于精阜左右两侧的尿道内。腺泡的上皮是由主细胞和基底细胞组成的单层柱状或假复层柱状上皮。在腺泡的腔内可见分泌物浓缩形成的圆形嗜酸性板层状小体,称为前列腺凝固体,它随年龄的增长而增多,甚至钙化形成前列腺结石。腺组织以尿道为中心,依次排列成内、中、外三个环形区带:内带位于尿道周围,称为黏膜腺;中间带位于尿道周围的黏膜腺之外,称为黏膜下腺;外带位于最外侧,是前列腺的主要组成部分,称为主腺。主腺是前列腺分泌物的主要组织。

2. **基质** 基质由结缔组织、平滑肌细胞和弹性纤维组成,各种成分的含量及其比例随年龄不同而有差异。

(二)前列腺的生理功能

其主要功能有外分泌功能、内分泌功能及参与控制排尿及射精的功能。

1. **前列腺的外分泌功能** 成人前列腺外分泌功能受睾酮的调控,分泌物主要是前列腺液,前列腺液约为精液的 25%~33%,是精液第一部分的主要成分。它参与精液的凝固和液化过程,并部分提供精子生存的营养物质,同时它的一些成分也起到抗男子泌尿感染的作用。正常的前列腺液为稀薄的乳白色液体,呈弱酸性,pH 值 6.5 左右。患前列腺炎时,pH 值可≥8.0,成碱性。射精和前列腺按摩获得的前列腺液量约为 0.1~1.0 ml。

前列腺液中含有:① 纤维蛋白溶酶及纤维蛋白溶酶激活因子:与精液的液化密切相关。患慢性前列腺炎时,上述酶分泌减少,可引起精液液化异常;② 酸性磷酸酶:是具有糖类成分的重要蛋白,可分解精液中的磷酸胆碱、磷酸甘油及核苷酸等物质,与精子活动和代谢有关,往往将精液中酸性磷酸酶的测定作为反映前列腺功能的主要指标;③ 高浓度的锌:前列腺液中 Zn^{2+} 浓度很高,可达到 7.3 mg/ml,以游离和结合的形式存在。一般认为锌的作用与抗细菌感染、抗生物氧化及参与代谢作用有关。此外,对维持精子活力及精子获能和顶体反应也有一定作用;④ 柠檬酸盐:是精浆中柠檬酸的主要来源,其作用与维持精液的渗透压平衡密切相关;⑤ 多胺:前列腺液中含有精胺、亚精胺和腐胺等,是体内精氨的最主要来源。多氨有参与精液凝固的作用,另外精液特殊的气味也与多氨的氧化产物有关。目前认为多氨及氧化产物有可能形成生殖管道感染性因素的预防屏障。

2. **前列腺的内分泌功能** 前列腺基质组织中含有丰富的可将睾丸产生的睾酮(T)转化为双氢睾酮(DHT)的酶,即 5α 还原酶。并由于上述反应部分起到垂体对睾酮的调控。DHT 是前列腺增生和前列腺癌发生的重要物质。

3. **前列腺参与控制排尿和射精功能** 男性的正常排尿和射精过程通过盆底肌肉、整个尿道及输精管道的协调收缩及放松来实现,前列腺括约肌及尿道括约肌参与排尿控制。在射精时前列腺组织及前括约肌收缩,防止精液逆行入膀胱,同时也使精囊液、前列腺液随输精管内容物排出。前列腺功能调节与雄激素、生长因子、促乳素、雌激素、胰岛素、促肾上腺皮质激素、前列腺素、促甲状腺素释放激素等有关。其中雄激素包括睾酮和双氢睾酮,对维持前列腺的生长、发育、分化和功能密切相关。

二、精囊腺

(一)精囊腺的生理结构

精囊腺是一对主要由迂曲的小管构成的长椭圆形囊性器官,其表面凹凸不平,位于膀胱底之后,输精管壶腹的外侧。精囊壁有三层结构,外层为结缔组织,富含弹性纤维。中层为平滑肌,比输精管的肌层薄。内层为上皮层,通常为圆形基底细胞组成的假复层上皮。

（二）精囊腺的生理功能

精囊腺在人类的生殖功能中起重要作用。精囊腺的分泌物为精囊液，它构成射出精液的最后部分，占精液总量的 60%～70% 左右。

精囊腺分泌物中主要含有：① 果糖：是精囊腺分泌的特征性产物，为精子活动提供能量，一般可通过测定精液中果糖的含量来判断精囊腺的功能，另外还可大体判断无精子症的原因。譬如，若因睾丸生精功能障碍，则果糖含量可正常；若无输精管、精囊腺，则果糖含量会极低或为零；② 前列腺素：可影响精子的活动及刺激女性生殖道收缩以利于精子在其中的运行。此外，前列腺素还可刺激男性阴茎使海绵体肌收缩，扩张阴茎血管，有学者认为这是男性夜间、晨间阴茎勃起的主要原因之一；③ 黄素使精液略显淡黄色，蛋白酶及凝固因子参与精液射出后的半凝固状态，而去能因子则有利于稳定获能前精子。

三、尿道球腺

（一）尿道球腺的生理结构

尿道球腺是位于尿道两侧尿生殖膈内的一对豌豆状腺体。尿道球腺的排泄管细长，开口于尿道球部。尿道球腺是一种复管状腺，其腺管和分泌部的上皮结构随功能不同而有差异。

（二）尿道球腺的生理功能

尿道球腺上皮分泌的液体清亮而黏稠，于射精前排出，以润滑尿道。尿道球腺分泌物中含有蛋白质、非盐类、半乳糖、半乳糖胺、ATP 酶和 5 核苷酸酶等物质。分泌物涂片干燥后，可见与女性宫颈黏液结晶类似的羊齿状结晶。

（曾　勇　黄学锋）

第十七章
男性不育的诊断学

第一节 | 病史采集与体格检查

一、病史的采集

采集病史是全面了解男性不育症病因的前提。全面的病史获得为临床的进一步诊断和治疗提供了有价值的信息。通常病史可提供 60% 以上男性不育症的病因诊断线索。同时,医师通过与患者的交谈,沟通了与患者的关系,缩短了彼此的距离。由于男性不育涉及有关性功能、性生活等个人隐私问题,问诊时应在单独诊室,一个医师对一个患者进行,有时配偶也应回避。病史一般包括性生活史(包括婚史、生育史、性交频率、是否有早泄、勃起功能障碍、功能性不射精、逆行射精等),第二性征发育情况,感染史,生活嗜好、工作及生活环境;手术史,避孕史,其他全身性疾病;女方的一般情况(包括月经周期、生育史、避孕史等)。

二、体格检查

(一) 身高和体重

1. **体重异常** 过度的肥胖或消瘦均可能与不育有关,因为其可能是某些与不育有关疾病的一种临床表现,也可能其本身就可引起不育,如以肥胖为例,应把测定身高和体重作为常规体检的一部分。

2. **身高异常** 身材过高或过矮以及四肢长度和身高比例异常,常是某些先天性疾病的一个重要临床表现。如 Klinefelter 综合征患者的身材常过高,且两臂的长度可能超过其身高;Turner 综合征患者的矮身材,这些常是该病的特征性表现。

3. **毛发生长和分布** 胡子、头发、阴毛、腋毛的生长情况与性激素浓度相关。雄激素水平低下者的阴毛常稀少,阴毛或呈女性形分布,常无胡子。

4. **乳房** 正常男性不应该有乳房发育,但有些青春期男性可有乳房发育,有时会持续到青春期之后。成年男性出现乳房女性化,表明雄激素过低或雌激素过高,应考虑是否与下

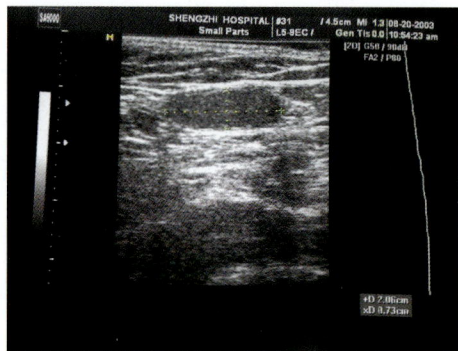

图 17 - 1　隐睾

列某些疾病或情况有关：① Klinefelter 综合征患者常有乳房增大；② 口服大量的雌激素，洋地黄制剂、安体舒通等药物者常有乳房增大；③ 具有分泌雌激素功能的肾上腺或睾丸肿瘤患者；④ 慢性肝病。

5. 腹部和腹股沟部的检查　仔细检查腹部和腹股沟部位有无瘢痕、炎症、溃疡、肉芽肿或肿块，这常与手术、创伤、性病、疝气、隐睾等病史有关，而这些疾病均可能导致不育。超声波检查隐睾（腹股沟隐睾）见图 17 - 1。

6. 会阴部和生殖器的检查

（1）会阴：会阴部的毛发生长和分布情况，局部有无瘢痕、炎症、溃疡或包块，如有存在，则可能与不育有关。

（2）阴茎（penis）：① 阴茎的大小、形态是否正常；观察阴茎有无尿道下裂、手术瘢痕、硬结、弯曲、畸形等；② 注意尿道口有无硬结、红斑、溃疡、赘生物和异常分泌物，如存在，应进一步检查和确诊有无性病存在。

（3）睾丸（testis）：检查睾丸时应取站立位，注意睾丸位置、大小和质地。睾丸位置正常悬垂在阴囊内，阴囊空虚时应检查腹股沟，甚至应行超声等影像检查确定异位部位。睾丸大小在不同人种中差异较大，国人的睾丸应大于 12 ml，正常睾丸超声图像（见图 17 - 2）与正常睾丸血流图（见图 17 - 3）。

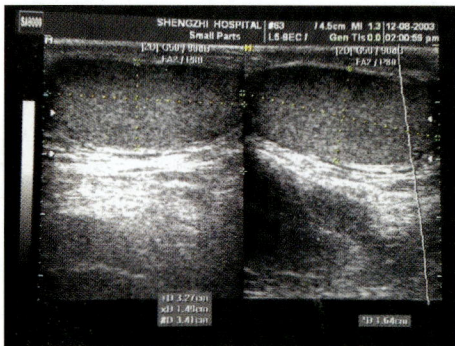

图 17 - 2　正常睾丸

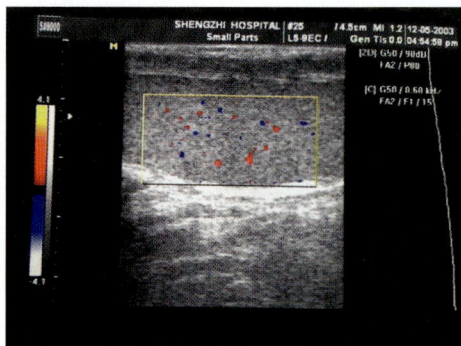

图 17 - 3　正常睾丸血流图（彩色）

较小的睾丸常提示睾丸生精功能低下，Klinefelter 症和促性腺激素低下型患者的睾丸常小于 3～4 ml。过大的睾丸（超过 30 ml）称巨睾症，多属正常但极少见。正常的睾丸对称，不对称的睾丸或较大睾丸应注意与鞘膜积液或肿瘤相鉴别。正常睾丸富有弹性，质地软表明睾丸生精功能有损害，此种情况多见于促性腺激素低下型患者。但一些生精阻滞患者的睾丸大小和质地正常，因其睾丸有足够的生精细胞和支持细胞。B超下睾丸微小结石见图 17 - 4。

（4）附睾（epididymis）：正常的附睾位于睾丸的后面或侧面居中位，轮廓规则而质软，但一般不易扪及，轻轻按压附睾不应有疼痛，正常附睾超声图像见图17-5。有压痛的附睾结节常提示有附睾炎或精子肉芽肿。输精管结扎术后有时也可能在附睾尾部摸到肿大的精子肉芽肿，附睾似有囊性增大的可考虑与梗阻有关，超声检查有助于确诊，双侧附睾囊肿见图17-6，附睾囊肿并鞘膜大量积液见图17-7，附睾囊肿并鞘膜积液见图17-8。

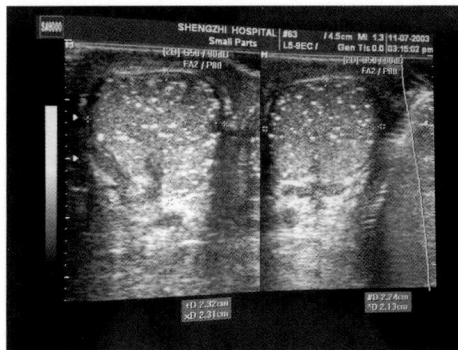

图 17-4　睾丸微小结石

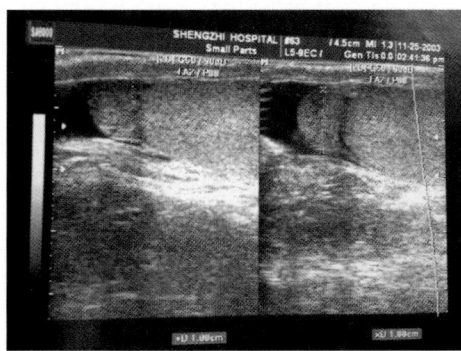

图 17-5　正常附睾

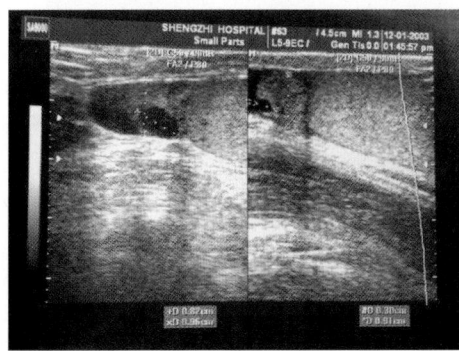

图 17-6　双侧附睾囊肿

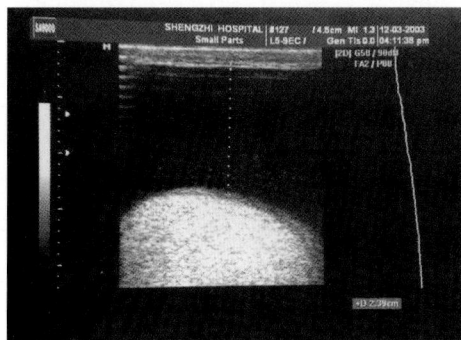

图 17-7　附睾囊肿并鞘膜大量积液
（睾丸位于液性暗区的一侧）

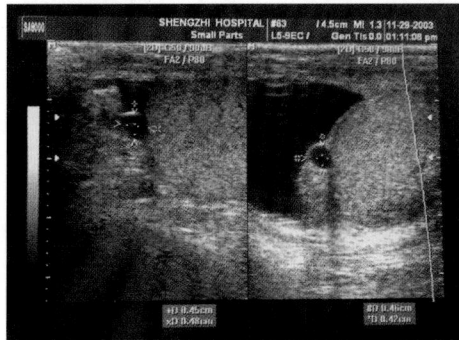

图 17-8　附睾囊肿并鞘膜积液

（5）阴囊（scrotum）：① 注意阴囊位置是否正常居中，外表有无炎症、溃疡、畸形或肿块等；② 注意阴囊内除睾丸、附睾和精索外，是否还存在有囊性或实质性肿块，是否存在有鞘膜积液、疝、精索静脉曲张、各种囊肿和肿瘤，必要时应结合B超声波协助确诊。

（6）输精管（vas deferens）：正常的输精管在手指感觉上成一细条，硬管状结构，摸不到输精管，常提示双侧无输精管。如摸到了输精管，尚需注意有无增粗或较细、结节和压痛。

如有这些情况存在,常提示有炎症。

(7) 精索静脉(spermatic vein):检查精索静脉时应在室温为 20~22℃的条件下进行,室温过低,阴囊回缩会影响检查;温度过高,伸展过度,亦可能会影响结果。精索静脉曲张可导致睾

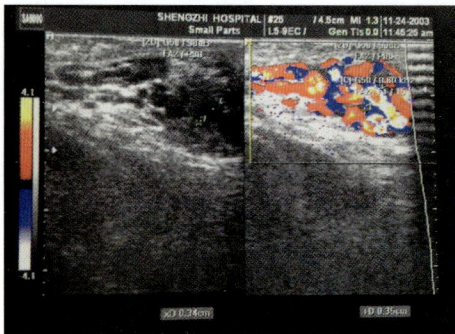

图 17-9　精索静脉曲张

丸变小和精液异常,但 WHO 认为,必须在排除其他可能原因后,精索静脉曲张伴有的精液异常才能被认为是不育的原因。精索静脉曲张症(见图 17-9)可分为亚临床型和临床型,在临床型中又可分为Ⅰ、Ⅱ、Ⅲ级。超声显示精索静脉在 Valsalva 运动时直径大于 2.4 mm,可诊为亚临床型精索静脉曲张。Ⅰ度精索指 Valsalva 运动时扪及增粗的精索静脉,Ⅱ度指常规扪诊可及增粗的精索静脉,Ⅲ度为肉眼可见和扪及增粗的精索静脉。约 20%的精索静脉曲张为双侧。

7. 前列腺(prostate)检查　在不育症诊断中,前列腺不作为常规检查项目,但当有可疑时,必须作直肠检查,必要时应辅以 B 超检查。当作直肠检查时,应由前列腺顶部向尾部再由两侧向中央移行。正常的前列腺(见图 17-10)在轻压时感觉为柔软、规则、无痛,中央沟易辨认。前列腺钙化(见图 17-11)。如为炎症性肿胀,则其压痛部向阴茎尿道口放射,石头样坚硬的肿块常提示为癌肿。B 超及血清 PSA 检查有助于确诊。

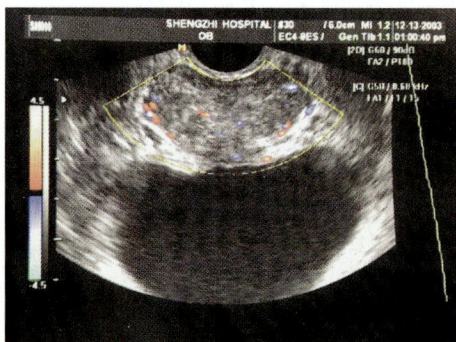

图 17-10　正常前列腺横切面(经直肠)

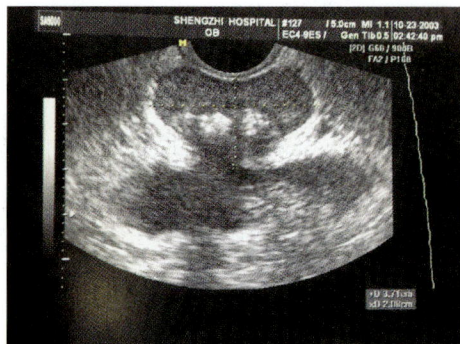

图 17-11　前列腺钙化

8. 精囊(seminal vesical)　检查正常时精囊扪不到,只有在经直肠探头 B 超下检查到正常精囊声像(见图 17-12)。扪及并有压痛提示为炎症。精囊发育不良或畸形时,需要有直肠探头的 B 超才能确诊。

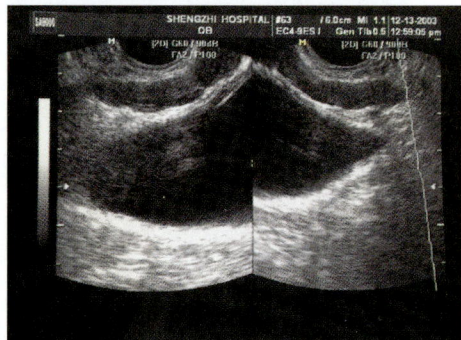

图 17-12　正常精囊声像图(经直肠)

第二节 实验室检查

一、精液分析

精液分析是判断男性生育力的重要方法。精液的主要指标包括精子总数、精液量、精子的性状(存活率、活动率和形态)和精浆成分,这些指标对了解精子功能都极为重要。精液分析结果取决于多种因素:① 精液收集和转运;② 实验室条件;③ 检验技术人员的技术操作;④ 实验室内外质控体系。通常,精液常规检测正常,1次检测就足够了。异常的精液常规检查结果则需要在1个月内再次复查。

《WHO精液分析和处理实验室手册》(第5版)提供了精液分析的标准操作程序和质控程序,应成为男性实验室进行精液标准化分析的基础。《WHO精液分析和处理实验室手册》(第5版)还提供了新的精液参数参考值,与既往的第4版手册相比,有较大的变化,具体见表17-1。但应该认识到,新的精液参数参考值是建立在3大洲8个国家的大约1 800份精液标本的结果,是否适用于国人仍需研究。

表 17-1　精液参数的参考值

参　　数	WHO 第4版参考值	WHO 第五版参考值
精液体积(ml)	≥2.0	1.5(1.4～1.7)
精子总数(10^6/一次射精)	≥40	39(33～46)
精子密度(10^6/ml)	20	15(12～16)
总活动率(%)	—	40(38～42)
前向活动率(%)	50	32(31～34)
存活率(%)	50	58(55～63)
精子正常形态率(%)	15	4(3.0～4.0)
pH	≥7.2	≥7.2
过氧化物酶阳性白细胞(10^6/ml)	<1	<1
MAR(%)	<10	<50
IBT(%)	<50	<50
精浆锌(umol/一次射精)	≥2.4	≥2.4
精浆果糖(umol/一次射精)	≥13	≥13
精浆中性糖苷酶(mU/ml)	≥20	≥20

注:摘自:《WHO人类精子和精子-宫颈黏液相互作用实验室手册》(第4版)和《WHO精液分析和处理实验室手册》(第5版)

1. **标本的采集**　一般要求患者到就诊医院留取精液标本,取精室最好与精液分析室邻近,相对安静,避免外界干扰。两次排精时间一般间隔48～72小时,禁欲时间的长短可影响精液量、密度和活率。精液标本的完整对精液分析结果的准确性有很大的影响,患者应将所有精液标本留取在容器中。留取精液的容器应洁净、无菌,不含对精子有毒害的物质。

一般采用手淫法取精,对手淫取精困难者可使用取精专用的避孕套同房取精,不宜采用性交中断法取精。采用经直肠电刺激采精对截瘫患者及 IVF 中采精特别困难者提供了方便。

2. 精液理化性状

(1) 凝固与液化:精液由 3% 尿道球腺液、20% 前列腺液、7% 附睾液及精子和 70% 精囊腺液组成。排出的精液很快凝固呈凝冻状,以防止精液从阴道中很快流出,造成精子数的减少。凝固蛋白由精囊腺分泌。由于精囊炎症或其他因素可造成凝固障碍,常伴随果糖降低,影响精子活力。如果精液不凝固且精液量少,提示可能是先天无射精管和精囊腺。

射出的精液通常 5～20 分钟内完全液化。室温下 60 分钟以上不液化为液化不良,或称精液液化延迟(semen delayed liquefaction)。前列腺液中含有与精液液化有关的因子,因此精液不液化可能与前列腺炎症有关。射出精液的前段部分主要来自前列腺液,如果这部分精液丢失,也可认为是精液不液化。

(2) 外观颜色:正常精液呈灰白色,禁欲时间长可呈淡黄色,如果精液清亮、浊度低,提示可能为少精子或无精子,有精囊炎的患者其精液可呈褐色,如果精液中肉眼见大量红细胞则可能存在生殖道出血或取精时外生殖器出现破损。

(3) 精液量:精液量与禁欲时间有一定的相关性。功能性不射精、逆行射精可导致无精液。逆行射精的患者射精后的尿液中有大量的精子并可检测出果糖。精液量过多,如超过 8 ml,则可能与附属性腺感染有关。精液量过少可能与精囊腺发育不良、附属性腺感染及不完全逆行射精有关,也可能与睾酮分泌不足有关。

(4) 黏稠度:正常的精液在完全液化后从吸管中流出,应为不连续的小滴。精液黏稠度的测量方法有玻棒法和黏度计法。精液滴下或玻棒拉丝超过 2 cm,表明黏稠度高。黏稠度过高可影响精子活力,精液分析结果不可靠,吸取的精液量不准。加糜蛋白酶可降低黏稠度,但影响精液分析结果。

(5) pH 值:精液中含有 70% 的精囊腺液和 20% 前列腺液,前者呈碱性,后者为酸性。精液的正常 pH 值在 7.2～7.8 之间,可中和阴道中的酸性。pH 小于 6.0 时,精子活动可受到抑制或停止,pH 过酸与精囊腺病变有关,主要为精囊腺分泌不足。pH 小于 7.0,同时精液量少、果糖为零或极低,可能是射精管和精囊腺缺失。pH 大于 8.0 时可能是炎症引起精囊腺分泌过多或前列腺分泌过少。

3. 精液显微镜检

(1) 精子凝集:指活动精子黏附在一起,不活动精子相互聚集、活动精子黏附于细胞碎片或载玻片上的杂质颗粒等非特异性聚集均不能称作精子凝集。精子凝集的类型有头对头、尾对尾、中段对中段及混合型(如头对尾)。凝集现象提示精子表面或精浆中可能存在抗精子抗体。精子凝集分析的方法是取液化的精液滴在洁净的载玻片上,显微镜下观察有无凝集、凝集的类型及比例。

(2) 精子活力和活动精子百分率:WHO 第 4 版根据精子运动能力将精子分为 a、b、c 和

d 等 4 级：① a 级：精子快速前向运动（运动速度≥25 μm/s）；② b 级：精子慢或呆滞的前向运动（运动速度 5～25 μm/s）；③ c 级：精子呈非前向运动（运动速度<5 μm/s 或原地摆动）；④ d 级：精子不运动。

新的《WHO 精液分析和处理实验室手册》（第 5 版）则将 a＋b 合并为一类，即前向运动（PR）精子，因为检验技术人员在实际操作中很难准确界定 a 和 b 类精子。

精子活力分析可以采用人工计数或计算机辅助的精液分析（computer aided semen analysis，CASA）的方法。标本制备、CASA 视频帧、精子密度和计数盘深度等都会影响 CASA 仪器的分析结果。虽然 CASA 可以较准确测量精子动力学状态，但计算活动精子百分率则可能准确性欠佳，因为 CASA 的精子密度测量还存在较大的误差。但 CASA 的重要应用还在于其提供了手工法检测不能具备的特性，即其提供了精子活动特性即精子动力学的精确数据，这些数据可用于分析精子超激活运动（hyperactivity，HA）的检测。HA 的特征是精子尾部出现高幅度的摆动，表明精子已经获能，研究发现其与精子的受精能力相关。

（3）精子存活率：精液常规分析时所见的不活动的精子并不一定是死精子，前向运动精子少于 40％时应行精子存活率检查。精子存活率主要通过精子膜的完整性来评价，可采用活体染色法和低渗肿胀实验（HOST）。死精子的细胞膜受到损伤，通透性发生了改变，染料可进入细胞内染上颜色。在低渗液（150 Osmol/kg）中精子膜完整的精子尾部可出现肿胀。常用的活体染色方法有伊红 Y 染色和伊红 Y 苯胺黑染色。通过活体染色，精液中绝大多数精子都是死精子，可诊断为死精子症。死精子症的病因主要与附属性腺炎症有关；尤其与附睾中的微环境有关；也可能与某些疾病或服用某些药物有关。而高比例的活的但不活动精子提示精子鞭毛可能存在结构异常。HOST 可用于 ICSI 时选择不动的活精子。

（4）精子计数：精子密度受到多种因素的影响，同一个人不同时间留取的精液标本，其精子密度有一定的波动，这是正常现象，因此单次精液分析结果不能完全反映患者的真实情况，一般要求在 1 个月内重复 2～3 次检查。采用中断性交法留取的精液往往会丢失前段精液，而这部分标本的精子密度最高。

精子计数的方法有手工法和 CASA。WHO 手册推荐手工法，可使用改良 Neubauer 血细胞计数板进行精子计数，但 Makler 精子计数板、Macro 精子计数板（国产）以及很多商品化的一次性计数盘（Cell‐VU 和 MicroCell 计数池等）也可用于精子计数，但应通过与改良 Neubauer 血细胞计数板的检测结果比较进行校验。《WHO 精液分析和处理实验室手册》（第 5 版）详细描述了精子计数的程序、过程和质控。

目前 CASA 技术已广泛应用于精液常规分析，但 CASA 系统识别精子是根据人为设定的影像大小和灰度来判断的，准确性受精液中细胞成分和卵磷脂小体等非细胞颗粒的影响。因此，CASA 对精子密度检测有一定的误差。一些 CASA 仪器具有自动回放和手工纠错的功能，可在回放视屏下删除确定为非精子的影像，可增加精子计数的准确性。一些 CASA 仪器采用荧光染色精子头进行精子计数，也增加了精子计数的准确性。

如果在湿片中未能检到精子，则疑为无精子。精液则需要通过离心以确定沉渣中是否存在精子。离心沉渣中是否存在精子决定于离心力、离心时间和检查的沉渣量。欧洲泌尿外科学会(EAU)男性不育指南推荐所有精液离心 600 g×10 min,所有沉渣镜下检查(×600),上清液再次 8 000 g×10 min,所有沉渣镜下检查(×600),必要时染色检查以确定无精子症。《WHO 精液分析和处理实验室手册》(第 5 版)推荐的方法是取 1 ml 精液离心 3 000 g×15 min,取 20 μl 沉渣分两张湿片观察。常规镜检未见精子,但离心沉渣观察到精子,可诊为隐匿性精子症(cryptospermia)。显然,EAU 推荐的方法比 WHO 能发现更多的隐匿精子症。如常规镜检和离心沉渣皆未见精子,该精液可诊为无精子。患者通常需在短期内重复 2 次以上检测,如均未见精子,可诊为无精子症。

多精子症的精子数过多(hyperspermia)的界定标准和临床意义还值得商榷。

4. **精子形态学检查**　精子的形态学是精子质量的一个重要指标。精子形态缺陷与精子的染色体结构异常、染色质不成熟、染色体非整倍体及精子 DNA 损伤相关。精子正常形态率与自然妊娠率和体外受精受精率相关。

人类精子形态多样,准确评估需要明确的标准。WHO 手册采用了 Kruger 严格形态评价标准,其正常形态精子定义为性交后宫颈黏液中的精子形态。按照这一标准,正常生育男性的精子正常形态率很少超过 25%,而其底限在 4% 左右。精子形态学评价系主观评价,不同实验室和实验员间的差异较大,因此需要严格的室内和室外质控。

评价精子形态需要行精子染色,方法主要有巴氏染色、肖尔染色和快速的 Diff-Quick 染色等。精子畸形可分为头部异常、中段异常和尾部异常。头部异常包括大头、小头、锥形头、梨形头、双头;中段异常包括中段增粗、肿胀、卷曲、线粒体缺失、含有原生质滴(胞浆小滴)等;尾部异常包括断尾、增粗、卷曲、双尾等。精液中畸形精子比例增高因素很多,如环境污染、附睾感染、精索静脉曲张、不良生活嗜好、氧化抗氧化系统失调等,服用某些药物也可能增加畸形精子的比例。

5. **非精子细胞的检测**　精液中除精子外,还有许多其他类型的细胞,统称为非精子细胞(nonsperm cell,NSC)。NSC 包括各期生精细胞、白细胞和上皮细胞。前两者在湿片下统称为圆细胞。

精液中 NSC 的检测一般采用瑞-吉染色法,但难以区别白细胞。WHO 推荐使用正甲苯胺蓝过氧化物酶染色法检测白细胞,该方法操作简便,方法可靠。此外,免疫细胞化学法(如 CD45 单克隆抗体染色)、荧光原位杂交法等也是鉴别精液中白细胞和其他圆形细胞的有效方法。正常生育男性精液中存在一定数量的 NSC。结合生殖内分泌激素和附属性腺功能指标的测定,精液 NSC 检查可有助于评估睾丸生精功能和生殖道感染。

(1) 各期生精细胞:精液中常见的生精细胞有精子细胞、次级精母细胞、初级精母细胞,偶见精原细胞。精子是在睾丸曲细精管中生成的,精原细胞靠近曲细精管的基底膜,一般不易脱落,精液中如出现大量精原细胞,曲细精管可能受到某种损伤。对于无精子症患者,精液中如存在生精细胞,则说明为非梗阻性无精子,根据精液中出现的生精细胞类型,可判断精子发生停滞在哪个阶段。

（2）白细胞：正常精液中的白细胞应少于 1×10^6 个/ml,或 10 个/HP,如超过这一指标,则称为白细胞精子症。白细胞精子症通常认为与附属性腺感染有关,但大量研究尚不能证实精液中白细胞的增加与生殖道感染相关。此外,精索静脉曲张、自身免疫性疾病等也能引起精液中白细胞增多。精液中的白细胞具有很强的吞噬精子的能力,使精子数量明显减少,造成突发性少精子症。白细胞产生大量的活性氧,影响精子的运动功能。过多的白细胞可激活机体的免疫反应,产生抗精子抗体,导致免疫性不育。

（3）上皮细胞：精液中较常见的细胞类型包括尿道上皮细胞、前列腺上皮细胞、精囊腺上皮细胞等,其中尿道上皮细胞更多见,可能与手淫取精有关。前列腺有炎症时可见较多的前列腺上皮细胞。精液中的上皮细胞能很容易与精液中其他非精子细胞区别。

二、附睾及附属性腺功能指标测定

人类精液是由精囊腺液、前列腺液、附睾液、尿道球腺液及精子等有形物组成,通过对精液中相关生化指标的测定,可以反映附睾及附属性腺的功能。

1. 附睾功能指标的测定　附睾附着于睾丸的上端及后缘,分为头、体、尾 3 部分。附睾是精子储存和成熟的场所,睾丸产生的精子尚缺乏正常的受精能力,精子在从附睾头到尾的运行过程中逐步获得了运动、精卵识别和受精能力。肉毒碱、α 葡糖苷酶和唾液酸是反映附睾功能的特异性指标。输精管道阻塞(附睾体以下)、附睾功能减退和附睾炎等,均可导致上述功能性指标含量降低。① 肉毒碱：附睾中的肉毒碱由附睾上皮细胞吸收血液中的肉毒碱而来,从附睾头到附睾尾,肉毒碱含量逐步增加。肉毒碱与附睾的成熟与运动密切相关,通过参与脂肪酸的氧化,为精子运动提供能量。精浆中肉毒碱含量一般采用埃尔曼试剂法测定,测时需绘制标准曲线;② α 葡糖苷酶：α 葡糖苷酶由附睾上皮细胞分泌,可将精子表面的末端糖基除去,改变精子表面成分。α 葡糖苷酶在精浆中有 2 个异构体,中性 α 葡糖苷酶和酸性 α 葡糖苷酶,中性 α 葡糖苷酶全部来自附睾,酸性 α 葡糖苷酶大部分来自前列腺。测定中性 α 葡糖苷酶对输精管远端阻塞具有诊断价值。α 葡糖苷酶的测定采用葡萄糖氧化酶法;③ 唾液酸：附睾中的唾液酸也是由附睾上皮分泌,是精子膜表面的组成成分,覆盖在精子表面抗原外,起免疫保护作用。此外,覆盖在精子膜表面的唾液酸能维持精子顶体的稳定性和精子膜的完整性,并抑制精子的顶体反应。唾液酸含量从附睾头至附睾尾逐步增加,参与维持附睾液的电解质平衡。精浆中唾液酸的测定多采用化学法,用双波长测定。

2. 前列腺功能指标的测定　前列腺是附属性腺中最大的器官,呈栗形,分泌稀薄的乳白色液体。青春期,在雄激素的作用下分泌增强;老年时,雄激素分泌减少,前列腺腺组织逐渐萎缩。前列腺具有内分泌和外分泌功能,前列腺液是精液的主要组成成分,成酸性,约占精液量的 20%。前列腺分泌的酸性磷酸酶、锌、柠檬酸是反映前列腺功能的指标。此外,前列腺还能分泌抑制素、促肾上腺皮质激素、松弛素等激素,称为前列腺的内分泌作用。① 酸性磷酸酶：是一种糖蛋白,可将磷酸转移到葡萄糖和果糖的基团上,与精子的能量代谢有关。前列腺中的酸性磷酸酶来自两方面,即细胞的溶酶体和前列腺分泌产生,后者受到雄激素的调节。精浆中的酸性磷酸酶的含量是体内其他组织的上千倍,前列腺感染、前列腺良性增生、前列腺癌等都能影响酸性磷酸酶的活性,血清中酸性磷酸酶活性显著升高,应考虑前列腺癌的可能性。酸性磷酸酶的测定可用磷酸苯二钠法和 p 硝基酚磷酸法,检测时应注意,由于酸性磷酸酶不稳定,留取标本后应及时测定;② 锌:前列腺液中含有高浓度的锌,锌对睾酮还原为双氢睾酮具有双向调节作用。低浓度的锌可刺激睾酮还原为双氢睾酮,而高浓度的锌则抑制这一反应过程。锌还是一种重要的局部抗菌因子,因而在慢性前列腺炎中,锌的含量显著降低。锌可调节精液中多种酶的活性,还可促进精子数量和活力的增加。锌含量的降低可导致少精子、弱精子和死精子。精浆中锌的测定可采用 PAN 化学比色法和原子吸收光谱法;③ 柠檬酸:前列腺中的柠檬酸受雄激素的调节,具有促进精子运动、保护酸性磷酸酶的活性、维持精液渗透压和 pH 平衡等功能。精浆中柠檬酸的测定采用紫外比色法。

3. **精囊腺功能指标的测定** 精囊是一对蟠曲的囊状器官,在雄激素的刺激下分泌弱碱性的淡黄色液体,含有果糖、山梨糖、前列腺素、凝固因子、去能因子等。其中果糖为精子的运动提供能量,凝固因子使射出的精液凝固,去能因子可稳定精子膜,抑制精子顶体反应。精囊分泌物,约占精液量的 60%,因此,精囊腺功能的紊乱直接影响射出的精液量。果糖是精囊腺功能的标志物,如果精浆中果糖为零,结合精液生精细胞检查和激素检查,可鉴别阻塞性无精子症和功能性无精子症。果糖的测定采用间苯二酚法,检测时应尽可能除去精浆中的蛋白质,避免干扰检测结果。另外,精囊感染所致的血精症,精液常呈暗红色,并可检测出红细胞和脓细胞。

三、精子功能指标测定

传统的精液检查主要包括精子密度、活动力、活动百分率和精子形态指标,在一定程度上反映了男性的生育能力。但有时精液常规检查的结果与实际生育力之间不尽一致。临床上经常发现一些不育症患者上述指标是正常的(排除女方因素),同时也有精液常规检查异常者其妻子仍可怀孕的。人类精子需要穿过宫颈黏液,经子宫到达输卵管,历经获能、顶体反应、透明带结合、与卵膜结合,进入卵子、精子核 DNA 解聚,最终形成雄性原核,形成合子和胚胎。这些生物学过程都需要特定的精子功能,检测这些精子功能,可能会更客观地反映精子的最终的受精能力,是对精液常规检查的必要补充。

宫颈黏液是精子受精过程中穿越的第一道屏障,活动的精子在体内以宫颈黏液的纤维丝为导向到达宫颈隐窝,在此停留,并以缓慢的速度进入子宫及输卵管与卵子受精。

1. **精子宫颈黏液相互作用试验、分体内试验和体外试验** 体内试验即性交后试验(postcoital test,PCT),体外试验主要包括玻片试验和毛细管穿透试验。精子宫颈黏液相互作用试验可评估精子穿越宫颈黏液的能力及是否存在宫颈因素和精子免疫异常因素。

(1) 性交后试验:精子欲达到输卵管壶腹部与卵受精,必须穿过充盈有宫颈黏液的宫颈管。宫颈黏液由宫颈管腺细胞分泌,能保护精子免遭阴道酸性环境的破坏和巨噬细胞的吞噬,并可给精子补充能量。正常情况下,射精后数秒钟精子即穿入宫颈黏液,尔后依其自身的运动游向宫腔,同时有一部分精子贮存在宫颈腺上皮的隐窝内,不断游出,增加了卵子受精的几率。精子在宫颈黏液中的运动及其存活时间受许多因素的影响。黏液中如有抗精子抗体存在,或精子表面结合有抗精子抗体,精子将失去其运动能力,出现凝集及摇摆现象。由于巨噬细胞的吞噬和补体介导的细胞毒作用,精子将被破坏。精子本身如有遗传或代谢障碍,也不能穿透宫颈黏液。

PCT 通常在性交后 9~14 h 进行。PCT 前夫妻双方禁欲两天。性交时宜抬高臀部并平卧半小时,性交后忌阴道冲洗和用药。注意用未涂润滑剂的窥阴器徐徐打开阴道,暴露宫颈与穹隆。用不带针头的注射器先吸取阴道后穹隆的黏液置于载玻片上,显微镜下检查有无精子。如无精子,表示性交失败,精子未射入阴道。如有精子,则换注射器抽吸宫颈口黏液,再用灭菌棉签擦拭宫颈外口,将注射器头插入宫颈管内抽取黏液,分别涂片后,用高倍镜计数每一视野活动精子数目,同时注意精子有无凝集、有无脓细胞、滴虫、霉菌及其他微生物。结果以宫颈黏液中精子的数量和活力进行判断。宫颈口及宫颈管黏液中每一高倍视野有 10个以上前向直线运动的精子,则表示正常。多种因素均可影响 PCT 结果。① 女方:非排卵期检查,由于宫颈黏液黏稠度高,精子不易穿透,造成假阴性结果。炎症、粘连、囊肿或存在抗精子抗体等都可使结果异常;② 男方:勃起功能障碍,逆行射精,精子密度低、活动差、畸形精子、精浆或精子表面结合有抗精子抗体等也可使 PCT 结果异常。对初次试验阴性或不正常者应重复 PCT 试验。

(2) 毛细管穿透试验:由 Kremer 于 1965 年创立,通过在体外观察精子是否穿透毛细管内的宫颈黏液来评价精子的功能。该方法操作简便,实验条件容易控制,影响因素少。特别是可以使用供者的宫颈黏液或宫颈黏液代用品,可方便地同时检测一批标本。该试验还可以用来鉴定导致性交后试验(PCT)异常的因素是在男方还是在女方,有很大的临床实用价值。设计的原理与 PCT 相同。由于使用供者的宫颈黏液或宫颈黏液代用品,精子在黏液内的穿行距离及黏液内活动精子数,完全取决于精子本身的运动功能。WHO 推荐根据精子的穿透高度、穿透密度和活力等指标,采用评分的方法,对结果进行判断。精子的质量、宫颈黏液的性状及试验时的温度等均可影响结果。此外,试验前患者应禁欲两天,精液液化后宜在 1 小时内进行,宫颈黏液或代用品吸入毛细管内时,不可存留气泡,以防气泡阻止精子向前运动。

(3) 玻片试验:玻片试验最初由 Miller 和 Kvyzrock 于 1932 年建立,后经 Moghissi 改进。原理和作用类似毛细管穿透试验,区别在于本法在载玻片上观察精子对宫颈黏液的穿透,比毛细管法更为简便。结果应根据宫颈黏液内与精液交界处的精子数量和活动情况来判断。

2. 精子膜功能测定　精子膜上含有丰富的多聚不饱和脂肪酸及多种蛋白成分,精子膜的功能与精子获能、顶体反应及精卵融合密切相关。精子膜功能的测定,可预见精子的受精能力。精子膜功能主要有精子尾部低渗肿胀试验(HOST)。精子尾部低渗肿胀试验可作为体外精子膜功能及完整性的指标,可预测精子潜在的受精能力。精子在低渗溶液中,必须重新建立内外液体间的平衡,水分子通过精子膜进入精子,建立精子内外液体间的平衡,使精子体积增大而膨胀,这是活精子膜功能正常的标志。膜功能不全(包括死精子)的精子表现为不膨胀。人精子尾部低渗肿胀有 a~g 7 种类型。除 a 型未肿胀外,b~g 均为肿胀型,统计 b~g 型精子的百分率即可计算出精子低渗肿胀率。

一些采用荧光染料结合流式细胞仪的方法可更为准确地评价精子膜的完整性。如 PI 是一种胞膜不通透的荧光染料,膜被破坏后可结合到精子核 DNA 上发出红色荧光,而 SYBR-14 可透过精子膜结合到精子核上,发出绿色荧光。PI 和 SYBR-14 都结合到精子核上时,却只发出红色荧光。结合流式细胞仪可对大样本精子进行精子存活率的检测。

3. 精子人透明带结合试验 精子与透明带的结合是诱导顶体反应的基础。在 IVF 中,一些精子常规指标正常的精子却缺乏与透明带结合的能力,透明带上仅有少量甚至没有精子,因此预先检测精子透明带结合能力有助于判断精子的受精能力。由于透明带具有种属特异性,需要采用人透明带检测精子的结合能力。可将一个人透明带显微切割成对等的两半,分别与相同浓度的待测精子和对照精子孵育。也可采用不同荧光标志相同浓度的待测精子和对照精子,与一个透明带共同孵育,结果评价是待测精子结合数量和对照精子结合数量的比值。

4. 精子顶体反应检测 人精子顶体位于精子头前端,覆盖在精子核前面,由顶体帽与赤道板组成,是一个膜结合的帽状结构。顶体内含有多种蛋白水解酶和磷酸脂酶。获能的精子穿过卵丘细胞外基质时被激活,引发顶体反应(acrosome reaction,AR),将顶体内的酶释放出来,以溶解卵放射冠及透明带。精子在体内只有经过获能、顶体反应,才能穿入卵细胞与其融合,完成受精。因此,检测精子是否发生顶体反应,有助于预示精子的受精能力。常用的顶体反应检测方法有:① 凝集素免疫荧光染色法:其原理是精子顶体中含有大量的糖蛋白,能与豌豆凝集素等特异性结合。精子获能后,经钙离子载体 A23187 诱导发生顶体反应,发生顶体反应后顶体丢失,荧光标记的豌豆凝集素不能与顶体结合,顶体帽区没有荧光;② 考马斯亮蓝染色法:基本原理同凝集素免疫荧光染色法。发生顶体反应的精子,顶体区不着色,顶体完整而被考马斯亮蓝染上紫蓝色的精子为没有发生顶体反应的精子。正常生育男性精子顶体发生率应≥75%。

5. 精子仓鼠卵穿透试验 Yanagamashi 等于 1976 年报道精子穿透去透明带金黄仓鼠卵试验(sperm penetration of zona-free hamster egg assay,SPA),用以测定精子获能、顶体反应、精子卵膜融合能力及精子核解聚的能力。SPA 过程包括精子的处理和获能、仓鼠的促排卵和取卵及体外受精等步骤,其结果可用卵子受精率及受精指数表示。① 卵子受精率:即卵子被精子穿透的百分率,最为常用;② 受精指数(fertilization index,FI):由于透明带已去除,一个卵子可被多个精子穿透,FI 为穿透卵子的精子总数与卵子总数之比,从整体上反映精子的穿透力与顶体反应。正常生育男性 SPA 时卵子受精率各家报道不一,但多数超过 10%。对女方曾与他人婚育过,或女方经全面检查证实生育力正常的不育夫妇中男方的研究表明,不育男性的卵子受精率常低于 10%。生育男性 SPA 正常的几率为 82%,不育者

SPA 正常的几率仅 2％,提示虽然生育男性精子穿透率也可能低下,但不育男性精子穿透率很少正常。SPA 虽优于精液常规,但与精子活力及形态并无关联。精液中脓细胞数也显著影响 SPA 结果。SPA 与性交后试验(PCT)及体外精子宫颈黏液穿透试验有相关关系。对已知的生育与不育男性用牛宫颈黏液穿透试验和 SPA 检测,结果与临床的符合率分别为 74％与 90％。在 IVF－ET 中,SPA 异常者受精率低,而 SPA 正常者受精率明显增加,说明 SPA 能较准确地评价精子受精能力。在临床实践中,SPA 可用于以下几个方面:① 对原因不明的不育者,检测其精子的功能;② 在女方进行强有力的治疗,如促性腺激素治疗和输卵管成形术前,确定其丈夫精子的受精能力;③ 估计不育患者精液异常的严重程度,观察治疗效果;④ IVFET 时估计供精者精液标本的质量和作受孕率的估计;⑤ 检测生殖抗体如抗精子抗体对生殖的影响;⑥ 输精管结扎前,男性受精能力监测;⑦ 评价化疗或放疗对男性肿瘤患者生育力的影响;⑧ 估计化学药品、环境中的毒物和药物对人精子受精能力的影响。

6. 精子染色质检测　精子核是精子重要的细胞器,包含了父方遗传物质。精子发生过程中,各期生精细胞核内 DNA 的含量发生规律性变化,与核 DNA 结合的核蛋白也发生组型转换(即从组蛋白→过度蛋白→鱼精蛋白)。成熟的精子核内 DNA 与鱼精蛋白紧密结合,高度浓缩,抑制了基因的表达,使遗传物质保持稳定。精子核成熟度直接影响着精子受精能力和受精后原核的形成及胚胎的着床。

(1) 精子核蛋白组分的测定:精子发生过程经历精原细胞、精母细胞、精子细胞和精子几个阶段。在精子细胞阶段,细胞核内与 DNA 结合的组蛋白大部分由体细胞型转化为鱼精蛋白(protamine,也称精核蛋白或精蛋白),形成高浓缩的 DNA 鱼精蛋白复合物,使 DNA 处于不转录状态,形成精子特异染色质。在这一过程中,精子由圆形变为长形,核高度浓缩,最终分化形成成熟的精子。精子鱼精蛋白分为两类,一类是 P1,富含精氨酸和胱氨酸,存在于所有哺乳动物中;另一类是 P2 族(由 P2 和 P3 鱼精蛋白组成),仅存在于人类及小鼠、仓鼠等极少数哺乳动物精子中。正常人精子中还含有少量的组蛋白和过渡蛋白。通过提取精子核总碱性蛋白,并进行醋酸尿素聚丙烯酰胺凝胶电泳,对电泳结果进行分析,可了解精子核蛋白的组成成分。过高的 TH/TBP 与过低的 HP2＋3/HP1,均是导致流产与不育的病因之一。

(2) 精子 DNA 完整性:精子核的致密化是维持精子 DNA 稳定的关键。精子发生过程中,鱼精蛋白逐步取代组蛋白与 DNA 结合。精子进入附睾后,鱼精蛋白的组成不再改变,但在附睾成熟过程中,精子的鱼精蛋白中大量的巯基(SH)不断氧化成二硫键(S＝S)与 DNA 更紧密地结合,使 DNA 更具抗酸能力,维持了 DNA 双链结构的稳定。但精子发生和运输过程中的一些因素可破坏精子 DNA 完整性,导致精子 DNA 出现单链或双链断裂,这些因素包括:① 生精过程的凋亡异常:如凋亡过弱可能不能去除正常存在的凋亡精子,而凋亡过强则使正常精子凋亡过多;② 染色质包装异常导致组蛋白鱼精蛋白转换异常,可使转换过程中产生的精子 DNA 缺口未能修复;③ 精子在附睾中受氧自由基作用,导致二硫键交联减弱;④ 其他一些因素:如放疗、化疗、高温环境或精索静脉曲张等可直接导致精子 DNA

断裂。

近年来,大量文献报道了精子 DNA 完整性的临床意义。尽管有不同的研究报道,但越来越多的证据表明,精子 DNA 损伤对男性生育力有不良影响,表现在:① 精子 DNA 损伤影响男性自然生育能力,还可导致流产率增加;② 精子 DNA 损伤对 IVF/ICSI 的临床结果有不良影响,可能会降低体外受精率、胚胎质量、胚胎种植率和临床妊娠率;③ 精子 DNA 损伤的影响可能决定于卵子母源性的 DNA 修复机制和精子 DNA 损伤程度,卵子质量越差,精子 DNA 损伤越严重,其影响越大。

精子 DNA 损伤与一些精子常规指标(如 D 级精子比例和颈部畸形率)相关,但精子常规指标正常可出现异常的精子 DNA 损伤,精子指标异常但精子 DNA 损伤并不增高,这表明精子 DNA 损伤是一个独立的精子质量指标。

检测精子 DNA 损伤的方法很多,分为直接检测法和间接检测法。直接法包括:① 彗星试验(comet assay):即单细胞电泳技术,完整的精子 DNA 不形成彗星尾部,检测电泳后形成拖尾的精子比例;② 原位末端标记技术(TUNEL assay):将荧光标志的核苷酸加到游离的 DNA 末端,检测被标志 DNA 精子的比例,此法可检测单链或双链 DNA 断裂;③ 原位切口翻译分析(in situ nick translation assay):通过 DNA 聚合酶 I 将荧光标志的 dUTP 结合到单链 DNA 断裂处,检测荧光阳性精子比例。

间接法一般通过碱或酸变性精子 DNA,有断裂的精子 DNA 对变性易感性增加。间接法包括:① 吖啶橙试验(acridine orange test,AOT):通过吖啶橙的多色性检测弱酸变性后呈现单链的 DNA 精子数量。吖啶橙与双链 DNA 结合,呈单体形式发出绿色荧光,而与单链 DNA 结合,呈聚合物形式发出红色或黄色荧光。通常 AOT 采用手工计数,计数样本数有限,同时荧光色根据肉眼判断误差较大;② 精子染色质结构分析(SCSA):可以理解为采用流式细胞分析仪分析的吖啶橙试验,可以计数大样本数千个精子,同时荧光分析强度标准化,是目前研究最多、数据最为完整的检测精子 DNA 损伤的方法;③ 精子 DNA 扩散试验(SCD):采用酸性变性和解裂精子 DNA,并在琼脂糖中扩散,DNA 完整的精子形成较大的光晕。SCD 操作简单,虽然计数样本也不大,仅数百个精子,但判断标准简单可靠;④ DNA 断裂荧光原位杂交检测(DNA Break Detection FISH):采用全基因组荧光探针行原位杂交变性的单链 DNA,其优点是荧光强度越强,表明其 DNA 断裂点越多,理论上可反映精子 DNA 的损伤程度。目前研究表明,这些不同的 DNA 损伤检测方法,如 SCD、Tunnel、SCSA 和 Comet 等,具有很好的相关性。

四、前列腺液检查

前列腺液是精液的主要组成成分之一,因此前列腺液的理化性质对精子的质量和功能都有一定的影响。前列腺液一般通过前列腺按摩获取,为静态;而精液中的前列腺液是在性兴奋过程中前列腺加速分泌,随射精动作排出体外,为动态。因而两者在成分上可能有一定的区别。正常的前列腺液呈乳白色,有蛋白光泽,稀薄,但有一定的黏稠度。显微镜下可见大量的卵磷脂小体,也可见到少量的红细胞和白细胞,有时能检出少量精子。前列腺液检查是诊断前列腺疾病的重要指标,而前列腺炎又是导致男性不育的重要因素。

1. **卵磷脂小体** 卵磷脂小体为圆球状,与脂肪滴相似,大小不等。正常前列腺液中的卵磷脂小体分布均匀,布满整个视野。卵磷脂小体数量的减少,反映了前列腺分泌功能异常,前列腺可能有炎症。当前列腺功能恢复正常时,卵磷脂小体的数量也恢复正常,因此,检测前列腺液中的卵磷脂小体可作为前列腺炎症治疗疗效的判断标准之一。

2. **白细胞** 正常前列腺液中每高倍镜视野白细胞不超过 10 个,呈散在分布。如果前列腺液中每高倍镜视野白细胞数量超过 10 个,说明前列腺有炎症。非细菌性慢性前列腺炎患者的前列腺液中,白细胞和巨噬细胞的含量是正常人的 8～10 倍,而在细菌性前列腺炎患者中含量会更高。白细胞的检测方法可参见精液中白细胞的检测。

3. **红细胞** 正常人前列腺液中的红细胞几乎没有或很少,急性细菌性前列腺炎、慢性细菌性前列腺炎及真菌性前列腺炎等患者的前列腺液中均能见到大量的红细胞。

4. **病原体** 引起生殖道感染的病原体有细菌、病毒、支原体、衣原体和滴虫等。

五、病原微生物的检查

生殖道感染是导致男性不育的一个重要因素。睾丸、前列腺、精囊腺、附睾等与精子生成、成熟、储存和运输有关的器官和部位发生感染都会影响精子的数量与质量。引起生殖道感染的病原体有细菌、病毒、支原体、衣原体和阴道毛滴虫等。

1. **大肠埃希菌** 大肠埃希菌天然寄生于人体的大肠中,正常情况下不致病。大肠埃希菌所导致的疾病可分为肠道内感染和肠道外感染。肠道外感染主要引起生殖道感染。大肠埃希菌感染生殖道后,使生殖道产生炎性反应,直接或间接影响精子的质量,如引起精子活率降低;某些菌株具有与精子表面相似的抗原成分,可使机体产生抗精子抗体;K12 等菌株的表面可与精子表面的甘乳糖残基结合,具有黏附精子的作用,产生精子凝集。大肠埃希菌在繁殖过程中产生的毒素对精子具有制动作用;感染可导致生殖道白细胞数量增多,一方面可大量吞噬精子,造成精子数量减少,另一方面巨噬细胞产生大量的活性氧可影响精子的运动能力。大肠埃希菌检查一般采用革兰染色法、抗酸染色法和培养法,培养后通常需进行药敏试验。

2. **淋病奈瑟菌** 淋病奈瑟菌为革兰阴性球菌,是生殖道感染常见的致病病原体之一。淋病奈瑟菌可侵入睾丸和附睾引起睾丸附睾炎,导致无精子或少精子;淋病奈瑟菌的脂性低聚糖是人精子膜上无唾液酸基糖蛋白受体的配体,这种结合可影响精子的功能,而且也可能是淋病患者传播淋病奈瑟菌的机理之一。淋病奈瑟菌感染后可引起输精管道的堵塞,造成阻塞性无精子症。但是淋病奈瑟菌可能对精子不产生直接影响,它可能通过侵入机体后引起的炎性反应和免疫反应,对生殖道、生精子细胞和精子造成损害。淋病奈瑟菌的检测多采用涂片染色法和培养法,也有采用荧光抗体染色和金标法,但只有培养后进行生化鉴定才能作出明确诊断。

3. 解脲支原体 支原体(mycoplasma)属有90余种支原体,是一类形态最小、结构简单并能在人工培养基上生长繁殖的原核生物。缺乏细胞壁,可形成肉眼可见的微小菌落。致病的支原体有 4 种,解脲支原体(Ureaplasma urealyticum, UU)、肺炎支原体(M. Pheamoniae, MP)、发酵支原体(M. Fermentans, MF)和人型支原体(M. Hominis, MH)。其中 UU 是支原体最小的一种。在男性,UU 感染可引起非淋菌性尿道炎、慢性前列腺炎、附睾炎及不育症,并可诱发尿路结石。在女性,UU 感染可引起阴道炎、宫颈炎、子宫内膜炎、急慢性输卵管炎、盆腔炎,并可导致宫外孕和不孕。UU 在围产期感染可引起孕产妇、胎儿和新生儿的损害,如流产、早产、死胎、羊膜绒毛膜炎、胎膜早破、低体重儿、胎儿宫内发育迟缓、产褥热以及新生儿的肺炎、脑膜炎、骨髓炎、脐炎等。UU 感染对精子的影响作用是多方面的。UU 可侵入睾丸中,引起曲细精管内出现巨噬细胞,使生精细胞严重脱落、蜕变,干扰精子的发生。精子表面可能存在与 UU 结合的位点,造成精子凝集。吸附于精子表面,影响精子的运动速度和运动方式;妨碍精卵识别、融合等一系列受精过程(吸附于精子头部、顶体后区和赤道板部位、产生神经氨酸酶样物质,可干扰受精或受精卵的发育);代谢产物(H_2O_2 和 NH_3)可直接损害精子和生精细胞。UU 膜上的 PLA1、PLA2 和 PLC 可破坏精子膜结构。UU 与精子膜具有共同抗原,感染后可刺激机体产生 AsAb,造成免疫性不育。UU 感染造成生殖系统中巨噬细胞增多,引起细胞膜上的多不饱和脂肪酸和胆固醇发生过氧化反应,活性氧增加,引起生精细胞和精子凋亡。

UU 的检测有培养法,即在固体培养基上经 7~10 天培养,可形成细小的油煎蛋菌落,直径 $10\sim600~\mu m$,肉眼可见,也可用低倍显微镜或倒置显微镜观察;液体培养基依据 UU 分解尿素的特性加入尿素和指示剂,UU 分解尿素后使培养液的 pH 升高,培养液颜色由黄色变为红色。固体培养基培养法是鉴定 UU 的标准法,但培养周期长,不利于临床及时处置,而液体培养法中某些细菌也具有分解尿素的能力,会产生假阳性结果。因此,如果发现培养基颜色变红且有浑浊,应用滤器过滤后接种到新的培养液中继续培养观察,如继续培养后颜色又变红而且液体清亮,则可判断有 UU 生长。此外,也可用原位分子杂交和 PCR 方法来检测 UU 核糖体 RNA 基因。PCR 方法灵敏度高,检测速度快,但必须严格做好质控,防止假阳性结果。

4. 沙眼衣原体 衣原体是一种介于病毒和立克次体之间、能够通过滤器的细胞内寄生的原核微生物。衣原体属包括沙眼衣原体(Chlamydia trachomatis, CT)、鹦鹉热衣原体(Chlamydia psittaci)和肺炎衣原体(Chlamydia pneumoniae)。沙眼衣原体现已分离出 3 个生物变种,18 个血清型(其中 DK 血清型与泌尿生殖系感染有关)。沙眼衣原体的生长繁殖周期可分为感染相和繁殖相,即原体和网状体。原体为感染相,具有较强的感染能力;网状体为繁殖相,是原体进入宿主细胞胞浆内演变而来,无感染性,但代谢活跃。沙眼衣原体引起生殖道感染早在 20 世纪初就有报道,目前沙眼衣原体感染的发病率在西方国家已超过淋病而居首位。传播途径主要为性接触,其次为手、眼或患者污染的衣物、器物等媒介物。沙眼衣原体感染可引起男性生殖道炎症、女性宫颈炎、输卵管炎等,可导致男女不育不孕和女性宫外孕等。沙眼衣原体感染导致男性不育也是多方面的。沙眼衣原体可侵入睾丸组织中，引起睾丸炎症，直接造成生精细胞脱落，损害精子的正常发生；黏附于精子头部和直接进入精子内部，影响精子的活动能力和精卵识别、融合等受精过程；导致白细胞精子症，活化的白细胞分泌的细胞毒素和细胞因子，影响精子的活力和功能；刺激免疫反应，产生抗精子抗体。

沙眼衣原体的检测方法主要有：① 细胞培养：这是检测沙眼衣原体的传统方法，也是金标准。宿主细胞有 McCoy 或 HeLa229、BHK21 细胞，培养 48～72 小时，用荧光标记单克隆抗体结合后观察胞浆内的沙眼衣原体包涵体。但培养法周期长，受干扰因素多；② 直接免疫荧光法：用荧光标记的抗沙眼衣原体膜蛋白的单克隆抗体和标本结合后，在荧光显微镜下观察有无衣原体；③ 金标法：检测尿道上皮细胞或宫颈口上皮细胞中沙眼衣原体的主要外膜抗原，来判断有无沙眼衣原体感染。目前国内多数实验室采用该方法，操作方便，快速，但阳性率报道不一，结果不稳定，受试剂盒本身质量的影响较大，也和标本采集的方法有关；④ ELISA 法：通过检测血清中抗沙眼衣原体抗体判断机体是否受到沙眼衣原体感染过，反映的是既往感染史；⑤ PCR 法：检测沙眼衣原体的核糖体 RNA 基因，该法灵敏度高，检测速度快，但要严格实验室质量控制。

5. **阴道毛滴虫**　阴道毛滴虫主要寄生于阴道内，引起滴虫性阴道炎。近年来研究表明，阴道毛滴虫也可寄生于男性的尿道、前列腺、附睾等部位，引起尿道炎、前列腺炎等，最终导致不育。阴道毛滴虫一般通过性交直接传播，也可通过游泳池、浴室、医疗器械等间接传播。阴道毛滴虫的检测方法有显微镜下直接观察、荧光免疫法、ELISA 法、凝集法、PCR 法、扩增 18S rRNA 基因等。由于阴道毛滴虫离体后很快失去活动力，因此采用显微镜检测时，取标本后应保持一定的温度及湿度，并尽快观察，否则会漏检。

六、免疫学检查

引起男性免疫性不育的主要是抗精子抗体(ASA)。大约 8%～12% 的男性不育症患者存在 ASA，而 1%～2.5% 的正常生育男性也有 ASA。人精子和精浆含有众多抗原成分，均可激发免疫反应。人类精子抗原的种类繁多，约有 100 多种。按细胞定位，可分为核抗原、胞浆抗原、膜固有抗原、包被抗原；按特异性可分为精子特异性抗原和精子非特异性抗原；按与生育相关性可分为生育相关精子抗原和生育不相关精子抗原。常见的精子抗原有受精抗原、乳酸脱氢酶 C4(LDHC4)、PH 20、PH 30、精子蛋白 10(SP10)、顶体素(acrosin)、ABO 血型抗原、HLA 抗原、鱼精蛋白(protamine)、精子膜抗原等。

精子在睾丸曲细精管内产生，曲细精管主要由生精细胞和支持细胞组成，支持细胞之间及支持细胞与基底膜之间紧密连接构成"血睾屏障"，使精子发生与机体的免疫系统隔离，成为隐蔽抗原。精子在青春期才产生，而此时人体的免疫系统已将精子识别为"异物"。理论上，"血睾屏障"的任何破坏都将导致抗精子抗体的产生。常见的病因有输精管结扎吻合术、输精管梗阻、睾丸损伤、炎症、隐睾、生殖道感染、精索静脉曲张等均可使精子或精浆抗原在生殖道中的通透性增加,诱导免疫应答反应。抗精子抗体在生殖道分泌物中(精浆、宫颈黏液)主要是分泌型的IgA(SIgA),它产生于黏膜,为二聚体。血循环中主要是IgG,IgM和单体IgA,精浆或宫颈黏液中的IgG主要来自于血液中,与血液中的滴度有关;而IgM由于是巨大的五聚体,很难渗透到精浆中。

抗精子抗体可通过多种作用影响人类的生育:① 干扰精子的发生过程,导致少精子症甚至无精子症;② IgG类抗精子抗体的制动作用,使精子失去活力;③ 分泌物或精子表面的IgA类抗体使精子之间相互凝集,影响精子的运动;④ 宫颈黏液中的抗精子抗体可阻止精子通过子宫颈;⑤ 抗精子抗体介导的细胞毒作用,直接损伤精子;⑥ 干扰精子获能,抑制顶体反应;⑦ 影响精子穿透卵丘、放射冠和透明带;⑧ 干扰精卵识别,阻碍精卵融合;⑨ 干扰胚胎的早期发育和着床,导致胚胎死亡和流产。

目前,检测抗精子抗体的方法有免疫珠试验(IBT)和混合抗球蛋白反应试验(MAR),两者直接检测结合在精子上的ASA,明胶凝集试验和盘状凝集试验则采用供精间接检测可结合精子的血清或精浆ASA,酶联免疫吸附分析(ELISA)和酶免疫分析(EIA)则直接检测血清或精浆中ASA。IBT和MAR由于直接检测精子表面的IgG和IgA类抗体,为WHO推荐方法。ELISA法可检测针对精子膜表面可溶性抗原的抗体,临床应用广泛,但其未能检测这些ASA是否会结合到精子而产生不良影响。此外,采用的抗原常为精子膜的总抗原,其中含有与人体其他器官组织共同抗原成分,因而这种抗原抗体反应的特异性不高。因而ELISA检测的临床意义有限。应该认识到,由于并非所有ASA都对生育产生不良影响,目前的检测方法未能检测针对生育相关抗原的ASA。

七、生殖内分泌激素检查

下丘脑-垂体-睾丸轴在男性生殖系统的分化、发生、发育和成熟中起十分重要的调节作用,检测这些器官所合成和分泌激素的水平,对全面了解男性生殖功能非常重要。

生殖内分泌激素的测定方法有放射免疫法、时间分辨荧光免疫法、化学发光免疫法、电化学发光免疫法等,这些方法检测的都是激素的免疫活性而非生物活性。放射免疫法灵敏度高,试剂成本低,有较好的特异性,但放射免疫法检测周期长,有潜在的放射性污染,重复性并不理想,将逐步被淘汰。近年来兴起的化学发光免疫法等非放射性激素检测方法,除具有放射免疫法的优点外,且实现了自动化操作,克服了以往手工操作重复性不高的缺点,并且检测时间较短。临床上,生殖激素测定可以通过基础的激素水平和刺激试验了解下丘脑-垂体-睾丸轴的功能。

生殖内分泌激素的测定主要包括促黄体生成激素(LH)、促卵泡成熟激素(FSH)、睾酮(T)和催乳激素(PRL)。促性腺激素释放激素(GnRH)半衰期极短,由于直接从门脉系统进入垂体而在外周血中浓度极低,因此临床上一般通过测定血清中LH值来间接了解GnRH的分泌。

FSH和LH降低为低促性腺性性腺功能低下,提示性腺功能低下的原因在垂体或下丘脑,如 Kallmann 综合征、特发性 FSH 或 LH 缺乏和垂体肿瘤等,常伴 T 下降。FSH 升高伴或不伴 LH 升高为高促性腺性性腺功能低下,提示睾丸异常所致,如克氏征等。在少精子症中,一般 FSH、LH 和 T 的检测无明显临床意义,PRL 可轻度升高。而在无精子症中,非梗阻性无精子症的 FSH 升高,但 FSH 水平与精原细胞数量有关,所以病理类型为生精阻滞的非梗阻性无精子症的 FSH 可正常,FSH 还受支持细胞分泌的抑制素负反馈,所以一部分完全的支持细胞综合征的 FSH 也可正常。PRL 轻度升高可能是生精功能障碍的反映,PRL 明显升高并伴有性欲减退和阴茎勃起障碍,提示垂体肿瘤。

近年来抑制素 B 被认为是精子发生的重要标志物。生精功能低下与生精阻滞的男性,血清抑制素 B 的水平显著低于正常生精功能的男性,唯支持细胞综合征(SCO)的男性血清抑制素 B 水平极低。目前认为血清抑制素 B 在预言非阻塞性无精子症患者的睾丸精子存在时,比血清 FSH 更准确。此外,抑制素 B 还可用于儿童隐睾、性早熟的诊断及监测放、化疗对男性生精功能的损伤等。抑制素 B 的检测通常使用双抗体夹心 ELISA 法。

生殖激素检测结果应综合分析,并结合临床表现做出诊断。通常性腺功能低下会伴有睾丸体积变小,严重的伴有第二性征改变。

八、遗传学检查

精子发生是一个复杂的过程,受到染色体上众多基因的调控,这些基因的缺失或异常可以不同程度地影响到精子的发生,并影响男性的生育能力。随着检测技术的改进,男性不育的遗传学检测已从使用传统的细胞遗传学检测(如核型分析)增加到使用分子遗传学检测(如 PCR、基因测序和 FISH 等)。临床上导致男性不育的遗传学异常可分为 4 类:① 染色体数目和结构异常;② 基因突变(精子发生相关基因突变、雄性性腺基因突变、体细胞基因突变);③ 精子染色体异常;④ 精子线粒体 DNA 突变。

(一)染色体数目和结构异常

有报道,在 9766 例男性不育症中约 5.8% 存在染色体异常,其中性染色体异常约占 4.2%,常染色体异常约占 1.5%。通常精子异常越严重,染色体异常发生率越高,精子浓度低于 $10 \times 10^6/ml$ 的染色体异常率是正常人群的 10 倍,达 4%。体细胞染色体异常可通过减数分裂异常或生精障碍导致男性不育。因此,男性不育症行染色体检查的指征应包括无精子症和重度少精子症,但如家族有流产、畸形和智力障碍史,即使精子指标正常也应行染色体检查。染色体检查一般采用外周血淋巴细胞培养后 G 带分析,特殊情况下进行特定组织的细胞培养后染色体核型分析或者其他带型分析。

1. 性染色体数目异常

(1) Klinefelter 综合征:Klinefelter 综合征是最常见的性染色体异常,常见染色体核型为 47,XXY,也有 47,XXY/46,XY 和 48,XXXY/46,XY 等核型。患者在青春期前的发育、青春期的启动以及垂体性腺功能均是正常的,血清睾酮水平在青春期早期增加,15 岁后开始降低;成年后的阴茎发育差,往往表现为小睾丸、类无睾体态、促性腺激素水平增高、男性女性型乳房、绝大多数无精子产生或几乎无精子。Klinefelter 综合征在一般男性人群中的发病率为 0.1%～0.2%,严重少精子患者中为 0.7%,无精子症患者中则高达 11%。通常,非嵌合体的克氏征精液检查常无精子,嵌合体(体细胞或生殖腺)的精液可存在精子,精子浓度可从偶见精子到正常。克氏征的精子 FISH 结果显示不同的结果,一部分克氏征患者的精子性染色体正常,而另一些有较高的 24,XY 精子。其机制不明。

(2) 47,XYY:核型为 47,XYY 者,几乎可以全部存活,发病率为 1/750,患者的精液可以表现为正常到无精子的各种过渡状态,产生 24,XY 和 24,YY 精子的发生率≤1%,常可以生育,也可引起配偶流产、围产儿死亡与婴儿染色体核型异常。

(3) 46,XX:46,XX 男性的发病率为 1/20 000,与父亲 Yp 染色体上的性别决定基因(sex determining region Y, SRY)在减数分裂过程中易位到 Xp 染色体远端有关。患者一般具有男性外表,但睾丸发育不良,无精子产生。

2. 常染色体数目异常 大部分常染色体非整倍体胚胎都在出生前死亡,或出生后因多发畸形死亡。21-三体综合征,即 Down 综合征是发生率较高的可存活的三体征(约 0.35%),可以影响生育。患者表现为无精子或严重的少精子症,但患者常不能存活到生育期。推测多余的 21 号染色体在减数分裂前形成联合复合体(synaptonemic complex)时可能干扰正常染色体的配对结构;而在减数分裂期,这条染色体也可能影响性染色体,导致性畸变。研究还发现部分 3 号与 9 号染色体的三体或单体、10 号与 13 号染色体的长臂和性倒转与性腺发育不全有关。

3. 染色体结构异常 染色体结构异常包括染色体易位、倒位、环状染色体等。如果染色体结构异常导致染色体上精子生成相关基因改变,可引起生精功能障碍,但这种情况较为少见。染色体结构异常导致生精障碍的主要机制可能是减数分裂时同源染色体配对异常。没有影响生精过程的染色体结构异常,患者可由于产生染色体不平衡(非整倍体)的精子导致不育并使其女性配偶流产。染色体结构异常可以通过精子 FISH 了解染色体不平衡(非整倍体)精子的发生率,从而有助于估计生育能力和预后。

(1) 染色体易位:是最常见的染色体结构异常,包括染色体相互易位和罗氏易位(Robertsonian translocation)。通常染色体相互易位是平衡的,可以没有重要遗传物质的丢失或增加,其表型可无明显异常,但其生殖细胞在减数分裂时可产生非整倍体的配子,可以导致生精停滞或反复流产的发生。染色体易位生殖细胞在减数分裂 I 粗线期形成配对四价体,进一步的减数分裂可形成至少 18 种不同染色体类型的配子,其中只有 1 种是正常的,1 种是平衡的。但应该认识到,由于不同染色体易位的参与易位染色体及其断裂点不同,形成的配对四价体结构也可能不同,导致一些类型的染色体分离方式更易发生,因而,18 种配子不是等比例产生的。对大部分染色体相互易位而言,对位的染色体分离(产生正常和平衡的精子)方式通常更易进行,所以,减数分裂产生的染色体正常和平衡的精子也较多,文献报道其发生率为 34%～76%。而罗氏易位可形成配对三价体,其 6 种不同染色体类型精子中正常和平衡的精子也最多,文献报道其发生率可达 78%。

（2）染色体倒位：染色体倒位也是常见的染色体结构异常之一。臂间倒位染色体携带者在减数分裂时，其同源染色体为进行配对，在倒位部分会形成倒位环，倒位环中倒位片段发生奇数次的重组交换可产生染色体部分缺失和重复的不平衡配子。因此，染色体倒位携带者减数分裂可最终形成 4 种配子。即 1 种正常，1 种倒位，另外 2 种为染色体部分缺失和重复。这些配子和正常异性配子形成合子后，可能出现染色体正常、倒位及部分三体或单体的胚胎，因而有可能导致不孕不育、流产和出生畸形儿等。Morel 等结合文献报道了 21 例男性不同染色体臂间倒位生殖细胞减数分裂分离结果，发现当倒位片段占到整条染色体长度的 30% 以下时，未见有重组精子产生；当倒位片段占到整条染色体的 30%～50% 间，将会产生部分重组精子，并且重组精子的比例将随着片段所占染色体长度比例的增加而增加；当倒位片段在 50% 以上时，将产生大量的重组精子。这说明，染色体臂间倒位是否形成染色体不平衡配子主要与倒位片段大小有关，较大的倒位片段易形成倒位环并进一步发生重组交换。常见的 inv(9)(p11q12) 和 (p11q13) 等染色体倒位由于其倒位片段较小，可能不会对生育造成影响。

（3）Y 染色体异常：有研究发现 18% 男性不育伴有不正常的 Y 染色体，其中 10% 为大 Y、7% 为小 Y、1% 为双 Y 染色体，但其在男性不育中的具体作用和意义还不清楚。

（二）基因突变

人类的基因突变率相当低，在 10^{-4}～10^{-5} 之间，推测精子发生的基因突变率也是如此。基因突变影响精子发生。点突变、微小的缺失及重排可通过分子遗传学方法检查。基因突变的检测方法有各种 PCR 技术、基因测序和基因芯片等。

1. 精子发生相关基因突变

（1）无精子因子：Tiepolo 等发现无精子患者 Y 染色体长臂远端存在部分缺失，因此提出在 Y 染色体 Yq11.23 区存在控制精子发生的基因，由于该缺失多表现为无精子症，故将其命名为无精子因子(azoospermia factor，AZF)。AZF 缺失可在同源重组时发生基因转变，或重复顺序之间进行重组时发生，由于 AZF 微缺失仅涉及几个基因，缺失片段小，不能使用传统的细胞遗传学方法检测，通常采用 PCR 检测相应的 STS 序列。

AZF 在 Y 染色体长臂上的 Yq11 的 5～6 间隔中有许多位点与精子发生有关，被分别命名为 AZFa、AZFb 和 AZFc(也有研究者认为存在 AZFd)。已发现一些重要的候选成分，如 YRRM1 基因、DAZ 基因和 DYS240 位点等。AZF 缺失约占原发性无精子症的 10%～15%。AZFa 缺失较为少见，可表现为 I 型唯支持细胞综合征，候选基因为 DFFRY、DBY 和近年发现的 USP9Y(Homo sapiens chromosome Y ubiquitin specific protease 9)。AZFb 的候选者是 RBM(RNA binding motif) 基因，又名 Y 染色体的 RNA 识别基序(Y chromosome RNA recognition motif，YRRM) 基因，该基因至少有 6 个亚家族存在于 Y 染色体的两个臂上，分别为 RBMY1～RBMY6，但只有 RBMY1 是唯一的活化转录基因，表达于绝大多数的生殖细胞，RBM 基因的完全或部分缺失可以分别导致生精阻滞和唯支持细胞综合征。最常见的 AZF 缺失是 AZFc 缺失，它的最佳候选者是 DAZ(deleted in azoospermia) 基因，属于多拷贝的基因家族成员。DAZ 的表达限于精原细胞和早期的精子细胞,DAZ 基因的点突变可以导致无精子症的发生。但由于 DAZ 基因的多拷贝特性,使其缺陷时可以具有多种表型,例如唯支持细胞综合征、生精阻滞和多种改变的少精子症。具有这些基因缺失患者的精子所生育的男性后代,无论是自然生育的还是通过辅助生殖技术(单精子卵细胞浆内注射技术等)获得受孕的,都将会携带这种同样的缺损。有报道 IVF 和 ICSI 后代新发 AZF 缺失增高。

(2) 其他精子发生相关基因:鱼精蛋白 2 基因定位于 16 号染色体上,但特异表达在男性不同发育阶段生殖细胞的单倍体期,主要表达在精子细胞和精子。鱼精蛋白 2 基因编码的蛋白可以在精子发生过程中的染色体致密化中替代机体的组蛋白。参与细胞周期调节的基因在精子发生中也起作用,蛋白质磷酸化作用被认为是控制细胞周期进程的重要机制。精子发生相关的细胞周期素(cyclin)基因多数表达于减数分裂前期,意义还不清楚,其中高度糖基化的 ZP3 和 ZP2 受体蛋白是特异表达于附睾的基因产物,参与精子对透明带的黏附及穿透过程。这些精子发生相关基因突变可能导致男性不育。

2. 性腺基因突变 人类向男性分化取决于 SRY 基因编码的产物睾丸决定因子(testis determining factor, TDF)。原胚期生殖腺细胞表达的甾体类因子 1(steroidogenic factor 1, SF1)首先活化 SRY 基因,使之诱导早期胚胎生殖脊上的滋养细胞(sertolis cells)分化并发育为男性生殖腺,TDF 也可与滋养细胞分泌的抗缪勒氏管激素(anti Müllerian hormone, AMH)相互作用,导致缪勒氏管退化。如果没有 AMH 的存在,这些管道将分化成子宫、宫颈和输卵管。间质细胞(Leydigs cells)产生的睾酮诱导中肾管(Wolffian ducts)形成男性生殖腺,包括附睾、输精管(vas deferens)和精囊。由类固醇 5α 还原酶 2(steriod 5 α reductase 2,SRD 5A2)将睾酮转化成的双氢睾酮(dihydrotestosterone,DHT)可促使男性外生殖器官——阴茎与阴囊的形成。男性生殖腺发育中任何相关基因的功能改变或破坏都可以导致不育,出现不同程度的中间性征,例如雄激素受体(androgen receptor,AR)基因突变导致雄激素耐受综合征的产生,患者表现为睾丸女性化及男性不育。多数导致睾丸女性化的点突变都集结于 AR 激素结合功能区。

3. 体细胞基因突变

(1) 囊性纤维化跨膜调节子基因:先天性双侧输精管发育不全(congenital bilateral absence of the vas deferens,CBAVD)表现为梗阻性无精子症。至少 80% 的单纯表现为无精子症的 CBAVD 患者存在 1～2 个囊性纤维化跨膜介导的调节子(cystic fibrosis transmembrane conductance regulator, CFTR)基因突变。CFTR 基因的功能是 Cl 离子通道以调控 Cl 和 Na 等离子及水在上皮细胞的跨膜转运,其双等位突变可导致囊性纤维化(cystic fibrosis,CF),表现为呼吸、消化和生殖等系统的外分泌功能异常。CF 是白色人种最常见的常染色体隐性疾病,其临床表现多样,但几乎都出现 CBAVD。目前已发现共有 1700 多个 CFTR 基因分子异常(突变、变异体或多态位点)与 CF 有关。虽然仍有 20% 的 CBAVD 患者未发现存在已知的 CFTR 基因突变,但研究已发现,增加检测突变的数量和检测方法可发现更多的导致 CBAVD 的 CFTR 基因突变,因而,CBAVD 被认为是 CF 的一种类型。大多数 CBAVD 患者为 CFTR 基因突变杂合子,少部分为纯合子。现在还不清楚这些杂合子患者是否存在未知的其他突变,但约 2/3 杂合子患者在 CFTR 基因非编码区有 5T 等位基因变异体,这是否与 CBAVD 发病有关尚待进一步研究证实。

CBAVD 患者和其配偶行 CFTR 基因突变检测有助于遗传咨询。CBAVD 患者可以通过 ICSI 获得生育。其配偶如为 CFTR 突变携带者,杂合子和纯合子 CBAVD 患者的后代患 CF 的概率分别为 25% 和 50%,这些夫妇在选择 ICSI 前应慎重考虑,可以考虑行 PGD 以避免 CF。如其配偶未检测到已知突变,其携带未知基因突变的概率约为 0.4%,杂合子和纯合子 CBAVD 患者的后代患 CF 的概率分别为约 0.1% 和 0.2%。有建议对 CBAVD 患者夫妇在 ART 治疗前进行完整的 CFTR 基因突变分析。

新的研究还发现 CFTR 基因与精子获能有关,其突变可导致男性不育。

(2) 其他:纤毛不动综合征(kartageners syndrome,KS)的病理基础是精子鞭毛缺乏动力蛋白臂,多数呈常染色体隐性遗传;但也有呈 X 连锁及常染色体显性遗传,表现出遗传异质性。由于顶体畸形而产生的圆头精子,缺乏顶体蛋白和外顶体膜(outer acrosomal membrane, OAM),也可能是一种多基因遗传病。

(三)精子染色体异常

精子染色体异常主要是染色体非整倍体。精子染色体非整倍体可通过荧光原位杂交(fluorescent in situ hybridization, FISH)进行检测,采用荧光标记的 DNA 探针,特异地结合到固定细胞的 DNA 上,通过使用不同的荧光标记探针(多色荧光原位杂交),在单一的细胞中同时分析多个染色体,比传统的核型分析节省很多时间,可对间期的去浓缩精子核进行 FISH 检查。严重少、弱、畸形精子症的精子染色体非整倍体率明显比正常精子的高,非梗阻性无精子症的睾丸精子比梗阻性无精子症的睾丸精子和附睾精子的染色体非整倍体率也高,表明生精环境可能是导致染色体非整倍体的原因之一。

精子出现高比例非整倍体的少见原因是生殖细胞染色体嵌合体。生殖细胞染色体核型与体细胞的不同,称为生殖细胞染色体嵌合体,其特点是精子出现相同类型的染色体非整倍体,如生殖细胞为 18 三体的染色体嵌合体,精子可出现高比例的 18 二倍体精子。

(四)精子线粒体 DNA 异常

人类线粒体 DNA(mtDNA)为双链闭环结构,全长 16 569 bp,分为重链和轻链,两条 DNA 链不含内含子,均具有编码功能。除编码 tRNA 和 rRNA 外,还编码 ATP 酶等与线粒体呼吸链相关的酶。成熟的精子每个线粒体一般只含一个 mtDNA。许多研究表明,精子线粒体利用女性生殖道内的能源物质通过氧化磷酸化产生大量的 ATP,使精子运动能力明显提高,出现一种特有的运动方式,为完成精卵结合和受精过程创造了条件。因此,线粒体呼吸链在精子射出后的运动过程所需能量中起重要作用。

精子 mtDNA 检测通常可采用 PCR-测序、长片段 PCR(Long-range PCR)、PCR-

RFLP 技术、PCR - SSCP 技术、双向等位基因 PCR(Bi - PASA)及变性高效液相色谱(DHPLC)等方法。长片段 PCR 能够高效的扩增 1 kb 以上的 DNA 片段,是检测精子 mtDNA缺失最为有效的技术方法;PCR - RFLP 和 PCR -限制酶- SSCP 方法是一种简单、快速筛查具有限制性酶切位点的精子线粒体基因突变的方法,而近年来发展起来的 Bi - PASA 技术既不需要限制性内切酶识别位点,又免去了限制性内切酶的酶切检测过程,只需一次 PCR 反应即可检测出变异位点的两个等位基因,通过一次 PCR 电泳后显示的带型直接可区分纯合基因型或杂合基因型,因而对精子 mtDNA 多态性(SNP)的检测有着广泛的应用前景。

近年来,精子 mtDNA 与精子功能的关系引起了人们的关注。目前认为,精子 mtDNA 突变和缺失都是导致精子运动能力降低的主要原因之一。研究发现,精子线粒体某些与编码 ATP 酶和线粒体呼吸链相关酶的基因发生突变可导致精子活动力下降,这些突变包括 mtATPase6、mtND2、mtND3、mtND4 和 mtND4L 等。研究还发现,mtDNA 缺失也引起精子活动力下降,mtDNA 4977bp 缺失、7345bp 缺失、7599bp 缺失、mtCytB 和 mtATP6 缺失都导致弱精子症。精子 mtDNA 的大片段缺失将导致相应自身编码蛋白的损害,使氧化磷酸化(OXPHOS)发生障碍,直接影响精子能量供给,导致精子运动能力及生育能力的降低。

第三节　影像学检查

X 光造影、超声、CT 和 MR 是常用的影像学检查手段。影像学检查在男性不育症的诊断中起很重要的作用。

一、X 光造影

X 光造影主要用于输精管道的通畅性检查。常用的是输精管精囊造影,通常可了解输精管和精囊改变。可采用经皮直接穿入输精管或切开输精管注入 X 光造影剂。随着直肠超声的应用,X 光造影的使用日趋减少。

二、超声

非侵入性、安全、简便和可靠的超声检查在男性不育症的诊断中使用越来越广泛。超声检查可了解睾丸和附睾改变,附睾的异常回声可提示附睾炎症,附睾网和睾丸网的扩大,提示远端的梗阻。超声可了解精索静脉的曲张情况,是诊断精索静脉曲张(特别是亚临床型)的常规方法。经直肠超声(TRUS)是无精子症病因诊断中非常有价值的诊断手段,低精液量和怀疑远端梗阻的无精子症应常规行 TRUS。TRUS 发现精囊增大(前后径大于 5 mm)和精囊中出现类圆形无回声区表明存在射精管梗阻。TRUS 还可发现 Mullerian 管囊肿、泌尿生殖窦囊肿和精囊及射精管钙化等异常。

三、CT 和 MR

通常 CT 和 MR 在男性不育症的诊断中少应用。在怀疑生殖系统肿瘤和寻找异位或下降不全的睾丸时可采用 CT 或 MR 检查。

第四节 睾丸活体组织检查

睾丸活体组织检查(简称睾丸活检)是直接评估睾丸的生精功能和精子发生障碍程度的一种重要的检测方法。

一、睾丸活检的适应证

近年来,随着辅助生育技术的发展,用于诊断目的睾丸活检越来越少,睾丸活检主要应用于 ICSI 中外科获取睾丸精子。诊断性睾丸活检的适应证有以下病症。

1. **无精子症** 睾丸活检通常用于鉴别梗阻性和非梗阻性无精子症。怀疑非梗阻性无精子症时,睾丸活检通常用于 FSH 正常或低于正常值 2 倍而睾丸体积正常的患者。由于对非梗阻性无精子症,睾丸组织病理类型是比 FSH 水平、抑制素 B 和睾丸体积等更好的预测睾丸精子是否存在的指标,因此在患者有行 ICSI 治疗意向时,各种非梗阻性无精子症都可作为睾丸活检的适应证,以了解睾丸存在精子的可能性。如发现精子,应行冷冻保存。

2. **严重精子指标异常** 不能确定为睾丸生精障碍还是睾丸后原因的。

3. **药物治疗前后的对比评价** 偶尔应用。

4. **怀疑存在睾丸肿瘤**

二、睾丸活检的一般方法

睾丸活检主要有开放式的切口手术活检、经皮睾丸细针穿刺、穿刺枪活检等,原则上只对单侧睾丸进行活检。活检前均用 1‰利多卡因封闭同侧精索。切口手术活检由于创伤较大,现已很少采用。活检后的主要并发症是睾丸血肿和阴囊疼痛,只要进行严格的消毒,一般不会引起感染。此外,睾丸活检破坏了血睾屏障,可能引起免疫应答反应,产生抗精子抗体,造成免疫性不育。但也有学者认为,细针穿刺对睾丸的损伤较小,一般不会引起免疫反应。

三、睾丸活检的病理分析

活检取得的睾丸组织应立即置于 Bouin 液中固定,避免用甲醛固定,因为甲醛可使组织明显收缩。固定后常规组织切片,苏木精伊红染色,显微镜下分析。研究发现,睾丸组织的病理类型有局灶性的特点,表明活检睾丸组织的病理类型并不完全代表整个睾丸组织的病理类型。Johnsen10 级积分法常用于睾丸精子发生的定量评估,但较繁琐,限制了其临床应用。定性的睾丸生精功能评估可采用以下的病理分型。

1. **正常生精功能**　精曲小管含有各级生精细胞和支持细胞,管腔内见有形态正常的精子,精曲小管界膜薄而整齐。如果该患者为无精子症,则很可能是阻塞性无精子症。

2. **生精功能低下**　精曲小管中见有各级生精细胞,但数量明显不足,曲细精管细胞层次减少,各层细胞排列紊乱或脱落。基因缺陷、睾酮分泌不足等均能引起。一些梗阻性无精子症可表现为生精功能低下。

3. **生精阻滞**　生精过程停留在生精细胞的某个阶段,精曲小管中只能见到这一阶段及其以前的生精细胞。常见的阻滞在精子细胞阶段,精曲小管中能见到精子细胞、初级和次级精母细胞、精原细胞,管腔中没有成熟的精子。基因(如 AZF 基因缺失)、药物、内分泌等因素均可造成精子成熟阻滞。

4. **唯支持细胞综合征**　精曲小管中生精细胞缺如,只有支持细胞,精曲小管管径变小。Klinefelter 综合征、AZF 基因缺失、腮腺炎合并睾丸炎、各种睾丸病变等均可导致唯支持细胞综合征。通常这是一种不可逆的病理改变。

5. **曲细精管透明样变**　整个曲细精管管腔缺乏细胞,基膜和管周纤维组织呈透明样变。

6. **未成熟型睾丸**　生精小管无发育,无管腔,无精子发生。可见于原发性低促性腺性性腺功能不全。

7. **混合型病理改变**　可同时存在生精功能低下、生精阻滞、唯支持细胞综合征和曲细精管透明样变等多种病理改变。

(黄学锋　徐建平)

第十八章
男性不育症的病因和处理

不育症的定义是配偶双方有规律和无保护的性生活但女方未能在 1 年内怀孕。大量的研究表明,不育症中女性因素约占 40%～50%,男方因素约占 30%～40%,而男女双方因素占 20%。男性不育病因多样,包括性功能障碍导致精液不能射入女方生殖道和各种原因导致的精子数量和功能异常,但多达 30%～40% 以上的少、弱、畸形精子症(oligoasthenoteratozoospermia syndrome)是特发性的。大约 40% 的男性不育症存在多种病因的共同影响。

由于病例来源、诊断方法和分类等不同,不同研究显示的各种男性不育症相关病因的发生率相差甚大。一项研究报道了 10 469 例男性不育症相关病因的发生率见表 18 - 1。本章将重点讨论射精和性功能障碍、精索静脉曲张、泌尿生殖道感染和梗阻性无精子症的诊断和处理。

表 18 - 1　男性不育相关因素及发生占比

男 性 不 育 病 因	所 占 比 例(%)
特发性少、弱、畸形精子症	31
睾丸下降不全	7.8
泌尿生殖道感染	8.0
射精和性功能障碍	5.9
全身系统疾病	3.1
精索静脉曲张	15.6
性腺功能低下	8.9
免疫因素	4.5
梗阻性无精子症	1.7
其他	5.5

注：引自：Nieschlag E, Behre HM. Andrology (Eds), Male reproductive health and dysfunction, 2nd Ed. Springer Verlag, Berlin, Chapter 5, pp. 83 - 87.

第一节　性功能障碍性不育

导致男性不育症的性功能障碍主要包括严重的勃起功能障碍、不射精和逆行射精,其共同特点是不育症夫妇在性生活时无或几乎无精子进入女性生殖道。性功能障碍可以是器质性病变所致,也可仅为功能性因素,不同的性功能障碍可以同时存在。

一、病因和分类

(一)勃起功能障碍(erectile dysfunction,ED)

ED是指阴茎不能达到和维持进行满意性交的勃起,导致阴茎不能插入女性生殖道。完全性ED可导致不育,但并不多见。ED病因多样复杂,分心理性和器质性,很多全身性疾病可通过多种机制导致ED。ED主要有下列病因和分类。

1. **心理性ED** 性生活较易受到心理影响,器质性ED也可继发心理性ED,导致ED加重。

2. **神经性ED** 勃起是一种神经血管活动,大脑、脊髓、海绵体神经、阴部神经以及神经末梢、小动脉及海绵体上的感受器病变都可导致神经血管活动异常,引起勃起功能障碍。导致神经性ED的病因包括神经多系统萎缩、帕金森病、阿尔采莫病、颞叶癫痫、脊髓外伤和手术、脊柱裂、脊髓空洞症、亚急性脊髓混合变性、脊髓压迫外周神经、马尾手术损伤骨盆神经以及由于慢性酒精中毒、糖尿病、淀粉样变性、放疗、骨盆骨折、椎间盘突出和马尾病变等导致的外周神经病变。

3. **血管性ED** 血管性ED包括各种影响阴茎动脉供血的动脉性ED和阴茎静脉回流异常的静脉性ED。动脉性ED最常见的动脉病变是动脉粥样硬化,其危险因素包括高胆固醇血症、吸烟、高血压及糖尿病。盆腔手术、骨盆骨折和会阴部闭合伤除可能引起神经损伤外,还可损伤阴茎动脉导致ED。许多外科手术可使阴茎动脉血供减少,最常见的是主动脉髂动脉手术,动脉瘤及其手术使粥样斑块和血栓进入盆腔血管而导致ED。

静脉性ED一般原发于平滑肌或白膜异常导致静脉闭合机制障碍,如Pyronie病可由于组织板样纤维导致静脉瘘。血管性ED可有动脉和静脉混合性ED。

4. **内分泌性ED** 引起内分泌性ED的常见病因有性腺功能减退症,睾酮分泌低下。性腺功能减退症分为原发性和继发性两类,原发性性腺功能减退又称高促性腺素性性腺功能减退症,伴有血清FSH升高,病变部位在睾丸,这类患者大多有严重的不可逆转的睾丸功能损害。继发性性腺功能减退病变部位在下丘脑或垂体,又称低促性腺性功能减退症,FSH降低,如垂体泌乳素和生长激素肿瘤、特发性高催乳激素血症、Kallman综合征和特发性低促性腺激素性性腺功能低下等的患者。甲状腺功能亢进或减退、库欣综合征和5α还原酶异常或缺乏雄激素受体,均可导致ED。

5. **药物性ED** 许多药物可能引起ED,有些药物是直接作用,而有的则是中枢作用。吩噻嗪类、丁酰苯类等抗精神病药,三环类、单胺氧化酶抑剂等抗抑郁药,利尿剂,多种降压药,抗雄激素活性药,引起高催乳激素血症的药,抗胆碱能药,抗组胺药等,均可通过不同机制造成ED的发生。

（二）逆行射精

逆行射精指精液完全或部分缺乏精液向前射出，而是逆向通过膀胱颈射入膀胱，通常性高潮正常或高潮性感稍低，在偏瘫时逆行射精可无性高潮。

逆行射精可分为神经性、药物性、尿道原因和膀胱颈功能不全。神经性逆行射精的病因包括脊髓损伤、马尾病变、多发性硬化、自主神经病变、腹膜后淋巴清扫术、交感神经切除和结直肠及肛门手术。抗抑郁药、α_1肾上腺素受体拮抗剂、抗精神分裂症药物和抗高血压药物是常见的药源性逆行射精的原因。尿道性逆行射精可由于尿道息室、尿道狭窄、尿道瓣膜和精阜肥大增生等引起。膀胱颈外翻、先天性半膀胱三角区缺失或功能失调、膀胱颈或前列腺手术后都可导致膀胱颈功能不全而引起逆行射精。

（三）不射精

不射精指完全缺乏前向和逆行射精，可有正常的性高潮，但有时伴有较弱的高潮。不射精的病因包括中枢或周围神经病变和药物。中枢或周围神经病变包括了脊髓损伤、多发性硬化、糖尿病、帕金森病等，腹膜后淋巴切除术、主动脉或鞍状肾手术和结直肠手术等可损害后腹膜周围神经导致不射精。抗高血压药物、抗抑郁药物、抗精神病药物和酒精等是药物相关的不射精病因。性高潮缺乏必定导致不射精，常是心理性的。

二、诊断

详尽的病史和体检可以对上述性功能障碍做出初步诊断。详细的检查可有助于病因诊断，而病因诊断有助于判断其对生育的影响和做出不育治疗方法的选择。

（一）阴茎勃起障碍

1. **病史和体检**　准确详尽的病史对 ED 诊断非常重要。重点应排查是否存在糖尿病、神经系统疾病、手术外伤和特殊药物使用。应注意是否存在夜间勃起和射精情况。特别询问有关教育背景、婚姻性关系亲密程度、既往心理创伤和心理治疗史等性心理状态。采用勃起功能国际问卷表（International Index of Erectile Function 5，IIEF5）有助于医师判断勃起功能障碍的严重程度。全面细致的体检有助于发现与 ED 相关的神经、内分泌、心血管等系统、器官的异常以及生殖器缺陷。应进行基本的神经系统体检，如阴囊、睾丸和腹壁敏感性、提睾肌发射、肛门括约肌张力和球海绵体反射。

2. **常规实验室检查**　血、尿常规，空腹血糖，血脂，肝肾功能等常规检查，有助于发现糖尿病、血脂代谢异常及慢性肝肾疾病，在诊断躯体疾病相关性 ED 中必不可少。内分泌检查可有助于诊断内分泌相关 ED 病因的诊断。

3. **夜间阴茎勃起检查**　夜间阴茎勃起（Nocturnal Penile Tumescense，NPT）检查有助于 ED 的诊断和鉴别诊断。通常，心理性 ED 的阴茎夜间勃起正常。NPT 检查方法有邮票法、Snap-gauge、RigiScan 和夜间电子生物阻抗体积测量（Nocturnal Electrobioimpedence Volumetric Assessment，NEVA）。邮票法和 Snap-gauge 方法简单，但可靠性差，RigiScan

主要测量阴茎膨胀程度及硬度,但未检查睡眠状态。NEVA 能可靠检测 NPT 的次数和质量,有助于鉴别心理性 ED 和器质性 ED,还有助于鉴别动脉性、静脉性 ED。

4. 其他特殊检查　超声 Doppler 有助于检查阴茎动脉血供,阴茎海绵体造影可发现静脉漏性 ED。有助于血管性 ED 诊断的检查还包括 DSA 和 MR。怀疑存在神经性 ED 的可以行进一步的神经检测,如海绵体肌电图(corpus cavernosum electromyogram,EMG)和阴茎背神经躯体感觉神经诱发电位等。

(二)逆行射精

通常患者有性高潮,但几乎无精液射出或射出精液少于 0.5 ml 可怀疑其为逆行射精。需与射精管阻塞和不射精相鉴别。性高潮后尿液浑浊、尿液检查发现精子、果糖阳性可确诊逆行射精。

(三)不射精

阴茎勃起开始正常,但长时间的阴茎抽插运动不能产生性高潮,并渐致勃起不坚和消退,据此可诊断为性高潮缺乏导致的不射精,常为心理性原因。有正常的性高潮,或有时较弱,但无精液射出,此类不射精常有神经系统异常或由药物导致,需采用性高潮后尿检与逆行射精鉴别。

三、治疗

(一)阴茎勃起障碍

ED 性不育的主要治疗有以下方法。

1. 心理与性行为治疗

2. 针对心理性 ED 的心理与性行为治疗　现已少用。

3. 药物治疗

睾酮缺乏的内分泌性 ED 可以采用睾酮替代治疗。通常药物治疗是针对 ED 的对症药物治疗,可适用于各种类型 ED。常用的药物是口服的磷酸酯酶－5(PDE－5)抑制剂,如 Sildenafil(Viagra)和 Tadalafil(Cialis)等,可阻断 PDE－5 的作用,减少阴茎海绵体内 cGMP 降解,而 cGMP 可扩张阴茎内动脉,使阴茎海绵体充血。其他的口服药物,如育亨宾等,由于 PDE－5 抑制剂的出现已少用。口服治疗效果差可采用海绵体内注射血管活性药物,常用的药物有罂粟碱、前列腺素 E1、酚妥拉明和阿托品等。其短期不良反应为局部皮肤淤斑、血肿及阴茎异常勃起,长期并发症包括海绵体纤维化。

4. 物理治疗　采用真空辅助勃起装置(vacuum erectile device,VED)也是 ED 治疗手段之一,曾被广泛使用。

5. 手术治疗　血管手术血管重建适用于有明确动脉或静脉异常的患者,但远期效果不满意。针对 ED 的手术治疗主要为阴茎假体植入,可作为 ED 的最后治疗手段。

6. 辅助生殖技术　通常 ED 治疗有效可以出现正常的性高潮和射精,因此 ED 性不育

应首选以上治疗方法。但患者的治疗意愿是一个主要的考虑因素,通常患者在较长时间的药物治疗无效后,辅助生殖技术是其优先考虑的治疗选择。如患者可以手淫取精,可采用人工授精,否则,采用外科取精结合 ICSI。

(二)逆行射精

逆行射精导致不育的治疗选择决定于其病因。对于尿道和膀胱颈解剖异常导致的逆行射精通常无有效的药物治疗。完全的脊髓损伤也无有效的药物治疗。药物诱因的逆行射精需要停止相关药物,可能会纠正异常射精状态,但一些患者由于治疗的需要而不能停止相关药物。

对于不完全的脊髓等中枢神经损伤和手术或创伤引起的周围神经损伤导致的逆行射精,药物治疗应首选。α-肾上腺素能激动剂、抗胆碱能药物和抗组胺药等,通过增加膀胱颈交感能作用或降低副交感能作用可以增加膀胱颈张力,从而有助于改善逆行射精。最常用的药物是三环类抗抑郁药物丙咪嗪(Imipramine),其具有 α-肾上腺素能和抗胆碱能作用。其他有效的药物包括去甲丙咪嗪(desipramine)、米多君(midodrin)、麻黄碱(ephedrine)、伪麻黄碱(pseudoephedrine)和溴苯那敏(Brompheniramine)等。一项荟萃研究分析了 264 例患者采用 α-肾上腺素能激动剂、抗胆碱能药物和抗组胺药治疗逆行射精的临床结果,50% 患者治疗后可获得前向射精,而 95 例有生育要求患者中,34% 患者的配偶获得自然妊娠。

对有生育要求的患者,如不能停用导致逆行射精的药物及药物治疗无效或不能耐受,则需要通过辅助生殖技术获得生育的机会。首选性高潮后尿液中的精子。口服苏打片30 mg/次,每日 3 次,通常 3～7 天可碱化尿液至 pH 7.2～7.8,诱发性高潮前排空尿液,获得性高潮后 10 分钟内排尿收集入取精杯,用精子洗涤液洗涤精子。也可诱发性高潮前插入导尿管,排空膀胱尿液,注入 10 ml 精子洗涤液,拔除导尿管,获得性高潮后再次插入导尿管引流膀胱内液,用精子洗涤液洗涤精子。性高潮后尿液中的精子在洗涤后如能获得足够前向活动精子($\geqslant 10 \times 10^6$/ml),行宫腔内人工授精可获得较好的妊娠结果,但大部分逆行射精尿液精子质量不足以行人工授精,而需要行 ICSI 治疗。通常不需要行外科取精。

(三)不射精

α-肾上腺素能激动剂,如米多君、麻黄碱和伪麻黄碱等,也用于治疗不射精,但通常疗效不如用于治疗逆行射精。米多君可能是最有效的药物,可刺激输精管、前列腺和精囊的交感活性,引起射精相关肌肉的节律收缩,文献报道治疗后射精获得率为 22%～62%。

对有生育要求的患者,药物治疗无效,则需要通过辅助生殖技术获得生育的机会。获取精子的方法可采用阴茎震动或电射精。阴茎震动与电射精比较使用简便,所需设备简单。两者诱导射精的最佳适应证是胸 10 以上的脊髓损伤患者,其射精反射弧是完整的。胸 10 以上行阴茎震动的射精诱导率达到 88%,而胸 6 以下则不到 15%。阴茎震动失败者可采用电射精。阴茎震动和电射精可能会诱发自主神经异常反射(autonomic dysreflexia),可引起严重的交感反射性高血压,导致抽搐、中风甚至死亡,因而是一个可能导致生命危险的严重并发症。预防措施之一是治疗前使用硝苯吡啶。阴茎震动或电射精获得射精可根据精子质量情况采用人工授精或 ICSI。阴茎震动或电射精失败后可采用外科取精获取附睾或睾丸精子行 ICSI。

第二节 精索静脉曲张

精索静脉回流受阻或瓣膜失效使血液反流和淤滞,导致蔓状静脉丛迂曲扩张,称为精索静脉曲张。精索静脉曲张在一般人群中的发病率为 10％～15％,多见于青壮年。精索静脉曲张在男性不育人群的发病率各家报道不一,约在 15％～41％,但均比其在一般人群中的发病率明显升高。单侧精索静脉曲张多见,双侧者约占 10％～20％。

一、病因及病理生理学

蔓状静脉丛由来自睾丸静脉、附睾静脉及其伴随属支静脉组成,经腹股沟管内环时汇合成一条精索内静脉,左侧精索内静脉成直角注入左肾静脉,右侧精索内静脉斜行直接注入下腔静脉。这可能是临床上左侧精索静脉曲张多见的主要解剖原因。精索静脉的静脉壁及其周围结缔组织较为薄弱和其静脉瓣膜缺损或关闭不全可能影响精索静脉内血液回流并导致静脉曲张。

(一)精索静脉曲张引起男性不育的机制

精索静脉曲张引起男性不育的机制至今尚未完全阐明,以下简述了各种可能的机制。但估计精索静脉曲张导致不育更可能是众多因素共同作用的结果。

1. **睾丸温度升高** 精索静脉曲张时由于睾丸内静脉回流不良,可升高阴囊内温度。由于双侧睾丸间存在交通支,故即使单侧精索静脉可使两侧睾丸温度升高。临床研究证实精索静脉曲张时两侧阴囊温度升高,而动物研究证实睾丸温度升高可通过热应激引起生精细胞凋亡,导致生精障碍。

2. **睾丸微循环障碍** 精索静脉曲张时,睾丸周围的静脉丛血液淤滞,静脉压升高,影响了睾丸的血液循环,导致睾丸内缺氧、CO_2 蓄积和各种代谢产物增加,从而对精子生成产生不良影响。

3. **代谢产物和血管活性物质反流** 由于精索内静脉瓣膜发育不全、缺损,肾上腺和肾代谢产物如儿茶酚胺、5-HT、前列腺素等毒素可通过精索内静脉或肾周脂肪、筋膜与精索内静脉的交通支反流至睾丸。而儿茶酚胺、5-HT、前列腺素不仅使睾丸内小血管收缩,减少其血供,导致睾丸内不成熟精子过早脱落,亦可作用于 LH 激素受体,抑制 LH 激素活性而影响睾酮的生成。此外,前列腺素还能抑制附睾收缩功能,影响精子在附睾的转运和成熟。

4. **睾丸 Leydig 细胞和 Sertoli 细胞的功能受损** 精索静脉曲张可损害 Leydig 细胞和

Sertoli 细胞的功能,导致睾酮、抑制素等激素分泌异常,通过反馈机制进一步影响垂体 LH 和 FSH 激素的分泌,从而影响睾丸生精作用的内分泌环境,导致生精异常。

5. **自身免疫**　精索静脉曲张所引起的一系列病理生理变化还可改变机体的免疫功能,产生抗精子抗体(antisperm antibody,ASA)。AsAb 进入睾丸或附睾,可干扰生精和精子的成熟过程,使精子数目减少,抗体也可黏附在精子膜上,引起精子形态和功能的异常。

6. **活性氧**(reactive oxygen species,ROS)**损伤**　精索静脉曲张可导致 ROS,大量的活性氧可损伤精子 DNA,产生异常增多的 DNA 片段,影响精子的发育和成熟。研究表明,精索静脉曲张患者即使精液指标正常,其精浆 ROS 和精子 DNA 损伤都显著增高。

(二) 精索静脉曲张的睾丸病理改变

精索静脉曲张导致的睾丸病理改变包括:① 睾丸和附睾主要为缺氧改变,曲细精管轻中度萎缩,细胞层次减少,生精细胞脱落,间质水肿,附睾表现为间质水肿、上皮细胞变性、管腔上皮细胞表面刷状缘排列紊乱;② 睾丸组织还可能存在免疫性损伤,睾丸曲细精管界膜及间质小血管出现免疫复合物沉积;③ 超微结构表现为睾丸间质水肿、间质小血管病变以及曲细精管界膜病变;④ 细胞外基质(ECM)出现异常改变,层质素(lanminin)在细胞外基质的导管周围、精原细胞附近呈增厚或中断表现,胶原纤维在细胞外基质的基底室附近、导管周围呈非线性、不连续性的增厚。

二、精索静脉曲张的诊断

约 30% 精索静脉曲张患者可有相关症状,表现为站立时阴囊胀大、有沉重及坠胀感,行走后加重,而平卧休息后减轻,病程较长的病例可伴有神经衰弱和勃起功能障碍。有报道精索静脉曲张易出现副性腺感染、附睾炎和抗精子免疫异常。精索静脉曲张的临床症状和其程度可不一致。

精索静脉曲张的诊断主要依据体检。通过体检可将精索静脉曲张分为 3 度:Ⅰ度,患者在屏气增加腹压(Valsalva 法)时方可摸到曲张静脉;Ⅱ度,触诊即可摸到曲张静脉,但外观正常;Ⅲ度,静脉曲张如成团蚯蚓,触诊及视诊时均极明显。体检未扪及曲张静脉或考虑Ⅰ度精索静脉曲张,可行超声 Doppler 或血管造影,有助于确诊。体检未发现精索静脉曲张但超声 Doppler 或血管造影发现精索静脉增粗或反流的为亚临床型精索静脉曲张。精索静脉曲张侧睾丸可变软变小,提示精索静脉曲张较为严重,可能影响精子生成。

大约 25% 精索静脉曲张患者可并发精液指标异常,不育症的发生与精索静脉曲张的临床分度也不一致。

三、精索静脉曲张的治疗

症状轻微和不伴精液指标异常的精索静脉曲张可不予治疗,定期随访观察。

精索静脉曲张手术指征仍缺乏统一标准,比较公认的适应证包括:① 出现严重精索静脉曲张症状:如阴囊下坠、胀痛或睾丸萎缩等;② 伴有精液指标异常的临床型精索静脉曲张;③青少年患者出现睾丸萎缩。虽然研究表明精索静脉曲张手术改善了精子DNA完整性,但只有精子DNA损伤增高而常规精液指标正常的精索静脉曲张患者的手术治疗意义仍需要更多的临床研究证实。未出现睾丸萎缩的青少年精索静脉曲张患者是否需要手术治疗仍有争议。

精索静脉曲张术后可予以药物治疗。由于精索静脉曲张存在间质细胞功能下降,术后可予以hCG治疗3个月有助于改善精子质量。精索静脉曲张患者出现精子高DNA损伤,提示抗氧化剂也可作为术后的辅助治疗。

(一)精索静脉手术治疗方法

精索静脉曲张的手术治疗方法较多,通常是采用各种途径结扎或栓塞曲张的精索静脉,也有采用精索静脉分流的方法。一般只对曲张侧精索静脉予以手术治疗。目前最常用的方法是精索静脉高位结扎术。表18-2列出各种手术的术后复发率和可能的并发症。

表18-2 各种精索静脉曲张手术的术后复发率和并发症

术　　式	复发率(%)	并　发　症
精索静脉高位结扎	20~30	5%~10%鞘膜积液
经腹股沟精索静脉结扎	13.3~22.4	睾丸动脉损伤
经腹股沟显微外科	0.8~4	鞘膜积液、睾丸动脉损伤和阴囊血肿
腹腔镜精索静脉高位结扎	3~7	睾丸动脉和淋巴管损伤;肠道、血管和神经损伤;肺栓塞;腹膜炎;出血;阴囊气肿
精索静脉栓塞	3.8~10	血管炎;血肿;静脉穿孔;腹膜后血肿;输尿管梗阻;X放射线相关并发症

(二)精索静脉手术治疗的结果

1. 精索静脉曲张术后女方配偶自然受孕率 有关精索静脉曲张手术是否改善自然受孕的报道结果不一。一些研究表明,手术治疗后的自然妊娠率与期待治疗的对照组相似。但一项WHO组织的大样本、多中心、随机和前瞻性的研究表明,中度少精子症($5\sim20\times10^6$/ml)的Ⅱ和Ⅲ度精索静脉曲张患者手术后1年内的周期妊娠率比期待治疗者显著提高,而获得妊娠时间显著减短,1年总临床妊娠率达到30.4%,而期待治疗组为13.8%,差异显著($P<0.01$)。

2. 精索静脉曲张术后常规精子指标改变 大量文献报道精索静脉曲张手术改善了精子质量,有效率在50%~80%。在辅助生殖技术时代,即使不能导致自然受孕,精索静脉曲张手术对精子质量的改善也具有重要的临床意义,因精子质量的改善有助于进一步的辅助生殖技术治疗。Agarwal等在136个研究中选取符合入选条件的27个研究,通过荟萃分析发现,精索静脉曲张手术显著改善了精子指标,经腹股沟显微外科结扎后精子密度提高了9.71×10^6/ml(95%CI 7.34~12.08, $P<0.0001$),精子活动率提高了9.92%(95%CI 4.9~14.95, $P<0.001$),高位精索静脉结扎后精子密度提高了12.03×10^6/ml(95%CI 5.71~18.35, $P=0.0002$),精子活动率提高了11.72%(95%CI 4.33~19.12, $P=0.0002$),两种术式后精子正常形态率提高了3.16%(95%CI 0.72~5.60, $P=0.01$)。

3. **精索静脉曲张术后精子 DNA 完整性改变**　最近的研究还表明,精索静脉手术可显著降低精子 DNA 损伤。最近一项研究发现,在临床型精索静脉曲张合并少精子症患者中,手术治疗除了提高精子密度和活动率外,还使精子 DNA 碎片指数(DFI)从 35.2% 降到 30.2%($P=0.019$),更有趣的是,作者还发现术后自然或经过辅助生殖技术生育的患者的术后精子 DFI 显著低于未能生育患者($P=0.033$)。

4. **精索静脉曲张性非梗阻性无精子症行手术后的结果**　精索静脉手术在由于精索静脉曲张导致的非梗阻性无精子症中的作用更是由于辅助生殖技术的出现而更具临床意义,因为手术可使患者精液中出现精子。最早的精索静脉曲张手术(varix ligation,VL)治疗由 Tulloch 等于 1952 年报道,其对一例精索静脉曲张无精子症患者进行了双侧精索静脉结扎术,术后该患者出现精子并使配偶妊娠。近年来的文献报道,约 32%~42% 精索静脉曲张导致的非梗阻性无精子症患者在术后可在精液中发现精子,尽管术后精子质量不足以具有自然受孕的能力,但却提供了进行辅助生殖技术治疗的机会。

5. **少年精索静脉曲张手术结果**　在精索静脉曲张导致睾丸萎缩的青少年行精索静脉手术可以阻止睾丸进一步的损害。两项前瞻性的研究,表明术后患侧和对侧的睾丸都显著增大。一项随访研究通过术后连续测量睾丸体积,发现手术可使睾丸体积增大并恢复到相应年龄段的正常睾丸水平。

第三节　男性副性腺感染性不育

男性副性腺感染性(male accessory gland infection,MAGI)不育是可治的男性不育症的重要原因,主要指附睾炎、前列腺炎和精囊炎,常见致病菌为细菌、病毒、支原体、衣原体、结核、梅毒等。

越来越多研究证实,男性副性腺感染不但可引起精液 pH 值、液化时间、黏稠度等生化指标异常,还可影响精子功能,从而导致男性不育。

除 MAGI 外,男性生殖道感染还包括尿道炎、输精管炎和睾丸炎等。尿道炎对男性生育的直接影响难以确立,但其可导致 MAGI。输精管炎常不独立存在,常是 MAGI 的一部分。睾丸炎可单独存在,也可与附睾炎同时存在,可直接影响睾丸生精功能。因此,本节讨论 MAGI 的各种男性生殖道感染的诊断及对生育的影响和治疗。

一、病因和分类

(一)尿道炎

尿道炎主要分为淋球菌性尿道炎和非淋球菌性尿道炎两大类,急性淋球菌性尿道炎由奈瑟淋球菌感染,潜伏期为 1~14 天,平均 2~5 天,有些菌株最长可达 3 个月。淋球菌侵犯尿道引起黏膜红肿炎性改变,导致尿路刺激症状。成人淋病主要通过性交传染,亦可通过带菌物品间接传染。慢性淋球菌性尿道炎多由于急性淋病治疗不彻底或急性期酗酒、性生活过度等因素造成,常同时有前、后尿道炎症。病变多局限于尿道球部及后尿道的黏膜和黏膜下组织、尿道腺体和隐窝皱襞内,病菌亦可侵犯精囊、附睾、睾丸等部位。

非淋球菌性尿道炎约40%～50%由沙眼衣原体感染所致,10%～20%由解脲支原体引起。此外,还可由其他微生物所引起,如梭状杆菌、阴道嗜血杆菌、卡他奈菌、包皮杆菌、白色念珠菌、阴道滴虫、单纯疱疹病毒、巨细胞病毒及其他许多需氧及厌氧菌等。本病可与淋球菌性尿道炎同时或交叉存在。

(二) 前列腺炎

前列腺炎在成年男性中发生较为普遍。前列腺炎的发病原因较为复杂,用单一器官或因素不能阐明患者的各种症状和体征。美国国立卫生研究院(NIH)和国立糖尿病、消化病和肾脏病研究院(NIDDK)提出前列腺炎的分类标准,见表18-3。

表 18-3　NIH/NIDDK 前列腺炎综合征分类

NIH 分类	临床分类	描述
I	ABP	急性感染性前列腺炎
II	CBP	慢性感染性前列腺炎
III	慢性非细菌性前列腺炎/慢性盆腔疼痛	无明确感染
IIIA	炎症性慢性盆腔疼痛	精液、前列腺液和按摩后尿液白细胞阳性
IIIB	非炎症性慢性盆腔疼痛	精液、前列腺液和按摩后尿液无白细胞
IV	无症状炎症性前列腺炎	无主观症状,但前列腺活检表明前列腺炎症或前列腺液或精液白细胞阳性

III型前列腺炎综合征最为常见,但病因尚未完全明了,无菌尿液反流导致前列腺化学性炎症是主要病因,自身免疫反应或免疫障碍可能是另一重要病因。但有研究发现其腺组织中可检出衣原体或支原体DNA。II型的主要病因是细菌感染,主要为革兰阴性杆菌,偶尔由肠球菌引起。

(三) 精囊炎

精囊炎多与前列腺炎同时存在,绝大多数继发于后尿道炎。后尿道炎时前列腺管扩张,病菌侵入前列腺蔓延到输精管壶腹或精囊腺,其致病菌与前列腺炎致病菌相同,下尿路及大肠的感染经淋巴管侵犯精囊而引起精囊炎,血行感染机会较少。由于精囊结构特点,临床常表现为慢性精囊炎。

(四) 附睾炎

附睾炎常见于中青年,致病菌有葡萄球菌、链球菌、大肠埃希菌、类白喉杆菌等,支原体和衣原体亦是引起附睾炎的主要病原体。常见感染途径有:① 精路逆行感染:是主要感染途径,尿道炎、前列腺炎、精囊炎的致病菌经输精管逆行进入附睾导致感染;尿道内器械操作及长期留置导尿等,细菌也可经精道传入附睾,前列腺切除术、慢性膀胱颈梗阻可促进这一

过程;② 泌尿、生殖系统其他部位感染:可经淋巴蔓延引起附睾炎;③ 扁桃体炎、牙周炎或其他部位感染:细菌经血流进入附睾亦可引起炎症。此外,临床中特异性附睾炎亦常见,淋病性附睾炎呈现上升趋势;结核性附睾炎约占男性生殖系统结核的 30.8%,早期约 70% 为单侧,病程 1 年以上的约 75% 为双侧结核病变;梅毒亦可波及单侧或双侧附睾,引起梅毒性附睾炎。

(五) 睾丸炎

睾丸炎可由各种致病因素引起。临床上常见非特异性睾丸炎(一般指细菌性睾丸炎)和腮腺炎后睾丸炎。非特异性睾丸炎常发生于尿道炎、膀胱炎、前列腺切除术后及长期留置导尿的患者,也可继发于全身其他部位的感染。常见致病菌为大肠杆菌、葡萄球菌、粪链球菌、变形杆菌或铜绿假单胞杆菌。病毒性睾丸炎常伴有其他部位的病毒感染症状,可由柯萨奇病毒、虫媒病毒引起,但最常见的致病微生物是副黏液病毒。副黏液病毒经呼吸道传播,主要引起流行性腮腺炎,常合并腮腺炎后睾丸炎。流行性腮腺炎引起睾丸炎多见于青春后期男性,单侧多见,一般在腮腺炎发病后 4~7 天出现,腮腺炎发病年龄越大,对睾丸的影响也越大,少数患者可不伴有腮腺炎症状。此外,未经治疗的麻风病也可造成睾丸炎,还有自身免疫性睾丸炎等;睾丸损伤后血睾屏障破坏,睾丸内的抗原物质暴露于免疫活性物质,诱发局部的免疫炎症反应。人类免疫缺陷病毒(HIV)感染者,在感染早期可损伤睾丸生精上皮的精原细胞和精母细胞。

(六) 输精管炎、精阜炎

单纯输精管炎极少见,精阜炎和射精管炎较少见,因与前列腺、精囊、输精管相通,泌尿及男性生殖系统的炎症(或结核),可以侵入精阜、射精管、输精管而引起炎症。

二、病理生理

生殖道感染是男性不育的一个重要原因,任何与精液的生成或者运输有关的器官和部位发生感染时,精液均可受到污染,病原体可直接导致精子和精浆异常,感染还可导致输精管的组织结构异常,两者都可引起男性不育症。

1. **致病微生物对精子的影响**　细菌、支原体、衣原体和病毒等可影响精子活力、精子形态、精子线粒体功能和精子核 DNA 完整性。研究发现在体外培养中大肠杆菌 06 血清型可显著抑制精子的前向活动。大肠杆菌还导致精子膜磷脂酰丝氨酸(phosphatidyl serine,PS)外翻,线粒体膜电位降低,提示其可导致精子出现凋亡,这与精子活力降低有关。近年来研究发现,大肠杆菌抑制精子活力的机制可能与其精子制动因子(sperm immobilization factor,SIF) 有关。SIF 分子量为 56 kDa,低浓度(1 mg/ml)时可对精子产生即刻制动作用,而浓度达到 2 mg/ml 时,可导致精子死亡。

沙眼衣原体感染患者的精子 DNA 损伤率增高。沙眼衣原体感染不育患者的精液 pH 增高,白细胞增加,向前活动精子减少。而无症状沙眼衣原体感染患者的精液白细胞增加,精液量增多,其他精液指标无明显改变。如患者存在沙眼衣原体和支原体合并感染,则精子密度、活动力和形态都显著下降,但精子活率常无改变;精子 DNA 损伤也显著增高,但可在抗感染治疗后降低。沙眼衣原体对精子影响可能是细胞膜上的脂多糖(LPS)所致,其主要毒性成分为脂质 A 和 2 -酮- 3 -脱氧辛糖酸(3 - deoxy-D-manno-octulosonic acid),两者都可引起 caspase 介导的精子凋亡过程。

支原体感染是常见的男性生殖道感染。解脲支原体感染可导致精子密度、活力和形态异常。精子表面可能存在与支原体结合的位点,解脲支原体可吸附在精子表面,使精子由流线型变得"臃肿",运动速率降低,流体阻力增大,影响精子密度和活动率。支原体吸附在精子头部、中部及尾部,还使精子形态出现尖头、头尾折角,颈部肿胀等畸形。吸附在精子表面的支原体,其质膜上的类脂能渗入精子细胞膜内,导致精子与支原体质膜融合,后者胞质内的毒性蛋白质进入精子内,导致精子损害。解脲支原体还可能通过影响附睾功能对精子有影响,因为有研究发现解脲支原体感染患者精浆的 a -糖苷酶降低。还有研究发现,解脲支原体感染者的精浆 Cu/Zn 和 Cd/Zn 比例下降,As 和 Mg 浓度降低,可能也导致精液指标异常。体外共同培养精子和解脲支原体还发现精子的高激活状态和钙离子抑制剂诱导的顶体反应显著下降。解脲支原体还导致精子 DNA 损伤和精子核浓缩异常。一项在感染解脲支原体的大鼠模型上进行的研究还表明,大鼠睾丸 Tunel 阳性细胞增高,而生精上皮和支持细胞的 Fas - Fasl 高表达,提示解脲支原体可导致生精上皮凋亡。研究还发现人型支原体对精子也有类似的不良影响。

白色念珠菌(candida albicans)可影响精子功能。体外实验表明白色念珠菌抑制精子活动,导致精子非特异的头-头黏集,精子尾部异常,顶体肿胀,顶体膜内翻和破裂。有报道白色念珠菌可引起精子线粒体膜电位下降和 PS 外翻。其机制可能与白色念珠菌分泌法尼醇(farnesol)有关,法尼醇可降低精子活力,导致精子凋亡和坏死,还可诱导精子顶体过早反应。

阴道毛滴虫感染可导致精液黏稠度增高,精液中出现较多杂质,精子活力下降和形态异常。阴道毛滴虫可黏附于精子头部和尾部,导致精子黏集。研究表明,阴道毛滴虫对精子的影响是由于其滋养体可分泌一种分子量为 12～15 kDa,对热稳定但对胰蛋白酶敏感的蛋白质样物质。

2. 氧化应激的作用 氧自由基(reactive oxygen species, ROS)增高或机体抗氧化机制下降都可能导致精子异常。生殖道感染时多形核白细胞增高,可产生过高的 ROS,细菌产物和细胞因子又可增加其合成 ROS。ROS 可使精子线粒体内、外膜上的不饱和脂肪酸发生过氧化反应,三磷酸腺苷(ATP)合成减少,影响精子运动能力。ROS 还导致精子顶体酶活性和精卵结合能力的下降。此外,ROS 还导致精子 DNA 损伤,其意义在前章已详细讨论。

3. 细胞因子的作用 大量研究报道了细胞因子在男性副性腺感染导致不育机制中的重要作用。MAGI 患者的精浆白细胞介素 IL - 1、IL - 6、IL - 8 和干扰素 γ(IFNγ)水平都明

显升高,而巨细胞移动抑制因子(MIF)的水平下降。精浆 IL-8 水平与活动精子总数成负相关,与精液中白细胞数成正相关。肿瘤坏死因子(TNFα)在白细胞精液症和细菌性精液症的精浆中显著升高,其水平与 PS 外翻精子比例成正相关。

体外实验显示,不同的细胞因子对精子有不同的影响,主要有:① 影响精子活力:IL-6、IFNγ、MIF 和 TNFα 影响精子活动力,并表现剂量和时间依赖效应。TNFα 还导致精子运动轨迹异常,影响精子头侧摆幅度;② 抑制精子顶体反应:IL-6 和 TNFα 抑制自发和诱导的精子顶体反应,IFNγ 抑制自发顶体反应和顶体酶活性,但不抑制诱导的顶体反应,可能与 IFNγ 显著降低 Na^+/K^+-ATP 酶、$Ca^{2+}-ATP$ 酶和超氧歧化酶活性有关;③ 影响精子穿透 Hamster 卵子能力:IL-6、IFNγ 和 TNFα 都显著降低精子穿透 Hamster 卵子能力,与精子活力下降有关,其机制可能是由于线粒体功能受损(表现为 MMP 下降)和 NO 增高;④ 影响精子膜脂质过氧化过程,产生 ROS。IL-6、IFNγ 和 TNFα 都可导致丙二醛(malondialdehyde,MDA)的生成,可能与 ROS 介导的脂质过氧化过程有关;⑤ 导致精子凋亡:MIF 和 TNFα 增加 PS 外翻和精子 DNA 损伤,ROS 也导致精子凋亡;TNFα 的这种作用可被与 TNFα 和特异性不可逆结合的单克隆抗体英夫利昔(infliximab)逆转。

4. 免疫因素的影响 生殖道感染的炎性损伤可致血睾或血附睾屏障的破坏,从而诱导机体对自身精子产生主动免疫反应,导致血清或生殖道局部分泌物中出现抗精子抗体(AsAb)。某些病原体(如解脲支原体)表面的抗原分子与精子细胞膜表面特定分子的结构,存在着相似性导致的免疫交叉反应,可能是机体产生 AsAb 的另一触发机制。AsAb 对精子的影响机制可归纳为以下几方面:① AsAb 黏附于精子表面,使精子与精子间发生相互凝集,从而影响精子的运动能力;② 精浆补体活性较高,必然会引起补体介导的攻击反应,使精子本身受到损害而影响精子运动和受精能力;③ AsAb 可以抑制透明质酸酶的释放,稳定卵细胞透明带,以抵抗精子顶体酶的作用,从而阻止精子穿入卵细胞;④ AsAb 能封闭顶体膜上的抗原位点,抑制精子对透明带的附着与穿透,从而干扰精卵融合。

5. 感染导致的副性腺分泌功能异常 副性腺感染激发特异和非特异的炎症反应,对感染部位和其周围的精子产生炎症损伤。炎症反应导致白细胞精液症,使精浆细胞因子增高,产生 ROS 和诱发自身免疫异常,即使在感染控制后也可能较长时间存在。病原体和其炎症反应导致的组织损伤可致副性腺功能异常,是 MAGI 患者精子质量异常的主要原因之一。

附睾上皮分泌 L-甘油磷酸胆碱,高浓度甘油磷酸胆碱可抑制精子代谢,使其长期存活和保存在附睾尾。附睾液中含有高浓度雄激素,促使附睾上皮合成新的 RNA 和分泌蛋白质(以糖蛋白质为主),使精子成熟并增强活力。前向运动蛋白诱导精子前向游动。特异附睾蛋白可增加精子固着于透明带的能力。附睾炎时以上功能可能受损,影响精子成熟和运动活力。

精囊产生果糖、抗坏血酸、ergothioneine 和前列腺素等。精囊腺感染时果糖含量降低,使精子运动能源降低。精囊液内含有的 19 羟基前列腺素分泌受影响,使前列腺素不能发挥对子宫颈的松弛作用,降低了精子运动和穿过子宫颈黏液的能力。感染还使精囊分泌的凝固因子与前列腺分泌的液化因子之间平衡失调,导致精液液化不良,精液黏稠度升高,影响了精子活力。

前列腺感染时,其分泌产物如锌、镁、钙、柠檬酸、酸性磷酸酶降低,影响精液 pH、液化和精子活力。但精液 pH 和上述分泌物质难以作为诊断前列腺炎的指标。

6. 感染导致输精管路阻塞 感染可导致输精管路完全和部分阻塞,从而导致无精子症和少精子症。沙眼衣原体感染可引起附睾炎,导致阻塞性无精子症。生殖道结核可累及附睾、射精管和精囊,使精道管腔纤维组织增生或钙化,使管腔缩小造成梗阻,出现精子数量降低甚至发生无精子症。前列腺炎、精囊炎均可造成射精管水肿、囊肿出现,导致射精管完全或不完全性梗阻,引起一过性少精子症或无精子症。

三、诊断

男性生殖系统感染的诊断主要依靠病史、临床症状、体征与实验室检查。在男性不育症患者合并生殖道感染时,精液检查有助于了解感染对生育能力的影响。

(一)尿道炎

急性和慢性尿道炎可表现为尿痛、尿急、尿频和尿道分泌物。诊断主要基于尿道分泌物和首段尿(VB1)的检查。尿道分泌物白细胞数>4/HP(×1 000)或 3 ml VB1 沉渣涂片白细胞数>15/HP(×400)可诊为尿道炎。怀疑淋球菌感染行革兰染色后见细胞内外革兰阴性双球菌。进一步的尿道分泌物培养有助于病原菌的诊断。

(二)前列腺炎

前列腺炎可出现会阴部、肛门、耻骨上区及骶部间歇性胀痛或酸痛不适,有时疼痛放射至阴茎、睾丸、腹股沟区、大腿根部内侧等处,可出现尿频、尿急、尿痛、尿灼热感。急性前列腺炎时直肠指诊可触及前列腺肿大,中央沟变浅或消失,压痛明显,局部温度增高,形成脓肿有波动态;慢性前列腺炎可触及前列腺硬度增加或部分柔韧,部分稍硬,表面不平整或有硬节,可有局限性压痛。

前列腺按摩液或按摩后尿液涂片检查每高倍视野白细胞超过 10 个,卵磷脂小体减少,符合前列腺炎的诊断。进一步的四杯定位法是临床中诊断前列腺炎及鉴别慢性细菌性前列腺炎(CBP)与慢性非细菌性前列腺炎(CNBP)的金标准。四杯定位法是指分段尿液和前列腺按摩液细菌培养和菌落计数。VB1、VB2 为初段尿和中段尿,对尿道和膀胱感染有定位意义。EPS、VB3 指前列腺液和前列腺按摩后初段尿液,定位前列腺。CBP 的诊断标准是 VB1和 VB2 培养阴性或阳性但菌落数每毫升少于 3 000 个,而 EPS 或 VB3 阳性或菌落数每毫升多于 5 000 个。由于四杯定位法在临床应用中较为繁琐,有人提出用二杯定位法来代替四杯定位法,即取按摩前中段尿及按摩后中段尿培养来诊断定位前列腺炎,方法简便,但效果不如四杯定位法。

前列腺的超声等影像学检查也有助于前列腺炎的诊断。尿道镜检查显示前列腺炎时后尿道充血,精阜扩大,精囊向尿道呈嵴状隆起。

前列腺炎患者的精液表现多样。大部分表现为正常精液,也可表现为少弱畸形精子症。精液 WBC 可增多,多于 $10^6/ml$。精液 pH 增高,可出现液化异常。精浆弹性硬蛋白酶可升高,精浆的细胞因子也可升高。精浆中锌、镁、钙、柠檬酸和酸性磷酸酶可减低,提示前列腺分泌功能的下降。

(三) 附睾睾丸炎

患者可出现阴囊疼痛,睾丸胀痛、隐痛,可牵引同侧腹股沟及下腹部。急性的附睾睾丸炎可出现发热、寒战和全身不适等症状。腮腺炎伴发睾丸炎时,常可见腮腺炎体征。超声可显示睾丸和附睾肿胀,但对病因无鉴别诊断作用。

精液检查可出现 WBC 增多,多于 $10^6/ml$。急性的附睾睾丸炎可出现一过性精子密度下降和精子活力下降。腮腺炎性睾丸炎可导致睾丸性无精子症。

(四) 附睾炎

急性附睾炎通常首先出现附睾尾部肿痛,并进展到附睾其他部位和睾丸。但多数慢性附睾炎可无临床不适。急性附睾炎阴囊肿大、皮肤红肿,患侧附睾肿大、发硬,触痛明显,早期与睾丸界限清楚,后期界限不清,如形成脓肿,有波动感。慢性附睾炎患侧附睾肿大、变硬,或仅触及附睾上有一较硬的硬块,无压痛或轻度压痛,附睾与睾丸界限清楚。附睾结核病变可触及患侧附睾无痛性硬块或串珠样硬结,阴囊皮肤常与附睾粘连,或有慢性窦道。

急性附睾炎可出现脓性精子症,精子密度、活力和形态都可能下降,可出现一过性无精子症。两侧慢性附睾炎可导致梗阻性无精子症。精浆 L-甘油磷酸胆碱、a 糖苷酶和 L 左卡尼丁等附睾标志物浓度可能下降。

(五) 精囊炎

精囊炎多与前列腺炎同时存在,绝大多数继发于后尿道炎。表现为慢性前列腺炎症状和血精。超声可显示精囊增大、腺管壁毛糙和回声改变。精液检查可显示精子密度、活力和形态下降,果糖可能下降。

(六) 输精管炎、精阜炎

单纯精阜炎和射精管炎都较少见,多与精囊炎等合并。体检可触及阴囊段输精管增粗、变硬、触痛明显;继发于输精管结扎术后的输精管炎,往往有痛性结节存在,其两端输精管增粗、变硬或粘连,触痛明显;结核性炎症可触及输精管变硬,有串珠样改变,常合并附睾结核等。

(七) MAGI 性不育

并非所有生殖道感染都引起不育。按照《世界卫生组织不育夫妇标准检查和诊断手册》,MAGI 不育的诊断条件是精子指标异常同时具有表 18-4 中因素:至少 1 个因素 A 加 1 个因素 B 或 1 个因素 A 加 1 个因素 C 或 1 个因素 B 加 1 个因素 C 或 2 个因素 C。

表 18 - 4　男性副性腺感染性不育——WHO 诊断标准

因　素	特　　　　征
A	病史：尿路感染史、附睾炎和(或)性传播疾病史
	体检：附睾头变厚或压痛，输精管压痛和(或)异常肛门指检
B	前列腺液：前列腺按摩液异常和(或)前列腺按摩后尿液异常
C	精液特征：白细胞 $>10^6/ml$，培养有致病菌生长，精液外观异常，黏稠度增加，pH 增高和(或)精浆生化异常

引自：Rowe P, Comhaire F, Hargreave TB & Mellows HJ. (1993) (eds) World Health Organization Manual for the Standardised Investigation and Diagnosis of the Infertile Couple. Cambridge University Press, Cambridge.

四、治疗

（一）一般治疗

急性期注意个人卫生，采取避孕措施，适当体育锻炼，增强抗病能力，调节情绪，增强信心，禁忌烟酒、辣椒等刺激性食物。

（二）使用抗菌药物

急性炎症可首先予以经验性抗菌药物治疗。在前列腺液、精液培养以及药物敏感试验获得结果后，应根据引起感染的病原体种类，选择敏感药物。因此，男性生殖道感染抗菌药物必须是对病原菌敏感，离解度高与血清蛋白结合低的药物，尚应注意药物在不同 pH 值环境下抗菌活性问题。对慢性生殖道感染的抗生素治疗要强调全程足量，慢性前列腺炎和精囊炎等需治疗 3～6 个月以上，以提高疗效。怀疑 STD 感染的男性生殖道感染患者应同时治疗其配偶。

（三）辅助生育技术

1. 丈夫精液宫腔内人工授精（AIH）　少、弱、畸形精子症治疗后前向运动精子数达到 AIH 要求，可行 AIH 治疗。

2. 供精宫腔内人工授精（AID）　睾丸炎症后萎缩、生精衰竭，无精子症行 AID 治疗。

3. 体外受精与胚胎移植（IVF - ET）　生殖道感染致少、弱、畸形精子症，结合女方生育状况可行 IVF - ET。若为严重少精子症（oligospermia）、弱精子症、死精子症，经治疗 3～6 个月无改善时行卵母细胞胞浆内单精子注射（ICSI）。附睾炎、输精管炎或精囊炎导致梗阻性无精子症，可选择附睾或睾丸穿刺取精行 ICSI 治疗。

第四节　梗阻性无精子症不育

输精管道不仅是精子的输送通路，且精子在输精管道内逐渐成熟并获得活动能力。输精管道包括附睾、输精管和射精管，任何部位的梗阻，均可使睾丸产生的精子无法排入女性生殖道而引起不育。梗阻性无精子症(obstructive azoospermia,OA)是一种常见疾病,占男性不育病因的 5%～15%,而在无精子症患者中占 55%。精道阻塞有先天性和后天获得性两大类,大部分是器质性的,也有功能性的。

一、分类和病因

(一) 睾丸内梗阻

睾丸内梗阻约占 OA 的 15%。睾丸内梗阻的先天性原因包括睾丸网与附睾管不连接和先天性无附睾,其比获得性原因少见。获得性的原因包括炎症和损伤导致睾丸网梗阻,常伴有附睾梗阻。

(二) 附睾梗阻

附睾梗阻约占 31%～67%,是最常见的 OA 的病因。先天性附睾梗阻主要是两侧输精管缺失(congenital bilateral absence of vas deferens, CBAVD)的表现。CBAVD 常伴有附睾远端和精囊缺失或萎缩。其他先天性附睾原因罕见,包括附睾中部、体部或尾部发育不全或缺失。Young 综合征表现为慢性肺囊性感染,在附睾管近端可形成梗阻。

最常见的获得性附睾梗阻的原因是急性或亚临床性附睾炎。生殖道淋球菌感染可侵犯附睾,破坏附睾组织,导致组织纤维化,也可侵犯输精管,造成阻塞。衣原体、支原体等病原微生物也是造成附睾炎症的一个不可忽视的原因。近年来,结核菌感染引起附睾炎导致输精管道阻塞有增多趋势,往往还侵犯输精管,甚至累及精囊和射精管,多为双侧性病变。阴囊手术如附睾囊肿切除可导致附睾梗阻。

(三) 输精管梗阻

最常见的输精管梗阻是医源性的,主要是输精管结扎。输精管结扎不但阻断输精管道,还引起睾丸生精功能障碍和附睾淤积附睾管破裂导致的附睾梗阻,在行输精管复通术时要考虑这些因素。引起输精道梗阻的手术还包括斜疝修补术、精索静脉曲张结扎术、隐睾固定术和鞘膜积液手术等阴囊和腹股沟手术。

最常见的先天性输精管梗阻是 CBAVD。单侧的输精管缺失则与 CFTR 基因突变无关,常伴有同侧肾脏发育不全。

(四) 射精管梗阻 (ejaculatory duct obstruction, EDO)

EDO 占 OA 的 1%～3%,可由先天性囊肿引起,包括尿生殖窦囊肿、中肾管囊肿和副中肾管囊肿。尿生殖窦囊肿和副中肾管囊肿是中线囊肿,位于两侧射精管间的前列腺内,可压迫射精管导致部分或完全的射精管阻塞,囊肿中无精子。射精管囊肿来自中肾管也位于中线,但囊中可有精子。中肾管囊肿发育异常还导致精囊囊肿,可伴有泌尿生殖系统的先天异常。

EDO 也可由炎症引起,急、慢性尿道、前列腺炎和精囊炎可导致射精管部分或完全阻塞。

（五）功能性远端输精管道梗阻

功能性远端输精管道梗阻少见,主要由于局部的神经病变导致的输精管壶腹部和射精管低张力所致,可伴有尿动力学改变,可见于糖尿病和多囊肾。其精液分析可为无精子症,也可表现为隐匿精子症和重度少、弱、畸形精子症。

二、诊断

无精子症的诊断首先需要确定患者精液确系无精子症。精液分析确定无精子症需要离心后精液沉渣未见精子。离心力、离心时间和检查的沉渣量与精液分析的结果有关。研究发现将离心力从 600 g 增加至 3 000 g,持续离心 10 min,9.8％诊为无精子症的精液可发现精子,另有研究发现 41.2％(7/17)梗阻性无精子症在多次检查时可发现有精子。因此,WHO 第 5 版精液分析手册规定每次精液取 1 ml 离心 3 000 g×15 min,各取 10 μl 沉渣检查,如两张湿片都未见精子,则需要间隔 2～3 个月检查至少 2 次,才诊断为无精子症。

在确定患者为"无精子症"时,如其第二性征发育正常,性欲正常,性功能正常,睾丸大小在正常范围,应考虑其是否是梗阻性无精子症的可能。进一步需要确定梗阻性无精子症的可能部位和病因。临床病史、体检、精液检查和其他辅助检查有助于梗阻部位和病因的诊断。图 18-1 列出了无精子症诊断的一般流程。

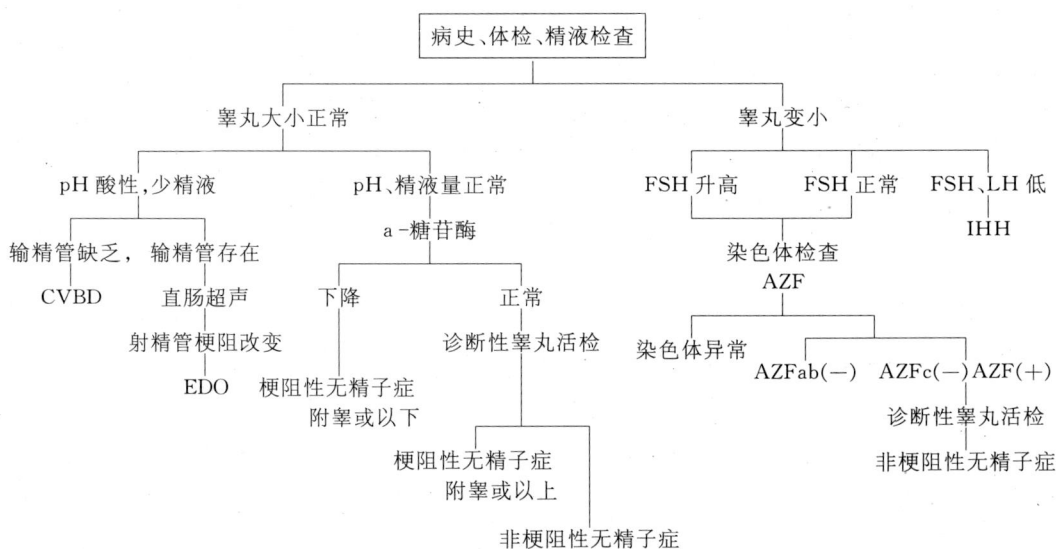

图 18-1 无精子症诊断流程

（一）病史

仔细询问病史很重要,既往性生活是否正常,针对精道梗阻的常见病因,尤其应重点询问有无泌尿系统急慢性感染史(淋病感染史及生殖道结核病史);有无不洁性交史,有无尿频、尿急、尿痛病史,有无下腹部及盆腔手术史等。家族史应询问父母是否近亲结婚,家族有无遗传疾病史等。

（二）临床表现

生殖器官先天性异常可无明显不适,生殖系统感染急性期可见尿频、尿急、尿痛,亦有伴脓性分泌物或黄白色分泌物,可伴发睾丸胀痛等。慢性生殖系统感染如慢性淋病、生殖系统结核,临床症状不明显,可出现尿道不适、睾丸坠胀、隐痛、阴囊内硬结。触诊可发现睾丸或附睾、精索触痛,输精管增粗。附睾结核时附睾尾部或整个附睾呈硬结状,表面高低不平,可有串珠样结节,约有20%病变可累及睾丸,睾丸肿胀,与附睾无明显界限,晚期附睾结核可在阴囊内形成窦道而长期不愈。尿道炎致尿道狭窄时排尿困难,尿道灼痛,疼痛向阴茎根部、睾丸、会阴部或肛门放射,可伴尿道分泌物,尿线变细、无力,重者尿呈滴沥状,严重者可有血尿、脓尿,甚至尿潴留和性功能障碍。精囊和射精管炎症可有反复血精、射精痛和会阴不适。

（三）生殖系统检查

首先检查阴茎发育是否正常,有无畸形,尿道是否正常,阴囊有无破溃或瘢痕,测量两侧睾丸体积大小,触摸睾丸质地是否正常,检查附睾部位是否正常,有无肿大、触痛、结节等,触摸输精管有无缺失,有无增粗或串珠状改变。

（四）实验室检查

1. 精液检查

（1）精液量:正常男子每次排出精液量超过 2 ml,睾丸液(含或不含精子)、精囊液和前列腺液分别构成精液的 10%、70% 和 20%。若精液量少于 2 ml,称为少精液症,常见原因为 EDO。少精液症需要排除逆行射精,通常需要行射精后尿液检查。

（2）精液 pH:精液的 pH 是碱性的精囊液和酸性的前列腺液两者平衡的结果。酸性 pH(<6.5)提示精囊以下位置的梗阻,如 EDO、精囊发育不全或缺失,如 CBAVD。

（3）精浆果糖测定:精浆果糖测定可以评估精囊功能及射精管是否通畅;若精浆果糖含量低于正常范围,应考虑 EDO 和 CBAVD。精液量少、无精子、精液的 pH 值降低和精浆果糖的水平下降是典型的完全性 EDO 和 CBAVD 的精液表现。

（4）中性 α 糖苷酶:中性 α 葡糖苷酶都来自附睾,酸性 α 葡糖苷酶大部分来自前列腺。精浆中性 α 葡糖苷酶的水平降低,提示附睾下端梗阻。

2. 细菌培养或直接镜检 对疑有急慢性泌尿系感染者可行相应检查。

（五）辅助检查

1. 内分泌检查 通常梗阻性无精子症患者的 FSH 水平正常,但需要注意的是 FSH 正常不能排除非梗阻性无精子症。因为 FSH 水平与精原细胞数量有关,而且 FSH 受支持细胞分泌的抑制素负反馈,所以生精阻滞和部分完全的支持细胞综合征的 FSH 水平可正常。

2. 超声显像 经直肠超声(TRUS)能显示前列腺、输精管、射精管和精囊的形态、大小、内部回声及包膜情况,操作准确,非侵入性,对先天无输精管和附属性腺及射精管囊肿、前列腺发育不全和精囊发育不良等输精管道远端梗阻有很大的诊断价值。Turek 提出若 TRUS 发现以下一种情况即可诊断为射精管梗阻:① 精囊扩张(横径> 1.5 cm);② 射精管扩张

(直径＞2.3 mm)；③ 在射精管内或精阜内可见结石或钙化；④ 精阜附近的中线囊肿或偏心性囊肿。

阴囊超声可探测睾丸和附睾的形态改变，可发现睾丸网扩张、附睾增大和囊肿、输精管缺乏等梗阻性表现，也可发现睾丸异常回声等非梗阻性无精子症表现。

3. 男性生殖道 X 线检查

(1) 平片检查：怀疑有输精管结核时，可行平片检查，输精管结核时可见沿输精管走行的小斑点钙化。

(2) 造影检查：现系侵入性检查已不常用。包括 ① 输精管、精囊造影：有助于确定精道是否阻塞、阻塞部位和范围，可采用经输精管法和经皮直接穿刺法。造影可发现输精管、精囊有无或发育不良及梗阻情况，如系结核时精囊变形，输精管疤痕狭窄，边缘呈虫蚀状；② 尿道造影：用以发现并了解尿道狭窄情况。

(3) 放射性核素检查：急性附睾炎时放射性核素血管造影(RNA)和静态显像均可见呈直线形或曲线形的放射性增强区。附睾局灶性感染在 RNA 和静态显像上均可呈现"热点"现象。

(4) 阴囊内窥镜检查：对怀疑有睾丸、附睾病变致精道阻塞者可选用局麻或骶麻下阴囊镜检查，如炎症呈现不同程度充血水肿，精管阻塞时可见纤维化及粘连带，附睾囊肿呈球状凸出，附睾结核常在尾部，呈结节状，充血，有时可见黄色结核结节。

(5) CT 及核磁共振成像检查：CT 与核磁共振成像(magnetic resonance imaging，MRI)检查能更好地显示精囊、前列腺，可用于鉴别精囊、前列腺先天有无异常，并可了解输精道阻塞原因。

（六）阴囊内探查和睾丸活检

阴囊内探查适用于怀疑近端精路梗阻，但缺乏相应的临床特征，或怀疑为显微外科可修复的梗阻性无精子症。阴囊内探查可在直视下发现一些微细病变，如附睾纤维膜性压迫、附睾隐蔽的先天性阻塞、附睾局部硬化、附睾输精管袢未发育等。同时可行显微外科输精管路修复术，如各种吻合术。

梗阻性无精子症的睾丸生精功能正常或存在轻微的生精障碍，通常不需要行睾丸活检确诊。但文献有报道虽有梗阻性体征，但患者可同时存在严重的生精功能障碍。一项文献发现 67 个明确存在梗阻病因的睾丸中 3 个的 Johnson 评分低于 6，1 个为 0。我们的临床实践中，423 例 CBAVD 患者中 2 例在 ICSI 时睾丸取精失败，睾丸病理为支持细胞综合征。因此，梗阻性无精子症在外科和 ICSI 治疗前行诊断性睾丸穿刺活检有助于明确诊断。

三、治疗

梗阻性无精子症不育的治疗包括各种手术再通输精管道和辅助生殖技术治疗，通常首先选择外科手术治疗，不能行手术复通或手术复通失败者可行卵胞浆内单精子注射术(ICSI)。采用何种方法治疗，应综合考虑如下因素：① 梗阻病因、梗阻程度和范围；② 治疗方法的成功率和可获得性；③ 不育夫妇意愿；④ 女方因素：对于手术治疗，不同病因和梗阻部位的输精管道复通率和术后自然妊娠率差别极大,但不同病因的梗阻性无精子症和外科获取的不同来源精子行 ICSI 的临床妊娠率却相似。

(一)睾丸内梗阻

通常睾丸内梗阻需要行睾丸精子获取术和 ICSI 治疗。

(二)附睾梗阻

1. 先天性附睾梗阻

(1) 先天性附睾梗阻的治疗方法:先天性附睾梗阻(如 CBAVD)需要行睾丸或附睾精子获取术和 ICSI 治疗。通常 OA 肯定可获取精子,可先行附睾精子获取术,如获取精子失败或获取的精子活动率较低,可行睾丸精子获取术。附睾或睾丸精子行 ICSI 的临床结果相似,目前临床妊娠率一般在 35%～50%。

(2) CBAVD 的遗传咨询:CBAVD 患者在 ICSI 治疗前应进行充分的遗传筛查和遗传咨询。咨询内容包括出生后代出现囊性纤维化(CF)和 CBAVD 的风险。

CBAVD 与 CF 的基因突变——CFTR 基因突变关系密切,而 CF 是高加索人种最常见的致死的常染色体隐性遗传病,在欧洲的发病率可达 1/625。目前发现的 CFTR 基因突变越来越多,已达 1 500 种以上,白种人中最常见的突变包括△F508 缺失、R117H 突变和 W1282X 突变。文献报道几乎所有男性 CF 患者有 CBAVD,而 50%～80% 无 CF 的 CBAVD 患者有 CFTR 基因突变。大多数 CBAVD 患者为 CFTR 基因突变杂合子,少部分为纯合子。CBAVD 患者的配偶应行 CFTR 基因突变检测,其配偶如为 CFTR 突变携带者,杂合子和纯合子 CBAVD 患者的后代患 CF 的概率分别为 25% 和 50%,这些夫妇在选择 ICSI 前应慎重考虑,可以考虑行 PGD 以避免 CF。如其配偶未检测到已知突变,其携带未知基因突变的概率约为 0.4%,杂合子和纯合子 CBAVD 患者的后代患 CF 的概率分别为约 0.1% 和 0.2%。

出生后代 CBAVD 的风险则较难评估。理论上,杂合子和纯合子 CBAVD 患者的男性后代携带 CFTR 基因突变的风险分别为 50% 和 100%。但 CBAVD 的发病机制仍未完全清楚,携带单拷贝突变男性后代是否会发生 CBAVD 仍未明确。CBAVD 患者的 ICSI 后代随访结果可以提供证据,但目前尚未见类似报道。

目前上述 CBAVD 遗传咨询主要针对白色人种。国人 CBAVD 患者 ICSI 治疗前遗传咨询仍缺乏研究依据。目前国内大部分遗传中心少有提供较为全面的 CFTR 突变检测,而且国人 CFTR 主要突变谱也未建立,因此对 CBAVD 患者进行 CFTR 突变筛查尚有困难。初步研究表明,CFTR 基因突变频率及热点随民族、种族及地理位置不同而不同,如在白种人中发生率最高的△F508 缺失在国人中发生率极低。中国人的 CF 发病率远较白种人低,可能表明 CFTR 突变率较低。但中国人 CBAVD 的发生率并不低,与白种人的发生率相似。在中国人大样本的 CFTR 筛查研究报道和 CBAVD 患者的 ICSI 后代随访结果出来之前,治疗前遗传咨询可能仅限于将目前有限的研究结果充分告知患者。

2. **获得性附睾梗阻** 外科重建应首先考虑。应考虑采用端-端或端-侧输精管-附睾显微外科吻合术。通常行两侧吻合的复通率较高。文献报道术后复通率可达 60％～87％，累积妊娠率可达 10％～43％。复通成功率与附睾梗阻部位、范围有关，术中发现并发睾丸生精异常，附睾管中未能发现精子和附睾较大范围的纤维化会降低手术复通率和自然妊娠率。

（三）输精管梗阻

近端输精管梗阻的首选治疗方法应是输精管再通术。文献报道输精管结扎后再通术的术后妊娠率差异较大，其影响因素包括：① 手术方式：显微外科输精管复通术的自然妊娠率可达 50％～76％，而标准肉眼下手术的自然妊娠率仅为 25％～45％；② 结扎时间：如结扎时间少于 5 年，复通效果较好，超过 10 年则复通后自然妊娠率显著下降；③ 女性配偶情况：其年龄是影响成功率的独立因素。因此，在术前应评估其配偶的卵巢功能和输卵管情况；④ 复通术失败：再次复通术的自然妊娠率下降；⑤ 手术医师的手术技巧和经验：单纯输精管吻合术不适合于结扎时间较长的患者，因其输精管结扎后的附睾淤积可能会引起附睾管破裂，导致附睾继发梗阻，这类患者应行输精管附睾吻合术。在术中，输精管冲洗液未找到精子或近端输精管出现牙膏样液体时，也应行输精管附睾吻合术。

远端输精管阻塞常见于幼时腹股沟或阴囊手术误扎。阴囊和腹股沟手术探查可能找不到输精管断端，因而复通手术常不可能。

手术复通失败者可行外科取精结合 ICSI 治疗。

（四）射精管梗阻

经尿道射精管切除(TURED)适用于射精管炎症性梗阻、射精管发育不良和大部分中线囊肿。TRUED 的术后并发症主要包括膀胱颈损伤引起的逆行射精和尿液反流至精囊输精管，导致精子活力下降和附睾炎。球囊扩展射精管也有报道。精囊囊肿可以采用保守的经尿道精囊抽吸并注射酒精治疗，还可以采用腹腔镜下切除术。文献报道，TURED 手术治疗后，精液质量改善率为 38％～60％，22％～31％可获得自然生育的机会。

单纯考虑生育问题时，采用外科获取精子行 ICSI 是射精管梗阻不育的一个较好的选择，也是手术失败后的唯一选择。

（黄学锋　陈利生）

第十九章
子 宫 镜 技 术

第一节 子宫镜技术的基本情况

一、子宫镜的发展史

早在公元 1000 年,Abulkasim 就曾应用一面镜子折射光线至阴道,观察阴道穹窿部。此后,Desormeaux(1853)应用早期的内窥镜(endoscope)观察了"子宫内口",首次报道成功的"宫腔检查"。此外,他还发现在一例绝经后阴道流血妇女宫腔内存在"息肉状物"。Aubinais(1864)肉眼观察了子宫腔的形态。Pantaleoni(1868)将 Desormeaux 设计的膀胱镜(cystoscope)稍加改进后,首次使用长 20 cm、宽 12 mm 的管状镜,检查一例 60 岁绝经期出血妇女,并发现子宫底部有息肉样新生物,当时既无膨宫设备,又无光导系统,仅借助于一面凹面反射镜将烛光照射到子宫腔内。Nitze(1877)将光源引入到内窥镜检查中,他首先采用一组透镜来改善图像的质量,并在透镜的末端装有灯泡来照明,使内窥镜技术向前迈进了一大步。而 Clado(1898)发明的几种子宫镜器械为镜下治疗宫腔内病变创造了条件,并率先报道了在子宫镜技术方面的成功经验。随后 David(1908)又介绍了接触性子宫镜(contact hysteroscope)的应用。随着有效膨宫介质和宫腔照明技术的产生,子宫镜技术亦得到相应的改进。Rubin(1925)首次提出应用 CO_2 替代液体进行膨宫,并同时采用肾上腺素止血,提高了宫腔的视觉效果。Gauss(1928)在应用液体进行膨宫时,将液面的高度超出患者体位 50 cm,借助于液面差产生的压力达到膨宫的目的。Schroele(1934)的最大贡献是他成功测量了宫腔内压力,发现当液体平面高出患者体位 65 cm 时,宫腔内压力可达 4 kPa(30 mmHg),当高出体位 95 cm 时,宫腔内压力可达 4.7 kPa(35 mmHg),此时即可达到良好的膨宫效果。Forestier(1952)等首先使用冷石英光源进行内镜检查,解决了内镜检查过程中光源"产热过多"的难题。随后 Hopskin(1965)又发展了光导纤维系统,进一步提高了宫腔的照明度。Silander(1962)在内镜的顶端套装一个透明橡皮气球,术时向气球内注水,以扩张宫腔,并应用此技术对 40 例疑有宫腔肿瘤患者进行了检查。Edstrom 与 Fernstrom(1970)将高分子量的右旋糖酐(分子量 7 000)用做膨宫液,明显提高了膨宫效果,并减少了进入腹腔的液体量。同时,Lindemann(1970)再次应用 CO_2 气体膨宫,并以特殊的装置控制 CO_2 的流量,结果发现当注气量为每分钟 80～100 ml 时,宫腔视野清晰,同时应用子宫颈吸杯可有效地防止气体自宫颈外溢,笔者认为,在适当的气体流量与压力下,气体膨宫是安全有效的。Sugimoto(1978)等应用生理盐水进行膨宫,采用压力 6.7～13.3 kPa,该液体来源广、消毒可靠,器械易于清洗,其缺点为液体易与血液混合,影响视野。Quinones-Guerrero (1980)率先应用 5% 葡萄糖溶液作为膨宫液,收到了良好的效果,该液体来源充分、价格便宜、图像清晰,因而临床上广泛应用。进入 20 世纪 90 年代以后,随着纤维子宫镜及 4.5 mm 持续灌流子宫镜的相继问世,明显减少了受术者的损伤和痛苦,已成为诊断妇科出血及宫内病变的首选检查方法。集成电路晶片(couple charge device,CCD)的发明,解决了摄像机的微型化问题,与子宫镜目镜连接后,可以将宫腔内的图像清晰的呈现在电视屏幕上,极大地降低了操作者的劳动强度,并且便于资料储存。至于妇科手术子宫镜直到 1991 年才问世,在此之前,子宫镜电切手术是采用泌尿外科前列腺电切镜进行的。1998 年又诞生了一种可以在电解质溶液中进行电切手术的粉碎性宫腔电切镜,避免或减少了子宫镜电切手术时因非电解质溶液过量吸收而引起水中毒的危险性。近年来推出的同轴双极电切系统,可以在生理盐水中进行子宫镜手术,避免了非电解质膨宫溶液吸收过多而引起的许多并发症,提高了手术的安全性,其电极切割功率和组织破坏程度与单极系统类似,又具有激光操作的汽化功能。

我国子宫镜研制、应用也有 40 多年的历史,早在 1958 年就有应用膀胱镜观察狗的子宫的初步报道,并从 20 世纪 60 年代末开始研制国产子宫镜,经临床试用,性能良好。目前国内已有数家公司生产多种型号的子宫镜产品,包括诊断性子宫镜、治疗性子宫镜以及宫腔电切镜。

二、子宫镜基本技术及器械

1869 年 Pantaleoni 首次将子宫镜(hysteroscopy)应用于临床,国内目前统称宫腔镜,限于当时的条件,子宫镜检查未行膨宫,亦无光导系统。随着光学透镜、显微透镜及器械、膨宫介质的不断改进,尤其进入 20 世纪 90 年代后,电视子宫镜及不同规格手术子宫镜的相继问世,使多种宫腔良性病变得到了相应的治疗。

(一)子宫镜器械

根据子宫镜镜体的软硬程度,子宫镜可以分为硬管型、软管型及半软管型子宫镜;根据其作用又可进一步分为诊断性或手术性子宫镜。对某一类型的子宫镜而言,其镜体的直径、透镜的偏距、外鞘直径及对不同膨宫介质的适应情况尤为重要。

1. **硬管型子宫镜**(rigid hysteroscope)　目前最常应用的硬管型子宫镜在其鞘内通常有一个或多个能够通过器械的通道,子宫镜由以下部分组成。

(1)光学视管:有 3 mm、4 mm 两种,为由一组透像镜片组成的窥镜,视角 0～30 度,视野角 60～90 度,物镜与物像间距离越大,放大倍数越小,光学视管内含有光导纤维,经连接导光束,将冷光源的光线导至物镜端,在检查时能照亮宫腔。

(2) 鞘套:外鞘直径有 4.5 mm、5 mm、5.5 mm 及 6.5 mm 等多种不同规格,膨宫介质经鞘套与光学视管间的腔隙注入宫腔。

2. **软管型子宫镜**(flexible hysteroscope) 软管型子宫镜的物镜位于尖端,尖端 2 cm 可以弯曲,靠近目镜端手持部分有操纵杆,向上、下推动时,尖端可以向左、右弯曲 100～120 度,由于其尖端外径较细(2.5～4.5 mm),即使绝经期患者检查时亦无须扩张宫颈口,因此子宫镜检查时对受术者造成的痛苦较小,更适合于门诊患者,不需要添加外鞘套即可进行检查和一些治疗。软管型子宫镜因其物镜呈软管状,不易损伤子宫及宫颈管,物镜尖端可以向两侧自由弯曲,便于观察双侧输卵管开口部位,且因其外径纤细,检查时无须扩张宫颈,明显减少了受术者的痛苦。由于此镜观察视野相对较小,对于宫腔较大或宫腔内肿瘤占据整个宫腔者,不易观察到宫腔及病变的全貌,容易造成漏诊,如遇此情况,以采用硬管子宫镜为宜。

3. **手术子宫镜**(operative hysteroscope) 手术子宫镜又称宫腔切割镜(resectoscope),由金属制成,内涂有绝缘材料。全长 30～35 cm,有效工作长度 18～19.5 cm,切割镜鞘套外径有 21 Fr(7 mm)及 27 Fr(9 mm)等多种不同规格,包括光学视管、操作架、鞘套及形状各异的多种电极,如环状电极、针状电极、滚球电极、滚筒电极及汽化电极等部件。

(二) 膨宫介质

除了接触性子宫镜外,无论是硬管型子宫镜,还是软管型子宫镜,要获得清晰的宫腔图像,需要一种措施使宫腔得以扩张。1925 年 Rubin 应用 CO_2 气体膨宫进行子宫镜检查,并发现在月经周期的卵泡早期时进行子宫镜检查,效果最为理想。Norment(1949)曾应用末端附有透明气囊的子宫镜,术中向气囊充气,以扩张宫腔,但由于气囊的存在,妨碍术者直接观察宫腔。Silander(1963)将此方法加以改进,用向气囊中注入生理盐水代替注入空气,提高了宫腔内的亮度,但由于气囊的压迫,观察视野仍受到限制,以及宫腔异常结构例如小息肉则不能识别。目前常用的子宫镜膨宫介质有三类,即低黏度液体、高黏度液体及气体。

1. **灌流液的基本要求** 子宫腔的充分膨胀和清澈无血的视野是子宫镜检查和手术的重要条件,同时还须使切割电极产生的高热迅速降温,以防止健康组织受损,灌流液兼有膨宫、降温、冲洗血液的三重作用。作为膨宫液必须具备以下条件。

(1)电解质溶液:目前子宫镜电切手术所用的单极电切系统需要非电解质溶液,使在切割或电凝止血时所产生的电流集中于电极接触的组织部分。近年来推出的同轴双极电切系统,则可以在生理盐水等电解质溶液中进行子宫镜手术。

(2)等渗溶液:由于灌流液压力远高于静脉压,部分灌流液可以通过开放的静脉进入体循环,应用等渗溶液不至于发生溶血。

(3)利尿作用:因子宫镜手术时灌流液用量大,进入体内应能迅速排出体外,以免加重循环负担。

(4)液体透明度好:子宫镜检查或手术所用膨宫液应为无色、清澈、透明,能见度好。

(5) 对机体影响小：选用的膨宫溶液对血浆、细胞内液和细胞外液基本无影响或影响很小。

(6) 易于器械清洗：选用的膨宫液应便于术时器械清洗,部分高黏质膨宫液可在器械表面形成一层结晶,并可使器械关节处活动受限。

2. **低黏度液体** 包括乳酸林格氏液、1.5％甘氨酸、3.3％山梨醇、5％甘露醇及5％葡萄糖溶液。低黏度液体膨宫介质的优点是来源充足、价格便宜、应用便利,但该类溶液易与血液混合,以及为获得一个清晰的视野往往需要大量灌洗液进行冲洗。此外,由于生理盐水等电解质溶液具有导电性,故在需要电外科器械(单极电切或电凝)的手术中,不能应用生理盐水作为灌流液。

(1) 1.5％甘氨酸：甘氨酸是一种氨基酸,pH 值 6,血浆渗透压 200 mosm/L,透明度好,因而国外多采用此液体作为膨宫液,由于 1.5％甘氨酸溶液为低渗溶液,手术过程中经开放的静脉大量吸收进入血循环后,有引起低渗性低钠血症的危险,此外甘氨酸经代谢后产生氨,出现高血氨症状,临床表现为反应迟钝、意识障碍,甚至昏迷,少数患者可有视物不清,因此,有慢性肝炎或肝硬化者不宜使用。

(2) 5％甘露醇溶液：5％甘露醇溶液渗透压与血浆渗透压接近,是十分理想的子宫镜电切手术灌流液,国外应用较多。其优点为术中视野清晰、无溶血现象发生,由于甘露醇溶液具有利尿和脱水作用,在一定程度上可防止水中毒的发生,但术中应用过多,手术后可能引起低血压,应引起注意。甘露醇主要经肾脏排泄,对于有肾脏疾患者不宜使用。

(3) 3.3％山梨醇：为甘露醇的同分异构体,作用与甘露醇相似,亦具有渗透性利尿作用,山梨醇经代谢成为果糖和葡萄糖。Moir 等(1997)在 35 例子宫镜内膜去除者中应用 2.5％山梨醇与 0.54％甘露醇混合液(渗透压 165 mosm/L)作为膨宫液,术中监测血钠及血渗透压,结果全部病例均无低钠或低渗透压发生。山梨醇主要经肝脏代谢,有肝脏功能不全者应慎重使用,或选用其他的膨宫液体。

(4) 5％葡萄糖溶液：由于 5％葡萄糖溶液来源充分、价格便宜、消毒方法可靠、膨宫效果良好,是国内外广为采用的膨宫液体。使用葡萄糖溶液进行手术,可使患者体内血糖出现一过性升高,对于有糖尿病患者禁止使用。

3. **高黏质性液体介质** 应用高黏质性液体进行子宫镜检查时用量少,不易与血液相混合,膨宫效果良好。Menken(1968)应用一种高黏质的聚乙烯吡咯酮(polyvinylpyrrolidone)作为宫腔灌洗液,但因该液体色黄,使其临床应用受到了限制。Edstrom 和 Fernstrom (1970)尝试应用 32％右旋糖酐 - 70(dextran - 70)和 10％葡萄糖混合液(商品名为 Hyskon)作为宫腔灌流液,此溶液黏稠度大,术时用量少,可以提供清晰的视觉透明度,尤其适用于子宫出血者,故曾广泛应用于子宫镜检查及手术中,但因其价格昂贵,术后器械清洗困难,此外,近年发现小部分患者对该溶液有过敏甚至超敏反应,故目前临床上已少用。

4. **气体性膨宫介质** 理想的气体膨宫介质应为溶解度高、易于吸收且无不良反应的非易燃易爆者。CO_2为人体内的天然气体,进入机体后迅速吸收,因CO_2气体溶解度高,进入血液后不易引起气体栓塞,对器械基本无任何损伤作用,是较为理想的膨宫气体。早在1920年,Rubin等人就尝试应用CO_2进行宫腔膨宫。Lindermann等将CO_2注入狗前肢静脉,每分钟气体流速100～1 000 ml,持续时间15 min,同时观察血pH、PCO_2、PO_2及心率、呼吸节律的改变,结果发现当气体流量20～100 ml/min时,血生化指标无改变;当气体流量增加至200 ml/min时,心率增加,呼吸加深,但血pH、PCO_2、PO_2等指标亦无变化;当气体流量增加至400 ml/min时,心率超过200次/min;当注入1 000 ml/min,持续2 min时,心率减慢,PCO_2升高、PO_2下降,呼吸减慢甚至停止,心脏跳动亦出现不规则,甚至停止跳动。因此,CO_2的流量和子宫内的压力控制十分重要。Lindermann(1972)设计出一种特殊的气体膨宫装置,使人们得以重新考虑应用CO_2进行膨宫,借助于宫颈封闭帽,解决了宫颈口气体泄漏问题。应用CO_2气体膨宫时使用的自动控制调压调速CO_2灌注器,可以将气体流速控制在0～100 ml/min范围内,此时正常子宫腔内的压力可维持在5.3～10.6 kPa(40～80 mmHg),气体流量稳定在30～40 ml/min。CO_2气体性膨宫介质的优点是膨宫效果好、图像清晰、无过敏反应。但有发生气体栓塞的潜在危险性。研究发现使用CO_2膨宫时,如果限制CO_2流量在100 ml/min以下时,几乎能避免栓塞的危险性,同时能保持宫腔内压力在26.7 kPa(200 mmHg)以下,手术过程中监测心电图、$PaCO_2$和血pH,提高了CO_2的安全性。由于CO_2气体使用方便、干净,气体折射指数1.0,能够得到一个非放大的清晰的观察图像,此外CO_2来源广泛、应用时相对安全,故临床上一度广泛应用于子宫镜检查中。但CO_2气体膨宫不适用于子宫镜手术,尤其是子宫镜电外科手术更不宜使用CO_2气体进行膨宫,因为组织烧灼后产生的烟雾使视野变得模糊不清。

(三)子宫镜设备的其他附件

要完成满意的子宫镜操作,尚需性能良好的照明系统、摄录像系统以及必要的微型器械等附件。

1. 照明系统　纤维光学照明系统的发展使内窥镜技术产生了革命性的改变,借助于氙光源或卤素光源可以提供100～300 W的高强度光源,来自这些灯泡的热量通过红外线光谱的滤过作用而大大减小,这就允许足量的"冷光线"沿导光纤维(光缆)传送,从而进行内窥镜的诊断与治疗。纤维导光束是由数万根比头发丝还要细的石英纤维组成的直径为4～6 mm的导光束,其外层有硅橡胶作为保护层。冷光源产生的光亮,由光缆传导至内镜的光纤接口,如果在应用时石英纤维折断,将影响光亮的传导。因此,在临床应用过程中,应注意保护光缆,避免将其对折。

2. 摄录像系统　CCD(charge coupled device)芯片的发明,解决了摄像机微型化问题,将摄像机接口连接到子宫镜目镜端,并和监视器相连,以使宫腔内的图像清晰地呈现在屏幕上,这对于进行子宫镜手术尤为重要,同时还可以将手术过程记录下来,供以后复习研讨。常用的视频系统包括光学转换器、CCD摄像机、彩色监视器及图像记录系统。

3. 子宫镜微型器械　要完成宫腔内手术,除了子宫镜以外,其他的子宫镜附件也是必不可少的,借助于子宫镜的操作孔,应用这些器械可以进行宫腔内病变的诊断与治疗,包括活检钳、抓钳、剪刀、环状电极、滚珠电极、激光和输卵管疏通配件等。活检钳可以是硬性的,也可以是柔软的,它通过子宫镜操作孔进行直视下组织活检。可应用剪刀分离粘连及切除纵隔组织。环状电极用于分离粘连、切除纵膈及黏膜下子宫肌瘤。滚珠电极则用来电凝止血或剥除内膜。此外,经子宫镜激光亦可进行子宫内膜剥除(endometrial ablation),用于治疗常规方法(药物及刮宫)治疗无效的功能失调性子宫出血。

三、子宫镜检查的适应证及禁忌证

当疑有宫腔内病变或需要对宫腔内病变做出诊断及治疗者,均有指征进行子宫镜检查,同其他宫腔内操作一样,子宫镜检查应在卵泡发育的早期(月经干净后 3～7 天)进行,但对异常阴道出血者,则不受此限制。

(一)子宫镜检查的适应证

1. **异常的子宫出血** 包括生育期、围绝经期及绝经后出现的异常阴道流血,例如月经过多、过频、经期延长、不规则阴道流血及绝经前、后子宫出血。对于生育期妇女出现的异常阴道流血,应首先排除不良妊娠,例如先兆流产、异位妊娠等。对于绝经前、后出现的阴道流血,应警惕有子宫内膜癌的可能性,实施子宫镜检查时膨宫压力不宜过高,以免引起癌细胞经输卵管扩散。

2. **评估 B 超异常的宫腔回声或占位性病变** 对于超声检查疑有异常宫腔回声光团者,子宫镜检查可以对宫腔内病变进行评估、定位,对可疑之处还可定位活检进行组织细胞学检查。引起异常超声回声的常见原因有子宫肌瘤(黏膜下或壁间型)、子宫内膜息肉(见图 19－1A、B)子宫内膜增生症、子宫内膜癌及妊娠物残留、滋养细胞肿瘤等。

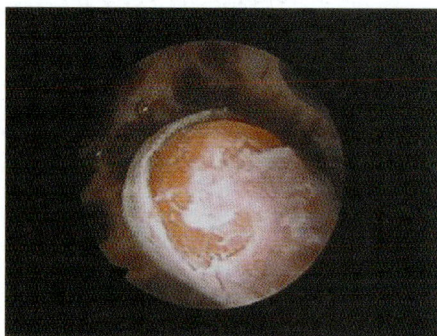

图 19－1A 子宫内膜息肉

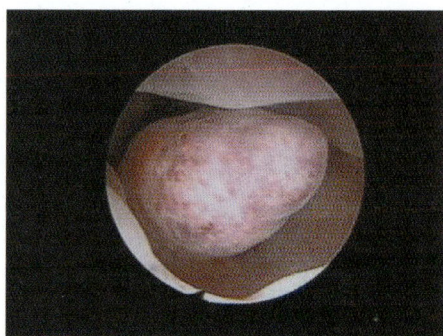

图 19－1B 子宫内膜息肉

3. **评估异常的子宫输卵管造影** 对于因各种原因引起的不孕症患者,子宫输卵管造影检查有重要的参考价值,一方面可以判断输卵管的通畅情况,另一方面还可以判断宫腔形态是否正常,对于有异常宫腔病变者,子宫镜检查可以帮助了解宫腔内病变的性质,例如,黏膜下肌瘤(见图 19－2)、宫腔粘连(见图 19－3A、B)、子宫纵膈(见图 19－4)以及血块等。

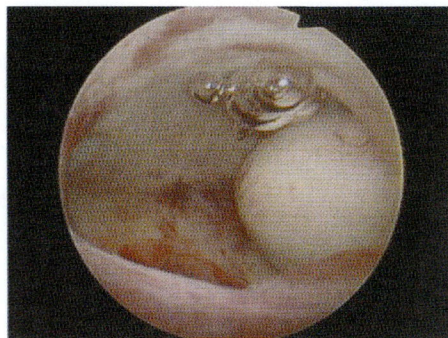

图 19 - 2 子宫黏膜下肌瘤

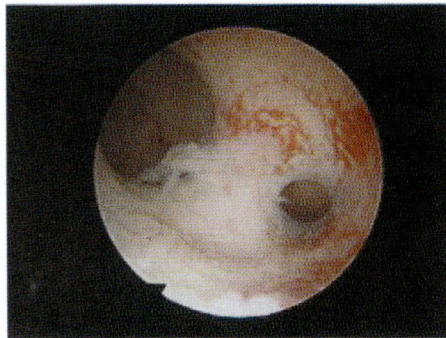

图 19 - 3A 子宫腔粘连

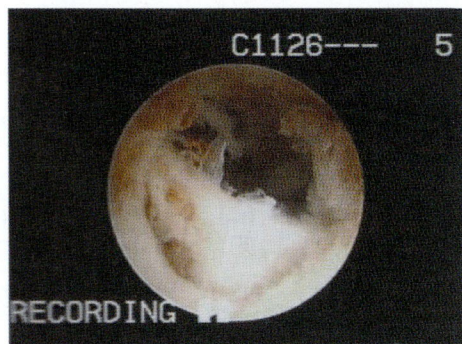

图 19 - 3B 子宫腔粘连

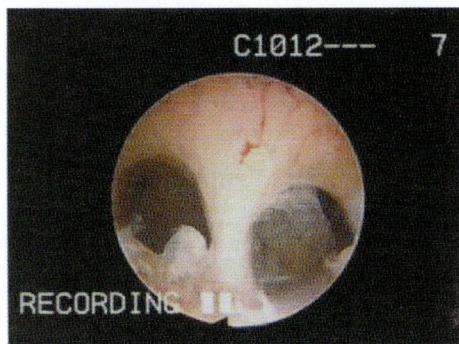

图 19 - 4 子宫纵膈

4. 宫内节育器定位或取出 因宫内节育器引起的异常阴道流血,临床上并非少见,子宫镜检查可以观察节育器的位置正常与否,对于绝经后取环困难者,还可在子宫镜引导下将节育器取出。

5. 宫腔异物的定位或取出 宫腔异物,如残余的宫内节育器(见图 19 - 5)、骨片、宫颈扩张棒等的定位或取出,超声或子宫输卵管造影检查疑有宫腔异物时,子宫镜检查可以观察异物的性质、部位、大小等,并可试图经子宫镜取出。

6. 宫腔粘连的诊断 超声检查对宫腔粘连的诊断颇为困难,但在宫腔粘连同时存在宫颈管粘连时,超声对宫腔内积血的诊断有帮助作用。子宫输卵管造影可以发现宫腔形态异常,但难以区分粘连

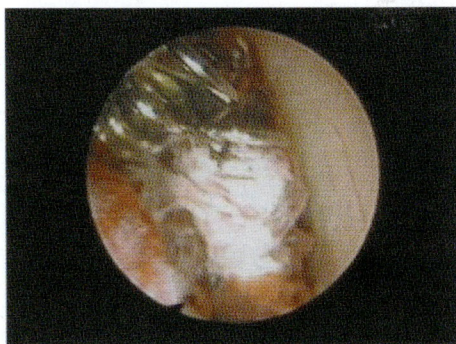

图 19 - 5 断裂的宫内节育器

的性质、部位,子宫镜检查可以直接观察宫腔的形态、粘连的部位及程度,对于疏松粘连者,还可在子宫镜下进行分离。

7. 原因不明的不孕症 对于原因不明的不孕症患者,子宫镜检查一方面可以判断正常子宫腔及输卵管开口的形态是否正常,又可以观察子宫内膜的生长情况,是否存在内膜增生

或内膜息肉,对于有可疑之处,定位活检后还可以进行组织学检查。

8. **反复自然流产或妊娠失败** 反复自然流产临床上多见,子宫镜检查可以观察宫腔形态是否正常,是否存在子宫畸形(子宫纵隔、单角或双角子宫、双子宫、残角子宫等)或宫腔粘连、子宫黏膜下肌瘤、子宫内膜息肉等,我们曾收治一患者先后反复自然流产多达 7 次,经子宫镜检查证实为子宫内膜息肉,大小为 3 cm×2 cm×2 cm,给予子宫镜下息肉摘除后成功妊娠。

9. **长期服用三苯氧胺等药物者的子宫内膜评估** 对于因乳腺癌、卵巢癌等需要较长时间应用三苯氧胺治疗时,由于此药物的弱雌激素效应,长期服用后可导致子宫内膜增生,严重者甚至出现内膜癌变。因此,长期服用者除注意观察有无异常阴道流血等症状外,定期子宫镜检查进行子宫内膜评估至关重要,必要时活检进行组织学检查。

(二)子宫镜检查的禁忌证

子宫镜检查的禁忌证相对较少,主要有以下几种。

1. **急性生殖器官感染或慢性感染急性发作期** 生殖道的急性炎症或慢性炎症急性发作期患者,应首先给予抗炎治疗,待炎症得到控制后方可实施子宫镜检查,否则可引起炎症扩散或加重。常见的生殖道炎症主要包括急性外阴炎、阴道炎(霉菌性、滴虫性、淋球菌性或其他细菌性炎症)、宫颈炎、子宫内膜炎以及输卵管卵巢周围炎等。

2. **妊娠期** 正常妊娠为子宫镜检查的绝对禁忌证,因此实施子宫镜检查之前,必须排除妊娠的可能,以免引起流产、出血、感染或者不必要的纠纷。

3. **已确诊为子宫颈或内膜的恶性肿瘤** 对于已明确诊断为子宫颈或子宫内膜的恶性肿瘤者,原则上禁止再进行子宫镜检查,以免导致大出血或促进癌细胞扩散。但对于原因不明的异常阴道流血者,疑有子宫颈管或子宫腔内膜病变时,可以小心地进行子宫镜检查,操作要准确、轻柔,膨宫压力不宜过高(低于 13.3 kPa 或 98 mmHg),对可疑之处定点活检,进行病理组织学检查。

4. **未经正规抗结核治疗的生殖道结核** 生殖道结核未经过系统治疗者,不宜进行子宫镜检查,以免引起结核杆菌扩散。

5. **宫颈过小、过于坚韧者** 宫颈过小或过于坚韧者,子宫镜检查有一定的困难,勉强扩张宫颈可引起宫颈撕裂、出血甚至穿孔,对此类患者应在宫颈软化(例如阴道后穹隆放置米索前列醇)后再进行扩张宫颈口,或使用软性子宫镜进行检查。

6. **近期子宫穿孔** 对于有近期子宫穿孔、剖宫产手术或子宫肌瘤剔除手术(透入子宫腔)者,子宫镜检查有引起穿孔的可能,必须进行检查者,操作应格外小心,并采用低膨宫压力。

7. **大量子宫出血** 一般认为,少量子宫出血不影响子宫镜检查,相反,子宫镜检查还可判断子宫出血的原因、部位,但对于大量子宫出血者,将影响检查的效果,并增加了发生感染、气体栓塞的危险性。

8. **严重的心、肺、肝、肾等重要脏器疾患** 患者有严重的心、肺、肝、肾等重要脏器疾患及难以忍受膀胱截石体位及扩张宫颈、膨胀宫腔等操作者。

四、子宫镜检查的方法

对于所有拟行子宫镜检查者,术前对受术者进行全面的评估和准备至关重要,主要包括术前评估、器械的选择、是否需要麻醉及麻醉的方式、患者能否耐受较长时间的截石位等。

(一)术前评估

实施子宫镜检查前,应对包括病史、查体及化验检查等因素进行综合评估,对有异常者应给予治疗。

1. **病史** 详细询问患者一般健康状况,注意有无严重心、肺、肝、肾等重要脏器疾患,有无出血倾向及糖尿病史,对于月经不规律者,术前尤其注意必须排除妊娠的可能性。

2. **查体** 常规测量血压、脉搏和体温,检查心肺功能,注意有无盆腔炎症及急性阴道炎,对于合并炎症者应首先给予治疗,等待炎症得到控制后再实施子宫镜检查。

3. **化验检查** 应化验血、尿常规,对于尿糖阳性者,应测量空腹血糖,便于选择膨宫液,阴道分泌物检查,包括霉菌、滴虫等,必要时取宫颈分泌物进行衣原体、支原体以及淋球菌检查。常规进行肝肾功能和乙型肝炎多种指标的检查。

(二)检查时机

除特殊情况外,一般在月经干净后5天内进行检查为宜,因为此时子宫内膜处于增生早期,内膜较薄,出血少,此外黏液分泌少,宫腔内病变易于暴露;对于不规则出血者,可在止血后任何时间进行检查,在出血期有必要检查时,可酌情给予抗生素后进行。

(三)器械消毒

除摄像机镜头需用75％酒精纱布擦拭消毒外,其他器械均可浸泡或熏蒸消毒。

1. **40％甲醛熏蒸** 消毒箱内每立方米放入40％甲醛200 ml,同时分别放置同量的水,以利于甲醛的充分挥发,消毒12 h以上。

2. **2％戊二醛浸泡** 以2％戊二醛溶液浸泡器械,消毒20 min,使用前用生理盐水冲去消毒液。需要注意的是应将器械完全浸没于消毒液中。

3. **灭菌王浸泡** 按一份灭菌王加两份无菌蒸馏水的比例配制,消毒15 min,使用前用生理盐水冲去消毒液。

(四)膨宫液的选择

适合进行子宫镜检查与手术治疗的膨宫液有多种,按液体黏质度的高低来区分,既有高黏质(例如32％低分子右旋糖酐),也有低黏质(例如5％葡萄糖溶液)的液体;按其是否含有电解质离子,膨宫液又可分为非电解质溶液(例如5％葡萄糖溶液)及电解质溶液(例如生理盐水、乳酸钠林格氏溶液)。由于目前临床应用的子宫镜单极电切系统,只有在非电解质溶液中方能进行电凝及电切,故对欲进行子宫镜电切手术者,必须选用非电解质溶液作为膨宫液,国外多选用1.5％甘氨酸溶液、5％甘露醇或3％山梨醇溶液,而国内多选用来源充分、价格相对低廉的 5% 葡萄糖溶液作为膨宫液,但对于合并糖尿病者,禁用葡萄糖溶液作为膨宫液。如果单纯进行子宫镜检查或某些治疗(镜下活检、取环等),则既可应用非电解质溶液,也可应用电解质溶液进行膨宫。

(五) 镇痛及麻醉

为减少或避免术中疼痛及牵拉反应,在检查前给予镇静、止痛剂,对于过度紧张者,可以肌注阿托品或盐酸哌替啶(杜冷丁),宫颈管松弛或者使用软镜者可以不用麻醉,常用的方法有以下几种。

1. **子宫颈旁神经阻滞麻醉** 于子宫颈两旁注射 0.5% 利多卡因 5~10 ml(回抽无血后方可注药),使子宫颈管松弛,但有时注射针孔出血,绝大多数经局部压迫后出血停止。

2. **宫颈管及子宫内膜喷淋麻醉** 利用特制的宫颈或子宫内膜喷淋管,将 1% 利多卡因 5 ml 或 0.25% 布比卡因 8 ml 喷注于子宫颈管及子宫腔内膜表面。

3. **肌肉注射镇静止痛剂** 对于情绪过于紧张者,可于术前 20 min 肌肉注射鲁米那钠或盐酸哌替啶等药物。

(六) 操作步骤

1. **检查前准备** 排空膀胱后(对于同时实施 B 超检查者,可适度充盈膀胱),取截石位,常规外阴、阴道、子宫颈消毒后,铺无菌洞巾,行妇科检查,了解子宫的大小、位置等情况,宫颈钳钳夹宫颈,以子宫腔探针探明子宫腔的深度和方向。

2. **操作步骤** 将已消毒的子宫镜取出,以无菌生理盐水反复冲洗,将其与摄像机、冷光源、膨宫泵正确连接,注入膨宫液,将膨宫压力设定在 13~15 kPa(97~112 mmHg),排除镜鞘之间的气体后,缓缓将子宫镜置入宫腔,待子宫腔充盈、视野明亮后,转动镜体,顺序观察子宫腔(见图 19-6)及子宫颈管的形态。首先检查宫底部和宫腔前、后、左、右壁,然后再检查子宫角部及输卵管开口情况(见图 19-7A、B),最后检查子宫颈内口(见图 19-8)及宫颈管。在检查过程中尤其要注意宫腔形态,有无宫腔内占位性病变,对可疑之处进行定位活检。

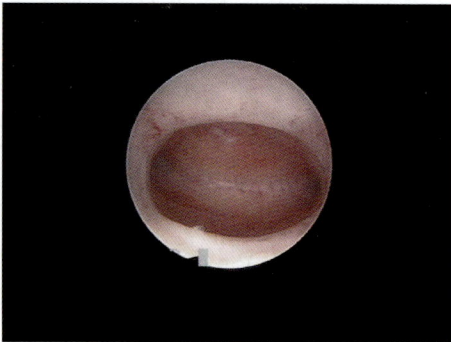

图 19-6 正常子宫腔

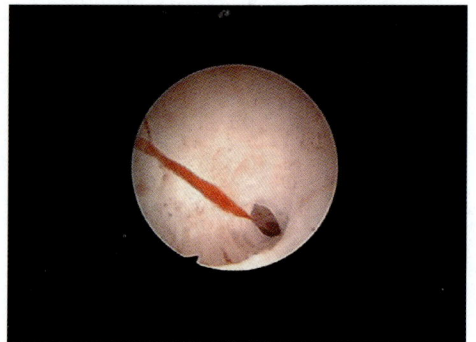

图 19-7A 输卵管开口

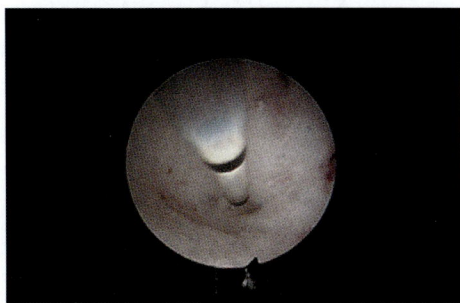

图 19 - 7B　输卵管插管

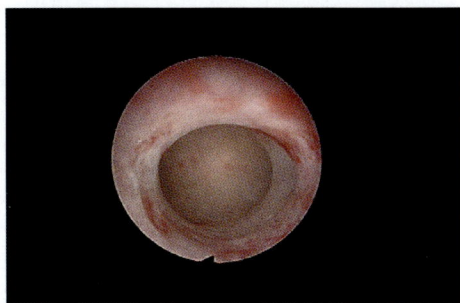

图 19 - 8　子宫颈内口

（七）术后处理

1. 抗生素　术后常规应用抗生素 3～5 天,预防感染,尤其适用于阴道流血患者,根据需要选用甲硝唑(0.2 g 每日 3 次,口服)或其他药物。

2. 休息　子宫镜检查后可有少量阴道出血,一般无须处理,适当休息数日即可。

3. 禁止性生活　术后禁止性生活 1～2 周,否则可引起感染。

五、子宫镜下正常及异常子宫腔形态

熟悉正常子宫腔内各部分的形态结构,是准确的识别、诊断子宫腔内病变的基础,对此应有足够的认识,避免不必要的子宫镜下治疗。

（一）正常宫腔形态

1. 子宫颈管　正常的子宫颈管呈圆形或椭圆形管桶状,其长度和宽度因人而异,宫颈管黏膜呈淡红色或鲜红色,纵横皱襞较多。

2. 子宫颈内口　即子宫颈与子宫腔连接部位,多呈圆形或椭圆形,边缘整齐、平滑,内膜较子宫腔内膜略苍白,是多种宫腔内操作如流产、刮宫、放(取)环及诊断性刮宫等容易造成损伤、引起宫颈管粘连的部位。

3. 子宫腔　子宫底略呈弧形,向宫腔内突出,两侧宫角部较深。一般认为,从子宫颈内口到一侧宫角之间为子宫侧壁,两侧输卵管开口之间为子宫底部,而自宫底到子宫颈内口前、后缘之间则称为子宫的前、后壁。其中子宫颈内口和双侧输卵管开口是子宫镜检查时的重要识别标志。子宫内膜的色泽、厚度以及皱襞均随月经周期的变化而不同。

（1）修复期子宫内膜:月经第 5～6 天,此时内膜菲薄,约 0.5～0.9 mm,内膜平滑,淡黄红色,血管极少,有时可以看到散在的出血斑,内膜腺体腺管开口极少。此期内膜最薄,不易出血,并且容易膨宫,是进行子宫镜检查的最佳时机。

（2）增生早期及中期子宫内膜:子宫内膜厚度增加,间质出现水肿,内膜厚度 2～3 mm,色泽呈紫红,内膜皱襞较多,部分呈现为息肉状,此时腺体开口较清晰。此期进行子宫镜检查,内膜呈淡黄色,毛细血管极少。

（3）增生晚期及分泌早期子宫内膜:此期标志为水肿消失,在卵巢排卵前后 2～3 天,局部区域内膜呈息肉状,腺管开口凹陷,清晰可见,色泽成微红色。

(4)分泌期子宫内膜:内膜呈球状或息肉状突起,或呈波浪起伏状,息肉样突起更加明显,间质水肿,内膜腺体开口显示不清,内膜呈半透明的黄红色,此时内膜中毛细血管清晰。

(5)月经前期子宫内膜:间质水肿减轻,内膜重新趋于变薄,出现散在的红色斑块及内膜下小血肿,内膜较脆,易出血,此期进行子宫镜检查效果差,膨胀宫腔较困难。

(6)月经期内膜:此时有大块内膜剥脱,可见毛糙的血管和腺体残端,内膜剥离面有点状或片状出血。

4. **子宫角部和输卵管开口**　正常情况下,子宫角部呈漏斗状,于其顶端可见输卵管开口,开口的形状、大小因人而异,有时可看到输卵管开口收缩呈缝隙状。在继发性不孕症患者中,输卵管开口处狭窄者并不少见,有时在开口处可以看到"膜状物覆盖",或输卵管开口处仅表现为"凹陷状"。

(二)宫腔异常形态结构

1. **子宫内膜增殖**　子宫内膜局限性或弥漫性增生,内膜表现为单个或多个球状突起,质软、色红,但需与月经前期正常内膜相区别,本病的诊断须依靠组织活检进行病理组织学检查而确定,并根据内膜增生的程度,将其进一步分为单纯性增生、复杂性增生以及非典型增生。

2. **宫腔炎症**　以子宫内膜炎最为常见,表现为子宫内膜充血呈火红色(见图19-9),血管网增多,呈现裸露状,如遇因子宫内膜结核等引起的宫腔积脓,可见子宫腔内膜表面有稠厚的脓性分泌物,或伴有子宫腔狭窄、不规则状。

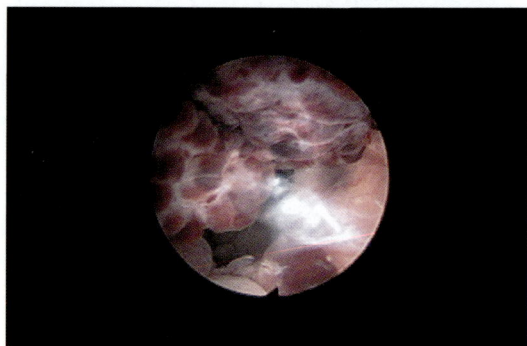

图19-9　子宫内膜炎

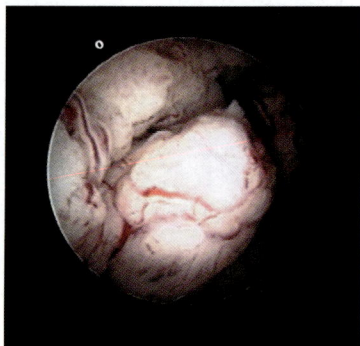

图19-10　子宫内膜癌

3. **子宫内膜癌**　子宫镜下子宫内膜癌可有多种表现,局灶性病变可表现为乳头样,弥漫性病变则呈多发息肉样改变,但其表面血管明显增多、迂曲,有时可见异常粗大、粗细不等的异型血管,并在乳头中能见到中央性血管(见图19-10)。

4. **子宫颈管或宫腔内异常突起及新生物**　包括宫颈管息肉、宫颈管内膜囊肿、宫颈管原位癌、子宫内膜息肉、子宫黏膜下肌瘤、内突型子宫壁间肌瘤、内膜癌及子宫内膜肉瘤、血管瘤等,对可疑之处进行定点活检组织学检查,有助于早期发现内膜病变。

5. **子宫腔异物**　子宫镜下诊断子宫腔内异物如残留骨片、残留断裂的节育器等,一般并不困难,但对于异物体积过小、子宫内残留时间较长、或有血液、黏液及子宫内膜碎片覆盖在异物表面时,子宫镜诊断有时会出现漏诊,如遇此种情况,子宫镜、B超联合检查术可有助于准确诊断。

6. **宫腔内解剖结构或形态异常**　常见的异常宫腔形态有单角、双角子宫、鞍状子宫、纵膈子宫、宫腔粘连及肌壁间肌瘤等。疑有子宫畸形时,子宫镜检查与超声、子宫造影等其他检查方法结合起来,可以提高诊断的准确率,而子宫镜、腹腔镜联合探查术可以确定子宫畸形的种类,并判断能否在子宫镜下实施矫正手术。

六、子宫镜检查并发症及其防治

子宫镜检查安全、可靠,并发症相对较少,但如果病例选择失当或操作不正确,亦可引起并发症发生,严重者甚至能危及患者的生命安全。

（一）损伤

包括宫颈裂伤、子宫穿孔,往往发生于扩张宫颈、探查宫腔或插入子宫镜镜鞘时,此时可伴有阴道流血量增多,甚至出现腹痛等症状。子宫穿孔易发生于哺乳期及绝经期妇女及患有结核、子宫内膜癌患者。检查前4～6小时宫颈放置明胶扩张棒,或在B超监视下进行子宫镜检查,可减少或避免发生损伤。

（二）出血

子宫镜检查后均可出现少量阴道流血,但多在1周内干净,如阴道流血较多,在排除外损伤引起的出血后,可给予对症处理,常用药物包括宫缩剂和消炎药物。

（三）心脑综合征

发生于扩张宫颈和膨胀宫腔时,强烈的刺激导致迷走神经张力增加,患者出现头晕、恶心、呕吐,脉速等类似于人工流产时的症状。对于高度紧张者,检查前给予镇静剂或宫颈局部麻醉,均能有效地避免或减少此综合征的发生。

（四）感染

极少见,多发生于有慢性盆腔炎史或急性盆腔炎治疗不彻底者,个别患者于子宫镜检查后性生活过早,也是造成术后感染的重要原因。因此,严格掌握适应证是避免感染发生的关键,此外,术中应无菌操作(包括器械消毒)、术后预防性使用抗生素。

（五）气体栓塞

临床上较为罕见,发生的原因系空气通过开放的静脉进入子宫血管。本症发生急,病情重,抢救不及时可导致死亡,或出现严重后遗症。临床表现为气急、胸闷、呛咳及呼吸困难等症状。预防措施主要有术时避免头低臀高位,避免将已扩张的宫颈直接暴露于空气中,避免膨宫液管道中的气体进入宫腔等。抢救措施主要有立即停止操作、正压给氧、快速静脉应用生理盐水及氢化考的松等。本病治疗效果差,预防其发生是关键。

第二节 常见子宫腔内疾病的子宫镜治疗

一、治疗性子宫镜及其附件

（一）治疗性子宫镜

与诊断性子宫镜相比较,治疗性子宫镜除有进水口、出水口外,尚有一个或者两个操作孔,应用特制的子宫镜微型器械,通过操作孔进行子宫镜下治疗。

（二）子宫镜微型器械

常用的子宫镜微型器械主要包括以下几种。

1. **活检钳** 用于采取子宫腔内可疑的病灶或子宫内膜组织,进行病理组织学检查,也可用于分离子宫腔内疏松粘连(例如带状或膜状粘连)。

2. **异物钳** 应用此钳抓取宫腔内的各种异物,可供临床上选择的异物钳有多种,例如蟹爪钳、鳄鱼嘴钳及多爪钳等,临床经验表明,对于体积较小、与周围粘连较轻及非质脆的宫腔内异物(例如断裂的金属单环或塑料环),使用异物钳可以顺利地取出子宫腔异物。但对于体积较大、质软或异物与周围粘连严重时,异物钳效果较差。

3. **微型剪刀** 应用微型剪刀可以分离子宫腔粘连,切开子宫纵膈及剪开暴露于宫腔内的残存线结(例如剖宫产手术或肌瘤剔除手术后)。

4. **其他**
(1) 套圈:用于套取单发、蒂细的子宫内膜息肉及体积较小的窄蒂子宫黏膜下肌瘤。
(2) 导管:用于疏通输卵管间质部梗阻。

二、常见宫腔内疾病的子宫镜治疗

（一）子宫肌瘤

适合子宫镜下治疗的子宫肌瘤主要是黏膜下肌瘤,对尚未脱出宫颈管者,妇科检查往往难以做出诊断,以探针或刮匙试探子宫腔可能发现子宫腔内高低不平。B超检查可以发现宫腔内的较大肌瘤,但可与子宫内膜息肉、内膜增生相混淆,对于直径小于 2 cm 者,则更难以作出正确诊断。子宫造影检查可见宫腔充盈缺损,但体积较小者,也容易漏诊。而子宫镜则可直接观察到宫腔内肌瘤的大小、部位等,并可判断肌瘤能否经子宫镜下取出,因而,其临床价值不言自喻,尤其适合于年轻患者。

1. **子宫肌瘤的子宫镜下特征** 子宫镜下子宫黏膜下肌瘤的形状多呈光滑圆球形或半球形包块凸向宫腔,但亦有形状不规则者,肌瘤可以单发或多发,表面色泽呈红色或黄白色,因其表面覆盖的内膜较薄,有时可见分布、走行规则的血管网,由于子宫肌瘤质地较硬,故瘤体一般不随膨宫液的冲击而产生摆动,有时在突向宫腔肌瘤的周围,可以看到内膜增厚、水肿,表面呈现增生过长状态,这也是子宫黏膜下肌瘤有别于子宫内膜息肉或息肉型子宫内膜癌的特征之一。子宫黏膜下肌瘤突出部分的顶部可因机械性摩擦或感染而使表皮脱落,形成溃疡、出血,多数溃疡面粗糙,呈红色颗粒状。内突型壁间肌瘤子宫镜检查,可见宫腔变形,不规则状,或双侧子宫角部及输卵管开口不对称,但在壁间肌瘤仅局限于子宫肌壁、尚未影响到子宫腔形态时,则无论肌瘤的大小、数目及位置如何,子宫镜检查将无任何异常可见。子宫黏膜下肌瘤应与子宫内膜息肉、内膜增殖症及子宫内膜癌相区别。对可疑之处,应进行活检。

2. **治疗** 对于脱出子宫颈口外的子宫黏膜下肌瘤,如果瘤蒂较细,附着于宫颈管或子宫峡部者,经子宫镜确定瘤蒂位置后,用长弯血管钳钳夹瘤蒂部将其切除,瘤蒂残端可用粗丝线结扎或缝扎予以止血,或将钳夹瘤蒂的血管钳在原位保持24小时,待瘤蒂血管内血栓形成后再放松止血钳。对于瘤蒂较细、位于子宫腔下部的子宫黏膜下肌瘤,可在子宫镜直视下用微型剪刀或金属套圈将其切除。但对于体积较大或位置较高的子宫黏膜下肌瘤,则宜采用电切割器将其切碎取出。

(二) 子宫内膜息肉

子宫内膜息肉可以单发或多发,表面光滑,有光泽,鲜红色,大小不一,多数有蒂与子宫壁相连,息肉外观多为圆锥形、卵圆形或呈指状突起物,若息肉体积较大,其顶部可见溃疡、出血甚至坏死。子宫内膜息肉是由内膜腺体上皮和间质组织构成,按照组织病理学特点可以将其分为3类。

1. **来源于成熟的子宫内膜** 包括周期性变化型和萎缩型两种,此种类型的息肉可随月经的改变而出现体积的增大或缩小,在月经期,息肉可以部分性或全部脱落,因而有自愈的可能。

2. **来源于未成熟的子宫内膜** 仅有小部分息肉保持基底层的内膜形态,大部分息肉则在雌激素的作用下持续增殖,可形成明显的囊腺型或腺瘤型增殖状态,少数甚至发生癌变。

3. **腺肌瘤型息肉** 临床上较为少见,息肉组织内有平滑肌成分,覆盖肌组织表面的内膜多呈萎缩状。息肉可以单发或多发,患者往往有月经过多、痛经症状以及不孕等。确诊依靠病理检查。

子宫镜下特点:由于子宫内膜息肉缺乏典型的症状,除个别因脱出宫颈口而作出诊断外,多数临床上往往难以诊断,超声检查、子宫造影及诊断性刮宫对内膜息肉的诊断均有较高的漏诊率。因此,临床上遇有月经过多、经期延长,或经血淋漓不净及伴有不孕症者,应考虑到有子宫内膜息肉的可能性。尤其对于妇科检查时有宫颈管息肉或宫颈息肉、超声检查或子宫造影有异常宫腔内回声及占位性病变者,应考虑进行子宫镜检查,以确定有无子宫内膜息肉存在。

子宫镜下内膜息肉可生长于子宫腔的任何部位(包括宫颈管在内),如息肉生长于子宫角部则有堵塞输卵管开口而导致不孕的可能。息肉大小一般 0.2~2 cm 不等,多数息肉有蒂部,形态多种多样,息肉表面光滑,色泽鲜红,有时可见纤细的微血管网纹,多呈树枝状排列,体积较大的息肉其顶部往往有坏死。子宫内膜息肉应与子宫黏膜下肌瘤、内膜增殖症、子宫内膜癌、分泌期子宫内膜及残留的妊娠组织相区别。

对于首次诊断为子宫内膜息肉者,如果内膜息肉为多发性,则以彻底刮宫为宜,尤其适合于不孕症患者。如果息肉单发且体积较大,蒂部位于子宫下端者,可经子宫镜定位后,以长弯血管钳钳夹或卵圆钳挟出。而位于子宫上端,尤其是靠近输卵管开口处的息肉,可在子宫镜直视下以活检钳去除。对蒂部较宽大的息肉,可用套圈切除。经上述方法治疗后,如症状持续存在或息肉复发,可考虑行子宫镜电切术。对取出的全部息肉标本进行组织病理学检查。

(三)宫腔粘连

多数宫腔粘连是由反复流产、诊刮、取环等宫腔内操作引起的,宫腔粘连患者进行子宫造影检查时,可见宫腔变形及边缘不整的充盈缺损,但轻度粘连者子宫造影检查可以表现为"宫腔正常"。超声检查对有宫腔粘连伴宫腔积血者诊断价值较大。用宫腔探针进行宫腔探查时,可感探针前方有阻挡感,致使探针不能进入宫腔,或发现宫腔狭小、不对称。子宫镜下特点是可以观察宫腔粘连的部位、范围及粘连的类型等。按照粘连的部位不同,将其分为单纯性宫颈粘连、宫颈和宫腔粘连、单纯性宫腔粘连 3 类。按照粘连的位置再进一步分为中央型、周围型及混合型 3 类。根据粘连的范围大小,分为轻度粘连(粘连范围<1/4 宫腔)、中度粘连(<1/2 或>1/4 宫腔)和重度粘连(>1/2 宫腔)。宫腔粘连的治疗包括分离粘连、防止重新粘连及促进子宫内膜修复。分离的方法有多种,对于单纯宫颈管粘连者,可用宫颈扩张器依次扩张宫颈至 7 号即可,对于宫腔粘连者,可在子宫镜直视下,应用微型剪刀或活检钳剪断分离。上述方法难以奏效者,可以考虑进行子宫镜电切术,粘连严重者,术中采用超声或腹腔镜监护,以避免子宫穿孔的发生。严重周围型粘连以上方法无效者,有时采用宫腔切开分离粘连,但疗效差。宫腔粘连分离成功后,宫腔内应放置宫内节育器 2~3 个月,术后给予雌、孕激素人工周期治疗,并注意随诊月经恢复情况。

(四)子宫畸形

反复自然流产或不孕症为子宫畸形的主要临床表现,多数患者在妇科检查时意外发现,超声检查有时因宫体较宽大而疑有子宫畸形,子宫造影对本症的诊断也有帮助作用,但子宫镜检查对子宫畸形的诊断具有重要价值。

1. **子宫镜下特征** 根据子宫畸形的种类不同,其镜下特征也各不相同。

(1)纵膈子宫:分完全性和不完全性两种,不完全性纵膈子宫的双侧子宫角部完全被分开,其顶部分别可见到输卵管开口,与单宫颈双子宫或双子宫畸形相似。腹腔镜检查见子宫底外形正常。

(2)双角子宫:又称为鞍状子宫,因子宫底部融合不全而成为双角,轻度者仅见子宫底部稍下陷而呈鞍状,严重者子宫底部向宫腔内突出,左右对称,两侧宫角较深。腹腔镜检查可见子宫底外形有不同程度的凹陷。

(3)单角子宫:子宫镜下见其宫腔狭窄,多偏向一侧,向下移行到宫颈管,顶端呈半球状,仅见一个输卵管开口为其特征。

2. 治疗 在所有的子宫畸形中,仅纵隔子宫可行子宫镜电切治疗。由于纵隔组织纤维多、血管少,故对于较窄的纵隔组织可以在子宫镜下应用微型剪刀剪开,但对于较宽的纵隔组织,宜采用子宫镜电切术将其切除。术中超声或腹腔镜监护可以提高手术的安全性,避免或减少子宫穿孔的发生。

(五)宫腔异物

超声检查诊断金属性、钙化性宫腔异物并不困难,于宫腔内可看到伴有声影的强回声光团,但对于宫腔内的非金属性异物,超声检查有较高的漏诊率。常见的宫腔内异物有钙化的胎儿骨片、断裂的宫内节育器片段、宫颈扩张棒的断头、胎盘残留等,子宫镜可以直接观察到宫腔内异物的位置、大小,并可对宫腔异物的性质作出诊断,然后在直视下应用异物钳将其取出。

(六)其他子宫镜治疗

1. **子宫镜下输卵管疏通** 在引起不孕症的多种原因中,输卵管因素占重要比例,子宫输卵管造影检查是判断子宫形态、输卵管通畅性的主要方法,但对于输卵管间质部梗阻或闭锁的诊断,此方法的可靠性较差,当注药速度过快、宫腔内压力增高时,宫腔内的内膜碎片、黏液或血块被冲入输卵管口,造成闭锁的假象。有时输卵管口内的黏液结晶形成栓状物,亦可阻塞输卵管开口。在子宫镜直视下选择性输卵管口插管,所用导管为硬质塑料管,头端呈半球形,直径 1 mm,插管可以疏通输卵管口以间质部。操作应在月经干净后 3~7 天内进行,因为此时子宫内膜薄,便于显示输卵管开口,膨宫压力可调至 25 kPa(188 mmHg)。插管成功后可以经此导管进行输卵管通液,所用药物有洁霉素 0.6 g、地塞米松 5 mg、糜蛋白酶4 000 U、生理盐水 20 ml。根据推注时阻力大小和液体外溢情况,估计输卵管的通畅度。注意推注速度不宜过快,以免引起输卵管穿孔。此外,如应用庆大霉素,罕见有对庆大霉素过敏者,应予以注意。

2. **子宫镜下输卵管绝育** 在子宫镜直视下,将特制的电凝电极插入输卵管口进行电凝,但因设备价格昂贵、绝育成功率低,故其应用受到限制。也可在子宫镜直视下,将内径为0.8 mm 的塑料导管直接插入输卵管口内,将黏堵剂 0.02~0.1 ml 注入输卵管内,并注意有无溢出。所用药物为复方苯酚糊剂,注药后立即摄盆腔平片,若输卵管显影长度超过 2 cm,则表明注药绝育成功。由于药物黏堵绝育术后对输卵管破坏性大,故输卵管复通术成功的可能性极小。

3. **子宫镜下输卵管注药治疗输卵管妊娠** 对于尚未破裂的早期异位妊娠,可考虑在子宫镜直视下行患侧输卵管插管,并注入用 50%葡萄糖稀释的氨甲喋呤 20 mg,停药 5~

10 min拔除插管。注药后密切观察患者的一般情况,包括输卵管内妊娠病灶是否逐渐缩小、血或尿 hCG 是否逐渐下降等。

三、子宫镜手术前准备及常见的子宫镜手术

(一)子宫镜手术器械

1. 宫腔电切镜　电切镜全长 30~35 cm,工作长度 18~19.5 cm,电切镜的鞘套外径有 21 Fr. (7 mm)、24(8 mm)、25、26、27(9 mm)、及 28 Fr 等不同规格。

(1)光学视管:为全景式,外径 3 mm 或 4 mm,景深 30~35 mm,前视角有 0、5、12、25 及 30 度等不同规格,视野 70~120 度。临床一般选用 25 和 30 度前视角者,便于观察子宫角部和侧壁,其中 7 mm 的电切镜使用 3 mm 的光学视管,其他均用 4 mm 的光学视管。

(2)操作架:子宫镜所用电极和电缆均与操作架相连,当手指拉动扳机时电极可前后活动,妇科电切镜选用被动式操作架,电极的静止位置在鞘内,手拉扳机时电极伸出鞘外,然后借助于弹簧的力量自动回到鞘内,在电极头返回鞘时进行切割。电极在子宫镜视野内移动范围为 30~40 mm。必须注意的是只有手术部位完全在视野内,电极头正在返回镜鞘途中时,方可通电进行切割。

(3)鞘套:是插入操作架等部件的鞘,连续灌流者有两个鞘套,外鞘前端有筛孔,末端有出水接口,内鞘前端出水,末端有进水接口。灌流液通过内鞘的进水口流入,经外鞘的筛孔进入出水口流出。内外鞘之间的腔隙非常狭小,目的在于减少入水的阻力和稍微提高出水阻力,因此连续灌流保持了宫内压力和适当的膨胀宫腔,增加了能见度。

(4)闭塞器:是镜鞘的内芯,头部呈椭圆形,可闭塞电切镜喙部的窗孔。

2. 能源系统

(1)电极:目前普遍使用的单极电极功率为 70~100 W,电极的形状有多种。

1)环形电极(wire loop electrode):又称为切割环形电极(cutting loop electrode),有开放型(U 型)和关闭型(O 型)两类,有 0、45、90、120 度之分,常用的开放型环形电极呈垂直状,一般宽约 7~8 mm,深 5 mm。主要用于切除子宫内膜、切削和切除肌瘤及息肉。U 型开放型环形电极适合于切割大的肌瘤,便于将其取出。其中 7 mm 的电切镜使用关闭型环形电极,适合切除体积较小的内膜息肉、松解宫腔粘连、切除子宫纵隔等。

2)针状电极(needle electrode):适合于划开子宫内膜及肌层,或开窗切除壁间肌瘤。

3)滚球电极(roller ball electrode):可循轴滚动,直径有 2 mm 和 3 mm 之分,因电流比较集中,主要用于电凝止血或去除子宫内膜。

4)滚筒电极(roller barrel electrode):有 2 mm、3 mm 和 5 mm 等不同规格,可循轴滚动,较滚球电极接触面宽,更适合于去除子宫内膜。

5)汽化电极(vaporizing electrode,vaportrode):该电极表面呈槽沟状,与以上电极不同,功率可高达 200 W,可用来汽化体积较小的子宫黏膜下肌瘤及子宫内膜。

(2)高频电刀:用来提供切割组织和电凝血管的电流。切割组织的高频电流仅对组织

起切割作用,对深部组织不产生影响,而电凝电流则可使电凝的组织枯焦,并可作用于数毫米的深部组织。

子宫镜手术是在液体中进行的,阻抗升高。因此,必须具备大功率的高频电刀。子宫镜手术前应仔细检查高频电刀的安全性能,例如电极板安置是否妥当,有无接触不良或漏电,以免灼伤患者皮肤。

3. **照明系统**　子宫镜手术宜采用150～250 W的卤素灯或氙灯的冷光源和导光束。导光束由光学纤维组成,使用过程中容易折断,而影响照明强度。

4. **灌流系统**　目前开展的子宫镜手术多采用单极电切、电凝系统,术中所用膨宫液必须为非电解质溶液,如5%葡萄糖溶液。但双极系统可以使用生理盐水作为宫腔灌流液和导电体。子宫镜手术时应选用可以设定液体流速和膨宫压力的自动膨宫装置,根据术中要求,选择液体流速200～250 ml/min,入水压力10.7～13.3 kPa(80～100 mmHg),并有计量入、出水的装置,以精确计算灌流液吸收量。出水管一端与电切镜的外鞘接口相连,另一端连接负压吸引装置,负压为8～9.33 kPa(60～70 mmHg)或任出水管自然垂落。Baskett 等(1998)对子宫镜内膜去除时负压吸引的有效性进行了研究,20 例接受内膜去除者手术时于子宫镜出水孔外接负压吸引装置,对照组20 例为采用常规方法(依靠液体的重力被动流出),结果外接负压吸引组灌流液吸收量为0 ml,而对照组吸收0～2 300 ml(平均450 ml),两组之间差异显著,而其他因素如手术时间、子宫大小、内膜是否经过预处理、内膜厚度等则不影响灌流液的吸收,故在减少子宫镜手术时液体过度吸收方面,于子宫腔电切镜的出水孔外接负压吸引是一种简单有效的方法,值得借鉴。

(二) 子宫镜手术术前准备

1. **术前评估**　充分的术前准备是保证子宫镜手术成功的必要条件,术前细致的咨询和患者选择至关重要,严格掌握手术的适应证和禁忌证,对适合进行子宫镜手术者,术前应向患者及其家属介绍子宫镜手术的基本知识,使其对所进行的手术有一定的了解,例如,对欲实施子宫内膜去除手术者,应使其认识到虽然手术后仍有不能彻底控制出血的可能性,但绝大多数患者手术后出血将显著地减少,患者的症状将得到显著的改善。对于同时合并有子宫腔内病变者(如子宫肌瘤或子宫内膜息肉),可能影响子宫内膜去除的效果。此外,应告知患者及家属,子宫内膜去除不等于绝育术,尽管术后妊娠的可能性很小,但手术后仍有再次妊娠的可能。对于年轻患者术前应进行内膜预处理,以提高内膜去除的成功率。

(1)病史:详细询问患者一般健康状况,注意有无严重心、肝、肾疾患,有无出血倾向及糖尿病史。

(2)体格检查:常规测量血压、脉搏和体温,检查心肺功能,注意有无盆腔炎症及急性阴道炎,对于合并炎症者应首先给予治疗,等待炎症得到控制后再实施子宫镜手术。有异常阴道流血者,术前应常规进行诊断性刮宫,必要时在子宫镜直视下定点活检进行病理组织学检查,以除外宫腔恶性病变的可能性。

(3)辅助检查:术前盆腔超声检查,了解子宫的大小、位置及宫腔内病变情况。化验血、尿常规,对于尿糖阳性者,应测量空腹血糖,便于选择适当的膨宫液,阴道分泌物检查,包括霉菌、滴虫等,必要时取宫颈分泌物进行衣原体、支原体及淋球菌检查。

2. **子宫内膜预处理**　术前应用药物进行子宫内膜预处理,可使子宫缩小,抑制子宫内膜增生,减少子宫血管再生,手术可在月经周期的任何时期进行,同时亦能减少术中灌流液吸收。一般需连续用药1～3个月。

(1) 孕酮类药物(progesterone agents):高效、大剂量孕酮类药物可使子宫内膜发生萎缩性改变,多数患者对孕酮有良好的耐受性。目前常用药物有甲羟孕酮(medroxyprogesterone)30～50 mg,口服,每日1次,连用1～3个月;己酸孕酮(depomedroxyprogesterone)150 mg,肌内注射,每月1次。

(2) 达那唑(danazol):抑制下丘脑GnRH产生,使FSH、LH合成及释放减少,亦可直接抑制卵巢甾体激素的合成及竞争性与雌孕激素受体结合,从而使内膜萎缩、不排卵、闭经。应用剂量每日200～400 mg,口服。主要不良反应有潮热多汗、体重增加及转氨酶一过性升高等。

(3) 促性腺激素释放激素激动剂(gonadotrophin releasing hormone agonists, GnRH - a):戈舍瑞林(goserelin)3. 6 mg,皮下注射,每月1次;黄体生成激素释放激素激动剂(lutienizing releasing hormone agonists, LHRH - a)150 μg,肌内或皮下注射,每日1次。由于该药物价格昂贵,极大地限制了其临床应用。

(4) 米非司酮(mifepristone, RU486):是一种作用在受体水平的抗孕酮和抗糖皮质醇的类固醇,通过与孕激素受体结合达到阻断孕酮的作用。近年来研究发现,米非司酮用于治疗子宫肌瘤具有相当的疗效。米非司酮通过抑制子宫肌瘤组织中上皮生长因子基因的表达及减少或阻断子宫动脉血流等途径,使肌瘤萎缩或体积减小,此外米非司酮亦能有效地减少子宫动脉血流,因而能减少子宫镜手术时的出血和灌流液吸收。该药价格便宜,疗效肯定。

(5) 其他:虽然使用药物进行子宫内膜预处理的效果较好,但仍有用药时间长、费用高以及有一定的药物不良反应等缺点。近年来,国内外不少学者建议子宫镜手术时采用机械性内膜处理的方法,即用吸刮宫的方法达到去除内膜、提高治疗效果的目的。机械性方法简单有效、避免了药物的不良反应。因此,对于不能耐受药物不良反应者,可采用机械性内膜处理的方法,在子宫镜手术前首先进行彻底的吸刮宫(suction curettage),然后进行子宫镜手术。

3. **子宫镜手术时机**　对于已行子宫内膜预处理者,可在月经周期的任何时期实施手术,但对于未行子宫内膜预处理者,月经干净后2～5天内进行手术最为理想,此时子宫内膜薄,视野清晰,便于显示宫腔内的病变,出血较少。对于个别不可控制出血的患者,亦可急症手术。

4. **操作者的准备**　术前一日应将手术所用子宫镜器械彻底消毒,准备充足数量的切割环,并对所用设备的性能状况进行检查,包括冷光源、摄像机、膨宫泵、高频电刀等。术前12小时患者宫颈插扩张棒。

（三）子宫镜手术麻醉方法

良好的手术麻醉效果是成功进行子宫镜手术的保证,由于扩张宫颈、探查宫腔及宫腔内手术等操作均可引起患者出现疼痛,严重者甚至出现心动过缓、血压下降及晕厥。因此,全部宫腔内手术应在患者无痛条件下进行,以避免手术并发症的发生。

1. 麻醉方法的选择　根据患者病情及子宫镜手术的类型选择适当的麻醉方法,在选择具体的麻醉方法时应考虑以下几点。

（1）病情复杂程度:对于简单的宫腔内手术或操作,例如宫腔内异物取出、单发子宫内膜息肉、轻度膜状宫腔内粘连等,估计手术时间比较短暂,可考虑采用相对简单的麻醉方法,如基础麻醉、局部麻醉或者采用骶管麻醉;而对于病情较复杂、预计手术时间较长的宫腔内手术,例如子宫内膜去除术、子宫黏膜下肌瘤电切除术及子宫畸形的矫正手术等,宜选用镇痛效果好、麻醉安全的方法,例如,连续硬膜外麻醉及全身麻醉。以上方法镇痛、肌肉松弛效果好,麻醉时间长短容易控制,且对患者的生理功能干扰少,因而是子宫镜手术最常采用的麻醉方法。

（2）患者的选择:可根据患者的意愿选择不同的麻醉方法,可考虑采用局部麻醉或连续硬膜外麻醉,对惧怕手术疼痛者可选择全身麻醉。

（3）是否同时进行腹腔镜探查:实施诸如子宫畸形、严重宫腔粘连、体积较大的子宫黏膜下肌瘤等复杂子宫镜手术时,术中采用腹腔镜监视,一方面可以提高手术的安全性,避免子宫穿孔、肠管损伤等严重并发症发生,另一方面亦能进一步明确子宫畸形等疾病的术前诊断。随着腹腔镜技术的不断提高及临床经验的逐渐丰富,腹腔镜技术的安全性大大提高。由于腹腔镜探查时的气体膨胀可使清醒状态下的患者感到明显不适、肩部疼痛及呼吸困难,故进行子宫镜、腹腔镜联合手术时宜采用全身麻醉。

（4）是否同时存在合并症:对于同时合并严重高血压及心律失常者,术中禁用肾上腺素类药物,故不宜采用连续硬膜外麻醉。

2. 常用的麻醉方法

（1）局部麻醉:宫颈部疼痛的传入是从宫颈经第 2、3、4 骶神经根进入脊髓,而宫体部的感觉神经纤维经骨盆神经丛、腹下神经丛和主动脉神经丛再经第 11～12 胸节段进入脊髓。因此,可以借助于宫颈旁阻滞麻醉和子宫内膜局部麻醉,完成某些子宫镜手术。但有镇痛不完全、效果相对较差等缺点,部分患者有时可以出现心动过缓、血压过高及面色苍白等不良反应。对于精神过于紧张者,可同时给予镇静剂,手术过程中采用心电监护可以提高麻醉的安全性。

（2）静脉复合麻醉:选择氯胺酮、异丙酚等静脉麻醉剂,经静脉滴注后,通过血液循环作用于中枢神经系统而产生全身麻醉。此方法有麻醉诱导迅速、对呼吸道无刺激等优点,其不足之处为肌松效果相对较差、部分患者术后出现精神症状等。有青光眼及高血压者禁止使用此法。估计手术时间较长者最好不用。

（3）连续硬膜外麻醉:由于连续硬膜外麻醉镇痛、肌松效果好,麻醉时间长短容易控制,且对患者的生理功能干扰少,因而是子宫镜手术最常采用的麻醉方法。有静脉麻醉禁忌或手术较为复杂者,应优先考虑使用此法,对于手术时间较短(1 h 以内)者,也可采用单次硬膜外麻醉。术中常规给予吸氧、心电监护以及血氧饱和度、CO_2 分压监测。

(4)全身麻醉:对不适合采用连续硬膜外麻醉进行子宫镜手术者,例如脊柱畸形或患有凝血功能障碍等高危患者,可考虑实施全身麻醉。其优点为麻醉效果肯定,尤其适合于拟进行子宫镜、腹腔镜联合手术者,但过度肥胖和疝气患者不宜选用。术中保持呼吸道通畅,供氧充足,并常规给予心电监护以及血氧饱和度、CO_2 分压监测。

(四)常见的子宫镜手术

1. **子宫镜下子宫内膜切除术** 子宫镜下子宫内膜切除术(hysteroscopic endometrial resection, HER)又称之为经宫颈子宫内膜切除术(transcervical resection of the endometrum,TCRE),是借助于子宫镜电切技术切除子宫内膜、达到治疗异常子宫出血的目的。

(1)适应证:① 久治无效(药物及刮宫)的异常子宫出血者;② 无生育要求,但想保留子宫者;③ 除外子宫恶性病变;④ 合并有严重的心肺疾患或血液系统疾病,不能耐受全子宫切除手术者。

(2)禁忌证:① 宫颈过于细小或严重宫颈瘢痕,不能充分扩张者;② 子宫屈度过大,子宫镜难以达到宫底者;③ 急性生殖道炎症或慢性生殖道炎症急性发作、未能得到有效治疗者;④ 确诊为子宫恶性肿瘤;⑤ 本术旨在解除症状,对此缺乏良好心理耐受者。

(3)术前准备:手术前细致的咨询和患者选择至关重要,使患者及其家属对内膜去除术有一定的了解,使其认识到虽然手术后仍有不能彻底控制出血的可能性,但绝大多数患者手术后出血显著地减少,甚至闭经,患者的症状将得到显著的改善。对于有宫腔内病变者(如子宫黏膜下肌瘤或子宫内膜息肉),可能影响内膜去除的效果。此外,应告知患者及家属,内膜去除不等于绝育术,尽管术后妊娠的可能性很小,但手术后仍有再次妊娠的可能。① 子宫镜检查:对于欲接受内膜去除者,应常规进行宫腔内膜病变的筛查,包括内膜活检或诊断性子宫镜检查,以减少诊断性刮宫时宫腔内病变漏诊的危险性,临床上时常遇到诊断性刮宫"正常宫腔"者存在宫腔内膜息肉或子宫黏膜下肌瘤,尽管体积小的息肉或子宫黏膜下肌瘤可以在内膜去除手术过程中同时切除,但术前应作出正确的诊断,因为部分合并有宫腔内病变(子宫内膜息肉或子宫黏膜下肌瘤)者在切除宫腔内病变后即可达到治疗目的,避免了不必要的内膜去除手术。最近,有学者认为对于年龄较大者,术前即使不进行内膜预处理,亦可取得成功的效果,并能减少开支。对于有继发性失血性贫血者,术前内膜预处理还可以通过暂时性闭经而纠正机体贫血。对于合并肌瘤者,应告知内膜去除术后存在肌瘤继续生长、最终需切除子宫的可能性。此外,子宫出血合并明显痛经者,注意是否同时合并子宫腺肌病及其他盆腔病变,如确有上述情况,则增加了内膜去除术后子宫切除的危险性。注意有无心、肺、肝、肾等重要脏器的疾患,并给予对症处理;② 妇科检查:术前子宫的大小是影响手术成功的重要因素,对于宫腔较大(超过 10 cm)者,一方面将增加手术的难度,延长手术的时间,另一方面发生手术并发症(例如液体过度吸收、水中毒)的危险性随之增大。此外,应注意子宫附件有无压痛,子宫后方有无触痛结节等,以判断是否合并子宫内膜异位症;③ 实验室检查:术前进行血常规、出凝血系列、尿常规、肝肾功能、乙型肝炎抗原抗体指标、血糖、宫颈刮片细胞学检查、阴道分泌物检查等,对有异常者,应给予纠正;④ 盆腔超声检查:除了可以判断子宫的大小、形态、位置、内膜的厚度等之外,还可了解是否同时合并子宫内膜异位症及附件肿块,因而对子宫内膜去除手术有重要的指导作用。

(4) 手术方法:采用持续性灌流宫腔电切镜,以 5% 葡萄糖溶液作为灌流液,术中选用环状电极或滚球电极。首先将宫颈管扩张至 9~10 mm(根据所用镜鞘直径的大小而定),在 B 超监视下插入宫腔电切镜,如果术中发现内膜较厚,可先行刮宫,术中切除功率 60~100 W,先切除宫底部内膜,然后自 9 点开始逆时针方向系统切除子宫内膜,自上而下分段切除,切除的深度取决于内膜的厚度,目的是手术切除深度达内膜下 2~3 mm,以尽可能的切净全层的子宫内膜,而又不至于伤及较大的血管。切除时以每秒 3 cm 的速度,自上而下向宫颈内口方向移动而无组织被牵拉的感觉,因两侧子宫角部肌层较薄,内膜切除时不宜过深,以防止子宫穿孔。为提高治疗效果,可在内膜切除后,应用球形电极全面的电凝暴露的肌层创面,电凝功率 70~130 W。

(5) 术后处理:① 注意出血:密切注意术后出血情况,如术中止血完全,术后出血一般较少,对出血稍多者,术后可给予止血药物;② 预防感染:术后应用抗生素 3~5 天,预防发生感染,如在手术过程中同时应用抗生素效果更好;③ 预防电解质紊乱:如术中膨宫液吸收过多,可引起稀释性低钠血症、低渗透压血症及电解质紊乱,应及时给予纠正;④ 阴道排液:术后宫腔内创面渗出,阴道排液最初为血性,后逐渐转为黄水状及清水样排液,一般持续 1~2 个月。

(6) 并发症防治:① 子宫穿孔:发生率达 1%~3.7%,为子宫内膜切除或剥除术最严重的并发症,可并发膨宫液吸收过多、水中毒、肠管以及膀胱、血管的损伤,导致腹膜炎、肠瘘及大出血。疑有子宫穿孔时,应立即停止手术操作,密切观察患者生命体征的变化,包括血压、脉搏、呼吸的改变,超声检查时发现子宫后穹隆处液体明显增多,则有助于子宫穿孔的诊断。腹腔镜探查能明确诊断,判断穿孔的部位、大小、有无合并肠管及血管损伤等,对于子宫穿孔部位的出血,可给予缝合或电凝止血,如有其他脏器的损伤,应立即剖腹探查,寻找损伤部位,实施恰当的处理,若子宫穿孔发现不及时,可导致大出血、休克、感染甚至死亡;② 水中毒:低黏度、非电解质性膨宫溶液(5% 葡萄糖、山梨醇或甘氨酸等)过度吸收,进入血循环后,引起血容量过多低钠血症所引起的一系列全身症状,严重者甚至发生肺水肿、脑水肿,并进一步危及患者生命,国外学者将其称之为 TURP 综合征(transurethral resection of the prostate syndrome,TURP)。灌流液迅速大量进入血液循环的途径,主要为子宫腔内创面上开放的静脉、输卵管内膜及盆、腹腔腹膜。治疗措施包括利尿、处理急性左心衰竭、肺水肿、脑水肿及低钠血症、低钾血症。Osborne 等(1991)对 25 例激光内膜去除时液体吸收进行了研究,于手术前后精确测量体重的变化,除 1 例因发生子宫穿孔(液体吸收多达 5.1 L),

其余 24 例平均吸收液体 1.5 L,液体吸收与手术时间、子宫大小及输卵管是否结扎有关。Fleisher 等(1993)认为低钠血症的发生系灌流液过多、过快吸收所致,因此及时发现引起灌流液过多、过快吸收的因素(如子宫穿孔)就显得尤为重要。对于严重水中毒的危害性,Arieff 等(1993)报道 4 例低钠血症及低钠性脑病,3 例患者在呼吸停止前已作出低钠性脑病的诊断(血钠 107 ± 13 mmol/L),并迅速给予高渗盐水(514 mmol/L)静滴,24 h 内血钠升高至中度低钠血症(120~130 mmol/L)水平,以上 3 例患者均顺利康复,未遗留任何并发症,另 1 例患者在作出低钠性脑病的诊断前出现呼吸停止,并迅速昏迷、意识丧失,随后死亡,尸体解剖证实有脑水肿及脑疝。因此,加强术中血钠的监测,尤其对于出现头痛、恶心等症状者应立即给予处理,包括停止手术、迅速检测血钠浓度,一旦诊断为低钠、低渗透压血症,应在发生呼吸功能不全之前,给予适当的治疗,如经静脉给予高渗盐水、吸氧等;③ 出血:多因术中切割肌层组织过深,伤及较大血管网引起的。若出血量不大,可加用缩宫素等药物加强子宫收缩。有学者认为对于内膜切除术后出血者,可于宫腔内放置 30 ml 的 Foley 气囊尿管 6~8 h,以压迫止血,但极少数患者有引起子宫壁缺血坏死的危险性。子宫侧壁切割过深可引起子宫动脉下行支损伤,对于出血过多,危及生命安全者,应及时剖腹探查;④ 空气栓塞:为子宫镜手术罕见的极为严重的并发症。因发病急、病情重,往往来不及进行抢救,患者即出现死亡。本症一旦发生,预后极差,故重在预防。当手术部位高于心脏平面时,尤其患者是自主呼吸者更容易发生气体栓塞。因此,选用正压通气的麻醉方法及术中避免头低位,可防止气体栓塞的发生;⑤ 死亡:发生危险的共同特点为术者无经验、缺乏基础知识和基本技能。因此,子宫镜手术不适合初学者,其先决条件是有熟练而丰富的子宫镜诊断技术;⑥ 其他:极个别患者术后出现感染、子宫腔积血和周期性腹痛,可给予对症处理。

(7) 子宫内膜去除的其他方法:

1) 激光内膜去除术(laser endometrial ablation, LEA):① 原理:激光作用于组织后,转化为热能,引起子宫内膜组织的凝固和汽化,从而达到治疗良性子宫出血性疾病的目的;② 疗效:Jourdain 等(1996)对 137 例接受 Nd:YAG 激光内膜去除后的长期效果进行分析,患者平均年龄 42 岁,在完成随访的 128 例患者中,平均随访 32 个月,效果满意者 85.1%(109 例),术后出现闭经 35 例,术后子宫出血复发者 2 例,最终接受子宫切除手术 17 例(13.3%),其中多数合并潜在子宫内膜异位症或肌瘤。

2) 微波内膜去除术(Microwave endometrial ablation, MEA):① 原理是应用微波能量破坏子宫内膜,而达到治疗功能失调性子宫出血的目的,是近年来开展的一项新技术;② 疗效:Hodgson 等(1999)对 43 例无生育要求的月经过多者进行微波内膜去除,平均治疗时间 141 s(50~310 s),经 3 年随诊,术后闭经率 37.2%,月经明显减少者 25.6%,总有效率 83.7%。由于微波内膜去除治疗时间短暂,且可限定子宫内热能破坏内膜的深度,避免液体吸收过多及手术中出血,因而是一种简单有效、容易掌握的方法。Cooper 等(1999)比较了 MEA 及 TCRE 治疗月经过多的效果,其中 MEA 组 129 例,TCRE 组 134 例,所有患者均在接受戈舍瑞林 3.6 mg 治疗后 5 周进行手术,经过为期 1 年的随访,结果 MEA 组及 TCRE

组治疗满意率分别为 77％、75％,两种治疗方法均取得满意的效果,显著提高了生活质量,但 MEA 组手术时间较 TCRE 组短。

3) 热球内膜去除术:① 原理:热球子宫内膜去除术(thermal balloon endometrial ablation, TBEA)原理是将特制的乳胶球放置于子宫腔内,通过加温以热效应破坏足够深度的子宫内膜,以此达到减少月经血量的目的。热球子宫内膜去除术主要是根据其热效应机制,一般组织细胞的蛋白质部分在 53℃持续 5 min 的条件下,组织细胞即可发生变性坏死,若将热球与子宫内膜充分相贴,可以提高治疗效果,当球内温度达 87℃持续 8 min 时,即可使子宫内膜发生凝固性坏死,其破坏深度可深达 5 mm。热球仪控制器在整个治疗过程中可不断地监视和显示热球内的压力,调节液体的温度并控制治疗时间。在功能失调性子宫出血的治疗中,由于其具有操作简便、疗效可靠、并发症少等优点,因而临床应用日益广泛;② 疗效:Amso 等(1998)对子宫热球国际协作组最初的 321 例患者接受 TBEA 治疗后的效果进行了总结,结果无术中并发症发生,随访一年成功率达 88％～91％,并发现当患者年龄较大、球内压较高、宫腔较小及术前月经增多不明显时,治疗效果显著提高,术前内膜预处理也能提高治疗效果。笔者认为 TBEA 是一种较子宫镜内膜去除安全、易操作且效果相似的方法,尤其适用于门诊患者。对于异常子宫出血高危患者(出血性疾病、病态肥胖、心肺移植、广泛肠粘连等),临床常规方法处理往往难以奏效,手术治疗又有极大风险,TBEA 不失为一种安全有效的方法。

4) 射频诱导内膜去除(Radiofrequency-induced endometrial ablation, RFIEA):① 原理:通过一个置入宫腔的探头将射频电磁能量导入子宫腔,利用其产生的热量破坏子宫内膜组织;② 疗效:Lewis(1995)报道在总例数超过 1 000 例的多中心研究结果表明,RFIEA 治疗月经过多的有效率达 80％以上,因此 80％的患者可以避免因功能失调性子宫出血而进行的子宫切除手术,对于同时合并心肺疾患者尤为适用。Dequesne 等(1997)则应用精确自动控制的电热能量(electrothermal energy)治疗功能失调性子宫出血,术前进行子宫颈细胞学、内膜活检、并除外导致子宫出血的其他原因,该装置由一个置入宫腔的探头、控制器和能量发生装置组成,治疗包括 3 min 的预热和 4 min 的治疗两个阶段,六个治疗中心的 187 例治疗结果表明,在术后随访 3～24 个月后绝经率达 38％,有效率达 90％。Thijssen(1997)对 944 例接受 RFIEA 治疗进行为期 6 个月的随访,有效率达 78.5％。

5) 冷冻内膜去除(endometrial cryoablation, ECA):① 原理:应用冷冻探头破坏子宫内膜,与其他内膜去除方法相比,应用冷冻内膜去除的方法治疗异常子宫出血的研究资料相对较少;② 疗效:Heppard 等(2000)总结了多个研究中心的 87 例冷冻内膜去除初步资料,治疗 6 个月后绝经率达 54％,总有效率达 90％。

2. 子宫内膜息肉的子宫镜手术治疗　子宫内膜息肉临床诊断较为困难,多在超声检查发现子宫内膜增厚进行诊刮、病理组织学检查时方可作出诊断。子宫内膜息肉患者常有月经过多、经期延长,或者月经干净后出现淋漓状流血,部分患者伴有不孕。如果息肉体积较大,表面因摩擦出现破损、溃疡时,患者可表现为不规则阴道流血,流血的特点为间歇性或持续性少量流血。

由于子宫内膜息肉缺乏典型的症状,临床诊断往往比较困难,超声检查、子宫造影及诊断性刮宫对子宫内膜息肉的诊断均有较高的漏诊率。子宫造影发现宫腔内充盈缺损或子宫壁不规则,提示有子宫内膜息肉的可能,但不能与子宫黏膜下肌瘤、气泡相区别。诊断性刮宫有时能刮出较大典型的息肉而确诊,但在息肉体积过大或者过小时,诊断性刮宫均易出现假阴性结果,并在内膜息肉组织被刮匙刮碎后,将影响病理组织学检验结果。因此,临床上遇有月经过多、经期延长或经血淋漓不净及伴有不孕症者,应考虑到有子宫内膜息肉的可能性,尤其对妇科检查时有宫颈管息肉或宫颈息肉、超声检查或子宫造影有异常宫腔内回声及占位性病变者,应考虑进行子宫镜检查,以确定有无子宫内膜息肉存在,并给予定位,必要时在直视下进行活检。

经子宫镜确定子宫内膜息肉的部位、大小、数目和范围后,可选用刮匙、长弯血管钳甚至小头卵圆钳等器械刮除子宫内膜息肉。对于首次诊断为多发性内膜息肉者,则以彻底刮宫为宜,尤其适合于不孕症患者。如果单发息肉体积较大,蒂部位于子宫下端者,可经子宫镜定位后,以长弯血管钳钳夹或卵圆钳挟出。而位于子宫上端,尤其是靠近输卵管开口处的息肉,需在子宫镜直视下以活检钳去除,蒂部较宽大者,可用套圈切除。经上述方法治疗后,如症状持续存在或息肉复发者,考虑行子宫镜电切术。对取出的全部息肉组织进行病理组织学检查。

3. 子宫腔粘连的子宫镜手术治疗 绝大多数子宫腔粘连是由于反复流产、诊刮、取环等宫腔内操作或因继发感染造成子宫内膜破坏,引起子宫壁相互粘连造成的,临床主要症状包括腹痛、月经减少甚至闭经及流产、不孕等。根据粘连的部位分类为以下几种。

(1) 单纯子宫颈管粘连:由于宫颈管内膜,尤其是子宫颈内口处内膜较薄,实施各种子宫腔内手术如负压吸宫及其他子宫腔内操作时,均易损伤宫颈管内膜而引起粘连。典型患者表现为周期性腹痛,但是无阴道流血,妇科查体下腹有触痛,以子宫体压痛最为明显,宫腔积血多者,子宫可有增大,超声检查显示宫腔内有液性暗区,内膜线不清或中断。以探诊或扩张器探查宫颈管时有暗红色血液流出即可确诊。对于因宫颈管粘连引起的经血逆流,宫颈剧痛,阴道后穹隆穿刺甚至可以抽出不凝血液,有时易与异位妊娠混淆,超声检查及 hCG 测定有助于明确诊断。

(2) 宫腔粘连:对于有子宫腔操作或手术史、随后出现闭经或月经过少、继发不孕者,应考虑有宫腔粘连的可能,超声检查有助于此病的诊断,但对于轻度粘连者,超声检查可无异常改变。

宫腔粘连又分为轻度粘连(粘连范围<1/4 宫腔)、中度粘连(粘连范围介于 1/4~1/2 宫腔之间)、重度粘连(粘连范围>1/2 宫腔,双侧输卵管开口不能显示)3 种。

(3) 子宫颈及宫腔粘连:少数患者同时存在子宫颈及宫腔粘连,患者表现为闭经、不孕,可无周期性腹痛,超声检查宫腔内膜线不清。

子宫腔粘连的治疗原则包括分离粘连、促进子宫内膜修复以及防止重新粘连。分离粘连的方法有多种,对于单纯宫颈管粘连者,可用宫颈扩张器依次扩张宫颈至 7 号,使宫腔内的滞留血液排除,或者在子宫镜直视下分离宫颈内口及宫颈管粘连带,超声引导下进行以上操作可提高分离粘连的安全性,避免子宫穿孔的发生。对于宫腔粘连者,可在子宫镜直视下,应用微型剪刀或活检钳剪断粘连带。对于上述方法难以奏效者,可考虑进行子宫镜电切术,粘连严重者,术中采用超声或腹腔镜监护,以避免子宫穿孔的发生。严重周围性粘连以上方法无效时,有时采用宫腔切开分离粘连,但疗效差。宫腔粘连分离成功后,宫腔内应放置宫内节育器,临床证实可预防宫腔再次粘连,放置宫内节育器后,月经量能有相应的增加,宫内节育器放置时间以 2～3 个月为宜,对于有宫颈管粘连者,分离粘连后放置纵臂较长的 T 型节育器。术后给予雌、孕激素人工周期治疗,促进子宫内膜的生长、修复,避免粘连再次发生,补佳乐 1 mg,每日 1 次,连续服用 21 天,从第 19 天起加用黄体酮 20 mg,肌内注射,每天 1 次,共 3 天,或口服黄体酮胶丸(安琪坦)0.1 g/次,每日 2 次。停药后 3～7 天出现撤退性出血,并于出血的第 5 天开始下一个周期的治疗,连续应用 2～3 个周期。

子宫颈管及宫腔粘连分离成功后需密切随诊,注意有无周期性腹痛、月经恢复及生育情况,术后子宫镜检查可以判断宫腔粘连的治疗效果,观察子宫内膜的修复情况及是否有宫腔粘连残留。单纯宫颈管粘连者,经分离粘连、排除宫腔淤血后,术后效果好,一般能恢复月经及生育功能。宫腔粘连分离术后的效果与宫腔粘连的部位、程度、性质及与宫腔粘连治疗是否及时均有密切关系,对于粘连轻、范围小者,预后较好。反之则效果较差。

4. 先天性子宫畸形的子宫镜手术治疗　据估计,女性苗勒氏系统(mullerian system)先天畸形发生率约为 0.1%～1.5%,这些畸形与 20% 的妊娠失败有关,最常见的临床表现是反复流产或早产,在有早产史的女性中,苗勒氏系统的先天畸形发生率可高达 1%～12%,大约 90% 的畸形与子宫有关,其中纵膈子宫占 80%。子宫畸形往往是在妇科检查时意外地发现,或是在不孕症或重复胎儿丢失(recurrent fetal miscarrage)的诊治过程中作出诊断的。

(1) 常见的子宫畸形:苗勒氏管先天畸形有 3 种类型:苗勒氏管发育不全(mullerian agenesis)、垂直融合障碍(disorders of vertical fusion),如阴道横膈,以及侧方融合异常(abnormalities of lateral fusion),如双子宫、双角子宫及纵膈子宫等,妊娠丢失与非对称性或对称性的子宫侧方融合障碍有关。在解剖学上,非对称性子宫畸形表现为多种多样,最常见的如单角子宫(unicornuate uterus),侧方融合的对称性畸形包括双子宫(uterus didelphys)、双角子宫(bicornunate uterus)及纵隔子宫(septate uterus)。在所有类型的子宫畸形中,纵膈子宫是唯一可以经子宫镜手术加以矫正的。

(2) 子宫畸形对妊娠的影响:与双子宫、双角子宫相比,纵膈子宫妊娠后胎儿丢失的发生率更高,据 Hickok 等(2000)报道纵膈子宫妊娠后胎儿丢失率达 77.4%～88.4%,早产率 9.6%,足月妊娠率仅占 6.5%。究其原因与以下因素有关:纵膈组织血管较少、纤维成分相对较多,同时覆盖纵膈的子宫内膜对激素反应较差,影响孕卵的种植和胎盘的正常生长发育;极少情况下,如能继续妊娠,则可出现胎儿宫内发育迟缓(IUGR),并易导致早产和胎位异常。

（3）子宫畸形的诊断：多数纵膈子宫患者在因反复流产、不孕、早产及胎位异常就诊时被发现，偶尔在分娩、剖宫产或不全流产清宫时发现有纵膈存在，少数情况下，在盆腔检查时发现有"隔开的宫颈"（divided cervix）或合并阴道纵膈，进一步检查发现有完全纵膈子宫，值得注意的是，纵膈子宫本身极少引起受孕困难（difficulty in conceiving），故纵膈子宫同时合并有不孕者，应在实施手术矫正之前对影响受孕的其他因素进行评估。

在诊断子宫畸形时应注意其特点，即从起源上讲，子宫与阴道同源，都由副中肾管发育而来，故子宫畸形常与阴道畸形并存，例如双子宫常合并双阴道。由于子宫是由副中肾管发育而来，而卵巢则来源于泌尿生殖嵴，因此，副中肾管发育异常时，双侧卵巢多正常，女性性征发育良好。此外，由于生殖系统和泌尿系统均由泌尿生殖窦演化而来，故子宫畸形可与泌尿系统畸形同时存在。对于原发闭经、不孕、反复自然流产或早产者，应考虑到有生殖道畸形，但对于阴道、宫颈形态均正常者，子宫畸形的诊断比较困难。子宫输卵管造影（hysterosalpingogram，HSG）是主要的诊断方法之一，但遗憾的是 HSG 难以区分纵膈子宫与双角子宫，因为这两种畸形的区别就在于宫底部形态不同。腹腔镜能直接观察宫底形态、子宫大小及双侧附件是否正常，并能将纵膈子宫与双角子宫区别开来，然后决定进行子宫镜手术或开腹矫正手术。手术前超声或磁共振检查对子宫畸形的诊断有重要价值，其诊断准确率可分别达 90％和 99％。

（4）子宫纵膈的子宫镜下特征：根据纵膈的长短以及占据的位置，将其分为完全性和不完全性两大类，纵膈组织从子宫底延伸到子宫颈外口者，为完全性纵膈子宫，而仅达宫颈内口附近或其上方者，为不完全性纵膈子宫。纵膈组织的长短、厚薄因人而异，表面血管的多少也不尽相同。单纯子宫镜检查有时难以鉴别完全性纵膈子宫或单宫颈双子宫，对疑有纵膈子宫者，子宫镜手术前进行腹腔镜检查，可以明确畸形子宫的诊断。

（5）子宫纵膈治疗：在多种类型的子宫畸形中，纵膈子宫是目前唯一可以经子宫镜手术加以矫正的子宫畸形，且手术效果良好。传统治疗方法为开腹手术矫正，但术后并发症较多，例如粘连、子宫瘢痕、妊娠后继发子宫破裂等。子宫镜下纵膈子宫矫正手术可以切除纵膈组织，并可避免了传统手术方法的诸多并发症，术中采用超声或腹腔镜监护，提高了手术的安全性，避免术中子宫穿孔等严重损伤性并发症的发生，大大提高了术后妊娠率和自然分娩率。① 手术指征：并非所有的纵膈子宫均需手术治疗，只有宫腔畸形比较明显，导致反复流产或早产者，方可考虑手术治疗；② 术前准备：除常规准备外，接受治疗者应身体健康，无凝血性疾病，停服口服避孕药、阿司匹林或其他非甾体抗炎药至少两周。术前应进行子宫镜检查和 HSG，以明确诊断，判断纵膈的长度与厚度；③ 手术时机：手术在月经干净后 3～7 天内进行手术为宜，但经过子宫内膜预处理者，则不受月经时间的限制；④ 麻醉：可根据患者的意愿和手术的要求，选择连续硬膜外麻醉或全身麻醉，对于实施腹腔镜监护者，采用全身麻醉更为合适；⑤ 手术方法及技巧：手术应在月经周期的卵泡早期进行，此时手术时妊娠的危险性最小，且内膜的视野最理想。在许多情况下，术前难以清楚地作出双角子宫与纵膈子宫的鉴别，腹腔镜探查将有助于子宫畸形的诊断，并可发现生殖道的其他病理情况。一旦证实为纵隔子宫,则在腹腔镜监视下进行子宫镜电切手术,以减少或避免子宫穿孔的风险,尤其在术者经验不足时更有必要。扩张宫颈应轻柔、仔细,以免引起出血而影响视野,宫颈口扩张不宜过大,以刚刚允许插入子宫镜即可,避免因宫口过松,而难以维持足够的宫内压力。宫颈旁注射稀释的血管收缩剂,可以减少术中出血。手术过程中应牵引宫颈,使子宫纵轴与骶骨纵轴平行,因为弯曲的子宫容易引起子宫穿孔。一旦子宫镜放入子宫腔,应全面地观察宫腔,注意两侧输卵管开口的方向及纵隔组织的下缘,然后两侧交替自下而上地切除纵隔,通常纵隔组织纤维多、血管少,故术中出血较少,但在接近宫底部时,纵隔变得较厚且血管较多,因此切除纵隔应达到正常肌肉组织为止。周期性地降低膨宫压力,观察切开组织的出血情况,一旦发现切开的纵隔组织血运丰富,应立即停止手术,以免子宫穿孔。术中腹腔镜监护,能及时地发现子宫穿孔,减少对周围组织器官的损伤。手术过程中超声监护能准确地判断剩余肌肉组织的厚度,对困难的病例不失为一种有用的辅助方法;⑥ 并发症:主要有子宫穿孔、出血、肠管损伤、感染及与膨宫介质直接有关的并发症。手术时间延长、膨宫介质用量过大是产生与膨宫介质有关并发症的主要因素。子宫穿孔通常发生在子宫底部,且失血不是很多,在这种情况下,应立即终止手术,因来自膨宫介质的压力可使穿孔进一步扩大,对穿孔部位的出血可用腹腔镜双极电凝止血,还可在腹腔镜监视下应用一长穿刺针头经前腹壁向宫底部注射垂体后叶素稀释液 5～10 ml(垂体后叶素 20 mU＋生理盐水 30 ml),通常能迅速止血,无须进一步处理。如穿孔发生在子宫侧壁或角部,出血往往十分活跃,需要立即停止子宫镜手术,并进行剖腹探查及修补穿孔。术中超声监护将减少或避免子宫穿孔的发生。

5. 子宫镜下子宫黏膜下肌瘤切除术 近二十多年来,随着手术器械不断改进和手术经验的不断丰富,对因子宫黏膜下肌瘤引起的月经过多,可以在子宫镜下完成治疗,避免了开腹手术,保留子宫的完整性,不影响卵巢内分泌功能,同时亦能避免经腹部或经阴道子宫切除的诸多并发症,因而越来越受到重视。

(1) 适应证:任何伴有症状的子宫黏膜下肌瘤患者均可考虑进行子宫镜下肌瘤切除,这些患者常伴有月经过多和经期过长、贫血、盆腔疼痛、痛经、不孕或流产。在进行子宫镜肌瘤切除手术之前,需要全面的术前评估,必要时进行内膜活检。诊断性子宫镜是子宫黏膜下肌瘤最常用的诊断方法,尤其对于子宫接近正常大小、症状不典型者意义更大,且还可确定肌瘤的数目、大小、位置及突向宫腔的程度,子宫镜检查宜在月经干净后早期进行,此时内膜薄,检查时出血少,宫腔中黏液量少,易于显露子宫腔内的病变,减少漏诊的机会。此外,子宫输卵管造影(HSG),超声或核磁共振技术亦可用于本病的诊断,HSG 能够对输卵管的通畅性进行评估,对子宫腺肌病的诊断也有帮助。在判断肌瘤的深度、大小等方面,单一子宫镜检查有时难以提供充足的资料,近年来出现的液体对照超声检查(fluid contrast ultrasound)或超声子宫显影术(sonohysterography)颇有助于子宫黏膜下肌瘤的诊断,是对 HSG 或子宫镜检查方法的补充,其原理是将一细 Foley 尿管插入宫腔,并注入少量无菌生理盐水,利用宫腔内液体对比来诊断子宫肌瘤、息肉或其他的子宫内病变。术前子宫镜及超声检查的有机结合能显著提高子宫黏膜下肌瘤的诊断,对于较大的肌瘤可首先采用药物(如GnRH 类似物)治疗,以缩小子宫肌瘤体积,提高子宫镜手术治疗效果。

(2)术前准备:术前准备同常规开腹手术,包括心、肺、肝、肾功能的检查及血糖、血生化检查,以便选择合适的膨宫液,同时进行阴道分泌物检查,排除生殖道急性炎症。手术应选定在月经周期的卵泡早期阶段进行,此时子宫内膜相对较薄,术中视野明亮,有利于手术操作,但对经过药物治疗者则不受此限制。

(3)治疗:对带蒂子宫黏膜下肌瘤或瘤体大部分突出于宫腔内的较小肌瘤(直径<2.5 cm),经子宫镜下切除较为简单,尤其适合于初学者。麻醉成功后,患者取截石位,充盈膀胱后,在腹部 B 超的监护下,观察宫腔的方向,并依次探查子宫腔的大小、扩张子宫颈管至10 mm,将光源、摄录像系统及膨宫泵依次连接到电切镜,排净气泡后,将子宫镜沿宫腔方向插入宫颈管内口水平,膨宫压力 11～16 kPa(80～180 mmHg),在直视下将镜体向宫腔内推进,并全面观察子宫腔形态。电切肌瘤时应在肌瘤位于宫腔内的最突出部分开始,直视下将电切环越过肌瘤表面至其后部,尽量避免伤及周围正常内膜,然后沿自宫底向宫颈方向切割,全面地将宫腔内的无蒂肌瘤部分呈片状切出,直至达周围正常内膜水平,注意切割不宜过深,以免引起严重出血甚至子宫穿孔。对有蒂的子宫黏膜下肌瘤,尽量首先电烙瘤蒂,使其血管闭锁断离后,将其完整取出。对于较大的子宫黏膜下肌瘤,术中无法靠近瘤蒂者,仍可采用将肌瘤切碎取出的方法。对于肌瘤表面粗大的血管,术时应首先给予电凝。对于瘤体大部分位于壁间者,即使术前实施药物抑制治疗,手术效果亦较差,且容易复发。对于体积较大的肌瘤,可考虑分次手术,尤其对于宫底部肌瘤更是如此。

对于体积较小的单个、蒂部较细的子宫黏膜下肌瘤,尤其是位于子宫前、后壁者,经子宫镜检查确诊后,可改用治疗性子宫镜,在直视下应用微型剪刀剪断瘤蒂后将其取出。对于较小的肌瘤应尽量一次切除干净,而较大的肌瘤可分次切除。当肌瘤位于子宫侧壁时,宜用宫腔电切镜切除,但对于宫底部及宫颈内口处的嵌入肌壁间较深的肌瘤,术中容易损伤子宫血管,应特别注意。而多发性肌瘤可以分次切除,以免引起宫腔粘连。初学者可选择子宫体积较小(宫腔<10 cm)、肌瘤体积不大(直径<3 cm)者进行子宫镜手术,术前谈话时应告知患者术后有复发的可能性。对于经验丰富和技术熟练者,子宫黏膜下肌瘤的大小已不是限制手术的绝对指征。

(4)手术效果:子宫黏膜下肌瘤的治疗效果与患者的年龄、肌瘤大小、数目及肌瘤生长部位有关。与传统的开腹手术相比,子宫镜肌瘤切除术创伤小、恢复快。术后 80%～95% 患者月经恢复正常,对于有生育要求者,术后子宫镜复查确认子宫腔正常、内膜修复者,可考虑妊娠,术后妊娠率超过 60%,妊娠丢失率显著降低。但较大子宫黏膜下肌瘤术后妊娠应列为高危妊娠,尤其是术中发生子宫穿孔者,妊娠后容易出现自发性子宫破裂、产前及产后出血、胎盘粘连及植入等。

(5)并发症:① 子宫穿孔:为子宫黏膜下肌瘤子宫镜切除时最严重的并发症,尤其容易发生于体积较大或壁间肌瘤切除时。对于比较困难的子宫镜手术,联合应用腹腔镜或 B 超是值得借鉴的,在腹腔镜或 B 超监视下进行手术,能减少或避免子宫穿孔的发生;② 出血:多发生于肌瘤体积较大或术中止血不彻底时,为减少术中出血的发生,子宫镜手术前于宫颈部注射稀释的垂体后叶素(0.05 μ/ml),能显著地减少术中出血及灌流液吸收,同时亦能缩短手术时间;③ 低钠血症:是由于子宫镜手术过程中非电解质宫腔灌流液吸收过多而致,往往伴有稀释性低渗透压血症,严重者可出现肺水肿、脑水肿等严重并发症。为降低此并发症的发生,应尽量缩短手术时间,采用低压灌流;④ 感染:少见,主要与术前生殖道炎症未能得到彻底的治疗有关。

四、子宫镜下经宫颈输卵管插管疏通术

在女性不孕症中,输卵管因素(梗阻)是不孕症的最常见原因之一,尤其多见于继发性不孕症患者,据统计大约有 20%～50% 的女性不孕症是由输卵管因素引起的,其中因子宫输卵管连接部,即输卵管近端梗阻(proximal fallopian tube obstruction,PTO)引起的不孕症占 20%。虽然多数输卵管近端梗阻是输卵管慢性炎症和峡部结节性输卵管炎造成的,此类患者往往有人工流产或药物流产史,在慢性输卵管炎中,输卵管近端梗阻占 40%～60%。但 Sulak 等报道,在因输卵管近端梗阻而行手术切除的标本中,无输卵管梗阻的组织学证据者多达 60%。PTO 的传统治疗方法为开腹显微手术和体外受精,以上方法均有费用昂贵、成功率低等缺点。因而寻找一种创伤小、费用低的方法来治疗 PTO 患者,已成为亟待解决的问题。自从 1985 年 Platia 等首先报道一例 PTO 者经输卵管疏通治疗成功以来,借助于同轴导管进行输卵管疏通技术得到了广泛的应用,目前一系列导管、导丝、球囊导管以及输卵管探针等可以用于输卵管疏通术。

(一)输卵管梗阻的诊断方法

1. **子宫输卵管造影** 子宫输卵管造影(hysterosalpingography,HSG)是评估不孕症患者输卵管通畅状况的最常用方法,但世界卫生组织的统计资料表明,HSG 诊断 PTO 时其误诊率可高达 42%～50%。因此,如何避免 HSG 的假阳性结果至关重要。选择卵泡早期进行造影,可以避免出血或对偶然妊娠的干扰。如果造影时过多的造影剂溢出进入阴道或进入血管,致使子宫内压力过低,从而出现假阳性结果。

2. **输卵管通液术** 输卵管通液术常用,具有一定的诊断与治疗作用,但其诊断输卵管梗阻的可靠性差,缺乏客观标准,难以判断是否确有输卵管梗阻及梗阻的部位。

3. **子宫镜检查** 可以直接观察输卵管开口和狭窄的输卵管开口情况,但不能输卵管远端状况,如与腹腔镜探查结合起来,一方面子宫镜可以直接观察输卵管开口,另一方面腹腔镜可以直接观察盆腔脏器,包括子宫以及输卵管的完整形态,有助于排除输卵管痉挛,腹腔镜探查还可以同时治疗盆腔粘连和子宫内膜异位症等病变,尤其是腹腔镜直视下子宫输卵管通液,对判断输卵管是否通畅的意义更大,具体做法是在腹腔镜探查时应用含美蓝的液体宫腔内注射,观察输卵管通畅情况,同时可确定输卵管梗阻的部位。

4. **输卵管插管选择性输卵管造影** 输卵管插管选择性输卵管造影(selective

salpingography, SS),实施 SS 时,首先经宫颈将一导管置于输卵管间质部并注入造影剂,如果输卵管间质部存在梗阻,则以直径 3 Fr 的导丝插入输卵管间质部进行疏通,并再次注射造影剂观察输卵管的通畅情况。

5. 输卵管镜检查 输卵管镜检查可观察输卵管内部形态、病变程度,以选择合适的治疗方法(疏通术、显微手术或体外受精),但器械昂贵为其不足。

(二)输卵管近端梗阻的分类

1. 1996 年 Wiedemann 分类 将输卵管近端梗阻分为以下几类。

(1)非结节性梗阻:非结节性梗阻(non-nodular occlusion)又称完全纤维性梗阻,多由输卵管的炎症性疾病引起。

(2)结节性梗阻:结节性梗阻(nodular occlusion)多由结节性输卵管炎引起。

(3)假性梗阻:假性梗阻(pseudo-occlusion)多由内膜碎片、息肉或输卵管发育不良等引起。

2. 按照引起输卵管梗阻的解剖学部位不同分类 可将输卵管梗阻分为以下几类。

(1)输卵管腔内梗阻:常见的原因有内膜碎片、黏液栓、息肉以及寄生虫感染。

(2)输卵管黏膜、肌肉或浆膜因素引起的梗阻:如肌肉痉挛、炎性纤维化、肿瘤、子宫内膜异位及先天性输卵管闭锁。

(3)输卵管肌层外因素:例如子宫肌瘤、子宫腺肌瘤、阔韧带囊肿或肿瘤及子宫粘连等。

3. Novy 则根据 PTO 对输卵管疏通术的治疗效果不同分类 将输卵管近端梗阻分为以下几类。

(1)治疗效果良好者:包括肌肉痉挛、无形碎片、间质水肿、黏液栓及内膜聚集等。

(2)治疗效果欠佳者:包括间质部息肉、慢性输卵管炎、内膜异位症、结节性输卵管炎及宫内粘连、寄生虫感染等。

(3)无治疗效果或效果较差者:包括输卵管内膜纤维化、输卵管造口失败、子宫肌瘤、结核病或先天性输卵管闭锁。

(三)输卵管近端梗阻的治疗

输卵管近端梗阻的传统治疗方法为应用显微手术切除病变梗阻的输卵管后,进行输卵管重建吻合手术,但该方法创伤大、费用高,术后不可避免地再次形成粘连。随着辅助生育技术的发展,手术治疗 PTO 已逐渐少用,取而代之的是经宫颈输卵管疏通技术的广泛应用,目前输卵管插管疏通术可在 X 线透视下、超声引导下或经子宫镜下进行操作,明显地提高了PTO 的诊断和鉴别诊断水平。

应用各种方法解除输卵管近端梗阻,是治疗输卵管因素引起不孕症的根本方法,借助于以往开展的经子宫颈输卵管绝育方法的经验,采用输卵管直接插管疏通输卵管梗阻取得了良好的治疗效果。早在 1849 年,Smith 就曾尝试将鲸鱼骨插入输卵管内以治疗不孕症。Corfman 等应用一种带气囊的金属套管将液体直接注入输卵管内,在注射前,先将套管插入宫腔内对准子宫角部,然后在子宫镜下进行输卵管插管,一旦选择性输卵管插管证实存在输卵管近端梗阻,即可实施输卵管疏通术,主要器械包括导丝、同轴导管、球囊导管等。

1. X线透视下输卵管插管疏通术

(1)器械:输卵管插管系统主要包括子宫导管、同轴导管、导丝、真空泵等。子宫导管的中心管道宽为5 mm,管道渐渐变细,在其尖顶部宽度仅2.5 mm。导丝直径0.45~0.5 mm,其顶端包裹柔软的铂金,所用导丝应柔软、有韧性,易于观察并能适合输卵管的弯曲,同时应光滑、表面摩擦力小。

(2)操作方法:首先经子宫导管进行子宫输卵管造影检查,以明确输卵管近端梗阻的诊断。然后通过子宫导管插入一个长32 cm、直径3 mm的Tenon管,在X线透视下插入宫腔的下1/3处,随后插入一个长50 cm、直径5.5 Fr聚乙烯导管,在插入前首先将直径为0.035英寸弯曲的T-J导丝置入5 Fr导管,最后将导管置入子宫角部前,用直径0.9 mm直导丝替代弯导丝,取出导丝后,将造影剂直接注入子宫角,进行选择性子宫输卵管造影。如果证实存在输卵管梗阻,用直径3 Fr的Telfon管和直径0.38 mm的导丝,通过5.5 Fr导管插入输卵管,并可来回牵拉导丝以疏通输卵管,当成功解除梗阻后,取出导丝。

2. 子宫镜下输卵管插管疏通术 应用30 cm长、直径5.5 Fr的透明Teflon导管,经子宫镜的操作通道插入宫腔,术中应用CO_2膨宫。在子宫镜的近端连接一个Y形接头,可通过接头的直臂向宫腔内注射染料或冲洗液。通过另外的一臂插入直径3 Fr导管,此导管在远端3 cm处变为直径2.5 Fr。将一根直径为0.46 mm钝尖的不锈钢导丝(其外包裹聚四氟乙烯),插入直径3 Fr导管腔内,在子宫镜直视下,将5.5 Fr导管置于输卵管口,并插入3 Fr导管和导丝,使导丝略微突出导管尖部,如果有阻力,则可将套管向前推过导丝,取出导丝并注入含有美蓝的液体。术中采用腹腔镜监视,可以观察输卵管伞端有无蓝色液体溢出,如有蓝色液体溢出,表示输卵管插管成功。

3. 超声引导下输卵管插管疏通术 进行X线透视下输卵管插管疏通术时,操作者及受术者均直接受到射线的照射,影响身体健康,特别是较长时间的X线照射,存在放射性卵巢功能去势的潜在危险性,故其临床应用受到很大限制。应用超声引导下的输卵管插管疏通术,使输卵管近端梗阻的患者免除了遭受射线照射的威胁,同时能够解除输卵管近端梗阻。曾有报道采用一个同轴导管(包括直径0.4 mm)导丝,在超声引导下进行输卵管插管疏通术,结果13例双侧输卵管近端梗阻患者中,24条输卵管疏通成功,术后1年内5例妊娠。

4. 经宫颈气囊输卵管成形术

(1)器械:经宫颈气囊输卵管成形术(transcervical balloon tuboplasty, TBT)系统主要包括子宫输卵管造影导入导管、选择性输卵管造影导管(其顶部不透X线)、输卵管成形术气囊导管、导丝及充气器。

(2)操作方法:取膀胱截石位,外阴、阴道及宫颈消毒后,宫颈钳钳夹宫颈前唇,将子宫输卵管造影导管插入宫腔下部,经远端气囊注入生理盐水5 ml,随后经近端气囊充气,借此固定导管并封闭宫腔。通过子宫输卵管导管中心腔注射造影剂,以判断有无输卵管近端梗阻,随后经子宫输卵管造影导管的中心腔插入一个 2.5 cm 引导导管,并插向输卵管口的方向,以便于准确找到子宫角部。通过引导导管将造影剂直接注入输卵管进行选择性输卵管造影,如果确有输卵管梗阻,即行输卵管气囊成形术。输卵管气囊成形术导管的中心有管腔,在导管远端有另一管腔与一小气囊连接,气囊的直径和长度有多种规格,根据输卵管梗阻的不同部位,选择不同型号的气囊,例如细长的气囊用于疏通输卵管峡部,大的气囊则用于疏通靠近子宫角部的输卵管阻塞。在气囊的近端,经第二管腔与充气器相连,但应避免充气过多造成气囊破裂。经气囊输卵管成形术导管的中心腔可注入造影剂,并可插入一根 0.6 mm 的导丝。在插入导丝之前,应首先清除气囊中的空气,并缓慢灌注造影剂,然后将气囊与压力计连接,并在 Y 形连接器的侧臂上连接一个吸满造影剂的空针。将柔软的导丝置于气囊导管的中心腔,然后用连接器将导丝固定,全部装配插入已经在子宫角部的引导导管,并将气囊导管插入梗阻部位。气囊导管进入输卵管腔多无困难,如有梗阻,可将气囊充气加压。如有输卵管峡部梗阻时,可将导丝插入到狭窄的输卵管部位。TBT 导管可以反复地推进和充气,直到输卵管造影证实输卵管管腔恢复通畅为止。

5. **腹腔镜下输卵管疏通术** 对疑有输卵管近端梗阻者,首先进行腹腔镜探查,通过输卵管套管注入美蓝液,明确输卵管近端梗阻的诊断后,宫腔内置入套管,球端固定在间质部,此时通过腹腔镜即可清楚地看到,将导丝通过套管轻轻插入间质部,并来回抽动导丝,以去除黏液栓或无形碎片,取出导丝后,再次通液,一方面可以观察输卵管的通畅性,另一方面还可将输卵管中的碎屑冲走,恢复输卵管的通畅性。

(四)并发症与治疗效果

输卵管疏通术的并发症包括操作本身的并发症及麻醉引起的并发症。输卵管疏通术后未见输卵管炎、内膜异位及出血发生。而球囊输卵管成形术时导丝引起的输卵管穿孔在 2% 以下,选择性输卵管造影时穿孔发生率为 5%。输卵管疏通术结束时输卵管成功再通率 76%～92%,6 个月后,输卵管再通率为 35%～82%,妊娠率 23%～39%。

五、子宫镜手术并发症及防治

子宫镜手术安全、有效,并发症发生率相对较低,随着子宫镜技术的广泛应用,有必要对子宫镜手术可能发生的并发症有明确的认识,尽量避免或减少并发症的发生,对已经发生的并发症,做到早发现、早诊断、早处理,将并发症带来的危险性降到最低。

(一)术中并发症

子宫镜手术过程中出现的并发症,因其发生急,往往需要立即处理,如处理不及时或未能及时发现,则有可能带来灾难性后果,甚至危及患者生命,故必须引起足够的重视。

1. **子宫穿孔** 根据 1991 年美国妇科腹腔镜协会调查的 17 298 例子宫镜手术资料表明,子宫穿孔是子宫镜手术最常见的并发症,其中以不需要输血的子宫穿孔最常见,发生率为 1.1%,水中毒发生率由 1988 年的 0.34% 降到 0.14%,同时发生肠管损伤 8 例,CO_2 栓塞

3例,死亡3例。1993年该协会又对14 707例子宫镜手术资料进行了统计,不需要输血的子宫穿孔仍是子宫镜手术最常见的并发症,发生率为1.42%,水中毒发生率相对保持稳定:0.2%(1993),0.14%(1991),无死亡发生。Overton等(1997)对1993年~1994年间英国300家医疗机构中实施的内膜去除手术的并发症进行分析,结果在10 686例子宫镜内膜去除手术中,死亡2例,术后早期并发症发生率0.77%~1.51%,在电切环内膜去除组,术者手术经验直接与子宫穿孔发生率高低有关,滚珠或激光内膜去除术中及术后并发症发生率最低,同时发现内膜预处理对降低并发症的发生作用不大。子宫穿孔的预防主要在于不断提高术者的手术技能和经验,此外,加强术中监护也是至关重要。

2. **低钠血症** 是因葡萄糖、山梨醇或甘氨酸等低黏度液体膨宫介质过度吸收而致,大量的灌流液进入血循环后,引起血容量过多及低钠血症,严重者甚至发生肺水肿、脑水肿,并进一步危及患者生命,国外学者将其称之为 TURP 综合征(transurethral resection of the prostate syndrome,TURP)。为降低此并发症的发生,应尽量缩短手术时间,采用低压灌流。此外,于灌流系统的出水孔外接负压吸引装置也是一种简单有效的方法。

3. **肠管损伤** 根据1991年美国妇科腹腔镜协会调查的17 298例子宫镜手术资料表明,肠管损伤8例,发生率0.05%。Kivnick等(1992)报道应用滚珠电极去除内膜后发生肠损伤一例,患者内膜去除术后2天因急性腹痛行剖腹探查,术中见子宫浆膜面有大片灼伤,与其临近的小肠有两处损伤,一处穿孔,一处灼伤。

4. **气体栓塞** 是子宫镜手术时尤其是使用CO_2作为膨宫介质时最危险的并发症,根据1991年美国妇科腹腔镜协会调查的17 298例子宫镜手术资料显示,CO_2栓塞3例,发生率与死亡率均为0.017%。目前认为气体栓塞时的气体可来源于子宫镜进水管和组织汽化所产生的气泡。预防的措施包括避免头低臀高位,小心扩张宫颈,不能将宫颈和阴道暴露于空气中等。抢救措施包括正压吸氧、快速静脉滴注生理盐水及氢化考地松等。

5. **心脏骤停** Baggish等(1989)报道,应用 Nd-YAG 激光进行内膜去除时发生气体栓塞5例,4例死于不可逆的心脏骤停。Eugster(1993)亦报道子宫镜手术时发生的心脏骤停,认为心脏骤停主要发生于子宫镜手术时CO_2流量过大、流速过快,患者可出现严重的心律不齐,甚至心脏骤停。

6. **生殖道灼伤** 生殖道灼伤少见,可能与滚珠电极与切割镜镜鞘之间的绝缘性遭到破坏,在电极与镜鞘之间形成电流回路而致。

(二)术后并发症

1. **子宫积血** 子宫内膜去除术,特别是宫颈管内膜去除后容易发生宫颈管狭窄,据统计发生率为5%左右,术后有月经而经血不能排出者,出现周期性下腹痛,因此有必要对所有接受内膜去除者,于术后进行定期的临床与超声随访。

2. **子宫内膜去除-输卵管绝育术后综合征** 1993年 Townsend 等首先对此综合征进行了描述并报道6例患者,全部患者均为输卵管绝育术后又接受内膜去除手术,术后出现一侧或双侧周期性下腹痛伴阴道流血,腹腔镜检查显示一侧或双侧输卵管近端肿胀,甚至可达正常的两倍,病理组织学检查中 3 例有输卵管积血,笔者认为该征的病理生理改变可能是子宫角部内膜增生,或经血逆流入输卵管,使其近端被经血扩张而致。

3. 子宫积脓　子宫积脓少见,推测与术前存在的宫腔感染有关,同时加强术中的无菌操作和手术器械的消毒,对减少本症的发生有意义。

(三)子宫镜手术危险性

1. 子宫内膜异位症　对于子宫内膜去除术后出现难以解释的腹痛症状,子宫切除术后病理组织学证实有子宫腺肌病存在。至于子宫镜手术是否引起子宫内膜异位症,目前尚缺乏大宗病例报道。子宫镜手术前应用药物进行内膜预处理将减少发生子宫腺肌病及子宫内膜异位症发生的危险性。

2. 内膜去除后内膜癌　从理论上讲,不论是子宫镜检查,还是子宫镜手术,由于均需应用宫腔灌流液进行膨宫,这增加了内膜癌细胞播散的机会。因此,已明确诊断或高度怀疑为内膜癌者,最好避免子宫镜检查。子宫镜手术后内膜癌来源于残存的内膜组织,故对欲接受内膜去除手术者,应仔细选择病例,并术后密切随访。术前子宫内膜过度增生为术后发生内膜癌的高危发病因素,因而内膜去除手术之前应常规进行内膜活检和病理组织学检查。

3. 内膜去除后妊娠　子宫内膜去除术后如有残存的内膜,仍有宫内妊娠的可能,发生率为 0.7%,但容易发生流产或其他产科并发症。

六、子宫镜、腹腔镜联合手术

随着子宫镜、腹腔镜技术的广泛使用,在多种妇科疾病的诊治中,单独应用子宫镜、腹腔镜可以诊断、治疗多种妇科疾病。子宫镜能够诊断、治疗宫腔内的多种良性病变,如子宫黏膜下肌瘤、子宫腔粘连、子宫内膜息肉,子宫纵隔、宫腔异物等。而腹腔镜能诊治盆腹腔内的许多疾病,如盆腔子宫内膜异位症、子宫浆膜下肌瘤、输卵管积水、盆腔粘连、卵巢巧克力囊肿等。子宫镜、腹腔镜联合探查,一方面可判断子宫、附件是否正常,了解输卵管的通畅情况,另一方面亦能提高子宫镜手术的安全性。

(一)腹腔镜诊治盆腔子宫内膜异位症

盆腔子宫内膜异位症是引起不孕症的重要原因之一,在继发性不孕症患者中所占比例更高。在大量输卵管性不孕的患者中,盆腔子宫内膜异位症为其主要病因。实施腹腔镜探查时,可见子宫直肠陷凹有血性积液、盆底腹膜、子宫浆膜面、子宫骶韧带处可见暗红色或紫蓝色小结节或小点。病变严重者,可见输卵管卵巢粘连、僵硬、伞端闭锁、卵巢巧克力囊肿、子宫直肠陷凹封闭等。按不同的病变进行不同的手术。

(二)子宫镜、腹腔镜联合诊治输卵管梗阻

引起输卵管梗阻的原因有急性或慢性盆腔炎症、子宫内膜异位症、输卵管积水及伞端粘连、狭窄或盆腹腔手术后粘连等。输卵管通液或子宫输卵管碘油造影检查是判断输卵管通畅情况的最常用的方法,但由于该方法本身的缺陷、操作者的经验及造影阅片水平等众多因

素的干扰,其检查结果往往不甚可靠。由于此类检查操作简便,仍可作为输卵管病变及其通畅度的初筛检查。对于筛选检查有可疑者,可采用子宫镜、腹腔镜联合探查术,以明确是否存在输卵管病变及其严重程度,同时对适合镜下治疗者,可实施病变输卵管的手术治疗。子宫镜、腹腔镜联合探查手术时,首先进行腹腔镜探查,仔细观察盆腔及腹腔病变情况,尤其注意子宫、输卵管和卵巢外表是否正常,周围有无粘连,输卵管伞端是否游离,子宫直肠陷凹及盆底腹膜有无子宫内膜异位症病灶及粘连等。对于有子宫周围粘连者,可首先在腹腔镜下分离盆腔粘连,游离输卵管伞端,电凝处理子宫内膜异位症病灶。随后扩张宫颈,经宫颈插入子宫镜,用5%葡萄糖液作为膨宫液,观察宫腔是否同时存在病变,找到输卵管开口后,经子宫镜进行输卵管插管,注入含亚甲蓝的生理盐水,同时在腹腔镜下提起同侧输卵管,暴露伞端,观察亚甲蓝液流出输卵管的情况。

(董建春)

第二十章
腹腔镜在不孕症诊治中的应用

妇科腹腔镜的问世及其在女性不孕和不育症诊治中的应用和发展实属重大进步,它不仅使诊断精确,而且与传统治疗方法相比,手术方式也大有改观,并推动了对不孕机制的研究。

一、腹腔镜手术设备及器械

一套完整而精美的手术器械,是外科医师完成手术的必要条件,而电视腹腔镜手术,更是与传统的剖腹手术有着明显的区别,其不仅需要一套精细的腹腔内操作器械,更需要一套配备完善的高科技设备,涉及电子、光学、超声等知识。

(一)腹腔镜手术主要设备

腹腔镜设备主要包括以下几个部分,即视频图像监视系统,冷光源系统,二氧化碳气腹系统,能源系统(高频电刀、超声刀、激光等),冲洗吸引系统。

1. 视频图像监视系统 本系统由窥镜(腹腔镜,laparoscope)、摄像头、光导纤维、信号转换器及监视器组成,在保存手术图像资料时可附加图像纪录系统(如录像机)。

(1)腹腔镜目镜:主要作用在于将体内物像经复杂的光学系统成像于体外。常用目镜外径为 10 mm,微创型为 5 mm,最近发展了一种针性腹腔镜,直径 2 mm,用于诊断,其长度通常为 300～330 mm。视角有 0°、15°、25°、30°、45°等。并带有多功能接头(图 20 - 1)。

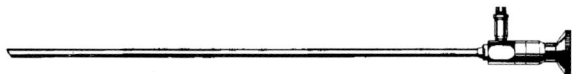

图 20 - 1 腹腔镜目镜

(2)摄像头:摄像头的作用在于将目镜产生的体内物像(光学信号)转换成电信号,并将其传送至信号转换器。

(3)信号转换器:将摄像头传入之电讯号转换为彩色视频信号,输给监视器和录像机。

(4)监视器和图像纪录系统:监视器在荧光屏上显示图像,一般放大 8～14 倍。屏幕过大会造成图像失真,过小易造成视力疲劳。录像机用于手术录像。

2. 冷光源 冷光源为视频图像系统提供良好的腔内照明。一般要求输出亮度高、持续稳定、输出光谱均匀、红外成分少、灯泡的寿命长等性能。目前临床应用的有两种光源,一种是卤素灯泡,另一种是氙灯泡,后一种使用寿命长,其光照更逼真,但价格较昂贵。现代光源都装有两盏灯泡,以便第一盏灯不亮时可立即拨到另一备用灯泡,保证手术顺利进行。光导电缆手术前应消毒,禁忌折成锐角,以免光导束断裂,影响照明效果。

3. 二氧化碳气腹机 腹腔镜手术除了要求有高质量的图像系统及良好的腔内照明功能外,还必须具备足够稳定的腔内手术空间。普遍采用的方法是 CO_2 气腹机人工气腹法。要求气腹机快速充气、快速补气、安全监视等功能,并有自动加温装置,使 CO_2 进入腹腔前加温至 37℃,以防冷 CO_2 进入患者腹腔,造成不适;或温差大引起镜头起雾。现有的气腹肌有半自动和全自动两种,半自动气腹机 CO_2 气流速度慢,术中不能及时排出有烟雾的气体,不能使腹腔内压保持在恒定水平,应用不方便。由于上述原因,目前半自动气腹机已基本被淘汰。目前均应用全自动 CO_2 气腹机。全自动 CO_2 气腹机可以显示 CO_2 注入腹腔的流速、流量;带有压力报警系统,在钢瓶内 CO_2 储量不足时引起报警。在气腹压力低于设定腹腔压力时,气腹机可以自动充气,达到设定压力为止。在 CO_2 气腹压力达到或超过手术设定压力时,气腹肌自动停止充气。CO_2 流速可在 1~30L/min 调整,以适应术中气腹的需要。

4. 能源系统 腹腔镜外科中应用的能源包括:高频电刀(单极、双极)、超声刀、激光刀、氩气刀、微波刀、内凝器等,目前常用的为高频电刀、内凝器和超声刀。

(1) 高频电刀:高频电刀由电刀主机、负极板、脚踏开关、高频电缆线、单(双)极电刀头组成。电刀输出功率一般为 150~200 W,手术常用的功率为 60~80 W,最大输出功率不应超过 200 W,以保证患者安全。负极板应贴在患者肌肉丰富、距手术部位较近处,以便缩短安全回路距离。电凝、电切功能由脚踏开关控制完成,电极导线带有绝缘层,使用前应消毒。电极导线连接电刀主机与单(双)极电刀头。

(2) 内凝固器械:内凝固器械为 K. Semm 设计,是一种以低电压产生热效应的蛋白凝固器,它的基本原理与电烙铁相似。尽管这种新器械新设备也是利用破坏性热能来止血,但人体与电流无直接接触,从而消除了电的危害,此装置可预选 90℃~120℃温度,内凝时间以声响为信号。Semm 所设计的内凝器械的特点是微型化,由于金属加热片减至最小必需体积,一旦切断加热即迅速冷却。利用内凝器止血后,组织蛋白首先转变成一种胶状物质,它无电凝后的纤维蛋白渗出,及结痂脱落等变化,损伤范围小(图 20-2)。

(3) 超声刀:由高频振荡器产生 1.5 MHz、200 W 功率以上的正弦波输出到换能器上,然后换能器通过变幅杆将超声震动传至刀片上,在强大的振动加速度作用下,使刀片作用的组织迅速与周围组织分开。其特点是以冷刀刀刃切割组织,无热损伤,不产生烟雾,对手术视野影响小。其止血原理是使胶原细胞变性凝固,以封闭小血管,直径 3 mm 内血管可直接切割。但其价格昂贵,目前还只是在少数医院应用。

5. 冲洗、吸引装置 各种品牌的腹腔镜成套设备均带有冲洗、吸引装置。冲洗时的作用原理并不完全相同,但都是将无菌生理盐水经过无菌管道注入腹腔,经冲洗机器或手术室中央吸引吸储冲洗液。可在短时间内进行快速大量冲洗,冲洗过程由脚踏开关控制,应避免腹腔内进入大量空气。比较实用的是带有自动加温的冲洗装置,生理盐水被自动加温到

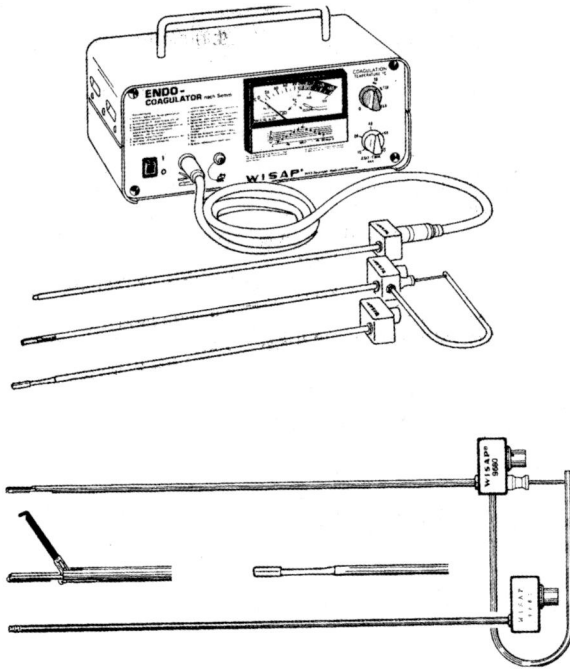

图 20-2 内凝器

37℃,操作方便,有益于患者。由于上述冲洗过程中管道与机器间的连接较复杂,在手术部位不需大量冲洗时,可用简易的冲洗法,即将无菌生理盐水经输液器或大号空针滴入或注入需冲洗部位,在经手术室负压吸引装置吸出冲洗液,也可达到冲洗目的。

(二) 腹腔镜手术器械

1. 常用腹腔镜手术器械

(1) 气腹针:闭合性造气腹时应用。针前端装有一弹性压入的钝头,一旦针穿破腹膜,它即先于针尖进入腹腔,以免伤及腹腔脏器(图 20-3)。此针 1938 年由 Veress 发明,沿用至今。现代超级气腹针还设计有色标和声响。

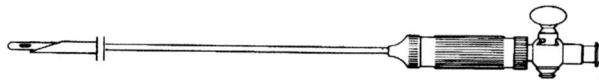

图 20-3 Veress 气腹针

(2) 套管针:由穿刺套管及针芯(穿刺锥)组成(图 20-4),是引入和保护腹腔镜器械的工具。规格较多,内径 3~33 mm 不等,手术常用内径 3 mm、5 mm、10 mm 几种。其长度可有 96 mm、100 mm、120 mm 等,长度主要根据患者体型及肥胖程度选择。穿刺锥的穿刺端有圆锥型及多刃型。圆锥型穿刺时不易损伤腹壁血管,但穿刺费力。多刃型穿刺省力,但可引起腹壁肌肉及血管、神经的切割作用,损伤大。套管内带有单向阀门或小磁性钢球,以防在手术器械进入前漏气。套管尾端带有橡皮帽,以防进入手术器械后漏气。

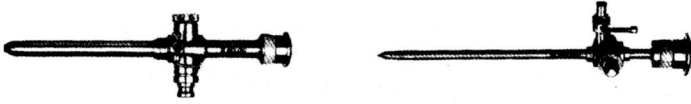

图 20-4　穿刺锥

（3）电凝钩、电凝铲、电凝棒：电凝钩有 L 和 J 型两种,主要用于解剖、分离各种组织和电凝止血。电凝铲也叫匙状电凝分离器,主要用于分离疏松组织。电凝棒主要用于电凝止血。

（4）微型剪：有分离用的直剪、弯剪,也有剪线用的线剪、直沟状剪和弯钩状剪。

（5）分离钳：分离钳有弯头和直头两种。钳杆及柄均为绝缘部分,有的分离钳在尾端带有电极接头,可连接电刀线,在进行组织分离的同时,还可进行电凝止血。分离钳长度 330 mm,外径 5 mm,可行 360°旋转。

（6）双极电凝抓钳：用于双极电切割或钳夹血管电凝止血。

（7）冲洗吸引管：吸引、冲洗管为一体型,吸引端有侧孔,尾端带有手控开关,不用时关闭开关,以防漏气。操纵开关可完成吸引、冲洗过程,并可在术中协助暴露手术视野(图 20-5)。

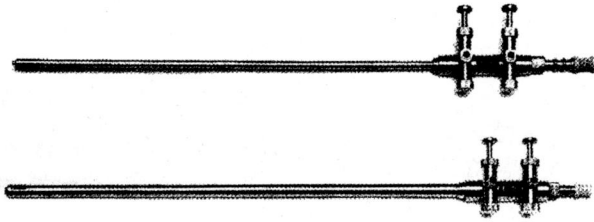

图 20-5　冲洗吸引管

（8）金属夹和施夹器：金属夹分可吸收和不可吸收两类。施夹器长度 320 mm,外径5 mm、10 mm,可 360°旋转,一次只能夹持一个金属夹。夹持端有直型及直角型,夹持部位有沟槽,便于放置金属夹。施夹时力量应足够大,且在原位施夹,避免过度牵拉,引起组织撕裂。

（9）转换套管：在大口径套管针应用小口径器械时,为了适应不同直径的器械操作,避免漏气,需应用转换套管。常用转换套管长 190 mm,外径 10 mm,允许 5 mm 器械通过。套管尾端带有橡皮帽,以防漏气。

（10）缝合结扎用具：持针器、无损伤直针或小弯针带吸收缝线;打结器;推结器,分腹内、腹外结扎推结器;Roeder 线套,它首先由 Roeder 用于扁桃体手术,后被 Semm 用于盆腔手术。持针器有直头和弯头两种,长 450 mm,外径 5 mm,在夹持面带有小螺纹,保证夹持牢固,持针器可 360°旋转。推结器长 330 mm,外径 5 mm,头端带有细孔,允许 7 号丝线通过,并将体外线结推到需结扎部位。

（11）腔内吻合器与钉仓：腔内吻合器有直线形切割吻合器和腔内圆形吻合器两种类型,用钉仓对空腔脏器进行吻合。

2. 妇科特有器械

(1) 举宫器：举宫器是一种变动子宫体位置的器械，能满意地变动子宫体方位，是成功施行妇科腹腔镜手术的重要条件。目前常用的有下列种类。① Semm 负压子宫套管：其特点是以一杯状物与宫颈嵌合，抽出其中空气，造成负压，将宫颈紧紧吸住，此装置包括内套管（顶端有多个孔，供通液用）、宫颈负压吸杯、定向板、灌注孔、抽气孔（图 20-6）。② Cohen 举宫器：与子宫输卵管通液管相同，前面为圆锥形可堵住宫颈，与宫颈前壁夹一组织钳，固定于举宫器上的弹簧沟上，使圆锥头与宫口紧密相连（图 20-7）。③ Quinones 子宫抓钳：此钳两叶为卵圆钳，其中一叶上连以 Cohen 管作为通液用（图 20-8）。④ 粉碎器：用于大块组织粉碎后取出，如子宫肌瘤。粉碎器远端为电动控制的切割刀，被切割下的圆柱状组织碎片被送入器械的空心轴内，然后经套管取出。

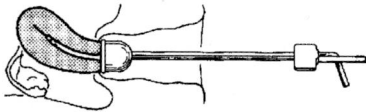

图 20-6 负压子宫套管

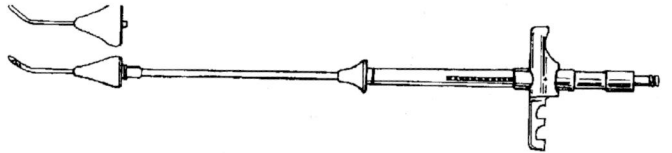

图 20-7 Cohen 举宫器

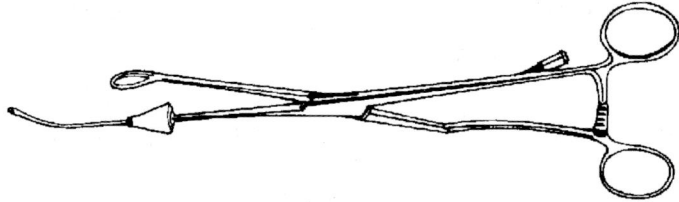

图 20-8 Quinones 子宫抓钳

(2) 肌瘤剜出器：为子宫肌瘤剜出术专用器械，顶端成螺旋锥状，直径 5 mm。

二、腹腔镜手术麻醉与监护

对于计划行腹腔镜手术的患者，麻醉前医师应常规访视，了解病史、家族史，患者是否有内科合并症及合并症治疗控制程度，住院期间全身物理检查、三大常规、凝血功能、肝肾功能及血生化、心肺功能检查等，认真地综合评估。按麻醉角度分析判断，以 ASA 评Ⅰ～Ⅲ级的患者较为恰当。凡有严重慢性阻塞性肺部疾患、肺动脉高压、过度肥胖、严重贫血及凝血功能障碍、动脉硬化合并高血压、心衰病史、糖尿病未控、酸碱失衡、低血容量性休克等，于术前给予有效处理和治疗后，采用剖腹手术并选择全身麻醉较为安全。麻醉前准备与一般手术相同。应严格执行禁食 6 小时。

（一）麻醉方案的选择

1. 区域麻醉 有全麻禁忌又不能在局麻下完成手术，可选择区域阻滞麻醉如硬膜外或腰麻等。区域麻醉可引起血管扩张和低血压，必须同时保持静脉输液。此外，妇科腹腔镜多采用头低臀高 15～30 度的 Trendelenburg 体位,常使麻醉面过高,故需待麻醉平面稳定后再改变体位,以免麻醉平面过高影响呼吸循环功能。

2. 全麻 当前西方国家较普遍采用,多行气管插管吸入麻醉,其优点是可根据气腹压力的需要控制气体交换量,并可预防由于 CO_2 吸收过多排出不足所致的酸中毒,当发生高碳酸血症时,可有效地控制呼吸进行急救。

(二)手术中监护

术中监护非常重要,患者的生命体征,特别脉率增快是早期酸中毒的征象,如未及时发现进行处理,可导致心跳骤停。在进行气腹时尤其要进行监护,当气速过快或进气量过多时,即可导致心血管意外。

三、腹腔镜手术并发症及其处理

(一)术中并发症

1. 麻醉意外

(1)心血管:主要表现在血压及心率改变。当血中 CO_2 分压升高及血中儿茶酚胺增加,使交感神经兴奋,可导致血压升高。腹内压升高,压迫下腔静脉,使回心血量减少,血压下降。如腹腔充气速度过快,腹膜牵张过速,引起迷走神经兴奋反射而致心动过缓、心律失常。一般进气速度慢者,心血管意外的发生率低。

(2)呼吸:妇科手术常采用头低臀高位,横膈上抬,因而肺顺应性下降、气道压力升高。气道压力过高对呼吸道会有损伤,对循环影响也大,因此,应避免过于头低臀高位,另外增加通气频率而保持每分通气量不变,以减低气道峰值压。腹腔充气过度时,可出现呼吸功能衰竭。少数情况下可在气腹时造成气胸、纵隔气肿、横膈破裂等。

(3)胃肠道并发症:在采用静脉麻醉方式时,麻醉性镇痛药,如芬太尼使用较多,易出现恶心、呕吐。术前用雷尼替丁可提高胃液 pH 值和减少胃液量,诱导前给予枢复宁 4 mg,有止吐作用。

2. 气腹并发症

(1)皮下气肿:气肿一般发生在穿刺针周围的腹壁皮下,也可蔓延上至胸前壁、腋部、颈部甚至眼睑,下达腹股沟、会阴部。多见于肥胖妇女,表现为腹壁不均匀膨胀,气流压力高。发生的主要原因有:① 气腹针在皮下组织内;② 套管针半进半出或有漏气;③ 气腹压力过高,一般认为腹内压应在 1.3～1.6 kPa 为好,不要超过 2.0 kPa,过高的压力容易使 CO_2 溢出腹腔。发生气肿时,应立即检查气腹针的位置和气腹压力,解除产生的原因。轻度的皮下气肿不需特别处理,若气肿明显,则应降低气腹压到 1.3 kPa 以下或完全减压,同时加大通气降低 $PetCO_2$。

(2)气体栓塞:当气腹针刺入大静脉内,气栓可立即出现。一旦发生则情况严重,可出现肺动脉高压、右心衰竭、心排出量极度下降,大量 CO_2 栓塞可致患者死亡。早期诊断及时处理是关键。$PetCO_2$在栓塞早期即可迅速升高,是可靠的监测征象,患者血压急剧下降,心律失常,心前区可闻车轮滚动样杂音是典型表现。一旦发现,应立即解除气腹,停止手术,以纯氧作过度换气,把患者置于左侧卧位,头低臀高。

3. 穿刺时的并发症

(1)腹壁出血:穿刺时损伤腹壁血管,血液可流入腹腔形成腹壁血肿。预防方法是选择腹中线血管较少的地方穿刺,作第二、三穿刺时,可将腔镜灯光照向腹壁,在透亮处避开血管穿刺。如遇穿刺部位出血,可在出血点作一深层腹壁缝合,结扎止血。

(2)腹腔内出血:女性盆腔血管丰富,损伤后易出血。手术时必须保持视野清晰,不可盲目切割,分离粘连时,切忌盲目撕拉。发生出血时,应先找到出血点,小血管出血可双极电凝止血。少量渗血可压迫止血,大血管破裂时立即开腹止血,髂血管等大血管破裂可迅速致死。

(3)腹腔脏器损伤:气腹针可刺入空腔脏器,多见穿入粘连的肠管、子宫底部和因全麻所致的胃扩张时。当气腹针进入胃肠道时,由于胃肠道可容纳大量气体,不易发现。如气腹针中放出臭味,加上腹壁不均匀膨隆,可明确诊断。刺入乙状结肠时,气体可由肛门排出。如穿刺孔小、无出血、无内容物溢出时,可保守治疗。如损伤较大且有内容物溢出时,需立即修补引流。如子宫体损伤,多在宫底部,如损伤不大可电凝止血,术后应用抗生素及缩宫剂。如损伤大应缝合止血,必要时开腹止血。如术前未排空膀胱或膀胱周围有粘连,穿刺时可能损伤膀胱,如创面小不必处理,术后留置尿管,如伴有出血可缝合止血。

4. 电损伤 多见于应用单极电凝、电切手术时。单极电刀可引起腹腔镜视野以外"偏向电流"的潜在问题。空腔脏器明显的电热损伤必须立即处理,因为这类损伤波及范围远比变白区域大得多,可导致胃肠延迟性穿孔或膀胱、输尿管瘘。

电损伤可预防。术中切忌在带电状态下移动电刀,避免盲目使用电刀止血,在止血和分离过程中要用最短时间达到效果为度。电流应调至最低有效量,不可连续长时间通电使用电刀。尽量使用电刀的电凝,少用电切。

(二)术后并发症

术后并发症除一般腹部手术的并发症外,主要有穿刺部位出血、感染、愈合不良、切口疝、肩痛。下肢及盆腔深静脉血栓形成等。穿刺孔并发症可预防,术前注意皮肤消毒,尤其是脐孔的清洁和消毒,术后缝合应仔细,如穿刺孔大,应分两层缝合。术毕应尽量将腹腔内残留气体完全排出,减轻术后肩痛。术中避免压迫下肢,术后嘱患者尽早下床活动,预防静脉血栓形成。

四、腹腔镜手术围术期处理

(一)患者的术前检查

对行腹腔镜手术的患者,除了解疾病的局部病变外,还应了解患者的全身情况。有无影响手术的潜在危险因素,这些因素包括心血管系统功能、肺功能、肾功能、肝功能、内分泌功

- 开层流消毒。

（二）取卵术中护理操作常规

- 取卵当日提前 30 min 进手术室，更换好洗手衣，戴好帽子、口罩。
- 再次检查手术所需物品是否备齐。
- 根据取卵手术通知单、发票，通知患者换好病员服，排空膀胱，取下手表、项链等贵重物品。
- 带上具有夫妇双方姓名的腕部识别带，方可进入手术室。
- 进入手术室后再次根据病历、腕部识别带，核对患者的姓名无误后，方可执行以下的操作。
- 术前、术中、术后分别测量患者生命体征并记录护理记录单。
- 根据医嘱术前半小时给予镇静剂，可用安定、盐酸哌嗜啶。
- 注射完毕，摆好患者的体位（膀胱截石位）。
- 打开无菌包，准备取卵所需的无菌用物，配合医生消毒。
- 配合医生套好探头套，接好吸引器。
- 关明灯，准备取卵，护士戴好无菌手套，配合医生手术。
- 术中密切观察患者的反应、倾听患者的主诉，监测患者的生命体征并记录。
- 手术完毕，器械按消毒常规处理，如有特殊感染，须特殊处理，整理手术间，所有物品放回原位（如手术床降到最低位），打开层流消毒。
- 嘱咐患者在手术室休息 15 min，再把患者送往休息室休息 2 h，并观察患者有无不适主诉（腹痛、阴道流血等症状），作相应的记录。
- 详细向患者交代取卵后注意事项，并把取卵注意事项递给患者。
- 取卵针等一次性物品进行毁形后送往供应室统一处理。
- 登记取卵后的各种记录（包括消毒登记本、耗材登记本、取卵登记）。

（三）取卵术后护理常规

- 取卵术后监测患者的血压、脉搏、呼吸，并记录，同时观察有无腹痛、阴道出血。
- 取卵术后按医嘱肌注黄体酮，以维持黄体功能。既往有慢性盆腔炎、输卵管积水的患者可预防用抗生素。
- 根据患者的实际情况，判断患者是否膀胱充盈。如因取卵导致膀胱轻微出血引起的尿潴溜，嘱咐患者多饮水，以易于膀胱的冲洗，防止尿潴溜。
- 嘱咐患者卧床休息 2 h，生命体征正常后，方可离开。

三、胚胎移植护理常规

（一）胚胎移植术护理操作常规

- 移植前提前 15 min 进入手术室，更换好洗手衣，戴好帽子、口罩。

- 准备移植所需物品(移植包、无菌手套、0.9%生理盐水、移植管)。
- 检查手术所需设备(B超机)、物品是否完好处于备用状态。
- 根据收费单、病历核对患者的姓名,无误后通知患者更换病员服后进入手术室。
- 再次核对患者的姓名,检查移植所需物品是否备齐。
- 无误后协助患者摆好体位(膀胱截石位)。
- 打开无菌包,准备所需的无菌物品,倒入38℃生理盐水于弯盘里。
- 接实验室递送的培养液,递移植内套管给实验室,同时与实验室人员再次核对患者的姓名。
- 医生消毒完毕,在腹部B超监测下,插入移植外套管。
- 护士戴无菌手套,接过装有胚胎的内套管,配合医生插入规定的深度后,缓慢注入。
- 注入后停留15 s,医生拔出移植管并递给实验室观看是否有残留胚胎。
- 移植完毕,嘱咐患者在手术室休息15 min,后推至观察室休息2 h,观察患者有无阴道流血、腹痛等症状,如有应及时与医生联系。
- 移植后,详细向患者交代移植后的须知。
- 术毕按照常规处理器械(如患者有特殊感染,应按特殊感染处理)。移植管应毁形后送往供应室统一处理。
- 详细登记移植后的记录(消毒登记本、耗材登记本、移植登记本)。

(二)胚胎移植术后护理常规

- 移植术后卧床休息2 h,即可起床,半小时即可解小便,但不能剧烈运动。
- 移植术后剩余胚胎予以冷冻,向夫妇双方解释有关胚胎冷冻的事宜,如冷冻费用、保存时间等。首先,夫妇双方均对胚胎的命运负责。他们可以选择冷冻保存,以提供生殖保险,或捐献用于相关的实验及研究,或选择销毁。同时对胚胎储存时间也有一定的限制,必要时可以定期延长。这样可避免万一医院与患者失去联系时有可能出现的问题。
- 移植术后12~14天左右,嘱咐患者测血hCG,如确定妊娠,继续肌注黄体酮60 mg,并在移植术后35天行B超检查,如为三胎以上妊娠,必须在8周内行选择性胚胎减灭术。
- 对未妊娠的患者,提供支持,协助患者应对压力,解答患者提问,使其能面对现实,有信心进行进一步的治疗,协助患者克服困难。
- 向患者解释随访工作的重要性,让患者更好地配合随访工作。

四、辅助生育技术并发症的护理常规

(一)取卵穿刺的损伤与出血

在阴道B超扫描引导下,取卵一般是安全的,但有可能损伤临近的肠管、输尿管、膀胱甚至血管,进而引起继发性的问题,如盆腔内出血,发生率达0.2%。

原因:

内膜运动有利于着床。而当内膜运动出现异常,如黄体期内膜运动过于频繁,出现较多负向运动,或整个诱发排卵周期内膜无明显运动,则意味内膜功能紊乱,接受性差,容易导致助孕术治疗失败。

四、输卵管积水

慢性输卵管炎症伞端粘连导致输卵管积水,在进行 B 超检查时,在卵巢旁可以见到呈腊肠样改变的暗区,误诊为卵巢囊肿,有时可见黏膜皱褶及不完全隔膜。在人类辅助生殖技术中输卵管积水严重影响 IVF－ET 的成功率,积水对胚胎具有毒性,影响胚胎着床,扩张的输卵管开口容易使胚胎进入输卵管内着床形成输卵管妊娠。因此,在进入 IVF－ET 周期前,选择腹腔镜进行输卵管近端结扎与远端造口术,如果切除输卵管容易影响子宫和卵巢血运,血流量减少,降低卵巢储备,卵泡数目减少,卵巢功能低下,会影响卵泡的发育和 IVF 的结局。

根据患者输卵管积水大小服用中药情况和 B 超引导下穿刺抽吸输卵管积水,在进入 IVF 周期助孕前,应用中药输卵管消水汤口服利水减少输卵管积水,消除输卵管水方剂来源于左归饮加减组成。方为熟地黄 12 g、地黄 12 g、白术 12 g、白芍 15 g、丹参 30 g、枸杞子 15 g、麦冬 12 g、当归 9 g、竹茹 12 g、大血藤 30 g、苏败酱 30 g、薏苡仁 15 g、龙葵 15 g、郁金 9 g、川牛膝 9 g、白花蛇舌草 30 g、茯苓 12 g、蒲公英 30 g、锦草藓 15 g。用法:每日 1 剂,水煎服 2 次,约 300 ml,分早、晚饭后 30 min 两次服用,10 天为 1 个疗程,休息 5 天,共 3～4 个疗程,需要 2 个月时间。中药输卵管消水汤利水能够明显减少输卵管积水,在进入 IVF 助孕周期,在 B 超声波常规检查输卵管积水后,在阴道超声波引导下,穿刺抽吸输卵管积水同时应用抗生素 2～3 天,取卵日如有积水,再穿刺抽吸,能够明显改善输卵管积水性不孕与不育患者 IVF 的成功率,并有助于孕卵着床,胚胎移植后种植率,提高临床妊娠率,减少输卵管妊娠率。

五、盆腔血流动力学检测

子宫和卵巢血供状态可随年龄、月经周期与生殖状况(卵泡期、排卵期、黄体期、妊娠期、绝经前期、绝经期、绝经后期)而变化,只有充分掌握这些生理性变化,才有助于正确判断病理状态。

1. **子宫动脉**　起自髂内动脉前干,在腹膜后沿盆腔侧壁向内下方走行,达阔韧带基底时转向内,走行于阔韧带基底部前、后叶之间,距子宫颈外侧约 2 cm 处在前方跨越输尿管。到达宫颈侧缘后分成两支,宫颈阴道支为下行的小分支,分布到宫颈、阴道上段及部分膀胱壁;子宫体支为上行的子宫动脉主干,沿子宫侧缘在阔韧带前、后叶之间向上走行。子宫动脉在沿子宫体侧缘上行同时,向深部发出弓状动脉,自弓状动脉发出的走向肌壁中 1/3,并与子宫腔面垂直的动脉呈放射状,即放射动脉。在进入内膜之前每支放射动脉分为两支,一支为营养基底层的直动脉;另一支主干称为螺旋动脉,营养功能层是子宫动脉的终末支。子宫动脉的频谱形态在非妊娠状态显示为收缩期的尖锐峰,舒张期速度减低,并形成舒张早期"切迹"等特殊表现。

位于子宫颈两侧的子宫动脉,在经阴道彩色多普勒超声(TVCDS)表现为在子宫颈两侧形状各异的彩色血流。在子宫体部浆膜面下,大约子宫肌壁外 1/3,可见子宫弓形动脉呈细条状彩色血流,及其向肌层呈辐射状的细小条或点状的放射动脉分支血流。宫体两侧浆膜外均未显示明显的血流信号,脉冲多普勒子宫动脉血流频谱为快速向上陡直的收缩期高峰和舒张期低速血流频谱。根据统计资料,正常成年妇女子宫动脉血流阻力指数(RI)0.84±0.06,搏动指数(PI)2.48±0.54,S/D 值 7.34±2.96。

2. 卵巢动脉 起始于腹主动脉前壁肾动脉稍下方,在腹膜后沿腰大肌的前面斜向外下,到第 4 腰椎下缘水平与输尿管交叉(卵巢动脉在前)后继续下行,在真骨盆上缘侧面进入骨盆漏斗韧带内,下降并迂曲内行,在子宫阔韧带两层腹膜之间分支,经卵巢系膜进入卵巢门,卵巢动脉在输卵管系膜内分出若干分支,供应输卵管,其末梢在子宫角附近与子宫动脉上行分支的卵巢动脉分支吻合。

正常卵巢血流的改变和卵巢功能周期性变化密切相关。在卵泡发育期,即月经周期第 6~10 天,卵巢内见大小不等的小卵泡,血管细小的卵巢动脉位于卵巢实质内,彩色血流并不丰富,呈细点状。在月经周期第 12~16 天排卵期,优势卵泡长大,饱满、壁薄,部分成熟卵泡内壁可见稍强回声的卵丘,卵巢内血管增粗,血流丰富,较多血管围绕优势卵泡,舒张期血流速度由低逐渐升高,到排卵前后达到高峰,成为低阻力型多普勒血流速度频谱。在月经周期第 17~24 天左右的黄体期,卵泡消失,黄体形成,内见点状强回声或低回声区,卵巢血流丰富并围绕黄体,多普勒血流速度频谱与排卵期相类似;在月经周期第 27~30 天左右的黄体萎缩期,卵巢动脉舒张期血流逐渐减少。卵巢动脉舒张期血流在排卵期和黄体期呈低阻力型血流速度频谱,是和卵巢新生血管特别是包绕在卵泡或黄体周围的血管增加有关,而卵巢血循环的变化又与卵巢合成的雌激素密切相关。排卵期和黄体期卵巢合成的甾体激素水平增加,减少 α1 肾上腺素受体的量,改变卵巢动脉交感神经丛的功能,造成卵巢功能提高,导致血流量与血流速度增加,表现为血流阻力指数下降,黄体萎缩后卵巢动脉舒张期血流明显减少。双卵巢中对侧非功能性卵巢仅见卵巢动脉收缩期血流而无舒张期血流,在整个月经周期一直维持高阻力型血流速度频谱,并在以后月经周期中变为功能层,如此按月交替。由于卵巢动脉细小及其与声束的夹角较大,故检测有一定难度。经阴道彩色多普勒超声(transvaginal Color Doppler sonography,TVCD)可判断卵泡成熟度及确定卵巢动脉内是否存在丰富的舒张期血流,两者结合是预测排卵时间、判断黄体功能的可靠依据。目前判断卵泡是否成熟的方法是利用超声观测卵泡大小及形态学改变。由于成熟卵泡的大小存在很大差异,且形态上成熟的卵泡,其功能并不一定成熟,一些看上去"成熟"的卵泡,穿刺却往往采集不到卵子,因而该方法并不十分可靠。值得推广的是借助 TVCD 检测卵泡血流来判断卵泡是否成熟。

Oyesanya 等在研究卵泡血流与采卵率之间关系时,发现卵泡血流出现与否与能否采到入 1～2 cm,以保证套管完全进入腹腔再抽出穿刺器。

（2）插入内镜：主穿刺器将套管引入腹腔后,通过套管将接上光源的内镜插入腹腔,如观察证明腹腔镜已进入腹腔,在套筒边上的接气头上连接上 CO_2 输气管,气腹机设在自动挡注气。有时插入腹腔镜,可见到腹壁筋膜及腹膜呈裂隙状,说明套筒尚未插入腹腔,此时应拔出腹腔镜,再插入穿刺器缓缓向盆腔方向刺入,待穿刺器和套筒插入腹腔后,方可插入腹腔镜向腹腔注气。

（3）辅助套管穿刺：妇科腹腔镜手术一般有 2 个辅助穿刺点,通常选取下腹两侧相当于麦氏点处为第 2、3 穿刺点(图 20 - 9),套管直径为 5～10 mm,根据手术情况,必要时于耻骨联合上 3～5 cm,下腹中线左(或右)旁取第四穿刺孔。为避免损伤腹壁结构,辅助穿刺点的确定应在腹腔镜监视下进行,首先关闭手术室内照明,以腹腔镜光源透照腹壁,证实穿刺部位没有血管和膀胱,辅助穿刺点皮肤切口大小应能容纳所选用的穿刺器和套管。辅助套管针穿刺应在腹腔镜直视下,以免引起腹腔脏器损伤。

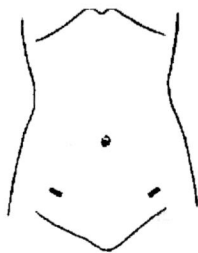

图 20 - 9　套管针穿刺部位

4. 腹腔镜观察　插入内镜后,腹腔镜检查的第一步,是要证明气腹针或主穿刺器及套管穿刺部位之下没有腹腔内脏器损伤,接下来是系统的有步骤的诊断性评估。此时,手术台仍是水平位,此体位适合检查上腹部。腹部检查完毕后,手术台应转为垂头仰卧位才能观察盆腔器官。先将腹腔镜镜头与盆腔脏器保持一定距离,对盆腔情况有初步印象,然后向前推进,对盆腔器官作系统检查,子宫操纵杆使子宫可向前、后、左、右方向摆动,同时借助拨棒协助能观察到盆腔的各个部位。明确诊断后,如需进行腹腔镜手术,则按具体步骤进行。

5. 取出器械和关闭伤口　完成腹腔镜检查或手术后,在腹腔镜直视下自套管取出辅助器械和套管,要避免取出器械时钳嘴钳夹脏器。套管拔出后,要观察辅助穿刺部位有无出血,无出血后方可将腹腔镜取出,然后恢复患者体位,打开主套管阀门,排出腹腔内气体。当器械及套管取出后,所有的切口应关闭,<5 mm 的切口不用缝合,用黏合胶布黏合固定切口皮肤。较大的切口应分两层缝合,修复筋膜层缺口,防止腹壁切口疝发生。

六、腹腔镜的适应证及禁忌证

（一）诊断性腹腔镜的适应证

1. 原发性和继发性不孕症。

2. 原因不明性不孕症。

3. 有输卵管炎,输卵管积水可疑者。

4. 输卵管整形术后仍不孕,行第二次腹腔镜以了解治疗效果。

5. 排卵障碍性不孕症,如 PCOS、卵巢早衰和 Turner 综合征等。

6. 子宫内膜异位症的早期诊断、正确分期,同时行病灶清除术。

7. 子宫畸形诊断。

8. 协助宫腔镜手术。

9. 助孕技术前盆腔情况的诊断。

（二）腹腔镜手术适应证

1. 输卵管通畅度评价。

2. 输卵管伞部梗阻成形。

3. 输卵管-卵巢粘连分离术。

4. 卵巢活检。

5. 卵巢囊肿剥除术。

6. 子宫内膜异位症病灶清除及巧克力囊肿摘除术。

7. 卵子的抽吸、配子输卵管内移植。

8. PCOS 电凝打孔治疗。

（三）腹腔镜手术的禁忌证

1. 绝对禁忌证

（1）不能耐受包括气管插管在内的麻醉者。

（2）病情严重不能作剖腹手术者。

（3）心血管疾病不能做人工气腹者。

（4）腹腔或横膈疝。

（5）胃肠明显胀气如肠梗阻、肠管扩张等以及其他不能作穿刺的情况,如晚期弥漫性腹膜炎、腹腔广泛粘连等。

2. 相对禁忌证

（1）有腹部手术史。

（2）肥胖。

（3）急、慢性盆腔炎史。

（4）大于 10 cm 的子宫壁间肌瘤。

（5）手术者的技术及经验不足。

七、腹腔镜在诊断不孕症中的作用

腹腔镜是一种直视检查盆腔内生殖器的方法,主要用于评估盆腔的不孕因素,并在诊断的同时确定所存在的病变是否需手术矫治。对输卵管病变来说,能发现 HSG 不能发现或漏诊的病变。腹腔镜对不孕症,特别是对输卵管性不孕症是全面诊断检查最有价值的一部分。但腹腔镜作为一种检查方法是侵袭性的,因此腹腔镜检查仍需严格掌握指征。只有在其他无损伤性检查手段不能提供充分信息的情况下,才考虑使用腹腔镜。

腹腔镜多用于证实碘油造影有异常的子宫-输卵管,直接用腹腔镜来取代子宫-输卵管碘油造影(HSG)是有争议的,大量研究提示两者之间有很好的相同性。一般来说,如果

HSG 提示正常,腹腔镜发现异常的可能性仅 3%左右。HSG 的优点在于能发现子宫异常、宫颈管病变、宫腔内病灶,了解输卵管管腔内的结构。因此,HSG、腹腔镜、宫腔镜在不孕症盆腔因素检查中,这三项检查是互补的。

（一）不孕症腹腔镜诊断的原则和指征

对不孕症患者,经初步筛选后可分为三类:① 女方排卵正常,男方精液也正常;② 女方排卵正常,男方精液不正常;③ 女方无排卵。

对第一类患者,下一步措施是检查子宫、输卵管和盆腔内的情况,假如 HSG 提示一切正常,腹腔镜不必马上施行,可推迟至 4～6 个月后进行;如 HSG 提示输卵管异常,应尽早行腹腔镜检查和手术;如 HSG 提示宫腔内病灶,最好宫腔镜、腹腔镜同时进行。对第二类,可选用辅助生育技术,但在治疗前最好行 HSG,如发现异常,尽早行腹腔镜,如 HSG 提示正常,但经过 4～6 个周期的治疗仍未孕,也应施行腹腔镜检查,如发现盆腔病变则同时手术治疗。对第三类,应首先检查内分泌因素,腹腔镜检查卵巢的指征为:① 需卵巢活检明确诊断,或有治疗目的者,如 PCOS;② 怀疑卵巢肿瘤,预期需作卵巢肿瘤切除者。

（二）不孕症的腹腔镜检查方法和步骤

当腹腔镜插入腹腔时,应首先对整个腹腔包括上腹部作检查,以排除由腹腔脏器病变累及盆腔的可能性。然后患者取头低臀高位,以利肠曲上移暴露盆腔。在完成盆腔全貌的观察和对盆腔病变有了初步印象后,逐步向盆腔推进内镜,并按先中线然后从左到右的顺序检查全盆腔器官和腹膜。彻底全面的盆腔检查必须设第二穿刺点,进入拨棒和无损伤抓钳,以协助暴露检查部位,必要时助手用子宫操纵杆移动子宫,便于暴露检查部位。

检查步骤如下。

1. **检查子宫前壁**　使用举宫器将子宫移成后位,暴露子宫前壁和膀胱子宫反折腹膜,如有子宫内膜异位症,往往在此处发现子宫内膜异位灶。

2. **检查子宫后壁**　观察子宫前壁之后,将子宫缓缓移向前方,检查子宫体部及后壁,如有炎症和内膜异位症时,子宫后壁经常会与肠管和附件相粘连。

3. **检查子宫直肠陷凹**　将子宫完全移成前位,并上举子宫,移开肠管,暴露子宫直肠陷凹及双侧骶韧带,观察直肠陷凹内是否有液体、液体性状、液体量,必要时吸出液体送检。

4. **检查双侧附件**

(1) 卵巢:重点观察其大小、形态,有无滤泡和排卵斑,表面有无内膜异位灶或异位囊肿。卵巢内膜异位症常发生与阔韧带后叶的粘连,往往需要翻起卵巢才能发现。如患者有排卵障碍,必要时可行卵巢活检。

(2) 输卵管:对输卵管的观察是不孕症患者行腹腔镜检查极其重要的一个环节。对输卵管的系统性检查从伞端开始,用无损伤抓钳将伞端轻轻提起,检查伞部的结构,正常情况下,输卵管伞端是非常柔软和开放的。然后检查自伞端向输卵管近端进行,特别注意远端输卵管阻塞、伞端闭锁或输卵管近端有无梭形肿大,后者往往是输卵管炎和内膜异位症的迹象。在完成对输卵管形态学上的观察后,输卵管染色通液术是对输卵管通畅性评估的一项重要检查项目,借助注入美蓝通液,能清楚地显示输卵管浆膜面之间粘连造成的输卵管扭曲和腔内阻塞部位。一般来说,当输卵管通畅时,通液时输卵管的形态不会有明显的改变。如近端有堵塞,则宫角部会呈现出高张力状态。而远端阻塞时,可观察到伞端闭锁及远端膨胀。当整个输卵管通而不畅时,输卵管会呈结节状。

(三)不孕症腹腔镜检查时间选择

根据临床检查要求,决定手术时间。怀疑输卵管病变者,应在卵泡期检查,一般是月经干净后 3～7 天。需了解排卵功能者应在黄体早期检查,因为卵泡的排卵孔和黄体为排卵的直接证据。

八、腹腔镜治疗在不孕症中的作用

腹腔镜的治疗目的是提高患者生育能力,恢复盆腔生殖器的解剖结构和功能。腹腔镜手术具有干扰少、术后恢复快的优点,是目前治疗不孕症的主要手段之一。

(一)腹腔镜输卵管手术

腹腔镜下输卵管手术(fallopian tube, laparoscope)主要用于粘连分离及远端梗阻的治疗,包括粘连松解、伞端成形术、输卵管造口术。

适应证:子宫输卵管碘油造影诊断为输卵管远端梗阻者。

手术操作:步骤如下。

1. 粘连松解术

(1)无血管的粘连带:可直接剪开(图 20 - 10)。

(2)有血管的粘连带:可先用内凝钳凝固,然后剪断。断端如有出血,可再用内凝或内套圈套扎止血。内凝固的优点是不会引起术后粘连。

注意:开始进行输卵管-卵巢松解手术时,如存在附件与肠管的粘连,应先分离肠管与附件的粘连。对于大片输卵管卵巢粘连,先将附着于输卵管浆膜的部分剪开,然后再将卵巢表面的粘连带彻底切

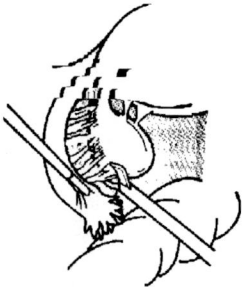

图 20 - 10　剪开粘连带

除。卵巢与阔韧带后叶有粘连时,可牵拉子宫卵巢韧带,用抓钳旋转卵巢以协助进行卵巢松解。

2. 输卵管伞部成形术

(1)美蓝通液:经阴道举宫器注入美蓝液后见整条输卵管呈蓝色,两伞端无美蓝液溢出,即可行输卵管伞部成形术。

(2)伞部粘连分离:继续加压注入美蓝液,寻找输卵管伞部封闭的中央部分,即所谓的"脐窝"(腹腔镜下可见此脐窝中央部为一层透蓝的甚薄纤维膜),用无创伤钳子提起壶腹部远端的浆膜,固定输卵管,用一分离钳钳端顶入"脐窝",将纤维膜戳破,大量美蓝液随之溢出。

(3)伞部扩大:用无损伤钳正对戳破的开口,关闭状态下进入,在管腔内张开钳叶,轻轻

后退,以伸展漏斗部分。此种操作可重复进行,以使伞端充分扩张(图 20 - 11)。

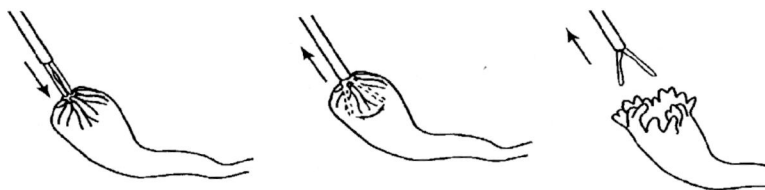

图 20 - 11 输卵管伞成形术

3. **输卵管造口术**

(1) 适应证:① 输卵管积水或粘连较为严重者;② 做输卵管伞部成形术时,发现只有少许残存伞部而改做输卵管造口术。

(2) 手术操作:① 局部注射血管收缩剂:为减少输卵管切开时的出血,先在输卵管系膜内多点注射垂体后叶素稀释液,使输卵管呈缺血状态;② 切开输卵管:在输卵管盲端透兰最明显处充分内凝一条状口(图 20 - 12),然后再行剪开(图 20 - 13)。切口要够大,使黏膜容易翻转而不发生撕裂出血。③ 输卵管黏膜翻转:自切口处伸入无损伤钳至距切口 2~3 cm处,轻轻抓住其黏膜并拉到切口外,再用另一把无损伤钳交替进行直到整圈黏膜被拉到切口外,如同袖套一样套在输卵管外面。④ 输卵管黏膜固定:用 3—0 可吸收线缝合 3~4 针,将翻转黏膜固定在浆肌层上(图 20 - 14)。

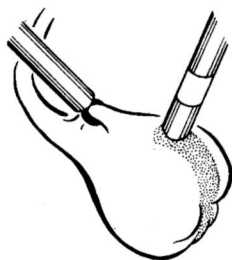

图 20 - 12 内凝输卵管盲端　　　**图 20 - 13 剪开输卵管**　　　**图 20 - 14 固定输卵管黏膜**

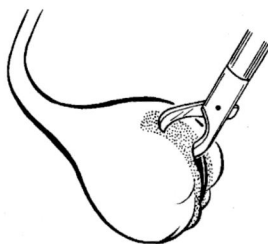

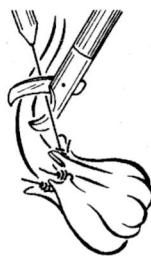

(3) 术后处理:术后 3 天开始通液治疗,隔天 1 次,可注入激素及抗生素并逐渐增加注入液体量,至卵泡后期,不再局部用药。通液治疗要严格无菌操作。术后 3 个月再作子宫输卵管碘油造影术。

4. **输卵管切除术**　对输卵管严重病变者如重度积水、重度炎性变、结核等使输卵管的功能丧失,并有可能波及子宫或子宫内膜时,目前许多学者建议切除病变的输卵管,以免影响今后进行的 IVF - ET 或其他的助孕技术。有文献报道,切除病变的输卵管后,可提高助孕技术的成功率。

手术操作:① 充分游离输卵管,使之与卵巢完全分开;② 凝固和切断输卵管系膜:可用单极、双极电凝、超声刀或内凝进行凝固止血,用钩形剪刀剪断。如果输卵管已充分游离,亦可用线圈套扎两道后剪断,残端内凝处理。将标本放入取物袋内自套管取出。

(二)腹腔镜卵巢手术

腹腔镜下卵巢手术包括卵巢活检、卵巢粘连分解、多囊卵巢打孔、卵巢囊肿剥除等手术。

1. 腹腔镜卵巢活检术 卵巢活检术是最常用的腹腔镜卵巢手术,主要了解卵巢排卵功能状况、卵巢发育有无异常,同时卵巢多点活检还可促进多囊卵巢排卵。

(1)适应证:① 明确卵巢新生物性质,凡卵巢形态、大小异常疑有卵巢癌时均应先活检,病理确诊后确定治疗方案;② 卵巢表面有灰黄色粟粒状结节病变,疑卵巢结核者;③ 卵巢对称性增大,表面光滑无排卵痕迹,珍珠色,包膜厚或稍厚可见多个滤泡,疑多囊卵巢者;④ 卵巢早熟、卵巢早衰者;⑤ 两性畸形,明确性腺有无睾丸或卵睾者;⑥ 睾丸女性化,性腺活检明确是否为睾丸组织。

(2)手术步骤:① 全面观察盆、腹腔脏器;② 当确定有卵巢活检指征时,选无血管或相对血管少的区域做活检;③ 助手提起卵巢固有韧带,固定卵巢。用 5 mm 活检钳,对准卵巢活检部位,将活检钳的前匙张开,其中心的穿刺针刺入卵巢组织,使之固定,咬合活检钳钳匙,将卵巢组织一块咬合在钳匙内,由操作孔取出,如组织不够,可再钳取,如为多囊卵巢,可多处钳取组织,相当于卵巢表面多点打孔,以达到同时治疗的目的;④ 观察卵巢活检部位创面有无出血,如有活动性出血,可用电凝止血,生理盐水冲洗盆腔;⑤ 检查确认无出血,取出器械,放出腹腔内气体,拔出套管针,缝合切口,结束手术。

2. 腹腔镜卵巢粘连松解术

(1)适应证:① 卵巢输卵管粘连所致的不孕症;② 慢性盆腔炎炎性粘连所致的慢性腹痛。

(2)手术步骤:① 观察确定卵巢与周围有粘连,多由卵巢与输卵管、子宫后壁、子宫直肠陷凹、子宫骶骨韧带等处的条索状或披沙状粘连,严重者可与大网膜、直肠、乙状结肠等处粘连,该类严重粘连,没有丰富腹腔镜手术经验的医师,最好改用剖腹手术,以避免腹腔镜下操作造成脏器损伤的严重并发症;② 当确定能做卵巢粘连松解术时,用举宫器抬举子宫,充分暴露粘连带,透明膜状粘连,可直接用剪刀剪断粘连带。如遇可见的小血管应先电凝或内凝后剪断,逐渐完成离断松解所有粘连带。仔细查找并用凝血器械充分止血,生理盐水冲吸盆腔,直至干净清澈为止。为防术后再度粘连,盆腔内可注入右旋糖酐 250~500 ml,或局部应用透明质酸钠。如盆腔内炎症明显,盆腔内可保留甲硝唑加庆大霉素。

3. 腹腔镜卵巢囊肿剥除术

(1)适应证:仅适于卵巢良性肿瘤,且包块位于脐下。术前根据病史、B超检查及血清CA125 测定,排除卵巢恶性肿瘤。如术前预测为良性,术中发现为恶性,应立即改为开腹手术。囊肿大小一般在 8~10 cm 以内,囊肿越大,难度越大,手术风险也越大,手术者经验不足,应选小的囊肿为好。手术要求剔除全部囊肿,但保留正常卵巢组织及其功能。常用于① 单纯卵巢良性囊肿;② 卵巢冠囊肿;③ 卵巢子宫内膜异位囊肿;④ 卵巢浆液性、黏液性囊腺瘤;⑤ 卵巢囊性畸胎瘤。

(2)手术操作:① 固定卵巢囊肿:用无创伤钳上提卵巢固有韧带,固定卵巢。亦可用拨棒将囊肿撬起并挟住;② 剪开卵巢皮质:用点状内凝器在囊肿游离缘表面内凝一条状带,再剪开、分离直至暴露囊壁组织;③ 囊肿剔出:用一把抓钳抓住囊壁,另一把抓钳抓住卵巢皮质,向相反方向撕拉钝性分离,将囊肿完整剥出。一旦囊壁破裂,囊液溢出,应及时吸出,并用温生理盐水冲洗。如溢出物为黏液,应用低分子右旋糖酐或5％葡萄糖冲洗。冲洗量的多少,以充分冲洗干净盆腔为准(图20-15);④ 残腔处理:反复冲洗残腔,检查有无出血,如有渗血,可用电凝止血,亦可用超声刀止血。一般残腔不用缝合,如残腔大,可将薄壁稍加修整后,再用可吸收线缝合关闭残腔;⑤ 囊肿取出:囊壁组织不多时可直接由套管鞘取出。如囊壁组织多或囊内容物为实性可将其放入标本带内,再用剪刀剪开囊壁分次钳取;⑥ 为防止术后粘连,腹腔内可注入右旋糖酐250～500 ml,或局部应用透明质酸钠。放出腹腔内气体,取出腹腔镜器械,皮下缝合各切口,结束手术。

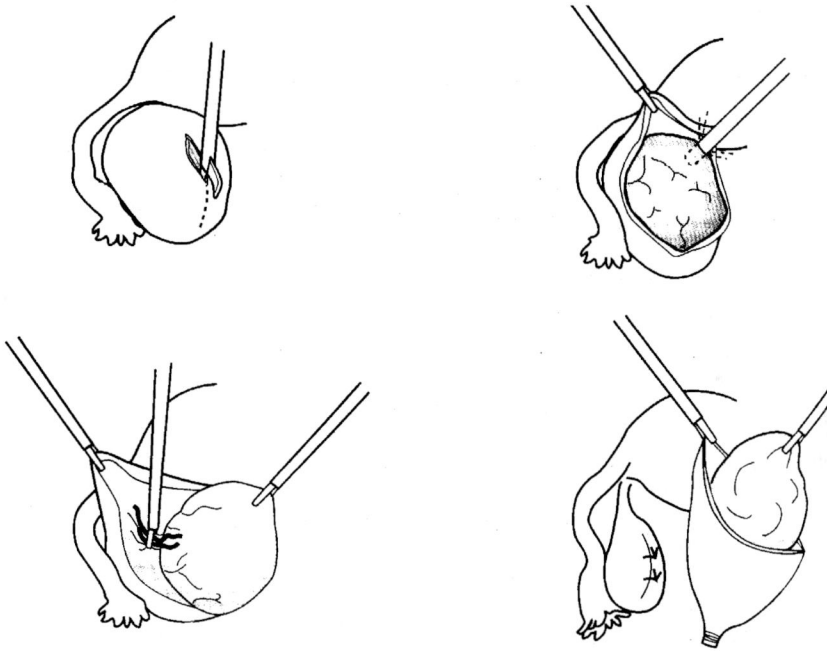

图 20-15　卵巢囊肿剥除术

4. 腹腔镜多囊卵巢综合征手术

(1) 适应证:PCOS 不孕患者,曾用药物促排卵治疗无效,并排除其他不孕因素。

(2) 手术操作:① 多囊卵巢打孔术:可用激光、单极电凝烧灼打孔,亦可穿刺卵泡囊肿后内凝囊壁。穿刺数目根据卵巢大小和包膜下卵泡囊肿的多少来决定。一般5～10 个,每个点直径为3～5 mm,深度为2～4 mm,两个点之间距至少要为5 mm 左右。不宜太深,容易损伤卵巢,导致卵巢早衰电灼后冲洗盆腔,其目的,一是使局部降温,二是检查有无出血;② 卵巢楔形切除:用无损伤钳提拉卵巢固有韧带,固定卵巢,在卵巢游离缘用激光或单极电刀行楔形切除,深度要达到卵巢髓质。创面用无损伤线缝合。文献报道卵巢楔形切除术并未显示优于卵巢单纯电灼术。目前,由于体外受精-胚胎移植等辅助生殖技术的应用,已经较少应用于卵巢楔形切除,或不建议应用于卵巢楔形切除,因为会破坏大量卵巢皮质,将来影响卵泡的发育甚至卵巢早衰。

(3) 术后处理:术后患者要继续在专科门诊观察治疗。经腹腔镜手术后,大多数患者可有排卵,有正常月经周期,但其持续时间不尽相同。有的持续数月,有的持续数年之久。所以,要在术后继续进行 BBT 监测并指导受孕。术后观察 3 个月经周期,如又出现 BBT 单相,月经周期又有延长趋势,要考虑再作促排卵治疗。术前药物治疗效果不佳者,术后可反应良好而排卵妊娠。因此,在术后要及时发现异常,并抓住时机进行促排卵治疗。

5. 子宫内膜异位症的腹腔镜治疗

(1) 浅表异位内膜处理:目的是切除所有可见病灶而又不损伤邻近组织器官。浅表的纤维性粘连及内膜异位病灶,可用内凝、激光、高频电刀及普通剪刀切除。首先要估计病变浸润深度及部位再做电凝术,既要防止损伤邻近组织器官,也不能电凝太浅,达不到要求。浅表病灶用内凝处理比较安全,内凝深度一般可达 2 mm。注意避免内凝肠壁,因为内膜组织常常穿入肌层。

(2) 巧克力囊肿的处理:见卵巢囊肿剥除术。

(3) 盆腔冲洗:子宫内膜异位灶处理后,应用生理盐水或林格液彻底冲洗盆腹腔,去除腹腔内抗生育因子,改善腹腔内环境,利于生育功能的恢复。

(三) 腹腔镜在助孕技术中的应用

1. 病情评估及治疗的选择 输卵管性不育症的妇女如果希望妊娠,有两个选择,即输卵管重建手术或求助于辅助生殖技术。选择的依据有技术性和非技术性因素。非技术性因素包括女方年龄及费用承受,40 岁以上女性体外受精成功率下降。技术性因素包括所提供的治疗方案的相对危险及成功率。许多情况下,腹腔镜对输卵管病变情况及盆腔结构的评估,对治疗方案的选择起关键作用。下列情况不应考虑输卵管重建术:① 输卵管缺失;② 输卵管壶腹部大部分破坏;③ 以往曾行输卵管远端重建手术;④ 输卵管结核。

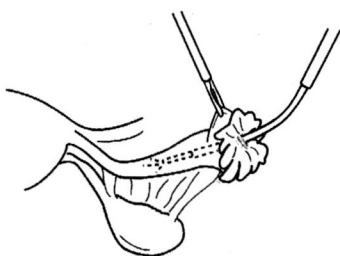
图 20-16 配子输卵管内移植

2. 应用技术 目前在 ART 中,腹腔镜技术用于将配子、前核阶段胚胎或合子,送到输卵管内,以解决女方输卵管通畅的长期不育问题。

配子或早期胚胎输卵管内移植的腹腔镜操作技术:无损伤抓钳提起输卵管壶腹部浆膜,移植器外套管经输卵管口插到壶腹部 1.5~2 cm 深,内插管再向前推进 1~2 cm,然后将内插管所含内容物(配子或合子)释放到壶腹部(图 20-16)。

目前,IVF-ET 的成功已经取代了配子输卵管内移植的腹腔镜手术。

(张爱荣)

第二十一章
超声波检查在不孕症中的应用

超声波检查是目前不孕症的常规检查手段,不仅有助于不孕症的诊断,而且也是治疗不孕症的有效工具。在超声应用于辅助生殖技术监测卵泡之前,监测排卵的主要方法是通过测定基础体温,观察宫颈黏液的变化及检测血清雌激素和黄体生成素。1972 年 Kratochwit 介绍了超声波在不孕症中的应用,当时是用静态超声检测卵泡形态。直到 1979 年 Hackeloer 开始应用实时超声波监测卵泡发育,由此人们认识到超声波是不孕症检测病因最重要的途径,能够对盆腔器官进行完善细致的检查,从而给临床医生提供有效的信息。超声波检查在不孕症中的应用主要包括检测生殖器形态学变化、监测卵泡发育、检测盆腔血流动力学、超声引导下子宫输卵管通液造影及穿刺囊肿与刺破卵泡促排卵监测子宫内膜的周期性变化、排卵等,尤其在阴道超声引导下取卵,B 超监测下胚胎移植,B 超引导下多胎妊娠减胎术等人类辅助生殖技术中发挥重要作用。

一、生殖器形态学变化

超声波检测生殖器形态学技术首先必须强调使用阴式探头,然后选择固定的程序,一般在排尿后取膀胱截石位,用一次性乳胶套或避孕套罩住阴道探头(遇阴道流血者先用消毒液消毒外阴,再用消毒的避孕套),套内涂以消毒耦合剂,缓缓地插入阴道。为了顺应骨盆的倾斜度与子宫的各种位置,操作时需将探头柄倾斜,以使顶端换能器发射的声束能向任何方位移动;如果向前不能探到子宫,则从一侧到另一侧缓缓移动探头以定位子宫。推拉探头柄以使深部或较近器官进入聚焦区,旋转探头柄以便扫查子宫横切面及观察全部盆腔结构。

1. **子宫** 最常用的是子宫体矢状断面,宫腔线状回声在前位或后位子宫比较容易识别。由于声束垂直子宫腔,子宫内膜腔隙可以清晰显示,是识别子宫的重要标志。子宫内膜的回声与厚度有周期性改变。旋转探头 90°取子宫体半冠状平面,常能够观察到子宫内膜向输卵管开口区延伸形态。子宫体与子宫颈相接处相当于子宫颈内口所在水平有不同程度的屈曲,宫颈回声比宫体强,这是由于宫颈结缔组织较多所致。宫颈管腔为中等强度细线条状回声,有较多宫颈黏液时为条状无回声区。

子宫形态学最常见的异常有子宫肌瘤(见图 21-1)、子宫内膜息肉(见图 21-2)、子宫腔粘连、子宫纵膈(见图 21-3)、双子宫(见图 21-4)等子宫畸形。子宫肌瘤对生育的影响主要在于肌瘤大小和部位,大的肌壁肌瘤和浆膜下肌瘤可以扭曲子宫,导致输卵管和卵巢位置变

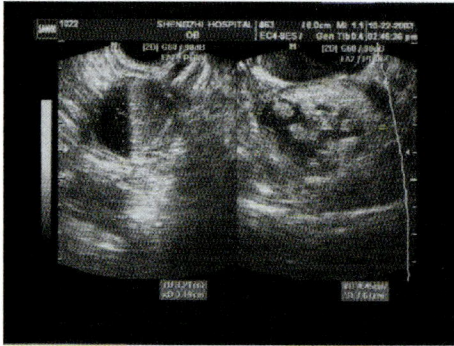

图 21-8　双侧畸胎瘤

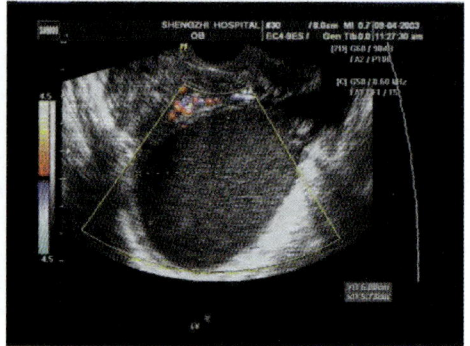

图 21-9　卵巢内膜样囊肿(示卵巢内有一圆形无回声区,囊壁稍薄,内有细小光点)

察生长速率、形态,还能检测有无排卵、排卵后黄体情况。对于排卵障碍者,可以判断卵泡发育异常的种类,明确难以诊断的疾病。超声连续观察不仅有利于了解卵泡的动态变化过程,还能对药物诱导及治疗后的效果进行监测。

(一)正常卵泡周期超声监测卵泡

在自然周期中,早期可见数个生长期卵泡,伴随着优势卵泡的发育,其他小卵泡逐渐退缩。卵泡每天发育平均增长 1.2～2.0 mm,接近排卵期卵泡增长,最快可达 4～6 mm。卵泡发育过程中,血液供应不断增加,卵泡液增多,体积增大,且整个卵泡渐渐移向卵巢表面,最后突起于卵巢包膜。卵泡到 18～28 mm 之间破裂,其中的卵母细胞及周围卵丘一起排出,一般发生在月经中期,可在两侧卵巢轮流发生或一侧连续排卵。排卵后卵泡膜内血管破裂,血液流入腔内而成血体,血液被吸收后形成黄体,排卵后如未能受精,黄体开始萎缩,血供减少,细胞变性,黄体呈瘢痕状,白体形成。连续观察卵泡生长发育及排卵过程是非常重要的。

正常月经周期中卵泡监测一般从月经周期第 8～12 天隔天观测 1 次,第 13～15 天每天观测 1 次,直至排卵。成熟卵泡声像图特征是卵泡直径最大达 21～25 mm,呈椭圆形,内为无回声区,边界清晰,有一定的张力,约 20% 左右的卵泡内偏一侧可见到周边呈高回声、内部呈低回声的类圆形突起,此为卵丘回声,直径约 2～4 mm,内有卵细胞存在,多在排卵前 24～30 h 显示。排卵前卵泡壁周边有时可见一低回声晕,此时预示将在 24 h 内发生排卵,但超声检查时间有限,排卵的瞬间现象不易观测到,通常观测到的是排卵后征象。

已排卵的超声征象具有以下特征:成熟卵泡的无回声消失或缩小达 4～5 mm 以上,同时伴有内壁塌陷,欠规则,其内部可见细弱点状回声。大约 40%～50% 排卵后子宫直肠陷窝可见不规则少量无回声暗区,此现象可能是卵泡破裂后卵泡液的潴留,也可能是排卵引起的腹膜反应。

(二)宫腔内人工授精(IUI)周期卵泡监测

于月经第 3 天,经阴道超声波检查卵巢,排除卵巢囊肿,每天晚上睡前服用 CC 50 mg,至月经第 7 天,于月经第 8、9 天注射 hMG 150 U,第 10 天后监测卵泡和子宫内膜,当有 1 枚优势卵泡＞14 mm。隔日监测卵泡,当 1～2 枚优势卵泡直径大小≥18 mm,内膜厚度≥8 mm,皮下注射基因重组绒促性素(r hCG,商品名:艾泽)250 μg,28～36 h 后行 IUI 术,28 小时后观察卵泡排除否,如果未排,可行第 2 次 IUI 后应用黄体酮胶丸(安琪坦)0.1 g/次,口服,每日 2 次进行黄体支持。两周后随访血 β-hCG,如为血 β-hCG 升高,孕 5 周进行 B 超检查,可见宫内胎心搏动确认临床妊娠(clinical pregnancy)。

(三)体外受精与胚胎移植促排卵周期卵泡监测

体外受精与胚胎移植促排卵方案超声监测卵泡详见第七章体外受精与胚胎移植(临床部分)。

(四)异常卵泡周期监测

各种原因都可引起卵巢功能紊乱,导致排卵障碍。临床上最常见的有以下几种异常卵泡周期。

1. **卵泡不发育**　双侧卵巢体积正常或稍小,无明显卵泡显示,仅见直径小于 7 mm 的无回声区,随访未见明显增大,临床表现为闭经或月经不规则。

2. **小卵泡周期**　卵巢中有卵泡发育,主卵泡直径约 8 mm,连续观察每天长径增长率小于 1.0 mm,但无一卵泡直径大于 15 mm,且形态欠规则,不饱满,临床表现为月经不规则,提前或推后。

3. **卵泡发育正常不排卵**　表现为卵泡正常生长发育,至成熟后不排卵,卵泡无回声区内出现点线状回声,呈黄素化改变,卵泡直径约 25 mm 左右,临床表现为月经周期尚规则,经血量较少,曾认为是不明原因的不孕症原因之一。

4. **卵泡持续增长不排卵**　表现为卵泡提前生长发育至成熟卵泡,排卵期不排卵而继续增长,长径常大于 30 mm,最大可增长到 50～60 mm,而后卵泡无回声区内出现点线状回声,呈黄素化改变。

5. **大卵泡周期**　表现为卵泡直径大于 30 mm 后才排卵,卵泡壁毛糙,张力偏低,其排出的卵母细胞受孕的可能性较少。

6. **延缓排卵**　正常月经周期第 13～16 天,成熟卵泡形成而排卵。而延迟排卵者,可在月经周期第 21～40 天排卵,有时也可因原先确认的优势卵泡发生萎缩,而另有一卵泡发育长大成熟至排卵,临床上出现安全期避孕失败。

7. **多囊卵巢**

不排卵表现为双侧卵巢明显增大,可达正常的 2～3 倍。单个卵巢切面内可见 10 余个沿周边排列的小卵泡,直径小于 6 mm,间质肥大、增生,回声增强。单个切面间质面积与卵巢面积之比大于 34%(见图 21－10),临床表现为月经稀发或闭经、多毛或肥胖等症状。

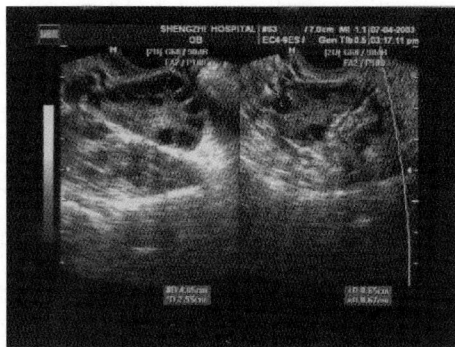

图 21－10　多囊卵巢

三、子宫内膜周期性变化

随着卵巢的周期性变化,生殖器其他部分也产生相应的周期性变化,其中以子宫内膜的变化最为显著。子宫内膜厚度正常值随着卵巢周期的不同而改变,子宫内膜如果太薄,受精卵无法着床,子宫内膜如果太厚,则容易痛经,且受精卵也不易着床。在卵巢周期中,当卵巢内有卵泡发育及成熟时,在卵巢分泌雌激素的作用下,子宫内膜出现增生现象即增生期内膜,排卵后,在卵巢黄体分泌孕激素和雌激素的作用下,使增生的子宫内膜有分泌现象即分泌期内膜,卵巢内黄体退化后,由于雌激素及孕激素量的减少,子宫内膜失去了支持,出现坏死和剥落,表现为月经来潮现象即月经期内膜。

1. **增生期**　月经后上皮细胞开始从内膜腺体的断端增生,向上覆盖子宫黏膜的表面,约在月经周期第5～9天时,子宫内膜很薄,腺体散在、稀疏、腺管狭窄而直,腺腔面平整。在月经周期第10～14天,内膜变厚呈波纹状,腺体及间质明显增生,腺体数目增多。增生期子宫内膜超声表现:增生早期,子宫内膜呈一薄回声线,厚约4～6 mm。增生中期,子宫内膜逐渐显示3条强回声线,其间低回声区为两层功能内膜,内膜厚度为8～12 mm,增生晚期,内膜厚度加宽,为10～16 mm,通常称为A型子宫内膜。

2. **分泌期**　在月经第15～19天,即排卵后1～5天,子宫内膜继续增厚,腺体进一步增大与弯曲。约在月经周期第20～24天,即排卵后6～10天,内膜出现高度分泌活动,腺体的弯曲与扩张达到高峰。分泌期子宫内膜超声表现:排卵后,功能层内膜腺体内黏液和糖原积聚,低回声转变为强回声,分泌早期,由于内膜光点增加,使三线模糊,但仍可区分,宫腔中线回声仍清晰,通常称为B型子宫内膜;分泌中期,三线消失,宫内膜光点明显增强,为均匀一致强回声,通常称为C型子宫内膜。

3. **月经前期**　约在月经周期第25～28天,即排卵后11～14天,相当于黄体的退行期。腺体及腺上皮细胞开始缩小、变性、分泌物干涸,表现为一种衰竭现象。在月经开始前4～24小时,内膜螺旋小动脉出现局部痉挛性收缩,使痉挛远端的内膜因缺血而坏死。血管壁通透性增加,继而血管扩张,血液从断裂的血管流出。子宫内膜厚度在增生期有较明显的变化,分泌期子宫内膜厚度变化则不明显,子宫内膜厚度正常值一般约8～16 mm。如果怀孕,子宫内膜受妊娠黄体的影响,厚度将会达到正常情况下的两倍。

4. **月经期**　约在月经周期第1～4天,主要变化为内膜的出血与脱落。继之,从基底开始修复内膜,由血管断端长出新血管。另外,借助经阴道超声,在诱发排卵周期的不同阶段,对子宫内膜波状运动进行观察和分类,可初步了解不同形式内膜运动对辅助生殖技术治疗结果的影响。内膜波状运动的形式可分为5种,即无运动、不规则运动、正向运动、负向运动、相向运动。在诱发排卵的不同阶段,内膜运动的频率和形式呈周期性变化:卵泡早期至卵泡晚期,内膜运动频率增加,形式渐趋多样,其中以正、负向运动的增加较明显;自黄体早期开始,内膜运动的频率逐渐减低,运动形式减少。未孕者卵泡晚期和黄体早期内膜运动的频率较高,且存在较多负向运动。内膜波状运动对生殖过程的完成具有重要意义。适度的能。营养代谢状况及血液系统功能等。医生应全面地询问病史,系统地进行体格检查,对患者的全身状况和病变的局部情况作出正确估计。术前辅助检查包括以下内容。

1. **血常规** 包括红细胞、血红蛋白、红细胞压积、白细胞计数及分类、血小板计数、出凝血时间、血型等。

2. **尿常规、大便常规。**

3. **肝功能、乙肝五项。**

4. **胸透、**必要时作胸片检查和肺功能检查。

5. **心电图检查。**

(二)患者的一般准备

● 术者向患者及其家属交代病情,并在手术协议书上签字,强调腹腔镜手术的优点,与传统手术的区别。同时应使患者及其家属了解腹腔镜技术的局限性,有中转开腹的可能,但这并不意味着腹腔镜手术失败。

● 行输卵管矫形手术者,术前应用抗生素2~3天。

● 术前配血。

● 皮肤准备:术前患者要洗澡。备皮范围同开腹手术,应彻底清洗脐孔。

● 胃肠道准备:术前禁饮食6~8 h,并清洁灌肠。

● 术前插尿管。

● 术前麻醉用药同开腹手术。

(三)其他疾病的治疗

体检发现患者伴有较严重的心肺疾病或内科疾病,如糖尿病、高血压、支气管哮喘,心电图异常,包括心肌缺血、频发室性早搏、传导阻滞等应予以积极治疗,待病情好转后再手术。

(四)术后处理

手术后处理是针对每个患者具体情况,采取必要的措施,减轻患者的不适和痛苦,预防各种并发症的发生。

1. **发热** 发热是术后早期最常见症状。由于手术创伤,患者体温略有升高,一般不超过37.5℃,为术后吸收热,3天后逐步恢复正常。若3天后体温不降,反而升高,应寻找发热原因。

2. **疼痛** 麻醉作用消失后,患者开始感觉切口疼痛,一般能耐受,术后24 h内应用安定类药物可缓解。少数不能忍受者,在排除腹腔内出血后,可应用镇痛药物。随着肠蠕动恢复,腹痛减轻甚至消失。

3. **肩顶部酸痛** 由于腹腔内残留CO_2,刺激双侧膈神经。

五、腹腔镜手术的基本步骤

(一)器械的检查

包括气腹针、气腹肌、冷光源、摄像机、监视器等的预行试验。

（二）麻醉方式

多采用硬膜外麻醉,必要时可选择全麻。

（三）手术体位

麻醉成功后患者取膀胱截石位。

（四）手术步骤

1. 常规会阴及腹部皮肤消毒,铺无菌巾、洞单,经阴放置举宫器。

2. 人工气腹　掌握人工气腹技术,是保证成功实施腹腔镜诊断和手术最重要的步骤之一。步骤如下。

(1) 气腹针穿刺:脐部作 10 mm 长切口,提起腹壁将气腹针插入腹腔,穿刺过程圆头内芯被腹壁推压,回缩到气腹针的外套管内,当气腹针尖端突破筋膜时,有第一个明显的突破感,而且针内芯弹出有声响,然后稍稍向下用力,有第二个突破感和针内芯弹出声响,此时表明针尖已穿过腹膜进入腹腔。气腹针进腹腔后,以 45°角方向,向盆腔中央推进 2～3 cm,此时即完成气腹针的腹腔内穿刺。

(2) 穿刺后测试:第一步,抽吸实验:在气腹针接头连接 10 ml 注射器,内含 5 ml 生理盐水,先回抽不应有气泡或血液。第二步,负压试验:完成第一部试验后,将针心继续回抽直至将针栓拔出,由于腹腔负压,生理盐水被吸入,可证明气腹针尖在腹腔内脏器间隙中的正确位置。第三步,注气试验:气腹针接头端连上 CO_2 输送管接头,打开 CO_2 输出开关,以每分钟 1 L 的低流速注气,此时,注意气腹肌压力表上显示的腹腔内压不应超过 0.67 kPa (5 mmHg);高于此压力,手术者应怀疑气腹针针尖在腹膜前腔隙或进入腹腔内脏器或大网膜。如果气腹压力高,手术者应两手捏起下腹部腹壁,并轻轻摇动腹部,这样常能使大网膜从针尖上轻松落下来。如果这种方法不能使腹腔内压力下降,则应将气腹针拔出,重新穿刺。第四步,气腹体征:若以 1 L/min 低流量速度,充气后 5～60 s 内肝浊音界消失,是气腹针在腹腔内正确位置的最有力证据。但若注入 1 L 气体肝浊音界未消失,应将针拔出,重新穿刺。

当上述测试确定气腹针在腹腔内正常位置后,即可设定腹腔注气压力上限,并增大流速注气。注气量一般为 2～5 L,根据麻醉深度和腹腔大小而定。每一患者最适注气量靠腹部膨胀感觉而定,而不是根据气腹机显示流量。

3. 套管针(trocar)穿刺

(1) 主套管穿刺:操作方法:提起腹壁,于原脐部切口穿刺,术者右手以大鱼际肌顶住穿刺器后柄握住穿刺器,将穿刺器的尖端插入皮肤切口,使其嵌入皮肤切口中,伸直食指,以阻止穿刺器以过大冲力进入腹腔,穿刺器与筋膜成 45 度角,以扭动手腕旋转作用力向下推进穿刺器,当穿刺器穿透腹壁筋膜时,即感到穿刺阻力减小,再轻轻向下推进穿刺器,即能穿透腹膜达腹腔,当穿刺器尖端进入腹腔时,能听到气体从穿刺器后柄的孔中排出"呼呼"的声响,此时应停止往下穿刺,并将锐利的穿刺器从套管中退出 2～3 cm,同时将套管向腹腔内推

- 盆腔粘连,穿刺针受力后弯曲改变方向。
- 操作不熟练。

临床表现:

- 疼痛:患者感到下腹部明显疼痛,并可伴有恶心、呕吐、冷汗等症状,特别注意逐渐加重的腹部疼痛,注意血尿的出现。
- 腹膜刺激征:盆腔脏器损伤和出血,均可以出现腹肌紧张、下腹压痛、反跳痛。
- 休克:内出血较多,可出现休克的临床表现,如血压下降、脉搏细弱、加快等。
- B超检查:协助诊断有无内出血。

护理常规:

- 心理护理:向患者详细解释,消除患者的恐惧心理,取得患者的合作。
- 密切监测有无腹腔内出血:如果阴道壁或宫颈穿刺点的少量出血可用纱布压迫止血,2～4 h内取出,常可以解决问题,但务必B超监测腹腔出血的可能。
- 卧床休息:少量出血的患者一般可以自行停止,不需要手术治疗,观察期间让患者卧床休息,避免剧烈运动。
- 严密观察患者的生命体征:定时监测患者的血压、脉搏,并记录,一旦发现异常及时通知医生给予相应的处理。
- 大量不可控制的内出血,应立即建立静脉通道,补充血容量,同时快速做好转入妇科,做好各种剖腹术前准备。

(二)感染

原因:

- 本身生殖器官或盆腔存在慢性炎症。
- 经阴道反复的操作。
- 术前阴道准备不充分。

护理措施:

- 加强周期前的慢性盆腔炎的治疗。
- 术前注意外阴、阴道、宫颈的清洁和冲洗。
- 手术时尽量减少穿刺的次数,避免损伤肠管,有助于减少术后感染的发生。
- 嘱咐患者术后禁止盆浴,2周内避免性生活。
- 必要时使用抗生素预防感染。
- 一旦确认盆腔感染,应放弃后续的周期步骤,并进行相应的治疗。

(三)卵巢过度刺激综合征的护理常规

卵巢过度刺激综合征是由于患者应用超促排卵药物,卵巢对促性腺激素的刺激反应过度,表现为双侧卵巢增大、腹胀、胃肠道不适、腹水、少尿及低血容量所致的一系列临床症候群。其发生率为1%～10%。根据临床症状可分为轻、中、重度。轻度:常发生于排卵后3～

6天,胃部不适,轻微腹胀或下腹痛、恶心。B超检查卵泡数>10个,卵巢直径<5 cm,少量腹腔积液,血清 E_2>5 550 pmol/L;中度:腹胀加重,盆腔两侧疼痛有紧迫感,可触及卵巢,恶心、呕吐。B超检查卵巢增大,直径5~10 cm,黄素囊肿,中等量腹水,血清 E_2>11 100 pmol/L。重度:腹胀明显,体重增加、失水、少尿、脉搏快、心肺功能障碍,呼吸窘迫、深部静脉血栓形成。B超检查卵巢直径>10 cm,大量腹水伴胸水,甚至心包腔积液,危及生命。

具体护理措施如下。

● 提供心理支持,耐心向患者解释发生OHSS的发病机制和特点,讲述一些治疗信息及同类疾病的治愈情况,减轻患者的心理负担,以坦然乐观的心态处之。

● 轻度OHSS无需特殊处理,但注意观察,等待自行缓解。

● 中度OHSS,以腹痛、腹胀、胃纳受阻、恶心、呕吐、偶见腹泻消化道症状;同时伴有体重的突然增加,应鼓励患者进食,少吃多餐,易消化高蛋白、富含维生素食物,减少水分的摄入。症状严重者予以对症处理,必要时注意电解质平衡,尽量减少不必要的腹部检查,同时注意腹痛的部位及伴随症状。

● 重度OHSS的护理:一旦确诊为重度OHSS,立即转入妇科病房。

● 严密观察病情,记录患者的呼吸、脉搏、血压和意识等生命体征,注意患者的皮肤弹性和湿度,是否有出血点等全身情况,检测患者腹围和体重的变化,准确记录24 h进出量,特别是尿量。

● 绝对卧床休息,给予半卧位,并适当进行下肢活动的锻炼,防止下肢静脉血栓形成。

● 保持电解质的平衡,纠正低血容量:建立静脉通路,合理安排输液顺序,在补充血容量过程中,先以白蛋白或血浆扩容等可能造成的低蛋白血症,后用10%的葡萄糖液纠正低血容量症状,应用20%甘露醇250 ml,静脉输注,扩容利尿作用。由于应用速尿利尿剂对消除胸、腹腔积液无效,相反可能进一步减少血容量,并诱发休克,所以在未补足液体的基础上,禁止使用速尿利尿剂。

● 实验室的检查:检查项目包括白细胞、血小板、凝血功能、血浆蛋白、红细胞比容、凝血酶原、纤维蛋白原及钾、钠、氯等,根据检查结果,确定有无血液浓缩及电解质的紊乱,及时对症处理。

● 胸、腹水症状护理:对重度OHSS伴有胸、腹水、少尿等症状,影响呼吸时,给予患者吸氧,并可进行后穹隆穿刺放腹水,以缓解症状。在放液过程中应严密观察患者呼吸、脉搏、血压、意识等生命体征的变化,并准确记录。胸水引发呼吸困难时,行胸腔引流,以减轻症状。放胸、腹水后应鼓励患者在静脉补充蛋白质和血浆的同时,通过饮食增加蛋白质的摄入,以补充放胸、腹水而丢失的蛋白质。

● 在重度OHSS治疗过程中,经对症处理后,症状继续加重,危及生命时,可终止妊娠。

● 凡体外受精与胚胎移植发生重度卵巢过度刺激综合征时,可先将胚胎冷冻保存,再选择时机行冻融胚胎移植。

● 做好出院宣教,出院后,需继续休息,增加营养,并定期随访。在孕45天左右行B超检查,了解胚胎发育情况,如多胎(三胎或三胎以上),需及时行胚胎减灭术。

（四）多胎妊娠减胎术的护理常规

多胎妊娠是人工授精、体外受精与胚胎移植等辅助生殖技术的重要并发症。多胎妊娠(三胎或三胎以上)的结局极差,宫腔内如同时有 3 个以上的胚胎,流产、早产危险性大。此外由于宫内胎盘拥挤、胎盘早期发育不良,多胎妊娠常伴胎儿生长迟缓。一般而言,胎儿个数愈多,早产机会愈大,生长迟缓程度愈重,围生期死亡率高。至于孕母方面,则妊娠剧吐、羊水过多、贫血、妊娠高血压综合征、产后出血、栓塞性静脉炎的并发症高。为避免多胎妊娠及提高出生率,主张在妊娠早期进行胚胎减灭,以减少发育中的胚胎个数,使多胎妊娠转变为双胎或单胎妊娠,保证孕妇及胎儿的安全。

1. 术前准备

● 一般准备:术前应全面了解心、肺、肝、肾等重要生命器官的功能,检查并记录体温、血压、脉搏、呼吸等生命体征的变化。查看心电图、血、尿、白带常规等检查的结果。

● 术前告知患者及家属此项治疗的过程及可能发生的危险,如术后感染、全部胎儿丢失及 24 周前流产概率、羊水栓塞等,同时签署知情同意书。

● 术前一天做好外阴皮肤的准备,术前一天及手术日晨用皮肤黏膜消毒溶液擦洗阴道。

● 做好术中麻醉用药及术后抗生素的药物过敏试验,并予以安定或度冷丁等术前镇静剂,以减轻患者术前焦虑情绪。

● 黄体酮肌注或口服达芙通进行保胎治疗。

● 心理护理:进行减胎术的患者往往经历过人工授精、体外授精与胚胎移植等辅助生育技术,不孕及长期的诊断、治疗使她们必须面对巨大的社会、家庭压力,她们既担心流产、早产的发生,更担心减胎术的高风险性,但为了获得妊娠的成功,不得不屈从于减胎术,并对减胎术抱着超度的希望。她们紧张、焦虑、害怕,为即将失去的孩子悲哀。医护人员必须对患者及家属解释减胎术的必要性,详细介绍操作的具体步骤,关心、体贴患者的问题,以取得患者的信任和配合。

2. 术中护理

● 准备好手术用物:取卵包、减胎针、穿刺架、B超机、10 ml 和 20 ml 注射器,生理盐水、10%氯化钾。

● 护士提前 30 分钟进入手术室,更换好洗手衣,戴好帽子、口罩。

● 再次检查手术所需物品是否备齐。

● 根据减胎手术通知单、发票通知患者换好病员服,排空膀胱,取下手表、项链等贵重物品之后进入手术室。

● 进入手术室后再次根据病历核对患者的姓名,无误后方可执行以下的操作。

● 测量患者生命体征并记录。

● 根据医嘱,术前半小时给予镇静剂,可用安定、哌替啶注射液。

● 注射完毕,摆好患者的体位(膀胱截石位)。

- 打开无菌包,打开减胎所需的无菌用物,配合医生消毒。
- 配合医生套好探头套,装好穿刺架及减胎针。
- 关明灯,护士戴好无菌手套,配合医生手术。
- 术中密切观察患者的反应,倾听患者的主诉,监测患者的生命体征并记录。
- 手术完毕,器械按消毒常规处理,如有特殊感染,须特殊处理,整理手术间,所有物品放回原位。(如手术床降到最低位)整理完毕后开紫外线灯照射 30 min。
- 嘱咐患者在手术室休息半小时,B超再次确认减胎成功后送患者回观察室休息,并观察患者有无不适主诉(腹痛、阴道流血等症状),做相应的记录。
- 减胎针等一次性物品毁形后送往供应室统一处理。
- 登记减胎术各种记录。

3. 术后护理

- 术后监测体温、脉搏、呼吸、血压等生命体征。
- 密切观察有无腹痛及阴道出血,注意出血量、出血时间的长短、血的颜色、有无血块和组织排出,排出前有无腹痛加剧。如有组织排出,需保留标本送病理检查。
- 术后嘱咐患者需要绝对卧床休息,禁止不必要的妇科检查,以减少对子宫的刺激,并使用无菌垫巾,保持外阴清洁,预防感染。
- 保胎治疗:继续术前保胎治疗,同时在减胎术后 3~5 天 B超监测胚胎的发育。
- 术后适当补液,给予高蛋白、高维生素饮食,以增强机体的抵抗力。
- 同时保持大便通畅,如有便秘,可用开塞露等,禁止用肥皂水灌肠。

(五)异位妊娠的护理常规

异位妊娠是常见的妇科急腹症之一。随着辅助生育技术的应用,体外授精与胚胎移植及衍生技术的并发症——异位妊娠,国内外均有报道,在 4%~11% 之间,若不及时诊断和抢救,重者发生出血性休克,可危及生命。如确诊为宫外孕,立即转妇科病房。

- 建立静脉通路:与医生配合,积极抢救,纠正休克,输血、输液,补足血容量。在血源缺乏的情况下,可自体输血。
- 给氧。
- 严密观察患者的生命体征并记录。
- 做好围术期的护理,并取得家属的理解,签好字。由于出血过多,手术的干扰,患者易发感染,遵医嘱应用抗生素,测量并记录体温,保持外阴清洁。
- 手术治疗的患者,尤其是腹腔镜下手术的患者,手术后恢复的时间短,但患者可能因腹腔内残留 CO_2 而感到肩痛及上腹部不适,鼓励患者早期活动,有利于气体吸收及预防粘连。
- 保守治疗的患者,应卧床休息,尽量减少增加腹压的各种因素,并持续评估患者的生命体征、腹痛的情况、阴道流血量。取得家属及患者的合作,如在观察中腹痛加剧,肛门坠胀加重,阴道出血,腹腔内出血增多,血压下降等需要及时通报医生,及时发现,相应处理,减少异位妊娠破裂的机会。同时监测血 hCG,观察治疗效果和药物的不良反应。

● 增加营养,给予高热量、高蛋白、含丰富维生素易消化的饮食,避免进食易致肠胀气饮食,鼓励患者多饮水。

● 心理指导,辅助生育技术治疗后并发异位妊娠,患者及家属心理表现为沮丧、压抑、失望、甚至绝望,医护人员需对患者及家属进行精神安慰和心理疏导,以设身处地的想法,感受接纳患者的观点,并给予无条件的同情,帮助患者及家属度过这一令人沮丧的时期。

(六)囊肿穿刺护理操作常规

● 准备无菌用物(囊肿穿刺包,16 G 囊肿穿刺针,穿刺架,20 ml 注射器,探头套,换药碗,手套)。

● 仪器:B超机。

● 皮肤黏膜消毒剂。

操作流程:

● 手术前洗手,戴好口罩、帽子换手术衣进入手术室,准备好手术用物。

● 根据手术通知单、收费单,仔细核对患者的姓名。

● 术前嘱咐患者排空膀胱。

● 根据手术的要求摆膀胱截石位。

● 打开无菌包及所需无菌用物,协助医生消毒,开立灯。

● 用 75% 酒精纱布擦拭 B 超探头,协助医生套好探头套。

● 术中密切观察患者的反应,如有意外,积极配合抢救并做好抢救登记。

● 根据手术所需,随时添加手术用物。

● 根据医嘱留穿刺液送病理检查,并做好登记。

● 术后观察患者的反应,无特殊主诉,方可离开手术室。

● 术毕器械送往供应室统一处理。有特殊感染者,按照特殊感染手术处理。

● 整理并清洁手术室,备用。

(七)睾丸穿刺护理操作常规

● 准备无菌用物:睾丸穿刺包、5 ml、20 ml 注射器,2% 的利多卡因、装有无菌培养液的试管。

● 手术前,洗手、戴好口罩、帽子进入手术室,准备好手术用物。

● 根据手术通知单、收费单,仔细核对患者的姓名。

● 术前嘱咐患者排空膀胱。

● 根据手术的要求摆平卧位。

● 打开无菌包及所需无菌用物,协助医生消毒,开立灯。

● 在进行手术前,配合手术者抽吸培养液、利多卡因备用。

● 术中密切观察患者的反应,如有意外积极配合抢救并做好抢救登记。

● 根据手术所需,随时添加手术用物。

- 抽出液及时送入一楼实验室镜检,同时等候实验室出结果,及时告知手术者,以决定手术的进展。

- 术后观察患者的反应,无特殊主诉方可离开手术室,并告知患者到观察室卧床休息1小时方可离开中心。

- 详细向患者交代术后的注意事项,如有出血、血肿、疼痛,及时就诊,术后不宜长时间站立,禁欲一月。

- 术毕,器械送往供应室统一处理。有特殊感染者,按照特殊感染手术处理。

- 整理并清洁手术室,备用。

(王　莹)

第四节　在体外受精与胚胎移植治疗过程中的心理护理

患者初次就诊时,多数人对体外受精与胚胎移植(in vitro fertilization and embryo transfer,IVF - ET)助孕技术、医护人员及环境缺乏足够的了解和认识,顾虑较多,术前担心是否受孕,术后受孕又担心并发症的发生,变得紧张、焦虑不安。患者由于心理过度紧张,总担心每一个治疗步骤和过程出错误,以至于寝食难安,反复询问同样的问题,所以在进行体外受精与胚胎移植治疗过程中,应提供积极、正确的心理护理,使其情绪稳定、精力充沛,很好配合医生的治疗,这对于提高 IVF - ET 成功率非常重要。

不孕患者是一个特殊的就医群体,IVF - ET 能否成功,其因素是复杂的,在超排卵方案和实验室方案不变的情况下,心理因素成为治疗的一个重要因素。因为长期不孕所带来的心理问题是一种情绪压力,会刺激肾上腺皮质激素过度分泌,导致雄激素过多而影响排卵。情绪剧烈的起伏会使交感神经兴奋,释出儿茶酚胺,阻碍卵巢中滤泡的生长与黄体生成激素的分泌。下丘脑对压力的反映所释放出的亲皮质激素释放因子,会抑制性腺激素释放因子的分泌,这都会影响 IVF - ET 治疗过程中控制性超排卵的效果。因此,在治疗过程中给患者适当的心理指导及护理,能有效地减轻患者的紧张情绪和心理负担,帮助患者保持最佳的身心状态接受治疗,从而有利于 IVF - ET 技术的成功。

一、心理特征

(一) 对 IVF - ET 缺乏足够的了解

多见于文化程度较低的患者,由于受传统思想的影响,及对试管婴儿知识的缺乏,加之社会舆论的压力。婚后久未怀孕,使她们长期处于自责、压抑的状态中,担心丈夫变心,离婚。其实夫妇不孕症中,男方因素大约占 40%,甚至部分患者不知道 IVF - ET 是用他们自己的卵子和精子为他们做一个完完全全是他们自己的孩子。

(二) 渴望提供 IVF - ET 方面的知识

多见于文化程度较高的患者,她们担心不能顺利接受取卵移植,因此,对医护人员给予厚望,渴望得到医护人员更多的指点和特殊的重视,他们严格遵守医生的指示或建议,神经过于敏感,对医护人员的言行甚至一个眼神都很在意。

(三) 焦虑抑郁心理

在为患者实施治疗方案时,患者时常对自己的卵泡发育、卵子数目和内膜形态等问题焦虑不安。经常有患者询问其卵泡有几个,长得如何,是否够用,内膜是否同步生长等。从治疗开始患者就处在不安与期望中,他们害怕失败,希望自己能够成功,尤其在 ET 术后,更是在不安与期望中度过等待结果的每一天。有的患者还不到检测结果时间,就开始进行早孕检测,急切希望早点知道结果,担心自己做试管婴儿被知道,不希望与外人沟通,交流。就其受孕方式、隐私性、巨额费用、及多年的看病经历,使她们悲伤、焦虑、不安和抑郁。

二、治疗前期心理护理

了解不孕夫妇的心理状态,耐心介绍该技术的操作程序及相关知识,同时告知 IVF - ET 的成功率、费用及可能出现的并发症等,使患者有充分的心理承受能力,并以积极的态度配合治疗。告知患者及家属,整个治疗过程会为其严格保密。告知治疗并不一定能成功,因为成功率受很多因素影响,如年龄、卵巢的储备能力、对药物的反应、胚胎的质量及子宫内膜的环境等,让患者有充分的心理准备,对成功率有合理的期望。告知准备接受 IVF - ET 治疗的患者,术前需常规检查、检查时间及注意事项。准备好"三证",并告知对证件的相关要求,所有检查报告、证件齐全并合格后签署各种知情同意书,预约进入促排卵阶段。

(一) 建立良好的护患关系

1. **尊重患者**　对于不孕的患者,他们有自己的思想感情,对于生活的追求,医护人员对他们的尊重,使他们觉得有自信心去面对各种检查和治疗。

2. **热情对待患者**　患者夫妇来到生殖医学中心,服务台护士热情接待,让患者感到医护人员是友好的。在患者进行 IVF - ET 期间,真诚地帮助患者,体验患者的内心世界,使患者感到被理解、接纳、有信心。

3. **积极关注**　对患者的婚姻家庭、事业等,积极给予以关注,使其分散注意力,拥有正向的价值观。

(二) 医患之间充分沟通

多年不孕会使患者有焦虑不安、易激怒、悲哀、自怜等不良情绪。医护人员应该耐心认真的倾听其诉说或哭泣,以使不孕症患者理顺自己的不良情绪,鼓励其诉说自己的想法、感受,这样不仅有利于患者身心健康,并能使护士找到患者的心理问题所在,提供针对性的心理疏导。

（三）创建良好的生活环境

加强患者与丈夫及周围朋友的沟通和交流。丈夫和家人的关心、理解和体贴可以给患者一个宽松的生活环境,为患者调整心态,消除情绪障碍,使其心理、生理需求得到满足,身心得到充分修养。同时为患者创建一个安静、和谐、温馨的心理支持环境,使患者在治疗过程中感到家庭的温暖,情绪放松,均有利于 IVF-ET 治疗的成功。

（四）保护患者的隐私,争取患者的信任

详细介绍中心的环境、医护人员的情况、治疗不孕症的病例、成功率等,同时接受中心关于不孕不育的病理、生理知识讲座,接受辅助生育治疗的必要性,并解释其情绪状态、饮食结构及遵医嘱治疗等对成功率影响,让患者对辅助生育的过程及安全性能全面的了解。鼓励患者提问,并耐心诚恳地予以解答,满足患者合理的要求,使患者增加治疗的信心。在进入IVF 周期时,介绍中心治疗 IVF 的成功率,建立信心,保护患者隐私的同时取得患者的信任。患者接受辅助生育的治疗,不希望甚至恐惧别人知道,医生应对患者作出承诺,说明辅助生育治疗的保密原则,获得患者的信任,以使不孕症男性、女性患者能够敞开心扉,同时也要注意保护不育症患者的个人隐私,以免造成其夫妇婚姻关系的破裂。

三、在促排卵过程中心理护理

患者在进入促排卵过程中,需要进行多次的 B 超检查,抽血化验激素及每天的注射治疗,部分患者因卵泡生长速度缓慢而需要延长促排卵用药时间,增加促排卵药物的费用,如果患者缺乏相关医学知识,盲目和周围的患者比较治疗的时间及用药的多少,就会因用药过程长而紧张,从而影响饮食、休息,卵泡生长受到影响。因此,应在治疗开始,即向患者介绍促排卵的基本知识,让患者充分了解自己的治疗进展情况,以消除顾虑,增强信心,同时应向患者讲解在治疗过程中,是存在个体差异的,以消除患者的紧张情绪。另一方面,指导患者摄入富营养易消化的饮食,以储备热量,增强体力,保证睡眠,消除药物外因素对卵泡生长发育的影响。

在长期的注射过程中,有的患者可能出现注射部位的局部反应,如红、肿、硬结、疼痛等,嘱患者不必过度紧张,做好局部护理。每天用热毛巾或新鲜的生土豆片外敷,局部按摩注射部位可减轻症状,防止烫伤。有的患者可能出现胃肠道症状、乳房胀痛、乏力、不同程度卵巢增大及卵巢过度刺激综合征等,告知患者针对各种并发症所采取的预防措施,让她们有充分的思想准备,减轻压力,以愉快的心情接受治疗。

四、取卵术的心理护理

1. **取卵术前** 当患者卵泡成熟后,注射 hCG 后 36 h 取卵,患者在等待期间,往往会产生焦虑的情绪。主要原因是惧怕手术,很多患者会把取卵手术和其他的妇产科手术联系起

来,以为手术会造成很大的痛苦。一方面期待治疗的进展,另一方面又惧怕手术带来的痛苦。这种情绪很容易影响患者的饮食、休息及卵泡发育,针对这种情况,首先应多和患者沟通,告知手术的基本流程和疼痛的程度,使患者对即将到来的手术有心理准备,消除紧张焦虑的情绪。

2. **取卵术中** 取卵术中应消除患者对手术的恐惧心理,叮嘱患者排空膀胱,术前30 min给予盐酸哌替啶 50 mg 肌内注射,扶至手术床上,取膀胱截石位,调节床两边撑脚高度,让患者感觉体位舒适,注意保暖,不要过多暴露患者,保护隐私。向患者说明手术大概需要的时间及术中的注意事项,让患者对手术过程有充分的心理准备,安慰患者不必为手术中可能出现的出血和疼痛担心,使其保持良好的精神状态。术中注意观察患者情况,如感觉轻微疼痛或不适时,给予语言安慰,适时轻握患者的手以示安抚。如感觉疼痛难忍,嘱患者做深而慢的呼吸,以放松下腹部,减轻疼痛,并与患者交谈轻松的话题,分散患者对穿刺取卵的注意力,稳定情绪,增加信心。术中注意观察患者生命体征及意识情况,随时告知获卵的数量,卵子与精子的质量,使患者感到医护人员的体贴和关怀。

3. **取卵术后** 术后嘱卧床休息 2～3 h,注意观察有无腹痛、阴道流血等并发症的发生,多巡视患者,主动了解并满足患者需求,如需去厕所,需有家属或其他人搀扶,以防摔伤等意外发生。其次,做好患者丈夫的宣教工作,使患者抛开家庭的压力,以最佳的状态接受治疗。鼓励患者少量多餐,吃易消化富含蛋白质及维生素的食物,适当控制食盐的摄入。对易发生卵巢过度刺激综合征(OHSS)的高危人群,应主动告知 OHSS 可能会出现的症状、体征,一旦出现症状要及时处理并给予心理疏导。

五、移植术的心理护理

1. **移植术前** 护士事先告知患者整个移植过程只需几分钟,并无疼痛及不适,以消除患者恐惧心理。胚胎移植前,让患者充分了解植入胚胎发育情况、数量及冷冻胚胎的数目,消除患者的顾虑。

2. **移植术中** 患者膀胱保持充盈状态,但不要太胀,利于 B 超引导下胚胎的植入。嘱患者全身放松,工作人员之间要减少不必要的交谈与走动,营造安静舒适的环境。术中严格查对制度,保证手术的顺利完成。

3. **移植术后** 向患者及家属介绍移植后的注意事项,告知患者术后平卧 2 h,2～3 天内避免剧烈活动,注意休息。防止感冒、腹泻,禁止同房,以免刺激子宫收缩,影响胚胎着床。按医嘱进行黄体支持。指导学会自我放松,多听听轻松的音乐,保持心情愉快。胚胎移植后14 天,测晨尿或血 hCG,妊娠阳性者继续保胎治疗,嘱移植术后 4～5 周行 B 超检查是否宫内临床妊娠,排除输卵管妊娠。同时因长期受不孕的困扰及压抑的解除,患者情绪可能会比较激动,此时护士要嘱咐患者保持平静的心情,积极做好保胎工作。如为多胎妊娠需进行减胎的患者,应做好患者及家属的安抚工作,因为她们既担心流产、早产的发生,又担心减胎术的风险性,她们紧张、焦虑、害怕,为即将失去的孩子悲哀。护士可以列举成功减胎病例,提供周到的护理,帮助患者顺利度过手术期。对少数妊娠早期出血的患者,应嘱注意卧床休息,不必惊慌,遵医嘱使用保胎药。对妊娠试验阴性、生化妊娠、输卵管妊娠及流产的患者,帮助其分析失败的原因,重视做好心理关怀,因为她们在身体、精神和经济上均有受挫感,易产生悲观、失望的消极情绪,医护人员应主动鼓励患者不要气馁,并引用失败后继续治疗获得成功的病例,引导患者正确乐观面对此次失败。

六、做好宣教、随访工作

每周给患者及家属进行一次讲课,讲解不孕的常识,目前可实施的助孕技术,做各种检查治疗前注意事项、用药注意事项及各种助孕技术可能出现的并发症等。讲解试管婴儿的流程,完成一个治疗周期所需时间,大致费用,并送一些通俗易懂的健康教育宣传资料,使患者增加自我护理的知识,从而更好地配合治疗过程。

专人定期负责电话指导与随访,与患者及时有效沟通,帮助她们解决各种疑难问题,提供正确的不孕不育相关方面知识,并给予精神上的鼓励与支持。

一个成功的不孕症治疗中心应与患者建立一种平等、互信的人际关系,创建温馨、舒适的就诊环境,使中心成为她们释放心灵压力的场所,尤其是妊娠失败的患者,更要给予关心爱护,让患者感觉到本生殖中心是最好的,即使自己失败了,也能对中心有较高的满意度和信任度。

（沈海英）

第二十三章
生殖医学中心的质量管理

随着生殖医学近 10 年来发展,在世界各地很多生殖医学中心更重视质量管理,国内在国家审批通过的生殖医学中心进行辅助生殖技术助孕手术中,均进行质量管理,对患者的助孕成功及出生子代的安全尤为重视,在 2001 年后,卫生部连续颁发关于人类辅助生殖技术的各种文件,加强对开展辅助生殖技术的机构进行检查验收,加强质量管理。在 2004 年,欧洲联合组织指南,清楚要求任何进行配子/胚胎的机构必须有一个质量管理系统,完善实验室质量控制,临床上也更加重视质量管理(quality management,QM),对从事人类辅助生殖技术医疗行为进行规范化管理。

第一节 实验室质量管理

人类辅助生殖医学中心与医院的传统科室略有不同,除了临床医生主导下的常规诊疗模式,胚胎学家对于体外受精实验室的全面质量掌控也起到至关重要的作用。只有条件稳定的实验室才能培养出发育潜能良好的胚胎,提高患者接受不孕症治疗的成功率,降低辅助生殖技术的风险。为此,有必要建立规范性的质量控制(quality control,QC)体系,纳入实验室工作的各个环节进行监测和评估,包括环境、设备、耗材及工作人员的操作和活动,及时发现并纠正错误,保证实验室所有操作过程的一致性和可重复性。

一、实验室的人员管理

(一)实验室工作人员的资格要求

辅助生殖实验室的质量水平是由其工作人员的素质水平决定的。中国卫生部对实验室工作人员的资格有明确要求,即实验室负责人须由医学或生物学专业高级技术职称人员担任,具备细胞生物学、胚胎学、遗传学等相关学科的理论及细胞培养技能,掌握人类辅助生殖技术的实验室技能,具有实验室管理能力。胚胎培养实验室技术人员必须具备医学或生物学专业学士以上学位或大专毕业并具备中级技术职称,至少一人具有按世界卫生组织精液分析标准程序处理精液的技能,至少一人在卫生部指定的机构接受过精子、胚胎冷冻及复苏

在层流管道中可设置过滤 VOC 的专用过滤器,包括物理和化学装置。也可在实验室内放置吸附 VOC 的独立过滤器。培养箱内的 VOC 含量甚至远高于室内空气,更应重视 VOC 的去除。Coda 品牌的系列过滤器由物理吸附作用的活性炭和化学吸附作用的钾化合物组成,对于 VOC 的吸附和去除效果显著,有条件的实验室应考虑配置。此外,实验室工作人员也应注意,不得使用香水、指甲油等任何化妆品,以免造成室内空气的污染。

8. 设备安放与操作路径 实验室内的各种仪器和设备数量较多,安放时应考虑到使用便利、减少交叉、整齐有序等因素。培养箱与显微镜之间的距离应尽量缩短,以减少配子和胚胎的运送时间。胚胎培养室、冷冻室、精液处理室等功能区应相互分隔。不同操作的行走路径,尽量避免交叉,以免发生人员碰撞而造成配子和胚胎的损失。细致的实验室甚至会在地面标明各种操作的固定路径,以便遵守。

二、实验室设备与耗材管理

对于实验室质量的最好检验结果是最终的妊娠率和活产率。但是,妊娠率和活产率同时受到诸多非实验室因素的影响,且统计周期较长,不能及时反映问题。因此,实验室必须建立一套行之有效的质控体系,体现其质量标准。这套质控体系应监控仪器设备、培养液与耗材、操作人员的变异情况。

(一) 仪器设备

应对重要的仪器设备进行定期监测并记录,以保证其正常运行。衡器应每年校准。

1. 培养箱 每日监测温度(设定值与实际值)、CO_2 浓度(设定值与实际值)、O_2 浓度(设定值与实际值)、湿度。有条件的实验室应配备报警装置,自动检测 CO_2 浓度和温度,在超过预设限值后自动报警并实时通知实验室负责人员。

2. 液氮罐 每日监测液氮高度、有无渗漏现象等。有条件的实验室应配备液氮低液面报警装置,并在超过预设限值后自动报警,并实时通知实验室负责人员。

3. CO_2 和 N_2 钢瓶 每日查看气压,保证气体的连续供应。应用 N_2 的实验室更应密切观察,因为 N_2 的消耗极快。

4. 恒温台 其作用是使培养皿中的液体温度尽可能接近 37℃,因此,监测时不但应测量恒温台自身的实际温度,还应在恒温台上放置一个培养皿,加入培养液并覆盖石蜡油,保持 30 分钟以上,再测量培养液的实际温度。由于培养皿与加热台并非紧密接触,必要时可略为提高恒温台的温度,但以不超过 38℃ 为宜。

5. 恒温试管架 与恒温台的要求类似。

6. 冰箱 每日监测冷藏室、冷冻室的温度。

(二) 培养液与耗材

培养液与耗材直接接触配子与胚胎,其质量对实验室来说可谓性命攸关。现今的培养液与耗材都已充分商品化,出厂前已通过制造商的严格检验,质量有所保证。但仍应考虑到出厂后的运输、仓储等环节的影响,不能忽视其质控工作。常用的质控方法有如下几种。

1. **人类胚胎试验** 人类胚胎的发育显然能够直接反映培养体系的优劣,但是以人类胚胎进行试验并不符合伦理学要求,因此主要选用异常受精卵、不适于移植的胚胎进行培养,若有囊胚发育,则提示培养液和耗材符合要求。此法的缺点是选用的胚胎质量差或有异常,本身的发育潜能有限,有时并不能反映培养体系的实际情况。

2. **鼠胚试验** 收集 2 细胞期鼠胚,在培养体系中发育到囊胚的比例超过 80%,则认为合格。此法的优点是简便易行,缺点是特异性和灵敏性有限,且可能造成实验室的动物源性污染。此法通常被培养液和耗材的生产商用于材料质控,而很少用于人类胚胎实验室的质控。

3. **人精子存活试验** 选取正常的精液标本,以梯度离心和(或)上游法分离活动精子,调整密度为 $5 \times 10^6 /ml$,实验组加入待测的培养液,或者与待测的耗材孵育 5 min,与对照组同时放入 5%CO_2 的培养箱内孵育,在孵育 24 h、48 h、72 h 混匀精子进行精液分析,计算精子存活指数(精子存活指数＝实验组精子存活率/对照组精子存活率),若精子存活指数<0.85,则提示培养体系可能存在胚胎毒性。注意孵育过程中应把培养箱温度调到 35℃ 以下,否则精子会在 24 h 后迅速失去活力。在试验方法正确的条件下,培养 72 h 后,对照组>70% 的精子有前向活动能力。此法取材方便,操作简单,是人类胚胎实验室最常使用的质控方法。

三、实验室的污染控制

(一) 污染的来源

1. **精液** 精液是培养液污染最可能的来源。大量的文献报道,无症状男性精液微生物培养阳性率为 50%～100%,多数为非致病菌。最常见的细菌有表皮葡萄球菌(63%)、绿色链球菌(28%)、大肠杆菌(9%)、金色葡萄球菌(5%)、粪链球菌(5%)、溶血链球菌(4%)、聚团肠杆菌(4%)等。精液培养也常见解脲脲原体和沙眼衣原体的污染。

精液是由附睾的精子、精囊腺、前列腺和尿道球腺的分泌物组成,虽然这些部分在正常情况下是无菌的,但是射精时精液通过尿道,可能被尿道的菌丛污染。男性尿道常有微生物寄居,如需氧菌和厌氧菌、酵母菌、生殖道支原体(解脲脲原体和人型支原体)。除了这些常见菌丛外,也能见到致病菌和潜在致病微生物,如淋球菌、沙眼衣原体、滴虫等。Cottell 取男性前段、中段尿和精液进行细菌培养,阳性率分别为 37%、27% 和 51%,大多数为尿道中常见的革兰阳性菌。Willen 也证实,精液和前列腺中发现的细菌,分别有 44% 和 58% 与尿道的细菌相同,冠状沟中有 71% 的细菌与尿道相同,而且精液中存在的细菌与白细胞的浓度无关,这些结果均提示精液中的细菌很大部分来自尿道寄居细菌的污染,而不是活动感染。

精液中的细菌除来自尿道外,还可能来自皮肤菌群的污染。Stovall 等报道 80% 的精液培养至少可分离出一种细菌,而最常见的 4 种细菌中,3 种为正常皮肤菌群,提示在取精的过程中,手和外阴等部位的细菌可能污染精液。

2. **卵泡液**　正常阴道寄生多种细菌,在采卵的过程中,可能通过穿刺针污染卵泡液而导致培养系统的污染。Cottell 等报道 30 个采卵周期中,采卵针冲出液细菌培养阳性率为 27%,提示污染可能来自阴道菌群。但这种情况发生率很低,故不主张消毒阴道,因为消毒剂特别是碘成分对胚胎有毒性作用。

3. **实验室环境**　真菌污染多来自实验室环境。使用层流,定期清洁培养箱,及时更换培养箱水盘中的水,可防止真菌的生长。

4. **血清**　如果用患者自身或外源性的血清配制培养液,则存在病毒污染的危险。文献报道使用了乙肝抗原阳性的供体血清制备培养液,导致 79/128 例患者发现乙肝病毒感染,其中 31 例(39%)发生黄疸。感染过程中 41 人(52%)主诉关节症状,无严重肝炎发生。故培养液中应避免使用供体血清,因为除了乙肝病毒之外,还有很多未知病毒未被发现,如非 A、非 B、非 C 肝炎病毒等。目前绝大多数实验室已不再使用患者或供体血清制备培养液,而是使用商品化的血清白蛋白或血清替代物,并取得了良好的效果。

(二)污染的影响

1. **微生物对精子功能的影响**　文献中对于菌精症对精液的影响报道结果不一致。由于精液中的细菌可能来自污染而不是感染,一般认为对精子的功能没有影响。Willen 等认为精液中存在多种细菌与精子的功能异常无关。Gregorion 也认为无症状菌精症不影响精子计数、活动力和形态。存在支原体也不影响精子数量、活动力、精子异常和受精率。

但也有相反的报道,发现菌精症患者精子的活动力较差,活率较低,认为细菌可能对精液质量有直接影响而不利于受精。也有人认为菌精症在梯度离心处理前使精子活力下降,经梯度离心处理后并不影响精子的功能。Naessens 认为精液中的需氧菌和厌氧菌与精液异常无关,但解脲脲原体阳性可影响精子的活力和数量,Kohn 等报道解脲脲原体阳性者,69% 的精子在体外的顶体反应降低,经抗生素治疗后恢复,因此,认为大肠杆菌和解脲脲原体在体外可影响精子的功能。

2. **微生物对 IVF 结局的影响**　用含有抗生素的培养液处理精液,可去除大部分微生物,同时会抑制残余微生物的生长,因此,虽然精液、卵泡液都可能污染培养系统,但微生物继续在培养系统中生长的机会较少。所以,大多数报道认为,精液的污染不影响 IVF 的结局。

Cottell 报道,用含抗生素的培养液上游法处理精液,可除去 95%～100% 的细菌和 71% 的解脲脲原体,但不能去除人型脲原体。即使精液制备时未能完全去除细菌,培养液中的抗生素也能抑制细菌生长。文献报道 2 例在受精后 20 h 发现精卵培养液细菌培养阳性,但原核期、卵裂期均无细菌生长。精子制备后,电子显微镜观察也未发现微生物附着在精子的任何部位,因此,不存在精子作为载体将细菌导入卵胞浆的危险。

Cottell 报道脓精症和菌精症与妊娠率无关系。Kanakas 报道 191 例无症状患者,精液中解脲脲原体阳性不影响受精率和卵裂率,阳性和阴性组的妊娠率分别为 20%(19/96)和 17%(11/65)。Shalika 也发现,细菌的存在不影响妊娠率,IVF 中有细菌和无细菌组的临床妊娠率分别为 37％和 32％,但是,精液培养大肠杆菌阳性经治疗转阴性者的妊娠率高于大肠杆菌仍然阳性者。葡萄球菌和解脲脲原体阳性者,IVF 的妊娠率低。因此认为,精液中存在肠球菌不影响 IVF 的妊娠率,但大肠杆菌、金黄色葡萄球菌和解脲脲原体可能有不利影响,应该治疗。也有人认为,精液解脲脲原体阳性组胚胎移植后妊娠率明显下降,但并不影响受精率、胚胎数和每一采卵妊娠率,提示性传播脲原体可能作用于子宫内膜水平。

（三）污染的预防与控制

虽然大多数微生物污染不影响 IVF 的结局,但如果存在耐受培养液抗生素的微生物,就可能在培养液中快速生长,造成培养系统污染,使卵母细胞很快退化,不能受精形成原核,或无法正常分裂发育。因此,防止培养系统污染是十分重要的。

1. 预防污染　为避免精液收集过程中的污染,取精时可要求患者多饮水,排空小便,以减少尿道细菌污染。取精前彻底清洗手、外生殖器,特别是龟头,精液排入较大的无菌容器内,特殊病例直接将精液排入含抗生素的培养液中。

有研究表明,采卵过程中 1/3 以上的第一管卵泡液含有微生物。尽量避免多次重复穿刺阴道。

2. 精液的处理　尽管采取了一系列的预防措施,尿道中正常菌群对精液的污染还是无法完全避免的,因此精液的处理过程尤为重要。与预防性使用抗生素相比,用富含抗生素的培养液处理精液是除去微生物更为有效的方法。此外,用少量的精子受精可减少微生物的负荷量,缩短受精时间,可减少卵子与可能污染精液的接触时间。对精液反复污染的顽固病例,可考虑附睾穿刺取精,行卵胞浆内单精子注射。文献曾报道 1 例 3 次培养皿被大肠杆菌污染,改用附睾穿刺后成功妊娠分娩。

3. 培养室环境的清洁　保持实验室的洁净度是实验室人员贯穿始终的工作。使用超净台可以避免实验室环境对培养液的污染,垂直流比水平流安全。

75％酒精是最常使用的清洁剂,其优点是价廉、挥发迅速、不留水渍,缺点是乙醇对配子和胚胎有刺激作用,所以使用 75％酒精清洁时,必须确保配子与胚胎都已安放在培养箱内,且清洁后至少通风 20 min 以上,才能操作配子和胚胎,以待乙醇完全挥发。

在操作过程中,有任何液体的溢出、泄露,都应立即用干纱布清洁。工作告一段落,用 75％酒精清洁台面、仪器、设备等。及时清除实验室内的垃圾。每日工作结束后,清水拖地。

每隔 3 个月,应对培养箱彻底消毒,可轮流进行。拆卸培养箱的所有隔板、玻璃门和过滤器,金属部件拿出实验室,用酒精擦洗后送高温高压消毒。玻璃门用酒精擦洗,在超净台中吹干,紫外线照射 40 min。培养箱内部用酒精擦拭 2 遍,之后用超纯水擦拭 2 遍,用干纱布擦干水渍。培养箱内部也可用紫外线照射 40 min。金属部件消毒完成后,戴无菌手套安装。开机平衡一天后进行质控,合格后重新投入使用。

4. 预防性使用抗生素　尽管有人建议常规使用抗生素治疗,但大多数研究认为常规抗生素治疗无症状的泌尿生殖道感染是不必要的,有人认为可能反而有害,因为会增加耐药菌株污染的危险。对脓精症和有生殖道感染病史的患者应该进行微生物的检查。一旦发现培养液污染,应进行细菌学检查,以确定污染的病菌。如果污染来自精液,应进一步确定男性是感染还是带菌者,如有必要,在准备再行 IVF 前用抗生素治疗。此外,再次 IVF 的培养液可考虑加用其他非胚胎毒性的抗生素。

5. **防止液氮的污染**　虽然目前大多数培养液已不含有人血清,但仍需考虑来自患者配子的交叉污染。进行配子和胚胎冷冻保存时,应筛查供体的 HIV、HBV、HCV 和梅毒等,阴性结果最长一年内有效,过期需要重新检查。此外,国内使用的液氮多数未经特殊处理,除含有杂质外,也可能成为污染来源。已有文献报道,在液氮中出现病毒的传播。特别是近年来逐渐普及的玻璃化冷冻技术,多数要求直接接触液氮,以保证降温速率和冻存效果。因此,有必要尽快研发高效、安全的全封闭冷冻保存系统,用于保存配子和胚胎,减少污染机会。

四、实验室的安全控制

实验室的安全控制需要全体工作人员的共同参与和协作,忽视安全措施不仅有损本人的健康安全,还可能危害同事及患者的健康和利益。实验室人员应共同遵守下列原则。

● 必须具备有关火、电意外等紧急情况时的救援措施,了解设备失灵时的对策和备用仪器的使用。

● 小心不被受体液污染的耗材、仪器或设备意外损伤,了解意外损伤时的补救措施。

● 必须接种乙肝疫苗和其他可能引起感染的疫苗。

● 接触体液或盛放体液的任何容器时,应戴一次性橡胶手套或塑料手套。离开实验室或使用电话等情况时必须将手套脱下丢掉,且不可再用。

● 在实验室中应穿一次性长衣或手术衣,离开时脱下,切不可穿着出入其他场所。

● 脱掉防护衣后,必须洗手,特别是被体液沾染时,必须马上洗手,要特别注意清洗指间和甲下。

● 尽可能使用一次性用品。所有实验设备在使用前或样本采集浸泡前必须准确标记。严禁未标记标本(如精液)进入实验室。严禁未标记的瓶、皿、碟进入培养箱和无菌区。严防精液、胚胎等混杂。所有实验过程必须注意患者身份确认与正确的实验标志。

● 处理液氮时必须戴手套和防护镜。

● 不同操作应在不同区域内完成,精液处理必须在专用区域内完成,冻存和解冻时超净台内禁止其他操作,严防不同标本污染。

● 所有步骤和体液的处理应小心操作,尽量减少浮滴和烟雾的生成。例如,在敞开容器中混合活性物质或离心时须使用带盖子的试管。

● 在实验室的液体操作中,必须使用机械洗液装置,禁止用嘴吸。

● 因液体溢出而被污染的实验室设备或工作台,应进行消毒和灭菌。仪器的清洁和消毒过程应避免增加毒性和降低受精率的风险,其过程为先用清洁剂擦洗、再用双蒸水擦拭、最后用 70% 乙醇消毒。

- 尽量减少废物的产生,同时尽量降低使用废物或标记不当引起的其他人员的污染风险。所有接触人体体液的吸管、试管、培养皿等必须置于有害废物箱,玻璃和其他尖锐物品必须置于专门的有害废物箱内。
- 每日工作结束后,须清理和处理废弃物,清洁操作台、工作椅和所有设备。

五、实验室的文件与记录

- 作为 QC 体系的基本框架和依据,IVF 实验室应编写一套规范文件,包括实验室的政策、操作流程和方法、常规质控项目及实施细则、应急预案,以及人员的培训与管理办法等,并按此规范严格执行。

实验室文件由实验室负责人编写,全体人员共同遵守。文件应有统一的书写规范,包含文件名称、编写日期等,并注明编号和页数,以便查阅。每年对实验室工作进行总结和修正后,应及时更新相应文件。

- 实验室记录

实验室记录是实验室工作和质量控制的依据,辅助生殖实验室质量控制程序的最终效果体现于准确、完整的记录。设计有效的表格和记录文件,以便简化程序,随时记录有用的信息,并便于回顾和分析实验室的工作结果。实验室记录包括以下内容。

- 检验报告单。
- 如精液分析记录。
- 操作过程记录。
- 记录卵子获取、受精、显微操作和胚胎培养的详情,记录中应详细注明培养液的批号、添加蛋白的批号、耗材的批号等,同时详细记录对配子和胚胎进行操作的实验室人员及证人。培养液的记录应包括培养液的类型,添加成分,配制日期,停止使用日期及配制者的姓名。
- 关键设备记录。
- 记录培养箱的温度、CO_2 浓度、清洁日期,液氮罐的液氮水平,恒温台温度等重要指标。
- 试剂与耗材的库存记录。
- 记录试剂与耗材的批号和数量,到货日期和有效日期,保证在保质期内使用,并能及时订货。
- 培养液与耗材的质量控制记录。
- 每一批新耗材和培养液的鼠胚培养情况记录或精子存活试验记录。
- 实验室质量管理记录:如会议记录、学习记录、实验室管理回顾记录等。
- 设备的维护和使用情况记录。

记录仪器的运行状况和维护、维修情况。

此外,实验室还应有外部质量检查记录、质量控制系统的回顾和修正记录、事故和故障记录、工作人员培训记录、工作人员质量监督记录等。

记录要有书面和计算机存储两种形式,须书写详细,注解详尽、准确,每份记录报告的页脚须有日期、记录号、实验室名称和报告的人员签名。

实验室应有专人负责各类记录的设计、整理和统计。书面记录材料应存放在实验室的适当位置。

(孙 磊 朱桂金)

第二节 辅助生殖技术病案质量管理

生殖医学中心病案质量管理是保证医疗质量的重要基础,医生在书写病历时,可以详细了解患者疾病的发生、发展、诊断、护理等全部诊治过程中健康状况所做的记录。医生和护士根据患者病情,客观、完整、连续地记录了患者的病情变化及诊疗经过。生殖医学中心人类辅助生殖技术病历,是按照卫生部的规定,关于修订人类辅助生殖技术与人类精子库相关技术规范、基本标准和伦理原则的通知,2005 年卫生部以卫科教[2005]38 号文(见书后附件Ⅴ)规范化和标准化参考样式统一书写的病历。按照《医疗机构病历管理规定》的要求严格管理病历。生殖医学中心有专人进行病案管理,按照严格的病案管理流程和制度进行管理。

病案管理流程和制度的核心工作包括病案的建立管理、病案的书写管理、病案的应用管理。

一、病案的建立管理

患者第一次到生殖医学中心接受检查治疗。由接诊医生询问病史,书写门诊病历,回顾以往曾进行的诊治过程,进行常规妇科检查,B 超,根据病情确定患者进行辅助生殖技术后,由前台护士进行电脑打印进周期治疗前的夫妇双方的各种常规化验检查、包括乙肝五项、丙肝、肝功、肾功、梅毒、艾滋病、血常规、血型、心电图、血内分泌(月经 3～5 天),男方精液检查包括精子计数、精子形态学、精子特殊染色等,指导患者如何准备三证,即身份证、结婚证、生育证明。向患者解释抽血目的和各种检查结果的意义。并详细告知如何检查。

夫妇双方的各种常规化验检查齐全后,交前台护士根据医生制定的辅助生殖技术方案建立不同的周期病历(分为宫腔内人工授精、体外受精与胚胎移植、冻融胚胎移植),为符合国家政策严格核查三证,粘贴全部化验单,如有异常,及时通知医生。如果是第 2 次进周期,须审核化验单是否过期,如已过期,重新开出全套化验单,血型和染色体除外,并把最近有效期写在审核单上,同时三证转印,贴在病历上。病历建好后送到主诊医生,由主诊医生书写病历,与上级医生共同确定促排卵治疗方案。

二、病案的书写管理

病案书写包括病历书写和护理文件书写。医生在书写辅助生殖技术病历时,详细询问病史,真实、准确、及时、完整、规范记录患者不孕症的全部诊疗过程。要有高度责任感,从医疗自我保护意识和对患者认真负责的态度出发,依法书写,充分认识到病案中的每个字,每句话,每个环节都很重要,是保护医生减少医疗纠纷的法律依据。对内有医疗、教学、科研的需求,对外有医疗鉴定、医疗预防及卫生统计的调用需求。

临床医师和护理人员在书写人类辅助生殖技术病历时按照 2005 年卫生部以卫科教[2005]38 号文的病历样本为模板,及 2010 年 3 月 1 日卫生部修订的《病历书写基本规范》的要求,进行规范化和标准化书写的病历。

辅助生殖技术病历书写分为男女双方病历,由女科医生书写女方病历,由男科医生书写男科病历,在书写的过程中,主述以不孕原因及不孕年限为主,现病史应围绕与不孕相关的内容来写。与生殖健康有直接关系的项目内容应详细询问,认真填写,比如个人史中的吸烟史、酗酒史、吸毒史、重大精神刺激史、毒物射线接触史和出生缺陷史等。婚育史中近亲结婚史,不良孕史。家族史中遗传病史、不孕不育史等。

辅助生殖技术病历诊断一定要明确、全面、主次分清,包括临床诊断、病因诊断、病理诊断,诊断要体现助孕治疗指征。病程记录要及时完整,特殊情况、会诊记录、术前讨论记录、手术记录、疑难病例讨论应详细记录。向患者详细告知关于人类辅助有关知情同意书,夫妇双方签署体外受精-胚胎移植手术、胚胎冷冻、解冻及移植、遗弃未受精卵子、剩余精子及异常胚胎、保留精液标本、多胎妊娠减胎术、随访多个知情同意书。医生详细对患者体格检查,制定治疗方案,根据月经第 3 天内分泌激素水平和 B 超评估卵巢功能后进入周期,对患者在用药后卵泡、激素变化、取卵、移植手术和黄体支持,及随访的详尽记录。

在助孕治疗过程中,上级医师要按要求及时、认真地审阅和修改下级医生书写的病案并签名,副主任医师、主任医师和科主任要定期查阅本科病案书写情况,在病案首页上签名,并定期进行总结和公布。生殖中心要把病案书写质量列为临床各级医生业务的考核内容,作为考核的必备项目,并定期奖优惩劣。

三、病案保存管理

（一）病案保存

人类辅助生殖技术专科病历的保存可以归属医院档案室管理,也可由生殖中心自己管理。

医院档案室管理:按照卫生部和国家中医药管理局《医疗机构病历管理规定》(2)和《医药卫生档案管理暂行办法》(5)要求及各医院档案室管理制度执行,但应专人专柜管理 ART 病历,并注意保密和伦理原则。AID 病历需永久保存。

生殖中心保存:由于辅助生殖技术的成功率限制,治疗失败的患者需反复就诊,调用病

管妊娠、流产等妊娠并发症。

（一）熟练掌握 B 超观察卵泡

要求具有妇产科临床经验的医生先掌握 B 超,熟练观察周期用药发育卵泡的大小,才能保证取卵安全,是中心培养年轻医生最有效的方法。

（二）穿刺卵巢囊肿和输卵管积水

由有经验的医生手把手教如何消毒、铺无菌单、准备穿刺针、B 超调整对准穿刺线,快速穿刺阴道壁进入卵巢囊肿或者输卵管内,抽吸卵巢囊肿液或输卵管积水,经过多次手术操作后,熟练掌握穿刺抽吸技巧。

（三）促排卵方案

患者在严格筛查化验结果,建立病历后进入周期。由有经验的医生评估选择和制定合适的促排卵用药方案。通过对患者年龄、不孕年限、不孕原因的分析,找出最适合患者的合适方案。与年轻医生共同监测卵泡、调整用药量,掌握 hCG 注射时机。

（四）取卵手术

由有经验的医生手把手,一对一教取卵,由有经验医生取一侧,年轻医生取一侧,教 1～2 个月,一定要完成 70～80 个患者取卵,再由年轻医生单独取卵,既对年轻医生负责,也是对患者的负责。取卵获卵率高,是 IVF 成功的基础。尤其在获取粘连在子宫后方的卵巢卵子,应避免穿刺子宫内膜,按压后尽量避免穿刺血管出血。

（五）移植手术

掌握移植要领,最好由有经验的医生进行胚胎移植。年轻医生配合移植医生在移植前复查 B 超,进一步排除内膜薄、宫腔积液、卵巢过大、腹水卵巢过激等围术期的检查后无异常时,进行胚胎移植。对放弃周期的患者进行知情同意签字并详细记录,对下一步的处理提出建议。

（张慧琴）

第二十四章
辅助生殖技术中伦理道德法律

第一节 概 论

一、伦理学发展历程

伦理学又称道德哲学,是对人类行动社会规范的研究,并随社会发展而有相应的变化,因此具有极强的社会性。伴随每个人的成长过程,学习社会规则的同时也懂得了伦理规则。社会规则中包括的礼节和审慎行事并不属于伦理范围,仅当遇到应该做什么样的人或应该做什么样的事,而这种做人做事又影响到他人利益时,就涉及伦理领域。根据对人类行动三要素(行动者、行动、行动后果)的重点认识不一,而产生不同的伦理学理论包括后果论、道义论等,因此当解决具体伦理问题时,要综合参照多种伦理学理论进行分析。

众所周知,人的生命健康是现代社会最珍视的价值之一。为了达到增进健康、改善生命或生活质量、预防和治疗疾病、减轻痛苦等目的,需要以科学的生理、遗传、病理、流行病学、药理和临床学科等知识为基础,又要以人文关怀即"以人为本"为指导思想,从而依赖于规范的管理、政策和法律。

伦理原则的产生并不是一蹴而就的,是有其特定的历史背景的。追溯其产生的根源,都经过从遇到问题出发,到产生原则,进而由原则形成准则,直至制定法规、法律的过程。这段历史可分为以下七个阶段。

(一) 1900 年以前

有较多的伦理问题,但没有得到裁定。涉及人类的实验可追溯到有记录的医学开始,危险的有时甚至是致命的试验,常针对脆弱的受试者。如著名的黄热病试验,用真人做试验导致试验对象死亡。19 世纪欧洲许多试验,研究对象为穷人、孤儿、精神病患者,受试者均毫不知情,试验被报道时,媒体进行批评但没有对此进行制裁。

(二) 1900～1947 年

伦理问题种种,但制裁软弱无力。1900 年普鲁士政府卫生部对医院领导及其他相关组织发布政府指令——除非为了"诊断、医疗和免疫"的目的,否则"绝对禁止"医疗干预。1931年第二次世界大战期间,德国纳粹分子灭绝人性的"试验"受到强烈谴责后,德国亦建立了相关的规章制度,但是,这些规章和指令均缺乏足够的伦理规则。

(三)1947～1966 年

此期间由专门机构予以执法。在纽伦堡,美国军事法庭对在集中营犯下恶行的纳粹医生进行了审判,法官们对审判的解释形成了《纽伦堡法典》,其中有 10 条基本原则是普遍用于所有涉及人的研究的伦理原则。《纽伦堡法典》是第一部规范涉及人类受试者研究的国际伦理准则,但它没有区分治疗性临床研究与在健康人身上做的临床研究,也没有对研究人员的行为制定审查机制。

国际范围内,1964 年世界医学协会发表了《赫尔辛基宣言》。这些法典均承认医生对研究中的人类受试者有责任,并推出了一个用于研究的临床(医患)框架,允许当受试者在法律或身体上没有行为能力表示同意时,通过代理人的同意来参加研究,但仍有不合伦理的试验在进行,如美国对黑色人种囚犯实施的 Tuskegee 梅毒研究,直到 20 世纪 70 年代才被制止。

(四)1966～1974 年

这期间,外部监督开始,美国政府公共卫生署要求由专门委员会对课题计划书进行事先审查,该委员会既以研究团体为基础,也有其他机构参加,不再局限于科学家。

(五)1974～1980 年

这期间,委员会正式审查。1978 年贝尔蒙报道中的三项基本原则——尊重、有利/无伤害、公正,获广泛好评,被称为伦理范例,1976 年生效于联合国《公民和政治权利国际公约》。1978 年试管婴儿技术也激发了关于使用新生殖技术的伦理争论。

(六)1980～1999 年

这期间,机制代替保护。艾滋病的大范围流行激起了改变,对受试者进行最佳保护,包括 IRB 审查(风险利益化)、知情同意(强调对自愿受试者的信息告知)。1982 年由 CIOMS(国际医学科学研究理事会)制定了国际准则(1993 年修订)。由"试管技术"诞生的 Louis Brown 出生后的头 10 年里,没有任何国家有立法。1991 年英国 HFEA(人类受精与胚胎机构)的法规出台,1994 年正式执行。

(七)2000～至今

2000 年第 6 次修订的《赫尔辛基宣言》进一步强调了患者的权益。2002 年 CIOMS 颁布了国际原则修订版。

目前遗留问题是社区参与的作用,研究的设计过程,如何来保证伦理审查的质量以及伤害的赔偿。

二、生命伦理学的基本理论与原则

可以说,传统的道德侧重于"做人",而伦理学更强调"做事",前者依靠权威,无需论证,现代伦理依靠理性,经过论证。人类行为约束有两个堤坝,第一道是道德准则,这与个人的世界观、价值观以及所受教育和所供职的机构水准是分不开的;第二道是伦理学原则、准则以及法律,它是人类文明发展至今而产生的防线。

历史的回顾使我们认识到科学发展与患者之间、团体与个人之间一旦出现问题和紧张关系,就尤为需要伦理原则的指导。

伦理学的三项基本原则:① 尊重人:包括两个伦理理念,应把个人看作拥有自主权的道德行动者(自愿、知情同意)和缺少自主权的个人需要受到保护(保密、隐私、减少风险);② 有利/不伤害:利益最大化,风险伤害最小化;③ 公正:人与人平等,程序公正,卫生资源的合理分配。

伦理学原则是绝对的,同时伴随着不同的文化和时代,其具体表现形式有所差异。在不同的国家,其实施过程也并非一帆风顺。

三、生殖伦理学的现状与进展

1978 年体外受精技术的应用激发了关于使用新生殖技术的伦理争论。提出的问题主要是这些技术是否伤害孩子及其父母,是否改变人们对生育、家庭和作父母意义的理解。但随着这些孩子的健康出生,人们逐渐地从伦理学上接受了辅助生殖技术。理由是:① 除了精、卵赠送之外,孩子在遗传学上是父母自己的;② 子代虽是体外受精,但通过植入子宫自然妊娠分娩;③ 通过这类技术出生的孩子和法定夫妻的父母形成了核心家庭(指由父母及其孩子生活在一个家庭里),因此助孕技术是合理合法的。诸多国家以基本伦理原则为准绳,根据国情制度制定了这方面的原则或立法。

目前的法规现状分为 3 种:① 国家或政体有强制执行的立法,如英国、法国;② 国家或政体有自愿遵守执行的准则,如意大利、日本;③ 国家或政体没有任何法规或准则。2001 年2 月 20 日我国卫生部颁布了《人类辅助生殖技术管理办法》和《人类精子库基本标准》,同年5 月 14 日发布了《人类辅助生殖技术规范》、《人类精子库基本标准》、《人类精子库技术规范》和《实施人类辅助生殖技术的伦理原则》,我国已由第三种迈进到第二种立法状况。

关于宗教与科学,两者自人类历史的开始就密切相关。由于 20 多年来宗教影响的显著衰减,所引发的宗教伦理观点趋于凡俗化。在生殖问题上,许多国家宗教对于避孕、流产及生殖技术的疗法在学术界仍产生一定影响。

佛教对新的生育技术尚没有一个权威的观点,认为对于一个人的诞生有 3 个必要因素,即女性的卵子、男性的精子和因果报应。从而,允许俗人做他们想做的事,只要在具体操作时不伤害他人,任何用于实现怀孕的技术都被其道义所接受,他们是认可 IVF 的。

基督教是以耶稣基督为中心,且广为传播,是全球性的宗教。主要涉及性、婚姻及生命起源、父母身份等问题。罗马天主教认为,对生命从一开始就加以保护,是基本思想,生命的权利是基础。生殖是与性不可分离的。在辅助生殖技术方面梵蒂冈的态度非常明朗——不能接受。随着 1987 年 2 月举行的信仰信条聚会上,对于介入人类生殖问题的合法性回答是以尊重人的尊严为主要价值。

第二节 | 不孕症与 ART 带来的伦理冲击

一、不孕症与 ART 带来的伦理冲击

人类在自然选择和社会进化的历史长河中,实现了生育方式的两次飞跃。第一次是从原始的动物界进化到人类的原始社会,形成了群体性母系社会。第二次是个体婚姻家庭形成取代原始的群婚,人类的两性关系与生育繁衍及婚姻家庭不可割裂地联系在一起。而进入 20 世纪中后叶的科学技术突破了又一个禁区,划时代的人工生殖技术开始从根本意义上改变着人类的自然生育方式,"人工授精"、"试管婴儿"、"代理母亲"3 种类型,数十种操作组合形式,把性与生殖分离开来,它们既是一类技术手段,又是一种新的生殖方式。在其意义上,我们不能否认,人工生殖技术既具有科学史上的空前创新价值,也引发其多方面积极的社会价值。

WHO 最新定义的是"夫妻有正常性生活一年,仍未怀孕,可诊断为不孕症"。许多因素包括公众态度,到患者与医学专业人员的个人道德取向,都会影响不孕症的诊断与治疗。法律、法规为临床专业人士制定了必须遵循的标准,这影响到提供哪些助孕服务及如何服务,还规定了不孕症夫妇和社会对于日后出生孩子的权利与义务。早在 1942 年,美国最高法院就宣布"生孩子与抚养孩子的权利比私有财产更珍贵"。

不孕不育是一个影响家庭幸福和夫妇健康的问题,给许多家庭带来痛苦,留下阴影,甚至造成家庭破裂,以致产生一系列的社会影响。他们往往得不到同情,却要面临来自家庭、社会多方面的压力,加之中国人传宗接代的影响,求子心切,极易进入不明诊断、滥用药物的求医误区。因此,生殖医学专家竭力保护人类生殖资源,将患者引入正确的医疗导向中,首先进行必要检查,给予明确诊断,并选择最有效和最适宜的治疗方案,这是最符合生命伦理学要求的。生殖医学已由单纯治疗不孕症,发展到涉及妇科内分泌学、男科学、胚胎学、遗传学乃至伦理与法律学等多个领域的新兴学科,并为克服遗传病和人类的再生医学研究奠定了有力的基础。

ART(assisted reproductive technology)作为不孕症治疗的首要方法之一,首当其冲引起了一些复杂的伦理问题,这是由于生殖比其他任何生物医学问题都更深刻地触及到道德、文化、法律、宗教、个人和家庭等诸多因素。ART 商业化带来的巨额利润,对于传统道德和价值观带来的挑战引发了利益冲突。生育方式的选择、胚胎的归属等问题,向医务人员和研究者提出了严峻的职业挑战,同时,这一高新技术的服务方向和医疗资源的公平分配受到社会政策、管理机制及经济发展状况的影响。

二、知情同意

包括两部分,即"知情"和"同意",它体现了伦理学基本原则的第一项首要原则——"尊重人"。尊重人就是要尊重人的尊严和人的自主性。首先是"知情",有足够的信息和真正的理解;"同意",必须是自愿的,是出于患者不受诱导情况下自由的意志和选择。同时,患者具有正常的自主行为能力。只有全面、真正地做到了这三条,才算达到知情同意的实质性伦理学标准。

制定知情同意书的信条,要求医务工作者提供足够的信息,在法律和道义上都有义务与患者沟通,以帮助他们对治疗方案完全了解,以便作出正确的判断及是否开展有针对性的治疗。研究表明患者无论是在生理还是心理上都在知情同意的过程中获益。这些益处包括医疗知识的增加、提高自主能力、减少医疗过程中不必要和不适当的医疗操作。帮助医生作决定,避免医疗纠纷、改善医患关系。采用何种助孕方法的最终决定权取决于患者夫妇。夫妇双方在一起咨询的同时,也应单独与医生讨论,以确保任何一方不会产生不必要的压力。

ART知情同意书包括以下内容。

- 告知可行的助孕方案及适应证。
- 简述助孕过程与步骤。
- 告知患者可能出现的不良反应及并发症,包括药物、麻醉的反应,手术损伤出血,多胎妊娠的可能性和对母婴健康的影响及其应对措施。
- 对于某些尚未确定和难以预测的远期风险,诸如肿瘤的发生、子代有出生缺陷的可能性,尤其高龄妇女妊娠后胎儿畸形率、妊娠合并症和并发症增加的风险,均需说明。
- 告知需承担的费用及项目用途。
- 告知国内外及本中心的妊娠率。
- 告知患者的权利和义务:充分知情,双方自愿同意,要求夫妇提供真实有效的证明和法律文件,实施过程中可随时提出疑问或终止治疗,讲解配合随访的必要性。
- 如果涉及使用第三者的精子、卵子或胚胎,则必须取得夫妻双方充分和完全一致的知情同意。必要时签署相关的公证书,强调夫妇对子代的义务和子代所具有的同等权益。
- 关于胚胎的丢弃、保存和研究取向,乃至费用问题,均要做到充分知情和自主选择。还必须说明研究所收集的生物标本的处理方式。
- 提醒双方选择如发生离婚或死亡等意外情况,对剩余胚胎的归属和处置。

随着生殖医学的进展和新助孕技术的涌现,我们会不断遇到新问题和挑战,知情同意事项和条款需要不断补充和更新。总之,贵在充分知情,从伦理学角度最大限度地体现对人性和生命的尊重。

三、助孕技术中的争议焦点

(一)胚胎移植数

为了减少助孕技术造成多胎妊娠和减胎术带来的负面影响,大多数国家限制了移植胚

附　件

I　人类辅助生殖技术规范
（中华人民共和国卫生部科教发〔2001〕143号文件）

人类辅助生殖技术（assisted reproductive technology, ART）包括体外受精-胚胎移植（in vitro fertilization and embryo transfer, IVF-ET）及其衍生技术和人工授精（artificial insemination, AI）两大类。从事人类辅助生殖技术的各类医疗机构和计划生育服务机构（简称机构）应遵守本规范。

一、体外受精-胚胎移植及其衍生技术规范

体外受精-胚胎移植及其衍生技术目前主要包括体外受精-胚胎移植、配子或合子输卵管内移植、卵胞浆内单精子显微注射、胚胎冻融、植入前胚胎遗传学诊断等。

（一）基本要求

1. 机构设置条件

（1）必须是持有《医疗机构执业许可证》的综合性医院、专科医院或持有《计划生育技术服务机构执业许可证》的省级以上（含省级）的计划生育技术服务机构。

（2）中国人民解放军医疗机构开展体外受精-胚胎移植及其衍生技术，根据两个《办法》的规定，由所在的省、自治区、直辖市卫生行政部门或总后卫生部科技部门组织专家论证、审核并报国家卫生部审批。

（3）中外合资、合作医疗机构必须同时持有卫生部批准证书和原外经贸部（现商务部）颁发的《外商投资企业批准证书》。

（4）机构必须设有妇产科和男科临床并具有妇产科住院开腹手术的技术和条件。

（5）生殖医学机构由生殖医学临床（简称临床）和体外受精实验室（简称实验室）两部分组成。

（6）机构必须具备选择性减胎技术。

（7）机构必须具备胚胎冷冻、保存、复苏的技术和条件。

（8）机构如同时设置人类精子库，不能设在同一科室，必须与生殖医学机构分开管理。

（9）凡计划拟开展人类辅助生殖技术的机构，必须由所在省、自治区、直辖市卫生行政部门根据区域规划、医疗需求予以初审，并上报卫生部批准筹建。筹建完成后由卫生部组织专家进行预准入评审，试运行一年后再行正式准入评审。

（10）实施体外受精-胚胎移植及其衍生技术必须获得卫生部的批准证书。

2. 在编人员要求　机构设总负责人、临床负责人和实验室负责人，临床负责人与实验室负责人不得由

同一人担任。

生殖医学机构的在编专职技术人员不得少于 12 人,其中临床医师不得少于 6 人(包括男科执业医师 1 人),实验室专业技术人员不得少于 3 人,护理人员不得少于 3 人。上述人员须接受卫生部指定医疗机构进行生殖医学专业技术培训。

外籍、中国台湾地区及香港和澳门特别行政区技术人员来内地从事人类辅助生殖诊疗活动须按国家有关管理规定执行。

临床医师

(1)专职临床医师必须是具备医学学士学位、并已获得中级以上技术职称或具备生殖医学硕士学位的妇产科或泌尿男科专业的执业医师。

(2)临床负责人须由从事生殖专业具有高级技术职称的妇产科执业医师担任。

(3)临床医师必须具备以下方面的知识和工作能力:即应① 掌握女性生殖内分泌学临床专业知识,特别是促排卵药物的使用和月经周期的激素调控。② 掌握妇科超声技术,并具备卵泡超声监测及 B 超介导下阴道穿刺取卵的技术能力,具备开腹手术的能力;具备处理人类辅助生殖技术各种并发症的能力。

(4)机构中应配备专职男科临床医师,掌握男性生殖医学基础理论和临床专业技术。

实验室技术人员

(1)胚胎培养实验室技术人员必须具备医学或生物学专业学士以上学位或大专毕业并具备中级技术职称。

(2)实验室负责人须由医学或生物学专业高级技术职称人员担任,具备细胞生物学、胚胎学、遗传学等相关学科的理论及细胞培养技能,掌握人类辅助生殖技术的实验室技能,具有实验室管理能力。

(3)至少一人具有按世界卫生组织精液分析标准程序处理精液的技能。

(4)至少一人在卫生部指定的机构接受过精子、胚胎冷冻及复苏技术培训,并系统掌握精子、胚胎冷冻及复苏技能。

(5)开展卵胞浆内单精子显微注射技术的机构,至少有一人在卫生部指定机构受过本技术的培训,并具备熟练的显微操作及体外受精与胚胎移植实验室技能。

(6)开展植入前胚胎遗传学诊断的机构,必须有专门人员受过极体或胚胎卵裂球活检技术培训,熟练掌握该项技术的操作技能,掌握医学遗传学理论知识和单细胞遗传学诊断技术,所在机构必须具备遗传咨询和产前诊断技术条件。

护士

护士须有护士执业证书,受过生殖医学护理工作的培训,护理工作的负责人必须具备中级技术职称。

3. 场所要求

(1)场所须包括候诊区、诊疗室、检查室、取精室、精液处理室、资料档案室、清洗室、缓冲区(包括更衣室)、超声室、胚胎培养室、取卵室、体外受精实验室、胚胎移植室及其他辅助场所。

(2)用于生殖医学医疗活动的总使用面积不小于 260 平方米。

(3)场所布局须合理,符合洁净要求,建筑和装修材料要求无毒,应避开对工作产生不良影响的化学源和放射源。

(4)工作场所须符合医院建筑安全要求和消防要求,保障水电供应。各工作间应具备空气消毒设施。

(5)主要场所应符合以下要求。

超声室：使用面积不小于 15 平方米,环境符合卫生部医疗场所Ⅲ类标准。

取精室：与精液处理室邻近,使用面积不小于 5 平方米,并有洗手设备。

精液处理室：使用面积不小于 10 平方米。

取卵室：供 B 超介导下经阴道取卵用,使用面积不小于 25 平方米,环境符合卫生部医疗场所Ⅱ类标准。

体外受精实验室：使用面积不小于 30 平方米,并具备缓冲区。环境符合卫生部医疗场所Ⅰ类标准,建议设置空气净化层流室。胚胎操作区必须达到百级标准。

胚胎移植室：使用面积不小于 15 平方米,环境符合卫生部医疗场所Ⅱ类标准。

4. 设备条件

(1) B超机：2 台(配置阴道探头和穿刺引导装置)。

(2) 负压吸引器。

(3) 妇科床。

(4) 超净工作台：3 台。

(5) 解剖显微镜。

(6) 生物显微镜。

(7) 倒置显微镜(含恒温平台)。

(8) 精液分析设备。

(9) 二氧化碳培养箱(至少 3 台)。

(10) 二氧化碳浓度测定仪。

(11) 恒温平台和恒温试管架。

(12) 冰箱。

(13) 离心机。

(14) 实验室常规仪器：pH 计、渗透压计、天平、电热干燥箱等。

(15) 配子和胚胎冷冻设备包括：冷冻仪、液氮储存罐和液氮运输罐等。

申报开展卵胞浆内单精子显微注射技术的机构,必需具备显微操作仪 1 台。

5. 其他要求　开展体外受精与胚胎移植及其衍生技术的机构还必须具备以下条件：

(1) 临床常规检验(包括常规生化、血尿常规、影像学检查、生殖免疫学检查)。

(2) 生殖内分泌实验室及其相关设备。

(3) 细胞和分子遗传学诊断实验室及其相关设备,开展植入前胚胎遗传学诊断的机构,必须同时具备产前诊断技术的认可资格。

(4) 开腹手术条件。

(5) 住院治疗条件。

(6) 用品消毒和污物处理条件。

（二）管理

1. 实施体外受精与胚胎移植及其衍生技术的机构,必须遵守国家人口和计划生育法规和条例的规定,并同不育夫妇签署相关技术的《知情同意书》和《多胎妊娠减胎术同意书》。

2. 机构必须预先认真查验不育夫妇的身份证、结婚证和符合国家人口和计划生育法规和条例规定的生育证明原件,并保留其复印件备案;涉外婚姻夫妇及外籍人员应出示护照及婚姻证明并保留其复印件备案。

3. 机构必须按期对工作情况进行自查,按要求向卫生部提供必需的各种资料及年度报告。

4. 机构的各种病历及其相关记录,须按卫生部和国家中医药管理局卫医发〔2002〕193 号"关于印发《医疗机构病历管理规定》的通知"要求,予以严格管理。

5. 机构实施供精体外受精与胚胎移植及其衍生技术,必须向供精的人类精子库及时准确地反馈受者的妊娠和子代等相关信息。

6. 规章制度　机构应建立以下制度。

(1) 生殖医学伦理委员会工作制度。

(2) 病案管理制度。

(3) 随访制度。

(4) 工作人员分工责任制度。

(5) 接触配子、胚胎的实验材料质控制度。

(6) 各项技术操作常规。

(7) 特殊药品管理制度。

(8) 仪器管理制度。

(9) 消毒隔离制度。

(10) 材料管理制度。

7. 技术安全要求

(1) 要求机构具有基本急救条件,包括供氧、气管插管等用品和常用急救药品和设备等。

(2) 采用麻醉技术的机构,必须配备相应的监护、抢救设备和人员。

(3) 实验材料必须无毒、无尘、无菌,并符合相应的质量标准。

(4) 实验用水须用去离子超纯水。

(5) 每周期移植胚胎总数不得超过 3 个,其中 35 岁以下妇女第一次助孕周期移植胚胎数不得超过 2 个。

(6) 与配子或胚胎接触的用品须为一次性使用耗材。

(7) 实施供精的体外受精与胚胎移植及其衍生技术的机构,必须参照人工授精的有关规定执行。

(三) 适应证与禁忌证

1. 适应证

(1) 体外受精与胚胎移植适应证:

1) 女方各种因素导致的配子运输障碍。

2) 排卵障碍。

3) 子宫内膜异位症。

4) 男方少、弱精子症。

5) 不明原因的不育。

6) 免疫性不孕。

(2) 卵胞浆内单精子显微注射适应证:

1) 严重的少、弱、畸精子症。

2) 不可逆的梗阻性无精子症。

3) 生精功能障碍(排除遗传缺陷疾病所致)。

4) 免疫性不育。

5) 体外受精失败。

6）精子顶体异常。

7）需行植入前胚胎遗传学检查的。

（3）植入前胚胎遗传学诊断适应证：目前主要用于单基因相关遗传病、染色体病、性连锁遗传病及可能生育异常患儿的高风险人群等。

（4）接受卵子赠送适应证：

1）丧失产生卵子的能力。

2）女方是严重的遗传性疾病携带者或患者。

3）具有明显的影响卵子数量和质量的因素。

（5）赠卵的基本条件：

1）赠卵是一种人道主义行为,禁止任何组织和个人以任何形式募集供卵者进行商业化的供卵行为。

2）赠卵只限于人类辅助生殖治疗周期中剩余的卵子。

3）对赠卵者必须进行相关的健康检查(参照供精者健康检查标准)。

4）赠卵者对所赠卵子的用途、权利和义务应完全知情并签订知情同意书。

5）每位赠卵者最多只能使 5 名妇女妊娠。

6）赠卵的临床随访率必须达 100%。

2. 禁忌证

(1) 有以下情况之一者,不得实施体外受精与胚胎移植及其衍生技术：

1）男女任何一方患有严重的精神疾患、泌尿生殖系统急性感染、性传播疾病。

2）患有《母婴保健法》规定的不宜生育的、目前无法进行胚胎植入前遗传学诊断的遗传性疾病。

3）任何一方具有吸毒等严重不良嗜好。

4）任何一方接触致畸量的射线、毒物、药品并处于作用期。

(2) 女方子宫不具备妊娠功能或严重躯体疾病不能承受妊娠。

（四）质量标准

1. 为了切实保障患者的利益,维护妇女和儿童健康权益,提高人口质量,严格防止人类辅助生殖技术产业化和商品化,及确保该技术更加规范有序进行,任何生殖机构每年所实施的体外受精与胚胎移植及其衍生技术不得超过 1 000 个取卵周期。

2. 机构对体外受精与胚胎移植出生的随访率不得低于 95%。

3. 体外受精的受精率不得低于 65%,卵胞浆内单精子显微注射的受精率不得低于 70%。

4. 取卵周期临床妊娠率在机构成立的第一年不得低于 15%,第二年以后不得低于 20%;冻融胚胎的移植周期临床妊娠率不得低于 10%[移植周期临床妊娠率＝(临床妊娠数/移植周期数)×100%]。

5. 对于多胎妊娠必须实施减胎术,避免双胎,严禁 3 胎和 3 胎以上的妊娠分娩。

二、人工授精技术规范

人工授精技术根据精子来源分为夫精人工授精和供精人工授精技术。

（一）基本要求

1. 机构设置条件

(1) 必须是持有《医疗机构执业许可证》的综合性医院、专科医院或持有《计划生育技术服务执业许可证》的计划生育技术服务机构。

（2）实施供精人工授精技术必须获得卫生部的批准证书，实施夫精人工授精技术必须获得省、自治区、直辖市卫生行政部门的批准证书并报卫生部备案。

（3）中国人民解放军医疗机构开展人工授精技术的，根据两个《办法》规定，对申请开展夫精人工授精技术的机构，由所在省、自治区、直辖市卫生厅局或总后卫生部科技部门组织专家论证、评审、审核、审批，并报国家卫生部备案；对申请开展供精人工授精的医疗机构，由所在省、自治区、直辖市卫生厅局或总后卫生部科技部门组织专家论证、审核，报国家卫生部审批。

（4）中外合资、合作医疗机构，必须同时持有卫生部批准证书和原外经贸部（现商务部）颁发的《外商投资企业批准证书》。

（5）实施供精人工授精的机构，必须从持有《人类精子库批准证书》的人类精子库获得精源并签署供精协议，并有义务向供精单位及时提供供精人工授精情况及准确的反馈信息；协议应明确双方的职责。

（6）具备法律、法规或主管机关要求的其他条件。

2．人员要求

（1）最少具有从事生殖医学专业的在编专职医师2人，实验室工作人员2人，护士1人，且均具备良好的职业道德。

（2）从业医师须具备执业医师资格。

（3）机构必须指定专职负责人，该负责人须是具备高级技术职称的妇产科执业医师。

（4）机构内医师应具备临床妇产科和生殖内分泌理论及实践经验，并具备妇科超声技术资格和经验。

（5）实验室工作人员应具备按世界卫生组织精液分析标准程序处理精液的培训经历和实践操作技能。

（6）护士具备执业护士资格。

（7）同时开展体外受精与胚胎移植技术的机构，必须指定专职负责人一人，其他人员可以兼用。

3．场所要求　场所包含候诊室、诊室、检查室、B超室、人工授精实验室、授精室和其他辅助区域，总使用面积不得少于100平方米，其中人工授精实验室不少于20平方米和授精室的专用面积不少于15平方米；同时开展人工授精和体外受精与胚胎移植的机构，候诊室、诊室、检查室和B超室可不必单设，但人工授精室和人工授精实验室必须专用，且使用面积各不少于20平方米；另外，技术服务机构须具备妇科内分泌测定、影像学检查、遗传学检查等相关检查条件。

4．设备条件

（1）妇检床2张以上。

（2）B超仪1台（配置阴道探头）。

（3）生物显微镜1台。

（4）离心机1台。

（5）百级超净工作台1台。

（6）二氧化碳培养箱1台。

（7）液氮罐2个以上。

（8）冰箱1台。

（9）精液分析设备。

（10）水浴箱1台。

（11）与精液接触的器皿等须使用无毒的一次性耗材。

以上设备要求运行良好,专业检验合格。

(二)管理

1. 实施授精前,不育夫妇必须签订《知情同意书》及《多胎妊娠减胎术同意书》。

2. 供精人工授精只能从持有卫生部批准证书的人类精子库获得精源。

3. 机构必须及时做好不育夫妇的病历书写并按《医疗机构病历管理规定》严格管理,对每一位受者都应进行随访。

4. 实施供精人工授精的机构,必须向人类精子库反馈妊娠、子代以及受者使用冷冻精液后是否出现性传播疾病的临床信息等情况,记录档案应永久保存。

5. 严格控制每一位供精者的冷冻精液最多只能使5名妇女受孕。

6. 除司法机关出具公函或相关当事人具有充分理由同意查阅外,其他任何单位和个人一律谢绝查阅供受精者双方的档案;确因工作需要及其他特殊原因非得查阅档案时,则必须经授精机构负责人批准,并隐去供受者双方的社会身份资料。

7. 人工授精必须具备完善、健全的规章制度和技术操作手册,并切实付诸实施。

8. 机构必须按期对人工授精的情况进行自查,按要求向卫生行政审批部门提供必要的资料及年度报告。

(三)适应证与禁忌证

1. 夫精人工授精

(1)适应证:

1)男性因少精、弱精、液化异常、性功能障碍、生殖器畸形等不育。

2)宫颈因素不育。

3)生殖道畸形及心理因素导致性交不能等不育。

4)免疫性不育。

5)原因不明不育。

(2)禁忌证:

1)男女一方患有生殖泌尿系统急性感染或性传播疾病。

2)一方患有严重的遗传、躯体疾病或精神心理疾患。

3)一方接触致畸量的射线、毒物、药品并处于作用期。

4)一方有吸毒等严重不良嗜好。

2. 供精人工授精

(1)适应证:

1)不可逆的无精子症、严重的少精症、弱精症和畸精症。

2)输精管复通失败。

3)射精障碍。

4)适应证:1)~3)中,除不可逆的无精子症外,其他需行供精人工授精技术的患者,医务人员必须向其交代清楚,通过卵胞浆内单精子显微注射技术也可能使其有自己血亲关系的后代,如果患者本人仍坚持放弃通过卵胞浆内单精子显微注射技术助孕的权益,则必须与其签署知情同意书后,方可采用供精人工授精技术助孕。

5) 男方和(或)家族有不宜生育的严重遗传性疾病。

6) 母儿血型不合不能得到存活新生儿。

(2) 禁忌证:

1) 女方患有生殖泌尿系统急性感染或性传播疾病。

2) 女方患有严重的遗传、躯体疾病或精神疾患。

3) 女方接触致畸量的射线、毒物、药品并处于作用期。

4) 女方有吸毒等不良嗜好。

(四) 技术程序与质量控制

1. 技术程序

(1) 严格掌握适应证并排除禁忌证。

(2) 人工授精可以在自然周期或药物促排卵周期下进行,但严禁以多胎妊娠为目的使用促排卵药。

(3) 通过 B 超和有关激素水平联合监测卵泡的生长发育。

(4) 掌握排卵时间,适时实施人工授精。

(5) 用于人工授精的精子必须经过洗涤分离处理,行宫颈内人工授精,其前向运动精子总数不得低于 20×10^6;行宫腔内人工授精,其前向运动精子总数不得低于 10×10^6。

(6) 人工授精后可用药物支持黄体功能。

(7) 人工授精后 14～16 天诊断生化妊娠,5 周 B 超确认临床妊娠。

(8) 多胎妊娠必须到具有选择性减胎术条件的机构行选择性减胎术。

(9) 实施供精人工授精的机构如不具备选择性减胎术的条件和技术,必须与具备该技术的机构签订使用减胎技术协议,以确保选择性减胎术的有效实施,避免多胎分娩。

2. 质量标准

(1) 用于供精人工授精的冷冻精液,复苏后前向运动的精子不低于 40%。

(2) 周期临床妊娠率不低于 15%(周期临床妊娠率＝临床妊娠数/人工授精周期数×100%)。

三、实施技术人员的行为准则

1. 必须严格遵守国家人口和计划生育法律法规。

2. 必须严格遵守知情同意、知情选择的自愿原则。

3. 必须尊重患者隐私权。

4. 禁止无医学指征的性别选择。

5. 禁止实施代孕技术。

6. 禁止实施胚胎赠送。

7. 禁止实施以治疗不育为目的的人卵胞浆移植及核移植技术。

8. 禁止人类与异种配子的杂交;禁止人类体内移植异种配子、合子和胚胎。禁止异种体内移植人类配子、合子和胚胎。

9. 禁止以生殖为目的对人类配子、合子和胚胎进行基因操作。

10. 禁止实施近亲间的精子和卵子结合。

11. 在同一治疗周期中,配子和合子必须来自同一男性和同一女性。

12. 禁止在患者不知情和不自愿的情况下,将配子、合子和胚胎转送他人或进行科学研究。

13. 禁止给不符合国家人口和计划生育法规和条例规定的夫妇和单身妇女实施人类辅助生殖技术。

14. 禁止开展人类嵌合体胚胎试验研究。

15. 禁止克隆人。

II 人类精子库基本标准和技术规范

（中华人民共和国卫生部科教发〔2003〕176 号文件）

一、人类精子库基本标准

人类精子库是以治疗不育症及预防遗传病和提供生殖保险等为目的,利用超低温冷冻技术,采集、检测、保存和提供精子。

（一）机构设置条件

1. 人类精子库必须设置在持有《医疗机构执业许可证》的综合性医院、专科医院或持有《计划生育技术服务执业许可证》的省级以上(含省级)计划生育服务机构内,其设置必须符合《人类精子库管理办法》的规定。

2. 中国人民解放军医疗机构中设置人类精子库的,根据两个《办法》规定,由所在省、自治区、直辖市卫生厅局或总后卫生部科技部门组织专家论证评审、审核,报国家卫生部审批。

3. 中外合资、合作医疗机构,必须同时持有卫生部批准证书和原外经贸部(现商务部)颁发的《外商投资企业批准证书》。

4. 人类精子库必须具有安全、可靠、有效的精子来源;机构内如同时设有人类精子库和开展人类辅助生殖技术,必须严格分开管理。

5. 设置人类精子库必须获得卫生部的批准证书。

（二）人类精子库基本任务

1. 对供精者进行严格的医学和医学遗传学筛查,并建立完整的资料库。

2. 对供精者的精液进行冷冻保存,用于治疗不育症、提供生殖保险等服务。

3. 向持有卫生部供精人工授精或体外受精与胚胎移植批准证书的机构提供健康合格的冷冻精液和相关服务。

4. 建立一整套监控机制,以确保每位供精者的精液标本最多只能使 5 名妇女受孕。

5. 人类精子库除上述基本任务外,还可开展精子库及其相应的生殖医学方面的研究,如供精者的研究、冷藏技术的研究和人类精子库计算机管理系统的研究等。

（三）工作部门设置及人员要求

1. 工作部门设置 根据人类精子库的任务,下设 4 个工作职能部门。

(1) 精液采集部门:筛选献精者,采集精液。

(2) 精液冷冻部门:精液冷冻与保存。

(3) 精液供给部门:受理用精机构的申请、审核其资格并签订供精合同和供给精液。

(4) 档案管理部门:建立供精者及用精机构人工授精结局的反馈信息等档案管理制度和计算机管理系统。

2. 工作人员要求

(1) 精子库至少配备 5 名专职专业技术人员,人员构成如下:

1) 配备 1 名具有高级专业技术职称、从事生殖医学专业的执业医师。

2) 配备 1 名具有医学遗传学临床经验中级以上职称的技术人员。

3) 配备实验技师 2 名,要具备男科实验室操作技能并熟悉世界卫生组织精液分析标准程序、生物细胞冷冻保存有关的知识及冷冻保存技术,掌握传染病及各类感染特别是性病的检测及其他临床检验知识和技能。

4) 配备管理人员 1 名,具有计算机知识和操作技能并有一定管理能力。

(2) 所有工作人员必须具备良好的职业道德。

(四) 场所和设备要求

1. 人类精子库各种工作用房的规模必须符合下列要求

(1) 供精者接待室使用面积 15 平方米以上。

(2) 取精室 2 间(每间使用面积 5 平方米以上),有洗手设备。

(3) 人类精子库实验室使用面积 40 平方米以上。

(4) 标本存储室使用面积 15 平方米以上。

(5) 辅助实验室(进行性传播疾病及一般检查的实验室)使用面积 20 平方米以上。

(6) 档案管理室使用面积 15 平方米以上。

2. 人类精子库仪器设备配制基本标准

(1) 能储存 1 万份精液标本的标本储存罐。

(2) 程序降温仪 1 套。

(3) 34 升以上液氮罐 2 个。

(4) 精子运输罐 3 个以上。

(5) 37℃恒温培养箱和水浴箱各 1 台。

(6) 超净台 2 台。

(7) 相差显微镜 1 台。

(8) 恒温操作台 1 套。

(9) 离心机 1 台。

(10) 电子天平 1 台。

(11) 加热平台及搅拌机各 1 台。

(12) 计算机 1 台及文件柜若干个。

(13) 冰箱 1 台。

(14) 纯水制作装置 1 套(或所在机构具备)。

(15) 精液分析设备。

3. 人类精子库或其所在机构必须具备染色体核型分析的技术和相关设置

(五) 管理

1. 业务管理　人类精子库必须对精液的采供进行严格管理,并建立供精者、用精机构反馈的受精者妊娠结局及子代信息的计算机管理档案库,控制使用同一供精者的精液获得成功妊娠的数量,防止血亲通婚。具体包括:

(1) 建立供精者筛选和精液采集、冻存、供精、运输的流程。

（2）按流程顺序作好记录。

（3）作好档案管理：精子库档案管理应设专用计算机,所有资料应备份,文字资料应放置整齐有序,注意防火、防盗及保密。人类精子库资料应永久保存。

（4）严格控制每一位供精者第一次供出去精液的数量最多只能提供 5 名不育妇女使用,待受者结局信息反馈后,再以递减方式(下次提供的受者人数＝5 名受者－其中已受孕人数)决定下一轮发放的数量,以确保每一供精者的精液标本最多只能使 5 名妇女受孕。

（5）精子库必须将供精者的主要信息,如姓名、年龄、身份证号和生物学特征的标志等,上报精子库中央信息库,予以备案,信息库工作人员必须对各精子库提供的信息保密。

（6）各精子库必须将拟定的供精候选人身份情况上报精子库中央信息库,信息库必须在 10 个工作日内反馈信息,以确保供精者只在一处供精。

（7）做好随访工作：每月定期收集用精机构精液标本使用情况并记录受精者的有关反馈信息,包括受者妊娠、子代的发育状况、有无出生缺陷及受者使用冷冻精液后是否出现性传播疾病的临床信息等。

2. 质量管理

（1）人类精子库必须按《供精者健康检查标准》进行严格筛查,保证所提供精子的质量。

（2）人类精子库必须具备完善、健全的规章制度,包括业务和档案管理规范、技术操作手册及人类精子采供计划书(包括采集和供应范围)等。

（3）必须定期或不定期对人类精子库进行自查,检查人类精子库规章制度执行情况、精液质量、服务质量及档案资料管理情况等,并随时接受审批部门的检查或抽查。

3. 保密原则

（1）人类精子库工作人员应尊重供精和受精当事人的隐私权并严格保密。

（2）除司法机关出具公函或相关当事人具有充分理由同意查阅外,其他任何单位和个人一律谢绝查阅供精者的档案;确因工作需要及其他特殊原因非得查阅档案时,则必须经人类精子库机构负责人批准,并隐去供精者的社会身份资料。

（3）除精子库负责人外,其他任何工作人员不得查阅有关供精者身份资料和详细地址。

二、人类精子库技术规范

（一）供精者基本条件

1. 供精者必须原籍为中国公民。

2. 供精者赠精是一种自愿的人道主义行为。

3. 供精者必须达到供精者健康检查标准。

4. 供精者对所供精液的用途、权利和义务完全知情并签订供精知情同意书。

（二）自精保存者基本条件

1. 接受辅助生殖技术时,有合理的医疗要求,如取精困难者和少、弱精症者。

2. 出于"生殖保险"目的。

（1）需保存精子以备将来生育者。

（2）男性在其接受致畸剂量的射线、药品、有毒物质、绝育手术之前,以及夫妻长期两地分居,需保存精子准备将来生育等情况下要求保存精液。

3. 申请者需了解有关精子冷冻、保存和复苏过程中可能存在的影响,并签订知情同意书。

(三) 人类精子库不得开展的工作

1. 人类精子库不得向未取得卫生部人类辅助生殖技术批准证书的机构提供精液。

2. 人类精子库不得提供未经检验或检验不合格的精液。

3. 人类精子库不得提供新鲜精液进行供精人工授精,精液冷冻保存需经半年检疫期并经复检合格后,才能提供临床使用。

4. 人类精子库不得实施非医学指征的、以性别选择生育为目的的精子分离技术。

5. 人类精子库不得提供 2 人或 2 人以上的混合精液。

6. 人类精子库不得采集、保存和使用未签署供精知情同意书者的精液。

7. 人类精子库工作人员及其家属不得供精。

8. 设置人类精子库的科室不得开展人类辅助生殖技术,其专职人员不得参与实施人类辅助生殖技术。

(四) 供精者筛查程序及健康检查标准

所有供精志愿者在签署知情同意书后,均要进行初步筛查,初筛符合条件后,还需接受进一步的检查,达到健康检查标准后,方可供精。

1. 供精者的初筛

供精者的年龄必须在 22～45 周岁之间,能真实地提供本人及其家族成员的一般病史和遗传病史,回答医师提出的其他相关问题,按要求提供精液标本,以供检查。

(1) 病史筛查

1) 病史:询问供精者的既往病史、个人生活史和性传播疾病史。

A. 既往病史:供精者不能有全身性疾病和严重器质性疾患,如心脏病、糖尿病、肺结核、肝脏病、泌尿生殖系统疾病、血液系统疾病、高血压、精神病和麻风病等。

B. 个人生活史:供精者应无长期接触放射线和有毒有害物质等情况,没有吸毒、酗酒、嗜烟等不良嗜好和同性恋史、冶游史。

C. 性传播疾病史:询问供精者性传播疾病史和过去 6 个月性伴侣情况,是否有多个性伴侣,排除性传播疾病(包括艾滋病)的高危人群。供精者应没有性传播疾病史,如淋病、梅毒、尖锐湿疣、传染性软疣、生殖器疱疹、艾滋病、乙型肝炎及丙型肝炎,并排除性伴侣的性传播疾病、阴道滴虫病等疾患。

2) 家系调查:供精者不应有遗传病史和遗传病家族史。

A. 染色体病:排除各种类型的染色体病。

B. 单基因遗传病:排除白化病、血红蛋白异常、血友病、遗传性高胆固醇血症、神经纤维瘤病、结节性硬化症、β-地中海贫血、囊性纤维变性、家族性黑蒙性痴呆、葡萄糖-6-磷酸脱氢酶缺乏症、先天性聋哑、Prader-willi 综合征、遗传性视神经萎缩等疾病。

C. 多基因遗传病:排除唇裂、腭裂、畸形足、先天性髋关节脱位、先天性心脏病、尿道下裂、脊柱裂、哮喘、癫痫症、幼年糖尿病、精神病、类风湿性关节炎、严重的高血压病、严重的屈光不正等疾病。

(2) 体格检查

1) 一般体格检查:供精者必须身体健康,无畸形体征,心、肺、肝、脾等检查均无异常,同时应注意四肢有无多次静脉注射的痕迹。

2) 生殖系统检查:供精者生殖系统发育良好,无畸形,无生殖系统溃疡、尿道分泌物和生殖系统疣等疾患。

2. 实验室检查

(1) 染色体检查：供精者染色体常规核型分析必须正常,排除染色体异常的供精者。

(2) 性传播疾病的检查：

1) 供精者乙肝及丙肝等检查正常。

2) 供精者梅毒、淋病、艾滋病等检查阴性。

3) 供精者衣原体、支原体、巨细胞病毒、风疹病毒、单纯疱疹病毒和弓形体等检查阴性。

4) 精液应进行常规细菌培养,以排除致病菌感染。

(3) 精液常规分析及供精的质量要求：对供精者精液要做常规检查。取精前要禁欲 3～7 天。精液质量要求高于世界卫生组织《人类精液及精子-宫颈黏液相互作用实验室检验手册》(1999 年第四版)精液质量参考值的标准：精液液化时间少于 60 分钟,精液量大于 2 毫升,密度大于 60×10^6/毫升,存活率大于 60%,其中前向运动精子大于 60%,精子正常形态率大于 30%。

(4) ABO 血型及 Rh 血型检查。

(5) 冷冻复苏率检查：应进行精子冷冻实验。前向运动精子冷冻复苏不低于 60%。

3. 供精者的随访和管理　精子库应加强对供精者在供精过程中的随访和管理。

(1) 供精者出现下述情况,应立即取消供精资格。

1) 生殖器疣。

2) 生殖器疱疹。

3) 生殖器溃疡。

4) 尿道异常分泌物。

5) 供精者有新的性伴侣。

(2) 至少每隔半年对供精者进行一次全面检查。

(3) 精子库应追踪受精者使用冷冻精液后是否出现性传播疾病的临床信息。

(4) 供精者 HIV 复查：精液冻存 6 个月后,需再次对供精者进行 HIV 检测,检测阴性方可使用该冷冻精液。

4. 对外提供精子的基本标准　对外供精用于供精人工授精或体外受精与胚胎移植的冷冻精液,冷冻复苏后前向运动精子(a+b 级)不低于 40%,每份精液中前向运动精子的总数不得低于 12×10^6。

（二）知情同意的原则

1. 供精者应是完全自愿地参加供精,并有权知道其精液的用途及限制供精次数的必要性(防止后代血亲通婚),应签署书面知情同意书。

2. 供精者在心理、生理不适或其他情况下,有权终止供精,同时在适当补偿精子库筛查和冷冻费用后,有权要求终止使用已被冷冻保存的精液。

3. 需进行自精冷冻保存者,也应在签署知情同意书后,方可实施自精冷冻保存。医务人员有义务告知自精冷冻保存者采用该项技术的必要性、目前的冷冻复苏率和最终可能的治疗结果。

4. 精子库不得采集、检测、保存和使用未签署知情同意书者的精液。

（三）保护后代的原则

1. 医务人员有义务告知供精者,对其供精出生的后代无任何的权利和义务。

2. 建立完善的供精使用管理体系,精子库有义务在匿名的情况下,为未来人工授精后代提供有关医学信息的婚姻咨询服务。

（四）社会公益原则

1. 建立完善的供精者管理机制,严禁同一供精者多处供精并使 5 名以上妇女受孕。

2. 不得实施无医学指征的 X、Y 精子筛选。

（五）保密原则

1. 为保护供精者和受者夫妇及所出生后代的权益,供者和受者夫妇应保持互盲,供者和实施人类辅助生殖技术的医务人员应保持互盲,供者和后代应保持互盲。

2. 精子库的医务人员有义务为供者、受者及其后代保密,精子库应建立严格的保密制度并确保实施,包括冷冻精液被使用时应一律用代码表示,冷冻精液的受者身份对精子库隐匿等措施。

3. 受者夫妇以及实施人类辅助生殖技术机构的医务人员均无权查阅供精者真实身份的信息资料,供精者无权查阅受者及其后代的一切身份信息资料。

（六）严防商业化的原则

1. 禁止以盈利为目的的供精行为。供精是自愿的人道主义行为,精子库仅可以对供者给予必要的误工、交通和其所承担的医疗风险补偿。

2. 人类精子库只能向已经获得卫生部人类辅助生殖技术批准证书的机构提供符合国家技术规范要求的冷冻精液。

3. 禁止买卖精子,精子库的精子不得作为商品进行市场交易。

4. 人类精子库不得为追求高额回报降低供精质量。

（七）伦理监督的原则

1. 为确保以上原则的实施,精子库应接受由医学伦理学、心理学、社会学、法学和生殖医学、护理、群众代表等专家组成的生殖医学伦理委员会的指导、监督和审查。

2. 生殖医学伦理委员会应依据上述原则对精子库进行监督,并开展必要的伦理宣传和教育,对实施中遇到的伦理问题进行审查、咨询、论证和建议。

IV　卫生部关于印发人类辅助生殖技术与
人类精子库评审、审核和审批管理程序的通知
（卫科教发[2003]177号）

各省、自治区、直辖市卫生厅局，新疆生产建设兵团卫生局，部直属单位，部内有关司局：

　　为规范和促进我国人类辅助生殖技术和人类精子库技术的应用和发展，保护人民群众健康权益，我部制定并颁布实施了《人类辅助生殖技术管理办法》和《人类精子库管理办法》（以下简称两个《办法》）及其相关技术规范、基本标准和伦理原则。目前，相关技术准入管理工作正在全国范围内进行。为保证上述技术准入评审、审核与审批管理工作的科学、严谨、客观和公正，使其更具公平性、合理性和可操作性，更加公开、透明并有章可循，以确保两个《办法》的有效实施，我部在对全国部分省、自治区、直辖市进行技术评审和审批工作的基础上，制订了《人类辅助生殖技术与人类精子库评审、审核和审批管理程序》（以下简称《审批管理程序》）。现将《审批管理程序》印发给你们，并就实施中的有关事项通知如下。

　　一、人类辅助生殖技术属于特殊高新技术，应由各省、自治区、直辖市卫生厅局科技主管部门严格把好技术准入关。在人类辅助生殖技术和人类精子库的审批过程中，要符合本省区域卫生发展规划和医疗技术需求的实际情况，严格控制人类精子库设置，每省不得超过一家。开展人类辅助生殖技术的机构由各省、自治区、直辖市卫生厅局根据人群客观需求和实际承受能力及本省技术力量情况自行决定，但要严加控制其数量和质量，严禁"试管婴儿"技术的商业化和产业化，严格按照相关技术标准、技术规范和伦理原则进行申请、评审、审核、申报和审批。

　　二、根据2002年10月1日起实施的国务院《计划生育技术服务管理条例》和2000年7月1日起实施的卫生部、外经贸部《中外合资、合作医疗机构管理暂行办法》的有关规定，凡持有《计划生育技术服务机构执业许可证》的省级以上（含省级）计划生育技术服务机构，以及同时持有卫生部《医疗机构执业许可证》和原外经贸部（现商务部）颁发的《外商投资企业批准证书》的中外合资、合作医疗机构，符合设置条件和上述规范要求的，可以提出开展人类辅助生殖技术和设置人类精子库的申请，经国务院卫生行政部门按照两个《办法》审查批准后，方可开展相关的技术服务。

　　三、隶属于中国人民解放军的医疗机构，申请开展夫精人工授精技术的，在符合所在省区域卫生发展规划的前提下，由所在省、自治区、直辖市卫生行政部门或总后卫生部科技部门负责审批，并报国家卫生部备案。申请开展供精人工授精、体外受精与胚胎移植及其衍生技术和设置人类精子库的，由所在省、自治区、直辖市卫生行政部门或总后卫生部科技部门组织专家论证、评审和审核，报国家卫生部审批。

　　四、《审批管理程序》规定开展人类辅助生殖技术的申请、评审、审核、申报和审批是一个长期的动态管理过程，实行"有入"、"有出"的动态监督管理机制。在两个《办法》颁布实施后，拟开展人类辅助生殖技术和设置人类精子库的机构，对其妊娠成功率和治疗周期数等其他相关质量指标，将不作为卫生部专家评审的统一要求和规定，但对其从事生殖医学技术专业人员的"三基"培训情况和生殖医学的执业资质要进行严格的审查和考核。要求在2003年10月1日前，尚未申报的省、自治区、直辖市卫生行政部门需将拟申请开展供精人工授精、体外受精与胚胎移植及其衍生技术和设置人类精子库并经审核的机构的申报材料（一式三份）报至我部科教司。自2003年12月1日起，凡未经卫生行政部门批准，任何机构均不得开展相关技术服

务。否则依据两个《办法》的相关规定予以严厉处罚。

五、各级卫生行政部门要严格执行两个《办法》及其技术规范、基本标准和伦理原则,严格按照《审批管理程序》办理审批事项,切实做到依法行政。对违反两个《办法》和《审批管理程序》的各级卫生行政部门,卫生部将予以通报批评,并追究主要领导责任。

二〇〇三年六月二十七日

V　人类辅助生殖技术与人类精子库评审、 审核和审批管理程序

为切实、有效实施《人类辅助生殖技术管理办法》和《人类精子库管理办法》(以下简称《两个办法》),严格执行《人类辅助生殖技术规范》、《人类精子库基本标准与技术规范》和《人类辅助生殖技术与人类精子库的伦理原则》(以下简称《技术规范、基本标准和伦理原则》)等配套文件,保证申报、评审和审批工作的科学严谨和公开公正,特制定《人类辅助生殖技术与人类精子库评审、审核和审批管理程序》(以下简称《审批管理程序》)。

一、审批程序

(一)各省、自治区、直辖市卫生行政部门,对辖区内申请开展人类辅助生殖技术和设置人类精子库的各类医疗机构或省级以上(含省级)计划生育技术服务机构,应予以受理,并严格按照卫生部公布的《技术规范、基本标准和伦理原则》,公开、公正、公平、客观地进行论证、评审、审核、申报和审批。

(二)各省、自治区、直辖市卫生行政部门根据辖区内卫生服务发展规划要求,依据专家组的论证和评审报告,对开展夫精人工授精技术的申请作出批准或不予批准的决定,并按规定的时限通知申请单位,同时报卫生部备案。对开展供精人工授精、体外受精与胚胎移植技术及其衍生技术和设置人类精子库的申请,根据本省专家组的评审报告提出审核意见,报卫生部审批。

(三)卫生部收到省、区、市卫生行政部门审核、申报的材料和审核意见后,将适时组成专家组进行实地论证和评审,并在收到专家组评审意见的45个工作日内作出批准或批准试运行或不予批准的决定,同时通知申请单位所在的省、自治区、直辖市卫生行政部门,针对计划生育技术服务机构和军队医疗机构的申请作出的决定,还应分别抄送国家人口和计划生育委员会科技主管部门和中国人民解放军总后勤部卫生部科技主管部门。

二、专家组成及评审原则

(一)卫生部建立评审专家库,由具有副高职以上职称并有从事人类辅助生殖技术和人类精子库工作经验及相关专业知识、主持公道、作风正派、坚持原则、认真负责、技术精良的生殖医学、妇产科、男科和生殖内分泌科执业医师与医学伦理学等方面的专家组成。省级卫生行政部门可以建立自己的专家库,也可利用卫生部建立的专家库。

(二)评审专家组成员从专家库中随机遴选,由5~7名以上(奇数)专家组成,但生殖医学、妇产科和男科等方面的专家应占绝大多数。

(三)专家组成员必须认真学习和熟练掌握《两个办法》、《技术规范、基本标准和伦理原则》和《审批管理程序》等相关文件的具体内容。

(四)专家组要认真阅读申报单位的相关材料,听取他们的技术和伦理报告,实地考察,严格核查或抽查实施技术和伦理的一切相关材料,考核相关技术人员及其技术操作和生殖伦理等方面的实际资质与水平,以及伦理委员会的工作情况等,同时提出相关问题,并听取申请机构负责人或相关人员的解释和答辩。

（五）专家组的论证和评审报告，要严格按照两个《办法》及其《技术规范、基本标准和伦理原则》的具体规定，实事求是地撰写。对涉及社会伦理和国家重大政策等方面的内容，如适应证掌握、胚胎移植数、减胎术的应用、是否有滥用促排卵和性别鉴定技术以及供精、赠卵等，都要有详实的意见。对是否应当批准该机构的申请和批准后应当采取的整改措施，要提出明确具体的意见。

三、回避制度

（一）省、区、市卫生行政部门负责组成的专家组，不得有申报单位或与申报单位有利害关系的专家参加。

（二）卫生部组织的专家组不得有申报单位所在省、区、市的专家或与申报单位有利害关系的专家参加。

（三）卫生行政部门的工作人员不得作为专家组的成员参加具体的评审工作。

四、评审纪律

（一）卫生部专家组要严格按照指定时间、地点到达和离开论证和评审目的地。评审期间，评审专家不得私下与被评审单位联系或接触，传递评审相关信息，弄虚作假；不得私自外出；与被评审单位有利害关系的，应提前向卫生行政主管部门提出回避请求。

（二）卫生部专家组的一切费用由申请单位所在的省、区、市卫生行政部门负责。

（三）无论省内自聘专家或卫生部选派的专家组，在评审地的一切接待工作都必须由省、区、市卫生行政部门出面安排，严禁被评审的单位参与接待和食宿安排等工作。

（四）卫生部专家组在评审期间，不得向被评审单位和所在地省、区、市卫生行政部门提出任何与评审工作无关的服务和要求。专家评审费要严格按照卫生部规定的标准，由所在省、区、市卫生行政部门支付。

五、对被评审机构的要求

（一）凡是开展人类辅助生殖技术和设置人类精子库的各类医疗机构或省级以上（含省级）的计划生育技术服务机构，必须向辖区内省、自治区、直辖市卫生行政部门提出申请，按照两个《办法》及其《技术规范、基本标准和伦理原则》的规定和要求，提交申报材料，准备相关技术和伦理报告及相关录象。

（二）专家组论证和评审时，要求被评审单位作相关技术和伦理报告30分钟，并提供相关技术和伦理录像8分钟（对两个《办法》颁布实施后，拟开展人类辅助生殖技术和设置人类精子库的机构可不必提供录像），同时接受专家提问和实地技术、伦理等诸方面的核查，以及专家组对有关问题的核实。

（三）在论证和评审过程中，严禁被评审单位弄虚作假，与评审专家私下沟通，严禁通过各种形式对评审过程施加任何影响，严禁以各种理由不配合或拒绝检查。若出现上述问题，专家组有权不予评审，省、自治区、直辖市卫生行政部门和卫生部也不予审核、申报或审批。

六、审批管理

（一）申请、论证、评审、审核、申报、审批及监督、监控是一个长期的动态管理过程，一次性的"技术准入"很难完全达到标准，要严格按照两个《办法》及其《技术规范、基本标准和伦理原则》有关规定和要求，实行"有入"、"有出"的动态监管调控运行机制。

（二）凡未经卫生行政部门批准，擅自开展人类辅助生殖技术和设置人类精子库的，省、自治区、直辖市卫生行政部门要严格按照两个《办法》第四章《处罚》规定予以处罚。

Ⅵ　卫生部办公厅关于印发实施人类辅助生殖技术病历书写和知情同意书参考样式的通知

（卫办科教发〔2005〕38 号）

各省、自治区、直辖市卫生厅局：

自 2001 年《人类辅助生殖技术管理办法》、《人类精子库管理办法》（以下简称《两个办法》）颁布以来，我部先后对 24 个省、自治区、直辖市 80 个申请开展人类辅助生殖技术的医疗机构进行了审评，并对其中 10 个省份的 15 家医疗机构进行了整改后的复审。从评审的情况来看，各单位按照我部颁发的《人类辅助生殖技术规范》、《人类精子库基本标准和技术规范》、《人类辅助生殖技术和人类精子库伦理原则》和《人类辅助生殖技术与人类精子库评审、审核和审批管理程序》进行了不同程度的整改，各方面都有很大的进步和提高。但是仍需要不断加强生殖医学基本理论、基本知识和基础技能培训，特别需要在人类辅助生殖技术医学伦理、知情同意和病历书写及内部管理上进一步完善和提高。

为提高各省规划内人类辅助生殖技术中心的整体水平，使更多的中心能够达到两个办法及其技术标准、技术规范和伦理原则的要求，我部反复征求了生殖医学、医学伦理、医学法律和卫生管理专家们的意见，多次组织有关专家论证，形成了人类辅助生殖技术病历书写和相关知情同意书的参考文本，现印发给你们，请转发给辖区内已经列入省内人类辅助生殖技术规划的医疗机构参照使用。在使用过程中，结合本单位的实际情况，可提出进一步修订、改进和完善的意见和建议，并将有关情况及时反馈我部。

各省、自治区、直辖市卫生厅局要以此为契机，进一步提高本辖区规划内生殖中心的整体水平，以使其真正达到两个办法及其技术规范、基本标准和伦理原则规定的要求。对未经省、自治区、直辖市卫生厅局和卫生部批准，仍擅自开展人类辅助生殖技术的单位，要严格按照两个办法的有关规定进行处理。

特此通知。

Ⅶ 卫生部总后勤部卫生部关于开展人类 辅助生殖技术管理专项整治行动的通知

（卫妇社发〔2013〕9号）

各省、自治区、直辖市卫生厅局，新疆生产建设兵团卫生局，各军区联勤部、各军兵种后勤部卫生部，总参三部后勤部，总参管理保障部、总政直工部、总装后勤部卫生局，军事科学院、国防大学、国防科技大学院（校）务部卫生部（处），武警部队后勤部卫生部，总后直属卫生单位：

为加强人类辅助生殖技术和人类精子库（以下简称辅助生殖技术）管理，依法打击各类违法违规行为，卫生部与总后勤部卫生部决定联合开展辅助生殖技术管理专项整治行动，现就有关事项以及加强日常管理工作通知如下。

一、开展专项整治行动的必要性

加强辅助生殖技术管理，促进技术的规范、有序应用，对于改善生殖健康、提高出生人口素质具有重要意义。2007年，辅助生殖技术行政审批权下放到省级卫生行政部门后，各地严格依法行政，认真开展技术准入，促进了辅助生殖技术的规范应用。但是，也有部分地区监管不力，某些开展辅助生殖技术的医疗机构（以下简称辅助生殖机构）违规开展辅助生殖活动，一些未取得辅助生殖技术准入资质的机构及个人非法开展辅助生殖技术服务，非法组织供精、供卵、促排卵药物网上随意销售问题较为严重，法规明令禁止的代孕现象依然存在，严重危害了广大群众的健康权益，造成了不良社会影响。地方各级卫生行政部门和各军区、军兵种等军队有关单位要高度重视辅助生殖技术监管工作，认真贯彻落实《母婴保健法》及其实施办法，严格按照《人类辅助生殖技术管理办法》、《人类精子库管理办法》、《军队医疗机构开展人类辅助生殖技术管理办法》等法律法规，组织开展专项整治行动，对审批情况进行全面清理，重点查处一批性质恶劣、社会反响较大的重大案件。

二、完善监督管理体系

各省级卫生行政部门要明确主管处室，安排专人负责辅助生殖技术监管工作。建立由主要负责同志任组长、相关处室和单位为成员的内部协调工作机制，负责领导和协调辅助生殖技术管理工作，办公室设在辅助生殖技术主管处室。推动建立由卫生行政部门牵头的部门间协调工作机制。各级卫生行政部门和各军区、军兵种等军队有关单位要不断健全辅助生殖技术监管体系，加强辅助生殖技术监管队伍建设，配备相关执法和技术人员。

三、加强宣传与社会监督

利用报刊、广播、电视、互联网等媒体，向社会公布经批准的辅助生殖机构名单和准入技术，及时进行更新，引导群众科学就医。积极与新闻媒体合作，主动曝光违法违规机构和违法行为，通报重大案件查处情况，充分发挥新闻媒体的监督作用。公布监督举报方式，鼓励群众举报违法违规行为，主动接受社会监督。向育龄妇女及其家庭宣传生殖健康知识和违法违规辅助生殖行为的严重危害，提高群众的自我保护意识；向医务人员重点宣传相关法律法规、技术规范、基本标准和伦理原则等，增强医疗机构和医务人员依法依规执业的自觉性。

四、依法加强日常监管

　　各级卫生行政部门和各军区、军兵种等军队有关单位要以本次专项整治行动为契机,打建并举,边整边改,进一步完善规章制度,强化辅助生殖技术日常监管,建立长效管理机制。严格按照相关法律法规及医学伦理原则,加强辅助生殖技术准入和监督管理,建立审批备案制度,落实定期校验制度,实施定期检查和不定期抽查。设立违法违规辅助生殖机构和人员黑名单,定期向社会公布。监督指导辅助生殖机构按照有关法律法规和技术规范要求,加强内部管理,依法执业,规范服务。针对薄弱环节和突出问题进行重点治理,加快修订完善相关法律法规、技术规范等,切实保障广大群众和官兵的生殖健康权益。

卫生部总后勤部卫生部

2013 年 1 月 30 日

VIII　人类辅助生殖技术管理专项整治行动方案

　　为加强人类辅助生殖技术和人类精子库(以下简称辅助生殖技术)管理,依法严厉打击各类违法违规行为,促进辅助生殖技术健康有序发展,切实保护人民健康权益,卫生部和总后勤部卫生部决定联合开展辅助生殖技术管理专项整治行动(以下简称专项整治行动),特制定本方案。

一、工作原则与目标

　　专项整治行动坚持"集中整治,标本兼治,强化监管,建立长效机制"的原则。通过本次专项整治行动,对开展辅助生殖技术的医疗机构(以下简称辅助生殖机构)进行全面清理整顿,严格准入审批,依法监督管理,规范技术服务,加强行业自律,对违法违规开展辅助生殖技术的机构和个人进行严肃查处和严厉打击,建立健全辅助生殖技术管理长效机制。

二、整治范围

　　(一)违法违规开展辅助生殖技术的医疗机构和医务人员。
　　(二)非法开展辅助生殖技术的机构和个人。
　　(三)非法开展采供精、采供卵、销售促排卵药物等的机构和个人。
　　(四)任何形式的代孕技术。

三、工作内容

(一)严格规范审批行为

　　认真落实现行辅助生殖技术管理相关法律法规、技术规范、基本标准和伦理原则等。在专项整治期间,建议暂缓辅助生殖技术审批,对已审批的辅助生殖机构重新进行审核登记。对不符合条件的辅助生殖机构,责令限期整改;整改不合格的,取消技术资质。经重新审核登记后,将辅助生殖机构及准入技术报卫生部备案。

(二)严肃查处违法违规案件

　　依据现有法律法规,重点查处以下行为。
　　1. 医疗机构未经批准擅自开展辅助生殖技术和运行人类精子库的行为。
　　2. 医疗机构超出批准范围开展辅助生殖技术的行为。
　　3. 非法买卖配子、合子、胚胎的行为。
　　4. 实施代孕技术的行为。
　　5. 违规采供精、使用不具有《人类精子库批准证书》机构提供的精子的行为。
　　6. 在开展人类辅助生殖技术过程中擅自进行性别选择的行为。
　　7. 医疗机构工作人员参与非法辅助生殖技术的行为。
　　8. 非法销售、滥用促排卵药物的行为。
　　9. 其他违反《人类辅助生殖技术管理办法》、《人类精子库管理办法》、《军队医疗机构开展人类辅助生殖技术管理办法》及相关规定的行为。

对违法违规开展辅助生殖技术的机构和个人,依法给予警告、罚款、没收违法所得、暂扣或吊销许可证与执照等行政处罚;构成犯罪的,依法追究刑事责任。

(三)加强宣传与健康教育

通过卫生部门官方网站、报刊、广播、电视等,向社会公布经卫生行政部门批准的辅助生殖机构名单及准入技术。向育龄妇女及其家庭普及生殖健康知识和有关法律法规,宣传违法违规辅助生殖技术的严重危害。组织媒体及时宣传报道专项行动进展,暗访、曝光重大案件,向社会通报重大案件查处情况。在专项整治行动期间,卫生部和总后勤部卫生部联合设立举报热线(010 - 82647810)和电子邮箱(art@chinawch.org.cn),受理专项整治行动投诉举报,鼓励群众和医务人员举报违法违规行为,提供案件线索。

四、工作步骤

(一)动员部署阶段(2013 年 1~2 月)

卫生部和总后勤部卫生部联合印发专项整治行动方案,召开专项整治行动启动电视电话会议,对专项整治行动进行部署。卫生部妇幼保健与社区卫生司承担专项整治行动办公室职责,负责专项整治行动日常工作。各省级卫生行政部门按照要求成立领导小组及办公室,结合实际制订具体工作方案,启动本地专项整治行动。向社会公布经批准的辅助生殖机构名单及准入技术,主动接受媒体和社会监督。

(二)集中整治阶段(2013 年 3~10 月)

各省级卫生行政部门和各军区、军兵种等军队有关单位按要求对行政管理工作进行自查,全面清理现有审批情况。对相关医疗机构和促排卵药品销售、使用单位进行全面检查。结合群众举报,集中查处一批违法违规案件,依法严肃处理涉案单位及有关责任人。组织新闻媒体开展系列宣传活动,及时上报专项整治行动进展情况。对专项整治行动中发现的问题,逐项进行整改。建立健全各项监管制度,强化定期校验制度,落实动态准入退出机制,实行定期检查和不定期抽查,设立违法违规辅助生殖机构和人员黑名单,建立长效监管机制。卫生部和总后勤部卫生部将及时汇总、通报各地专项整治行动进展情况,对部分省(自治区、直辖市)专项整治行动实施情况进行督查评估,通报重大案件查处情况。结合专项整治行动,同步开展相关法律法规、技术规范等修订工作。

(三)总结评估阶段(2013 年 11~12 月)

各省级卫生行政部门和各军区、军兵种等军队有关单位于 2013 年 10 月底前将专项整治行动工作总结分别报至卫生部和总后勤部卫生部。卫生部和总后勤部卫生部对专项整治行动进行全面总结,跟踪各地整改情况,总结推广典型做法和经验,梳理形成进一步加强管理的工作思路,及时上报国务院。

五、工作要求

(一)加强领导,落实责任

地方各级卫生行政部门和各军区、军兵种等军队有关单位要高度重视,加强领导,动员军地卫生部门力量,严厉打击违法违规开展辅助生殖技术的行为。要指定牵头处室,明确任务,责任到人,按照专项整治行动的总体部署和要求,扎实开展各项工作,确保如期完成各项任务目标。

(二)协调联动,严格执法

要加强沟通协调,强化军地合作,协同开展行动。要加强卫生系统内部的沟通与协作,强化卫生监督综

生监督队伍和专家队伍作用,形成监管合力,共同规范辅助生殖技术服务。各地在专项

有法必依、执法必严、违法必究,对违法违规开展辅助生殖技术的机构和个人依法严肃

宣传,营造声势

新闻媒体作用,广泛宣传辅助生殖有关法律法规、相关健康知识以及违法违规行为导致的严重后果,强化群众法律意识,引导群众自觉维护自身健康权益。及时公布专项整治行动进展情况,通报重大案件查处情况,做到有行动、有声势、有效果。

合执法,充分发挥卫生监督队伍和专家队伍作用,形成监管合力,共同规范辅助生殖技术服务。各地在专项整治行动中,要做到有法必依、执法必严、违法必究,对违法违规开展辅助生殖技术的机构和个人依法严肃处理。

(三)加强宣传,营造声势

要充分发挥新闻媒体作用,广泛宣传辅助生殖有关法律法规、相关健康知识以及违法违规行为导致的严重后果,强化群众法律意识,引导群众自觉维护自身健康权益。及时公布专项整治行动进展情况,通报重大案件查处情况,做到有行动、有声势、有效果。

殖技术管理办法》及相关规定的行为。

对违法违规开展辅助生殖技术的机构和个人,依法给予警告、罚款、没收违法所得、暂扣或吊销许可证与执照等行政处罚;构成犯罪的,依法追究刑事责任。

(三)加强宣传与健康教育

通过卫生部门官方网站、报刊、广播、电视等,向社会公布经卫生行政部门批准的辅助生殖机构名单及准入技术。向育龄妇女及其家庭普及生殖健康知识和有关法律法规,宣传违法违规辅助生殖技术的严重危害。组织媒体及时宣传报道专项行动进展,暗访、曝光重大案件,向社会通报重大案件查处情况。在专项整治行动期间,卫生部和总后勤部卫生部联合设立举报热线(010 - 82647810)和电子邮箱(art@chinawch.org.cn),受理专项整治行动投诉举报,鼓励群众和医务人员举报违法违规行为,提供案件线索。

四、工作步骤

(一)动员部署阶段(2013 年 1~2 月)

卫生部和总后勤部卫生部联合印发专项整治行动方案,召开专项整治行动启动电视电话会议,对专项整治行动进行部署。卫生部妇幼保健与社区卫生司承担专项整治行动办公室职责,负责专项整治行动日常工作。各省级卫生行政部门按照要求成立领导小组及办公室,结合实际制订具体工作方案,启动本地专项整治行动。向社会公布经批准的辅助生殖机构名单及准入技术,主动接受媒体和社会监督。

(二)集中整治阶段(2013 年 3~10 月)

各省级卫生行政部门和各军区、军兵种等军队有关单位按要求对行政管理工作进行自查,全面清理现有审批情况。对相关医疗机构和促排卵药品销售、使用单位进行全面检查。结合群众举报,集中查处一批违法违规案件,依法严肃处理涉案单位及有关责任人。组织新闻媒体开展系列宣传活动,及时上报专项整治行动进展情况。对专项整治行动中发现的问题,逐项进行整改。建立健全各项监管制度,强化定期校验制度,落实动态准入退出机制,实行定期检查和不定期抽查,设立违法违规辅助生殖机构和人员黑名单,建立长效监管机制。卫生部和总后勤部卫生部将及时汇总、通报各地专项整治行动进展情况,对部分省(自治区、直辖市)专项整治行动实施情况进行督查评估,通报重大案件查处情况。结合专项整治行动,同步开展相关法律法规、技术规范等修订工作。

(三)总结评估阶段(2013 年 11~12 月)

各省级卫生行政部门和各军区、军兵种等军队有关单位于 2013 年 10 月底前将专项整治行动工作总结分别报送至卫生部和总后勤部卫生部。卫生部和总后勤部卫生部对专项整治行动进行全面总结,跟踪各地整改情况,总结推广典型做法和经验,梳理形成进一步加强管理的工作思路,及时上报国务院。

五、工作要求

(一)加强领导,落实责任

地方各级卫生行政部门和各军区、军兵种等军队有关单位要高度重视,加强领导,动员军地卫生部门力量,严厉打击违法违规开展辅助生殖技术的行为。要指定牵头处室,明确任务,责任到人,按照专项整治行动的总体部署和要求,扎实开展各项工作,确保如期完成各项任务目标。

(二)协调联动,严格执法

要加强沟通协调,强化军地合作,协同开展行动。要加强卫生系统内部的沟通与协作,强化卫生监督综